国家卫生健康委员会全科医学规划教材

供全科医生学历继续教育、转岗培训、农村订单定向医学生培养使用

全科医生基层实践

第3版

主　编　杜雪平

副主编　丁　静　寿　涓　蔡华波

人民卫生出版社

·北　京·

图书在版编目（CIP）数据

全科医生基层实践 / 杜雪平主编. —3 版. —北京：
人民卫生出版社，2023. 10（2024.7 重印）
国家卫生健康委员会全科医学规划教材
ISBN 978–7–117–34012–0

Ⅰ. ①全… Ⅱ. ①杜… Ⅲ. ①家庭医学 – 职业培训 –
教材 Ⅳ. ①R499

中国版本图书馆 CIP 数据核字（2022）第 208383 号

人卫智网	www.ipmph.com	医学教育、学术、考试、健康，购书智慧智能综合服务平台
人卫官网	www.pmph.com	人卫官方资讯发布平台

全科医生基层实践
Quanke Yisheng Jiceng Shijian
第 3 版

主　　编：杜雪平
出版发行：人民卫生出版社（中继线 010-59780011）
地　　址：北京市朝阳区潘家园南里 19 号
邮　　编：100021
E - mail：pmph @ pmph.com
购书热线：010-59787592　010-59787584　010-65264830
印　　刷：三河市宏达印刷有限公司
经　　销：新华书店
开　　本：710×1000　1/16　印张：49
字　　数：1073 千字
版　　次：2013 年 5 月第 1 版　　2023 年 10 月第 3 版
印　　次：2024 年 7 月第 2 次印刷
标准书号：ISBN 978-7-117-34012-0
定　　价：109.00 元

打击盗版举报电话：010-59787491　E-mail：WQ @ pmph.com
质量问题联系电话：010-59787234　E-mail：zhiliang @ pmph.com
数字融合服务电话：4001118166　E-mail：zengzhi @ pmph.com

编　委（按姓氏笔画排序）

丁　静　　　首都医科大学附属复兴医院月坛社区卫生服务中心

丁小燕　　　中国社区卫生协会

王　芳　　　北京市东城区社区卫生服务管理中心

王　健　　　复旦大学附属中山医院

王志香　　　内蒙古包钢医院友谊18社区卫生服务中心

尹德卢　　　首都儿科研究所

冯　玫　　　山西白求恩医院

刘翠中　　　湖南省人民医院

寿　涓　　　复旦大学附属中山医院

杜雪平　　　首都医科大学附属复兴医院月坛社区卫生服务中心

李　婷　　　上海市徐汇区龙华街道社区卫生服务中心

李宁秀　　　四川大学华西公共卫生学院

李星明　　　首都医科大学公共卫生学院

沙　悦　　　北京协和医院

陈　晨　　　上海市静安区江宁路街道社区卫生服务中心

赵光斌　　　四川省人民医院

黄　凯　　　宁波大学附属第一医院

蔡华波　　　浙江大学医学院附属邵逸夫医院

缪栋蕾　　　上海市松江区岳阳街道社区卫生服务中心

编写秘书

王军霞　　　首都医科大学附属复兴医院月坛社区卫生服务中心

出版说明

为了贯彻落实党的二十大精神，充分发挥教育、科技、人才在全面建设社会主义现代化国家中的基础性、战略性支撑作用，全面推进健康中国建设，加快全科医学人才培养，健全公共卫生体系，加强重大疫情防控救治体系和应急能力建设，加强重大慢性病健康管理，提高基层防病治病和健康管理能力，在对上版教材深入调研和充分论证的基础上，人民卫生出版社组织全国相关领域专家对"全科医学规划教材"进行第三轮修订。

本轮教材的修订和编写特点如下：

1. 旨在为基层培养具有高尚职业道德和良好专业素质，掌握专业知识和技能，能独立开展工作，以人为中心、以维护和促进健康为目标，向个人、家庭与社区居民提供综合性、协调性、连续性的基本医疗卫生服务的合格全科医生。

2. 由国内全科医学领域一线专家编写，编写过程紧紧围绕全科医生培养目标；注重教材编写的"三基""五性""三特定"原则；注重整套教材的整体优化与互补。

3. 为积极应对人口老龄化的国家战略，结合全科医学发展、全科医生能力培养、重大传染病防控等方面的需求，本次修订新增2种教材（社区卫生服务管理、全科老年病临床实践），共计11种教材。

4. 充分发挥富媒体优势，配备电子书，通过随文二维码形式与纸质内容紧密结合，满足全科医生移动阅读的需求；同时，开发中国医学教育题库子题库——全科医学题库，满足当前全科医生多种途径培养和考核的需求。

5. 可供全科医生学历继续教育、转岗培训、农村订单定向医学生培养等各类全科医生培训使用。

本轮教材修订是在全面实施科教兴国战略、人才强国战略，培养和建设一支满足人民群众健康需求和适应新时代医疗要求的全科医生队伍的背景下组织编写的，力求编写出符合医学教育规律、服务医学教育改革与发展、满足基层工作需要的优秀教材，希望全国广大全科医生在使用过程中提供宝贵意见。

新形态教材使用说明

> ■ 本套教材以新形态教材形式出版，即融合纸书内容与数字服务的教材，读者阅读纸书的同时可以通过扫描书中二维码阅读电子书。

如何激活电子书？

第①步：扫描封底蓝色二维码

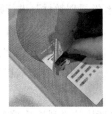

1. 找到图书封底的蓝色二维码贴标
2. 揭开第一层，扫描底层二维码

第②步：微信扫一扫，点击"立即领取"

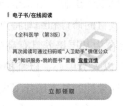

1. 微信"扫一扫"扫描二维码
2. 在新页面点击"立即领取"

第③步：授权并登录

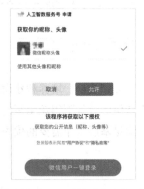

1. 根据页面提示，选择"允许"，允许人卫智数服务号获取相应信息
2. 在新页面点击"微信用户一键登录"
3. 新用户需要输入手机号、验证码进行手机号绑定

第④步：点击"查看"开始阅读

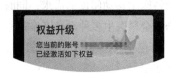

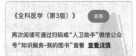

1. 点击"查看"即可阅读电子书
2. 再次阅读电子书可通过"人卫助手"微信公众号、微信小程序、App，在"我的图书"查看

主编简介

杜雪平　　　　主任医师，教授，博士生导师，现任首都医科大学全科医学与继续教育学院副院长、首都医科大学附属复兴医院月坛社区卫生服务中心教授。兼任国务院深化医药卫生体制改革领导小组专家咨询委员会委员，中国社区卫生协会副秘书长，《中华全科医师杂志》副主编，曾任第三届和第四届中国医师协会全科医师分会会长（任职期间中国医师协会全科医师分会成为 WONCA 会员单位）。

长期从事全科医学临床及教育培训工作，主编多部全科医学相关教材，承担国家卫生健康委员会《全科医生规范化培养标准（试行）》、北京市卫生健康委员会《全科医学基层服务临床技能规范》主编工作。荣获 2017 年度"最受关注医改专家"、世界卫生组织 2010 年度世川卫生奖、2015 年度全国卫生系统先进工作者、2009 年度中国医师奖等荣誉。

副主编简介

丁 静

主任医师，硕士生导师，现任首都医科大学附属复兴医院月坛社区卫生服务中心主任。兼任中国医师协会全科医师分会常务委员、总干事，中国医师协会全科医生教育培训专家委员会委员，海峡两岸医药卫生交流协会全科医学分会常务委员，北京市住院医师规范化培训全科医学专科委员会副主任委员。

长期从事全科医学、社区卫生服务工作，参与多项国家级、省级社区卫生服务相关课题的研究工作，发表了多篇有关社区卫生服务方面的论文，担任多部专著的副主编或编委，获北京市卫生系统"215"高层次卫生技术人才（学科骨干）、2019年度吴阶平全科医生奖等荣誉。

寿 涓

主任医师，硕士生导师。现任复旦大学附属中山医院全科医学科主任医师。兼任中华医学会全科医学分会第九届委员会常务委员、中国女医师协会全科医学专业委员会副主任委员、中国医师协会全科医生教育培训专家委员会委员、海峡两岸医药卫生交流协会全科医学分会常务委员、中国老年保健协会家庭医生分会副会长等。

长期从事全科医学临床及教育培训工作，先后参与并主持局级及以上课题7项、教育教学课题4项，以第一或通信作者发表论著40余篇，主编或参编教材11部。个人先后获上海市全科医师规范化培训优秀班主任奖、上海市家庭医生临床能力培训优秀教师奖、中国医师协会全科医师分会优秀全科医师奖、上海青年医师优秀导师奖及上海市女医师协会优秀导师奖等荣誉。

蔡华波

主任医师，现任浙江大学医学院附属邵逸夫医院急诊科副主任。兼任《全科医学临床与教育》杂志编辑部主任，浙江省医学会全科医学分会、急诊医学分会、重症医学分会、临床流行病学与循证医学分会委员，浙江省医师协会急诊医师分会、重症医学医师分会委员。

从事全科医学临床和教学工作20余年，主持项目获得浙江省科学技术进步奖三等奖1项，发表SCI论文6篇、国内各级期刊论文10余篇，作为副主编编写相关教材2部。

前　言

　　广大的全科医生是医疗卫生战线的生力军，肩负着中国医药卫生体制改革的重任。我们要努力提升基层卫生服务能力，最主要的是提升基本医疗卫生服务的能力，让常见的健康问题在基层医疗卫生机构中得以解决，让广大人民群众充分享受到基本医疗卫生服务和基本公共卫生服务，有明显的获得感和安全感，最终达到基层首诊、急慢分治、上下联动、分级诊疗的合理就医秩序。

　　为进一步落实《国务院关于实施健康中国行动的意见》，人民卫生出版社启动了"国家卫生健康委员会全科医学规划教材"第三轮修订。自2017年《全科医生基层实践》第2版出版以来，受到全国广大全科医生的肯定，也收到了不少宝贵的反馈和修改意见。在充分吸收第2版编写的经验和教材使用中反馈意见的基础上，结合全科医学最新学科发展，我们对本书进行了修订。

　　本书内容上立足于基层全科医生，注重基层医疗实践理论与技能，突出全科医生基层诊疗及基层公共卫生实践能力。与第2版相比，本书增加了"突发公共卫生事件基层管理"章节，以期提高全科医生应对突发公共卫生事件的实践能力。另外，还对"常见症状的识别与处理""慢性非传染性疾病基层管理"相关内容进行了完善和补充。本书编委队伍有承担全科医生规范化培训的师资，也有来自基层的全科医生，所涉及的案例主要是基层医疗卫生实践工作的总结，是一本全科医生看得懂、学得透、用得上的基层实用培训教材。

　　本书全体编委以高度的责任心团结协作，为提升本书质量付出了辛勤的劳动，我身边的全科医生们在统稿过程中，也给予了极大的帮助，在此一并表示感谢。由于我们的学识和经验有限，难免存在不足，望使用本书的全科医生提出宝贵意见。

杜雪平

2023 年 4 月

目　录

第一章 全科医生基层诊疗

第一节 概 述

我国是一个拥有14亿人口的发展中国家，随着经济发展和人民生活水平的提高，城乡居民提高健康水平的需求越来越高；同时，工业化城市和生态环境变化带来的影响健康的因素也越来越多；人口老龄化和疾病谱的改变也对基层医疗卫生服务提出新的要求。全科医生是综合程度较高的医学人才，主要在基层承担预防保健、常见病及多发病的诊疗和转诊、患者康复和慢性病管理、健康教育等一体化服务，以及突发公共卫生事件预防与控制。在建立分级诊疗制度与基层医疗卫生服务工作中，要将健康观念融入所有工作，故全科医生在基层的综合服务能力非常重要。

一、全科医生基层诊疗特点

基层接诊不仅是全科医生为就诊患者提供诊治疾病的过程，也是全科医生与患者之间情感交流和传递的过程，同时是分级诊疗引导患者下沉基层就诊的关键环节。全科医生诊疗特点概括如下：

1. 强烈的人文情感 全科医生应具有对人类和社会生活的热爱，具有服务于人群并与人相互交往、理解的愿望。对就诊者和居民要有高度的同情心和责任感，全方位、无条件、不求回报地为大众服务是做好基层接诊工作的基本前提。

2. 娴熟的全科专业技能 全科医生应具有"把服务对象作为整体的人，而不是某一脏器疾患的就诊者"的观念；既善于处理常见病，又能为慢性病患者、高危人群、健康人群提供持续性的基层医疗卫生服务和保健；可将急危重症患者准确快速地转诊至上级综合医院；在基层诊疗，物理诊断是基础。

3. 出色的团队合作能力 全科医生在基层是全科团队的核心，要充分发挥社区护士、公共卫生医生、社区工作者等团队成员在健康档案建立、健康教育、慢性病随访中的作用。对急危重症患者要适时转诊，联合专科医生团队，发挥其应有的作用。整合团队工作实力是保证基层工作，尤其是基本医疗卫生质量的重要环节。

4. 全科临床思维 全科医生还要考虑基层诊疗的特点，即要应用全科医生临床思维方式在诊疗中兼顾就诊者的社会环境、心理状况、家庭因素等社会关系构成，提供全人照顾服务。

5. 整体性、协调性、连续性、预防性的基层医疗卫生服务 全科医生不仅要以整体观看待就诊者，还应是包含专科医生在内的全科团队的协调者。其连续性服务不会因某一疾病的治疗结束而终止，而应以全生命周期维护的个体化健康指导贯穿预防为主理念的服务。

6. 扎根基层服务的能力　为了保障基层医疗卫生服务的质量和可持续发展，全科医生要具备在基层持续工作的能力；既要有科学的、孜孜不倦的学习精神，又要有自我发展和持久在基层发展的能力；要运用全科医生临床思维、循证医学方法在实践中不断学习和提高。

7. 家庭医生签约服务的能力　作为一个优秀的签约家庭医生，既要有较强的全科临床思维，还要热爱基层全科医疗卫生工作，扎根基层，把家庭医生签约服务及人民大众的健康作为事业而为之努力。

二、全科医生的临床思维方式

随着人类疾病谱和医学模式发生根本性的转变，单纯生物医学模式已经转变为生物-心理-社会医学模式。这就要求所有医生的临床思维方式要作出相应的转变，尤其是全科医生，应该关注患者或居民生物的、心理的、社会的各个层面的健康问题。

生物-心理-社会医学模式的提出改变了人们思考健康问题的方法，这种模式认为生物因素、心理因素、社会因素三者共同制约着人的健康和疾病，不仅要关注人的生物性，还要重视影响健康的心理因素和人的社会性，充分认识到环境因素、社会因素、心理因素对健康的综合作用。随着这种新医学模式的诞生，健康的概念也随之发生变化，即"健康不但是没有身体的疾病和缺陷，还要有完好的生理、心理状态和社会适应力"。全科医学很好地体现了这种医学模式。

全科医学不是各学科知识和技能的简单组合，也不是临床医学、医学心理学、社会医学、医学伦理学等学科知识的应用拼凑；面对的问题不是临床医学中各个专科问题的相加，也不是各种疾病的集合；需要解决的不单纯是疾病的问题，还应该包括人的疾病之外的健康问题。因此，贯穿全科医学的基层诊疗观始终是以生物-心理-社会医学模式的整体医学观和系统思维观，此种模式弥补了单纯生物医学的不足，取得明显效果。

全科医生以人为中心的照顾模式，要求在照顾患者时体现综合性、连续性、系统性思维和强烈的人文关怀。全科医生首先应该通过建立良好的医患关系改善患者就医和遵医嘱行为，在此基础上才能实现综合性、整体性、协调性、连续性、预防性的全面健康服务。

全科医生思维方式与照顾模式需要在基层医疗卫生服务中反复学习和演练才能把握、应用。

三、全科医生基层诊疗案例

全科医生在基层诊疗过程中接触的大多是常见病，下面以居民就诊过程阐述全科医生基层诊疗的特点。

【案例分析一】

苏某，男性，67岁，4年前第一次到某社区卫生服务机构就诊，因空腹血糖增高要求全科医生帮助他转诊到三级医院内分泌科。

问题1：面对患者的不信任，如何与患者进行有效沟通？

这个患者以往都是在三级医院内分泌科就诊，3个月前刚搬进附近小区，因原来就诊的专科医院比较远，首次来社区卫生服务机构就诊。患者对全科医生的诊疗水平不认知也不信任，认为全科医生只能按照上级医院处方照方取药，不认为全科医生可以解决血糖增高的常见病症问题。此次来就诊只是希望社区医生帮他联系转诊到附近三级医院内分泌科。

全科医生应该如何与患者进行有效沟通，让患者感受到社区卫生服务机构全科医生管理慢性病与三级医院医生诊疗的不同，以及全科医疗服务与专科医疗服务的不同？

"我最近空腹血糖增高明显，听说在社区医院转诊很方便，你帮我转诊到三级医院内分泌科吧。"

"请您把病情跟我说一下，看看我能否帮助您？"

"我原来都是在三级专科医院就诊，听说在社区能拿着大医院的处方来照方取药，你也别问了，给我做个转诊就行了。"

"您别着急，就是转诊，我也需要记录一下您的病情，再帮您联系转诊。"

在与苏某的交流中，医生了解到患者2年前健康体检发现血糖增高，空腹血糖7～8mmol/L，餐后2小时血糖11～12mmol/L，于三级专科医院接受口服葡萄糖耐量试验（OGTT）及相关检查，诊断为"2型糖尿病"。患者无口干、乏力、多食、多饮、多尿及体重减轻等症状。目前口服二甲双胍片500mg，每日3次，阿卡波糖50mg，每日3次，血糖一度控制良好，空腹血糖波动于6～7mmol/L，餐后2小时血糖7.5～8mmol/L，糖化血红蛋白6%～6.5%。近2个月发现空腹血糖明显增高，自测空腹血糖9～10mmol/L，餐后2小时血糖8～8.5mmol/L。既往高血压病史5年，血压最高达160/95mmHg，目前服用缬沙坦80mg，每日1次，血压控制较好。

社区全科周医生通过询问，还了解到苏某的生活方式，平素生活规律，性格平和，无吸烟、饮酒嗜好，晚餐不吃主食，喜进食干果类零食，不爱运动；但因为最近血糖高，晚上强迫自己在小区附近散步，有些焦虑，睡眠欠佳。苏某文化水平较高，平时通过杂志和医学健康网站学习高血压、糖尿病防治知识。父母已去世，死因不详，2个妹妹体健，一个弟弟患有糖尿病，苏某老伴及子女体健。家庭成员间关系和睦，经济状况好，大家都很关心苏某的健康状况。

苏某手机里有3个月前的单位体检结果，血生化、尿微量白蛋白、颈动脉超声、心电图、眼底检查均无异常，周医生把体检结果详细记录在健康档案上。

"嗯，你这位全科医生还蛮负责的。"

"看您之前的检查结果，您没有糖尿病相关并发症，血脂、肝肾功能无异常，这些检查我们社区都可以做，您可以1年后来我们这里复查。"

随着对病情的深入了解、言语交流的增多，苏某对全科医生有了初步好感，同时也改变了对社区卫生服务机构硬件匮乏、设备简单的看法。

"我可以为您做一下体检吗？""可以啊。"苏某非常配合地解开了衣扣。

客观检查结果如下：体温36.3 ℃，呼吸16次/min，脉搏72次/min，血压130/70mmHg，身高172cm，体重82kg，体重指数（BMI）26.5kg/m²。超重体型，营养良好，神志清楚，自主体位，查体合作。心肺未闻及异常，腹软，肝脾未及，无压痛及反跳痛。双下肢无水肿，双侧足背动脉搏动未见异常。

辅助检查结果：空腹血糖9.6mmol/L，餐后2小时血糖7.9mmol/L，糖化血红蛋白7.5%，血脂、肝肾功能无异常；尿微量白蛋白排泄率（UAER）10μg/min；动脉超声：双侧颈动脉内膜增厚；心电图：窦性心律，心电图未见异常；眼底检查：双眼视网膜动脉硬化Ⅱ度。

"您空腹血糖增高的原因有可能是以下3个原因：①黎明现象，清晨升血糖激素开始产生作用都是对抗胰岛素的，因此容易导致空腹血糖增高；②索莫吉反应，您在夜间发生了低血糖，到早晨时反应性的高血糖，空腹血糖也会升高；③您夜间使用药物不足，晚餐后，睡前的血糖高，空腹血糖也会增高。如果您家里有血糖仪，您可以监测白天三餐前、三餐后、睡前，以及凌晨1:00、3:00、5:00、7:00血糖，这样可以找到您空腹血糖增高的原因。如果您坚持要求到三级医院就诊，我也可以帮您联系。"

"不用那么麻烦，之前我是对全科医生不了解，通过今天的就诊，我非常满意，我就在你这里调血糖了。"

全科医生在基层诊疗过程中要站在患者的角度去理解患者就医的盲区，要换位思考，应及时了解患者就医需求及疾病的症结所在。该患者既往没有在社区卫生服务机构就诊过，不了解全科医生工作能力和水平，全科医生要利用全科医学专业知识认真分析病情，给患者准确合理的建议。全科医生与患者在情感上有交流与传递，通过娴熟的人际沟通问诊技能，充分了解到患者为什么来就诊，关注患者的心理状态，了解患者的期望值、同时掌握患者及家庭社会信息，建立全科医生的生物-心理-社会医学的诊疗模式。

问题2：全科医生在接诊中如何进行医学评价？

从全科医生采集病史过程可以看出，管理慢性病患者，首先就要详细了解患者的健康问题、疾病发生、演变过程，包括患者起病时间、诱因、症状的性质和程度、伴随情况、具有鉴别诊断意义的阳性或阴性症状或体征；诊断治疗经过（包括诊断疾病的医院、治疗用药、效果、副作用等）；目前疾病控制情况；有无并发症出现，相关检查结果。其次是基本生命体征检查、相关疾病重点体格检查和必要的辅助检查。同时询问既往史、家族史等。根据以上信息，作出诊断、制定和实施合理的治疗方案，这种针对患者的生物医学模式评价，与其他专科医生的接诊内容是相似的。但作为全科医生还应该继续深入了解患者其他与健康问题相关的情况。如生活方式，包括每日主食量、辅食量、饮食习惯等；运动强度，包括运动持续时间、运动方式、运动量评估（心率或自我感觉）；烟酒嗜好、睡眠状况、大小便、体重变化、是否遵医嘱心理社会因素等；详细了解可能影响病程及疗效的个人心理、社会和环境因素，包括家庭人员、工作环境、经济状况、工作或失业状况及文化程度等。全面病史采集与健康问题相关资料是进行医学评价的基础。这位全科医生在采集病史的过程中就运用了生物–心理–社会医学模式。

逐渐引导下，全科周医生从苏某的叙述中不仅了解了苏某的疾病，也关注到其饮食运动习惯对疾病的影响，体现了全科医生需要关注的不仅是患者的疾病问题，还应关注患者的生活方式、心理、经济状况、社会关系等所有可能影响到健康的问题。全科医生应从整体角度、综合地考虑疾病和健康的问题。

全科周医生给予苏某问题的评价：

1. 疾病诊断明确　2型糖尿病；高血压2级（高危）（按照《国家基层高血压防治管理指南2020版》高血压危险分层为高危）。

2. 目前存在的健康问题　①危险因素：老年男性，超重体型，缺乏运动；②目前疾病状态：血糖控制欠佳，血压控制达标；③尚未发现糖尿病相关并发症。

3. 患者综合评估　患者经济收入稳定，文化水平较高，能够充分理解全科医生的治疗方案和指导建议，依从性好；患者家庭和睦，家庭支持度较高。患者目前有焦虑情绪，是否存在心理问题还需进一步评估。

"您现在是在我们小区居住吗？我想给您建一份健康档案并进行家庭医生签约，以后在我们这儿看病的资料、年度体检表及接受其他健康服务的情况会全部纪录在健康档案中，您随时可以查找您的健康记录。我可以把家庭医生团队的联系电话给您，您有任何健康问题可以随时联系我，有关护理的问题也可以联系我们团队护士，我作为您的签约家庭医生还可以为您提供出诊服务，建立家庭病床服务，可以吗？"

征得苏某的同意，全科医生为其建立了健康档案并签订了家庭医生签约服务合作协议。给予患者饮食、运动及健康生活方式指导，告知患者每餐饮食都应有碳水化合物、蛋白质和蔬菜等，应当少食多餐，不能不吃晚餐或是晚餐不吃主食；同时告知患者要减少干果类食物的摄入，因为干果含油量较高，不能作为糖尿病患者的零食，可以在下午进食少量水果替代干果；告诉患者运动对血糖控制的益处、运动的注意事项；并对其心理状况进行评估，抑郁自评量表（SDS）和焦虑自评量表（SAS）得分均在正常范围。

"苏先生，下一步需要找出您空腹血糖增高的原因，您按照要求做好血糖监测，2周后您把血糖监测结果带来，以便调整降糖方案。"

　　全科医生在基层接诊中运用的是生物–心理–社会医学模式，全面评估患者，以求制定最佳治疗方案，提供全人照顾服务。

　　问题3：全科医生如何实现对患者的全面照顾？

　　1. 确认当前问题，制定处理方案　全科医生与患者达成共识，协商调整处理方案，向患者解释病情，解决患者当前关心的主要问题，是取得患者信任的切入点。解决健康问题的能力是全科医生的基本服务能力，需要系统的全科培训和在临床实践中不断积累实战经验。全科医生只有掌握常见病、多发病的基本诊断治疗方法，急危重症的识别、初步处理和转诊以及慢性病的规范管理方法，才能为患者提供全面、系统、连续、可及的全人照顾服务。同时应调动患者主动性，鼓励患者疾病自我管理。

　　苏某因空腹血糖增高前来就诊，首先要明确其空腹血糖增高的原因，2周后患者带来了家庭自测血糖监测的结果，绘制曲线如图1-1-1。

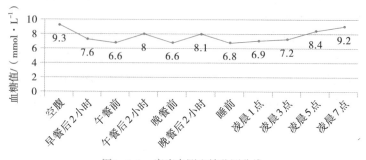

图1-1-1　家庭自测血糖监测曲线

　　根据苏某带来家庭自测血糖结果绘制血糖曲线图，再结合苏某病史及体检结果，可以看出患者血糖是从凌晨3点开始增高，其空腹血糖增高原因可以考虑为黎明现象。明确了空腹血糖升高原因，对其进行糖尿病患者教育，消除精神负担，改善睡眠状况，有针对性地进行个体化健康教育指导和治疗非常有效；调整了药物治疗，加用甘精胰岛素10U，睡前皮下注射。并建议患者就诊糖尿病护理门诊，由护士教会患者使用胰岛素，做好血糖监测，给予心理疏导，继续做好饮食、运动指导。经过后续药物剂量的调整，患者空腹血糖得到了良好的控制。通过解决苏某当前存在的健康问题建立起良好的医患关系，切实改善患者就医和遵医行为，实现全科医生对患者的全面照顾，实现分级诊疗。

　　2. 全面照顾方式　全面照顾要求全科医生不仅掌握常见病、多发病的知识，还要了解心理学、社会学和人文学等方面的基本知识，从各方面充分了解服务对象，熟悉其生活、工作、社会背景和个性类型，乃至健康观念，以提供有针对性的、适当的全科服务；让服务对象充分知情，积极参与到诊疗活动中，对服务对象的愿望和需求应答准确及时；加强医患双方的交流，提供有效咨询与帮助，鼓励患者反馈信息并认真听取意见；维护患者的尊严。只有在建立良好的医患关系基础上，全科医生才有可能提供综合性、整体性、协调性、连续性、预防性的全面服务。

（1）综合性服务：是指服务对象不分年龄、性别、疾病类型和疾病性质；服务内容包括医疗、预防、保健和康复；服务层面包括生物、心理和社会三个方面；服务范围包括个人、家庭和社区。

（2）整体性服务：认为患者是一个完整的人，其各器官系统间、躯体间与精神间、机体与环境间、个体与家庭和社区乃至整个社会间都有着密不可分的关系；全科医学超越了临床各专科间及与心理学、社会学等学科间的界限，并非相关学科的简单综合；只有具备整体医学观的全科医生才能提供这种全面的健康服务。

（3）协调性服务：包含三个层面。①全科医生作为基层医疗卫生服务团队的协调者，通过协调团队不同成员的作用提供整体性服务，如护理人员提供基本社区护理服务和健康教育等，公共卫生人员提供预防保健服务，康复人员提供适宜的康复训练指导；②全科医生及其团队可以在社区解决大部分健康问题，但总有一些问题不能解决，需要适时将这部分患者转往适当的专科医院，由专科医生提供更进一步的专科治疗，全科团队也应包含专科医生团队的服务；③全科医生还需要利用社区内外的一切资源，解决诸如群体健康促进、社区环境改造等问题，是各种资源的协调者。

（4）连续性服务：狭义是指一位医生连续为某位患者治疗某种疾病，广义是指全科医生与患者之间的关系是连续的，对维护和促进个人及其家庭健康的责任是连续的。这种连续性不因某一疾病的治愈或转诊而终止，不受时间、空间的限制，甚至与患病无关，从疾病的发生、发展到治愈、康复，从个人的出生、成长、衰老到死亡，从家庭的建立、新成员的出现和成长、子女离家、空巢直至家庭解体，这种关系是持续的。

（5）预防性服务：不仅是预防传染病或者预防患者现患疾病的并发症、合并症出现，更是提供全面的预防服务，预防生命周期各阶段可能出现的疾病与健康问题，预防疾病可能引起心理问题和社会适应问题，同时关注个体疾病对家庭其他成员的影响，为家庭成员提供预防指导。

经过全科医生调整治疗方案，苏某空腹血糖增高的问题得到了控制，在家庭医生团队护士的个体化健康教育指导下，其改变了不吃晚餐或是晚餐不吃主食的不良习惯，同时减少了干果类食物的摄入；养成了每日餐后1小时运动，每次运动30分钟左右，达到微微出汗；全科医生为其开出减重处方。如果苏某经过规范的综合治疗，血压、血糖值仍未达标或又出现新的临床症状，全科医生会及时给予转诊。家庭医生团队对其家属也进行了糖尿病防治知识的教育，嘱其妻子在做饭时注意饮食均衡、粗细搭配、低盐低脂。其子女也是糖尿病高危人群，家庭医生团队护士及公共卫生人员对他们加强健康监测和健康生活方式指导。全科医生及其团队提供的不仅是涉及多学科、多阶段、多层面的综合性服务，更重要的是把患者作为一个"整体"提供协调性、连续性、预防性照顾。

苏某已经在社区卫生服务机构就诊4年多了，每3个月与家庭医生见一次面，一年4次面对面交流，见面时苏某会带上血压、血糖记录单，护士也会定期监测其血压、血糖。家庭医生团队与苏某建立了微信联系，定期在微信中发送健康讲座、免费体检、预约就诊提醒等通知。以下是3个月后随访结果（表1-1-1）：

表1-1-1　3个月后随访结果

项目	初诊	3个月后随访
体重/kg	82	76
体重指数/（kg·m^{-2}）	26.5	24.5
空腹血糖/（mmol·L^{-1}）	9 ~ 10	6.5 ~ 6.8
餐后2小时血糖/（mmol·L^{-1}）	8 ~ 8.5	7.5 ~ 8
糖化血红蛋白/%	7.5	6.3
药物治疗	二甲双胍500mg，3次/d 阿卡波糖50mg，3次/d	二甲双胍500mg，3次/d 阿卡波糖50mg，3次/d 甘精胰岛素10U皮下注射，睡前

一位全科医生以全人为中心的服务理念、以生物-心理-社会医学模式评价、恰当的医患沟通语言、娴熟的基本医疗服务技能将一位最初对全科医生不信任、只是办理转诊手续的慢性病患者转变成为社区卫生慢性病规范管理的"忠实顾客"。

居民健康档案SOAP书写模式：

主观资料（S）

体检发现血糖增高2年，空腹血糖增高2个月。

患者2年前体检发现血糖增高，空腹血糖7 ~ 8mmol/L，餐后2小时血糖11 ~ 12mmol/L，于三级专科医院进行葡萄糖耐量试验（OGTT）及相关检查，诊断为"2型糖尿病"。患者无口干、乏力、多食、多饮、多尿及体重减轻等症状。目前口服二甲双胍500mg，每日3次，阿卡波糖50mg，每日3次，血糖一度控制良好，空腹血糖波动于6 ~ 7mmol/L，餐后2小时血糖7.5 ~ 8mmol/L，糖化血红蛋白6% ~ 6.5%。近2个月发现空腹血糖明显增高，自测空腹血糖9 ~ 10mmol/L，餐后2小时血糖8 ~ 8.5mmol/L，为进一步调整血糖，首次来附近社区卫生服务机构就诊。患者目前主食量250 ~ 300g/d，尿量1 500 ~ 2 000ml/d，夜尿0 ~ 1次/d，大便正常。不运动，睡眠欠佳。

既往史：高血压病史5年，血压最高达160/95mmHg，目前服用缬沙坦80mg，每日1次，血压控制较好。否认冠心病、脑梗死等慢性病史。

家族史：父母去世，死因不详，弟弟患有糖尿病，妹妹、配偶及子女体健。

生活方式：生活规律，无吸烟、饮酒嗜好，晚餐不吃主食，喜食干果类零食，不运动，近日血糖高，晚上在小区附近散步，因血糖高而焦虑，睡眠差。

客观资料（O）

1. 体格检查 体温36.3℃，呼吸16次/min，脉搏72次/min，血压130/70mmHg，身高172cm，体重82kg，BMI 26.5kg/m²。超重体型，营养良好，神志清楚，自主体位，查体合作。心肺未闻及异常，腹软，肝脾未及，无压痛及反跳痛。双下肢无水肿，双足背动脉搏动未见异常。

2. 辅助检查 空腹血糖9.6mmol/L，餐后2小时血糖7.9mmol/L，糖化血红蛋白7.5%，血脂及肝肾功能正常；尿微量白蛋白排泄率（UAER）10μg/min；颈动脉超声：双侧颈动脉内膜增厚；心电图：窦性心律，心电图大致正常；眼底检查：双眼视网膜动脉硬化Ⅱ度。

综合评估（A）

1. 目前诊断 2型糖尿病；高血压2级（高危）。

2. 存在的健康问题

（1）危险因素：老年男性，超重体型，缺乏运动。

（2）因血糖控制欠佳，焦虑，首次在社区机构就诊，对全科医生明显不信任。

（3）血压、血脂达标，未发现糖尿病并发症。

（4）患者依从性和家庭可利用资源：经济收入稳定，文化水平较高，能够理解全科医生的治疗方案和指导建议，依从性好；家庭和睦，家庭支持度较高。

处置计划（P）

1. 明确空腹血糖升高原因 对其进行糖尿病防治知识教育，消除精神负担，改善睡眠状况。

2. 调整药物治疗 继续阿卡波糖50mg，3次/d，二甲双胍500mg，3次/d，加用甘精胰岛素10U，睡前皮下注射。

3. 糖尿病护理门诊 在护士指导下使用胰岛素，做好血糖监测，给予心理疏导，饮食和运动指导。

4. 全科医生建议 预约2周后复诊，了解血糖改善、服药依从性、不良反应等，告知其坚持长期随诊。

苏某的问题如果在综合医院就诊，至少需要同时挂2个科号（心内科、内分泌科），而在社区卫生服务机构一位全科医生即可以解决这些问题，经过规范的综合治疗，血压、血糖值仍未达标或又出现新的临床症状，全科医生会及时给予转诊。同时，全科医生还可以通过建立良好的医患关系为其提供健康指导和心理支持；针对其心理问题进行心理疏导，推荐其参加健康教育活动；由护士指导饮食、运动；如出现一些全科医生不能解决的其他问题即予转诊。

【案例分析二】

宋某，女，32岁，已婚，因"右下腹痛12小时"由朋友陪同走入小区附近签约家庭医生服务的某社区卫生服务机构。

问题1：患者当前的问题有哪些可能？

年轻女性，急性右下腹痛，可能是什么原因？全科孙医生接诊后考虑是"急腹症"。有哪些急症可以表现为"急腹症"（急性阑尾炎、急性肠炎、胆石症、肾绞痛、肠梗阻、异位妊娠）？是否存在危及生命的可能？全科医生应快速作出反应：询问病史；检查生命体征，重点进行腹部查体。

患者于昨晚9点无诱因出现右下腹痛，隐痛，尚能忍受，按压时加重，休息一夜后无缓解，晨起后即来社区卫生服务机构就诊。无恶心、呕吐，排尿正常，近12小时未排便，晨起后未进食饮水。既往盆腔炎病史3年，否认肝炎、结核等传染病史，否认其他疾病史，否认腹部手术史。患者平素月经规律，12岁初潮，周期28～30日，经期5～7日，末次月经（LMP）2012-04-24，现停经43日，停经后无阴道出血。孕1产1，4年前孕足月剖宫产一男活婴，现工具避孕。

查体：体温36.5℃，呼吸18次/min，脉搏96次/min，血压90/60mmHg。心肺未闻及异常，腹平坦，腹肌紧张，上腹部无压痛，下腹压痛（＋）、反跳痛（＋），以右下腹明显，检查期间患者诉腹痛加重。

此刻，孙医生的大脑迅速启动思路，在短时间内整合临床信息，根据既往签约家庭医生服务的健康档案及对该患者的了解，结合目前病史和查体，快速进行判断。年轻女性停经史是一个重要信息，既往月经规律，停经后突然出现急性腹痛，应高度警惕异位妊娠的可能。立刻急查尿妊娠试验、盆腔超声。盆腔超声结果显示：子宫前位，形态饱满，大小52mm×62mm×47mm，肌壁回声均匀，内膜厚8mm，右卵巢32mm×20mm；左卵巢36mm×23mm。左附件区可见不均质回声包块，大小约11.8mm；腹盆腔见大量液性暗区及不均质回声团。提示：①子宫附件所见考虑异位妊娠破裂；②腹盆腔出血。

"异位妊娠，已破裂，有内出血。开通静脉通道，生理盐水500ml静脉滴注，监测生命体征，急呼120急救车转运。请其他就诊患者暂时等候……"

在孙医生一连串医嘱指令下，医护人员有条不紊紧急救治，孙医生镇定地告诉宋女士："考虑是异位妊娠，我们会给你联系上级医院妇产科紧急转诊手术，你现在不要动，先输上液，从现在开始，你一定不能吃喝任何东西，为手术做准备。通知一下你爱人尽快过来。"

随后孙医生联系了上级医院妇产科。

"生命体征平稳，急救车到了。"孙医生随急救车将患者直接送到紧密医联体上级医院妇产科，并协助患者家属紧急办理住院手续。

第2日孙医生电话随访患者家属，患者入院后紧急手术，左侧输卵管切除，术中自体血回输 1 000ml。目前已经脱离了危险。2 周后患者出院，在家属陪同下来到该社区卫生服务机构。

"孙医生，这次真是太感谢您了，您救了我一命。当时我先生也来得晚，我特别紧张，就怕抢救不及时。还好我一直与您签约家庭医生服务，您了解我的健康状况，一直在身边陪着我，把我送到手术室。"

正常妊娠时，受精卵着床于子宫体腔内膜。当受精卵于子宫体腔以外着床，称异位妊娠（ectopic pregnancy），又称宫外孕。异位妊娠是妇产科常见的急腹症之一，若不及时诊断和积极抢救，可危及生命。异位妊娠包括输卵管妊娠、卵巢妊娠、腹腔妊娠、阔韧带妊娠及宫颈妊娠等；以输卵管妊娠为最常见，占异位妊娠的 95% 左右。输卵管妊娠的发生部位以壶腹部最多，约占 60%，其次为峡部，约占 25%，伞部及间质部妊娠少见。

异位妊娠的危险因素：

1. 输卵管炎症　输卵管炎症可使受精卵的运行受阻而在输卵管着床，从而导致异位妊娠的发生，流产或分娩后感染是引起输卵管炎症的常见原因。

2. 输卵管手术　如输卵管再通、输卵管分离粘连术、输卵管成形术、输卵管吻合术、输卵管开口术等，输卵管妊娠的发生率明显增加。

3. 输卵管发育不良或功能异常　输卵管发育不良常表现为输卵管过长，肌层发育差，黏膜纤毛缺乏。其他还有双输卵管、憩室或有副伞等，均可成为输卵管妊娠的原因。若雌孕激素分泌失常，可影响受精卵的正常运行。

4. 其他　输卵管因周围肿瘤（如子宫肌瘤或卵巢肿瘤）的压迫，或子宫内膜异位症引起输卵管、卵巢周围组织的粘连，也可影响输卵管管腔通畅，使受精卵运行受阻。也有研究认为，胚胎本身的缺陷、人工流产、吸烟等也与异位妊娠的发病有关。此外，精神因素也可引起输卵管痉挛和蠕动异常，干扰受精卵的运送。

本例患者有盆腔炎病史，避孕失败后有发生异位妊娠的可能。

问题 2：如何做到对患者的连续性、协调性、预防性全面照顾？

实施全面照顾，首先要了解患者目前需要什么，全科医生能提供什么帮助。

1. 解决患者目前问题　患者在上级医院妇产科手术，术后抗感染治疗，2 周后出院，回到社区卫生服务机构，每周复查血 HCG，随访 3 周时血 HCG 恢复正常水平。4 周时恢复月经，盆腔超声无异常。

2. 长期随访　患者到社区卫生服务机构，全科医生应为其建立女性健康管理档案，进行健康教育，严格避孕，避免人工流产，避免再次异位妊娠发生；告之如果出现停经后阴道出血或下腹痛等症状要及时就诊。

3. 患者要与社区卫生服务机构家庭医生长期签约，注意社区卫生服务机构和家庭医生发布的健康教育讲座信息及妇女两癌普查通知，积极参加家庭医生签约服务中各种健康生活方式指导的活动。

通过以上案例可以看到，全科医生是全科团队的核心，全科医生在诊疗过程中，提供全人群的健康服务，需要整合多学科知识。服务对象及内容不仅包括内科系统疾病、高血压和糖尿病等高发疾病，还包括妇女、儿童、精神残疾等弱势人群的健康问题；不仅有慢性病患者就诊，也有急症及危重症患者；要运用生物–心理–社会医学模式全面评价患者。在基层诊疗过程中，全科医生不仅要有娴熟的专业技能，还要体现恰当的人文关怀、出色的团队合作精神，为人民大众提供连续性、协调性、预防性全人照顾。

（杜雪平）

第二节　全科医生基层接诊

全科医生在基层医疗卫生机构工作，基层接诊体现其临床能力。全科医生基层接诊中要充分体现全科思维、人文关怀，强调以人为中心的沟通手段、以问题为导向的全科思维模式，同时有人性化的服务环境设施作保障，才能有效地完成基层接诊工作。

一、问诊技术

问诊是全科医生应该掌握的核心技能，也是最基本的诊疗技术之一。问诊的质量不仅影响所收集资料的完整性和准确性，也影响基层医疗的诊断和治疗的准确性，以及居民或患者的满意度及获得感，甚至影响社区卫生资源利用的合理性。高质量的问诊技术可以降低疾病误诊发生率，促进全科医生与患者或居民的有效沟通、建立良好的医患关系，增强患者或居民对全科医生的信任，促进医疗资源合理配置及分级诊疗的实施。

（一）以人为中心的沟通手段

全科医生基层接诊既要有娴熟的全科专业知识、较强的全科专业技能，又要有良好的以人为中心的沟通手段。

1. 慢性病患者疾病伴随终身，要用毕生的时间控制疾病、稳定病情及缓解残疾问题。在这种情况下，其所承担的患者角色将是永久性的。一名全科医生要理解患者角色，在基层接诊中要由以病为中心转变为以人为中心。

2. 全科医生面对的患者往往不是患有一种疾病，而是两种或多种疾病。特别是老年患者通常患有多种慢性病。从医学技术层面，全科医生要具备广泛的全科医疗技能、医学理论知识，全面地收集居民或患者的信息，综合分析和评价，正确诊断，全方位地为其提供整体医疗卫生保健服务。

3. 用心去倾听和用心去感受　全科医生对疾病的理解应与患者达成一致，对医生来说，疾病可能只是一种概念而已，而对患者来说，疾病是个人生活中经历的一种深刻的、痛苦的体验。所以，让患者了解疾病知识的同时，全科医生也应该了解患者的患病体验，只有这样，医患之间才能达成默契，医生才能真正理解患者躯体病痛与心理痛苦。要善于倾听，聆听患者诉说是全科医生对患者的最好的接受、同情和关心。全科医生要"用眼睛倾听""用心去理解""用关爱去医治"。

4. "立体的"或"全方位"的思维方式　医生应关注患者未明确说出的担心。例如：心脏病后我能重新工作吗？我的肺炎会传染给我的家人吗？全科医生应当具有三种眼光：用"显微镜"检查患者身体器官上可能的病灶；用"肉眼"审视目前的患者，了解其患病的体验；还要用"望远镜"观察患者的身后，了解其社会背景。全科医生应将这种思维方式与患者的需求联系在一起。

5. 个体化问诊　根据其不同家庭和个人现状、不同经济基础、不同社会背景和文化程度对患者用不同的方法进行有针对性的问诊，使患者既感到安全、舒适，又感到心情舒畅。

6. 不要忽略"微笑"　即使时间紧，全科医生也要在患者进诊室后友好地打招呼，称呼患者的名字，而不是看病顺序的阿拉伯数字，并且介绍自己；微笑会让患者放松，是一个好的开始。

7. 在接诊中保持目光接触　目光接触是融洽情感交流的一部分，全科医生的目光应流露出同情、关爱和理解，同时要有自信。

全科医生在日常诊疗过程中以高度科学性和艺术性的负责式服务的身份出现，才可能胜任基层接诊工作，赢得居民或患者的信任。

（二）人性化的服务环境设施

1. 全科诊室应灯光柔和、整洁卫生、布置优雅，而且有健康教育资料、报纸、杂志等，有的诊室还可以有专供儿童游戏的地方。

2. 尽可能提供圆角办公桌，拉近全科医生和患者之间的距离。计算机、医生和患者之间距离应相等。

3. 保护居民和患者的个人隐私，提供一人一室的接诊环境。

4. 体格检查时，接诊医生应手法轻柔、语言和蔼，检查器械温暖、尽量舒适（如注意用手捂热听诊器头部再进行听诊等）。

（三）以问题为导向的全科思维模式

基层接诊的问诊有开放式问诊和封闭式问诊两种方式。开放式问诊是有效地收集患者信息的方法，可使患者有机会陈述并暴露问题；而封闭式问诊会使医生把注意力集中于所假设的疾病上（表1-2-1）。

开放式问诊涉及以下几个方面：①问题发生的自然过程；②问题所涉及的范围；③患者的因果观和健康信念描述；④患者的需要和医生的期望。

在全科医生接诊服务过程中，服务居民或患者主要分为三类：健康人群、慢性病患者、急危重症患者。对不同的人群，采取不同的问诊方式。

表1-2-1 开放式问诊和封闭式问诊示例

封闭式问题	开放式问题
症状什么时候开始的	请从头讲起，症状的发生发展
你的症状随时间发生而发展吗	随时间推移，你的症状是如何变化的
是锐痛还是钝痛	请尽量准确地描述你的疼痛
疼痛影响你的睡眠了吗	你的睡眠如何
为了缓解疼痛，你在家中服过药吗	为处理疾病，你能陈述采取的措施吗
家中有高血压或糖尿病病史吗	能讲述你家族中糖尿病的问题吗
你吸烟吗	能叙述你家庭一年的吸烟情况吗
你与妻子的感情好吗	这个问题对你及家人有影响吗

1. 第一类：健康人群问诊

健康人群的问诊内容见健康档案的建立、使用与管理。由于健康档案的内容是固定的格式，主要采用封闭式问诊方法。问诊内容包括：

（1）基本信息：①身份识别，包括姓名、性别、出生日期、身份证号码、国籍、籍贯、民族、婚姻状况、文化程度、户籍类型、所属派出所、家庭住址、邮政编码、电话、邮箱、职业、工作单位；②医疗保险信息，包括医药费用类别、医疗保险编码、定点医疗单位；③特殊人群类别，包括低保居民、特困居民、残疾居民、空巢老人、家庭医生签约居民、传染病治愈居民等。

（2）健康信息：个人病史、家族病史、药物与食物过敏史等。

（3）行为习惯：①吸烟史，包括是否吸烟（A.是；B.否；C.已戒）、吸烟日期、戒烟日期、吸烟量（A.少量：1～4支/d；B.偶尔：<3支/周；C.≥5支/d）；②饮酒史，包括是否饮酒（A.是；B.否；C.已戒）、饮酒类型、饮酒量、饮酒频率、戒酒日期；③体育锻炼，包括锻炼频率（A.每日锻炼；B.每周3次以上；C.每周1～2次）、每次锻炼持续时间（<30分钟；30～60分钟；60分钟以上）、锻炼类型（有氧运动、无氧运动）；④饮食习惯，包括偏甜、偏咸、偏油、偏素食、偏辛辣等；⑤睡眠习惯，包括每日睡眠持续时间，有无入睡困难、早醒、梦游等。

2. 第二类：慢性病患者问诊

（1）健康人群的问诊内容。

（2）现患病问题、慢性病问题：①危险因素；②疾病发生、发展、诊断与鉴别诊断、防治、转归、并发症发生过程。

（3）遵医行为。

（4）患病感受：疾病对心理的影响。主要以开放式问诊为主，结合封闭式问诊收集病史信息。

下面以高血压为例，阐述问诊收集现患问题、慢性病问题等信息。

（1）危险因素：①高钠、低钾膳食；②超重和肥胖，活动量；③饮酒；④精神紧张；⑤缺乏体力活动；⑥高血压和心血管疾病的个人史或家族史、血脂异常的个人史或家族史、糖尿病的个人史或家族史；⑦吸烟习惯。

（2）器官损害症状：①脑和眼，包括头痛、眩晕、视力下降、感觉及运动缺失等；②心脏，包括心悸、胸痛、气短、踝部水肿；③肾，包括口渴、多尿、夜尿、血尿；④外周血管，包括肢端发冷、间歇性跛行。

（3）既往降压治疗：所用药物及其疗效和副作用。

（4）个人、家庭和环境因素：全面的病史采集极为重要。①家族史，有无高血压、糖尿病、血脂异常、冠心病、卒中或肾脏病的家族史。②病程，患高血压的时间、血压水平、是否接受过抗高血压药治疗及其疗效和副作用。③症状及既往史，目前及既往有无冠心病、心力衰竭、脑血管病、外周血管病、糖尿病、痛风、血脂异常、支气管痉挛、睡眠呼吸暂停综合征、性功能异常和肾脏疾病等症状或病史，以及治疗情况。④有无提示继发性高血压的症状。

（5）继发性高血压的指征：①肾脏疾病家族史（多囊肾）。②肾脏疾病、尿路感染、血尿、滥用镇痛药（肾实质性疾病）。③药物，包括口服避孕药、甘草、生胃酮、滴鼻药、可卡因、安非他明、类固醇、非甾体抗炎药、促红细胞生长素、环孢菌素等。④阵发性出汗、头痛、焦虑、心悸（嗜铬细胞瘤）。⑤阵发性肌无力和痉挛（醛固酮增多症）。⑥生活方式，仔细了解膳食中的脂肪、盐、酒摄入量，吸烟支数、体力活动量；询问成年后体重增加情况。⑦药物致高血压，详细询问是否服用可能升高血压的药物，如避孕药、非甾体抗炎药、甘草等。⑧心理社会因素，详细了解可能影响高血压病程及疗效的个人心理、社会和环境因素（包括家庭情况、工作环境及文化程度）。

3. 第三类：急危重症患者问诊

急危患者：有致命性的症状或损伤，极有可能猝死。包括：心搏骤停；支气管哮喘持续状态；大咯血、呕血；抽搐、休克、昏迷；气道异物；多发伤、复合伤；急性中毒等。

重症患者：患者有疾病或损伤，极有可能加重或产生严重致命性并发症。

（1）问诊原则：由于急危重症患者发病突然、病情危重，甚至有神志不清、昏迷，无法进行病史采集。对于病情相对稳定的患者采取快速、简单、有效的封闭式问诊，有时需要大声呼唤问诊；对神志不清的患者以最短的时间判断生命体征，立即给予院前急救处理和转诊。

（2）问诊内容：①急性或慢性病急性发作病史，如诱发因素、疾病发生、发展过程；②临床症状，患者主观感受或察觉到有别于正常功能或感觉的现象，提示其有疾病或功能障碍，是就诊的主要原因。

二、体格检查

（一）重要性

1. 健康人群的体格检查。①健康居民体格检查，可保障健康档案的完整；②健康体检是各种疾病的筛查手段；③在居民今后的健康服务中，疾病发生前后比较可提供参考。

2. 慢性病患者接诊，全面查体和关注重点体征，有利于正确诊断与鉴别诊断，有利于及时治疗或减少并发症和后遗症的发生，有利于慢性病基层规范化管理。

3. 基层医疗卫生机构中实验室检查的配备不完善，要求全科医生须更加仔细地体格检查，同时也要求全科医生具有精湛的视、触、叩、听查体技能，以保障全科医疗卫生最大的有效性和安全性。

（二）主要内容

1. 健康人群 包括身高，体重，腰围，臀围，BMI，双臂血压，甲状腺触诊、听诊、心、肺、腹部及四肢检查。

2. 慢性病患者 全面查体的基础上，重点关注血压和心率，必要时测量立卧位血压和四肢血压，测量BMI、腰围及臀围；观察有无库欣面容、神经纤维瘤性皮肤斑、甲亢性突眼征和下肢水肿；听诊颈动脉、胸主动脉、腹主动脉及股动脉有无杂音；甲状腺触诊、听诊；全面的心肺检查；腹部检查；四肢动脉搏动和神经系统检查（卒中重点查体）。

3. 急危重症患者 ①急危患者：生命体征（意识、呼吸、脉率、心率、血压、体温）、痛觉试验、瞳孔反射；②重症患者：在生命体征相对稳定、痛觉试验、瞳孔反射正常情况下，等待转诊过程中进行心肺检查、神经系统等相关检查，并密切观察生命体征。

三、实验室检查

（一）健康人群

血常规、尿常规、便常规、血糖、血脂（甘油三酯、总胆固醇、高密度脂蛋白胆固醇、低密度脂蛋白胆固醇）、肝功能、肾功能、心电图、腹部超声、胸部X线片。

（二）慢性病患者

常规检查、推荐检查项目必查，进一步检查项目可选做。

1. 常规检查 血糖、血脂（甘油三酯、总胆固醇、高密度脂蛋白胆固醇、低密度脂蛋白胆固醇）、肝功能、肾功能（血肌酐、尿素氮、尿酸）、血钾、血常规、尿常规、尿微量白蛋白、心电图。

2. 推荐检查 24小时动态血压、24小时动态心电图、超声心动图、颈动脉（或股动脉）超声、餐后血糖（糖尿病必查）、糖化血红蛋白、检眼镜检查（高血压、糖尿病患者必查）、动脉僵硬度、胸部X线片、踝肱指数。

3. 进一步检查（专科范畴） 有合并症的高血压：脑功能、心功能和其他肾功能检查。继发性高血压：测定肾素、醛固酮、皮质激素和儿茶酚胺水平；动脉造影；肾和肾上腺超声；计算机体层摄影（CT）；磁共振成像（MRI）。

（三）急危重症患者

原则：①生命体征相对稳定的患者可进行血常规、尿常规、便常规、血糖、血脂

（甘油三酯、总胆固醇、高密度脂蛋白胆固醇、低密度脂蛋白胆固醇）、肝功能、肾功能、心电图、腹部超声、胸部X线片检查；②生命体征不稳定、昏迷的患者，立即院前急救、维持生命指征、转诊。

四、评估

（一）健康人群评估

1. 家庭评估

（1）家庭环境评估

①室内整体环境：居室温度适宜，光线充足，布置简单，通风良好。②安全设施：厕所和浴室有防滑设施，坐便器旁有无扶手，尤其老年人居室必备。

（2）家庭结构、生活周期评估。

（3）家庭资源评估。

（4）老年人活动能力评估：躯体功能活动能力评估。

2. 家庭干预　根据家庭评估结果，给予有效的干预措施。

（二）慢性病患者评估

包括五个方面：

1. 临床表现。

2. 确定血压、血糖水平及其他危险因素。

3. 判断慢性病原因（高血压包括继发性高血压）和类型。

4. 寻找靶器官损害以及相关临床情况。

5. 卒中后遗症（包括肢体障碍评估、简易精神状态检查、生活能力评分、日常生活活动能力缺陷程度）。

（三）急危重症患者评估

根据生命体征和症状鉴别评估。

1. 极高危　随时有生命危险者，进行紧急处置。维持生命体征：吸氧、静脉输液、药物治疗。全科医生不得离开患者，同时呼叫急救车立即转诊至上级医院。

2. 高危　有一定生命危险，需要具体分析。

3. 平诊　常规就诊。

【案例分析】

糖尿病患者问诊

全科医生：您好！请坐。（微笑地）

患者：我要开药。

全科医生：好的，为了给予您及家人连续性的服务，耽误您几分钟先建立健康档案好吗？

患者：好。

按健康档案信息要求，全科医生用封闭式问诊，完成个人健康档案和家庭健康档案。通过建立健康档案，了解其为医保患者，男性，54岁，出租车司机；长期饮酒，每日250ml白酒；无吸烟史；每周2次爬山运动；否认传染病史；无家族遗传病史；无药物食物过敏史；确诊2型糖尿病5个月。

（一）开放式问诊

全科医生：您目前怎样控制自己的血糖？

患者：我每日按时吃药，但是我觉得药物不太管用。

全科医生：那您说说吃药的情况。您除了吃药还有什么更好的方法吗？

患者：吃的药是盐酸二甲双胍，医生告诉我每日3次，一次1片，因为我早餐不吃饭，所以我改为中午、下午各1次，每次1片。我还通过运动（每周爬山2次）、饮食控制降低血糖。我吃的药可能作用小，能给我开些作用强的降糖药吗？

全科医生：您吃的药还有其他名字吗（主要为了解二甲双胍的药物剂量，每个厂家的药物剂量不同）。

患者：好像是二甲双胍。

全科医生：能详细告诉我爬山和饮食控制的经验吗？还有其他运动吗？

患者：没有其他的运动，每周六、周日，早5:30起床，洗漱完毕，6:00出门，我的运动量可大了，每次都得半天，中午才赶回家吃饭。我每日控制主食不超过半斤（250g），很严格的。

全科医生（看着患者膨出的腹部）：除了喝酒还有其他嗜好吗？

患者：没有了。

全科医生（封闭式问诊）：您喜欢吃花生吗？饮食偏咸、偏辣，还是偏油？

患者：神了，您怎么知道！因为要控制饭量，我就吃花生。有时还用醋泡了吃，报纸上写的多吃花生对人体有益，特别是醋泡的花生，您也应该每天吃，加强身体保健。大夫告诉我控制吃盐，一天不能超过6g，我还是超过一点，要不太淡了。油也加强控制了，不吃肥肉。

全科医生：给我具体讲讲您吃花生的方法，好吗？

患者：每天都吃，喝酒、看电视、饿了都吃，我特别喜欢吃，1周买两斤（1 000g）。

全科医生：您认为自己的血糖控制不好，您的血糖情况能告诉我吗？

患者：当然好了！我喜欢跟大夫多说说我的情况，没想到社区大夫这么有耐心。我的血糖测过几次，大概是空腹血糖9～11mmol/L，餐后血糖11～17mmol/L。

全科医生：您是如何知道自己患有糖尿病的？

患者：我头晕，怕得脑血栓，到大医院看病，大夫检查出来的。

全科医生：能描述一下您头晕的情况吗？什么时间头晕？您当时还有其他的不舒服吗？头晕之前有身体其他不适吗，比如口渴、皮肤瘙痒？大小便正常吗？

患者：头晕情况说不清楚，晕了半个多月。没有其他的不舒服，就是头晕，别人都说糖尿病患者吃得多、尿多，我没有，大夫说我糖尿病，开始我还不相信呢！

全科医生：能讲讲您诊断2型糖尿病过程吗？

患者：我在大医院查了很多项目，记不住了，一会儿回家拿给您看。

全科医生：您知道糖化血红蛋白吗？

患者：不知道。

患者目前糖尿病诊断明确，鉴别诊断相关问诊省略。

【病史信息分析】

第一，患者诊断明确，对防治糖尿病知识存在误区。其一，糖尿病饮食控制是减少进餐次数、控制主食，患者对饮食控制（总热量）的含义错误理解。其二，运动方法、强度、时间不科学。其三，降糖药物使用不规范。其四，糖尿病监测知识欠缺。其五，主观上重视慢性病控制，但由于对糖尿病知识匮乏的客观原因导致遵医行为不良（药物减量等）。

第二，不良嗜好：长期饮酒。

第三，血糖控制未达标。

第四，患者为2型糖尿病，问诊信息是为了早发现糖尿病并发症及其他合并症。

（二）体格检查结果

1. 一般情况　体温36.7℃，脉搏76次/min，呼吸18次/min，左上肢血压130/80mmHg，右上肢血压120/70mmHg，BMI 27kg/m²，腰围96cm。

2. 发育正常，营养良好，超重体型，全身浅表淋巴结未及。头颅无畸形。巩膜无黄染，双侧瞳孔等大等圆，对光反射灵敏，听力粗测无障碍，伸舌居中，咽不红，颈软，甲状腺未及肿大及结节，未闻及血管杂音。双侧呼吸运动对称，双肺听诊呼吸音清，未闻及干湿啰音。心界不大，心率76次/min，律齐，$A_2 > P_2$，各瓣膜听诊区未闻及杂音。腹平软，无压痛，上腹部及脐周未闻及血管杂音。双侧膝腱反射未见异常。

【体格检查结果与判断】

患者体型超重。因患糖尿病病史短，目前未发现有并发症。

（三）实验室检查

1. 建议患者提供三级专科医院相关的检查结果，录入电子健康档案，完善全科诊疗病历。

2. 实验室检查　复查糖化血红蛋白；每月监测空腹血糖、餐后血糖，6～12个月复查肝功能、肾功能、血脂、空腹血糖、餐后血糖、糖化血红蛋白、尿常规、尿微量白蛋白、心电图、颈动脉超声和眼底检查。

（四）慢性病评估

1. 患者超重，饮食控制不规范，运动不合理、不科学，长期大量饮酒。

2. 客观上依从性差。

3. 血压、血脂正常，血糖未达标。

4. 未发现有心、脑、肾、眼及血管等靶器官损害。

（五）纳入糖尿病社区规范管理（见第五章第二节）。

全科医生基层接诊要将全科医学人文精神融入日常工作，踏踏实实地从基层实践做起，从基本功做起。全科医生基层接诊看到的不仅是患者的"疾病"，还应是"整体的人"。全科医生要重视问诊，与患者沟通交流，更要重视查体技能，以及医疗卫生基本知识和技能的运用。良好的全科医生接诊，可扩大服务人群，使居民大部分的健康问题在基层医疗卫生服务中得到解决。

（杜雪平）

第三节　基层药物治疗

全科医生基层接诊进行药物治疗时，首先要了解国家基本药物政策，掌握基层用药特点和用药注意事项；因病施治，重视抗菌药物及慢性病药物的合理使用，并及时监测药物不良反应，提升基层用药的适宜性、准确性、规范性和时效性。

一、国家基本药物政策

（一）基本药物概念与实施背景

20世纪70年代中期，世界卫生组织（WHO）针对多数发展中国家医药资源不足、医疗保障体系不健全而提出基本药物概念。1997年WHO颁布第一版《基本药物示范目录》作为发展中国家制定本国基本药物目录的参考。1981年WHO成立基本药物行动委员会，并制定基本药物行动计划，加强对发展中国家实施基本药物政策的技术支持，强调基本药物政策应视作国家卫生政策的一部分。

国家基本药物是指一个国家根据国情，从临床应用的各类药品中遴选出疗效可靠、不良反应较轻、质量稳定、价格合理、使用方便的药品，基本药物制度涉及生产、供应、使用各个环节，是国家药物政策的核心内容。

（二）我国实施基本药物情况

我国根据现阶段基本国情、疾病发生状况、用药特点，把建立和完善国家基本药物制度、保障公众基本用药作为深化医药卫生改革任务之一。卫生部等有关部门于1992年颁布制定了国家基本药物工作方案，1996年完成基本药物品种目录的遴选工作。国家基本药物是国家药典及国家药品标准收载的品种、药品监督管理部门批准正式生产的新药和批准进口的药品。基本药物目录在执行中实行动态管理，在保持相对稳定的基础上，根据国家医疗、预防、保健的基本用药实际情况，有计划地定期调整，将一些符合条件的药品纳入目录，将条件相对不足的品种从目录中调出，以满足临床疾病防治和卫生保健的需要。

二、药品分类管理

国际上多数国家，通过立法对药品实行分类管理，即按药品的药理性质、临床应用范围及安全性等特征，将药品区分为处方药和非处方药两类。处方药（prescription drug）指必须凭执业医师处方才能在正规药房或药店调配、购买和使用的药品；非处方药（over-the-counter drug，OTC）指经国家按一定原则遴选批准，不需凭执业医师处方，消费者可自行购买和使用的药品。

（一）药品分类管理的意义

1. 规范临床用药行为，保障临床用药安全　实行药品分类管理，国家药品监督管理部门将药理作用大、用于治疗病情较重的疾病、容易产生不良反应的各类药品限定为处方药。购买、使用处方药，须凭执业医师处方并在医师监护指导下使用。如抗生素类药、治疗心血管疾病的主要药品、激素类药品、生物制品、各种注射途径应用的药物均属于处方药范畴。

2. 为实现自我药疗提供基础　强调自我护理、自我药疗是保障人人享有卫生保健的措施之一。实行药品分类管理，为人民群众实行自我药疗提供了安全用药基础。

3. 有利于实行医疗费用国家、集体和个人分担的原则　我国实行的医疗保险制度为广大人民群众提供医药费用的部分补偿，也就是基本补偿，这种补偿用于有医疗需求者、急危重症患者及长期慢性病患者。一般头痛、消化不良等，可依靠自我药疗解决，自行承担药品费用。这种按疾病性质分担医药费用的原则有利于巩固医疗保险制度。

4. 有利于提高整体医疗卫生质量　通过实施药品分类管理，一些患者可自我处理的病症可自我药疗，不必去医院就诊，为患者节约时间，也避免医院就诊人员拥挤，有利于保证医务人员有精力解决临床病症问题，提高医疗卫生服务质量，更合理利用有限的医疗资源；一些常见病、多发病可以在基层医疗卫生服务机构签约家庭医生处得以解决。

（二）非处方药遴选原则

1. 非处方药仅适用于由患者作出自我处理的轻度病症，该类药品临床应用时药理作用迅速而明显，易被患者感知，不致干扰对患者所患严重疾病的诊断。

2. 该类药品不含毒性或依赖性作用成分，不引起药物依赖性，并具备从体内消除较快的药动学特征。药品安全率高，不致诱发耐药性或抗药性，一般不必在医务人员监护下使用。该类药品多为口服、外用或吸入等途径应用的方便制剂。

3. 该类药品标签说明或说明书内容准确明了，通俗易懂，包括解热镇痛药、感冒药、镇咳祛痰药、胃肠疾病用药、驱肠虫药、抗过敏药与抗眩晕药、维生素与矿物质等药品。

4. 如果有突发传染病疫情防控，涉及发热疾病须到定点医疗机构就诊，某些解热镇痛药有可能酌情暂定为处方药。

（三）非处方药的管理与注意事项

1. **处方药与非处方药的选定**　两类药的选定具有相对性，可依条件而转换。当一种处方药经长期临床实践证明其安全性高，药效明显，可由群众自行掌握应用，该药品就有可能选定为非处方药。

2. **药品分类管理与广告**　《中华人民共和国药品管理法》规定，禁止大众传播媒介和公共场所发处方药广告，非处方药广告必须经国家或省级药品监督管理部门审查批准。

3. **非处方药专用标识及警示语**　非处方药专用标识为OTC，甲类非处方药专用标识为红色，乙类非处方药的专用标识为绿色。处方药警示语为"凭医师处方销售、购买和使用"，非处方药警示语为"请仔细阅读药品使用说明书或在药师指导下购买和使用"。

4. **非处方药的潜在不良反应**　非处方药具有高度的安全性，是指与处方药相对而言，事实上非处方药中不少药品仍有不容忽视的潜在不良反应。应对群众开展健康卫生知识宣教，让广大非处方药消费者认识到非处方药也应重视合理选药、重视监测自我用药反应，按照说明书规定的用法、用量使用，避免潜在不良反应发生。

三、基层用药注意事项

（一）抗菌药物的合理使用

抗菌药物是临床应用最广泛的一类药物。由于其种类繁多、药效学特征复杂、临床应用广，抗菌药物的应用存在较多的不合理现状，并由此造成严重的药源性疾病与医药资源浪费。更为严重的是抗菌药物滥用造成细菌耐药已经成为严重公共卫生问题。因此，促进抗菌药物合理应用在基层医疗卫生工作中尤为重要。

抗菌药物临床应用基本原则：

（1）诊断为细菌感染者，方有指征应用抗菌药物。基层医疗卫生机构全科医生根据患者症状、体征及血尿常规与实验室检查结果，初步诊断为细菌性感染者以及病原检查确诊为细菌性感染者方可有指征应用抗菌药物，由真菌、结核分枝杆菌、非结核分枝杆菌、支原体、衣原体、螺旋体、立克次体及部分原虫等病原微生物所致的感染亦有指征应用抗菌药物。缺乏细菌及上述病原微生物感染的证据，以及病毒性感染者均无指征应用抗菌药物。

（2）尽早查明感染病原，根据病原种类及细菌药敏试验结果选用抗菌药物品种，即根据细菌药敏试验结果而定。因此有条件的基层医疗卫生机构，住院患者必须在抗菌药物治疗前，先留取相应标本，送细菌培养，以尽早明确病原菌和药敏试验结果。门诊患者可根据病情需要开展药敏试验。危重患者尽可能转诊至上级医疗卫生机构。

（3）按照抗菌药物的抗菌作用、适应证、病情特点和不良反应选择用药。各种抗菌药物的药效学和药动学特点不同，各有不同适应证。全科医生应根据不同病原菌和各种药物特点，按临床适应证正确选择抗菌药物。

（4）综合患者生理、病理状况，制定抗菌药物治疗方案。

1）品种选择：根据病原菌种类及药敏试验结果选用抗菌药物。

2）给药剂量：按各种抗菌药物的治疗剂量范围给药。治疗重症感染（如败血症、细菌性心内膜炎等）和抗菌药物不易到部位的感染（如中枢神经系统感染等），抗菌药物的剂量应较大（治疗剂量范围高限）。治疗单纯性下尿路感染时，由于多数药物尿药浓度远高于血药浓度，则可应用较小剂量（治疗剂量范围低限）。

3）给药途径：①轻症感染可接受口服给药者，应选用口服吸收完全的抗菌药物。重症感染、全身性感染患者初始治疗应予静脉给药，病情好转应及早转为口服给药。②抗菌药物的局部应用，皮肤黏膜局部应用抗菌药物后，很少被吸收，在感染部位不能达到有效浓度，极易引起过敏反应或导致耐药菌产生，因此治疗全身性感染或脏器感染时应避免局部应用抗菌药物。

4）给药次数：为确保药物在体内能最大的发挥药效，应根据药代动力学和药效学相结合的原则给药。青霉素类、头孢菌素类和其他β-内酰胺类、红霉素、克林霉素等半衰期短，应一日多次给药。喹诺酮类、氨基糖苷类等可一日给药一次（重症感染者例外）。

5）疗程：抗菌药物疗程因感染不同而异，一般宜用至体温正常、症状消退后72～96小时。特殊情况，应妥善处理。

6）抗菌药物的联合应用要有明确指征：单一药物可有效治疗的感染，不需要联合用药。重症感染需联合用药，建议转诊。

7）强调综合治疗的重要性：在应用抗菌药物的同时应采用综合治疗措施，如纠正水电解质和酸碱平衡失调，改善微循环，处理原发病灶和局部病灶等。

（二）抗菌药物预防性应用的基本原则

1. 用于预防一种或两种特定病原菌入侵体内引起的感染可能有效；如目的在于防止任何细菌入侵，则无效。

2. 预防在一段时间内发生的感染可能有效；长期预防用药，常不能达到目的。

3. 患者原发疾病可以治愈或缓解者，预防用药可能有效。原发疾病不能治愈或缓解者（如免疫缺陷者），预防用药尽量不用或少用。对免疫缺陷者，应严密观察其病情，一旦出现感染征兆时，在送检有关标本培养时可给予经验治疗。

4. 通常不宜常规预防性应用抗菌药物的情况　普通感冒、麻疹、水痘等病毒性疾病，昏迷、休克、中毒、心力衰竭、肿瘤、应用肾上腺皮质激素等患者。

5. 外科手术预防用药目的　预防手术切口感染，以及清洁-污染或污染手术后手术部位感染及术后可能发生的全身感染。

（三）抗菌药物的基层应用管理

1. 抗菌药物实行分级管理　抗菌药物分为非限制使用、限制使用与特殊使用三类，进行分级管理。

（1）分级管理原则

1）非限制使用：经临床长期应用证明安全、有效，对细菌耐药性小，价格相对较低的抗菌药物。

2）限制使用：与非限制使用的抗菌药相比较，这类药物在疗效、安全性、对细菌耐药性影响、药品价格等某方面存在局限性，不宜作为非限制药物使用。

3）特殊使用：不良反应明显，不宜随意使用或临床需要倍加保护以免细菌过快产生耐药而导致严重后果的抗菌药物；新上市的抗菌药物，其疗效和安全性的临床资料较少或并不优于现用药物者。

（2）分级管理办法

1）基层选用抗菌药物应遵循《抗菌药物临床应用指导原则》，一般对轻度与局部感染患者应首先选用非限制使用抗菌药物治疗。严重感染、免疫功能低下者、合并感染或病原菌只对限制使用的抗菌药物敏感时，建议转诊至上级医疗卫生机构。

2）全科医生可根据临床诊断和患者病情开具非限制使用抗菌药物处方。患者需要应用限制使用抗菌药物治疗时，应经具有主治医师以上专业技术职务任职资格的医师同意并签名。需要应用特殊使用抗菌药物，建议转诊。

2. 病原微生物检测　基层医疗卫生机构应重视病原微生物检测工作，切实提高病原学诊断水平，逐步建立病原微生物培养、分析、鉴定技术和规范的细菌药敏试验条件与方法；应及时报告试验结果，作为全科医生正确选用抗菌药物的依据。

3. 管理与监督

（1）基层医疗卫生机构须加强抗菌药物的临床应用管理，依据《抗菌药物临床应用指导原则》结合本单位实际情况制定《抗菌药物临床应用实施细则》。建立、健全本机构促进、指导、监督抗菌药物临床合理应用的管理制度，应将抗菌药物合理使用纳入基本医疗质量和绩效管理考核体系中。

（2）基层医疗卫生机构应按照医疗机构药物治疗委员会的规定建立和完善药物管理组织，履行其职责。开展合理用药培训与教育并进行监督检查，内容包括：抗菌药物使用调查分析，医师、药师与护理人员抗菌药物知识调查和培训，本机构细菌耐药趋势分析，对不合理用药提出纠正和改进意见，并进行处方点评及药物不良反应监测与报告。

（3）加强合理用药管理，杜绝不适当的经济刺激。

四、药物不良反应监测与报告

药物是预防、诊断、治疗疾病的重要工具之一。然而，药物都具有两面性，在发挥治疗作用的同时，也可能给患者带来损害，产生不良反应。为保障用药安全，不仅要考虑药物的治疗作用，还要重视可能的不良反应。

（一）药物不良反应的定义和内容

1. 药物不良反应（adverse drug reaction，ADR）定义　是指合格药品在正常用法、用量下，发生的与用药目的无关的或意外的有害反应，包括副作用、毒性反应、变态反应、特异质反应、后遗效应、依赖性、致畸、致癌、致突变等。由于药物质量、药物滥用、过量或治疗错误（如用药方法及给药途径不当）而引起与用药目的无关或意外的有害反应，不属药物不良反应范畴。所以药物不良反应区别于药品质量和医疗事故。

2. 药物不良反应的分类　根据药物不良反应与药理作用关系，一般将药物不良反应分为两类，即A型药物不良反应和B型药物不良反应。近年来国内外一些专家把潜伏期长、用药与反应出现时间关系尚不清楚的药物不良反应，如致癌作用、致突变等，列为C型药物不良反应。

（1）A型药物不良反应：是药品本身药理作用增强或延长所致，又称量变型异常。这种不良反应是已知并可预测的，其反应的发生常和剂量有关，发生率高，死亡率低。副作用、毒性作用、后遗效应、继发反应和撤药综合征都属于A型药物不良反应，A型药物不良反应可通过选择适当的药品、采用正确的给药途径、减少给药剂量、避免不良的药物相互作用等措施预防、减轻或避免。

（2）B型药物不良反应：是与正常药理作用完全无关的一种异常反应，又称质变异常，这种不良反应的发生与剂量无关，难预测，发生率低但症状严重，死亡率高。特异质反应和过敏反应皆属B型药物不良反应。这种不良反应不能用减少药物剂量来预防。在用药前询问患者过敏史更重要。即使过去没有发生过敏反应，使用时也应注意观察。

（3）C型药物不良反应：一般长期用药后出现，潜伏期较长，没有明确的时间关系，难以预测。药品的致畸、致癌、致突变作用可归于此类。如有些药物长期服用后，可导致机体某些器官、组织及细胞过度增生，形成良性或恶性肿瘤。药物致癌作用往往有数年或数十年的潜伏期，且与药物剂量和用药时间有关。要确定与用药的因果关系，需要进行大量、长期监测。

（二）药物不良反应的诊断标准和处理

1. 药物不良反应的诊断标准　由于药物不良反应的形成机制和影响因素错综复杂，遇到可能为药物不良反应情况时，需要进行认真的因果关系分析，评价、判断是否属于药物不良反应。

（1）用药时间与药物不良反应出现的时间有无合理的先后关系。既要有用药在前、不良反应在后的关系，出现反应的时间间隔也要合理。

（2）可疑药物不良反应是否符合已知的药物不良反应类型。出现的不良反应符合已知的药物不良反应类型有助于确定。但如果不符合，也不能轻易否定。因为许多药（尤其是新药）的不良反应还没有被完全了解，多年的老药也常有新的不良反应出现。

（3）疑似不良反应是否可用患者的病理状态并用药物、疗法解释，许多药物不良反应是由于药物相互作用或药物与其他疗法的相互作用引起，因此，应详细了解并用药物及其他疗法进行综合分析。

（4）停药或减少剂量后，可疑药物不良反应是否减轻或消失。发现可疑药物不良反应，尤其是严重的反应，停药或减小剂量，若不良反应消失或减轻，有利于因果关系判断。

（5）再次接触可疑药物，是否再次出现同样反应，药物不良反应的再次出现，可以肯定因果关系，但再次给药，可能会给患者带来危险应慎用。

2. 诊断　根据上述5条原则，分6个级别判断不良反应，即肯定、很可能、可能、可能无关、待评价、无法评价。

（1）肯定：用药及不良反应发生时间顺序合理，停药以后反应停止或迅速减轻或好转。再次使用反应再现，并可能明显加重。

（2）很可能：无重复用药史，其他同肯定，或虽然有合并用药，但基本可排除合并用药导致反应发生的可能。

（3）可能：用药与反应发生的时间关系密切，同时有文献资料佐证；但引发药物不良反应的药品不止一种或原患疾病进展因素不能除外。

（4）可能无关：药物不良反应与用药时间相关性不密切，反应表现与已知该药的药物不良反应不相吻合，原患疾病发展同样可能有类似的临床表现。

（5）待评价：报表内容填写不齐全，待补充后再评价或因果关系难以定论。

（6）无法评价：报表缺项太多，因果关系难以定论，资料无法补充。

3. 处理原则　若可疑出现的病症是由药物引起，应首先停用可疑药物。若不能确定为何种药物时，允许情况下应停止使用所有药物，便于及时终止致病药物继续损害机体，也有助于诊断。对于不良反应严重者，需采用支持疗法及促进药物排泄疗法，并给予对症治疗。若治病药物已很明确，可选用特异性拮抗剂。若为药物所致的变态反应，则应进行抗过敏治疗，并告知患者以防日后再度发生。

（三）影响药物不良反应发生的因素

为保障用药安全，在基层医疗过程中不仅要治愈疾病，而且要避免减少药物不良反应发生的相关因素。

1. 药物方面因素

（1）药理作用：某些药物缺乏高度选择性，可产生与治疗无关的药理作用，导致药物不良反应发生。如长期或大量使用广谱抗生素可致肠道正常菌群失调，而发生腹泻、假膜性肠炎等。

（2）药物的相互作用：两种或两种以上药物联合应用时，由于药物的相互作用，导致药物不良反应的发生。

1）药物吸收的改变：药物吸收受多种因素的影响，如药物剂型、胃肠道的吸收能力、首过消除等。如丙胺太林可使地高辛在小肠停留时间延长，吸收增加，引起地高辛中毒。

2）药物分布的改变：药物相互作用影响与血浆蛋白的结合率，因而引起药物分布的改变，如阿司匹林与血浆蛋白结合率高于华法林，当两药同时服用时，使华法林从血浆蛋白结合部位置换出来，使出血风险增加。

3）药物的代谢改变：大部分药物经肝药酶代谢，一些药物可以诱导或抑制肝药酶活性，使另一些药物代谢改变，从而导致药物不良反应发生。如西咪替丁是肝药酶抑制剂，与苯妥英钠同服，苯妥英钠代谢受抑制，血药浓度增加导致中毒。

4）药物排泄改变：有些药物通过肾小管分泌排泄，另一些药物则能抑制肾小管分泌，影响药物排泄导致不良反应。如水杨酸盐能抑制肾小管分泌作用，使甲氨蝶呤分泌减少增加毒性反应。

5）药效学的相互影响：药效学的相互影响也可造成毒副反应增强。如氨基糖苷类抗生素可抑制神经肌肉的传导作用，与硫酸镁合用可致呼吸肌麻痹；强效利尿剂与氨基糖苷类抗生素合用，可致耳聋等。

（3）药物质量：同一药物，由于不同生产厂家的生产工艺、技术条件不同，药物的杂质去除率、溶出度、生物利用度等存在差异，会影响药物的作用和疗效，如青霉素的过敏反应是由制剂中混有微量的青霉烯酸、青霉噻唑酸引起。

1）药物的生产工艺：药物生产过程中加入的赋形剂、稳定剂、着色剂以及各种内包装材料都可能成为诱发不良反应因素。

2）药物剂型、剂量和给药途径：A型药物不良反应的发生与剂量有关。同一药物不同剂型，由于制造工艺和给药途径不同，会引起不同的不良反应。如氯霉素口服时，引起造血系统的损害，外用时引起过敏反应较多。

2. 机体方面因素

（1）种族：一些药物的不良反应，在不同种族用药者身上，存在差异。如白种人和有色人种对甲基多巴所诱发的溶血性贫血的发生率不同。

（2）性别：一般认为女性发生不良反应危险性较男性大，但对于药物性皮炎，男性发生率高于女性。

（3）年龄：婴幼儿脏器功能发育不全，对药物敏感性高，不良反应发生率高。老年人各脏器功能逐渐衰退，药物代谢、排泄慢，较成年人更易发生不良反应。

（4）生理和病理状态：如肝功能障碍时，多种药酶活性及肝首过效应下降，应用催眠药、镇痛药、利尿剂、降糖药、抗生素等易发生不良反应。肾功能不良，可降低药物的排泄，延长药物在血浆中的半衰期引起不良反应。

（5）遗传因素和个体因素：不同个体对同一剂量的相同药物有不同反应。如异烟肼在肝内经乙酰化后被代谢，乙酰化过程有快型和慢型。异烟肼慢灭活者，由于肝脏中N–乙酰化转移酶不足或缺乏，服用同等剂量异烟肼，其血药浓度比快灭活者高，药物蓄积，引起周围神经炎。而异烟肼快灭活者，易发生药物性肝炎。

3. 其他因素

（1）体外配伍和给药速度：药物水溶液的稳定性易受溶液pH和温度影响。如左氧氟沙星静脉滴注速度过快易引起神经系统不良反应；阿昔洛韦注射液，静脉滴注速度过快或剂量过大，会因为在肾小管中浓度过大而结晶沉淀，导致肌酐及血尿素氮升高，继而引起肾衰竭。

（2）饮酒、食物：在服药过程中饮酒，能加重乙醇对人体的损害。如甲硝唑可抑制乙酸脱氢酶活性，可加重乙醇的中毒反应。长期低蛋白饮食或营养不良，使肝微粒体酶活性下降，药物的代谢速度减慢易引发不良反应。

（四）药物不良反应监测

1. 法律法规的要求 《中华人民共和国药品管理法》第七十一条明确规定，国家实行药物不良反应报告制度，药物生产企业、药物经营企业和医疗机构必须经常考察本单位生产、经营、使用的药物质量、疗效和反应。《药品不良反应报告和监测管理办法》第二条、第四条、第十三条等条款中强调报告药物不良反应是医务人员应尽的法律义务。

2. 药物不良反应监测的意义

（1）弥补药物上市前研究的不足：新药上市前的临床研究由于试验的病例数、观察时间、用药条件等方面的制约，使得药物不良反应的信息不完整。一些意外的、未知的、发生率低的不良反应只有在新药上市后的大量使用中才能显现。

（2）减少药物不良反应的危害：通过药物不良反应监测，可及时发现重大药害事件，防止事件蔓延和扩大，保障公众健康。如含马兜铃酸中药引起肾衰竭问题、克林霉素注射液引起严重过敏反应等问题，都是通过不良反应监测及时发现而避免更大伤害。

（3）促进合理用药：开展药物不良反应监测工作，有助于医、护、药剂人员对药物不良反应警惕和识别能力，提高合理用药水平。

3. 药物不良反应报表填写注意事项 药物不良反应报表是国家药品监督管理部门指定的统一格式。

（1）药物不良反应报表可以通过电脑网络报告或手工填写报表，手工填写用钢笔书写，填写内容、签署意见字迹要清楚，内容齐全、确切，不能缺项。

（2）患者一般情况：包括姓名、年龄、出生日期、民族、体重、职业、原患疾病、既往药物不良反应史、家族药物过敏史以及通信联系记录。

（3）不良反应/事件的描述：对不良反应的主要临床表现和体征进行明确、具体的描述，如为过敏性皮疹，需要填写类型、性质、部位、面积大小等；如为心律失常，填写属于何种类型；若上消化道出血有呕血者，需估计呕血量是多少。记录处理出现不良反应的医疗措施，如停药或抗过敏治疗。

（4）引起不良反应疑似的药物：填写可能引起不良反应的药物。药物名称要求填写通用名、商品名，生产厂家填全名，要有批号，用法用量应准确和明确。

（5）用药起止时间：指药物同一剂量的起止时间，均需填写某月某日，用药过程中剂量改变时，应另行填写。如某药只用1次，或只用1日，可具体写明。

（6）用药原因：如糖尿病合并肺部感染，注射头孢曲松钠引起不良反应，填写肺部感染，本次患病写在首，依次填写其他疾病。

（7）并用药物：填写与不良反应有关的并用药物。

（8）不良反应/事件的结果：指本次药物不良反应经相应的医疗措施后的结果，不是原患疾病的结果。

【案例分析一】

　　患者张某，女，56岁，于2011年3月6日上午就诊某社区卫生服务中心。患者因受凉后出现发热、咽红肿痛、咳嗽就诊。查体：体温38.5℃，呼吸16次/min，血压120/80mmHg，无糖尿病病史，无药物过敏史。给予盐酸克林霉素（某制药公司）1.2g溶于250ml氯化钠中静脉滴注，约15分钟患者感觉心悸、面色苍白、口唇发绀、短暂神志不清。查体：四肢冰冷，血压60/40mmHg，脉搏50次/min。诊断过敏性休克，立即停用克林霉素注射液，给予吸氧，肾上腺素1mg、苯海拉明20mg、0.9%氯化钠注射液250ml加多巴胺100mg静脉滴注，地塞米松5mg静脉使用，0.9%氯化钠250ml加入山莨菪碱（654-2）注射液10mg静脉滴注，10分钟后患者意识恢复，肢冷缓解，血压95/60mmHg，1小时后患者恢复正常。

　　根据此患者发生的不良反应填写药物不良反应报表（表1-3-1）。

五、应用卫生经济学基本知识合理用药

　　药物经济学（pharmacoeconomics，PE）是药物学与经济学相结合的边缘科学。它将经济学原理、方法和分析技术，应用于评价临床治疗过程，以此指导医生制定合理的治疗方案。以求最大限度地合理利用药物资源和社会资源。

（一）药物经济学的任务

　　运用药物经济学原理、方法评价药物的经济性。其任务是对比药物治疗方案与其他治疗方案所产生经济效果的相对比值。通过优化治疗效果与成本结构，使药物治疗达到最好的价值效应，指导基层全科医生合理用药。

（二）药物经济学的研究方法

　　1. 最小成本分析（cost-minimization analysis，CMA）

　　（1）成本：即费用，指在实施某一药物治疗方案，所投入的财力、物力和人力资源。包括直接成本、间接成本和隐性成本。

　　（2）最小成本分析：以治疗结果为前提，以货币单位（元）为计算，比较几种药物治疗方案。通过研究证实成本最低的治疗方案为最佳方案。由于临床很难有治疗结果全相同的治疗方案，因此此种方法的应用受到限制。

　　2. 成本-效益分析（cost-benefit analysis，CBA）

　　（1）效益：指实施某种治疗方案，所产生用货币单位标示的有益结果。

　　（2）效益的测算：包括直接效益、间接效益和隐性效益。直接效益，指应用某种治疗或防治方案后，由于患者健康状况的改善、寿命的延长人群发病率的降低而节约的卫生资源。间接效益，是应用某种治疗或防治方案后减少其他方面的经济损失，如恢复工作所创造的财富。隐性效益，指应用某种治疗或防治方案后，患者减轻或消除的身体或精神的痛苦而带来的愉悦等感受。

　　（3）临床应用：用于比较不同治疗方案所消耗的成本及由此产生的效益（结果），包括经济效益和社会效益。如果效益大于成本此方案可行。

表1-3-1 药物不良反应报表

编码：

首次报告□ 跟踪报告□

报告类型：新的□ 严重□ 一般□

报告单位类别：医疗机构☑ 经营企业□ 生产企业□ 个人□ 其他□

患者姓名：张某　出生日期：1956年某月某日或年龄：56　性别：男□ 女☑　民族：汉　体重（kg）：65　联系方式：1301……

原患疾病：发热

医院名称：某社区卫生服务中心

病历号/门诊号：

既往药物不良反应/事件：有□ 无☑ 不详□

家族药物不良反应/事件：有□ 无☑ 不详□

相关重要信息：吸烟史□ 饮酒史□ 妊娠期□ 肝病史□ 肾病史□ 过敏史□ 其他□

药品	商品名称	批准文号	通用名称（含剂型）	生产厂家	生产批号	用法用量（次剂量、途径、日次数）	用药起止时间	用药原因
怀疑药品	盐酸克林霉素	国药准号 H20030084	盐酸克林霉素	某制药公司	11101602	1.2g静脉滴注 每日1次	2011年3月6日 10：00—10：15	发热
怀疑药品	0.9%氯化钠注射液	国药准号 H11021191	0.9%氯化钠注射液	某制药公司	D201203172	250ml静脉滴注 每日1次	2011年3月6日 10：00—10：15	溶媒
并用药品	无							

不良反应/事件名称：过敏性休克　不良反应/事件发生时间：2011年3月6日

续表

不良反应/事件过程描述（包括症状、体征、临床检验等）及处理情况（可附页）：

患者 张某 女 56岁，于2011年3月6日上午就诊某社区卫生服务中心。患者因受凉后出现发热，咽红肿痛，咳嗽就诊。查体：T 38.5℃，R 16次/min，BP 120/80mmHg，无糖尿病史，无药物过敏史，给予盐酸克林霉素（某制药公司）1.2g溶于250ml氯化钠中静脉滴注。约15分钟患者感觉心悸，面色苍白，口唇发绀，短暂神志不清，查体：四肢冰冷，BP 60/40mmHg，P 50次/min，诊断过敏性休克，立即停用克林霉素注射液，给予吸氧，肾上腺素1mg，0.9%氯化钠注射液250ml加多巴胺100mg静脉滴注，地塞米松5mg静脉使用，0.9%氯化钠250ml加入654-2注射液10mg静脉滴注，10分钟后患者意识恢复，胶冷缓解，BP 95/60mmHg，1小时后患者恢复正常。

不良反应/事件的结果：痊愈☑ 好转□ 未好转□ 不详□ 有后遗症□ 表现：_____
死亡□ 直接死因：_____ 死亡时间：_____年____月____日

停药或减量后，反应/事件是否消失或减轻？ 是☑ 否□ 不明□ 未停药或未减量□
再次使用可疑药品后是否再次出现同样反应/事件？ 是□ 否□ 不明□ 未再使用☑

对原患疾病的影响：不明显☑ 病程延长□ 病情加重□ 导致后遗症□ 导致死亡□

关联性评价：
报告人评价：肯定□ 很可能☑ 可能□ 可能无关□ 待评价□ 无法评价□ 签名：某医生
报告单位评价：肯定□ 很可能☑ 可能□ 可能无关□ 待评价□ 无法评价□ 签名：某社区卫生服务中心

报告人信息
联系电话：1301…… 职业：医生☑ 药师□ 护士□ 其他□
电子邮箱： 签名：陈某

报告单位信息
单位名称：某社区卫生服务中心 联系人：陈某 电话：1301……
报告日期：2011年3月6日

生产企业请填写信息来源
医疗机构☑ 经营企业□ 个人□ 文献报道□ 上市后研究□ 其他□

3. 成本–效果分析（cost-effectiveness analysis，CEA）

（1）效果：实施某种药物治疗方案的临床结果，即达到预期目标的程度，如期望寿命治愈率、好转率及转阴率等。

（2）效益的度量：成本以货币计算，以成本–效果比值（C/E）或效果–成本比值（E/C）为指标，即一个测算单位所花费的成本或一个货币单位产生的效果，如延长1年寿命所需用的费用、1元人民币获得的血糖下降值。

4. 成本–效用分析（cost-utility analysis，CUA）

（1）效用：实施某种药物治疗方案所获得的身心健康的满意度。

（2）效用的度量：评估改善生命质量所需费用。常用度量单位为生命质量效用年和生命质量调整年。生命质量效用年为反映个体健康状况的综合指数，取值0～1，表示理想健康状况，0表示死亡，0～1表示疾病导致丧失生活或工作能力效用值。生命质量调整年是用健康满意的生存年数衡量患者的实际存活年数。

（三）药物经济学研究的意义

1. 促进合理用药，通过药物经济学对同一药物不同来源、不同剂型、不同给药途径，同类药物的不同品种与不同药物的联合应用方案进行比较分析，从中选择合理的治疗方案，从而控制药物费用的不合理增长。

2. 指导制药企业制定生产和销售计划。

3. 为新药或新治疗方案的评价提供依据。

六、处方点评的方法及应用

为加强处方管理，提高处方质量，规范医疗行为，确保医疗安全，依据处方管理办法、抗菌药应用指导原则，对处方进行点评。

（一）评价内容

1. 处方书写规定

（1）患者一般情况及临床诊断清晰、完整，并与病历记载一致。

（2）每张处方只限1名患者。

（3）字迹清楚，不得涂改。如需修改应在修改处签名。

（4）药物名称使用规范的中文名称书写，医疗机构或医师、药师不得自行编制药物缩写名称或使用代号。书写药物名称、剂量、规格、用法、用量准确规范。药物用法可用中文、英文、拉丁文或缩写体书写，但不得使用"遵医嘱""自用"等含糊不清字句。

（5）患者年龄填写实足年龄，新生儿、婴幼儿写日、月龄，并注明体重。

（6）西药和中成药分别开具处方。

（7）西药、中成药处方；每种药物应另起一行，每张处方不得超过5种药物。

（8）中药饮片的书写；应按"君、臣、佐、使"的顺序排列。调剂、煎煮的饮片特殊要求注明在药物的右上方，并加括号。如布包、先煎、后下等。

（9）药物用法用量应当按照药物说明书规范的常规用法、用量使用。特殊情况需要超剂量使用时，应注明原因再次签名。

（10）处方医师的签名式样和专用签章与药学部门留样备查式样一致。

2. **处方用药规定**　处方一般不超过7日用量，急诊处方不超3日量。对慢性病、老年病或特殊情况，处方用量可适当延长，全科医生应注明理由。药物剂量和数量用阿拉伯数字书写。剂量使用法定计量单位；重量以克（g）、毫克（mg）、微克（μg）、纳克（ng）为单位；容量以升（L）、毫升（ml）为单位；国际单位（IU）、单位（U）；中药饮片以克（g）为单位。片剂、丸剂、胶囊剂、颗粒剂分别以片、丸、粒、袋为单位，溶液剂以支、瓶为单位；软膏剂及乳膏剂以支、盒为单位；注射剂以支、瓶为单位，应当注明含量；中药饮片以剂为单位。

3. **麻醉药物、精神药物使用**　使用规定的专用处方，按照《麻醉药品和精神药品管理条例》执行。

4. **抗菌药物使用规范**　依据《抗菌药物临床应用指导原则》和《抗菌药物临床应用管理办法》规定执行。

（二）处方合理用药点评

根据处方患者基本信息和诊断，初步评价处方用药的合理性。处方点评结果分为：合理处方和不合理处方。不合理处方为不规范处方、不适宜处方、超常处方。

1. **不规范处方**　有下列情况之一均为不规范处方。

（1）未按处方书写规定内容中任一项规定的处方。

（2）开具精、麻、毒、放等特殊管理药物处方，未执行国家有关规定。

（3）未按抗菌药物临床应用管理规定开具抗菌药物的处方。

（4）未按处方用药规定延长用量，未注明理由。

2. **不适宜处方**

（1）适应证不适宜。

（2）遴选的药物不适宜。

（3）药物剂型和给药途径不适宜。

（4）无正当理由不首选国家基本药物。

（5）用法用量不适宜。

（6）联合用药及重复给药。

（7）有配伍禁忌或不良反应相互作用。

3. **超常处方**

（1）无适应证用药。

（2）无正当理由开高价药。

（3）超说明书用药。

（4）为同一患者开具两种以上药理作用相同的药。

（三）处方点评方法

依照卫生部门要求，每季度抽取100张处方，根据处方管理办法，对处方合理性、抗菌药物使用等内容进行评价。

（四）处方点评实例

【案例分析二】

对2014—2016年某市某区社区卫生服务机构门诊63 751张处方进行分析，结果显示社区卫生服务机构门诊疾病诊断频次前10位的疾病及症状为：高血压（16.6%）、冠心病（9.6%）、2型糖尿病（7.3%）、血脂异常（5.7%）、骨质疏松症（3.9%）、急性鼻咽炎（3.8%）、急性上呼吸道感染（3.3%）、便秘（2.8%）、睡眠障碍（2.8%）、骨关节病（2.8%）。抗菌药物的使用率为6.8%，62.7%就诊者为60岁以上老年患者。

急性上呼吸道感染是社区卫生服务机构门诊常见的疾病之一。规范社区门诊急性上呼吸道感染抗菌药物的使用具有重要意义，要特别关注老年人抗菌药物的规范使用。

急性上呼吸道感染多由鼻病毒、冠状病毒、流感病毒、副流感病毒、腺病毒所致，有时也由肠道病毒导致，病程多为自限性，一般不需要使用抗菌药物可以对症治疗。少数患者可原发或在病毒基础上继发细菌感染，抗菌药物仅限于出现细菌感染症状，如咳脓痰、脓涕或白细胞增高时才能使用。

但是也有研究表明，抗菌药物对社区卫生服务机构门诊急性上呼吸道感染患者能产生较好的临床治疗效果，能减轻患者症状，同时减少患者并发症发生。对于急性上呼吸道感染的治疗不应随意使用抗菌药物，但对于需要使用抗菌药物的病例，可以使用以期达到良好的治疗效果。

对于急性上呼吸道感染抗菌药物的使用需要遵循以下原则：

1. 应用是否合理　根据患者症状和体征、实验室检查或影像学结果综合分析，有细菌感染指征方可使用抗菌药物。

2. 用什么　社区卫生服务机构接诊多为轻、中度感染患者，同时由于社区卫生服务机构缺乏细菌培养及药敏试验，对多数细菌感染者多采用经验性治疗。

急性细菌性上呼吸道感染的病原菌主要为溶血性链球菌、肺炎链球菌、流感嗜血杆菌、卡他莫拉菌，首选口服青霉素，如阿莫西林；也可选择一或二代头孢菌素，但不能用于有青霉素过敏性史者。青霉素过敏史患者可选用对溶血性链球菌敏感的喹诺酮类或大环内酯类抗菌药物，并注意抗菌治疗疗程应使用7～14日，以防止复发。

3. 怎么用

给药剂量：按照抗菌药物的治疗剂量给药，要考虑患者的年龄、肝肾功能、感染的严重程度，选择不同的给药剂量。

给药途径：多选用口服给药，对于需要静脉或肌内注射的中重度感染者及时转诊，不延误患者病情。接受注射用药的感染患者经初始注射治疗，病情好转并能口服药物时，应及早转为口服给药。

给药次数：对于青霉素、头孢菌素、红霉素、克林霉素等时间依赖性抗菌药物，应一日多次给药，而喹诺酮类和氨基糖苷类等浓度依赖性抗菌药物可一日给药一次。

4. 老年人抗菌药物使用注意事项

（1）老年人肾功能呈生理性减退，由于药物自肾脏排出减少，可导致药物在体内蓄积，血药浓度增高易发生药物不良反应，因此对老年患者，尤其是高龄患者接受主要经肾脏排出的抗菌药物时，可按轻度肾功能减退减量给药，青霉素、头孢菌素属此类情况。

（2）老年患者宜选用毒性低并具有杀菌作用的抗菌药物，无用药禁忌首选青霉素、头孢菌素等β-内酰胺类抗菌药物，氨基糖苷类具有肾毒性、耳毒性，尽可能避免应用。

【案例分析三】

患者李某，69岁，于2019年8月1日开始口服阿司匹林肠溶片100mg，每日一次，用于降低心血管疾病风险；9月2日夜间患者出现牙龈出血，出血量能够将枕巾染红；9月4日到医院进行血常规检查，未见异常；9月9日到附近社区卫生服务机构就诊。查体：血压110/60mmHg，心率55次/min；精神好，皮肤无苍白，无瘀点、瘀斑，未触及浅表淋巴结，眼睑无苍白，牙龈无红肿；心肺腹查体未见异常，双下肢不肿。牙龈出血考虑与近日加服阿司匹林肠溶片有关，建议停用观察；9月15日随诊，患者停药后出血症状消失。因该患者无高血压、糖尿病、冠心病等慢性病，仅因高龄预防用药，不是合理的适应证，故选择停用。

根据此患者发生的不良反应填写药物不良反应报表（表1-3-2）。

【处方点评实例】

处方1

科别：全科　日期：2021年3月1日

患者：王某　性别：男　年龄：66岁

临床诊断：高血压、血脂异常、2型糖尿病、周围神经病变

处方：盐酸二甲双胍片0.5g×20片1盒，1片/次，4次/d，口服（饭后）

医师签名（签章）：李某　审核/调配签名（签章）：张某　核对/发药签名（签章）：丁某

处方2

科别：全科　日期：2021年2月15日

患者：张某　性别：男　年龄：80岁

临床诊断：2型糖尿病、高血压

处方：阿司匹林肠溶片0.1g×30片1盒，1片/次，1次/d，口服

医师签名（签章）：赵某　审核/调配签名（签章）：李某　核对/发药签名（签章）：鲁某

点评：

表1-3-2 药物不良反应报表

药物不良反应/事件报告表

首次报告☑ 跟踪报告☐

报告类型：新的☐ 严重☐ 一般☑

编码：＊＊＊＊＊＊＊＊

报告单位类别：医疗机构☑ 经营企业☐ 生产企业☐ 个人☐ 其他☐

患者姓名：李某　　性别：男☐ 女☑　　出生日期：1953年8月6日　　或年龄：　　民族：汉　　体重（kg）：60　　联系方式：136＊＊＊＊＊＊＊

原患疾病：血脂异常、窦性心动过缓

医院名称：某社区卫生服务机构　　既往药物不良反应/事件：有☐ 无☑ 不详☐

病历号/门诊号：　　家族药物不良反应/事件：有☐ 无☑ 不详☐

相关重要信息：吸烟史☐ 饮酒史☐ 妊娠期☐ 肝病史☐ 肾病史☐ 过敏史☐ 其他☐

药品	商品名称	通用名称（含剂型）	生产厂家	批准文号	生产批号	用法用量（次剂量、途径、日次数）	用药起止时间	用药原因
怀疑药品	XX	阿司匹林肠溶片	某制药公司	国药准字＊＊＊＊＊＊＊＊	＊＊＊＊＊＊	100mg，每日1次，口服	2019年8月1日至2019年9月9日	存在心血管风险，降低心血管疾病发生率
并用药品	XX			国药准字＊＊＊＊＊＊＊＊	＊＊＊＊＊＊			
	XX	阿托伐他汀钙片	某制药公司	国药准字＊＊＊＊＊＊＊＊＊	＊＊＊＊＊＊	10mg，每日1次，口服	2009年至今	血脂异常

不良反应/事件名称：牙龈出血　　　不良反应/事件发生时间：2019年　9月　15日

不良反应/事件过程描述（包括症状、体征、临床检验等）及处理情况（可附页）：	患者李某，于2019年8月1日口服阿司匹林肠溶片100mg，每日一次，用于降低心血管疾病风险；9月2日夜间患者出现牙龈出血，出血量能够将枕巾染红；9月4日到医院进行血常规检查，未见异常；9月9日到附近社区卫生服务机构就诊。查体：血压110/60mmHg，心率55次/min，精神好，皮肤无苍白，无瘀点、瘀斑，未触及浅表淋巴结，眼睑无苍白，牙龈无红肿；心肺无异常，双下肢不肿。牙龈出血考虑与近日加服阿司匹林肠溶片有关，建议停用观察；9月15日随诊，患者停药后出血症状消失。			
不良反应/事件的结果：痊愈☑ 好转□ 未好转□ 不详□ 有后遗症：表现： 死亡□ 直接死因： 死亡时间： 年 月 日				
停药或减量后，反应/事件是否消失或减轻？ 是☑ 否□ 不明□ 未停药或未减量□				
再次使用可疑药品后是否再次出现同样反应/事件？ 是□ 否□ 不明□ 未再使用☑				
对原患疾病的影响：不明显☑ 病程延长□ 病情加重□ 导致后遗症□ 导致死亡□				
关联性评价	报告人评价： 肯定□ 很可能☑ 可能□ 可能无关□ 待评价□ 无法评价□ 签名：			
	报告单位评价： 肯定□ 很可能☑ 可能□ 可能无关□ 待评价□ 无法评价□ 签名：			
报告人信息	联系电话：136******** 职业：医生☑ 药师□ 护士□ 其他□			
	电子邮箱：******@126.com 签名：王某			
报告单位信息	单位名称：某社区卫生服务中心 联系人：王某 电话：136*********			
生产企业请填写信息来源	医疗机构□ 经营企业□ 个人□ 文献报道□ 上市后研究□ 其他□			
				报告日期：2019年9月15日
备注				

处方1：

盐酸二甲双胍片：用法、用量不适宜。

常规每日给药2～3次，处方中每次0.5g，每日4次，日剂量未超，给药次数多，患者依从性差。

点评依据：二甲双胍说明书、《二甲双胍中国临床应用专家共识（2023年版）》

处方2：

阿司匹林肠溶片：适应证不适宜。

该患者男性，80岁，无心脑血管疾病，无阿司匹林使用的适应证。

点评依据：《2019阿司匹林在心血管疾病一级预防中的应用中国专家共识》，70岁以上成人不应为心脑血管疾病一级预防而常规服用小剂量阿司匹林（75～100mg/d）。

（杜雪平）

第四节　基层非药物治疗

一、非药物治疗概述

广义的非药物治疗，包括非药物疗法和非药物干预。非药物疗法指传统医学中针灸、按摩、砭术、刮痧、火罐、导引，以及西方医学近现代运用声、光、电、磁、热等进行物理治疗的方法。非药物干预指通过提倡健康生活方式、消除不利于心理和身体健康的行为和习惯，达到减少疾病发生及辅助治疗的目的。本节主要介绍狭义的非药物治疗，即非药物干预。

二、非药物治疗的实施

常用的非药物干预包括改善环境、改善生活方式和心理干预，其在任何时候对任何人（包括健康人群、高危人群及患者）都是一种合理的治疗，目的是控制危险因素、减缓疾病发生或进展、改善临床症状，其实施包括干预、执行和监督三个环节。

1. 干预　包括对个体及群体的。个体干预主要由医生在患者就诊或居民健康咨询时进行，其优点可针对干预对象的具体问题并结合其执行能力给予个性化健康教育或心理干预，做到有的放矢，提高干预对象的依从性；但存在实施范围窄，效率低等不足。群体干预可通过知识讲座、大众媒体宣传、组织集体活动等方式开展，其主要优点为干预对象覆盖面广、传播速度快等，主要内容为目标人群普遍存在的健康问题，但这种方式的针对性较弱、缺乏互动，由于受教育个体的理解程度存在差异，可能导致对教育内容的不理解和误用。近年来提出了小群体干预的概念，如慢性病患者自我管理小组等，这种干预模式较个体干预的范围广，又避免了群体干预针对性差、缺乏互动的缺点，是目前比较理想的群体干预方式。

2. 执行　包括依据干预内容发生的个体或群体健康行为改变、心理状态调整以及为改善生活环境和方式作出的努力。

3. 监督　由于不良生活方式多为常年生活习惯或个人嗜好，改变起来十分困难，不良心理状态同样如此，因此需要医生、家人、朋友及社会共同监督，并为干预对象提供有利于改变不良生活习惯、调整心理状态的周边环境。

三、生活方式对治疗的影响

生活方式是指人们长期受一定的社会文化、经济、风俗、家庭影响而形成的一系列的生活习惯、生活制度和生活意识。生活方式的构成要素是由行为习惯、生活时间、生活节奏、生活空间、生活消费组成。

1. 吸烟对药物的影响

（1）减少药物吸收：吸烟能使人体外周血管收缩，影响药物的吸收。例如吸烟可以使皮下注射的胰岛素吸收减少，故吸烟者胰岛素用量较不吸烟者增加20%～30%。

（2）影响药物代谢：吸烟可加快镇痛药的代谢，如使丙氧芬的代谢增加15%～20%，喷他佐辛的代谢增加40%，影响镇痛效果。而与非吸烟者相比，吸烟者体内茶碱的半衰期减少了47%，清除率增加了66%，因此，对于重度吸烟者，茶碱和氨茶碱的剂量要加倍。患者戒烟后，要观察患者是否出现心悸、恶心等中毒症状，监测血药浓度以便调整剂量（一般需要减少1/3左右）。

吸烟使药物的代谢速度加快、作用下降，主要由于其产生的多环芳香烃（PAH）是肝药酶的有效诱导剂。而吸烟加快肝素代谢可能与其加快肝素与抗凝血酶Ⅲ的结合有关。

（3）兴奋交感神经系统：烟中的尼古丁可兴奋交感神经系统，从而降低苯二氮䓬类药物的镇静催眠作用、阿片类药物的镇痛作用、β受体阻滞剂的降压和减慢心率作用。吸烟时交感神经系统兴奋，体内儿茶酚胺释放增加，提高血小板的黏附性，从而增加部分药物心脑血管不良反应（如卒中、心肌梗死、血栓栓塞）的发生率。

2. 饮酒对药物的影响

（1）影响药物的吸收

1）减少药物吸收：长期饮酒会导致胃黏膜血管萎缩，使多种药物和食物有效成分吸收受到影响，饮酒也可使烟酸、B族维生素和地高辛等药物吸收减少。

2）增加药物吸收：乙醇可以加速缓释剂型药物的溶解，使其失去缓释作用，导致药效增强甚至发生中毒反应。

（2）影响药物代谢

1）诱导肝药酶：少量饮酒表现为肝药酶活性增强，加快对药物的代谢速度，使其半衰期缩短，药效下降。而丙米嗪、阿米替林等三环类抗抑郁药在肝脏中脱甲基后发挥作用，饮酒的人服用以上药物由于乙醇对肝药酶的诱导而使药物代谢产物增加，不良反应增加。

2）抑制肝药酶：长期大量饮酒者肝脏功能减退，肝药酶数量和质量均下降。许多药物在体内的消除速度下降，半衰期延长，血药浓度升高。肝功能减退者大量饮酒的同时，服用巴比妥类药物可致急性中毒而猝死。

3）其他：乙醇可使心肌收缩力下降、血管舒张，当同时服用硝酸甘油、氨茶碱、酚妥拉明等药物时，可导致严重的血压下降；还可增加阿司匹林、吲哚美辛等药物的胃肠刺激，加重溃疡和出血。乙醇还能增加胰岛素和口服降糖药的作用，糖尿病患者使用胰岛素或口服降糖药的同时如饮酒可能会发生严重的低血糖，甚至死亡。

（3）药物对乙醇的影响：使用头孢菌素类（头孢西丁、头孢呋辛、头孢他啶、头孢曲松钠）、甲硝唑、替硝唑、奥硝唑、呋喃唑酮时饮酒，由于药物可抑制乙醛的代谢，使血中乙醛的浓度上升，易产生双硫仑样反应（面部潮红、头痛、眩晕、腹痛、胃痛、恶心、呕吐、心率加快、血压下降以及嗜睡等）。

3. 饮茶对药物的影响　茶是许多人喜爱的饮料之一。但是由于茶中有大量的鞣酸，可与部分药物成分发生反应而影响药效。

（1）与多种金属离子（如铁、钙、钴、铋等）结合而发生沉淀，使其难以吸收。

（2）与大环内酯类和四环素类抗生素结合，使其吸收减少。

（3）与体内多种酶（如胃蛋白酶、胰酶、淀粉酶等）结合，使其失去活性。

（4）与多种生物碱和苷类相结合而发生沉淀，影响其吸收和药理作用的发挥。

（5）茶中所含的茶碱和咖啡因属于中枢兴奋剂，在应用苯巴比妥、地西泮、水合氯醛、氯丙嗪等中枢抑制药时，若同时饮茶可使药理作用下降。

4. 食物对药物的影响　食物中所含成分比较复杂，与药物存在着复杂相互作用。

（1）食物的组分与药物相互作用的发生密切相关，如高脂饮食能提高脂溶性药物的生物利用度和溶解度，促进胆汁分泌，增加药物吸收，而高纤维素饮食中的纤维素与药物结合可降低地高辛、洛伐他汀等药物的生物利用度。

（2）食物中的物质和药物可能发生化学反应（如螯合作用）而影响药物吸收，如食物中多价金属离子容易和部分抗菌药物（四环素类、喹诺酮类等）、青霉胺、双膦酸盐类药物发生螯合，影响药物吸收和疗效，部分蔬菜中富含的植酸及草酸会与钙离子形成沉淀物难以吸收，影响补钙效果。

（3）食物对药物排泄的影响主要表现在对尿液 pH 的改变，有些食物有碱化尿液的作用，促进弱酸性药物（如巴比妥类）的排泄，而有些食物会酸化尿液，促进弱碱性药物（如吗啡）的排泄。

有些相互作用会显著降低药物生物利用度而造成治疗失败，还有部分相互作用会因食物提高药物生物利用度而增加药物毒副作用导致不良后果。对于一些安全范围窄需要通过监测血药浓度的药物（地高辛、卡马西平等），即使剂量-效应反应的轻微变化也将产生严重后果，因此服药期间需同时对患者饮食进行指导。

5. 生活方式病　"生活方式病"是一些发达国家对慢性非传染性疾病进行大量的流行病调查研究后得出的结论。慢性非传染性疾病，如肥胖、高血压、冠心病、糖尿病等，主要病因可能是人们的不良生活方式。还有一些疾病如颈椎病、肩周炎、痔疮等，与长时间伏案工作、缺乏必要的身体活动有关；有些女性出现男性型脱发，与工作压力大、女性激素分泌减少有关。据统计，现代人所患疾病中有45%与生活方式有关，死因中有60%与生活方式有关。上述疾病的治疗方案中，改善生活方式，即消除病因是非常必要的。

四、常用非药物治疗的方法

（一）患者教育

患者教育即对患者的健康教育，通过教育，使患者对自身疾病产生一定认识，并自觉地采纳有益于健康的行为和生活方式，消除或减轻疾病的危险因素，预防并发症及其他疾病，促进健康，提高生活质量，并对教育效果作出评价。患者教育分为个体教育和群体教育，详见第七章第三节。

（二）行为矫正

1. 定义　又称行为改变或行为治疗，是通过学习改正人们不良行为习惯的一种技术，如对成人酗酒、吸烟等行为的矫正，或对儿童口吃、发脾气、厌学、说谎、言行不一等不良行为的治疗。

具体实施包含四方面内容：

（1）观察、测量和评估个体当前可观察到的行为模式。

（2）确定环境中的先前事件和行为结果。

（3）建立新的行为目标。

（4）通过控制先前事件和行为结果，促进新行为的学习或者改变当前的行为。

2. 行为矫正的手段　常用手段包括强化、惩罚和消退。

（1）强化：根据行为结果分为正强化和负强化。正强化指行为在某种情境或刺激出现后立即得到一种刺激物，如果这一刺激物能够满足行为者的需要，则以后在类似的情景或刺激下，该行为的出现概率会升高。负强化指一个行为发生后，结果导致某种刺激的移去、减少或延缓出现，那么今后该行为的出现率将会减少。

例如：在患者自我管理小组中，健康生活方式实践较好的患者受到小组中其他患者的赞赏，同伴的赞赏可正强化此患者执行健康生活方式的行为。对于饮食控制依从性不佳的血脂异常者，可分别在其晚餐进食清淡及进食油腻食物的次日晨起测定血甘油三酯浓度，进食清淡时血脂水平明显低于进食油腻时水平，则血脂水平的降低对患者清淡饮食起到正强化的作用。

（2）惩罚：呈现一个厌恶刺激或撤销一个愉快刺激以降低一个反应发生的概率。如果一个行为发生带来的直接结果令人不快，那么这种行为在将来不太可能被重复。主要有两种形式，即正惩罚和负惩罚。正惩罚是让个体承受某种厌恶刺激，刺激物呈现导致行为减少。负惩罚是通过刺激物撤除的方式对个体进行惩罚。

例如：①正惩罚。在美国曾有一名家庭医生召集血糖控制不佳且不注意足部护理的糖尿病患者观摩一名严重的糖尿病足患者，从此这些患者对治疗及护理的依从性都不约而同地明显提高了。严重糖尿病足的视觉、嗅觉等不快的感官体验是对患者血糖控制不佳及不注意足部护理的正惩罚。在国内，全科医生可通过组织糖尿病患者观看相关健康教育光盘等方式对患者进行行为矫正。②负惩罚。在辅助患者戒烟的递减过程中，叮嘱家属如发现其超出当日限制吸烟量，则第二天的限制吸烟量减半。

（3）消退：经过一段时间强化的行为不再被强化，就会逐渐消失，即为消退。

例如：一名全科医生通过精湛的医术及贴心的服务与一些家庭建立了良好的医患关系。但如果这名全科医生的服务态度改变、责任心减退，良好的医患关系便会消退。

（三）家庭治疗

1. 家庭治疗的定义　家庭是社会的一个功能单位，它与每个家庭成员的关系最为密切。家庭治疗是心理治疗的一种形式，治疗对象不只是患者本人，还有通过在家庭成员内部促进谅解，增进情感交流和相互关心的做法。家庭治疗使每个家庭成员了解家庭中情感结构，以纠正其共有的心理病态，或共同不良生活方式，改善家庭功能，产生治疗性的影响，达到和睦相处以及人人享有健康的目的。

2. 家庭治疗的组织与实施　在进行家庭治疗时需坚持三个基本原则：①针对整个家庭成员，进行集体治疗，纠正共有的不良生活方式；②"确诊患者"所存在的问题是症状，其家庭本身才是真正的患者；③家庭治疗中全科医生的任务在于使每个家庭成员了解不良的家庭结构，改善和整合家庭功能和生活方式。

（1）参加的对象：凡与家庭功能紊乱有关的成员均参加，甚至可包括一些有关的社会成员，如朋友、医生、监护人等。要克服参加人员的顾虑和阻力，如怕家丑外扬、互相抱怨、家庭被社会歧视等。

（2）接谈技巧：首先使气氛和谐，每个成员都能自由地、心平气和地发表意见。家庭治疗者担任指导、启发、协调角色，要让家庭成员之间在思想和情感上直接交流，鼓励互相尊重，避免争吵、抱怨，个人多作自我批评，宣讲家和万事兴的道理。

（3）分析问题：对家庭的结构和性质先有一个分析和类化。家庭的结构形式，可以引导出家庭存在的问题，例如，不和谐家庭、破碎家庭（有人死亡或离异）、不幸家庭（有慢性病患者、残疾人等）、不良生活方式家庭（高盐、多油、多糖饮食）。下一步则要找出存在的问题及目前烦恼和困境产生的根源。

（4）协商讨论问题：以集体心理咨询和集体心理治疗的形式进行。家庭治疗者和家庭成员一起分析、讨论，找出问题的症结，研究如何摆脱困难，解决家庭成员之间的关系。

家庭治疗还应包括家庭生活艺术、家庭管理、心理卫生知识介绍，照顾老人和患者的护理知识，以及如何争取社会的支援等。

（四）心理干预

1. 定义　心理干预是针对遭遇突发事件或不良刺激后，身心长期处于应激状态，不能自我解脱心理压力和恢复常态的某些个体和群体，采取的一系列心理帮助和环境支持的措施。其主要方法：一方面通过心理咨询和健康教育活动，帮助干预对象正确认识和评价自身与环境因素，改善原有的认知结构和行为模式，促进其主动调节与周围环境相适应的能力；另一方面通过制定或强化社会干预策略和措施，减少不良环境因素的刺激强度，降低干预对象的应激反应水平，以达到促进和维护身心健康的目的。

2. 心理干预的实施

（1）提高人群的心理素质：提高人群的心理素质是减轻心理负荷的重要措施。需采用广播、电视、报刊、讲座等形式广泛开展社区人群的疾病基本知识及心理卫生宣传教育，提高人们应对疾病及突发事件的心理承受能力。

（2）改善应对水平，提供应对方案，回避应激源：应对是人们对生活中突发事件出现的自身不平衡状态所采取的认识和行为措施，是为缓冲事件对个体的影响，摆脱心理紧张状态的心理适应过程。通过改善应对水平，可减少事件对人们引起的不良情绪反应，否则个体看不到光明的前景，会导致身心一直处于紧张和焦虑阶段。例如：告知刚被诊断为某种慢性病的患者，该疾病虽不能治愈但可通过治疗延缓发展，从而增强患者配合治疗的信心。

减少应激源的刺激是控制心理的理想方法，通过控制、回避应激源，可直接减少不良因素对人们的心理影响。例如：尽量不对某病患者提及其他患者由于该病致残或致死的事件。

（3）争取社会支持：社会支持是指个体获得来自社会各方面包括家庭、亲属、朋友、同事及社会团体组织等给予精神上、物质上的帮助和支援，是应激作用过程中个体可利用的外部资源。社会支持具有减轻突发事件对个体的刺激、维持个体良好的情绪体验等作用，从而有益于健康。

（4）适当的运动和心理治疗：适当的体育运动能调节血压、平衡自主神经系统功能，转移个体对应激源的注意力，能消除焦虑、抑郁等不良情绪反应。心理治疗，如认知疗法、生物反馈疗法及松弛训练等，可降低个体对刺激的紧张状态，使事件对机体的刺激达到无害化。

【案例分析】

（一）个人基本资料

赵某，女，37岁，汉族，下岗职工，已婚，医疗类型为社会医疗保险，身高165cm，血型O型。

（二）家庭基本资料

1. 居住环境　家庭住房：楼房（坐北朝南）；住房使用面积：50m^2；使用燃料：天然气；厕所类型：冲水式。

2. 家庭成员及社交活动　一家三口，丈夫为公司职员，儿子上小学，家庭关系和睦。原为超市职员，后下岗在家无工作；平时较少与朋友、亲戚交往，偶尔去父母家；经常在家看电视或与丈夫逛街。

（三）健康评估

1. 生理方面

（1）病史

1）现病史：高血压半年（常感头晕、视物不清）。

2）过敏史：头孢类抗生素、阿奇霉素。

3）家族遗传史：父亲患高血压10年。

4）烟酒史：无烟酒嗜好。

5）长期用药史：硝苯地平缓释片（1片，每日2次）。

（2）生活史

1）饮食：盐、油腻，不喜好蔬菜和水果。

2）睡眠：质量差，每日小于6小时，入睡困难、早醒。

3）运动：无规律，以散步为主，时间不定。

2. 心理方面　原为超市职工，因裁员下岗在家，多次求职无望，对自身能力缺乏自信。平时身体较虚弱，连续爬楼常感心悸、喘气，需休息5分钟左右才能缓解。近日晨起眼睑、下肢轻度水肿，常感焦虑、担心。

3. 社会生活方面　平时较少与朋友、亲戚交往，不喜欢倾诉，总是把事情藏在心里；常看电视，外出少。

（四）身体评估

血压120/90mmHg	脉搏84次/min	呼吸20次/min
体重83kg	身高165cm	BMI 30.487kg/m^2（肥胖）
腰围99cm	臀围113cm	腰臀比0.88（>0.8）

（五）主要问题及非药物干预措施（表1-4-1）

表1-4-1　主要问题及非药物干预措施

主要问题	非药物干预措施
知识缺乏：缺乏高血压预防保健知识	1. 评估患者文化程度、理解力及知识缺乏的程度 2. 讲解高血压病因及自我保健措施 3. 发放有关高血压健康教育材料，共同制定学习计划 4. 鼓励其参加社区的高血压讲座 5. 电话了解患者学习情况，解决其问题 6. 争取社会支持 7. 鼓励家属参与学习过程 8. 鼓励参与高血压自我管理小组

主要问题	非药物干预措施
血压控制未达标，并有跌倒的危险：与高血压所致的头晕、视物不清有关	1. 评估患者血压及头晕症状的程度 2. 定期监测血压，教会患者及家属正确使用血压计 3. 评估居住环境及家庭设施的摆放 4. 应对方案：如头晕，立即停止活动，原地休息；平时穿防滑鞋；按时服降压药，如漏服不可补服；电话或上门服务 5. 适当运动：有氧运动，慢跑、散步，1周3～4次，每次30分钟；家属陪伴 6. 家庭治疗：患者家庭为不良生活方式家庭，告知其不良生活方式对药物治疗的影响，家庭成员相互监督，共同改善饮食习惯 7. 行为矫正：患者改善生活方式后，血压达标，头晕等症状减少，对其健康生活方式起到正强化作用
入睡困难、易醒：与心情烦躁、焦虑有关	1. 评估患者睡眠时间及障碍原因 2. 电话或上门与患者聊天，倾听其想法，鼓励其多沟通 3. 应对方案：建议睡前听轻音乐，用热水泡脚或饮温牛奶；如必要，服用地西泮类药物帮助入睡；指导患者自我心理调适，通过电视、广播、音乐转移注意力 4. 社会支持：家属多与患者沟通，关心患者；鼓励患者经常与朋友、亲戚联系；建议社区组织学习或娱乐活动，丰富其日常生活
肥胖：BMI＞$30kg/m^2$，腰臀比＞0.8	1. 适当运动：与患者制定运动计划。每周快走或慢跑3～4次，每次30分钟以上 2. 饮食指导：低盐、低脂饮食；多食蔬菜、水果 3. 社会支持：建议家属参与运动，并督促患者；定期测量体重
家庭问题：患者心理问题，家庭成员支持不足	1. 评估家属与患者聊天次数、与父母联系的次数 2. 向家属解释心理支持对患者的重要性、长期心理问题可导致的不良后果 3. 家属与患者沟通，疏导不良情绪 4. 鼓励亲戚主动与患者聊天或外出

主要问题	非药物干预措施
社区问题：社区对下岗居民心理干预及辅导工作	1. 评估下岗居民的心理需求及对社区服务的主观愿望 2. 社区举办多种学习或娱乐活动 3. 将下岗居民再就业教育作为健康教育的重要内容，帮助其找到自身的价值 4. 社区关心下岗居民再就业问题

（杜雪平）

第二章　常见症状的识别与处理

第一节　发　　热

　　张大爷，75岁，因"咳嗽、咳痰伴发热2日"来社区卫生服务中心就诊。张大爷被带往发热哨点诊室。

　　接诊后全科医生应该思考：

　　（1）接诊发热患者应该注意什么？

　　（2）如何询问发热患者病史？重点采集发热患者的主观资料有哪些？

　　（3）发热患者在全身体格检查的基础上，重点的体格检查有哪些？

　　（4）在基层医疗机构对发热患者可以做哪些辅助检查？

　　（5）如何评估发热患者病情与目前身体状况？

　　（6）是否需要转诊？

一、发热的诊断

　　发热（fever）是指机体在致热原作用下或各种原因引起体温调节功能障碍引起体温升高超出正常范围。正常人的体温通过大脑和丘脑下部的体温调节中枢，使产热和散热过程呈动态平衡，保持体温在相对的恒定的范围内。

（一）正常体温

1. 口腔温度（舌下测温）　36.3～37.2℃。

2. 腋下温度　比口腔低0.2～0.4℃。

3. 肛温　比口腔高0.3～0.5℃。

4. 正常日波动24小时内，清晨最低，傍晚最高，最大波动不超过1℃。

（二）发热的分度

以口腔温度为标准，可将发热分为：

1. 低热　37.3～38℃。

2. 中度发热　38.1～39℃。

3. 高热　39.1～41℃。

4. 超高热　41℃以上。

二、发热的病因

发热病因很多，临床可分为感染性发热和非感染性发热两大类，以前者为多。

1. **感染性** 是发热最常见的病因。几乎所有感染性疾病都可以引起发热。不论是急性、亚急性或慢性，局部性或全身性，各种病原体如病毒、细菌、支原体、立克次体、螺旋体、真菌、寄生虫等引起的感染均可出现发热。感染部位以急性呼吸道感染为最常见。

2. **非感染性** 包括血液病、结缔组织病、变态反应性疾病、内分泌代谢疾病；血栓及栓塞疾病、颅内疾病、皮肤病变、恶性肿瘤、物理及化学性损害、自主神经功能紊乱和药物热。另外，生理状态下也会发热，如月经前、妊娠初期也可能出现低热表现。引起发热的常见病因见表2-1-1。

表2-1-1 引起发热的常见病因

分类		常见病因
感染性发热		病毒、细菌、真菌、寄生虫、支原体等病原体引起的急性或慢性、局灶性或全身性感染
非感染性发热	结缔组织病	系统性红斑狼疮、成人斯蒂尔病、皮肌炎、类风湿关节炎
	变态反应性疾病	风湿热、药物热、溶血反应
	恶性肿瘤	血液系统肿瘤如急性白血病、恶性淋巴瘤，各器官肿瘤如肝癌、肾癌、肺癌等
	组织坏死与吸收	手术后组织损伤、出血，大面积烧伤，血管栓塞或血栓形成而引起重要脏器的梗死或坏死，如心肌梗死、脾梗死、肢体坏死
	内分泌代谢疾病	甲状腺危象、亚急性甲状腺炎、痛风急性发作
	中枢性发热	高温中暑、催眠药中毒、颅内出血
	自主神经功能紊乱	功能性低热

三、发热的评估

（一）初始评估

1. 了解流行病学史　近期是否到传染病流行区旅行；近期是否有接触发热或相似症状的患者等。

2. 有无局部症状（如咳嗽、尿痛、腹泻）　是主诉的一部分或需针对性问诊，以此限定发热的可能病因范围。

3. 有无慢性基础疾病。

4. 有无病情危重的危险信号　包括：①精神状态的改变；②头痛或颈抵抗；③皮肤黏膜出血；④低血压；⑤呼吸困难；⑥心动过速或呼吸困难；⑦体温>40℃或<35℃；⑧有传染病流行病学接触史；⑨近期使用免疫抑制剂。

（二）询问病史

1. 现病史

（1）起病情况：包括诱因、起病缓急、发热的程度、持续时间、体温测量方法、热型等。

（2）伴随症状

1）伴寒战：见于大叶性肺炎、败血症、急性胆囊炎、急性肾盂肾炎、流行性脑脊髓膜炎、疟疾、钩端螺旋体病等感染性疾病，也可见于药物热、急性溶血、输血反应等非感染性疾病。

2）伴疼痛：明确疼痛的性质和部位。

3）伴多系统症状：有无皮疹；有无皮肤黏膜出血；有无结膜充血；有无鼻塞或分泌物；有无咳嗽、呕吐、腹泻和尿频、尿痛、出血等；有无肝脾大；有无包块或淋巴结肿大；有无皮疹或昏迷。

2. 既往史　明确有无外伤史（特别是头颈部外伤史）、近期手术史、易合并感染的疾病史（如HIV阳性、糖尿病、肿瘤、器官移植、心脏瓣膜病尤其人工瓣膜置换术后等）、易出现发热的疾病（如风湿性疾病，系统性红斑狼疮、痛风、甲亢、肿瘤等）。

3. 个人史　有无长时间处于高温环境工作或游玩；近期有无疫区旅游史，包括旅游地点、返回时间、是否接种疫苗、当地流行病疫情等；有无传染病接触史。还包括输血史、可能暴露史（如不安全食物或饮水、昆虫叮咬、动物接触、不安全性行为等）、疫苗接种史（尤其是针对甲肝、乙肝、脑膜炎、流感、肺炎球菌的疫苗）、过敏史（包括食物、药物）。

4. 用药史　有无应用与发热有关的药物，包括：可直接导致发热的药物，如抗精神病药、麻醉药、可卡因等；可导致感染的药物，如糖皮质激素、免疫抑制剂、抗肿瘤药、化疗和抗排异药物、其他免疫抑制剂等；违禁药物注射，则可能导致感染性心内膜炎、肝炎、细菌性肺栓塞和皮肤软组织感染等。

5. 诊治经过　包括就诊的次数、既往的诊断、使用药物种类剂量（包括对抗菌药物）、治疗的疗效等。

6. 一般情况　如精神状态、食欲、体重改变等。

（三）体格检查

1. 确认发热最精确的诊断方法是测量肛温。

（1）口腔温度测量影响因素：冷热饮、张口呼吸、过度通气、测量时间不够。

（2）腋下温度测量影响因素：出汗、测量时间不够。

（3）耳鼓膜测温：与肛温比较，不精确。

（4）前额测温度：对检测核心温度升高不敏感。

（5）肛温：最准确，最接近人体的核心温度，影响因素少。

2. 观察热型及热程　将发热患者在不同时间测得的体温数值分别记录在体温单上，将各体温数值点连接起来成体温曲线。该曲线的不同形态称为热型。许多发热性疾病具有特殊的热型，有时可起到提示诊断的作用。常见的热型有稽留热、弛张热、间歇热、波状热、回归热和不规则热。常见热型的特点及常见疾病见表2-1-2。

表2-1-2　常见热型的特点及常见疾病

热型	特点	常见疾病
稽留热	体温恒定地维持在39～40℃以上，达数天或数周，24小时内体温波动范围不超过1℃	大叶性肺炎、斑疹伤寒及伤寒高热期
弛张热	体温在39℃以上，波动幅度大，24小时内波动范围超过2℃，但都在正常水平以上	败血症、风湿热、全身性炎症反应综合征、肝脓肿、重症肺结核
间歇热	体温骤升达高峰后持续数小时，然后迅速降至正常水平，无热期（间歇期）可持续1天至数天，如此高热期与无热期反复交替出现	疟疾、急性肾盂肾炎、淋巴瘤
波状热	体温逐渐上升达39℃或以上，数天后又逐渐下降至正常水平，持续数天后又逐渐升高，如此反复似波浪，可连续达数月之久	布鲁氏菌病、登革热
回归热	体温急剧上升至39℃或以上，持续数天后又骤降至正常水平。高热期与无热期各持续若干天后规律性交替一次	回归热、霍奇金淋巴瘤
不规则热	体温曲线无一定规律，热度高低不等，呈不规则波动	流行性感冒、结核病、风湿热、癌性发热、渗出性胸膜炎

3. 全身检查

（1）生命体征：测量呼吸、脉搏、血压等。有无呼吸加快、心动过速或血压降低。

（2）一般状况：有无虚弱、倦怠、神志异常、恶病质、抑郁等。

（3）特殊面容：特殊面容可以为发热的病因诊断提供重要的信息，如苍白可见于急性白血病、再生障碍性贫血、结核患者；蝶形红斑可见于系统性红斑狼疮患者；表情淡漠可见于部分伤寒患者；醉酒样可见于饮酒后和肾综合征出血热、斑疹伤寒患者。

（4）全身皮肤：有无黄疸、皮疹，尤其是瘀点和出血性皮疹，红斑或充血。了解皮疹的分布、出现时间及形态：斑丘疹多见于病毒感染性疾病和药物热；环形红斑见于风湿热；玫瑰疹见于伤寒和副伤寒；成人斯蒂尔病的皮疹显现的时间短暂，且随体温的升降而有所改变。

（5）淋巴结：有无局部或全身淋巴结肿大、压痛。局部淋巴结肿大伴压痛多见于局部引流区的炎症患者；质硬、无痛性的局部淋巴结肿大多见于淋巴瘤或转移性肿瘤患者；全身性淋巴结肿大可见于血液系统疾病及急性传染性疾病，如传染性单核细胞增多症患者。

（6）有近期手术史：检查手术部位。

（7）有无侵入性导管留置：如静脉导管、鼻胃管、导尿管等。

4. 重点查体

（1）头颈部：有无鼻窦压痛；颞动脉压痛；鼻充血和分泌物；巩膜黄染、结膜瘀点；口咽部和齿龈炎症或溃疡。

（2）颈：抬颈有无不适、强直或两者同时存在。

（3）肺部：有无干湿啰音或实变体征。

（4）心脏：有无心脏杂音、血管杂音。当发现新出现的心脏杂音或原有杂音性质发生变化时，需考虑感染性心内膜炎。

（5）腹部：有无肌卫、肌紧张压痛及反跳痛，有则提示有急腹症的可能，需要立即转急诊手术；有右上腹压痛提示肝脓肿、胆道炎症的可能。有无肝区、脾区、肾区叩诊。

（6）泌尿系统：有无泌尿道分泌物和局部疼痛。如有季肋点压痛和肾区叩击痛多提示上尿路感染。

（7）生殖系统：如女性附件区压痛。

（8）肛周：肛周压痛和肿胀提示可能有肛周脓肿（特别注意免疫缺陷患者可能表现隐蔽）。

（9）脊柱与四肢、关节：胸骨下段压痛需警惕白血病的可能；多关节红肿、压痛见于风湿热、系统性红斑狼疮等；指甲下片状出血、肢端痛性皮下红色结节（奥斯勒结节）和掌跖部无痛性红斑（詹韦损害）为感染性心内膜炎的体征。

（四）辅助检查

辅助检查是发热病因诊断的最主要手段之一，可补充病史与体格检查的不足，对于病因的诊断及鉴别诊断具有重要价值，尤其是对于一些仅以发热为主要症状而缺乏其他系统症状和体征的患者。在接诊发热患者时，全科医生应根据其具体情况有针对性地选择检查项目，必要时重复送检以提高阳性率。

1. 实验室检查

（1）三大常规：是发热病因诊断基本实用且简单易行的检查。其中，血常规检查对于鉴别感染性发热和非感染性发热有着重要的初筛价值：如白细胞计数及中性粒细胞升高，多提示细菌性感染；而白细胞不升高甚至减少，则多见于病毒感染，亦可见于某些细菌感染（如伤寒和副伤寒、结核病的某些类型）；嗜酸性粒细胞增多见于寄生虫感染和变态反应性疾病；淋巴细胞增多则见于传染性淋巴细胞增多症、传染性单核细胞增多症等。血常规联合血涂片检查可筛选血液系统肿瘤。尿常规中白细胞增多提示泌尿系统感染。粪便隐血试验阳性、粪常规红细胞或白细胞阳性则提示消化道疾病。

（2）血生化及免疫学检查：怀疑结缔组织病时，应进行红细胞沉降率、C反应蛋白、类风湿因子等检查。疑为恶性肿瘤时，需进行血清肿瘤标志物检查。

（3）血、尿培养：条件允许的情况下送检血、尿培养，进行药敏试验。

（4）特殊检查：与危险因素暴露有关的特定疾病需检测相关疾病，如去过疟疾流行区域需做外周血涂片。

（5）传染病检查：疫情期间，遵守国家及本地的防疫法律法规，进行有关传染病病原体、抗体检测。

2. 影像学检查　如X线、超声等对发热病因或部位的确定有着重要的意义。胸部X线片检查可发现肺部炎症及肿瘤性病变；腹部超声检查对于发现腹部脏器的肿瘤、脓肿等具有一定的价值；超声心动图对感染性心内膜炎、心瓣膜疾病的诊断具有重要价值。

四、发热的诊断

发热患者应当进行病因诊断。发热的病因诊断一般遵循以下步骤，即定性—定位—定因。

1. 定性 即确定疾病的性质，判断引起发热的病因属于器质性发热还是功能性发热，是感染性还是非感染性疾病。器质性发热患者常伴有相应组织器官病变的临床表现和实验室异常；而功能性发热多为自主神经功能紊乱所致，常伴有自主神经功能紊乱的症状，体温多低于38℃。感染性发热一般起病较急，除发热外多伴有明显的中毒症状，实验室检查多有炎性指标的明显增高；而非感染性疾病患者的感染中毒症状较轻，病程相对较长，常伴有淋巴结肿大、关节病变等多器官异常。

2. 定位 即判断引起发热的疾病属于哪个系统或器官，累及的部位是单个还是多个，局部还是全身。发热性疾病的定位诊断必须结合临床症状、体征、实验室检查和影像学资料进行综合分析。

3. 定因 是发热的根本性诊断，即明确引起发热的具体病因，需要通过详细的病史采集、全面细致的体格检查、选择性的实验室检查进行分析。当发热患者进行正确的定性、定位诊断后，大部分发热的病因诊断基本明确，但仍可能有少数患者的病因诊断不明。这部分发热病因不明确的患者可能需要进一步根据动态的实验室检查和影像学检查或采用诊断性治疗来最后明确诊断。

五、发热的治疗

发热的处理原则为针对病因治疗，必要时给予退热治疗，同时需加强支持治疗。首先，全科医生需要鉴别发热是功能性发热还是器质性发热，如为器质性发热，则鉴别是感染性发热还是非感染性发热；然后鉴别感染性发热是一般感染性疾病还是传染病，若怀疑传染病，需给予早期隔离并转诊至传染病医院或其他指定医疗机构；若为一般感染性疾病，需给予积极合理地进行抗感染治疗；若为非感染性发热，应在明确诊断的基础上针对具体病因进行治疗，必要时转诊至专科医生处。

全科医生发热处理流程见图2-1-1。

1. 支持治疗 发热患者处于高代谢状态，因此，全科医生应嘱患者加强营养，注意补充蛋白质、热量及维生素，多饮水、多休息、避免劳累等。

2. 抗感染治疗 对于感染性发热的治疗，抗感染治疗是核心环节。有效的抗感染治疗可使患者体温下降，症状缓解。合理的抗感染治疗方案是建立在明确病原体的基础上的，所以，强调在抗生素应用之前，尽可能地留取标本进行病原体培养和药敏试验（包括双侧双瓶血培养），尽快由经验性治疗改进为针对性治疗。对疑为感染性发热且病情严重的急性高热患者，可能诱发感染性休克，需要给予高度重视，可给予积极的引流和合理的经验性抗菌治疗，必要时尽快转上级医院急诊治疗。

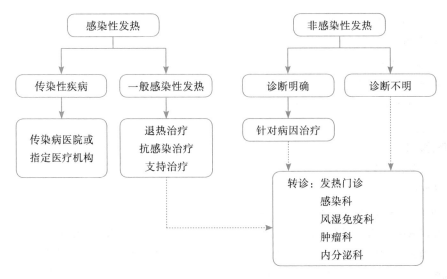

图2-1-1　全科医生发热处理流程

3. 退热治疗

（1）物理降温：高热患者体温持续不退，可考虑给予退热治疗。退热治疗包括物理降温（酒精擦浴或冰袋降温等）和药物降温。对于高龄老年患者或不能耐受药物治疗者，可首选物理降温治疗，同时注意补充液体，注意维持水、电解质平衡；而高热中暑、高热谵妄的患者应采取紧急降温措施。

（2）解热镇痛药物：常见的退热药物包括对乙酰氨基酚缓释片、吲哚美辛栓剂、复方氨基比林注射液等。如无应用药物的禁忌，首选对乙酰氨基酚片325～650mg，每4～6小时口服，每日剂量不超过4g，忌用于肝脏疾病或肝移植患者。同时，应告知发热患者不要擅自服用含对乙酰氨基酚的治疗感冒或流感的非处方药。布洛芬胶囊400mg，每4～6小时口服，合并有阿司匹林过敏、消化性溃疡、肾功能不全和出血性疾病的患者慎用。解热镇痛药物使用时，需注意防止体温骤降伴大量出汗，可能导致血容量不足和低钾血症。

（3）糖皮质激素：糖皮质激素对于结缔组织病、变态反应性疾病引起的发热具有良好的退热效果。但是激素的滥用会改变热型和临床表现，使诊断发生困难，并且还会加重原有的感染性疾病，因此一般情况下不主张给病因未明的发热患者使用激素。但当患者高度怀疑为药物热、成人斯蒂尔病等变态反应性疾病且病情紧急时，可酌情使用激素类药物治疗。

六、转诊指征

1. 伴有"危险信号"者，尤其是怀疑传染性疾病导致的发热。

2. 长期发热≥3周。

3. 伴有或怀疑有严重基础疾病。

4. 特殊人群，如静脉吸毒者、HIV感染者。

5. 需要进一步明确诊断或进行辅助检查者，如怀疑为变态性疾病、中枢神经系统疾病、肿瘤及代谢性疾病相关的发热。

6. 对症治疗或经验性抗生素治疗无缓解或再次发热者。

【案例分析】

张大爷，75岁。

主观资料（S）

问题1：咳嗽、咳痰伴发热2日。患者2日前洗澡受凉后出现咳嗽、咳较多黄黏痰，伴发热、体温最高38.6℃，无憋气、胸闷、胸痛，自行服用"感冒药、咳嗽药"无明显好转。

问题2：确诊"2型糖尿病"15年。15年前因"口干、饮水多"在某三级医院确诊"2型糖尿病"，一直口服"二甲双胍、阿卡波糖"，未规律监测血糖。

其他：否认传染病流行病学史。未发现其他慢性病。不抽烟、偶饮酒，未严格控制饮食。规律运动。家族病史不详。

客观资料（O）

体格检查：体温38.6℃，血压130/68mmHg，呼吸24次/min，脉搏86次/min；神志清楚；咽部无充血；双肺呼吸音粗，左下肺可闻及湿啰音；心率86次/min，心律齐，无杂音；腹软、无压痛；双下肢不肿。

某社区卫生服务机构辅助检查结果：①近期流行传染病病原体检测（-）；②血常规提示，白细胞计数$12.6×10^9$/L、中性粒细胞百分比82%；③尿常规提示，尿糖（++）、酮体（-）、白细胞（-）；④胸部X线片提示，左下肺斑片影，考虑肺炎可能性大。

综合评估（A）

诊断及病情评价：

1. 左下肺炎　体格检查、血常规及胸部X线片均支持诊断，血常规提示白细胞计数升高，以中性粒细胞为主，考虑细菌性炎症可能性大，而且患者合并2型糖尿病，应积极抗感染治疗。

2. 2型糖尿病　规律服药、坚持运动，但饮食控制不佳、未监测血糖，病情控制情况不详，需进一步明确血糖及并发症情况。

3. 高龄老人　75岁老人合并2型糖尿病，应注意糖尿病对其他脏器功能的影响，需进一步完善相关检查。

处置计划（P）

1. 进一步检查计划　密切监测血糖，完善糖化血红蛋白；C反应蛋白、肝肾功能、血电解质、血气分析检测；在抗生素应用前进行深部痰的病原体培养和药敏试验（有条件的机构或转诊上级医院）；其他。

2. 经验性抗生素治疗　根据病史，社区获得性肺部感染可能，病原微生物考虑阳性菌或不典型病原菌可能最大，给予二代头孢、青霉素或喹诺酮类抗感染治疗。

3. 对症治疗 如祛痰治疗。针对患者体温，酌情给予物理降温、适当补液等。

4. 非药物治疗 多饮水、清淡饮食，环境通风等。

5. 转诊 患者治疗过程中如出现体温持续不退或进一步升高，原有其他症状加重或出现新的症状；血糖波动大，血糖明显升高等，且对症治疗效果不明显或出现其他并发症（如酮体阳性），应及时转诊。

重 要 提 示

（1）成人急性发热（≤4日）因感染引起的可能性更大。

（2）老年患者的临床表现不典型：体弱老人感染时，发热较少或即使发热中毒反应程度也较低；其他的炎性症状（如局部疼痛）也可能轻微；精神状态下降或日常活动减少常是老年人肺炎或尿路感染的首发症状；老人出现发热症状时，比年轻成人更可能罹患严重的细菌性疾病；老年人发热病因更多为皮肤或软组织感染，而肺炎和尿路感染是年轻成人发热的常见原因；老年患者一般都需要进行呼吸道、消化道和尿路感染的筛查，以鉴别和明确诊断。

（3）无基础疾病者发热多因病毒性呼吸道或消化道感染引起。

（4）局部症状可帮助对病因的评估。

（5）怀疑有潜在慢性疾病时，须考虑可损伤免疫系统的疾病。

（6）即使有免疫性疾病或肿瘤病史，出现急性发热也可能是由感染引起。

（7）感染性发热患者经积极抗感染治疗后炎症指标和影像学检查明显好转，仍有发热需要考虑合并风湿免疫性疾病和肿瘤的可能。

（赵光斌）

第二节 头 晕

赵先生，54岁，因"头晕2个月"来社区卫生服务中心就诊。

接诊后全科医生应该思考：

（1）如何分析患者头晕的性质及程度？

（2）如何用病史评估患者？重点体格检查有哪些？

（3）在基层医疗卫生机构可以做哪些辅助检查？

（4）针对患者病情采取何种治疗措施？包括哪些药物和非药物治疗？

（5）转诊指征是什么？

一、头晕的定义

头晕是一组非特异的症状，它包括了眩晕、晕厥前（presyncope，又称晕厥前兆）、失衡及头重脚轻感（lightheadedness）。

1. **眩晕** 是特异性症状，指有周围物体或自身明显旋转的运动错觉或幻觉，常伴恶心及呕吐，是三维空间的视空间障碍。

2. **晕厥前** 眼前发黑、站立不稳、要摔倒的感觉，可伴有出冷汗、心悸。

3. **失衡** 走路不稳，感觉有"踩棉花感"，常于站立和行走时出现，是平衡障碍。

4. **头重脚轻感** 患者主诉为头昏或头沉，常与精神因素、急性前庭疾病恢复期、内科疾病或药物相关。

头晕诊断应该是全面地分析患者临床表现，特别是要对症状持续时间、诱发因素及伴随其他症状的分析，再结合患者的各种特点进行综合评估的过程，绝非仅仅依赖于对临床主诉或症状的了解。

二、头晕的病因

1. **眩晕** 约占所有头晕的半数，其中前庭周围性者明显多于前庭中枢性者，是后者的4~5倍。前庭周围性眩晕的病因中，良性阵发性位置性眩晕、前庭神经元炎和梅尼埃病是最主要的病因。前庭中枢性眩晕的病因则多样但均少见，包括血管性、外伤、肿瘤、脱髓鞘、神经退行性疾病等。要注意除偏头痛性眩晕外，前庭中枢性眩晕几乎都伴随有其他神经系统症状和体征，很少仅以眩晕或头晕为唯一表现。中枢性和周围性眩晕鉴别要点见表2-2-1。

2. **晕厥前主要病因** 包括心源性、脑血管病变导致的低灌注，迷走反射性血压降低，贫血，低血糖，以及低氧血症等。

表2-2-1　中枢性和周围性眩晕鉴别要点

体征	周围性眩晕	中枢性眩晕
常见体征	无神经系统体征，前庭功能障碍	常伴有脑干、小脑及顶颞叶损害体征
眼球震颤	水平旋转性 与眩晕程度一致 凝视能抑制 重复运动后减弱	单一水平性、旋转性或垂直性 眩晕缓解期仍可持续存在 凝视不能抑制 重复活动后不减弱
血管疾病危险因素	可能有或无	常见
恶心呕吐	严重	表现不一，症状可能轻微
眩晕严重程度	严重	不严重或无
听力减退	梅尼埃病、迷路炎	不常见，可能见于迷路梗死

3. 失衡主要病因　包括深感觉障碍、周围神经疾病（如糖尿病）、共济失调、视觉障碍、神经变性性疾病、帕金森病、双侧前庭病变等。

4. 头重脚轻感　常见与精神心理障碍（如抑郁、焦虑、惊恐、强迫或躯体化障碍）有关。

5. 短暂或发作性头晕　多与系统疾病（如贫血、感染、发热、低血容量、直立性低血压、高血压、甲减、药物副作用等）有关。

三、头晕的评估

（一）询问病史

1. 现病史

（1）头晕的性质，有无眩晕。

（2）头晕的发病时间、起病形式、有无先兆和规律、严重程度、持续时间、发作次数与频率、诱发因素、病情演变和进展情况。

（3）伴随症状：发热、头痛、恶心呕吐、耳闷耳痛、耳鸣耳聋、面瘫、复视、感觉障碍、吞咽困难、失衡、肢体活动障碍、畏光畏声等，特别注意有无神经系统或耳蜗的症状，以及与头晕的先后次序等。

（4）诊治经过：患病以来详细诊疗情况，包括就诊科室、相关辅助检查、用药及疗效等。

2. 系统回顾　重点是神经精神系统，如头痛、意识障碍、肌肉萎缩、瘫痪、晕厥、视力障碍、感觉及运动异常、性格改变、记忆障碍、智能障碍等。

3. 既往史　有无晕车晕船；近期上呼吸道感染病史；外伤史（特别是头颈部）；耳部疾病病史；慢性病病史，如卒中、高血压、糖尿病、冠心病、心律失常等；精神疾病病史，如抑郁、焦虑、惊恐、强迫或躯体化障碍等。

4. 个人史　吸烟、酗酒情况。

5. 用药史　可能导致头晕的药物（酒精、苯妥英钠、巴比妥类、卡马西平、氨基糖苷类抗生素、降压药、肌肉松弛药、顺铂、重金属等）。

（二）体格检查

1. 全身检查

（1）生命体征：有无发热，以及心率、呼吸、血压情况。

（2）一般状况：虚弱乏力、倦怠、神志异常、恶病质、焦虑抑郁等。

（3）特殊面容：苍白（晕厥前、贫血）。

2. 重点查体

（1）神经系统：脑膜刺激征、脑神经检查、运动系统检查（肌力和肌张力、共济运动、眼球震颤、步态）、感觉系统检查和病理征检查等。

（2）耳科：听力情况、音叉试验、前庭功能等。

（3）心脏：听诊心率及杂音（提示晕厥前兆）。

（三）辅助检查

1. 眩晕　应常规行Dix-Hallpike检查，以便迅速地识别最常见的眩晕病因。如考虑为前庭周围性眩晕病变患者，应针对性地开展前庭功能等检查，并行听力检查；如考虑为前庭中枢性病变患者，则应进行影像学检查，如头颅CT或MRI。

2. 非眩晕性头晕

（1）应行血常规、血糖、甲状腺功能、血压监测/动态血压监测、立卧位血压测定、心电图/动态心电图、眼底检查、颈动脉超声、椎基底动脉超声、周围神经功能测定等，必要时行头颅CT或MRI。

（2）如考虑心理因素，需行心理量表测定，如抑郁、焦虑量表等。

（四）诊断流程图

头晕的诊断流程见图2-2-1。

四、头晕的治疗

（一）首诊处理

1. 对于危及生命的头晕，如高血压急症、晕厥前兆、外伤、短暂性脑缺血发作、脑出血/脑梗死等，应及时转诊。

2. 对于非急症患者，需详细采集病史并进行体格检查。

3. 如条件允许，可予以辅助检查，如血常规、血糖、立卧位血压测定、心电图、眼底检查等，若考虑心理因素，可行抑郁、焦虑量表检查。

4. 病因明确的给予针对性治疗，如药物性头晕停止服用相关药物、高血压性头晕可予降压、低血糖性头晕可予补糖等。

（二）后续处理

1. 生活方式指导

（1）远离烟酒及可导致头晕的药物。

（2）避免头颈部外伤。

（3）避免跌倒，头晕患者行走时需有人搀扶，尤其是老年人。

（4）保持心情舒畅，避免焦虑抑郁情况。

2. 如患者住院治疗，向专科医生详细了解诊治经过及病因。

3. 对于需要出院后长期调理的患者，定期随访。

（三）治疗

1. 病因治疗　急性椎基底动脉缺血性卒中，需紧急转诊，对起病3～6小时合适患者可进行溶栓治疗；偏头痛性眩晕予以对症镇痛或配合镇静药物；前庭神经元炎应用糖皮质激素，呕吐停止后停用前庭抑制剂；梅尼埃病急性期对症治疗，发作间期可限制钠盐摄入；灌注不足可补液；感染可予抗生素；甲状腺功能减退（简称甲减）可予补充甲状腺激素；精神疾患予以抗焦虑、抗抑郁和心理干预等。

2. 对症治疗　眩晕发作持续数小时或频繁发作者，可对症治疗，常见的药物如异丙

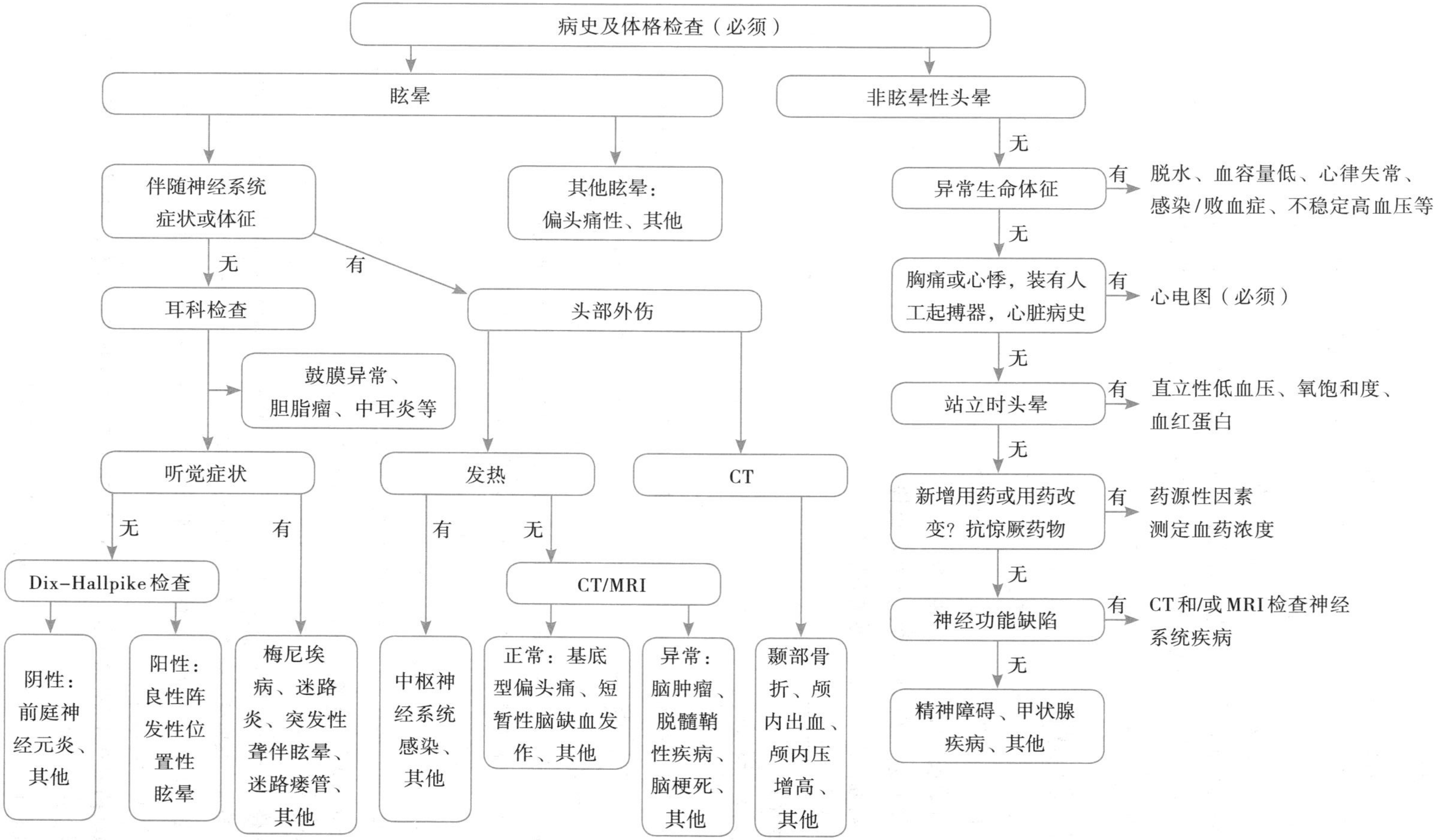

病史及体格检查（必须）

眩晕 — 非眩晕性头晕

非眩晕性头晕 — 异常生命体征
- 有 → 脱水、血容量低、心律失常、感染/败血症、不稳定高血压等
- 无

异常生命体征 — 胸痛或心悸、装有人工起搏器、心脏病史
- 有 → 心电图（必须）
- 无

胸痛或心悸、装有人工起搏器、心脏病史 — 站立时头晕
- 有 → 直立性低血压、氧饱和度、血红蛋白
- 无

站立时头晕 — 新增用药或用药改变？抗惊厥药物
- 有 → 药源性因素测定血药浓度
- 无

新增用药或用药改变？抗惊厥药物 — 神经功能缺陷
- 有 → CT 和/或 MRI 检查神经系统疾病
- 无

神经功能缺陷 — 精神障碍、甲状腺疾病、其他
- 有

病史及体格检查 — 眩晕
- 其他眩晕：偏头痛性、其他

眩晕 — 伴随神经系统症状或体征
- 无 → 耳科检查
- 有 → 头部外伤

头部外伤 — CT → 颅部骨折、颅内出血、颅内压增高、其他

头部外伤 — 发热
- 有 → 中枢神经系统感染、其他
- 无 → CT/MRI → 正常：基底型偏头痛、短暂性脑缺血发作、其他；异常：脑肿瘤、脱髓鞘性疾病、脑梗死、其他

耳科检查 — 鼓膜异常、胆脂瘤、中耳炎等

耳科检查 — 听觉症状
- 有 → 梅尼埃病、迷路炎、突发性聋伴眩晕、迷路瘘管、其他
- 无 → Dix-Hallpike 检查

Dix-Hallpike 检查
- 阳性：良性阵发性位置性眩晕
- 阴性：前庭神经元炎、其他

图 2-2-1 头晕的诊断流程图

嗪、甲氧氯普胺等。

3. **手法复位治疗** 良性阵发性位置性眩晕可选择手法复位。

4. **手术治疗** 对于药物难以控制的持续性重症周围性眩晕患者，需转诊。

5. **前庭康复训练** 主要针对因前庭功能低下或前庭功能丧失而出现平衡障碍的患者，常规药物治疗无效。常用的训练包括适应、替代、习服等，其目的是通过训练，重建视觉、本体觉和前庭的传入信息整合功能，改善患者平衡功能、减少振动幻觉。

6. **其他** 倍他司汀是组胺H受体的强拮抗剂，有研究表明其对改善头晕症状有效，临床常用的药物是甲磺酸倍他司汀片。

五、转诊指征

1. 眩晕或晕厥前发作的患者。

2. 长期头晕（持续或间断的、不明原因头晕）。

3. 伴有或怀疑有严重基础疾病者。

4. 需要进一步明确诊断或进行辅助检查者。

5. 对症治疗无缓解或再次头晕者。

【案例分析】

赵先生，54岁。

主观资料（S）

问题1：头晕2个月。患者2个月前工作紧张及劳累后出现头晕，为头部昏沉感、伴头重脚轻，程度不重，持续数小时，可逐渐减轻，无眩晕，无发热头痛，无恶心呕吐，无耳鸣耳聋、视物不清，无肢体活动、言语障碍，无胸闷胸痛，无水肿，就诊于当地医院，测血压为"150/90mmHg"，当时未重视，未服药治疗。2个月来上述症状反复发作，性质基本同前，多于精神紧张、情绪激动后发生，日常活动无明显受限，多次测血压大于"140/90mmHg"，血压最高"160/95mmHg"，未服用降压药。

问题2：确诊"血脂异常"4年，间断服用"阿托伐他汀钙片"，未定期检测。

其他：既往体健，未发现其他慢性病。抽烟20余年，平均每日20支。饮酒20余年，平均每日100ml（2两）白酒，无运动。父亲有高血压。

客观资料（O）

体格检查：体温36.5℃，呼吸16次/min，脉搏78次/min，血压150/90mmHg，腹围92cm；神清，双肺呼吸音清，未闻及啰音；心率78次/min，心律齐，各瓣膜听诊区未闻及病理性杂音。腹软，无压痛及反跳痛，未触及包块，腹部未闻及血管杂音；双下肢不肿，四肢肌力5级，病理征未引出。

通过病史询问及体格检查，考虑患者"高血压"，安排以下社区卫生服务中心可进行的辅助检查，结果如下：

（1）肝肾功能、电解质、空腹血糖：未见明显异常。

（2）血脂：LDL 3.44mmol/L，HDL 1.49mmol/L，TC 6.02mmol/L，TG 1.42mmol/L。

（3）尿常规：尿蛋白（-）。

（4）心电图：窦性心律，电轴左偏。

综合评估（A）

1. 诊断

（1）高血压2级、高危：患者不同日多次血压测定大于140/90mmHg，血压最高160/95mmHg，有高血压家族史，诊断高血压2级；患者同时合并血脂异常、吸烟、腹围增大等危险因素，考虑分层为高危。

（2）血脂异常：根据血脂检查，诊断明确。

2. 病情评价　患者同时合并高血压和血脂异常，需警惕脑血管并发症，建议规律服药，强化非药物治疗，定期监测血压，评估心、脑、肾、眼底等靶器官。

处置计划（P）

1. 进一步行同型半胱氨酸及尿微量白蛋白测定、动态血压监测、心脏超声、颈动脉超声、下肢血管超声、肾脏超声、胸部X线片、检眼镜检查（或转诊上级医院）。

2. 予降压对症治疗，建议厄贝沙坦片150mg，1次/d，阿托伐他汀钙片20mg，每晚1次。

3. 非药物治疗，包括低盐低脂饮食（每日食盐6g）、戒烟、限酒、规律运动、控制体重、保持心理平衡等。

4. 规律监测血压，根据监测结果及时调整降压方案。因患者服用他汀类药物，建议定期复查血脂、肝功能，评估疗效，指导进一步治疗。

5. 转诊指征

（1）血压控制后仍头晕者。

（2）疑似继发性高血压引起的头晕者。

（3）疑似其他疾病引起的头晕者。

重 要 提 示

（1）部分老年人头晕由亚临床甲减引起，甚至为主要临床表现。

（2）老年人头晕诊断流程中，听力学检查为必要的辅助检查，面对难治性或顽固性头晕患者，前庭功能检查为补充性辅助检查。

（黄　凯）

第三节 抽 搐

> 彭女士，27岁，因"关节痛1年，尿中泡沫增多5个月，发作性抽搐2个月"就诊。
>
> 接诊后全科医生应该思考：
>
> （1）如何分析患者抽搐的特征及原因？
>
> （2）如何用病史评估患者？重点的体格检查有哪些？
>
> （3）抽搐患者应重视哪些辅助检查？
>
> （4）针对患者病情采取何种治疗措施？
>
> （5）转诊指征是什么？

一、抽搐的定义

抽搐是指全身或局部成群骨骼肌非自主地抽动或强烈收缩，常可引起关节运动和强直。包括：

（1）全身性抽搐：全身骨骼肌收缩，如全身强直–阵挛性抽搐、全身强直性抽搐、全身阵挛性抽搐、全身肌阵挛性抽搐等。

（2）局限性抽搐：躯体局部骨骼肌收缩，如手足搐搦、局限性痛性抽搐等。

二、抽搐的病因

抽搐可以是某些疾病的主要表现，或者是某些疾病严重时的临床征象。常见病因包括：

1. 癫痫发作　癫痫发作是指主要位于大脑皮层的神经元异常、过度或同步放电引起的临床表现。这种异常阵发性放电活动呈间歇性，通常具有自限性，持续几秒到几分钟。

（1）癫痫发作可分为诱发性和非诱发性

1）诱发性癫痫发作：又称急性症状性癫痫发作，是指在全身性疾病期间或与新发脑损伤有密切时间关联的癫痫发作，祛除诱因可预防复发。急性症状性癫痫发作的原因广泛，几乎任何急性脑损伤都可导致癫痫发作，如急性卒中、硬膜下血肿、缺氧缺血性脑损伤、高血压脑病、头部急性创伤和颅内活动性感染等急性颅内病变，低血糖，高血糖，低钠血症，尿毒症脑病和肝性脑病等代谢性脑病，酒精戒断、苯二氮䓬类或巴比妥类药物停药反应等。

2）非诱发性癫痫反复发作：即癫痫，其发作具有自发性，若发作持续时间长或意识尚未恢复就立即复发即为癫痫持续状态。

（2）癫痫的病因：大致可分为遗传性、结构性、代谢性、免疫性、感染性和未知病因。

1）目前识别出的大多数遗传性癫痫在儿童期发病，包括"特发性全面性癫痫"或

"全面性遗传性癫痫" 这类癫痫综合征。

2）结构性病因可能是先天性（如皮质发育不良、结节性硬化症）或获得性（如卒中、创伤、感染及免疫方面的原因）。

3）代谢性病因可包括葡萄糖转运蛋白缺乏症、肌酸缺乏综合征及线粒体细胞病等。

4）免疫介导的中枢神经系统炎症可引起癫痫，例如 Rasmussen 脑炎和抗–N–甲基–D–天冬氨酸（NMDA）受体脑炎。

5）感染是世界范围内最常见的癫痫病因，例如 HIV 感染、脑囊虫病、疟疾、结核病以及既往脑膜炎或脑炎的后遗症。

6）未知病因仅仅意味着基础病因目前性质不明，影像学表现正常并且没有确证的遗传性、代谢性、免疫性或感染性病因的所有类型癫痫都属于这一类别。

7）老年人群癫痫的主要病因：脑血管病如亚急性和慢性卒中；神经退行性痴呆如阿尔茨海默病；其他静止性或进行性颅内病变如颅内肿瘤、血管畸形、创伤；精神疾病如物质滥用、精神病、双相障碍、精神分裂症和抑郁等。

2. 破伤风　破伤风梭状芽孢杆菌造成肌肉痉挛。全身性破伤风患者的特征为骨骼肌强直性收缩和间歇性剧烈的肌肉痉挛（全身强直–阵挛性抽搐）。破伤风偶尔表现为单个肢体或身体局部的强直性和痉挛性肌肉收缩，局部破伤风往往会进展为全身性破伤风。

3. 低钙血症　急性低钙血症的标志是手足搐搦，是神经肌肉兴奋性增高的表现；严重者可能有危及生命的癫痫发作、难治性心力衰竭或喉痉挛。其病因包括甲状旁腺激素产生或分泌不足、甲状旁腺激素抵抗、维生素 D 缺乏或抵抗、镁代谢异常或血管外钙沉积等。其中，术后甲状旁腺功能减退、自身免疫性甲状旁腺功能减退和维生素 D 缺乏最为常见。

4. 其他电解质异常　除低钙血症可引起手足搐搦和惊厥外，钠代谢紊乱（低钠血症、高钠血症）、低氯血症、低镁血症、高磷血症等都可能引起抽搐。

5. 酸碱平衡紊乱　过度换气综合征、热射病等可能出现呼吸性碱中毒，引发手足痉挛，严重者可能出现喉痉挛。

6. 其他病因

（1）夜间腿部痛性痉挛：又称睡眠相关腿部痛性痉挛，是一种常见的下肢疾病，可引起疼痛并可影响睡眠，其症状是突然发生的不自主肌肉收缩，常影响小腿和足部。

（2）神经症：如癔症性抽搐。

（3）僵人综合征：是一种罕见病，特征为累及中轴肌的进行性肌肉僵硬、强直及痉挛，从而严重损害行动功能。

三、抽搐的评估

（一）询问病史

1. 现病史

（1）抽搐的病程与起病缓急，单次还是反复发作。

（2）抽搐的具体表现，全身性抽搐还是局限性抽搐，严重程度、持续时间。

（3）抽搐的诱发因素、发作次数与频率、加重缓解因素，意识丧失、发热等伴随症状。

（4）诊治经过：患病以来诊疗情况，包括相关辅助检查、用药及疗效等，特别注意电解质与酸碱平衡，以及对脑、心、肺、肝、肾等重要脏器功能状态的评价。

2. 既往史　慢性病病史，包括躯体与精神疾病病史；手术、外伤史。

3. 系统回顾　特别是神经系统、内分泌代谢系统、泌尿系统、循环系统、呼吸系统、消化系统表现回顾。

4. 个人史　吸烟、饮酒史；毒物接触史；儿童患者生长发育史。

5. 家族史　癫痫及精神疾病等家族史。

（二）体格检查

1. 全身检查

（1）生命体征：有无发热，以及心率、呼吸、血压情况。

（2）一般状况：意识、神志、精神情绪、营养状态、自主运动。

（3）特殊面容（肝病面容）、特殊气味（氨味）、特殊声音（喉鸣、喘鸣）。

2. 重点查体

（1）神经系统：脑膜刺激征和病理征，以及运动、感觉系统检查。

（2）胸部、腹部查体：心、肺、肝、肾等重要脏器的相关查体。

（3）特殊体征：如低钙击面征（Chvostek征）和低钙束臂征（Trousseau征）等提示低钙血症。

Chvostek征：是通过叩击恰好在耳前的面神经引出同侧面部肌肉收缩。表现轻则嘴唇颤搐，重则所有面部肌肉痉挛，具体取决于低钙血症的严重程度。约10%的正常受试者会出现面神经征。

Trousseau征：是指血压计袖带充气至收缩压以上持续3分钟诱发手痉挛。如上所述，手痉挛的特征是拇指内收、掌指关节屈曲、指间关节伸展和腕关节屈曲。也可在血压计袖带释放后通过自发过度通气1~2分钟诱发。

（三）辅助检查

1. 全身性疾病　当临床提示抽搐是全身疾病引起时，应根据提供的线索选择相应的检查。注意完善血、尿、便常规，血糖、电解质、肝肾功能、血气分析等检查，以及心电图、胸腹部影像检查、甲状腺及甲状旁腺超声等，必要时进一步行毒物分析等检查。

2. 神经系统疾病　怀疑神经系统病变，应根据临床提示的病变部位和性质选择相应的检查，如脑电图、脑CT和MRI检查、经颅多普勒超声、脑脊液、肌电图等检查。

3. 如考虑心理因素，需行心理量表测定，如抑郁、焦虑量表等。

四、抽搐的治疗

（一）全身性抽搐发作时的紧急处理

1. 立即将缠有纱布的压舌板、筷子或毛巾等置于患者的上下牙齿之间，防止舌咬伤。及时解开衣扣、裤带，以减轻呼吸道阻塞和改善缺氧。保护四肢大关节，防止肢体抽搐而致脱臼、骨折。

2. 患者应侧卧，头偏向一侧，以利于口腔分泌物引流，防止误吸。注意保持呼吸道通畅，必要时从口腔吸痰，呼吸困难时给予吸氧。有假牙者尽量取出，防止误吸。

3. 镇静药物，如地西泮 10mg 肌内或静脉注射，观察效果，必要时重复。

4. 减少刺激，动作轻柔，保持安静，避免强光刺激，避免造成外伤。

5. 观察患者的意识状态、瞳孔变化、发作的类型、持续时间、发作特点，并做好记录。

6. 如条件允许，可予以辅助检查，如血常规、血糖、立卧位血压测定、心电图、眼底检查等，若考虑心理因素，可行抑郁、焦虑量表检查。

（二）常规治疗

1. 尽可能明确抽搐病因，针对病因治疗　如纠正酸碱平衡、电解质紊乱，治疗内科基础疾病，抗癫痫药物治疗等。

2. 健康指导

（1）向患者及家属讲解抽搐发作时紧急处理方法，以及如何避免或减少意外伤害发生。

（2）引导患者避免过度劳累，建立和保持健康的生活方式。

（3）建议癫痫患者随身携带卡片，注明姓名、诊断，以便急救时参考；建议不登高、不游泳、不驾驶车辆。

（4）协助慢性病患者规律随访、按时服药，监测药物的副作用。

五、转诊指征

1. 有抽搐发作未明确诊断的患者。

2. 治疗过程中症状不稳定或出现病情变化的患者。

3. 监测发现明显的药物副作用，需要调整治疗方案的患者。

【案例分析】

彭女士，27 岁，银行职员。

主观资料（S）

主诉：关节痛 1 年，尿中泡沫增多 5 个月，发作性抽搐 2 个月。

现病史：患者 1 年前无诱因出现双侧膝关节疼痛，多于夜间或阴雨天发作，每次持续约 1 小时，无关节红肿、局部皮温升高、晨僵。5 个月前出现尿中泡沫增多，逐步出现四肢对称性可凹性水肿。就诊当地医院查尿常规蛋白（+++），潜血（+++），24小时尿蛋白4.5g，血白蛋白29g/L，Cr 125μmol/L，ANA、抗dsDNA均（+），补体降低，行肾脏穿刺病理提示：弥漫增生性狼疮性肾炎伴血栓性微血管病变（TMA）改变。曾予激素冲击治疗，后序贯口服激素治疗并逐渐减量。2个月前突发意识丧失，伴四肢抽搐、双眼上翻，持续数分钟后可自行缓解，患者诉恢复意识后无法回忆发作过程，未遗留不适症状。1周前曾有抽搐症状再发，性质基本同前。

既往史：既往体健，无其他慢性病。

个人史：无吸烟饮酒史。无类似家族病史。平素工作压力大。

家族史：家族中无类似病史。

客观资料（O）

体格检查：体温36.8℃，呼吸18次/min，脉搏78次/min，血压158/112mmHg。神清，右侧前臂皮肤散在暗红色出血点，口腔黏膜未见血疱。颈软，双肺呼吸音清，未闻及啰音；心率78次/min，心律齐，各瓣膜听诊区未闻及病理性杂音。腹软，无压痛及反跳痛，未触及包块，腹部未闻及血管杂音；双下肢对称性中度可凹性水肿，关节无肿胀压痛，四肢肌力5级，病理征未引出。

在社区卫生服务中心初步检查结果如下：

（1）血常规：WBC 2.5×10^9/L，Hb 73g/L，PLT 51×10^9/L。

（2）尿常规：尿常规蛋白（+++），潜血（+++）。

（3）肝肾功能：ALB 21g/L，Cr 234μmol/L；血气分析、电解质、空腹血糖、甲状腺功能未见明显异常。

（4）心电图：窦性心律，电轴左偏。

综合评估（A）

1. 诊断　系统性红斑狼疮，狼疮性肾炎，症状性癫痫，血常规三系下降。

2. 诊断依据

（1）系统性红斑狼疮：患者关节、血液系统、肾脏、神经系统多器官系统受累，ANA阳性、补体下降，考虑系统性红斑狼疮诊断明确。

（2）狼疮性肾炎：肾病综合征，慢性肾功能不全。

（3）症状性癫痫：神经精神狼疮可能性大。

（4）血常规三系下降：考虑系统性红斑狼疮血液系统受累。

3. 病情评价　患者系统性红斑狼疮诊断明确。

（1）近期频繁发作症状性癫痫，并存在肾功能不全加重、血常规三系下降，首先考虑原发病活动所致，多个重要脏器损伤，病情重。

（2）血小板下降，需警惕严重活动性出血。

（3）肾功能不全较前加重，需关注尿量和水肿情况。

处置计划（P）

（1）需尽快转诊风湿免疫专科诊治。

（2）若抽搐再发加重、持续不缓解，可予地西泮静脉注射并及时转诊至上级医院急诊。

（3）调整降压药物，积极控制血压，嘱患者避免外伤，特别是避免磕碰头部；若出现严重头痛不缓解、意识障碍等情况立即转诊至上级医院急诊。

（4）询问月经情况，酌情考虑推迟或终止月经出血。

（5）嘱患者记出入液量，若明显少尿或无尿需立即转诊至上级医院急诊。

（沙 悦）

第四节 头 痛

王女士，39岁，因"反复头痛3年，再发2日"来社区卫生服务中心就诊。

接诊后全科医生应该思考：

（1）病史应询问哪些重点？体格检查有哪些？

（2）基层医疗机构有哪些现有的、必要的辅助检查可以协助诊断？

（3）如何评估患者目前的状况？采取何种治疗措施？

（4）什么情况下需要转诊？

一、头痛的定义

头痛（headache）是临床常见症状，是指位于眼眶耳孔基线以上的疼痛。头面部血管、神经、脑膜、静脉窦、头面部皮肤、皮下组织、黏膜构成头部痛敏结构，当其受到机械牵拉、化学、生物刺激或内环境发生改变引发头部疼痛。

二、头痛的病因

1. 原发性头痛 包括偏头痛、紧张性头痛和丛集性头痛，但仅根据一至两次的发作难以鉴别原发性头痛的类型，多次发作则易于鉴别。

2. 颞动脉炎 多发于50～75岁，女性好发。常有发热、无力等前驱症状，一侧或双侧颞部剧烈头痛，呈灼烧或锤击样，向头顶或枕部放射，夜间或咀嚼可加重，颞动脉搏动减弱或消失；沿颞动脉触痛和视力障碍；红细胞沉降率增快可临床确诊。

3. 头颈部神经炎性头痛 枕大神经、三叉神经、眶上神经和耳颞神经等，均可因受寒、感染或外伤引起头部神经痛。

4. 脑外伤性头痛

（1）急性脑外伤性头痛：一般需及时行体格检查及影像学检查，如脑挫裂伤者外伤性头痛后，除大脑功能发生改变外，还可有脑组织水肿、出血、撕裂、多数伴有外伤性蛛网膜下腔出血。患者伤后昏迷时间较长，清醒后头痛剧烈且持续时间长，并伴有颅内压增高表现，如恶心呕吐等。神经系统检查可定位体征，CT检查可见有颅内出血和颅骨骨折等，腰椎穿刺脑脊液呈血性或镜下有红细胞，严重患者可有脑疝症状和体征。

（2）慢性脑外伤性头痛：是指脑外伤后再次出现的头痛，或脑外伤后头痛一度减轻又逐渐加重的头痛，多由于脑外伤后形成的硬膜下血肿或积液所致。临床表现上有不同程度的颅脑外伤史，头痛呈一度缓解或消失，于3周后又出现头痛且逐渐加重；头痛剧烈时伴恶心呕吐；积液量大时压迫脑实质，可有定位体征。

5. 颅内感染所致头痛　包括化脓性脑膜炎、结核性脑膜炎、病毒性脑膜炎以及新型隐球菌脑膜炎等引起的头痛，该类患者的头痛是由于脑膜炎症、颅内压升高引起的。

6. 低颅压性头痛　根据体位性头痛的典型临床特点，必要时行腰椎穿刺，测定脑脊液压力降低（<70mmH$_2$O）可以确诊。

7. 脑动脉硬化　因脑部缺氧引起。头痛多伴神经衰弱表现，有高血压者则有高血压头痛特点，并有轻微神经系统损伤体征，眼底和心脏等有动脉硬化征象和血脂增高等。

8. 高血压脑病　高血压患者如血压骤升而致脑部小动脉痉挛，发生急性脑水肿，可因急性颅内压增高而产生剧烈头痛，眼底可见视网膜动脉痉挛、出血、渗出等。多见于尿毒症和子痫等。

9. 鼻源性头痛　急慢性鼻炎、鼻窦炎、鼻中隔偏曲可引起鼻源性头痛，头痛50%以上时间发生在白天，上午为重，夜间显著减轻，向前屈身、低头、身体突然晃动、摇头及胸腔压力增高时头痛加重。

10. 耳源性头痛　急慢性中耳炎、牙痛、急性咽炎、扁桃体炎、鼻咽癌，表现为由病变部位放射引起的疼痛，凡头痛局限于一侧，呈持续进行性发展，无论有无明显耳鼻喉症状均应详细进行专科检查。

11. 其他头痛

（1）不明原因头痛：无明显的发作性和特异的伴发症状。此类多为全身性疾患导致颅内外血管扩张引起，如感染、中毒、高热、高血压、各种缺氧状态（脑供血不足、心肺功能不全、贫血、高原反应）以及低血糖等。原发病可诊断。

（2）颅内动脉瘤引起的头痛：多发于中老年，发作表现类似偏头痛，疼痛一般固定在一侧，疼痛无周期性，部分患者可出现动眼神经麻痹或其他脑神经症状，也可有蛛网膜下腔出血史，脑血管造影可确诊。

（3）脑血管畸形：多在年轻时开始出现头痛，可有癫痫发作或蛛网膜下腔出血或脑出血史，脑血管造影可确诊。

三、头痛的评估

（一）初始评估

头痛的严重程度：采用SNOOP法评估。

S（systemic）：全身性症状、疾病或状况（如发热、体重减轻、癌症、妊娠、包括HIV感染的免疫功能受损状态）。

N（neurologic）：神经系统症状或异常体征（如意识模糊、警觉性或意识受损、视神经乳头水肿、神经系统定位症状或体征、脑膜刺激征、癫痫发作）。

O（onset）：头痛发作是新发（尤其是40岁以上的患者）或突发性（如霹雳样头痛）。

O（other）：其他相关情况或特征（如头部创伤，违禁药品使用或毒物暴露，从睡眠中痛醒，Valsalva动作使头痛加重，由咳嗽、劳力或性行为诱发头痛）。

P（previous）：既往头痛病史，且头痛进展或发作的频率严重程度或临床特征发生改变。

一旦出现，应引起警惕，及时进行相应的辅助检查。

（二）询问病史

1. 头痛起病情况　头痛起病的诱因、是否有外伤或药物滥用史、是否有起病先兆、性别、职业、情绪状况。

2. 头痛特点　头痛的次数和发作形式、发生头痛时所处的环境、前驱症状、疼痛的特点（如疼痛部位、性质、发作频率、持续时间、疼痛出现的时间，加重、减轻或激发头痛的因素、活动对疼痛的影响、与食物和酒精的关系、女性与月经周期关系）、有无复发性特点、疼痛的缓解经过。

3. 伴随症状　是否伴有发热、头晕、耳鸣、听力减退、恶心呕吐、出汗、口周及四肢麻木、视力改变、平衡失调、精神症状等相关症状。

4. 既往情况　有无急性感染，有无慢性头痛、中耳炎、颅脑疾病及外伤、心血管疾病、严重肝肾疾病，有无糖尿病等病史，有无晕车、晕船及服药史。

5. 其他　是否有偏头痛家族史。

（三）体格检查

1. 生命体征，尤其是体温、血压。

2. 重点检查头面部和神经系统。注意查看有无皮疹，有无颅周、颈部以及颞动脉、颞颌关节异常。通过意识、语言、神经、运动、感觉和反射检查，明确是否存在神经系统体征。

3. 眼底检查明确有无视神经乳头水肿；并检查脑膜刺激征。

（四）辅助检查

1. 血液检查　血液检查主要用于排除颅内或系统性感染、结缔组织病、内环境紊乱、遗传代谢性疾病等引起的头痛，如血常规、C反应蛋白、红细胞沉降率、生化指标、风湿指标等。

2. 头颅CT、MRI检查　影像学检查主要用于脑外伤性头痛诊断、怀疑蛛网膜下腔出血以及颅内肿瘤引起的头痛诊断。存在上述任何危险征象的患者均应行影像学检查。

3. 脑电图检查　在对大脑生理功能进行评判时，可以进行脑电图检查，一般可用于排除包括癫痫在内的脑部其他疾患。

4. 经颅多普勒超声扫描（TCD） TCD不能鉴别典型和普通型头痛，仅能提供一些血流动力学改变的基础依据，发作期普通偏头痛患者平均峰流速（Vm）下降，血管杂音减弱消失。

5. 腰椎穿刺 腰椎穿刺主要用于排除蛛网膜下腔出血、颅内感染、脑膜癌病及异常颅压所导致的头痛。突然发生的严重头痛，如果CT正常仍应进一步行腰椎穿刺以排除蛛网膜下腔出血的可能。怀疑颅内病变，应首先行CT扫描或MRI等无创检查。

四、头痛的治疗

1. 非药物治疗 头痛患者应该减少酒、咖啡、巧克力、浓茶等易诱发疼痛的食物，同时饮食清淡，忌辛辣刺激、生冷的食物；注意勿服用易引起头痛的药物，如避孕药、血管紧张性药物；避免头部着凉，平时注意保暖；调畅情志，避免情绪波动，尽可能减少心理和外在环境的压力；注意休息，避免劳累、熬夜，尽量减少剧烈运动；避免感染和头颈部外伤。

2. 物理治疗 包括物理磁疗法、局部冷（热）敷、吸氧等。

3. 常用药物治疗

（1）镇痛：主要包括非甾体抗炎药、中枢性镇痛药和麻醉性镇痛药。非甾体抗炎药具有疗效确切、无成瘾性优点，是头痛最常使用的镇痛药，包括阿司匹林、布洛芬、吲哚美辛、对乙酰氨基酚、塞来昔布等。以曲马多为代表的中枢性镇痛药，属于二类精神药品，为非麻醉性镇痛药，镇痛作用比一般的解热镇痛药要强，主要用于中重度头痛和各种术后及癌性病变疼痛等。以吗啡、哌替啶等阿片类药为代表的麻醉性镇痛药，镇痛作用最强，但长期使用会成瘾。这类药物仅用于晚期癌症患者。此外，还有部分中药复方头痛镇痛药，这类药物对于缓解和预防头痛有一定帮助。

1）对乙酰氨基酚：口服，需要时服用，每次1～2片，每日1～3次。

2）吲哚美辛：镇痛，首剂量每次25～50mg，继之25mg，每日3次，直到疼痛缓解，可停药；退热，每次6.25～12.5mg，每日不超过3次。

3）塞来昔布：急性疼痛第1日首剂量400mg，必要时，可再服200mg；随后根据需要，每次200mg，每日2次。

4）曲马多：口服，每次100mg，早晚各1次。如果镇痛不满意，剂量可增加至每次150mg或200mg，每日2次。

（2）镇静催眠抗焦虑药

1）地西泮

口服：抗焦虑、抗癫痫，每次2.5～10mg，每日2～4次；催眠，5～10mg，睡前服。肌内注射或缓慢静脉注射：每次10～20mg，必要时4小时后再重复1次。

2）阿普唑仑

口服：抗焦虑，每次0.4mg，每日3次，按需递增，每日极量4mg；镇静催眠：0.4～0.8mg，睡前服；抗惊恐，每次0.4mg，每日3次，按需递增，每日极量10mg。

（3）改善循环

尼莫地平：口服。缺血性脑血管病，每日80～120mg，分3次服用，连服1个月；偏头痛，每日3次，每次40mg，12周为一个疗程。

五、转诊指征

1. 急性剧烈头痛。

2. 反复头痛，诊断不明者。

3. 头痛逐渐加重、合并异常的神经体征，考虑中枢神经系统病变者。

【案例分析】

王女士，39岁。

主观资料（S）

反复头痛3年，再发2日。患者3年劳累及情绪波动后出现头痛，位于双侧头部，持续性紧缩痛，程度不剧烈，无搏动性头痛，无发热，无头晕、恶心呕吐，无言语不利、肢体活动障碍，无皮疹，无意识障碍、肢体抽搐，无鼻塞流涕，无眼部胀痛、视物模糊，日常活动不加重头痛，持续数小时至数日，休息后可缓解。3年来上症反复发作，多于劳累及情绪紧张后出现，性质基本同前，平均2～3个月发作1次，其间曾于上级医院查头颅MRI未见明显异常，日常活动无明显受限。2日前患者因工作压力大再发头痛，程度轻度，性质同前，疼痛无明显加重或缓解。患者神清，精神软，饮食睡眠欠佳，平素大便偏干，2～3日1次，小便正常，体重无明显增减。

其他：平素易紧张，易担心焦虑。既往体健，否认高血压、糖尿病等慢性病，无烟酒嗜好，个人史、婚育史、家族史无特殊。

客观资料（O）

体格检查：体温36.7℃，呼吸17次/min，脉搏77次/min，血压125/76mmHg，神清，精神软，双肺呼吸音清，未闻及啰音，心律齐，各瓣膜听诊区未闻及病理性杂音。腹软，无压痛及反跳痛，双下肢不肿，神经系统查体阴性。

通过病史询问及体格检查，考虑患者"紧张性头痛"，安排以下社区卫生服务中心可进行的辅助检查，结果如下：

（1）血常规、C反应蛋白、肝肾功能、血糖血脂、电解质、甲状腺功能：无异常。

（2）心电图：窦性心律。

综合评估（A）

1. 诊断　紧张性头痛（诊断标准见表2-4-1）。

2. 病情评价　患者中年女性，神经系统查体未见阳性体征，头颅MRI未见明显异常，考虑病情较轻，无明显伴随症及并发症。

处置计划（P）

1. 进一步评估患者心理情况，如焦虑量表和抑郁量表，必要时转心理科进一步评估。

表2-4-1 紧张性头痛诊断标准

A. 至少10次发作符合标准B～E 平均每月发作天数：<1日（偶发性发作性紧张性头痛）、1～14日（频发性发作性紧张性头痛）、>15日（慢性紧张性头痛） B. 头痛持续30分钟～7日 C. 至少符合以下两条： （1）性质为压迫性或紧缩性（非搏动性） （2）强度为轻-中度 （3）双侧性 （4）日常活动（如步行、上下楼）不加重头痛 D. 满足以下两项： （1）无恶心或呕吐 （2）通常无畏光和畏声，或仅出现其中之一 E. 排除其他疾病

2. 患者头痛程度不剧烈，且既往有类似发作，暂不予药物治疗，嘱放松心情，调畅情志，注意休息，避免劳累。必要时可予阿米替林、非甾体抗炎药治疗。

3. 非药物治疗同上述，重点关注调畅情志、注意休息。

重 要 提 示

部分原发性头痛常合并心理障碍，必要时行心理评估和心理治疗。

（黄　凯）

第五节　咳　　嗽

任女士，48岁，因"持续咳嗽1个月"来社区卫生服务机构就诊。

接诊后全科医生应该思考：

（1）根据咳嗽持续时间作出初步分析。

（2）需要询问哪些病史而获得咳嗽诊断的更多信息？

（3）重点的体格检查有哪些？在基层可以做哪些辅助检查？

（4）针对患者病情采取何种治疗措施，包括药物治疗与非药物治疗？

（5）是否需要转诊？

一、咳嗽的诊断

咳嗽是机体的重要防御性神经反射，有利于清除呼吸道分泌物和有害因子，同时也是人与人之间呼吸系统疾病传播的重要途径，但频繁剧烈的咳嗽会对患者的工作、生活和社会活动造成严重影响。病史和体格检查在咳嗽诊断中很重要。

临床上，咳嗽按病程分为3类：急性咳嗽、亚急性咳嗽和慢性咳嗽。急性咳嗽<3周，亚急性咳嗽3~8周，慢性咳嗽>8周。按性质又可分为干咳与湿咳，以每日痰量大于>10ml作为湿咳的标准。不同类型的咳嗽具有不同的病因分布特点。慢性咳嗽病因较多，通常根据胸部X线检查有无异常可分为两类：胸部X线片有明确病变者，如肺炎、肺结核、支气管肺癌等；胸部X线片无明显异常，以咳嗽为主要或唯一症状者，即通常所说的慢性咳嗽。慢性咳嗽的定义：咳嗽症状持续8周以上；咳嗽是现有的主要症状；无咯血；有痰或无痰；胸部放射影像学检查正常；无反复呼吸道感染疾病史。

二、咳嗽的病因

1. 急性咳嗽　最常见的病因为普通感冒及急性气管支气管炎，其他原因包括急性鼻窦炎、过敏性鼻炎、慢性支气管炎急性发作、哮喘和支气管扩张等原有疾病加重。此外，环境或职业因素暴露也越来越成为急性咳嗽的病因。

2. 亚急性咳嗽　最常见原因有感染后咳嗽（PIC），其次为咳嗽变异性哮喘（CVA）、嗜酸性粒细胞性支气管炎（EB）、上气道咳嗽综合征（UACS）等。

3. 慢性咳嗽　慢性咳嗽的病因很多，常见原因有CVA、UACS、EB、胃食管反流性咳嗽（GERC）和变应性咳嗽（AC），这些原因占了慢性咳嗽的70%~95%。其他病因较少见，但涉及面广，如慢性支气管炎、支气管扩张、气管–支气管结核、血管紧张素转换酶抑制剂（ACEI）等药物性咳嗽、支气管肺癌和心理性咳嗽等。然而，有一部分慢性咳嗽患者，即使经过全面检查和治疗后，病因仍无法明确，称为不明原因慢性咳嗽或特发性咳嗽。此类患者以慢性刺激性咳嗽为主要表现，对外界刺激较敏感，近年来亦称之为"咳嗽高敏综合征"。

重 要 提 示

（1）咳嗽是下呼吸道感染最常见的临床表现。

（2）咳嗽是慢性支气管炎的主要特点。

（3）咳嗽是哮喘合并痰量较多时的一个特点，尤其是在夜间发生时。

（4）咳嗽可能是精神源性的。

（5）急性上呼吸道感染后，由于支气管炎症持续存在及气道反应性增高，咳嗽可持续数周。

（6）夜间咳嗽为主的患者应首先考虑咳嗽变异性哮喘（cough variant asthma，CVA）的诊断。

三、咳嗽的评估

（一）初始评估

1. 有无局部症状（如咽痛、反酸、咳痰、咯血、胸痛、气短等），可能病因的范围，或是主诉的一部分，需特定问题引导。

2. 患慢性病引起咳嗽（未被识别的）。

3. 有无危险信号　①咯血；②发热且有脓性痰；③喘息和气短；④胸痛；⑤大量痰；⑥体重下降；⑦呼吸困难及下肢水肿；⑧结核或HIV感染的危险因素。

（二）询问病史

1. 现病史

（1）咳嗽发作的诱因：有无前期呼吸道感染或接触某些物质等。

（2）咳嗽的特点：咳嗽的持续时间、时相、性质、音色以及诱发或加重因素、体位影响等，干性咳嗽或湿性咳嗽，湿咳时痰液的数量、颜色、气味及性状。

（3）咳嗽的伴随症状：发热、咯血、胸痛、呼吸困难、呕吐等。

（4）其他：咽部或胸部烧灼感，是否反酸，与运动是否相关，体重是否下降。

2. 系统回顾　需要关注与病因相关的症状，流涕和咽痛（上呼吸道感染、鼻后滴流）；发热、寒战和胸痛（肺炎）；盗汗和体重下降（恶性肿瘤、结核）；烧心（胃食管反流）；以及进食或饮水时发生吞咽困难或窒息发作（误吸）。

3. 既往史　需要关注近期呼吸道感染（近1~2个月）；有无心肺疾病和胃病史；传染病史，如结核、百日咳、麻疹等病史；有无耳鼻喉病史；有无精神疾病史；有无手术或长期卧床史；是否对花粉、食物、药物过敏。

4. 个人史　从事何种工作，如暴露于粉尘或烟雾，接触过石棉，有异物吸入史，接触鸽子等鸟类；是否吸烟及吸烟量；有无肺结核等呼吸道传染病接触史。

5. 家族史　有无哮喘家族史。

6. 用药史　服用引起咳嗽的药物，如血管紧张素转换酶抑制剂。

（三）体格检查

1. 一般检查　体温、呼吸、脉搏、血压等生命体征。

2. 系统检查　包括体型、鼻、咽、喉、气管、肺部等。

3. 重点查体

（1）淋巴结：颈部、腋窝淋巴结。

（2）气管：位置是否居中。

（3）肺部：注意双肺的呼吸音、啰音和爆裂音。

（4）心脏：心界、心率、节律及杂音。

（5）下肢：是否水肿。

（6）痰的视诊：观察痰的颜色、气味、黏稠度、量。

（四）辅助检查

1. 血常规检查　用于感染性疾病的诊断，注意白细胞计数及中性粒细胞分类和嗜酸性粒细胞计数。

2. 诱导痰细胞学检查　用于病原学诊断（嗜酸性粒细胞性支气管炎和感染性疾病的诊断）。

3. 影像学检查　胸部X线片作为慢性咳嗽的常规检查；胸部X线片如有可疑病变需要进一步转诊做CT等相关检查。胸部CT有助于发现纵隔前后肺部病变、肺内小结节、纵隔淋巴结肿大、支气管扩张、支气管异物等胸部X线片不易发现的病变；高分辨率CT用于发现早期肺间质疾病、非典型支气管扩张；怀疑鼻窦炎时，首选鼻窦CT检查。

4. 肺功能检查　肺通气功能和舒张试验，鉴别气道阻塞性疾病；支气管激发试验是诊断咳嗽变异性哮喘的主要方法。

5. 呼出气一氧化氮检测　在无法实施诱导痰检测的医疗机构可作为一项补充。

6. 变应原皮试和血清IgE检查　用于检测患者是否存在特异质和确定变应原类型。

7. 24小时食管pH–多通道阻抗监测　用于确定胃食管反流。

8. 纤维支气管镜检查　可有效诊断支气管腔内的病变，如支气管肺癌、支气管扩张、肺结核、吸入异物等。

四、镇咳与祛痰的治疗

主要是针对引起咳嗽的病因进行治疗。但严重的咳嗽或咳嗽明显影响生命质量时，则可适当给予镇咳治疗。痰多患者宜用祛痰治疗，有利于治疗康复。

1. 轻度咳嗽有利排痰，不需要镇咳药。

2. 过度的咳嗽会影响睡眠，为防止病情恶化，减少消耗可适量使用镇咳药。单纯干咳，可积极使用镇咳药。湿性咳嗽，使用祛痰药较好，在不得不使用镇咳药时，需与祛痰药并用。

3. 常用镇咳药

（1）中枢性镇咳药：适用于干咳或痰量不多的剧烈咳嗽。

1）可待因：适用于各种原因的干咳，并有镇痛作用，反复使用可成瘾。用法：成人口服15～30mg/次，每日3次。偶有呕吐、头痛及便秘。

2）右美沙芬：镇咳作用与可待因大体相等，无镇痛作用，无成瘾性。用法：成人口服15～30mg/次，每日3次。不良反应少见，偶有头晕、食欲缺乏及嗳气等。孕妇禁用。

（2）外周性镇咳药

苯丙哌林：适用于各种原因引起的咳嗽，作用为可待因的2～4倍。用法：成人口服20～40mg/次，每日3次。服后偶有口干、胃部烧灼感、乏力、头晕和药疹。服用时不可嚼碎，否则引起口腔麻木。

4. 祛痰药　咳嗽伴有排痰困难者使用祛痰药，目前多使用黏痰溶解剂。

（1）愈创甘油醚：成人口服每次200～400mg，每日3～4次。

（2）桉柠蒎：成人口服每次300mg，每日2～3次。宜于餐前半小时，凉开水送服，禁用热开水。

（3）氨溴索：片剂，口服30～60mg/次，每日3次。糖浆，10ml/次，每日3次。雾化吸入，15～30mg/次，每日3次。静脉注射，每日1.2～1.6mg/kg，分2～3次注射；使用时可以在2～3分钟内缓慢推注，也可以与葡萄糖溶液、生理盐水和林格液一起滴注。可有上腹不适、食欲缺乏、腹泻、皮疹。

（4）溴己新：8～16mg/次，每日3次。偶有胃肠道反应和过敏反应。胃溃疡患者慎用。

（5）乙酰半胱氨酸：推荐使用泡腾片，600mg/次，每日1～2次。本药可降低青霉素、四环素、头孢菌素类的抗菌活性，使用时间应间隔4小时，交替使用。

（6）羧甲司坦：片剂，0.5g/次，每日3次。偶有轻度头晕、恶心、胃部不适、腹泻、消化道出血等。胃溃疡患者慎用。

使用祛痰剂应注意的问题：临床上患者有"胸部不适感"时，慢性支气管炎患者未合并感染时痰常为拉丝样黏液，并有"痰咳不出"的主诉，最好使用羧甲司坦类的黏液调节剂与盐酸氨溴索类黏膜润滑剂合用。晨起咳痰困难者，使用盐酸氨溴索类效果较好。

5. 复方制剂　复方愈创木酚磺酸钾口服溶液（伤风止咳糖浆）等。

五、转诊指征

1. 气胸、气管支气管异物、肺栓塞、肺水肿、急性心肌梗死等急危重症。

2. 传染病患者。患者有盗汗、痰中带血等症状，伴发热干咳者立即转诊。

3. 咳嗽症状经治疗后2～4周不能缓解者，长期咳嗽原因不明者。

4. 胸部X线片发现肺内占位性病变需要进一步检查。

5. 拟诊为鼻窦炎后鼻滴流、咳嗽变异性哮喘、嗜酸性粒细胞性支气管炎等，需进一步检查和专科治疗的疾病。

【案例分析】

任女士，48岁。

主观资料（S）

患者持续咳嗽1个月，以日间为主，偶有少量白痰。病初有上呼吸道感染病史。否认气喘、体重减轻、发热或咯血等症状。无胸骨后烧灼感为特征的反酸感觉。无用药史。检查血常规和胸部X线片未见异常。

其他：未发现肺结核、支气管扩张、支气管哮喘、心脏病等慢性病。平素饮食偏辣。无抽烟及粉尘接触史。规律运动。无肺结核家族史。无过敏性鼻炎。

客观资料（O）

体格检查：体温36.7℃，呼吸16次/min，脉搏76次/min，血压126/84mmHg。神清语利；咽无充血；浅表淋巴结未触及；双肺呼吸音清，未闻及干湿啰音；心律齐，心率76次/min，无杂音；腹软，肝脾未触及；双下肢无水肿。

综合评估（A）

1. 亚急性咳嗽（考虑感染后咳嗽） 女性患者，48岁，咳嗽1个月，为亚急性咳嗽，偶有少量白痰。亚急性咳嗽常见原因为感染后咳嗽，应首先考虑CVA、UACS、EB等常见病因。患者有上呼吸道感染史，无鼻炎、鼻窦炎史，无发作性咳喘史，无药物及其他接触物过敏史，故暂不考虑CVA、UACS、EB所致慢性咳嗽。既往血常规和胸部X线片正常，故考虑感染后咳嗽引起的亚急性咳嗽。

2. 患者中年女性，不抽烟，规律运动，继续保持。饮食偏辣，宜清淡饮食，多喝水，咳嗽期间避免食刺激性食物。

处置计划（P）

1. 调整生活方式 自限性疾病，避免油烟、刺激性食物。

2. 镇咳药 复方甲氧那明，2粒，每日3次，疗程7~14日。

3. 中药治疗 疏风宣肺；止咳利咽，如苏黄止咳胶囊等。

4. 转诊 治疗无效者，建议转诊。

重 要 提 示

（1）根据咳嗽的持续时间确定咳嗽分类。

（2）系统问诊中，需要关注上、下呼吸道，心血管系统和消化系统（食管）。

（3）询问吸烟习惯、环境方面或职业方面的暴露情况。

（4）亚急性咳嗽的诊断应首先考虑PIC、CVA、UACS、EB和GERC等常见病因，由胸部X线检查。

（5）咳嗽在使用ACEI的患者中发生，咳嗽与治疗剂量和治疗时间长短没关系。

（6）局部症状的评估。

（王志香）

第六节 呼 吸 困 难

田先生，77岁，因"反复咳嗽、咳痰30年，气喘3年，加重5日"至社区卫生服务中心就诊。

接诊后全科医生应该思考：

（1）需要进一步询问哪些病史而获得呼吸困难诊断的更多信息？

（2）重点的体格检查有哪些？在基层可以做哪些辅助检查？

（3）针对患者病情采取何种治疗措施，包括哪些药物治疗与非药物治疗？

（4）是否需要转诊？

一、呼吸困难的诊断

呼吸困难（dyspnea）是一种常见的临床表现。目前呼吸困难的定义：患者主观上感到空气不足、呼吸费力，客观上表现为呼吸费力，严重时可出现张口呼吸、鼻翼扇动、端坐呼吸、发绀、呼吸肌辅助参与呼吸运动，并可有呼吸频率、深度与节律的改变。这是对呼吸困难广义的定义，既包括了患者主观症状感受，也包括了患者的客观体征表现。需要强调的是，呼吸困难是需要增加呼吸力度的一种主观感觉，但同时也取决于年龄、性别、患者的身体状况、生活方式和个人对不适的耐受性。因此，医生还应关注呼吸困难的客观表现。

二、呼吸困难的病因

呼吸困难的病因涉及呼吸、循环、消化、神经、血液、精神等多个系统。按病因可分为肺源性呼吸困难、心源性呼吸困难、中毒性呼吸困难和神经精神性呼吸困难，其中肺源性呼吸困难又可细分为呼气性、吸气性和混合性呼吸困难。吸气性呼吸困难多见于喉、器官狭窄（炎症、水肿、异物或肿瘤压迫），表现为喘鸣，吸气时胸骨上窝、锁骨上窝及肋间隙凹陷，称为"三凹征"；呼气性呼吸困难多见于支气管哮喘、慢性阻塞性肺疾病（chronic obstructive pulmonary disease，COPD）患者；混合性呼吸困难多见于重症肺炎、肺间质性纤维化、大量胸腔积液和气胸；潮式呼吸和间歇呼吸，多见于中枢神经疾病及糖尿病酮症酸中毒、急性中毒等。

呼吸困难按病程可分为急性呼吸困难与慢性呼吸困难。急性呼吸困难是指病程3周以内的呼吸困难，而慢性呼吸困难是指持续3周以上的呼吸困难。急性呼吸困难可见于急性左心衰竭、肺栓塞等；慢性呼吸困难可见于慢性阻塞性肺疾病，特别是慢性阻塞性肺疾病急性加重。

呼吸困难的常见病因有：

1. 通气机械功能障碍

（1）腹部或胸部巨大肿块。

（2）支气管哮喘、肺气肿、支气管炎。

（3）气管或喉头水肿或狭窄。

（4）肺间质纤维化。

（5）脊柱后凸及侧弯。

（6）肺扩张受限。

（7）肥胖。

（8）中枢及外周气流受限。

（9）胸膜肥厚。

（10）胸壁及膈肌扩展受限或膈肌麻痹。

（11）肺扩张受限。

2. 呼吸泵功能减退

（1）重度过度充气。

（2）神经肌肉疾病。

（3）胸腔积液。

（4）气胸。

3. 呼吸驱动增加

（1）心输出量减少。

（2）有效血红蛋白减少，如贫血、中毒等。

（3）低氧血症。

4. 无效通气

（1）肺毛细血管毁损。

（2）肺大血管阻塞。

5. 心理异常因素

（1）焦虑。

（2）躯体化障碍。

（3）抑郁。

（4）诈病。

三、呼吸困难的评估

（一）初始评估

临床评估呼吸困难时，详细询问病史、患者主观感受并结合辅助检查是诊断呼吸困难的重要基础。

首先，应区分急性、慢性和发作性呼吸困难。对急性呼吸困难主要进行临床感受评估和严重程度评估，应注意疾病轻重缓急，尽快判断是否为危及患者生命的急症、重症，如急性心功能不全、心肌梗死、心脏压塞、气道内异物、自发性气胸、肺栓塞等，以便进一步临床处理；对慢性呼吸困难，应侧重于呼吸困难症状的影响和负担，以便进行长期治疗与管理。

其次，应区分两类呼吸困难：一类为病因尚未明确的新发呼吸困难；另一类为已有心肺及神经系统等基础疾病的呼吸困难加重。对前一类，评估的目标为尽快明确潜在的疾病，迅速评估患者是否存在危急症状及生命体征是否平稳，尤其应注意甄别隐匿和不典型的潜在致命性症状。而对后一类，评估的目标为分清是否为原有疾病的恶化以及引起恶化的原因，是否合并新的疾病。

（二）询问病史

1. 呼吸困难发作的基础疾病和诱因

（1）肺源性呼吸困难：多有咳、喘或慢性支气管炎病史，本次发病由受凉、感冒所致。

（2）心源性呼吸困难：发病前已有心脏病病史，本次发病由劳累、情绪激动、感冒所致。

（3）神经精神性呼吸困难：多由中枢神经系统病史或癔症，或精神刺激等因素所致。

（4）中毒性呼吸困难：追问病史可有明显的食物、物理、化学以及环境因素所致的中毒。

2. 呼吸困难的特点

（1）突发性呼吸困难：多见于自发性气胸、肺水肿、支气管哮喘、急性心肌梗死以及急性肺栓塞。

（2）夜间阵发性呼吸困难：以急性左心衰竭最为常见。

（3）慢性支气管炎、肺气肿的呼吸困难：可随着肺功能的减退而加重。

（4）急性呼吸窘迫综合征（acute respiratory distress syndrome，ARDS）：患者多在原发病起病后5日内，约半数在24小时内出现呼吸加快，随后出现进行性呼吸困难或呼吸窘迫。

3. 呼吸困难的伴随症状

（1）咳嗽、咳痰伴发热起病，数日后出现呼吸困难，多为呼吸道感染。

（2）突发性呼吸困难伴胸痛、大汗，多为心肌梗死、心绞痛以及急性肺栓塞或急性呼吸衰竭。

（3）伴发急性休克，多见于心肌梗死或主动脉夹层、肺栓塞。

（4）突发昏迷或意识丧失，多为急性脑出血或肺性脑病。

（三）体格检查

1. 一般检查　体温、呼吸、脉搏、血压等生命体征。

2. 系统检查

（1）淋巴结：全身浅表淋巴结，重点关注锁骨上淋巴结。

（2）口唇：有无发绀。

（3）气管：位置是否居中。

（4）肺部：注意有无"三凹征"，有无桶状胸，关注肺部的呼吸音。

（5）心脏：心界、心率、心律、心脏杂音。

（6）下肢：两下肢有无粗细不等，有无水肿。

（四）辅助检查

1. 血常规检查　用于感染性疾病的诊断。

2. 痰液检查　用于感染性疾病的病原学诊断。

3. 血生化检查　如D-二聚体检测对肺栓塞等疾病可提供一定参考。

4. 动脉血气分析　通过动脉血氧分压（PaO_2）、二氧化碳分压（$PaCO_2$）、酸碱指标判断是否存在呼吸衰竭。

5. 胸部X线检查　有助于发现各种气胸、肺炎、胸腔积液、心脏疾病等，对急危重症患者可做床旁X线检查。

6. 心电图检查　有助于明确心绞痛、心肌梗死、心律失常的诊断。

7. 胸部CT　有助于肺部肿瘤、肺间质疾病、支气管扩张等疾病的诊断。

8. 肺功能检查　有条件的情况下可以选择肺通气功能和支气管舒张试验，鉴别气道阻塞性疾病；支气管舒张试验是诊断咳嗽变异性哮喘的主要方法；测定弥散功能有助于发现间质性肺疾病和肺气肿。

9. 纤维支气管镜检查　可有效诊断支气管腔内的病变，如支气管肺癌、支气管扩张、肺结核等。

10. 心肺运动试验　对判断非呼吸系统疾病所致的活动能力下降十分重要。

四、呼吸困难的治疗

呼吸困难的治疗通常分为紧急治疗和病因治疗。

1. 紧急治疗　保持呼吸道通畅，纠正缺氧或二氧化碳潴留，纠正酸碱失调，是呼吸困难的紧急治疗原则。

（1）迅速开放气道。

（2）清除呼吸道异物及分泌物。

（3）经鼻导管或面罩供氧，必要时呼吸机辅助通气。

（4）如有支气管痉挛，给予支气管扩张药物如β_2受体激动剂、糖皮质激素、茶碱类药物等。

（5）纠正酸碱平衡及电解质紊乱，同时给予心、脑、肾等重要器官功能支持。

2. 病因治疗　对任何原因引起的呼吸困难，最根本的处理为针对患者原发病的治疗即病因治疗。针对不同病因采取相应的治疗措施是解除呼吸困难的根本方法。

（1）拟诊为急性肺水肿者，给予吗啡、利尿剂、硝酸甘油等药物治疗。

（2）过敏或支气管痉挛引起者，给予肾上腺素、支气管扩张剂、抗组胺药、激素等。

（3）拟诊为肺炎者，给予抗生素治疗。

（4）拟诊为肺栓塞或心绞痛者，分别给予抗凝、扩血管、控制心室率治疗。

（5）疑似创伤、气胸、血胸等，可行手术治疗。

五、转诊指征

1. 急性发作的严重呼吸困难患者。

2. 冠心病患者急性胸痛、多汗、心动过速或心动过缓、出现高血压或低血压及晕厥等。

3. 心力衰竭患者静息或轻微活动时即有呼吸困难。

4. 所有对初始治疗有抵抗性的心力衰竭患者或诊断有疑问的患者。

5. 肺栓塞患者静息时即有呼吸困难、发热、低氧血症、心动过速等。

6. 肺炎患者感觉虚弱气短、出现氧饱和度降低、呼吸频率过快（>30次/min）、心动过速、血压降低等。

7. 气胸患者出现躁动不安。

8. 严重创伤如胸腹部外伤、巨大创面及骨折患者，出现呼吸频率>20次/min、进行性发绀、烦躁不安等。

9. 出现呼吸急促、口唇发绀、三凹征、奇脉等体征的患者。

10. 病因不明的肺部疾病患者，特别是需要进行呼吸功能测试的患者。

11. 疑似肺癌患者。

【案例分析】

田先生，77岁。

主观资料（S）

因"反复咳嗽、咳痰30年，气喘3年，加重5日"入院。

30年前开始出现咳嗽、咳痰，多为白色黏痰，症状反复；常于受凉或气候寒冷时加重，伴咳黄色脓痰、发热，予抗感染治疗后可缓解；曾在当地医院诊断为"慢性支气管炎"。3年前活动后胸闷、气喘。5日前受凉后出现胸闷、气喘症状加重，休息后不能缓解，伴咳嗽、咳痰，痰为黄色黏痰，发热（体温38℃左右），无畏寒、寒战，无胸痛、咯血、夜间阵发性呼吸困难。遂至综合性医院就诊，予莫西沙星、头孢他啶抗感染，甲泼尼龙抗炎，二羟丙茶碱（喘定）平喘治疗后症状略好转。

否认高血压、糖尿病、心脏病等慢性疾病史。否认肝炎、结核等传染病史。否认药物、食物过敏史。有长期吸烟史，无饮酒嗜好。

客观资料（O）

入院时查体：血压169/84mmHg。神清，呼吸稍促，24次/min；桶状胸，双肺叩诊过清音，听诊呼吸音减低，双下肺可闻及湿啰音；心脏相对浊音界不大，心率100次/min，律齐，腹部查体无特殊。双下肢不肿。

肺功能检查：吸入支气管扩张剂后FEV_1/FVC为60%，同时FEV_1占预计值百分比<80%。

综合评估（A）

1. COPD 患者为老年男性，中年起病，病程较长，反复咳嗽、咳痰30年，气喘3年，加重5日。呼吸困难应首先考虑呼吸、心血管疾病。支气管哮喘常伴有过敏性鼻炎、湿疹、哮喘家族史等，多在儿童或青少年期起病，间断性发作，可自然缓解，吸入支气管扩张剂后FEV_1改善≥15%。慢性支气管炎以长期咳嗽、咳痰为主，肺功能残气量正常，肺活量可正常或稍低。冠心病以老年居多，除有气急外，可有心脏增大、心律失常、心力衰竭；心电图一般有缺血表现或以右心增大为主。患者为老年男性，有长期吸烟史，查体有肺气肿的体征，肺功能检查吸入支气管扩张剂后$FEV_1/FVC<70\%$，同时FEV_1占预计值百分比$<80\%$，可确定不完全可逆性气流受限，故诊断为慢性阻塞性肺疾病。

2. 患者为老年男性，有长期吸烟史，是该患者罹患慢性阻塞性肺疾病的危险因素。

处置计划（P）

1. 注意保暖，加强锻炼，增强抗寒能力及全身免疫功能。

2. 吸烟者应戒烟。

3. 腹式呼吸或缩唇呼吸锻炼，每次10～15分钟。

4. 对年老体弱者、易患感冒者，注射疫苗，预防呼吸道感染。

5. 氧疗　一般低流量（1～2L/min）开始，重度低氧者，如CO_2潴留不严重，可逐渐增加氧流量，达到满意的氧合水平（$PO_2>60mmHg$，$SO_2>90\%$）；必要时机械通气辅助呼吸。

6. 控制感染　对院外感染可选用青霉素类、二代头孢菌素或喹诺酮类。院内感染以三代头孢菌素及三代喹诺酮类为主。

7. 支气管舒张剂　短效β_2受体激动剂较适用于慢性阻塞性肺疾病加重期。若疗效不显著，可加用抗胆碱能药物。对于较重者，可考虑静脉使用茶碱类药物。

8. 糖皮质激素　慢性阻塞性肺疾病加重期住院患者宜在应用支气管扩张剂基础上加服或静脉使用糖皮质激素。

9. 转诊指征

（1）症状发作频率明显增加，如突然休息时呼吸困难，伴生命体征改变。

（2）对初始药物治疗无反应的急性加重。

（3）经常发生急性加重。

（4）诊断不明。

（王　健）

第七节　咯　　血

贺先生，28岁，因"间断咯血3年加重1日"来基层医疗机构就诊。

接诊后全科医生应该思考：

（1）为了获得咯血症状更多的信息，病史应询问哪些问题？

（2）重点的体格检查有哪些？

（3）如何评估？尤其需要注意哪些预警症状？

（4）采取何种治疗措施？有什么药物治疗与非药物治疗？是否需要转诊？

一、咯血的诊断

咯血是喉及喉部以下的呼吸道及肺任何部位的出血，经口咯出。咯血量多少依病因和病变性质不同而异，少则痰中带血，多则大量咯血。

小量咯血：24小时咯血量<100ml。

中量咯血：24小时咯血量100～500ml。

大量咯血：24小时咯血量>500ml或一次咯血量>100ml。

应注意疾病的严重程度与咯血量有时并不完全一致，对于咯血量的估计除了出血量以外还应当考虑咯血的持续时间、咯血的频度以及机体的状况，综合考虑咯血的预后和危险性。

二、咯血的病因

咯血的病因较多，涉及全身多个系统。按照解剖部位可分为支气管、肺、心脏及全身性疾病或其他系统（器官）疾病；按照病因可分为支气管-肺和肺血管结构异常、感染性疾病、肿瘤性疾病、血液系统疾病、自身免疫性疾病、物理因素等；按发病机制又可分为支气管性、肺源性及肺血管性、血液系统疾病性、血管炎等。

1. 气道疾病　慢性支气管炎、支气管扩张、气管支气管结核、支气管结石、原发支气管肺癌、良性支气管腺瘤、支气管囊肿等。

2. 肺源性疾病　肺炎、肺结核、肺脓肿、肺真菌病、原发性或转移性肺癌、肺寄生虫病、尘肺、特发性含铁血红素沉积症等。

3. 心肺血管疾病　心脏瓣膜病、肺梗死、肺动脉高压、肺隔离症、肺动静脉瘘、急性左心衰竭、二尖瓣狭窄、心房黏液瘤、结节性动脉周围炎。

4. 全身性疾病及其他　血小板减少、白血病、血友病、弥散性血管内凝血、抗凝治疗、流行性出血热、结节性多动脉炎、白塞综合征、韦格纳肉芽肿病、抗血小板药物及毒物等。

在我国，咯血最常见的原因主要是支气管炎、支气管扩张、肺结核、支气管肺癌、肺脓肿等。其中青壮年多见于肺结核和支气管扩张，老年人则多见于肺结核和支气管肺癌。大咯血多见于支气管扩张、空洞性肺结核、风湿性心脏病二尖瓣狭窄及心源性肺水肿。此外，虽经详细检查仍有20%的咯血者病因难以明确。

重 要 提 示

（1）首先确定是否为咯血，需与口、咽和鼻部出血以及上消化道出血鉴别。

（2）确定咯血量及生命体征。

（3）确定咯血的病因和部位，鉴别是呼吸系统还是心血管或全身出血性疾病。

（4）注意咯血起病急缓、咯血量、次数和时间、咯血的颜色和性状。

（5）注意少见疾病，如肺真菌病、肺出血-肾炎综合征、支气管结石等。

三、咯血的评估

（一）初始评估

1. 估计咯血量，有无窒息，判断其危重程度，采取相应急救措施。

2. 有无危险信号　①精神状态改变；②低血压；③呼吸困难；④心动过速；⑤乏力；⑥胸痛；⑦面色苍白；⑧皮肤湿冷。

3. 根据咯血量、病程、伴随症状、相关检查，寻找出血原因，明确原发病。

（二）询问病史

1. 现病史

（1）咯血发生急缓，咯血量、性状，病程。

1）咯血量：痰中带血，见于肺癌、慢性支气管炎、肺炎等；中量咯血，见于肺结核、支气管扩张、二尖瓣狭窄；大量咯血，见于支气管扩张、肺结核空洞、慢性肺脓肿等疾病以及二尖瓣重度狭窄。

2）咯血的性状：空洞性肺结核、气管支气管结核、支气管扩张患者，咯血颜色多为鲜红；大叶性肺炎可见铁锈色痰；肺炎克雷伯菌肺炎可见砖红色胶冻样血痰；肺淤血者咯血一般为暗红色；左心衰竭肺水肿患者常咳出浆液性粉红色泡沫样血痰；肺栓塞时常咳黏稠暗红色血痰。

3）病程：起病急，考虑肺炎和传染病。慢性反复咯血，多见于支气管扩张、肺结核空洞、心血管疾病等。

（2）伴随症状：可提示咯血原因和原发病。

1）伴发热：常见于肺结核、肺炎、肺脓肿、肺梗死、流行性出血热等。

2）伴胸痛：常见于肺栓塞、肺癌和肺炎。

3）伴脓痰：常见于肺脓肿、支气管扩张、支气管癌并发感染等。

4）伴呛咳：可见于气道异物、气道肿瘤、支气管肺癌。

5）伴皮肤黏膜出血：常见于血液系统疾病。

6）伴血尿或尿量明显减少：应考虑抗中性粒细胞胞质抗体（ANCA）相关性血管炎、肺出血肾炎综合征及系统性红斑狼疮等。

（3）伴其他症状：包括心悸、出冷汗、烦躁不安或恐惧感等。

2. 既往史　需要关注可能引起咯血的疾病，包括慢性肺部和心脏疾病（如COPD、支气管扩张、结核、囊性纤维化、心力衰竭等）；是否患过百日咳、麻疹等；有无口、咽、鼻、喉疾病史；有无消化道疾病史；近期有无内镜或经皮肺穿刺活检。

3. 个人史　从事何种工作；有无职业性粉尘接触史；是否到过牧区、疫区、接触过野鼠；是否生食海鲜；是否吸入异物；是否吸烟及吸烟量；月经史。

（1）年幼者多见于先天性心脏病。

（2）儿童慢性咳嗽伴少量咯血和低色素性贫血，须注意特发性肺含铁血黄素沉着症。

（3）肺结核、支气管扩张症、风湿性心脏病二尖瓣狭窄所致的咯血，以青壮年患者多见。

（4）成年女性反复咯血，须除外支气管结核和支气管腺瘤。

（5）女性患者于月经期呈周期性咯血，须考虑子宫内膜异位症及替代性月经的可能性。

（6）有长期大量吸烟史者应警惕肺癌。

（7）从事有害粉尘作业者有患尘肺并引起咯血的可能。

4. 家族史　家属是否有人患结核或持续咳嗽。

5. 用药史　应用抗凝剂、抗血小板药物或溶栓剂。

（三）体格检查

1. 一般检查　生命体征需要关注发热、心动过速和呼吸急促。需要注意患者全身体征（如恶病质）和患者呼吸窘迫的程度（如使用辅助呼吸机、缩唇呼吸、烦躁、意识水平下降）。

2. 重点查体

（1）皮肤黏膜：皮肤和黏膜检查瘀斑、瘀点，毛细血管扩张。

（2）口咽和鼻咽部检查：鼻腔和牙龈是否有出血。

（3）淋巴结：锁骨上、前斜角肌淋巴结及腋窝淋巴结。

（4）胸部：需注意呼吸音的对称性，湿啰音、喘鸣音和哮鸣音，肺实变的体征（如叩诊浊音、支气管呼吸音）。心脏心界、心率及病理性杂音。

（5）全身其他部位：贫血与咯血量不成比例，应考虑尿毒症性肺炎或合并尿毒症；杵状指/趾多见于支气管扩张、肺脓肿及肺癌；男性乳房女性化支持肺转移癌；黏膜及皮下出血者要考虑血液病。除非大咯血危及生命，少至中量咯血通常不会影响患者的血流动力学，但是如果患者有焦虑，可出现心动过速、呼吸频率加快；活动性肺结核、支气管肺癌患者常有明显的体重减轻。

（四）辅助检查

1. 血、尿、便三大常规检查　血红蛋白、红细胞计数、白细胞计数及分类、嗜酸性粒细胞计数、血小板计数；尿检中有无红细胞、白细胞；粪便隐血等。

2. 痰液检查　痰涂片和培养，查找结核分枝杆菌、细菌、癌细胞、肺吸虫卵、真菌等。

3. 影像学检查　胸部X线片、胸部CT。

4. 纤维支气管镜检查　可找出出血部位和明确病变性质或局部止血治疗。

5. 凝血功能　出血时间、凝血时间、凝血酶原时间、纤维蛋白原、D-二聚体。

6. 支气管动脉造影　疑似支气管动脉出血如支气管扩张等，可考虑此项检查。

7. 肺动脉造影　疑似肺动脉疾病，如肺栓塞、肺动静脉瘘可考虑此项检查。

8. 其他　包括超声心动图、骨髓检查、免疫系统检查等。

四、咯血的治疗

1. 治疗原则　应根据患者病情严重程度和病因确定相应的治疗措施，包括止血、病因治疗、预防咯血引起的窒息及失血性休克等。

（1）应尽可能卧床休息，大咯血患者更应该绝对卧床休息。

（2）出血部位明确者应采取患侧卧位，呼吸困难者可取半卧位，缺氧者给予吸氧。

（3）安慰患者以消除紧张焦虑情绪，必要时给予小剂量镇静剂，如地西泮2.5mg，每日2～3次，或5～10mg肌内注射，心肺功能不全或全身衰竭咳嗽无力者禁用。

（4）原则上咯血患者不用镇咳药物，鼓励患者将血痰咳出。频繁剧烈咳嗽后发生咯血者，考虑咳嗽可能为咯血原因时可给予可待因15～30mg，每日2～3次；或给予含有可待因的复方制剂，如止咳糖浆10ml，每日3次；或右美沙芬15～30ml，每日3次。禁用吗啡，以免过度抑制咳嗽引起窒息。

（5）保持大便通畅，避免因用力排便加重出血。

（6）患者的饮食以流质或半流质饮食为主，大咯血期间应禁食，禁食期间应给予足够的热量，以保持体力。

2. 药物治疗

（1）作用于肺血管的药物

1）垂体后叶素：5～10U垂体后叶素溶于20～40ml葡萄糖溶液中缓慢静脉注射，10～20U垂体后叶素溶于250～500ml液体中缓慢静脉滴注，维持0.1U/（kg·h），直至咯血停止后1～2日停用。不良反应：面色苍白、出汗、心悸、胸闷、腹痛、便意、过敏反应、血压升高。禁忌证：高血压、冠心病、肺心病、心力衰竭、孕妇。如非妊娠者可改为不含有加压素的催产素10～20U加入5%的葡萄糖溶液250～500ml中静脉滴注，每日2次，起效后改为每日1次，维持3日，可明显减少心血管系统的不良反应。

2）酚妥拉明：10～20mg酚妥拉明加入5%葡萄糖溶液250～500ml中静脉滴注，每日1次，每次5～7日。不良反应：心率增快，血压下降。

（2）一般止血药

1）氨基己酸：将4～6g氨基己酸加入5%葡萄糖溶液250ml中静脉滴注，1～2次/d。

2）酚磺乙胺：酚磺乙胺0.25～0.50g，肌内注射，每日2次；或将0.25g的酚磺乙胺加入25%的葡萄糖溶液40ml中静脉注射，每日1～2次，或酚磺乙胺1～2g加入5%的葡萄糖溶液500ml中静脉滴注，每日1次。

3）氨甲苯酸：100～200mg的氨甲苯酸加入25%的葡萄糖溶液20～40ml，缓慢静脉注射，每日1～2次；或将200mg的氨甲苯酸加入5%的葡萄糖溶液250ml中静脉滴注，每日1～2次。

4）巴曲酶：是由蛇毒中分离提纯的凝血酶，可以静脉注射或肌内注射，成人每日用量1～2kU。

5）其他药物：肾上腺色腙2.5～5mg，口服，3次/d；10mg肌内注射，2次/d；维生素K_1 10mg肌内注射，2次/d；云南白药：0.3～0.5g，口服，3次/d。

3. 抗感染治疗　当考虑有肺部感染时应同时给予抗感染治疗。

4. 非药物治疗　常规治疗无法控制的大咯血，积极转院采用支气管动脉栓塞治疗或经支气管镜治疗，必要时手术治疗。

五、转诊指征

1. 大咯血及曾有咯血窒息者立即转诊。

2. 中等量或大咯血，止血药物应用后仍有出血者。

3. 诊断不明，需进一步检查明确咯血原因。

4. 胸部X线片发现肺内占位性病变。

5. 疑为心血管、血液系统疾病引起的咯血者。

【案例分析】

贺先生，28岁。

主观资料（S）

间断咯血3年加重1日。

患者近3年间断出现咯血，发作无特殊季节规律，感冒受凉后易诱发，每次发作时痰多血少，给予抗炎对症治疗后缓解。1日前受凉后出现咳嗽咳痰的同时咯血加重，痰少血多，为鲜红色，每日量约60ml。无发热及大量黄脓痰，无胸痛，无喘憋、心悸、出汗，因咯血量增加就诊。

其他：幼时患过百日咳。否认慢性支气管炎、肺结核、心脏病等病史。无吸烟史及粉尘接触史。

客观资料（O）

体格检查：体温36.7℃，脉搏92次/min，呼吸19次/min，血压116/82mmHg。咽无充血；浅表淋巴结未触及；右中下肺吸气末可闻及少量湿啰音；心律齐，心率92次/min，无杂音；腹软，肝脾未触及；双下肢无水肿；无明显杵状指，贫血貌。

社区卫生服务中心可进行的辅助检查结果如下：

①血常规：WBC 10.3×10^9/L，N% 81%，Hb 142g/L，PLT 162×10^9/L；②胸部X线片：右中肺及右下肺下肺纹理增多，粗乱并可见蜂窝样或卷发状改变。

综合评估（A）

1. 诊断　右肺支气管扩张并感染。患者的发病年龄早，无刺激性咳嗽及心脏病史，可除外肺癌、心功能不全等疾病所致的慢性症状。慢性支气管炎患者多见于吸烟男性，咳嗽、咳痰为反复发作性，加重时可以伴有咯血，但出血量不大，可以除外。肺结核患者除咳嗽、咳痰和咯血外，常伴随低热、乏力等全身症状，该患者年轻，需进一步检查排除。该患者幼年百日咳病史，反复咯血，结合胸部X线片考虑支气管扩张并感染。

2. 患者长期咳嗽、咳痰，并出现咯血症状，无贫血，但仍对患者心理造成较大影响，精神比较紧张。

处置计划（P）

1. 消除紧张情绪，鼓励其将血咯出。避免热食，保持大便通畅。休息，祛痰，避免受凉，观察体温和咯血情况。

2. 患者白细胞升高，可考虑抗感染治疗。选择对革兰氏阴性杆菌敏感的抗生素进行治疗，如喹诺酮类或第三代头孢菌素类抗生素，待痰培养及药敏试验结果回报后适当调整抗生素。

3. 小量咯血可给予一般的止血治疗，如口服止血药物，如肾上腺色腙（安络血）5～10mg，3次/d；云南白药0.5g，3次/d等。

4. 转诊　如出现大咯血或经过治疗反复咯血不止者需转院；建议查胸部CT进一步明确病变性质。

重 要 提 示

（1）首先明确是否咯血。

（2）根据咯血量进行分类，并确定引起咯血的可能病因。

（3）咯血常见的病因是支气管炎、肺炎、肺结核和肺癌，其他病因有支气管扩张、肺栓塞、真菌感染等。

（4）咯血患者应做胸部X线检查，必要时进行胸部CT检查。

（5）年龄超过40岁、吸烟、既往有肿瘤病史、咯血持续1周，即使影像学检查无异常，也建议纤维支气管镜检查。

（6）如果胸部影像学检查和/或纤维支气管镜检查均未见异常，则考虑进行耳鼻喉评估寻找上呼吸道出血的根源。

（王志香）

第八节　心　悸

毛先生，26岁，因"反复心悸2年，再发20分钟"于某社区卫生服务中心就诊。

接诊后全科医生应该思考：

（1）如何通过病史询问明确诊断？如何初步评估是否由心脏病导致的心悸？

（2）重点的体格检查有哪些？

（3）如何评估患者是否处于危急状况？

（4）除心电图和少量实验室检查外，是否需要进一步检查？

（5）针对患者病情采取何种治疗措施？包括哪些药物治疗与非药物治疗？

（6）是否需要紧急处理或转诊？在什么情况下转诊？

一、心悸的定义

心悸是指因感觉到心脏非常有力地跳动、快速或不规则跳动而导致的不适感，患者可能会表述为"心慌""心快要跳出来了"等。心悸更偏重患者的主观感觉。心悸时，患者的心律可以是窦性心律（窦性心动过缓或窦性心动过速），也可以是各种心律失常。

二、心悸的病因

心悸的病因非常广泛，包括心脏本身病变导致的心悸以及心脏外其他的生理和病理状态也可引起心悸。

1. 心脏疾病　是导致心悸的主要原因，也是全科医生在临床上需要重点鉴别的部分。包括：

（1）各种心律失常（包括快速性心律失常、慢性心律失常和异位心律）导致的心悸。这些心律失常经常由于器质性心脏病、心电传导系统异常、其他疾病合并症（如慢性阻塞性肺疾病、肺栓塞）和特发性心律失常所致。

（2）二尖瓣脱垂。

（3）起搏器综合征。

（4）心房黏液瘤。

（5）先天性心脏病导致的心脏内左向右分流。

2. 心输出量增加　各种原因引起心输出量增加都可以导致心悸，如妊娠、贫血、佩吉特骨病、发热等。

3. 代谢和内分泌疾病　如低血糖、甲状腺功能亢进（简称甲亢）、嗜铬细胞瘤等。

4. 儿茶酚胺分泌过量　运动或应激时，交感刺激和儿茶酚胺分泌增加，会导致持续性室上性和室性心动过速。

5. 药物因素　如肾上腺素、可卡因、麻黄碱、咖啡因、阿托品、烟碱、甲状腺片等。

6. 精神障碍　一些精神障碍性疾病常常表现为心悸，包括惊恐发作、广泛性焦虑障碍、躯体化障碍以及抑郁。虽然精神障碍是心悸的常见原因，但是应排除器质性疾病导致的心悸，尤其是心脏疾病导致的心悸，才能考虑精神障碍所致。

大部分心悸患者可由基层全科医生处理，但是也有一部分心悸患者需要急诊处理或转诊，其中大部分是心脏疾病所导致。因此，全科医生接诊心悸患者时，需要第一时间评估是否为心脏疾病导致的心悸。

有研究提出心悸源于心脏疾病的独立预测因素有以下4项：①男性；②描述心跳不规则；③有心脏病病史；④心悸持续>5分钟。有1个、2个和3个预测因素者，病因为心脏病的比例分别为26%、48%和71%，4个则高度怀疑心悸由心脏疾病导致；相反，不符合任一预测因素者基本考虑心脏相关病因。

三、心悸的诊断性评估

绝大多数心悸患者的病因都为良性，不需要复杂、昂贵的检查。但有些心悸患者的病因严重，风险较高，全科医生要注意识别这部分患者。

所有心悸患者的诊断性评估都应包括详细的病史、体格检查以及心电图检查，再结合常规的实验室检查，超过1/3的心悸患者可以明确诊断。

（一）初始评估

1. 病史

（1）心跳的速度和节律：明确心跳的速度和节律很重要，有助于医生鉴别心率是快速的还是慢速的，节律规则还是不规则。可以让患者用声音来描述或让患者用手指敲出其节律。

（2）心悸的发作和终止：心悸发作和终止的模式有时可提示病因，随机发作且仅持续时间较短的心悸通常由期前收缩所致，逐渐增强后逐渐减弱直至停止的心悸提示窦性心动过速。突发突止的心悸可能是由室性或室上性心动过速引起。

（3）有无伴随症状

1）伴心前区疼痛：见于冠状动脉粥样硬化性心脏病（如心绞痛、心肌梗死）、心肌炎、心包炎，亦可见于心脏神经症等。

2）伴晕厥或抽搐：见于窦性停搏、高度房室传导阻滞、阵发性室性心动过速、病态窦房结综合征等。

3）伴发热：见于急性传染病、风湿热、心肌炎、心包炎感染性心内膜炎等。

4）伴贫血：见于各种原因引起的急性失血，此时常有虚汗、脉搏微弱、血压下降或休克表现，慢性贫血所致心悸多发生于劳累后。

5）伴呼吸困难：见于急性心肌梗死、心肌炎、心包炎、心力衰竭、重度贫血、慢性阻塞性肺疾病等。

6）伴消瘦及出汗：见于甲亢。

（4）既往史：既往有无呼吸道疾病、心脏疾病、消化道疾病、风湿类疾病、拔牙、糖尿病病史等。

（5）个人史：有无使用可导致心悸的药物，如β受体激动剂、拟交感胺类药物、血管扩张剂、抗胆碱能药物等。

2. 体格检查　医生几乎没有机会在患者心悸发作期间对其进行检查，但通过健康体检或可发现心脏方面的异常。全面、详细的体格检查还能发现可导致心悸的其他内科疾病，相应的阳性体征对明确心悸的诊断与鉴别诊断非常有帮助。

（1）生命体征：体温、呼吸、心率、心律，有无血压降低、呼吸加快。

（2）一般情况：有无乏力、出汗、神志异常等。

（3）重点查体（心脏）

1）视诊：有无心前区隆起、鸡胸、漏斗胸、脊柱畸形，有无心前区搏动增强，以排除先天性心脏病导致的心律失常。

2）触诊：有无心律不齐、心尖搏动范围增大、心前区震颤。

3）叩诊：有无心界增大，排除心脏疾病及胸腔积液、横膈抬高导致心悸。

4）听诊：心率、心律、心脏各瓣膜区有无杂音、心包摩擦音，以明确心脏是否有器质性病变。

3. 实验室检查　包括血、尿、便常规、空腹及随机血糖等。

4. 辅助检查　包括心电图、心脏超声、电生理检查、胸部X线片。

（1）12导联心电图：心悸患者常规做12导联心电图。

（2）超声心动图：大多数心悸患者不需要行超声心动图评估。若患者的病史、体格检查或心电图检查提示结构性心脏病，则应进行超声心动图检查。

（二）进一步诊断性检查

如果患者心悸反复发作，或对生活质量产生不良影响，而病史、体格检查、实验室检查、心电图等均不能确诊，则需进一步检查以排除急危重症、识别可治愈的心律失常或让患者安心。尤其是以下情况：

1. 心律失常伴晕厥。

2. 恶性心律失常的高风险患者。所谓恶性心律失常的高风险患者是指存在器质性心脏病或任何可导致严重心律失常的心肌异常（包括心肌梗死后的瘢痕形成、心瓣膜关闭不全或狭窄、扩张型心肌病以及肥厚型心肌病）。

动态心电图检查用于不明原因反复发作心悸患者。电生理检查不是常规项目，是侵入性检查，可以分析心律失常的发生机制、精确定位异常心搏起源位置，建议只对持续性心悸或心悸难以耐受或恶性心律失常的高风险患者进行该项检查。

四、心悸的治疗

1. 尽可能明确病因，评价基础心脏病。

2. 病因治疗　持续性室上性或室性心律失常的患者，需由专科医生治疗。对于良性室上性或室性异位起搏或正常窦性心律的心悸患者，可进行安抚，告知患者这种节律不会危及生命，并通过改变生活方式和环境因素（如停止咖啡因或酒精的摄入），或进行相应的心理治疗，均可能有效控制症状。对于系统性疾病或药物所致心律失常，应针对实际情况治疗。室上性心动过速治疗流程见图2-8-1。

3. 加强一级预防，尤其对于室性及室上性期前收缩患者，干预心血管危险因素非常重要，包括戒烟、调脂、降压、降糖、控制心力衰竭等措施；避免高强度运动、仅保持适量运动等，均有助于降低心血管风险。

五、转诊指征

1. 疑似器质性心脏病或原发心脏疾病。

2. 恶性心律失常，紧急处理后尽快转诊。

3. 有猝死家族史。

4. 需要进一步检查的心悸患者。

5. 需要专科医生处理的心悸患者，如需要植入心脏起搏器的缓慢性心律失常、需要

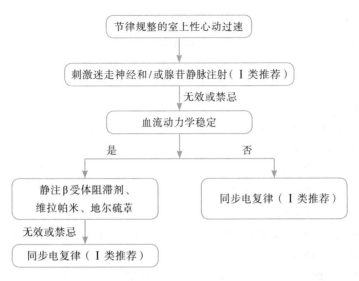

图2-8-1 室上性心动过速治疗流程图

射频消融的心律失常等。

6. 存在心力衰竭或血流动力学障碍者。

【案例分析】

毛先生，26岁。

主观资料（S）

反复心悸2年，再发20分钟。

患者2年前无明显诱因下出现心悸，反复发作，持续时间数分钟至数小时不等，发作无规律，和运动无关，突然发生，突然停止。发作频率较前逐渐增加，原来每3个月发作一次，现逐渐增加到每月发作一次，无胸闷、胸痛，无呼吸困难，无双下肢水肿，无发热，无大小便异常。20分钟前与人吵架后出现心悸。

既往史和个人史：否认慢性病史，无外伤史及药物过敏史。不抽烟、不饮酒。

家族史：无家族性遗传病史。

客观资料（O）

体格检查：神志清，精神可。双侧瞳孔等大等圆，对光反射灵敏，巩膜未见黄染。浅表淋巴结未及肿大。颈软，气管居中。甲状腺未触及结节，听诊未及明显血管杂音。双肺呼吸音清，未闻及干湿啰音；心率120次/min，律齐，未闻及病理性杂音。腹软，无压痛、反跳痛，未及包块，肠鸣音4次/min。双下肢无水肿。神经系统查体阴性。

辅助检查：

心电图：室上性心动过速。

综合评估（A）

1. 诊断 阵发性室上性心动过速。

2. **病情评价** 患者年轻男性，心悸反复发作，查体未见明显异常，结合心电图检查考虑阵发性室上性心动过速，交感神经兴奋导致的可能性较大，不排除其他病因，需要进一步检查。

处置计划（P）

（1）紧急处理

1）心电监护，同时行血尿便常规以及肝肾功能检查。

2）紧急复律治疗：刺激迷走神经，如Valsalva动作［深吸气后屏气、再用力做呼气动作，使胸腔内压增高30～40mmHg（1mmHg=0.133kPa），维持10～30秒］、将面部浸没于冰水内做潜水动作、刺激咽部诱导恶心反射，或按摩颈动脉窦（注意不要双侧按摩）。

（2）药物治疗：首选维拉帕米或普罗帕酮。维拉帕米：首剂5mg静脉注射，10分钟后可再次静脉注射5mg；也可用地尔硫䓬，0.25～0.35mg/kg；或普罗帕酮：70mg稀释后静脉注射（5分钟），10～20分钟后无效可重复1次。需注意，合并心功能不全或有预激旁路前传的心动过速者禁用钙通道阻滞剂。

（3）当患者出现严重心绞痛、低血压、急性心力衰竭时应立即同步电复律；药物复律失败者也可选用同步电复律。能量选择单向波100～200J，双向波50～100J。

如果药物复律治疗效果差，患者生命体征稳定，建议立即转诊上级医院。

（4）如果室上性心律失常患者经治疗后转复为窦性心律，患者生命体征稳定，无明显不适，心电监护观察2小时，病情平稳可出院。

（5）转诊：室上性心律失常发作频发，建议转诊上级医院。

（6）向患者及家属进行健康知识科普。

（蔡华波）

第九节 胸　　痛

王大爷，60岁，因"间断活动后心前区疼痛半年，加重2日"于某社区卫生服务中心就诊。

接诊后全科医生应该思考：

（1）危及生命的胸痛病因有哪些？典型的症状和体征是什么？

（2）患者是否属于危及生命的胸痛？在基层医疗机构可以做哪些辅助检查？

（3）如果高度疑似危及生命的胸痛，需要什么紧急处置？

（4）考虑非危及生命胸痛，病因包括哪些？如何鉴别？治疗措施是什么？

（5）是否需要转诊或什么情况下转诊？

一、胸痛的定义

胸痛是指原发于胸部或由躯体其他部位放射到胸部的疼痛。

二、胸痛的病因

胸痛患者的病因多种多样，轻者不需要特殊处理，严重者可能危及生命。按照轻重，胸痛病因可分为危及生命的胸痛和非危及生命的胸痛；按照胸部解剖结构，胸痛的病因可分为心血管系统和纵隔疾病导致的胸痛，呼吸系统疾病导致的胸痛，胸壁皮肤、骨骼肌肉疾病导致的胸痛，膈肌和消化系统疾病导致的胸痛；以及精神因素导致的。

在基层门诊接诊胸痛患者时，危及生命的胸痛患者需要在第一时间被甄别和处理。

1. **危及生命的胸痛** 是指导致胸痛的病因危及生命，需要紧急处理并尽快通过救护车将患者转送至上级医院进行急救。如果不及时处理，可能导致患者死亡。这些疾病包括：

（1）急性冠脉综合征（acute coronary syndrome，ACS）：包括急性心肌梗死和不稳定型心绞痛。不稳定型心绞痛包括初发心绞痛、自发性心绞痛、恶化劳力性心绞痛和心肌梗死后早期心绞痛。

（2）主动脉综合征：包括主动脉溃疡、主动脉血肿、主动脉夹层和主动脉破裂的临床综合征，常表现为胸背部急性剧烈疼痛，不能忍受，患者常描述为撕裂样或刀割样，可放射至肩背部。

（3）肺栓塞：临床上较常见，症状轻重不一。最常见的症状是胸痛和呼吸困难，临床上常表现为血氧饱和度低。基层全科医生对于有肺栓塞高危因素的胸痛患者要高度重视，鉴别是否有肺栓塞的可能。肺栓塞的高危因素见表2-9-1。

（4）张力性气胸：可导致纵隔摆动，引起心搏骤停。

（5）食管破裂、穿孔：表现为胸骨后剧痛。

（6）心脏压塞：表现为突然发生的胸痛、呼吸困难和颈静脉怒张。心脏听诊心音遥远，心音减弱或消失。

（7）心脏结节病相关的心律异常：常表现为胸痛、心悸、晕厥或头晕等，随后出现各种心律失常（包括房室传导阻滞和室性心动过速），甚至猝死。

（8）上消化道穿孔：常表现为突发下胸痛，常有恶心、呕吐，持续性，查体有上腹部肌紧张、压痛、反跳痛。

表2-9-1 肺栓塞的高危因素

分类	高危因素
遗传性易栓症	因子V莱登突变
	凝血酶原基因 G20210A 突变
	蛋白质S缺乏症
	蛋白质C缺乏症
	抗凝血酶缺乏症

分类	高危因素
非遗传性高危因素	年龄较大（≥65岁）
	肥胖
	中心静脉导管留置
	妊娠
	口服避孕药
	激素替代治疗
	手术，尤其是骨科手术
	外伤
	制动
	恶性肿瘤
	某些癌症药物应用（如他莫昔芬、沙利度胺、雷利度胺、三氧化砷等）
	心力衰竭
	先天性心脏病
	抗磷脂综合征
	脓毒血症
	严重的肝病
	骨髓增生性肿瘤
	阵发性夜间血红蛋白尿
	炎症性肠病
	肾上腺生殖综合征

接诊胸痛患者时，基层全科医生需要及时识别以上危及生命的胸痛，尤其是前4位胸痛病因，并给予紧急处理。未及时识别和处理，可能导致患者猝死。

2. 胸痛的常见病因

（1）心血管系统和纵隔疾病：包括心血管系统、食管和纵隔本身疾病。心血管系统的病因包括，冠心病（急性冠脉综合征、慢性冠脉综合征。前者包括不稳定型心绞痛、非ST段抬高心肌梗死、ST段抬高心肌梗死；后者包括慢性稳定型心绞痛、冠脉正常的心绞痛、无症状性心肌缺血和缺血性心力衰竭）、心律失常、心包炎、心肌炎、应激性心肌病、主动脉综合征、主动脉瘤等。

急性冠脉综合征导致的胸痛常表现为典型的胸骨后压榨样疼痛，持续时间5～20分钟不等，常放射到左肩、颈部，有时放射到下颌部。稳定型心绞痛的典型症状包括胸部正中或左侧压迫感、沉重感、紧束感，由劳力诱发，休息后可缓解，也常放射至颈部、咽部、牙齿、颌部、上肢和肩部，并可伴有胸闷、呼吸困难、恶心、呕吐、出汗、晕厥前兆或心悸。反流性食管炎也是胸痛较常见的病因，常表现为夜间平卧后的胸痛，有"烧心感"，持续时间较长，伴有反酸、嗳气等。纵隔疾病包括纵隔炎、纵隔肿瘤等。

（2）呼吸系统疾病：包括胸膜炎、肺炎、哮喘、肺栓塞、气管炎和气胸，常伴有咳嗽、咳痰，胸痛可以和呼吸运动有关，屏气时可缓解。

（3）胸壁皮肤、骨骼、肌肉疾病：包括颈椎疾病、肋软骨炎、纤维组织炎、肋间神经痛、肋骨骨折、胸锁关节炎、带状疱疹，常表现为胸痛与活动有关，可因体位或移动而加重。

（4）膈肌和消化系统疾病：包括胆管炎、胆总管结石、胆囊炎、胆囊结石、胰腺炎、消化性溃疡、上消化道穿孔等，常为绞痛，伴恶心、呕吐，常有上腹部压痛。

（5）精神因素：包括情感障碍（如抑郁症）、焦虑症（包括过度通气、恐慌、原发性焦虑）、躯体化障碍等。

三、胸痛的评估

（一）初始评估

胸痛患者的初始评估包括判断胸痛是否由危及生命的病因所致，是否需要紧急处理并转诊。

1. 有无典型的危及生命的胸痛表现

（1）胸骨后压榨样疼痛，持续5~20分钟，阵发性，放射到左肩和上臂，这些症状提示急性冠脉综合征。

（2）胸背部急性剧烈疼痛，持续性，不能忍受，呈刀割样或撕裂样，提示主动脉夹层。

（3）胸痛、呼吸困难，有肺栓塞的高危因素，同时有指氧饱和度下降，提示肺栓塞。

（4）突发单侧胸痛和呼吸困难，查体发现气管偏向对侧，胸廓隆起，一侧呼吸音消失，提示张力性气胸。

（5）下部胸痛，持续性，查体腹部肌紧张，上腹部压痛、反跳痛，提示上消化道穿孔。

2. 监测评估生命体征和指氧或血氧饱和度。

3. 所有急性胸痛患者10分钟内进行心电图检查，确诊或排除急性心肌梗死和恶性心律失常。

如果患者生命体征不稳定或胸痛由危及生命的病因导致，需紧急处理。根据典型的胸痛症状和心电图确诊为急性心肌梗死的患者应给予阿司匹林（300mg）和恰当的初步干预，如舌下含服硝酸甘油。张力性气胸应给予紧急胸腔穿刺以减压治疗。肺栓塞患者给予氧疗。主动脉综合征患者给予镇痛、β受体阻滞剂和降压治疗，控制心率<60次/min，收缩压<120mmHg。上消化道穿孔患者给予禁食补液。在紧急处理维持生命体征稳定后，应尽快联系120转送上级医院进一步诊治。

（二）进一步评估

排除危及生命的胸痛病因后，进一步评估需全面采集病史和进行体格检查。首先判断患者有无稳定型心肌缺血，接着判断是否有非缺血性心脏病（包括心包炎、心力衰竭和主动脉瓣狭窄）。如果心肌缺血的评估结果阴性或疑似程度较低，则应根据症状、体征特点判断最可能的病因，展开进一步检查。

1. 询问病史

（1）现病史

1）发病的年龄、发病缓急、诱因、加重与缓解方式。

2）胸痛部位、性质、程度、持续时间及有无放射痛。

3）有无伴随症状，如咳嗽、咳痰、发热、泛酸、呼吸困难、咯血、面色苍白、大汗、血压下降或休克、吞咽困难等。

4）之前是否发生过类似胸痛，以及诊疗情况。

5）相关用药史，可能导致胸痛的药物（喹诺酮类）。

（2）既往史：包括患者既往健康状况和曾患过的疾病、手术、外伤史、预防接种史、药物、食物和其他接触物的过敏史以及有无输血史。此外，居住地的主要传染病和地方病史。

（3）个人史：烟酒嗜好与摄入量，冶游史，婚姻史，配偶及家人健康状况。

2. 体格检查

（1）全身检查

1）生命体征：体温、有无呼吸加快、心动过速或血压降低。

2）一般状况：有无虚弱、倦怠、神志异常、恶病质、抑郁等。

3）特殊面容：苍白或发绀。

4）全身皮肤：是否有皮疹、疱疹、红肿等表现。

5）淋巴结：局部或全身。

（2）重点查体

1）头颈部：有无发绀、头面部压痛、颈静脉怒张、气管移位。

2）胸壁皮肤：有无疱疹。

3）肺部：呼吸音是否对称，有无湿啰音、哮鸣音或实变体征。

4）心脏：心界是否增大，心音是否减低，各瓣膜区听诊有无杂音。

5）腹部：触诊（压痛及反跳痛、肝脾大或疼痛）；叩诊（肝脾区、肾区）。

6）双下肢：是否有水肿。

3. 辅助检查

（1）心电图、胸部X线片：建议对所有的胸痛患者进行心电图、胸部X线片检查，尤其心电图。急性胸痛患者应在10分钟内进行心电图检查，无论是否有明确的非心源性病因。

1）急性ST段抬高心肌梗死的心电图：典型的心电图表现为，首先T波高耸，随即出现ST段弓背向上型抬高以及坏死性Q波，伴T波倒置。

2）心肌缺血的心电图：以ST段和T波改变为主。大多数患者表现为ST段压低，有些患者表现为T波低平或T波倒置，也可以表现为一过性的ST段抬高。

3）心包炎的心电图：表现为PR段压低、ST段抬高和T波倒置。

4）肺栓塞的心电图：表现为心动过速、V_1导联T波倒置和右侧胸导联ST段抬高。

5）胸部X线片检查：明确诊断和鉴别诊断肺源性胸痛病因、心力衰竭或肋骨骨折。

（2）针对性的检查：心脏超声、心肌酶谱及标志物、血常规及血型、腹部超声。若没有缺血、心包炎或肺栓塞的心电图表现，则应评估胸痛的其他病因。

（3）必要时转诊上级医院进一步检查。

四、胸痛的治疗

（一）危及生命的急性胸痛治疗

1. 如果根据典型的胸痛症状和心电图确诊为急性冠脉综合征，应给予阿司匹林（300mg）和恰当的初步干预，如舌下含服硝酸甘油。张力性气胸应该给予紧急胸腔穿刺减压治疗。

2. 急性肺栓塞患者给予氧疗。

3. 考虑主动脉综合征患者给予镇痛、β受体阻滞剂和降压治疗，控制心率<60次/min，收缩压<120mmHg。

4. 考虑上消化道穿孔患者给予禁食、补液。

经过紧急处理，胸痛患者生命体征稳定后，全科医生应尽快联系120，将其转送到上级医院进一步诊治。具体治疗方法参见第三章第六节。

（二）非危及生命的急慢性胸痛治疗

1. 明确病因　胸痛可以由胸壁皮肤擦伤而产生，也可因急性心肌梗死而导致，应积极寻找病因。

2. 病因治疗　胸痛患者明确病因后，主要针对病因治疗。稳定型心绞痛给予改善冠脉血供、抗血小板聚集、调脂等治疗。肺炎、支气管炎、胸膜炎患者给予消炎、化痰等治疗。心包炎和心肌炎患者需要转上级医院心内科诊治。胆囊炎、胆石症患者给予解痉、镇痛治疗。皮肤、肌肉、骨骼疾病导致的胸痛患者给予镇痛和针对原发病治疗等。

（三）镇痛治疗

如果疼痛剧烈或严重影响患者生活，酌情选用镇痛药。如疼痛严重或癌症所致，可按三级镇痛的原则予以治疗。肋间神经痛、局部肌肉疼痛或肋软骨炎可予双氯芬酸二乙胺乳胶剂（扶他林）外搽，必要时可给予1%普鲁卡因局部封闭治疗，但需注意引发气胸等并发症。

（四）及时转诊

包括危及生命的胸痛患者在紧急处理后尽快转诊上级医院；需要专科进一步诊疗或治疗效果不理想的胸痛患者；还有一些不明原因的胸痛患者，需进一步检查；存在潜在危险者亦应及时转诊。

五、转诊指征

1. 转送上级医院指征　包括生命体征不稳定或有危及生命的病因，如ACS、肺栓塞、主动脉夹层、食管破裂、心律失常和心脏压塞、上消化道穿孔。

2. 需要进一步明确诊断或进行辅助检查者。

3. 需要进一步专科治疗者。

4. 经治疗未见好转者。

六、加强胸痛的健康教育

加强针对全社区人群的胸痛的健康教育，尤其是有关急性心肌梗死的健康教育。尤其强调，一旦出现以下不适，持续超过数分钟或反复出现，应引起充分的重视。疑似急性心肌梗死时应立即呼叫救护车，不要自行前往医院。

1. 疼痛位于胸骨体之后，有压榨感、紧缩感。

2. 左上臂、背部、颈部、下颌或上腹部等其他部位疼痛，疼痛较严重。

3. 呼吸急促。

4. 恶心、呕吐或烧心。

5. 出汗或皮肤湿冷。

6. 心率加快或不均匀。

7. 头晕，视物不清甚至晕厥。

【案例分析】

王大爷，60岁。

主观资料（S）

间断活动后心前区疼痛半年，加重2日。

患者近半年来间断出现活动后心前区压榨性疼痛，每次持续2～3分钟，休息后可缓解。近2日上述症状加重，出现活动后胸闷、心前区疼痛，伴左肩、左上肢内侧疼痛，持续时间约5分钟，休息数分钟或含服硝酸甘油可缓解。

高血压病史20年，血压最高达180/110mmHg，间断服药，血压控制不佳。

其他：吸烟史30年（40支/d）、饮酒30年（150ml/d），家族史不详。

客观资料（O）

体格检查：神志清，精神可，向心性肥胖。皮肤巩膜未见黄染。浅表淋巴结未及肿大。双肺呼吸音清，未闻及干湿啰音；心率78次/min，心律齐，心尖部可闻及2级收缩期吹风样杂音。腹膨隆，未及包块，无压痛及反跳痛，双下肢无水肿。神经系统查体阴性。

社区卫生服务中心可进行的辅助检查，结果如下：①静息心电图未见异常；发作时心电图Ⅱ、Ⅲ、aVF导联ST段压低，T波倒置；②血常规、肝肾功能、同型半胱氨酸、空腹血糖、心肌酶均正常，血甘油三酯3.1mmol/L；③超声心动图未见异常。

综合评估（A）

1. 稳定型心绞痛　病史、体格检查、辅助检查均支持稳定型心绞痛的诊断。

2. 高血压3级（很高危）　诊断明确，患者未规律服药，血压控制不佳，需进一步监测血压，改善生活方式，给予规律的降压治疗。

3. 高甘油三酯血症　改善生活方式，1~3个月后复查血脂。

处置计划（P）

1. 避免情绪激动及劳累等诱因，发作时立刻休息并舌下含服硝酸酯类药物（硝酸甘油）；必要时尽快到医院急诊室就诊（呼叫120）。

2. 戒烟限酒，控制血压。

3. 药物　规律服用降压药并监测血压及心率变化，口服阿司匹林、他汀类药物预防心血管事件。

4. 建议上级医院进一步完善检查，如冠状动脉CTA检查。

（蔡华波）

第十节　腹　痛

赖女士，46岁，反复下腹部痛2年，加重2日，至社区卫生服务中心就诊。

接诊后全科医生应该思考：

（1）不同部位腹痛的病因有哪些？其典型的临床表现是什么？

（2）是否为高度疑似危及生命，需要立即转急诊科的腹痛患者？

（3）门诊常见腹痛患者的治疗措施是什么？

（4）什么情况下需要转诊？

一、腹痛的定义

非创伤性腹痛通常分为急性和慢性，但是目前没有严格的时间分界能够可靠地区分急性和慢性腹痛。一般把持续几日或有明显加重的腹痛称为急性腹痛；而持续时间较长，持续数月或数年，腹痛的部位、性质及程度等特征维持不变的腹痛称为慢性腹痛。

腹痛的诊治对临床医生而言都是比较困难的，因为腹痛的症状、体征与病情的严重程度常常是不匹配的，有时候轻度的症状和体征也可能是严重的、危及生命的急性病变。因此，腹痛患者的诊治对基层全科医生来说，是一项较大的挑战。全科医生需要不断地对病情进行评估来判定腹痛的病因、哪些患者需要进一步检查或专科转诊、哪些患者可安全地接受观察或对症治疗。

二、腹痛的病因

（一）左上腹痛的原因

左上腹痛比较少见。病因包括脾大、脾脏梗死、脾脓肿甚至脾脏破裂，都表现为左上腹疼痛。后者大部分与创伤有关。脾脓肿比较罕见，常伴有发热。

（二）右上腹痛的病因

右上腹痛的病因大部分来自胆道系统和肝脏的疾病。肝脏疾病导致肝包膜的牵拉才会引起腹痛，因此并不常见，导致右上腹痛的病因多为胆道系统疾病。具体的病因包括：

1. 胆道系统疾病

（1）胆石症：压痛局限于右上腹和中上腹，呈剧烈的绞痛，常伴有恶心、呕吐。持续至少30分钟，一般1小时内能缓解。腹部查体提示轻度压痛，无肌卫，无反跳痛。患者通常表现能忍受。

（2）急性胆囊炎：急性右上腹和中上腹剧烈地绞痛，时间较胆绞痛延长（>4小时），部分患者伴发热。查体可以有胆囊点压痛、墨菲征阳性，严重时可有腹部肌卫。

（3）急性胆管炎：表现为黄疸、发热，右上腹痛。可见于有胆囊结石的患者、老年人或免疫抑制的患者。

（4）奥迪（Oddi）括约肌功能障碍：表现为右上腹痛，类似于其他胆道疼痛。没有其他胆道系统疾病的右上腹痛要考虑Oddi括约肌功能障碍的可能。

2. 肝脏疾病

（1）急性肝炎：表现为右上腹痛伴黄疸、恶心、呕吐、疲劳、食欲明显下降和小便颜色发黄。多由各型肝炎病毒感染、酒精性或药物等导致的。

（2）肝周炎：表现为右上腹痛，常伴有胸膜刺激的表现，有时疼痛可放射到右肩。

（3）肝脓肿：常见症状为发热和腹痛。常见于糖尿病、有潜在的肝、胆或胰腺疾病或肝移植的患者。

（4）巴德–基亚里综合征：是指肝静脉和/或邻近的下腔静脉阻塞所引起的肝脏排血障碍为主要表现的综合征。本病由于阻塞部位、范围、程度的不同，可使临床表现复杂多样，易误诊为其他疾病。症状包括发热、黄疸、腹痛、上消化道出血和/或肝性脑病、下肢水肿等。

（5）门静脉血栓形成：症状包括腹痛、消化不良或胃肠道出血。临床表现取决于阻塞程度和发展速度。最常见于肝硬化患者。

（三）中上腹痛的病因

1. 急性心肌梗死　上腹部阵发性疼痛，较严重，持续5～30分钟，放射到左上臂和肩背部。急性中上腹痛尤需排除急性心肌梗死的可能，需要高度重视。

2. 急性胰腺炎　表现为急性的持续的中上腹部疼痛放射到背部，伴恶心、呕吐。

3. 慢性胰腺炎　表现为反复发作的中上腹痛，可放射到背部，腹痛程度不一。有时伴恶心、呕吐。发作常与饮食有关。

4. 消化性溃疡　是中上腹痛或不适最常见的病因，与饮食有关，饥饿或进食加重。

多见于年轻的患者。

5. 反流性食管炎　表现为烧心、烧灼样疼痛、反酸、吞咽困难等。

6. 胃炎　表现为中上腹部不适或疼痛、恶心、呕吐等，常和饮食有关。症状较消化性溃疡为轻，患者可能只表现为反复发生的中上腹部不适。可能与服用某些药物有关，如非类固醇抗炎药物和一些中药。

7. 功能性消化不良　症状广泛，轻重不一。表现为以下一个或多个症状并存，如进食后饱胀感、中上腹痛或不适、中上腹灼热。这类患者往往没有上消化道的器质性疾病。

8. 胃瘫　常表现为恶心、呕吐、中上腹痛、进食后腹胀。大多数发生于胃肠手术后或糖尿病患者，也可能是特发性。

（四）下腹痛的病因

1. 阑尾炎　急性阑尾炎的典型症状为转移性右下腹痛，持续性，有时伴恶心和呕吐。急性阑尾炎早期常常只表现为中上腹痛，因此对于急性中上腹痛的患者需要排除急性阑尾炎的可能。慢性阑尾炎常表现为反复发作的右下腹痛，伴/不伴发热、腹泻。

2. 肾结石　可引起肾区疼痛，程度轻重不一，有时非常剧烈，阵发性发作，位于腰部或上腹部，可放射至同侧腹股沟、睾丸或阴唇。肾绞痛常见于结石活动并引起输尿管梗阻的情况。

3. 肾盂肾炎　包括急性和慢性。表现为下腹痛伴尿频、尿急、尿痛，有时有发热和血尿。慢性肾盂肾炎可反复发作。

4. 急性尿潴留　表现下腹痛或胀，膀胱充满尿液不能排出。多见老年男性。

5. 膀胱炎　表现为明显的尿频、尿急、尿痛和血尿。有时腹痛不明显。

6. 结肠炎　主要表现为腹泻，有时伴下腹痛。

（五）女性下腹痛的病因

1. 异位妊娠　表现为单侧或弥漫性下腹痛，常伴有停经史和阴道出血。如果没有及时诊断和治疗，可能导致异位妊娠破裂大出血，危及生命。因此，生育期妇女下腹痛都要考虑异位妊娠的可能。

2. 盆腔炎　包括急性和慢性，以慢性盆腔炎急性发作为常见，表现为下腹部或盆腔疼痛、子宫/附件的压痛以及白带异常等。

3. 卵巢扭转　表现为急性发生的单侧下腹或盆腔疼痛，呈中重度，常伴有恶心、呕吐。查体可及单侧附件肿块，一般不伴有阴道出血。

4. 卵巢囊肿破裂　表现为突然发生的单侧下腹或盆腔疼痛，一般不伴阴道出血。临床上常出现在性交或剧烈运动后。

5. 子宫内膜炎　表现为经期下腹部或盆腔持续性疼痛，腰部酸胀感，有时伴腹泻或尿频。腹痛与月经周期明显相关，包括急性和慢性子宫内膜炎；与痛经、下腹或盆腔痛、性交疼痛和/或不孕症相关。急性子宫内膜炎通常有盆腔炎病史，诊断标准与盆腔炎相同。慢性子宫内膜炎存在异常的子宫出血，有时伴下腹痛。

6. 子宫肌瘤　子宫肌瘤引起腹痛不明显。部分患者有月经量增加，部分患者可出现低热、白细胞计数升高或下腹部压痛。

7. **卵巢过度刺激综合征**　表现为腹胀、恶心、呕吐和腹泻，严重者可出现大量腹水。常见于接受生育治疗的妇女。

8. **卵巢肿瘤**　为下腹痛或盆腔疼痛。可有腹胀、尿急、尿频等相关症状。

9. **排卵性疼痛**　表现为下腹痛或盆腔疼痛，发生于月经周期中期，与排卵时间相吻合。可能是右侧或左侧，取决于该周期的排卵部位。

（六）弥漫性腹痛的病因

1. **肠梗阻**　最常见的症状是弥漫性全腹痛、恶心、呕吐和停止排气、排便。查体腹部叩诊鼓音、听诊肠鸣音亢进。

2. **消化道穿孔**　表现为严重的全腹痛，有时伴恶心、呕吐。

3. **肠系膜动脉/静脉栓塞**　包括急性和慢性。急性肠系膜动脉/静脉栓塞表现为急性的持续性、弥漫性全腹痛，疼痛剧烈，不能忍受。尤其急性肠系膜动脉栓塞患者在发病早期症状明显，但肠坏死、渗出才开始，因此腹部体征不明显，可能仅表现为腹部压痛，而无明显的肌卫及反跳痛，常被描述为疼痛症状与查体严重程度不符。因此，临床上对于此类患者应高度重视，警惕急性肠系膜动脉栓塞的可能。慢性患者常表现为进食后腹痛、消瘦、恶心、呕吐和腹泻。

4. **炎症性肠病（溃疡性结肠炎和克罗恩病）**　表现为血便、里急后重感、腹泻等，体重减轻和发热有关。也可有相关的肠道外表现（关节炎、结节性红斑等）。

5. **病毒性胃肠炎**　表现为全腹痛、腹泻伴有恶心、呕吐。

6. **自发细菌性腹膜炎**　表现为发热、弥漫性全腹痛和/或精神状态改变。最常见于患有晚期肝病和肝硬化腹水的患者。

7. **透析相关腹膜炎**　腹膜透析患者出现弥漫性全腹痛和腹水，其他症状和体征包括发热、恶心、腹泻、全腹部压痛和肌卫。

8. **结直肠癌**　临床表现不一，严重的包括肠梗阻和肠穿孔。

9. **其他腹部恶性肿瘤**。

10. **酮症酸中毒**　表现为弥漫全腹痛和恶心和呕吐。

11. **肾上腺功能不全**　可表现为弥漫性全腹痛、恶心和呕吐。肾上腺危象患者可出现休克和低血压。

12. **肠易激综合征**　表现为慢性弥漫性腹痛与排便习惯的改变。

13. **肠憩室**　一般没有症状，部分肠憩室患者炎症时可表现为腹痛和便秘。通常通过结肠镜或乙状结肠镜检查发现。

14. **便秘**　表现为排便困难或费力、排便不畅、便次少、大便干结量少，与各种神经和代谢紊乱、胃肠道梗阻性病变、内分泌障碍、精神疾病和药物副作用。

15. **食物源性疾病**　患者通常会出现恶心、呕吐、发热、腹痛和腹泻。呕吐或腹泻可能比腹痛症状更突出。

16. **乳糖不耐症**　表现为腹痛、腹胀、腹泻。腹痛可能与肠痉挛有关。

三、腹痛的评估

腹痛是门诊常见就诊症状之一。腹痛病因广泛而复杂，需要更好、更全面地评估。多数腹痛患者的病因为良性和/或自限性，能在基层由全科医生处理。与此同时，全科医生需要及时识别严重病因导致的腹痛，予以紧急处理并尽快转诊。

病史和针对性的体格检查有助于腹痛的诊断和鉴别诊断，并为进一步实验室和影像学检查提供指导。

（一）询问病史

1. 现病史　明确腹痛的特征对诊断与鉴别诊断具有非常重要的意义。

（1）腹痛特点：包括部位、性质、阵发性或持续性、发作的持续时间、严重程度、加重和缓解因素、有无放射痛及伴随症状。如果腹痛反复发作，需要明确每次发作的疼痛性质是否类似，因为这有助于缩小鉴别诊断范围。

1）疼痛部位和是否有放射痛：腹痛的部位有助于缩小鉴别诊断范围，因为不同的病因导致的腹痛通常具有特定的发病部位。例如，肝脏或胆道系统疾病导致的疼痛通常位于右上腹。急性阑尾炎导致的腹痛一般都在右下腹部。急性胰腺炎引起的疼痛通常放射至背部，肾绞痛会放射至腹股沟。

2）腹痛性质：应明确腹痛性质是绞痛、胀痛还是刺痛。一般右上腹绞痛可提示胆囊炎发作。全腹弥漫性绞痛提示可能急性胃肠炎、肠梗阻，更严重的可能是肠系膜动脉栓塞。胀痛提示胃炎、胃瘫等。中上腹烧灼样疼痛提示胃炎或消化性溃疡等。而刺痛或针刺样疼痛提示可能是腹壁的疾病而不是腹腔内脏器的疾病。

3）腹痛的起病情况、发作时的特征：腹痛的起病情况、发作频率和持续时间都是诊断线索。胰腺炎的疼痛可能会逐渐发生并在达到顶峰后保持不变，而穿孔和由此导致的腹膜炎会突发疼痛，且疼痛在刚发病时就达到顶峰。

4）严重程度：腹痛的严重程度通常与疾病的严重程度相关，尤其是急性疾病。例如，胆绞痛、肾绞痛或急性肠系膜缺血的疼痛非常剧烈，而胃肠炎引起的疼痛相对较轻。但老年人、糖尿病患者、应用皮质类固醇的患者或一般情况非常差的免疫缺陷患者和肿瘤患者，疼痛往往不典型。

5）诱发因素或缓解因素：确定腹痛的诱发或缓解因素也有助于缩小鉴别诊断的范围。急性胰腺炎的腹痛常在暴饮暴食后出现；慢性肠系膜缺血通常在进食后的1小时内起病；而十二指肠溃疡引起的疼痛可能会在进食后得到缓解。另外，还要明确腹痛的反复发作是否与特定的食物有关，这对明确过敏或食物源性腹痛有重要意义。

6）伴随症状：腹痛的伴随症状可能会提供重要线索。伴有恶心、呕吐、腹泻、便秘、黑便、便血等，提示可能与消化系统疾病有关；伴有发热一般提示和炎症有关；伴有黄疸，尿色发黄提示可能与肝、胆系统疾病有关；伴有尿频、尿急、尿痛提示可能与泌尿系统疾病有关；而伴有阴道出血提示与妇科疾病有关等。

（2）有无全身表现和其他肠外症状：如发热、畏寒、寒战、厌食、乏力、体重减轻等症状提示感染、恶性肿瘤或全身性疾病，如炎症性肠病。糖尿病酮症酸中毒患者出现多饮、多尿症状。怀疑炎症性肠病时，应询问患者有无肠外表现。

（3）女性患者腹痛的病因：对女性患者应询问其月经史，包括末次月经的时间、经量是否改变、月经周期、避孕情况和是否绝经等。还应询问白带的量和性状，是否有性交痛，是否有阴道出血，这些症状都提示有盆腔病变。

2. 既往史　应询问手术史以评估不同病因的风险，如腹部手术史是肠梗阻的危险因素。若上腹痛患者有心血管疾病史或多种心血管疾病危险因素，则应警惕不稳定型心绞痛或心肌梗死可能。

3. 用药史　包括非处方药和会引发便秘的药物。例如，使用大剂量非甾体抗炎药的患者可能会发生急性胃黏膜病变；大量服用钙片或钙通道阻滞剂的患者可能出现便秘。

4. 其他病史　酗酒的患者容易出现胰腺炎或酒精性肝硬化。

5. 家族史　有些导致腹痛的疾病有家族史，如炎症性肠病或肿瘤。

6. 旅行史　考虑胃肠炎或结肠炎，询问旅行史对感染性病因判断有重要意义。

（二）体格检查

生命体征检查和全面的腹部查体对所有的腹痛评估都是必需的。

1. 生命体征　一旦生命体征不稳定，腹痛患者在紧急处理后应立即转诊上级医院。另外，生命体征的改变还为诊断提供线索，如发热提示有感染性疾病；心率>110次/min或血压开始下降，要高度警惕是否存在感染性休克前期；存在低氧血症时，应评估有无心肺功能不全的病因；直立性低血压可能提示脱水或肾上腺皮质功能减退。

2. 腹部查体　腹部查体对腹痛患者的诊治至关重要，为病因诊断提供线索，为判断病情严重程度提供重要的依据，包括视诊、触诊、叩诊、听诊。

（1）视诊：腹部视诊应包括腹部是否隆起，是否有异常肿块，腹壁静脉有无改变以及观察患者在疼痛时采取的体位。伴有大量腹水时，急性期腹部明显隆起，慢性腹水患者腹部呈蛙状腹。肝硬化患者腹部可见蜘蛛痣或腹壁静脉曲张等。直疝和斜疝时，在直立体位可见腹股沟或阴囊内包块，平躺后消失，一旦出现疝嵌顿，包块则不能回纳。胆道系统疾病导致绞痛时，患者会紧按右上腹，蜷缩身体。大量腹水患者会拒绝平躺，因为会导致气急加重。

（2）触诊：腹部压痛的部位可以缩小腹痛鉴别诊断的范围，如胆囊点压痛提示胆囊疾病，右下腹阑尾点压痛提示急、慢性阑尾炎，女性下腹和盆腔压痛提示妇科疾病的可能。

腹肌紧张、肌卫、反跳痛是腹膜炎症重要的早期体征，也是判断腹痛严重程度的重要依据。一旦出现腹肌紧张、压痛、反跳痛，高度提示急性腹膜炎的存在，提示病情严重，是重要的急诊手术指征。慢性腹膜炎或肝硬化腹水并发细菌性腹膜炎时，呈弥漫性腹部压痛、肌卫、反跳痛，但是程度往往较轻。

其他触诊：包括判断实质脏器的大小、是否存在异常的肿块、肝颈回流征是否阳性等。

（3）叩诊：移动性浊音阳性提示存在大量腹水。鼓音提示肠管扩张、肠胀气、肠梗阻。

（4）听诊：肠鸣音亢进高度提示肠梗阻。肠鸣音减少甚至消失提示肠麻痹，而脾梗死患者可能听到相应区域的摩擦音。

3. 直肠指检　除局限性上腹痛外，大多数腹痛患者都应接受直肠检查。直肠指检是下消化道疾病最简单、直接的检查手段。直肠指检有压痛可能是盲肠后位阑尾炎唯一异常表现。

4. 妇科检查　怀疑女性盆腔病变时均应进行妇科检查。除非有其他明确的腹痛病因，否则所有急性下腹痛的女性都应接受妇科检查。

5. 其他　应检查有无皮肤、巩膜黄染，有无贫血貌。有心、肺症状的患者应给予全面的心肺查体。检查双下肢是否有水肿。

（三）辅助检查

包括实验室检查和影像学检查，具体检查项目的选取取决于病史和体格检查结果，随腹痛的部位、可能的病因不同，选择不同的检查项目。

1. 急性腹痛

（1）急性右上腹和中上腹痛：需要强调的是，对于存在明确的心血管危险因素和/或高度提示心绞痛的其他症状（如疼痛放射到左上臂、左肩背、颈部，有呼吸困难等），应立即行心电图检查和心肌酶谱、肌钙蛋白测定。

其他急性右上腹痛的患者，常需要评估肝脏或胆道系统疾病；中上腹痛患者应评估胰腺及胃部疾病。下列实验室检查可供参考：

1）全血细胞计数和分类计数。

2）血电解质、血尿素氮、肌酐、血糖。

3）肝功能。

4）脂肪酶、淀粉酶。

（2）急性下腹痛和弥漫性腹痛：下腹痛和弥漫性腹痛可能与远端肠道病变有关，也可能是源自上腹部或盆腔的放射痛。以下实验室检查可供参考：

1）电解质，并计算阴离子间隙。

2）血尿素氮、肌酐、血糖。

3）血钙。

4）全血细胞计数和分类计数。

5）脂肪酶、淀粉酶。

6）育龄期女性应行妊娠试验。

年老体弱或免疫受抑制弥漫性腹痛者可能存在胆道系统感染的不典型表现，因此，需要检查肝功能；疑似泌尿生殖系统疾病的患者应行尿液分析和中段尿培养。

基层影像学评估首选超声，必要时转诊上级医院行CT、MRI（包括磁共振胆胰管成像）、胃肠镜和内镜逆行胰胆管造影等检查。所有存在急性腹痛的育龄期女性患者均应排除异位妊娠可能。

2. 慢性腹痛　病因多种多样，患者年龄超过50岁罹患恶性肿瘤的风险增加，需要进一步行腹部影像学检查，排除恶性肿瘤的可能。以下实验室检查供参考：

（1）全血细胞计数和分类计数。

（2）电解质、血尿素氮、肌酐、血糖。

（3）血钙。

（4）氨基转移酶、碱性磷酸酶、胆红素。

（5）脂肪酶或淀粉酶。

（6）血清铁、总铁结合力和铁蛋白。

基层影像学评估首选超声，必要时转诊上级医院行CT、MRI（包括磁共振胆胰管成像）、胃肠镜和内镜逆行胰胆管造影等检查。

门诊多数腹痛患者为慢性腹痛。慢性腹痛患者的初始诊断性评估侧重于区分良性功能性疾病和器质性病变。提示器质性病变的特征包括体重减轻、发热、低血容量、电解质异常、消化道出血、贫血或营养不良的征象。功能性腹痛患者的实验室检查和影像学检查结果基本正常。

四、腹痛的治疗

（一）病情评估

急性腹痛患者需要紧急评估病情。当高度怀疑致命病因时，酌情镇痛治疗的同时，尽快转诊。镇痛并不会影响腹痛的病情评估。

此类患者的特征包括：

1. 生命体征不稳定。

2. 腹部检查提示腹膜炎的体征，如明显的腹部肌卫、压痛和反跳痛。

3. 腹痛由其他危及生命的疾病引起，如急性肠梗阻、急性肠系膜缺血、穿孔、急性心肌梗死、异位妊娠等。

若初始评估的结果提示感染（如发热、黄疸和右上腹痛），也需要及时转诊。

（二）治疗

腹痛的治疗措施主要是针对病因的治疗。

1. 急性胆囊炎、胆石症　镇痛、解痉治疗，如山莨菪碱、间苯三酚等。

2. 急性胰腺炎　禁食、补液、预防感染、生长抑素抑制胰腺外分泌和胰酶活性等治疗。

3. 慢性胰腺炎　清淡饮食，戒酒，避免暴饮暴食；祛除原发病因；补充胰酶；缓解腹痛。急性发作时的治疗同急性胰腺炎。

4. 急性胆总管疾病　如胆道结石梗阻、炎症等都是危及生命的急腹症，予禁食、镇痛等对症处理后，立即转诊上级医院。

5. 消化性溃疡　祛除病因，停用非甾体抗炎药，幽门螺杆菌阳性的患者首先应根除幽门螺杆菌治疗，必要时在抗幽门螺杆菌治疗结束后再给予2～4周抑酸治疗。对幽门螺杆菌阴性的溃疡，口服质子泵抑制剂，十二指肠球溃疡治疗4～6周，胃溃疡治疗6～8周。劝告患者戒烟并限制饮酒。有并发症的溃疡，如溃疡伴出血、穿孔或胃幽门梗阻者，需立即转诊。

6. 急慢性胃炎　给予抑酸剂、胃黏膜保护剂口服治疗，如雷贝拉唑、兰索拉唑等，以及硫糖铝混悬液、铝碳酸镁片等。

7. **慢性炎症性肠病** 给予高营养少渣饮食，适当给予叶酸、维生素B_{12}等多种维生素及微量元素。选用氨基水杨酸制剂、糖皮质激素、免疫抑制剂对症治疗。腹痛、腹泻明显时可给予抗胆碱能药或止泻药，如山莨菪碱片等，合并感染者静脉途径给予广谱抗生素。对于有明显的应激/焦虑/抑郁症状者，合理使用抗抑郁药和抗焦虑药。并密切观察病情，一旦出现腹痛加重，提示并发完全性肠梗阻、急性穿孔等可能，需立即转诊。

8. **疑似急性感染性胃肠炎或食物中毒** 一般有自限性，酌情对症支持治疗，密切观察病情变化。

9. **肠易激综合征** 平时注意规律饮食、保暖，避免刺激肠道，如果有明显的腹痛或其他症状时，给予肠道解痉治疗和相应的对症治疗，如，双环维林口服，一次20mg，一日4次或莨菪碱片口服，0.125～0.25mg，一日3～4次。便秘时，给予聚乙二醇、乳果糖治疗，腹泻明显的患者给予餐前45分钟使用2mg，洛哌丁胺治疗。同时给予抗抑郁治疗。

10. **盆腔炎** 大部分轻症患者不需要药物治疗，只需随访观察。只有当腹痛严重或有明显的病原菌感染时，需要抗生素治疗。当性生活活跃的年轻女性或有性传播疾病风险者出现盆腔或下腹疼痛，且查体有宫颈举痛、子宫或附件压痛时，应给予抗炎治疗。病情严重者，如高热、恶心、呕吐、剧烈腹痛等，及时转诊，住院治疗。

五、转诊指征

1. 立即转诊上级医院指征

（1）生命体征不稳定。

（2）剧烈腹痛伴有腹肌紧张、腹部压痛、反跳痛或者腹痛由危及生命的疾病引起，如急性肠梗阻、急性肠系膜缺血、空腔脏器穿孔、急性心肌梗死、异位妊娠等。

（3）提示重症感染者，如发热、黄疸、右上腹绞痛，应立即转诊，接受进一步评估。

2. 需要进一步明确诊断或进行辅助检查者，可行CT或内镜检查。

3. 经治疗后未见好转或腹痛病因不明确者。

【案例分析】

赖女士，46岁。

主观资料（S）

主诉：反复下腹痛2年，再发1日。

患者2年来无明显诱因出现反复下腹部疼痛，疼痛性质不定，有隐痛、胀痛、绞痛，腹痛胃炎下腹部正中，有时还有右侧腹痛，伴腰部坠胀感。有白带黄，量较多。常出现在劳累后或感冒后。疼痛程度也不一定，有时轻有时严重一些。但与月经无关，无发热，无阴道出血，无呕吐，无腹泻。1日前，无明显诱因下腹痛再发。

起病后，患者多次到医院就诊，血常规未见异常。妇科超声检查提示少量盆腔积液。白带浑浊度Ⅱ度，未见细菌、霉菌。诊断为慢性盆腔炎。口服多西环素片1周后，症状好转，患者自行停药。2日前，受凉后再次出现下腹痛，程度为中度胀痛，有腰酸。为诊治来门诊。

既往史：否认高血压、糖尿病病史。

月经史：末次月经2021年7月11日（上个月），月经规则30日，行经5日，月经量和形状无异常。

个人史：无吸烟、喝酒史。

家族史不详。

客观资料（O）

神志清，精神可，向心性肥胖。皮肤巩膜未见黄染，浅表淋巴结未及肿大，双肺呼吸音清，未闻及干湿啰音，心率78次/min，律齐。腹软，未及包块，下腹盆腔压痛，以正中和右侧明显，无反跳痛，双下肢无水肿。神经系统查体阴性。

妇科检查：白带浑浊，宫颈中度糜烂，子宫附件无明显压痛，无宫颈举痛。

社区卫生服务中心可进行的辅助检查，结果如下：①血常规、肝肾功能均正常；血甘油三酯3.1mmol/L；②白带常规：浑浊度Ⅲ度，细菌、霉菌未及；③下腹部、妇科超声：少量盆腔积液。

综合评估（A）

诊断：

1. 慢性盆腔炎。

2. 高血压3级（高危组）。

3. 高甘油三酯血症。

诊断依据：患者女性，病史、体格检查、辅助检查均支持慢性盆腔炎的诊断。

目前患者状况评估：根据症状体征和辅助检查评估患者病情属于轻中度，适合在门诊治疗。

处置计划（P）

1. 进一步行妇科超声检查、下腹CT检查，明确诊断和排除其他下腹痛的病因。

2. 避免受凉及劳累等诱因，注意休息和保暖，注意妇科卫生。

3. 戒烟限酒，控制血压。

4. 抗炎治疗　给予头孢曲松针肌内注射单剂500mg；加多西环素片口服，1次100mg，1日2次，治疗14日；甲硝唑片口服，1次500mg，1日2次，治疗14日。

5. 14日后门诊复诊。

6. 如果病情加重，出现发热，疼痛加重，建议上级医院完善进一步检查。

7. 健康宣教，让患者了解慢性盆腔炎的病因和转归。注意劳逸结合，合理锻炼，提高抵抗力，改善焦虑情绪，可尝试培养兴趣爱好。

8. 建议与家庭医生签约、建立健康档案，预约下一次随访。

9. 进一步检查如提示其他下腹痛疾病，需专科检查或治疗，及时联系转诊。

（蔡华波）

第十一节 腹 泻

> 周先生，28岁，因"腹泻3日，加重1日"就诊于某社区卫生服务中心。
>
> 接诊后全科医生应该思考：
>
> （1）明确患者腹泻是暂时性还是持续性问题，是否存在危及生命的体征？
>
> （2）病史询问应该包含哪些内容？重点体格检查有哪些？
>
> （3）主要的辅助检查有哪些？基层医疗机构可以完善哪些必要的辅助检查？
>
> （4）如何评估患者目前状况及采取何种治疗措施？
>
> （5）是否需要转诊或什么情况下需要转诊？

一、腹泻的诊断

腹泻指消化功能紊乱，其主要表现为排便量的增加，排便次数超过每日2次，粪质稀薄（含水量超过85%），排粪量超过200g（200ml），可以有黏液和黏液脓血样便。临床上将未明确诊断的腹泻统称腹泻病。病史在4周以内称为急性腹泻病，超过4周或长期反复发作称为慢性腹泻病。

二、腹泻的病因

1. 感染性

（1）细菌性：霍乱、细菌性痢疾、大肠埃希菌性肠炎等。

（2）病毒性：轮状病毒性肠炎等。

（3）真菌性：肠道念珠菌病等。

（4）原虫感染：阿米巴痢疾、隐孢子虫感染等。

（5）蠕虫感染：血吸虫病、旋毛虫病等。

2. 非感染性

（1）原发性小肠吸收不良：热带性口炎性腹泻、成人乳糜泻等。

（2）继发性小肠吸收不良：胰消化酶缺乏、双糖酶缺乏、胆汁缺乏等。

（3）非感染性炎症：放射性肠炎、缺血性肠炎等。

（4）功能性腹泻：肠易激综合征、甲亢、胃大部切除术后等。

（5）药源性腹泻：抗生素、抗肿瘤化疗药、利尿剂、胃肠动力药、双胍类降糖药等。

（6）肠道肿瘤：大肠癌、血管活性肠肽瘤、小肠淋巴瘤等。

（7）假性腹泻：异位妊娠、盆腔炎、直肠周围脓肿等。

三、腹泻的评估

（一）初始评估

1. 年龄　年轻慢性腹泻患者考虑炎症性病变，而老年患者则考虑为结肠癌、缺血性结肠炎等。

2. 病程长短、起病急缓、发病特点　腹泻和便秘交替常见于肠结核、肠易激综合征、结肠不完全梗阻等。饭后立即发生腹泻者，见于肠易激综合征、肠结核。

3. 有无危险征象　①精神状态改变；②皮肤黏膜有无脱水表现；③低血压；④脉搏细弱；⑤休克；⑥腹部压痛及腹膜刺激征；⑦血便。

（二）询问病史

1. 现病史

（1）起病急缓、病程长短，发病季节。

（2）既往排便情况，近期有无不洁饮食，有无群体发病，近期有无生活环境改变，饮食是否规律，既往有无类似腹泻发生，有无使用特殊药物，精神状况有无异常，有无其他疾病。

（3）伴随症状：是否有发热（高热多见于感染性腹泻、小肠恶性淋巴瘤；低热多见于克罗恩病、非特异性溃疡性结肠炎、肠结核、真菌性肠炎），是否有腹痛、便血、里急后重、腹泻与便秘交替出现、消瘦、皮疹、关节痛等。

（4）有无接受过诊断性检查及其结果，治疗所用药物的名称、剂量、给药途径、疗程及疗效。

（5）患者的一般情况，是否有循环失代偿的表现。

2. 系统回顾　明确慢性疾病。

3. 既往史　疾病史、手术史、传染病史、食物或药物过敏史、预防接种史。

4. 个人史　出生地、居住地及居住时间，生活习惯及烟酒嗜好，近期旅游史（地点、接触人群），可能暴露史（不安全食物或饮水、昆虫叮咬、动物接触）。

5. 用药史　可能导致腹泻的药物（抗生素、抗肿瘤化疗药物、利尿剂、扩血管药、抑酸药、胃肠动力药、双胍类降糖药、胆碱能药物等）。

（三）体格检查

1. 全身检查

（1）生命体征（体温、血压、脉搏、呼吸）。

（2）神志及精神状况。

（3）营养状态（消瘦、贫血等恶病质表现）。

（4）皮肤黏膜。

2. 重点查体

（1）腹部有无肌紧张、压痛、反跳痛。

（2）有无触到肿块、肠管。

（3）移动性浊音、肠鸣音。

（4）必要时行直肠指检（慢性腹泻伴便血）。

（5）还需要注意有无突眼、虹膜炎、关节红肿等。伴有关节炎可见于惠普尔病（Whipple病）、克罗恩病、非特异性溃疡性结肠炎等；伴有突眼可见于甲亢；伴有贫血可见于肠结核、克罗恩病、淋巴病、结肠癌；伴有腹胀可见于肠结核、克罗恩病、部分肠梗阻、非热带吸收不良综合征。

（四）辅助检查

1. 血液检查　血常规（白细胞增多及中性粒细胞增多提示感染）、肝肾功能、胆红素及胰酶（明确有无继发性小肠吸收不良）、甲状腺激素及胃泌素（明确有无功能性腹泻）、CA19-9及CEA等（考虑恶性肿瘤的可转诊至上级医院，完善相关肿瘤标志物检查）。

2. 粪便检查

（1）外观：水样大便见于肠毒素大肠埃希菌、金黄色葡萄球菌食物中毒、胃泌素瘤；米汤样大便见于霍乱、副霍乱；血水样或洗肉水样大便见于嗜盐杆菌肠炎等感染；脓臭血水样大便见于急性坏死性小肠炎；脓血便见于痢疾、非特异性溃疡性结肠炎、结肠癌、血吸虫病；黏液而无病理成分便见于肠易激综合征、神经症性腹泻；白陶土样便并有泡沫见于脂肪泻、慢性胰腺炎；海水样或蛋花样便见于假膜性肠炎；粪便呈暗红色或果酱样考虑阿米巴感染或炎症性肠病；血便考虑肛裂、痔疮出血、结肠、直肠癌。

（2）特殊臭味：见于脂肪泻、烟酸缺乏症、乳糖酶缺乏症。

（3）便常规+隐血试验、便培养、粪便脂肪检查。

3. 腹部超声。

4. 慢性腹泻及考虑恶性肿瘤患者，应及时转诊上级医院，进一步完善腹部超声、腹部CT或MRI、肠镜等检查，明确有无器质性病变。

5. 考虑小肠功能吸收不良引起腹泻，可转至上级医院进一步完善小肠吸收功能试验。

四、腹泻的治疗

腹泻的治疗方案首先是找到腹泻的原因，进行病因治疗，从根本上治疗腹泻，其次是对症支持治疗。在未明确病因前要慎用镇痛药及止泻药，以免掩盖症状造成误诊，延误病情。

1. 一般治疗

（1）卧床休息，缓解紧张情绪，减少肠蠕动，注意腹部保暖，多喝热水。

（2）注意手部的卫生，不要吃不洁食物，不接触可疑传染或有毒物质。

（3）评估营养物质摄入量。鼓励少食多餐，指导患者吃高热量、产气少、清淡、易消化、无刺激性的食物。

（4）腹泻极易引起水及电解质紊乱，及时补充水分及电解质。

（5）臀部皮肤做好清洁处理工作，避免刺激皮肤导致破溃。

（6）严重腹泻者采取暂时禁食或流质饮食，逐步添加粗糙食物。

（7）可使用硫糖铝、蒙脱石散等药物保护黏膜。

2. 病因治疗

（1）抗感染：复方新诺明、喹诺酮类（诺氟沙星、氧氟沙星、环丙沙星）适用于志贺菌属、沙门菌、弯曲杆菌、大肠埃希菌等所致的腹泻；艰难梭菌感染可用甲硝唑或万古霉素；肠结核应三联或四联抗结核治疗；阿米巴痢疾可选用甲硝唑；病毒性腹泻常不用抗生素。一般在送检大便培养后，可经验性予以氟喹诺酮类抗生素，临床提示弯曲杆菌者应加用红霉素。

（2）其他：考虑乳糖不耐受者暂时不吃含乳糖类食物；考虑过敏引起腹泻者远离过敏原接触；成人乳糜泻应禁食麦制品（包括大麦、小麦、燕麦和裸麦）；慢性胰腺炎应补充多种消化酶；因服药所致的腹泻应及时停用有关药物；消化道肿瘤可手术切除或化疗；生长抑素类似物奥曲肽可抑制肿瘤分泌激素，可用于类癌综合征及神经内分泌肿瘤引起的腹泻；炎症性肠病可选用柳氮磺吡啶或5-氨基水杨酸制剂，如美沙拉秦；肠道菌群失调者可使用微生态制剂（双歧杆菌、酪酸菌等），调节肠道菌群；可乐定可用于糖尿病性腹泻；致病因素为肿瘤，则需根据病情进行手术切除。

五、转诊指征

1. 病因不明确的严重腹泻者，应在保证生命体征平稳的情况下转诊。
2. 腹泻合并慢性疾病（心脑血管性疾病），应转诊上级医院。
3. 年龄较大，疑似恶性肿瘤者，应积极转诊上级医院。

【案例分析】

周先生，28岁。

主观资料（S）

腹泻3日，加重1日。

患者3日前进食冰箱未加热剩菜后出现腹泻，4～5次/d，为黄色稀水样便，不伴黏液及脓血，便前伴脐周绞痛、下腹部坠胀感，便后可缓解。自行口服藿香正气水后，症状无明显缓解。患者1日前出现发热，体温最高为38.9℃，伴恶心、呕吐，呕吐物为胃内容物。现为进一步诊治就诊。患者自发病以来，精神及食欲欠佳，小便量少，体重未见明显变化。

其他：独居，平素工作压力大、生活不规律、作息不规律。未发现其他慢性病。否认特殊用药史（抗生素、抗肿瘤药物、双胍类降糖药、利尿剂等）。不抽烟、不饮酒。否认乳糖不耐受及过敏史。否认家族性遗传病史。

客观资料（O）

体格检查：体温38.5℃，呼吸21次/min，脉搏105次/min，血压95/62mmHg，神志清楚，精神萎靡。皮肤及口唇干燥、眼窝凹陷，四肢稍冷，皮肤及巩膜未见黄染，浅表淋巴结未及肿大，双肺呼吸音清，未闻及干湿啰音。心率105次/min，律齐，未闻及病理性杂音。腹平软，未触及包块，脐周有压痛，无反跳痛及肌紧张，肠鸣音6～7次/min。双下肢无水肿。神经系统查体阴性。

社区卫生服务中心的相关检查结果：

（1）血常规：白细胞计数12.6×10^9/L，中性粒细胞百分比85.4%。

（2）便常规+隐血：黄稀便，白细胞计数16个/HP，隐血（±）。

（3）腹部超声：未见异常。

综合评估（A）

1. 感染性腹泻 根据患者病史（进食生冷食物、无外出旅游史及疫区接触史、无过敏史及乳糖不耐受史）、体格检查（体温升高，脐周有压痛，肠鸣音活跃）、辅助检查（血常规白细胞计数高，中性粒细胞百分比升高，便常规提示有白细胞计数16个/HP），考虑为感染性腹泻。

2. 中度脱水 根据患者病史（腹泻）、体格检查（脉搏快、血压偏低，精神萎靡，皮肤及口唇干燥，眼窝凹陷，四肢稍冷），考虑中度脱水。

3. 患者存在较多生活方式问题，如独居、工作压力大、生活不规律（喜好进食生冷、辛辣食物）、作息不规律等。

处置计划（P）

1. 嘱患者卧床休息，减少胃肠蠕动，注意腹部保暖。

2. 积极给予补液及补充营养物质，嘱其进食高热量、易消化食物。

3. 给予经验性抗感染治疗（喹诺酮类抗生素：诺氟沙星300～400mg/次，2次/d），同时积极补充血容量及电解质（轻度脱水可使用口服补液盐，中度及重度脱水应积极静脉补液，脱水判断方法见表2-11-1）。如抗感染效果欠佳，及时转诊上级医院完善便培养，调整抗生素治疗。

4. 给予微生态制剂改善病情，双歧杆菌三联活菌胶囊2～4粒/次，2次/d，或酪酸梭菌活菌胶囊2粒/次，3次/d，注意需要与抗生素分开使用。

5. 给予黏膜保护剂保护肠道黏膜，硫糖铝胶囊4粒/次，4次/d，或蒙脱石散1袋/次，3次/d。

6. 注意臀部皮肤清理工作，避免皮肤破溃。

7. 养成良好的生活习惯，避免进食过夜、生冷、刺激食物。

8. 多与家人交流，缓解工作及精神压力，获得家庭支持。

表2-11-1 脱水的判断方法

脱水程度	失水占体重/%	精神状态	皮肤及黏膜	眼眶、前囟（幼儿）	尿量	周围循环
轻度	<5	稍差	皮肤弹性尚好或稍差，口唇稍干燥	稍凹陷	略少	面色尚好或稍苍白，四肢尚温暖
中度	5～10	烦躁或萎靡	皮肤弹性差，口唇干燥	明显凹陷	明显减少	皮肤苍白，四肢凉
重度	>10	嗜睡或昏迷	皮肤弹性极差，口唇极干燥	深度凹陷	极少或无尿	皮肤苍灰，可见花纹，四肢冰冷

（冯 玫）

第十二节 便 秘

> 刘女士，26岁，因"排便不畅1年，加重10日"就诊于某社区卫生服务中心。
>
> 接诊后全科医生应该思考：
>
> （1）确认患者便秘是暂时性还是持续性问题？
>
> （2）通过病史询问和体格检查可以除外哪些器质性疾病？
>
> （3）如何评估患者目前状况？
>
> （4）非药物治疗包括哪些？何时采取必要的药物治疗？
>
> （5）是否需要转诊或什么情况下需要转诊？

一、便秘的诊断

1. 排便次数减少 每周排便<3次。

2. 粪便干硬。

3. 排便困难 包括排便费力、排出困难、排便不尽感、肛门直肠阻塞感、排便费时及需辅助排便。

4. 慢性便秘 病程至少6个月。

二、便秘的病因

1. 功能性疾病 是便秘的主要病因。主要由于结肠、直肠肛门的神经、平滑肌功能失调所致，包括功能性便秘、功能性排便障碍和便秘型肠易激综合征。

2. 器质性疾病 肠道疾病（肠道肿瘤、梗阻、肛门直肠疾病等）、内分泌及代谢疾病（严重脱水、糖尿病、甲减、甲状旁腺功能亢进、重金属中毒、电解质紊乱等）、神经系统疾病（自主神经功能病变、脑血管疾病、认知功能障碍、帕金森病、脊髓损伤等）、结缔组织病（皮肌炎、硬皮病）。

3. 药物 主要由抗抑郁药、抗癫痫药、抗组胺药、抗震颤麻痹药、抗精神病药、解痉药、钙通道阻滞剂、利尿剂、单胺氧化酶抑制剂、阿片类药、拟交感神经药、含铝或钙的抗酸药、钙剂、铁剂、止泻药、非甾体抗炎药等诱发。

三、便秘的评估

（一）初始评估

1. 文化程度、体重指数（body mass index，BMI）、性别。

2. 近期有无精神紧张、工作压力变化。

3. 生活环境及近期有无改变、饮食是否规律、精神状况有无异常。

4. 基础疾病，平时用药状况。

5. 工作中有无接触重金属。

6. 有无高危征象　①年龄>40岁；②便血/粪便隐血阳性；③贫血；④消瘦；⑤腹部包块；⑥明显腹痛；⑦有结、直肠息肉史；⑧结、直肠肿瘤家族史。

（二）询问病史

1. 现病史

（1）排便次数、频度、粪便性状、排便难易程度。

（2）腹痛、停止排气、排便：提示胃肠道梗阻。

（3）消瘦、体重减轻：可能为胃肠道肿瘤。

（4）排便时疼痛：提示肛周脓肿、肛裂等疾病。

（5）便秘与腹泻交替：可能为肠结核、溃疡性结肠炎或肠易激综合征。

2. 系统回顾　明确有无慢性疾病的症状，包括发热、盗汗和消瘦。

3. 既往史　手术史（特别是腹部手术史），易导致粘连性肠梗阻；结肠应激性减退的疾病（甲减、阿尔茨海默病、糖尿病等），以及对药物、食物和其他接触物的过敏史，输血史及预防接种史。

4. 个人史　出生地、居住地及居住时间，烟酒嗜好与摄入量，冶游史，婚姻史，未婚或结婚年龄，配偶健康状况。有无特殊工种、劳动环境及毒物的接触史；饮食习惯规律。

5. 用药史　可能导致便秘的药物。

（三）体格检查

1. 全身检查

（1）精神及营养状态。

（2）特殊面容：苍白或发绀。

（3）一般状况：有无虚弱、倦怠、心慌、神志异常、恶病质、抑郁等。

（4）四肢肌力、肌张力及活动度。

（5）全身皮肤：是否粗糙，有无皮疹、红肿、水肿等表现。

（6）淋巴结：局部或全身淋巴结有无肿大。

2. 重点查体

（1）腹部有无胃型、胃蠕动波。

（2）有无腹部肌紧张、压痛、反跳痛。

（3）肠鸣音是否有改变。

（4）是否触到肿块、肠管。

（5）肛门检查有无外痔、肛瘘、肛周脓肿。

（6）直肠指检了解肛门狭窄、粪便嵌塞、痔疮或直肠脱垂、直肠肿块等情况，也可了解肛门括约肌的功能状态、直肠壁的光滑程度。

（四）辅助检查

1. 粪便常规、隐血试验检查　观察粪便的一般形态，包括粪便的量、性状、颜色、气味、寄生虫等。肠易激综合征患者的粪便伴有较多的黏液。直肠癌或有直肠病变的患者往往表现为粪便变细或粪便一侧有压迹，伴有鲜血。痔疮或肛裂时粪便表面常伴有鲜血。部分消化道肿瘤（如胃癌、大肠癌）患者，持续或间断性粪便隐血试验阳性可能是其早期的表现。

2. 腹部X线片　对于疑似便秘的患者既是一种经济的检查手段，又可作为临床病史及体格检查的有力补充。如腹部X线片显示明显气液平则支持肠梗阻诊断。此外，腹部X线片对明显扩张的结肠也能很好地显示，故对诊断巨结肠有一定的价值。

3. 结肠镜检查　对引起便秘的各种结肠病变（如结肠、直肠癌、肠腔内息肉等器质性肠腔狭窄病变）的诊断有极大的帮助，结合活组织病理检查，可获得确诊。

其他检查还包括结肠传输试验、排粪造影检查、肛管直肠压力测定、球囊逼出试验、肛门肌电图检查等，基层医疗卫生机构开展较少，如有必要，基层医生可建议患者就诊上级医疗卫生机构进行相关检查，明确诊断。

（五）分级

便秘的严重程度可分为轻度、中度、重度。轻度便秘不影响日常生活，通过整体调整、短时间用药即可恢复。重度指便秘症状重且持续，严重影响工作、生活，需用药物治疗，不能停药或药物治疗无效。中度则介于轻度和重度之间。

1. 对疾病过度担心者，可进行辅助检查明确器质性疾病，并做相应处理。

2. 存在心脑血管基础疾病者，即使没有局灶症状也需要进一步检查。

3. 老年便秘患者常需要辅助检查和治疗。

四、便秘的治疗

1. 调整生活方式　合理膳食、多饮水、适当运动、建立良好的排便习惯。

（1）膳食：增加纤维素（25～35g/d）和水分（1.5～2.0L/d）的摄入。

（2）适度运动：尤其对久病卧床、运动少的老年患者更有益。

（3）排便习惯：结肠活动在晨醒和餐后最为活跃，建议患者在晨起或餐后2小时内尝试排便，排便时集中注意力，减少外界因素的干扰；每次大便时间不宜过长（<10min/次）。

2. 认知治疗　慢性便秘的危险因素包括高龄、女性、经济状况、文化程度、生活方式、饮食习惯和精神、心理因素等。加强患者的自身认知，对慢性便秘的治疗有重要帮助。

3. 药物治疗

（1）通便药

1）容积性泻药：主要通过滞留粪便中的水分、增加粪便含水量和粪便体积进而起到通便作用。服药时应补充足够的液体，常用药物有欧车前亲水胶、麦麸等。

2）渗透性泻药：肠内形成高渗状态，吸收水分，增加粪便体积，刺激肠蠕动。

聚乙二醇：成人和8岁以上儿童一次10g，一日1～2次，或一日20g，一次顿服，将每袋本品溶解在一杯水中服用。服用后24～48小时起效。注意事项：妊娠及哺乳期妇女慎用；

建议不要长期使用，儿童应为短期治疗，疗程最好不超过3个月，可配合其他通便措施。

乳果糖：成人常规用药，一次5～10g，每日1～2次。注意事项：妊娠初始3个月妇女慎用；本品在便秘治疗剂量下，对糖尿病患者影响甚小。本品用于治疗肝性脑病或昏迷前期的剂量较高，糖尿病患者应慎用；胃肠道梗阻和急腹症者、乳糖或半乳糖不耐受者、乳酸血症者、尿毒症和糖尿病酮症酸中毒者禁用。

硫酸镁：清晨空腹口服，每日1次，一次5～20g，用水100～400ml溶解后顿服。注意事项：儿童及老年人、肾功能不全者、呼吸系统疾病患者，特别是呼吸功能不全者、严重心血管疾病患者慎用。

3）刺激性泻药：作用于肠神经系统，增加肠道动力和刺激肠道分泌。长期使用可导致结肠黑变病。酚酞：口服，成人每日50～200mg。一般睡前顿服，服药后约8小时排便。

（2）促动力药：作用于肠神经末梢，释放运动性神经递质、拮抗抑制性神经递质或直接作用于平滑肌，增加肠道动力，对慢传输型便秘有较好的疗效。常用药物有普芦卡必利。

（3）促分泌药：刺激肠液分泌，促排便。药物有利那洛肽、鲁比前列酮。

（4）益生菌/益生元：通过调节肠道菌群失衡，促进肠道蠕动和胃肠动力恢复改善便秘症状。推荐作为慢性便秘的长期辅助用药。常用药物有双歧杆菌、乳杆菌、枯草杆菌等。

（5）灌肠药和栓剂：通过润滑并刺激肠壁、软化粪便，使其易于排出。适用于粪便干结、嵌塞患者临时使用。常用药物有甘油、复方角菜酸酯制剂。

4. 精神心理治疗　对于伴有明显的抑郁、焦虑障碍和睡眠障碍的患者，需要进行精神心理治疗，包括健康教育、心理治疗、认知行为治疗。严重者可予抗抑郁、焦虑药物治疗和/或转至精神心理科接受专科治疗。尽量避免选用多靶点作用的抗抑郁焦虑药物。

5. 生物反馈治疗　循证医学证实生物反馈是盆底肌功能障碍所致便秘的有效治疗方法。

6. 其他疗法　益生菌、中药、针灸、按摩推拿、骶神经刺激治疗。

7. 手术治疗　症状严重并经过严格的非手术治疗无效时，可考虑手术治疗，术前应全面评估患者肠道功能及形态学异常。

五、转诊指征

1. 对难治性便秘患者，需转诊。

2. 严重精神心理障碍的患者。

3. 症状加重，出现肠梗阻，需要进行外科干预者。

【案例分析】

刘女士，26岁。

主观资料（S）

排便不畅1年，加重10日。

患者1年前无明显诱因出现排便困难，约5日1次，量少、干结，伴排便疼痛。偶有腹胀，有肛门排气，无便时、便后出血，无明显腹痛，无恶心、呕吐，无畏寒、发热，未诊治。近10日患者未解大便，自觉腹胀明显，食欲欠佳，心情烦躁，遂就诊。患者自发病以来，精神尚可，小便正常，近1年控制饮食（欲减肥），体重减轻约5kg。

其他：平素工作压力大、偏食（不吃肉、主食200g/d）、作息不规律、缺乏锻炼，经常忽视排便信号，腹胀明显时自行服用泻药。未发现其他慢性病。不抽烟、不饮酒，严格控制饮食。无相关家族病史。

客观资料（O）

体格检查：神志清，精神可，体型偏瘦。皮肤、巩膜未见黄染，浅表淋巴结未及肿大，双肺呼吸音清，未闻及干湿啰音。心率76次/min，律齐，未及明显杂音。腹软，无压痛、反跳痛，肝、脾肋下未及，全腹未及包块，肠鸣音4次/min。双下肢无水肿。

社区卫生服务中心的相关检查结果：①血常规示，WBC $5.4×10^9$/L，Hb 86g/L，MCV 70fl，MCH 25pg，MCHC 30%，PLT $350×10^9$/L；②便常规+隐血：未见异常；③腹部超声未见异常。

综合评估（A）

1. 单纯性便秘 综合病史、体格检查、相关辅助检查，考虑单纯性便秘可能性大，必要时建议去上级医院行排粪造影。

2. 患者情绪欠佳，工作压力大、作息不规律、经常忽视排便信号，素食且量少，缺乏锻炼，常自行服用泻药。

3. 贫血 血常规提示患者有小细胞低色素性贫血，建议患者进一步行尿常规及贫血相关检查，包括网织红细胞计数、铁代谢指标、维生素B_{12}及叶酸、促红细胞生成素等，必要时转诊上级医院，进一步行胃肠镜检查。

处置计划（P）

1. 合理膳食 增加能提供粪容积的食物，如粗粮、蔬菜、水果、谷物。

2. 多饮水，足量的锻炼。

3. 养成良好的生活习惯，尽快回应排便信号，训练定时排便。

4. 解释便秘成因，改善不良情绪。避免自行使用泻药，应有医生指导。

5. 告知患者节食的害处及合理膳食的重要性。

（冯 玫）

第十三节 胃 肠 出 血

李女士，30岁，因"黑便5日，加重1日"就诊于某社区卫生服务中心。

接诊后全科医生应该思考：

（1）判断患者是否为胃肠出血及出血量，是否存在危及生命的体征？

（2）病史应该询问哪些内容？重点体格检查有哪些？

（3）在基层医疗机构可以做哪些必要的辅助检查？

（4）如何评估患者目前状况及采取何种治疗措施？

（5）是否需要转诊？

一、胃肠出血的定义和诊断

胃肠出血是指各种原因导致的胃肠道黏膜及血管破裂的出血。根据解剖结构，可分为上消化道出血和下消化道出血，常表现为呕血或便血。呕血是指从口腔呕出鲜血或咖啡渣样变性的血液；便血是由肛门排出鲜红色、暗红色血便或黑便。上消化道出血常见于消化性溃疡、食管-胃底静脉曲张破裂、急性糜烂出血性胃炎和胃癌等，下消化道出血常见于痔、肛裂、肠癌等。

二、胃肠出血的病因

1. 消化系统疾病

（1）胃、十二指肠疾病：消化性溃疡、急性胃炎、胃癌、胃黏膜糜烂等。

（2）小肠疾病：肠结核、肠伤寒、急性出血性坏死性肠炎、克罗恩病、小肠肿瘤、小肠血管瘤、梅克尔憩室等。

（3）结肠疾病：结肠肿瘤、急性细菌性痢疾、溃疡性结肠炎、结肠息肉、缺血性结肠炎等。

（4）直肠肛管病：直肠癌、直肠息肉、直肠肛管损伤、痔、肛裂、肛瘘等。

2. 全身性疾病

（1）血液系统疾病：过敏性紫癜、血小板减少性紫癜、白血病、血友病、再生障碍性贫血、遗传性毛细血管扩张症、弥散性血管内凝血及凝血机制障碍等。

（2）感染性疾病：流行性出血热、钩端螺旋体病、败血症、急性重型肝炎。

（3）结缔组织病：系统性红斑狼疮、皮肌炎、血管炎、结节性多动脉炎累及消化道等。

（4）其他：尿毒症、肺源性心脏病、呼吸衰竭、应激等。

重要提示

（1）肝胆疾病导致门静脉高压可引起胃底静脉曲张破裂出血。

（2）胰腺癌、急性出血性胰腺炎、胸或腹主动脉瘤破入消化道、纵隔肿瘤或脓肿破入食管时均可导致便血或呕血。

三、胃肠出血的评估

病史、体格检查和实验室检查应该在患者就诊时获得，以评估出血的严重程度、可能的出血部位和病因。病情严重度与失血量呈正相关。临床上应评估与患者预后不良相关的风险因素。

（一）初始评估

1. 年龄和性别　消化性溃疡多见于青壮年；消化性肿瘤多见于老年人。

2. 是否病重或患慢性病（未被识别的）。

3. 有无危险信号　①精神状态改变；②休克；③低血压；④脉搏细弱；⑤心动过速或呼吸困难。

（二）询问病史

1. 现病史

（1）诱发因素：用药史、刺激性食物、过度疲劳、严重感染、手术、创伤。

（2）出血方式：呕血、便血还是黑便，如同时呕血和黑便，注意先后顺序。

（3）出血时间和出血量：首次和最近一次出血时间，出血量（一般每日出血量大于5ml，可出现粪便隐血阳性，50～70ml可出现黑便，胃内潴留250～300ml可出现呕血）。

（4）呕血的颜色和性状：呕血的颜色、有无食物残渣；便血的颜色、性状，大便与血液是否相混。

（5）伴随症状：是否有循环失代偿的表现，如头晕、心悸、冷汗、黑矇、直立性晕厥、少尿或无尿等。

2. 系统回顾　明确有无慢性疾病。

3. 既往史　疾病史、手术史、食物或药物过敏史。

4. 个人史　常用药物；生活习惯及有无吸烟饮酒等嗜好；近期（疫区）旅游史（地点，返回时间，是否接种疫苗）；可能暴露史（不安全食物或饮水，昆虫叮咬，动物接触，不安全性行为）；疫苗接种史。

（三）体格检查

1. 生命体征　有无呼吸困难、脉搏细弱、心动过速或血压降低。

2. 营养状态　消瘦、贫血等恶病质表现。

3. 皮肤及黏膜　是否苍白、皮肤及巩膜有无黄染，有无毛细血管扩张、蜘蛛痣、水肿或脱水、皮肤湿度和温度。

4. 浅表淋巴结　注意颈部、锁骨上、腋窝、腹股沟淋巴结有无肿大，活动度和质地。

5. 腹部情况 腹部静脉曲张、压痛、反跳痛、肿块、肝脾大、移动性浊音以及肠鸣音。

（四）辅助检查

1. 患者病情允许时可进行的检查 ①血常规、便常规及粪便隐血：了解有无感染及隐性出血；②肝、肾功能：了解肝、肾功能的损害情况。

2. 病因不明或危重需要及时转诊的检查

（1）凝血功能：了解凝血障碍性疾病。

（2）肿瘤标志物：有助于消化道肿瘤的诊断。

（3）内镜检查：是消化道出血首选检查方法。对于不能除外上消化道出血的便血患者，在结肠镜检查前应首先完善胃镜检查明确有无上消化道出血。

（4）X线钡餐：有助于病因诊断，出血时不宜行此项检查。

（5）超声、CT：有助于发现肝、胆、胰等脏器的病变。

（6）血管造影：有助于肠道肿瘤、血管畸形的诊断。

四、胃肠出血的治疗

1. 一般治疗

（1）卧床休息，严密监测生命体征，保持呼吸道通畅，必要时吸氧。

（2）定期复查血红蛋白、红细胞计数、血细胞比容、尿素氮等，必要时行心电监护。

（3）大量出血者禁食，少量出血者可适当进流质饮食。必要时留置胃管给药止血，及时吸出胃内容物，防止吸入性肺炎。

2. 补充血容量 可静脉用5%葡萄糖液、平衡盐液、低分子右旋糖酐改善周围循环，血红蛋白<60g/L时应输血。对于严重出血、存在严重合并症或者短期内无法接受内镜治疗的患者，应使血红蛋白水平在90g/L以上。如果存在持续性或复发性出血，或无法定位出血灶，则推荐补铁治疗、对因治疗，根据出血量决定输血需求。对于血流动力学不稳定的急性大出血患者，推荐深静脉置管，扩容补液应坚持先晶体后胶体、先盐后糖、先快后慢、见尿补钾的原则，并进行多学科团队合作，以保证在内镜治疗或介入治疗前保持生命体征稳定。

3. 止血处理

（1）口服止血剂：血管收缩剂，如去甲肾上腺素8mg加于150ml生理盐水或冰盐水中分次口服，此法不适合老年人。

（2）抑制胃酸分泌：如奥美拉唑40mg静脉注射。

（3）静脉滴注止血剂：垂体后叶素（小剂量）20U+生理盐水或者葡萄糖溶液500ml，静脉滴注，20滴/min。

（4）其他专科治疗：生长抑素及其类似物如奥曲肽等降低门静脉压力、抑制肠液分泌；内镜止血，可在出血病灶旁注射药物（如1:10 000肾上腺素），局部喷洒药物如凝血酶等，内镜下金属钛夹止血，高频电灼血管止血。

4. 手术处理 对于多种检查手段未能明确病因或治疗效果不佳，并且反复出血严重影响生活质量或生命安全的患者，推荐手术探查和术中进行内镜检查。对于存在活动性出血但上消化道内镜检查未发现病变、血流动力学不稳定的患者可考虑进行介入治疗。下消化道出血的患者通常在其他治疗方法失败后才考虑手术治疗，术前应尽量确定出血位置。外科手术的目的是切除经内科保守治疗仍出血或反复出血的病灶或疑似恶性病灶。

（1）溃疡病出血，当上消化道持续出血超过48小时仍不能停止。

（2）24小时内输血超过1 500ml仍不能补充纠正血容量，血压不稳定。

（3）内镜下发现有动脉活动性出血而止血无效。

（4）老年患者原有高血压、动脉硬化，出血不易控制，应尽早行外科手术。

五、转诊指征

1. 消化道大出血，紧急处理后尽快转诊。

2. 胃肠出血原因未明确者。

3. 病因明确，但反复出血者。

4. 特殊人群，如静脉吸毒者、HIV感染者。

5. 合并其他较严重疾病。

[案例分析]

李女士，30岁。

主观资料（S）

黑便5日，加重1日。

患者近5日发现黑便，每日1次，成形，伴烧心、反酸、上腹胀痛不适，多于饥饿时出现，近1日上述症状加重，黑便次数增加，1日3次，最后一次大便不成形，伴头晕、出冷汗，无呕血等症状。5日前参加婚宴时曾饮红酒500ml。近半年来反复有食后嗳气、反酸，饥饿时中上腹胀痛不适，进食后可缓解，无夜间痛。患者精神、食欲可，体重无减轻。

其他：患者平素工作压力大、饮食不规律。未发现其他慢性病。无特殊用药史（消炎止疼药等）。无烟酒嗜好，近2年偶有应酬时饮红酒250～500ml。父亲患高血压，母亲及兄弟姐妹均体健。

客观资料（O）

体格检查：血压90/60mmHg，神志清，精神差，面色苍白，四肢湿冷。皮肤巩膜未见黄染，浅表淋巴结未及肿大，双肺呼吸音清，未闻及干湿啰音，心率110次/min，律齐，未闻及病理性杂音。腹平软，未及包块，剑突下有压痛，无反跳痛，肠鸣音活跃，4～6次/min，双下肢无水肿。神经系统查体阴性。

社区卫生服务中心辅助检查如下：

（1）血常规：WBC 5.0×10^9/L，MCV 85fl，Hb 88g/L，PLT 270×10^9/L。

（2）便常规+隐血：柏油便，未见白细胞，隐血（+++）。

（3）腹部超声：未见异常。

综合评估（A）

1. 急性胃肠出血（消化道溃疡可能性大） 根据患者病史、体格检查、辅助检查考虑消化道溃疡出血的诊断，给予禁食及相关药物治疗，立即转诊。

患者转院后胃镜检查示胃腔内和十二指肠球部有暗红色血液，十二指肠球部前壁见一1.2cm×1.2cm溃疡，为十二指肠球部溃疡出血。

2. 贫血 患者贫血与胃肠道出血有关。

3.患者存在生活方式问题，工作压力大、饮食不规律、偶有应酬时饮酒等。

处置计划（P）

1. 进一步检查计划 肝、肾功能；血电解质；胃镜检查（有条件的机构或转诊上级医院后），止血后酌情做幽门螺杆菌检查。

2. 禁食。

3. 监测血压、脉搏、心率变化，判断有无继续出血情况。

4. 观察大便次数、量及颜色变化。

5. 经验性治疗

（1）抑酸药物：奥美拉唑（40mg）或泮托拉唑（40mg）静脉滴注。

（2）扩容：低分子右旋糖酐（500ml）静脉滴注。

6. 血压平稳后尽快转诊，明确出血原因。

7. 专科治疗后回到社区卫生服务中心，应针对其生活方式问题进行干预；避免过量饮酒，同时告知其规律作息及合理膳食的重要性。

重 要 提 示

（1）辨别上消化道出血和下消化道出血：①上消化道出血常以呕血为主，粪便可为黑色成形，柏油样黑便必须具备稀、黏、黑、亮四个特点，缺一不可；②下消化道出血常以黑便为主，可为咖啡色、棕黑色，直肠、肛门出血呈鲜红色。

（2）出血量的判断：见表2-13-1。

表2-13-1 出血量的判别方法

出血量/ml	表现
>5	粪便隐血阳性，无其他症状
50～70	黑便，无其他症状
<500	血压、心率、血红蛋白可正常，可有轻度头晕、乏力感
800～1 000	收缩压低于100mmHg，心率可高于100次/min，血红蛋白下降至70～120g/L，有心悸、少尿、口渴、晕厥等
>1 500	收缩压低于90mmHg，心率可高于120次/min，血红蛋白低于70g/L，伴心悸、冷汗、烦躁、口渴、少尿、神志恍惚等

（冯 玫）

第十四节 消 瘦

李先生，43岁，产品销售员，近半年来自觉乏力、食欲缺乏，体重下降约8kg。他担心自己的健康状况，因此到社区全科医生处就诊咨询。

接诊全科医生应该思考：

（1）为进一步明确诊断，病史应该询问哪些内容？

（2）重点的体格检查有哪些？

（3）在基层医疗机构可以做哪些辅助检查？

（4）如何评估患者目前状况？

（5）是否需要转诊？

一、消瘦的定义

消瘦是指各种原因造成体重低于低限的一种状态。通常认为，当体重较正常体重下降10%以上时称为消瘦。目前国内外多采用BMI判定消瘦，BMI<18.5kg/m²为消瘦。消瘦可由生理性原因引起，也可由疾病引起。通常是由于疾病或其他因素导致体内脂肪储量进行性减少、肌肉消耗进行性增加，导致体重下降，可见于各个年龄阶段。极度消瘦时，患者可表现为眼窝深陷、皮肤干燥松弛、肋骨外露、舟状腹等，也就是人们形容的"皮包骨头"的状态，称为恶病质。

但需注意，脱水与水肿消退后的体重下降不能称为消瘦。全科医生应根据患者病史、体征和简单的实验室检查，鉴别引起消瘦的不同原因，针对病因进行治疗和随访，以避免漏诊及误诊。

二、消瘦的病因

（一）按病因分类

1. 生理性消瘦　若因劳动量、运动量过大或因生长发育、妊娠、哺乳等生理过程导致体内脂肪与蛋白质消耗增加出现的消瘦，称为生理性消瘦。通常经休息调整、补充营养，体重很快就会恢复至原来水平。如果短期内出现不明原因消瘦，且伴有食欲缺乏、乏力倦怠等症状，经休息调整后仍不恢复，则可能是罹患某些疾病的先兆。

2. 病理性消瘦　病理性消瘦的病因包括：

（1）感染性疾病：各种急慢性感染都可以引起消瘦，如败血症、感染性心内膜炎、结核、获得性免疫缺陷综合征（AIDS）、寄生虫感染、骨髓炎等。

（2）非感染性疾病：各系统慢性疾病也可引起消瘦。

1）内分泌系统：糖尿病、甲状腺疾病、脑垂体功能减退、肾上腺皮质功能减退等。

2）消化系统：消化性溃疡、慢性胃炎、炎症性肠病、肠易激综合征、慢性胆囊炎、慢性肝炎、慢性胰腺炎等。

3）心血管系统：慢性心力衰竭、心肌病等。

4）血液系统：贫血。

5）泌尿生殖系统：慢性肾功能不全。

6）神经精神系统：痴呆。

7）呼吸系统：慢性阻塞性肺疾病。

8）肿瘤性疾病：各系统恶性肿瘤，如肝癌、食管癌、胃癌、肠癌、胰腺癌、淋巴瘤等。

9）其他：如创伤、大手术后；口腔溃疡、下颌关节炎、久服泻剂或对胃肠有刺激药物；结缔组织病，如系统性红斑狼疮等；神经性厌食及抑郁等心理疾病；遗传性疾病，如先天性乳糖酶缺乏症、蔗糖酶缺乏症、苯酮尿症等；酒精依赖等。

（二）按发病机制分类

1. 营养摄入不足　疾病所致的吞咽困难和进食减少均可造成营养摄入不足，如口腔炎、咽后壁脓肿、下颌关节炎、食管肿瘤、急慢性感染、尿毒症、恶性肿瘤、肾上腺皮质功能减退、垂体前叶功能减退、神经性厌食抑郁症等。

2. 营养物质消化、利用障碍　如消化性溃疡、慢性胃炎、慢性肠炎、肠结核、胆道感染、胰腺炎、慢性肝炎、肝硬化、消化道恶性肿瘤、糖尿病、久服泻剂或对胃肠有刺激的药物等。

3. 营养物质消耗增加　长期发热、恶性肿瘤、甲亢、1型糖尿病、创伤或烧伤、大手术后等。

4. 减肥

5. 体质性消瘦　若体健，可能有家族史。

三、消瘦的评估

（一）初始评估

1. 消瘦程度的评估　通常以体重较正常体重下降的百分比以及BMI表示消瘦的程度。

2. 有无伴随症状　有无伴随症状是主诉的一部分或需针对性问诊，以此限定可能的病因范围。

3. 有无慢性基础疾病　有无恶性肿瘤家族史。

4. 有无危险信号　包括：①精神改变；②伴随症状危急；③严重感染征象；④进行性消瘦；⑤伴脱水症状；⑥恶病质；⑦体检发现肿瘤标志物升高，影像学检查提示肿瘤征象；⑧有严重免疫缺陷。

（二）询问病史

1. 基础信息

（1）年龄：不同年龄引起消瘦的常见病因不同。婴幼儿多由于喂养不当而造成摄入不足或慢性腹泻引起营养利用障碍；年轻女性应注意有无甲状腺疾病及神经性厌食；中年以后原因不明的消瘦和乏力除了常见的慢性疾病，如糖尿病、炎症性肠病等，还需要警惕恶性肿瘤可能。

引起消瘦的常见疾病见表2-14-1。

（2）籍贯和职业：工作及生活环境提示可能接触的病原，如寄生虫等。

（3）经济和饮食：有助于判断饮食及营养情况。

表2-14-1　引起消瘦的常见疾病

项目	感染性疾病	慢性疾病			恶性肿瘤
项目	慢性化脓性感染、结核、寄生虫、HIV等感染	甲亢	糖尿病	炎症性肠病	以肺癌、肝癌、胃癌或血液病多见
好发年龄	各年龄组，有基础疾病者易发生	30～50岁女性多见	各年龄均有	青壮年多见	中年以后多见
病因	摄入相对不足及消耗增加	基础代谢率增高，分解代谢过于旺盛	脂肪、蛋白质分解代偿性增加、消耗过多	消化及吸收障碍	食欲缺乏、肿瘤生长消耗能量、分解代谢增加及继发感染出血
特点	发热、盗汗、食欲减退、乏力、贫血等非特异症状	甲状腺肿大、突眼及甲状腺分泌过度引起的代谢增高	多饮、多食、多尿、体重减轻，1型糖尿病发展迅速，易出现酮症酸中毒	持续或反复发作腹泻、黏液脓血便、里急后重和全身症状，4～6周以上	乏力、食欲减退、疼痛等非特异症状
伴随症状	因感染部位不同，可有局部症状	畏热、多汗、心悸、焦虑、震颤多动、腹泻等	皮肤改变、感觉异常、肢体麻木等	可有关节、皮肤、眼、口及肝胆等肠外表现	可伴有全身各系统症状
体征	因感染部位不同，可有局部体征	甲状腺肿大、血管杂音、心动过速、突眼、低热等	临床上缺乏明显异常体征	腹部肿块、肛门病变、口腔溃疡、发热、贫血、发育迟缓等	局部肿块、淋巴结肿大、胸腔积液、腹水等
诊断依据	血常规、红细胞沉降率、C反应蛋白、病原学检查、组织活检等	甲状腺功能、甲状腺摄碘率等	根据临床症状及空腹、餐后2小时血糖、糖耐量试验等	肠镜及组织病理学检查	肿瘤标志物、影像学及病理学

2. 起病时间及速度

（1）缓慢：多见于慢性器质性疾病。

（2）迅速：多见于严重感染或恶性肿瘤。

3. 伴随症状

（1）伴吞咽困难：见于口、咽及食管疾病。

（2）伴上腹部不适、疼痛：慢性胃炎、溃疡病、胃癌及胆囊、胰腺等疾病。

（3）伴下腹部不适、疼痛：见于慢性肠炎、慢性痢疾、肠结核、胰腺等疾病。

（4）伴上腹痛、呕血：见于溃疡病、胃癌等。

（5）伴黄疸：见于肝、胆、胰等疾病。

（6）伴腹泻：多见于炎症性肠病、慢性胰腺炎、吸收不良综合征、甲亢等。

（7）伴便血：见于炎症性肠病、肝硬化、胃癌等。

（8）伴咯血：见于肺结核、肺癌等。

（9）伴发热：多见于严重感染性疾病、肺结核、某些恶性肿瘤（如淋巴瘤等）。

（10）伴食欲亢进：多见于甲亢和糖尿病。

（11）伴食欲减退：多见于全身严重感染、恶性肿瘤、慢性肾上腺皮质功能减退症、希恩综合征等。

（12）伴神经症状：如神经性厌食、抑郁症、反应性精神病等。

4. 服药史　询问是否长期使用甲状腺制剂、苯丙胺、泻药、茶碱片、氯化铵、对氨基水杨酸钠、口服降糖药［如双胍类、胰高血糖素样肽-1受体激动剂（glucagon-like peptide 1，GLP-1）］等药品。是否有药物、毒品成瘾史。

5. 有无创伤及手术史（胃肠道手术）　遗传性疾病及肿瘤家族史。

（三）体格检查

1. 皮肤黏膜色素沉着　原发性肾上腺皮质功能不全者常有此体征，而且以皮肤皱褶处、口腔及齿龈黏膜处及关节伸面处明显。

2. 面容虚肿、精神萎靡、毛发稀疏、心动过缓、血压偏低、第二性征消失　为垂体前叶功能减退的典型体征，常伴有少动懒言等表现。

3. 甲状腺肿大、突眼、双手颤抖　是甲亢的典型体征。

4. 浅表淋巴结肿大　左锁骨上淋巴结肿大常见于胃、食管恶性肿瘤，右锁骨上淋巴结肿大常见于肺癌，全身淋巴结肿大需警惕恶性淋巴瘤可能。

（四）辅助检查

1. 血常规　了解有无贫血、白细胞及中性粒细胞百分比异常。

2. 尿常规　了解有无镜下白细胞、红细胞及尿糖情况。

3. 粪常规及隐血　了解有无肠道寄生虫感染、消化道出血等。

4. 红细胞沉降率　红细胞沉降率增快有助于风湿免疫性疾病、结核及肿瘤的诊断。

5. 胸部X线片　了解有无感染、肺结核、胸腔积液、肿瘤等。

6. 血生化及免疫学监测　糖尿病、甲状腺疾病及恶性肿瘤是引起消瘦的最常见且重要的原因，故需注意检查血糖。有条件的社区卫生服务中心可进一步完善甲状腺功能、肿瘤标志物的检查等。

7. 超声检查　简单方便且无创伤的检查，可帮助了解有无肝、胆、胰疾病，如感染性、慢性疾病、肿瘤等。

四、消瘦的治疗

消瘦治疗的关键是针对病因治疗。全科医生还应重视非药物治疗，如缓解患者紧张情绪，指导合理的饮食及生活方式，制定随访计划，并适时转诊给相应的专科医生。

消瘦诊断及治疗流程见图2-14-1。

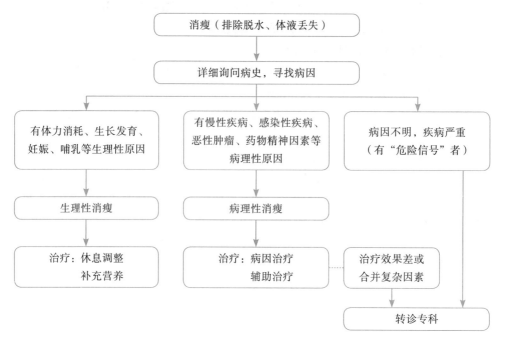

图2-14-1　消瘦诊断及治疗流程

1. 非药物治疗

（1）首先应主动关心、体贴患者，取得患者的信任与合作。

（2）一般膳食指导：鼓励患者少吃多餐，主动进食，补充营养丰富的食物及维生素。对进食困难者应采用肠内或肠外营养支持，以纠正营养不良。根据消瘦的不同原因进行膳食指导，因食欲减退、营养摄入不足者膳食从低热量开始，逐渐增加热量摄入。

（3）制定个体化慢性病饮食计划：某些疾病（如慢性肾功能不全）需根据肾功能的情况不同，制定优质低蛋白或优质高蛋白饮食。正常机体的蛋白质需要量为0.8～1.0 g/（kg·d），应激及创伤时蛋白需要量则增加为1.2～1.5g/（kg·d）。

（4）心理干预：评估心理状态。情绪抑郁者可转诊至心理科予以心理干预。

2. 药物治疗

（1）针对病因治疗：引起消瘦的疾病可涉及全身各个系统，故治疗的关键是对病因的治疗。糖尿病引起消瘦者需要用口服降糖药、胰岛素等控制血糖；感染性疾病导致的消瘦则需根据病原菌进行如抗炎、抗结核或抗寄生虫的治疗；肿瘤性疾病导致的消瘦需要选择手术、化疗或局部放射治疗肿瘤等。

（2）对症治疗：纠正低蛋白血症、贫血、水电解质紊乱。

3. 辅助治疗

（1）营养支持：凡不能或不宜经口摄食超过5～7日的患者，皆为采用肠外营养的适应证。

（2）辅助用药：如增加食欲药、助消化药、胃肠动力药等。

五、转诊指征

1. 伴有"危险信号"的患者。

2. 任何不能解释的体重下降，疑似内分泌原因或恶性肿瘤导致的消瘦。

3. 体重下降和严重的心理疾病有关。

4. 严重的进食障碍患者。

5. 治疗效果不佳或合并有复杂因素的患者。

【案例分析】

李先生，43岁

主观资料（S）

因乏力、食欲缺乏、体重下降半年来门诊。患者半年前无明显诱因体重下降，半年内体重下降约8kg。同时伴有乏力、食欲缺乏，偶有中上腹腹胀不适，伴发作性腹泻，平时大便每日1～2次，发作时大便每日3～5次，大便不成形，未观察大便是否有黏液。无腹痛，无黑便，无恶心、呕吐、无多饮、多食、多尿。

因工作性质，生活及饮食毫无规律，应酬较多，经常大量饮酒。

既往史、个人史：无慢性疾病史。规律运动。家族病史不详。

客观资料（O）

体格检查：体温36.3℃，血压112/60mmHg，呼吸22次/min，脉搏96次/min；神志清楚；消瘦体型，轻度贫血貌，无皮肤黏膜异常色素沉着、面部水肿，无淋巴结肿大及甲状腺肿大。咽部无充血；双肺呼吸音清，未闻及干湿啰音；心率96次/min，心律齐，无杂音；腹软、无压痛，未及包块，肋下肝脾未及，肠鸣音亢进；双下肢不肿。

社区卫生服务中心辅助检查结果如下：

①血尿便常规：血常规提示小细胞缺铁性贫血，血红蛋白92g/L，粪便隐血（＋）；②血生化：肝肾功能、血糖正常；③甲状腺功能均正常，肿瘤标志物水平测定发现CEA 22.4μg/L，胸部X线片、腹部超声等均未有异常发现。

综合评估（A）

诊断及病情评价：

1. 消瘦待查　患者以短期内体重下降为主要表现，伴大便性状改变、乏力、食欲下降，实验室检查提示轻度贫血，粪便隐血（＋），应注意考虑慢性肠炎、炎症性肠病、消化道肿瘤等疾病的可能。

2. 轻度贫血　血常规支持诊断，纠正贫血对症治疗。

3. 需要进一步完善检查，或者转诊治疗。

处置计划（P）

1. 进一步检查计划　完善血清铁、血清铁蛋白、凝血功能、血电解质等检查，转上级医院完善胃肠镜检查。

2. 对症治疗　纠正贫血，必要时予补充铁剂治疗。

3. 健康教育　指导健康的生活方式：如戒烟戒酒，清淡饮食，生活规律，体育锻炼，合理膳食，健康体检。

4. 转诊　根据目前情况，考虑患者的体重减轻与贫血、CEA升高有关。建议转至上级医院进一步行胃肠镜等检查，以排除消化道肿瘤可能。

（赵光斌）

第十五节　血　　尿

李女士，43岁，因"发热2日伴血尿1日"来社区卫生服务机构就诊。

接诊后全科医生应该思考：

（1）如何确认血尿及血尿的程度？

（2）应询问哪些重点病史？体格检查有哪些？

（3）基层医疗机构有哪些现有的、必要的辅助检查可以明确诊断？

（4）如何评估患者目前的状况？采取何种治疗措施？

（5）什么情况下需要转诊？

一、血尿的诊断

1. 肉眼血尿　1 000ml尿液中有1ml血即肉眼可见尿中有血，为肉眼血尿。

2. 镜下血尿　尿液离心沉淀后在高倍视野下红细胞超过3个，为镜下血尿。

二、血尿的病因

1. 泌尿系统疾病

（1）炎症：急慢性肾小球肾炎、急慢性肾盂肾炎、急性膀胱炎、尿道炎、泌尿系统结核等。

（2）结石：由肾盂、输尿管、膀胱、尿道等部位结石移动划破尿路上皮引起。

（3）肿瘤：由泌尿系统任何部位的肿瘤或邻近器官肿瘤侵犯泌尿道时引起。

（4）外伤：暴力伤及泌尿系统。

（5）先天畸形：多囊肾、先天性肾小球基底膜超薄、胡桃夹综合征等。

2. 全身性疾病

（1）出血性疾病：血小板减少性紫癜、过敏性紫癜、血友病、白血病、再生障碍性贫血等。

（2）结缔组织病：系统性红斑狼疮、皮肌炎、硬皮病等。

（3）感染性疾病：流行性出血热、感染性细菌性心内膜炎、猩红热等。

（4）心血管疾病：充血性心力衰竭、肾静脉血栓形成。

（5）内分泌代谢性疾病：糖尿病肾病、甲状旁腺功能亢进。

3. 尿路邻近器官疾病　急慢性前列腺炎、前列腺增生、急性盆腔炎或脓肿、子宫、阴道、直肠肿瘤等。

4. 功能性血尿　平日运动量小的健康人，突然加大运动量时可出现运动性血尿，或因肌溶解导致的血尿。

三、血尿的评估

（一）初始评估

1. 是否为真性血尿

（1）排除子宫、阴道、直肠、痔疮出血及月经混入尿液或人为的血尿。

（2）与红色尿鉴别：血红蛋白尿、肌红蛋白尿呈红色，尿隐血阳性，但镜检无红细胞；某些药物（利福平、四环素类抗生素）、食物可引起红色尿，尿隐血阴性，镜检无红细胞。

2. 性别和年龄评估

（1）儿童和青少年镜下血尿常见于急性肾小球肾炎、泌尿系统畸形或梗阻、过敏性紫癜（肾型）。

（2）青壮年血尿常见于尿路结石和慢性肾炎。

（3）老年男性血尿以前列腺肥大、前列腺癌、肾或输尿管结石多见；老年女性则以膀胱肿瘤和尿路感染常见。

（二）询问病史

1. 现病史

（1）血尿的程度、血尿出现的时间，是否全程血尿。

1）初始血尿：血尿见于排尿初期，提示病变在尿道。

2）终末血尿：血尿见于排尿终末，提示病变在膀胱三角区。

3）全程血尿：血尿见于排尿全程，提出出血部位可能位于输尿管膀胱开口以上部位。

（2）血尿中是否伴有血凝块。

2. 既往史　外伤史，手术史，高血压史、肾炎史、血液病史、结石史、前列腺增生史等。

3. 伴随症状

（1）伴肾绞痛，是肾或输尿管结石的特点。

（2）伴尿流中断见于膀胱和尿道结石。

（3）伴尿流细和排尿困难见于前列腺炎、前列腺增生、前列腺癌。

（4）伴尿频、尿急、尿痛见于膀胱炎和尿道炎，同时伴有腰痛，发热畏寒常为肾盂肾炎。

（5）伴肾肿块，单侧可见于肿瘤、肾积水、肾囊肿；双侧见于先天性多囊肾，触及移动性肾脏见于肾下垂或游走肾。

（6）伴水肿、高血压、蛋白尿见于肾小球肾炎。

（7）伴皮肤黏膜出血及其他部位出血，见于血液病和其他感染性疾病。

（8）合并乳糜尿见于丝虫病、慢性肾盂肾炎。

（9）运动后血尿多见于结石或运动性血尿。

（三）体格检查

1. 全身检查

（1）生命体征：有无呼吸加快、血压升高、体温升高。

（2）一般状况：有无虚弱、恶病质等。

（3）特殊面容：苍白（贫血、肾功能损害、狼疮性肾炎、出血性疾病）、痛苦貌（肾绞痛）。

（4）全身皮肤：有无水肿、紫癜、出血点、瘀斑、皮疹或皮损。

2. 重点查体

（1）心脏：杂音（感染性心内膜炎所致肾小球肾炎）、心律（心房颤动血栓脱落引起肾栓塞）。

（2）肾区：有无压痛、叩击痛，肾脏是否可触及。

（3）尿道口：有无分泌物。

（4）男性：前列腺是否肿大，有无结节、触痛。

（5）女性：妇科检查。

（四）辅助检查

1. 实验室检查

（1）尿沉渣管型：观察到红细胞管型及颗粒管型等，主要见于肾小球肾炎。

（2）尿蛋白检测：尿蛋白检测对血尿病因的定位诊断有帮助。下列结果通常提示肾小球病变：①镜下血尿尿蛋白定性＞（＋），肉眼血尿尿蛋白定性＞（＋＋）；②镜下血尿尿蛋白定量0.5g/d，肉眼血尿尿蛋白定量＞1.0g/d；③尿蛋白分析显示尿白蛋白、IgG增高。

（3）尿细菌学检查：①尿路感染应做清洁中段尿培养和药敏试验；②尿路结核需24小时浓缩尿找抗酸杆菌检查。

（4）尿细胞学检查：血尿患者应常规进行尿脱落细胞检查。

2. 影像学检查

（1）泌尿系超声：对泌尿系统的占位、结石、肾盂积水、肾周围脓肿有诊断价值，如果提示弥散性肾实质回声增加，可能存在肾实质病变。

（2）腹部X线片：对诊断尿路结石有较大帮助。

（3）CT及MRI：可检出和确定占位性病变位置及范围，鉴别实质性肿块及囊肿。

（4）膀胱镜：了解下尿路出血原因，诊断单侧肾脏和输尿管的出血。

四、血尿的治疗

1. 卧床休息，尽量减少剧烈活动。

2. 根据血尿的原因，结合病因的特点，给予相应的病因治疗。

（1）抗炎：感染引起的血尿，进行尿培养及药敏试验，抗生素治疗。

（2）解痉：伴有肾绞痛者给予解痉药，如山莨菪碱等。

（3）止血：选用维生素C、芦丁等，改善毛细血管通透性，缩短出血时间。

3. 因前列腺等疾病引起的急性尿潴留须行留置导尿。

4. 肿瘤患者需手术治疗。

五、转诊指征

1. 需要手术的患者。

2. 反复血尿，诊断不明者。

3. 反复发作的尿路感染，需转诊做进一步检查。

【案例分析】

李女士，43岁

主观资料（S）

患者2日前无明显诱因下出现发热，最高体温38.5℃，伴咽痛。1日前出现肉眼血尿，为全程血尿，伴有尿急、尿痛，无腰痛，无皮疹。发病前无服用药物史，不在月经期内。

其他：否认慢性疾病史，否认药物过敏史，无烟酒史。家族史不详。

客观资料（O）

体格检查：体温38.2℃，血压128/78mmHg，脉搏78次/min，神志清，咽红，双侧扁桃体度肿大；双肺呼吸音清，未闻及干湿啰音，心率78次/min，心律齐，无杂音；腹软，无压痛反跳痛，肾区无叩痛；双下肢无水肿。

通过病史询问及体格检查，考虑李阿姨"尿路感染可能性大"，安排以下社区卫生服务中心可进行的辅助检查，结果如下：

（1）血常规：白细胞计数 11.8×10^9/L，中性粒细胞百分比83.6%。

（2）尿常规：白细胞（+++），红细胞（+++）。

（3）泌尿系超声：肾脏、输尿管、膀胱未见异常。

综合评估（A）

1. 诊断尿路感染。

2. 首次发作，虽精神紧张，但依从性好，积极配合治疗。

处置计划（P）

1. 进一步检查肝肾功能、电解质、血及尿培养（有条件的机构或转诊上级医院后）。

2. 抗感染治疗。

3. 对症治疗，卧床，减少运动，清淡饮食，如有体温过高可给予物理降温。

4. 体温进一步升高或血尿加重，反复发作泌尿系统感染，应及时转诊。

（黄　凯）

第十六节　排尿困难和尿失禁

【排尿困难】

> 孙先生，58岁，因"排尿困难3个月"于社区卫生服务中心就诊。
>
> 接诊后全科医生应该思考：
>
> （1）病史应该询问哪些重点？
>
> （2）重点的体格检查有哪些？
>
> （3）在基层医疗机构可以做哪些必要的辅助检查？
>
> （4）如何评估患者目前状况？采取何种治疗措施？
>
> （5）是否需要转诊？

一、排尿困难的定义

排尿困难是指排尿时需增加腹压才能排出尿液，严重者可导致尿潴留。正常人体排尿时，首先由排尿中枢发出冲动使膀胱逼尿肌收缩，同时内括约肌松弛，尿道内口开放，尿液流出。因此，当各种因素导致尿液排出道机械性阻塞或膀胱收缩能力缺乏均可引起排尿困难。

二、排尿困难的病因

造成排尿困难的主要原因是尿道机械性阻塞抑或是膀胱收缩能力缺乏，根据其发病原因可分为两大类：

（一）梗阻性排尿困难

1. 膀胱颈部疾病　如膀胱颈部肿瘤，被膀胱颈结石、血块等阻塞，膀胱颈部狭窄或因子宫肌瘤压迫等。

2. 尿道疾病　如前列腺疾病和尿道炎症、狭窄、结石、肿瘤、异物等阻塞尿道等。

（二）动力性排尿困难

1. 神经损伤　颅脑或脊髓损伤。

2. 手术因素　中枢神经手术或广泛性盆腔手术（骨盆神经丛损伤）。

3. 神经系统病变　肿瘤、卒中、脑炎、脊髓灰质炎、脊髓炎、糖尿病、多发性硬化症等。

4. 先天性畸形　脊柱裂、脊膜膨出、脊髓脊膜膨出等。

5. 麻醉后及精神因素。

6. 药物作用　抗胆碱能药、抗抑郁药、抗组胺药、阿片制剂等。

三、排尿困难的评估

（一）病史

1. 排尿的频次、尿量、夜尿、排尿中断、排尿等待、排尿无力、尿失禁等。

2. 相关伴随症状　发热、腹痛、血尿、食欲不振消瘦、排便困难、肢体乏力等。

3. 内分泌系统　糖尿病，尤其是糖尿病相关并发症。

4. 泌尿生殖系　泌尿系结石、泌尿系肿瘤、尿道狭窄、尿路感染等。

5. 妇产科病史　各种疾病引起的子宫增大（如子宫肌瘤等）。

6. 手术史　会阴腹部手术、生殖系统手术、尿道手术。

7. 外伤史　脊椎、腹部、腰部和会阴部外伤史。

8. 神经系统疾病　如脊髓病变。

9. 用药情况　阿托品、麻醉药物、抗抑郁药、抗组胺药等。

（二）体格检查

1. 腹部体格检查　尤其是腹痛压痛及反跳痛、肾区叩击痛、膀胱叩诊等。

2. 男性需行直肠指检　评估前列腺情况。

3. 神经系统检查　①下肢肌力、肌张力；②腹部及下肢皮肤感觉；③下肢腱反射。

（三）辅助检查

1. 血常规、尿常规、肾功能、电解质、血糖、凝血功能、尿培养，评估有无感染、肾功能异常、低钾血症和糖尿病。

2. 肿瘤标志物，尤其是前列腺特异性抗原（PSA），评估有无恶性肿瘤，尤其是前列腺癌。

3. 泌尿系超声，评估结石、占位及前列腺等情况，同时可测定膀胱残余尿，检查有无尿潴留。

4. 必要时可转诊上级医院行泌尿系 CT/MRI、膀胱镜、尿流动力学检查、腰椎穿刺、神经系统相关检查（肌电图）等。

四、排尿困难的治疗

1. **生活方式指导** 减少酒精、咖啡因、辛辣食物的摄入，合理的液体摄入（每日不少于 1 500ml），注意劳逸结合。

2. **急性尿潴留** 是指急性发生的无法排尿，导致尿液滞留于膀胱内的一种症候群，常伴随明显尿意、疼痛和焦虑等症状。临床上，急性尿潴留的诊断并不困难，根据典型的症状和体征即可诊断：尿量明显减少或无尿，伴耻骨上区胀痛不适，查体耻骨上叩诊浊音即可诊断。急性尿潴留是临床急诊，必须立即导尿处理，若处理不及时会导致膀胱破裂、肾衰竭等严重后果。

3. **病因治疗**

（1）良性前列腺增生症：完善国际前列腺症状评分、生活质量指数评分和残余尿测定，评估病情。首选药物治疗，若症状未改善，可考虑手术治疗。药物治疗包括 α 受体阻滞剂和 5α 还原酶抑制剂，建议 α 受体阻滞剂睡前服用，以减少直立性低血压的发生。

（2）前列腺癌：首选外科治疗。

（3）泌尿系结石：首选外科治疗。

（4）药源性：停用相关药物（如阿托品、麻醉药物等）。

（5）动力性排尿困难：神经内科或外科对症治疗。

（6）精神源性：心理疏导，必要时药物治疗。

4. **并发症治疗** 最常见的并发症是尿路感染，主要的治疗为抗感染。

五、转诊指征

1. 排尿困难病因诊断不明确者。

2. 药物治疗效果不明显者。

3. 需要手术治疗患者。

4. 残余尿量增多的患者。

【案例分析】

孙先生，58 岁。

主观资料（S）

排尿困难 3 个月。患者 3 个月前无明显诱因下出现排尿费力、夜尿次数增多、排尿等待、尿线变细、排尿中断、尿急、尿不尽感等，每日晚上排尿 2～3 次，无发热，无血尿、泡沫尿，无腰痛，无下肢乏力、麻木，无排便困难，无明显尿痛，当时未重视未就诊。3 个月来患者排尿困难逐渐加重，主要表现为夜尿次数增多，每晚排尿 3～4 次，性质基本同前，尤其是劳累及酒后易发。患者饮食可，睡眠欠佳，大便正常，体重无明显变化。

其他：否认尿道外伤史，既往无高血压、糖尿病、血脂异常等慢性病史。

客观资料（O）

体格检查：体温36.6℃，呼吸18次/min，血压134/72mmHg，脉搏78次/min。神清，精神可。双肺呼吸音清，未闻及干湿啰音；心率78次/min，律齐，未闻及杂音；腹软，无压痛、反跳痛，未及包块，双肾区无叩击痛，双下肢不肿。

指导患者取肘膝位，直肠指检提示前列腺Ⅲ度增大，质韧，表面光滑，边缘清楚，中央沟变浅，未扪及异常结节，肛门括约肌不松弛。尿道外口无狭窄或畸形。会阴部、双下肢感觉正常，提睾反射及腹壁反射正常，肛提肌反射、球海绵体肌反射正常。

社区卫生服务中心可进行的检查结果如下：①血常规、尿常规未见异常；②PSA未见异常；③泌尿系超声：前列腺大小约4.2cm×3.5cm×4.3cm，内可见钙化灶形成，双肾、输尿管、膀胱未见明显异常。

综合评估（A）

1. 初步诊断　前列腺增生，结合患者病史、体格检查及辅助检查可初步诊断。先行药物治疗，密切随访；如果治疗效果不佳，及时转诊。

2. 患者首次发作，依从性好，心态平和，无焦虑或抑郁，能积极配合治疗。

处置计划（P）

1. 予坦索罗辛胶囊联合非那雄安片治疗，嘱患者睡前服用坦索罗辛胶囊，减少直立性低血压的发生，注意观察用药后症状改善情况。

2. 减少酒精、咖啡因、辛辣食物的摄入，保证摄入足够的液体量，注意劳逸结合。

3. 治疗效果不明显，可转泌尿外科进一步诊治。

【尿失禁】

黄女士，53岁，糖尿病病史10年，因"小便失禁1周"于某社区卫生服务中心就诊。

接诊后全科医生应该思考：

（1）如何确认尿失禁及尿失禁的程度？

（2）应该询问哪些病史？

（3）重点的体格检查有哪些？

（4）如何评估患者目前状况？采取何种治疗措施？

（5）是否需要转诊？

一、尿失禁的诊断

（一）诊断标准

1. 确立尿失禁的存在

（1）主诉：对确定尿失禁的存在十分重要，必要时做相应问卷调查。

（2）体格检查：观察到尿失禁的体征，尿失禁即可确立。体格检查应在不同体位、体力活动、不同膀胱容量下观察。

（3）尿流监护仪或尿垫实验：有主诉而无尿失禁体征时。

2. 放射线、超声的辅助检查。

3. 尿动力学检查　是确定尿失禁类型的检查。

4. 病因学分析。

（二）国际尿控协会尿失禁分类

1. 压力性尿失禁（stress incontinence）　腹压升高时，膀胱压超过尿道压造成尿液溢出。

2. 急迫性尿失禁（urge incontinence）　与强烈排尿感（尿急）相关的尿液溢出。

3. 混合性尿失禁（mixed incontinence）　通常指压力性尿失禁和急迫性尿失禁混合，常见于老年女性。

4. 充盈性尿失禁（overflow incontinence）　与膀胱过度充盈有关的尿液不自主溢出症状。

二、尿失禁的病因

尿失禁的尿动力学为储尿期膀胱压大于尿道压，尿道闭合压成为负值时，即发生尿失禁。

（一）膀胱压过高

1. 主动性压力过高　储尿期自发或诱发的逼尿肌收缩，致膀胱压升高，可见于神经系统疾病，如脑血管意外、颅内肿瘤、多发性硬化症、帕金森病、老年性痴呆、脑膜膨出等；不稳定性膀胱；局部感觉过敏，如膀胱炎、膀胱结石、膀胱肿瘤等；常见者为胆碱能兴奋药，M受体激动，逼尿肌收缩亢进而尿失禁。

2. 被动性压力升高　储尿期因膀胱容量增加而导致的膀胱压升高，按膀胱顺应性可分为以下两类。

（1）低顺应性膀胱：如膀胱痉挛、慢性尿潴留、长期留置导尿或膀胱造瘘，均系逼尿肌纤维增生引起，表现为充盈性尿失禁。

（2）高顺应性膀胱：周围神经系统及逼尿肌肌源性损害，如糖尿病、甲减。

3. 传入性压力增高　腹压增高或腹腔内脏器压迫膀胱时导致膀胱压力升高，可见于压力性尿失禁。

（二）尿道压降低

尿道内外括约肌功能不全，膀胱颈及尿道周围支托组织功能不全，尿道顺应性降低等，均可导致尿道压低于正常。

1. 真性压力性尿失禁　为部分性尿道关闭功能不全。

2. 完全性尿道关闭功能不全　常见有创伤源性括约肌功能损伤等。

3. 妊娠时出现压力性尿失禁　妊娠时孕酮增高，雌激素不足均可导致尿道松弛，张力减退而尿失禁。

4. 神经系统病变 主要由尿道慢性去神经疾病引起。

5. 尿道的稳定性减退 即不稳定尿道。

三、尿失禁的评估

尿失禁是一种潜在性的疾病症状，治疗的关键是对其全面评估，以便确诊，不能仅对症治疗。

根据程度可分为：

轻度：一般活动及夜间无尿失禁，仅在咳嗽、打喷嚏、抬重物等腹压增加时偶发尿失禁，不需要佩戴尿垫。

中度：腹压增加及起立活动轻度用力时，有频繁尿失禁，需要佩戴尿垫生活。

重度：起立或卧位体位变化即有尿失禁，严重地影响患者的生活及社交活动。

根据尿垫试验（推荐1小时尿垫试验），尿失禁可分为：

轻度：1小时漏尿1g。

中度：1小时漏尿<10g。

重度：1小时漏尿<50g。

极重度：1小时漏尿50g。

（一）病史

1. 偶然因素

2. 尿失禁的严重性 每日尿垫使用量、更换尿垫时尿垫的潮湿度。

3. 其他排尿症状 尿急、尿频、夜尿、排尿中断、排尿等待、排尿无力等。

4. 产科病史 妊娠次数（孕）、生产次数、流产次数。分娩类型（剖宫产、经阴道分娩、产钳分娩）。

5. 泌尿生殖系统 尿道狭窄、膀胱憩室、性传播疾病、尿路感染等。

6. 盆腔手术史 会阴腹部手术、尿失禁手术、女性生殖手术（子宫切除术、盆腔脏器脱垂手术）、前列腺切除术、尿道手术。

7. 神经系统疾病 如多发性硬化、卒中、帕金森病、腰椎间盘疾病。

8. 液体摄入

9. 用药情况

（二）体格检查

1. 女性盆腔检查，男性前列腺检查。

2. 神经系统检查 ①会阴部感觉；②肛门括约肌紧张度；③球海绵体肌反射。

3. 直肠检查 检查大便有无堵塞、括约肌紧张度和球海绵体肌反射。

4. 下肢检查 水肿可导致多尿、引起尿失禁，尤其是夜间。

（三）辅助检查

1. 尿液分析、尿液培养 检查有无尿糖和感染。

2. 膀胱残余尿　检查有无尿潴留。

3. 排尿日记

4. 膀胱镜检查　尿道狭窄或膀胱癌时膀胱镜检查有风险。以下情况下可行膀胱镜检查：要进行尿失禁手术时，或经验性保守治疗失效时，或诊断不明时。

5. 尿流动力学检查　从流体力学的角度观察尿失禁的原因，是诊断尿失禁类型的"金标准"。

6. 影像学检查　排泄性膀胱、尿道造影、盆腔磁共振、脊柱成像、脑成像。

四、尿失禁的治疗

1. 暂时性尿失禁的治疗

（1）谵妄：消除引起谵妄的原因。

（2）感染：治疗尿路感染和阴道炎。

（3）萎缩性阴道炎：考虑给予雌激素阴道局部给药。

（4）药物制剂：停用不必要的药物或不良药物。

（5）心理的治疗：考虑治疗心理异常性疾病。

（6）尿量过多：限制液体摄入、尽可能避免使用利尿剂、治疗可导致多尿的疾病（如糖尿病、尿崩症、高钙血症、充血性心力衰竭、下肢水肿），对于下肢水肿的患者应该睡前抬高患肢或使用弹力袜。

（7）活动受限：可通过利用尿壶或床边洗手台来克服，定时排尿也有帮助。

（8）大便阻塞、便秘：考虑使用轻泻剂和大便软化剂。

（9）如果暂时性尿失禁病因纠正后尿失禁仍持续，则需要进一步评估。

2. 行为治疗　避免加重尿失禁的活动、排尿日记、定时排尿、膀胱训练、盆底肌肉训练；液体摄入量管理；饮食控制；减肥；避免便秘；戒烟；下肢水肿者睡前抬高下肢或穿弹力袜。

3. 药物治疗　药物作用的疗效甚微，主要作用原理在于增加尿道闭合压，提高尿道关闭功能。

4. 盆底治疗　盆底肌锻炼、阴道砝码、盆底电刺激、盆底磁疗刺激等。

5. 手术治疗　手术治疗应用最为广泛，可优先于其他治疗方法，也可适用于其他治疗方法无效者。

6. 姑息性对症治疗　不能通过治疗恢复尿控功能者，排尿控制装置（导尿管、子宫托、尿道塞、阴茎夹等），可控性尿道改道、人工括约肌、膀胱造瘘。

注意：

（1）上泌尿系统的保护：特别是对于膀胱压升高的病例，在治疗过程中要密切注意是否存在上泌尿系统受累，注意肾功能的保护，肾功能保护应放在首位。

（2）要提高对于尿失禁的认识及治疗水平，开展宣传教育，使公众认识并了解尿失禁是可以治疗的。

五、转诊指征

1. 非手术治疗无效的患者。

2. 考虑手术治疗尿失禁的患者。

3. 怀疑有排尿功能障碍的女性。

4. 女性盆腔器官有脱出症状者。

5. 残余尿量增多的男性。

【案例分析】

黄女士，53岁。

主观资料（S）

小便失禁1周。患者1周前出现咳嗽及大笑后，小便从尿道口排出，不能自控，每日需要更换几条内裤，且症状有加重趋势。睡眠可，食欲可，体重无明显减轻。

其他：无慢性病史，无过敏史，家族史不详。

客观资料（O）

体格检查：体温36.7℃，血压128/68mmHg，脉搏76次/min，神清，精神欠佳，查体配合；双肺呼吸音清，未闻及干湿啰音；心率76次/min，律齐，未闻及杂音；腹软，无压痛反跳痛，未及包块；双下肢不肿。

社区卫生服务中心检查结果：①尿常规未见异常；②泌尿系超声未见明显异常。

综合评估（A）

1. 初步诊断　尿失禁。结合患者病史、体格检查及辅助检查可初步诊断。先行行为治疗，密切随访；如果治疗效果不佳，及时转诊。

2. 患者首次发作，精神紧张，但依从性好，能积极配合治疗。

处置计划（P）

1. 需进一步完善检查膀胱残余尿，膀胱镜检查。

2. 心理疏导，盆底肌锻炼，行为治疗。

3. 治疗1周后如效果不佳，需及时转上级医院。

（黄　凯）

第十七节 失 眠

> 李先生，48岁，因"心情烦躁，夜眠欠佳1个月"来社区卫生服务中心就诊。
>
> 接诊后全科医生应该思考：
>
> （1）如何确认患者失眠及失眠的程度？
>
> （2）应该询问哪些病史？
>
> （3）重点的体格检查有哪些？有哪些评估量表可以帮助明确诊断？
>
> （4）需要采取何种治疗措施？包括哪些药物治疗与非药物治疗？
>
> （5）是否需要转诊或什么情况下转诊？

一、失眠的诊断

1. 具备充分的睡眠机会和入睡环境。

2. 睡眠潜伏期延长，上床熄灯后入睡时间超过30分钟。

3. 夜间觉醒次数3次，夜间醒来超过30分钟，或睡眠浅、质量差、多梦。

4. 凌晨早醒，提前至少1小时，并不能再入睡。

5. 总睡眠时间减少，通常少于5小时。

6. 每周发生3次以上。

同时满足1和6两项，并且满足2～5中任意一项者，可诊断失眠。

二、失眠的病因

1. 原发性　无明显的直接致病病因，仅有某些心理和社会因素诱发。常见于学习、人际交往、工作、婚姻、经济、财产、居住或自然环境、家庭变故等受到正性或负性刺激所致。

2. 继发性　继发于脑部、躯体疾病或各种精神障碍等原发病。

（1）继发于脑部、躯体疾病：常见于内分泌系统，如甲亢、糖尿病、低血糖、经前期综合征、更年期综合征；心血管系统，如高血压、冠心病等；代谢系统，如电解质紊乱、酸中毒等；呼吸系统，如慢性阻塞性肺气肿、哮喘等；神经系统，如卒中、癫痫等。

（2）原发精神问题：常见于精神活性物质滥用，如酒精依赖、药物依赖；精神分裂症、抑郁症、强迫症、神经衰弱、焦虑症等。

三、失眠的评估

（一）询问病史

1. 现病史

（1）平均每日的睡眠时间，所需求的睡眠时间。

（2）白天觉醒时精神状态和工作效率改变情况。

（3）睡眠节律是否正常。

（4）睡眠时打鼾或呼吸暂停现象。

（5）有无焦虑、情绪低落等表现。

2. 既往史　躯体疾病史、有无精神障碍病史。

3. 个人史　烟酒史。

4. 用药史　有无催眠药、精神药物服药史。

5. 伴随症状

（1）有无宿醉反应：醒后感到不舒服、疲乏、头晕。

（2）日间残留效应：白天思睡、嗜睡、乏力、精神萎靡。

（3）精神症状：注意涣散、思维迟钝，甚至有抑郁、焦虑、恐惧等。

（4）躯体不适：食欲缺乏、性功能下降、虚弱、月经不调等。

（二）体格检查

1. 基本检查

（1）生命体征：体温、呼吸次数、血压、脉搏。

（2）一般状况：有无虚弱、神志异常、抑郁等。

2. 重点查体

（1）头部：是否有阻碍呼吸的因素。

（2）颈部：甲状腺有无肿大、结节。

（3）心脏：有无心力衰竭体征。

（4）肺部：呼吸音，啰音，是否有气喘或慢性阻塞性肺疾病的肺部体征。

（5）四肢：有无关节炎或其他造成疼痛的因素。

（三）辅助检查

1. 实验室检查　包括血糖、血钾、肝肾功能、血常规、甲状腺功能、性激素水平检测等。

2. 特殊检查　包括心电图、肌电图、脑电图、多导睡眠图等。

（四）量表评估

常用匹兹堡睡眠质量指数问卷、睡眠损害量表、焦虑自评量表、抑郁自评量表等。

四、失眠的治疗

1. 有明确病因者，需治疗原发病。

2. 睡眠卫生指导

（1）保证床铺舒适、干净、柔软度适中，卧室安静，光线与温度适当。

（2）避免在床上读书、看电视。

（3）培养准时上床和起床的好习惯，不要赖床和"恶性"补眠。

（4）避免傍晚以后喝酒、咖啡、茶，抽烟。

（5）尽量避免白天打盹。

（6）每日规律运动有助于睡眠，但要避免傍晚以后激烈运动。

（7）避免睡前长时间使用电脑。

（8）若20分钟后仍无法入睡，可做些单调无味的事，直到有睡意再休息。

（9）避免每日规律服用催眠药。

3. 药物治疗　常用苯二氮䓬类和非苯二氮䓬类药物。

（1）苯二氮䓬类：又称第二代镇静催眠药，有抗焦虑紧张、稳定情绪、镇静、催眠等作用。常用氯硝西泮2～6mg/d，地西泮5～20mg/d。连续使用苯二氮䓬类药物原则上不宜超过8周，如需较长时间服用，可与其他药物交替使用。

（2）非苯二氮䓬类：又称第三代镇静催眠药。常用唑吡坦5～10mg，每晚。

4. 中医治疗　可经中医辨证论治后给予汤药或中成药治疗。常用中成药包括归脾丸、保和丸、养血安神丸、安神补脑液等，针灸方法亦可以用于治疗失眠。

五、转诊指征

1. 病情复杂，诊断困难者。

2. 主诉严重失眠，且伴有躯体疾病、精神障碍。

3. 诊断明确，但经上述治疗效果不佳者。

4. 怀疑不是单纯失眠问题，而是所患躯体疾病或精神障碍病情加重者。

【案例分析】

李先生，48岁。

主观资料（S）

夜眠欠佳1个月。患者离异5年，独居，1个月前因再婚和家人产生矛盾，出现心情烦躁，对周围事物缺乏兴趣，易醒，醒后无法再入睡，自觉整晚未睡，醒后感觉疲乏，不规则服用地西泮。

高血压病史4年，最高170/100mmHg，规律服药氨氯地平5mg，每日一次，经常自测血压，一般在120～130/80～90mmHg。

其他：吸烟40支/d，喝白酒20～30ml/d，家族史不详。

客观资料（O）

体格检查：体温36.8℃，脉搏96次/min，血压166/92mmHg，神清，精神欠佳；双肺呼吸音粗，未闻及干湿啰音；心率96次/min，律齐，未闻及杂音；腹软，无压痛反跳痛，未及包块；双下肢不肿，四肢肌力和肌张力均未见异常。

社区卫生服务中心检查结果：①血糖5.3mmol/L；②血钾、肝肾功能未见异常；③血脂：TC 5.92mmol/L，TG 2.44mmol/L，HDL 1.6mmol/L，LDL 4.12mmol/L；④心电图：窦性心律，T波改变。

综合评估（A）

1. 失眠　结合病史、体格检查及辅助检查，全科医生继续追问病史，包括睡眠用镇静类、精神类药物史。患者受过良好教育，对生活质量要求高，遇事谨慎，发现高血压4年。对于血压控制自我要求较高，血压有波动时容易出现情绪紧张。离异后独居，近期与家人就再婚问题产生矛盾，失眠后，白天感觉疲乏，注意力不集中，夜间对于睡觉逐渐产生心理恐惧感。基于上述情况，在排除其他基础疾病之后，全科医生对患者进行了睡眠质量评估，通过匹兹堡睡眠质量指数问卷，发现患者存在睡眠障碍。

2. 高血压2级（高危）　规律服药，血压控制，依从性好。

3. 血脂异常　新发现问题，需要积极治疗。

处置计划（P）

1. 进一步检查计划　脑电图、多导睡眠图。

2. 给予心理疏导，规律服用艾司唑仑1mg，每晚一次。

3. 如1周后效果不佳，转上级医院。

4. 其他药物治疗　氨氯地平5mg，每日一次，注意监测血压；辛伐他汀20mg，每日一次，注意监测药物副作用，必要时检查肝功能、肌酶等。

（黄　凯）

第十八节　水　　肿

王女士，86岁，因"双下肢水肿半个月"来社区卫生服务中心就诊。

接诊后全科医生应该思考：

（1）病史应该询问哪些重点内容？重点的体格检查有哪些？

（2）在基层医疗机构可以做哪些必要的辅助检查？

（3）如何评估患者目前的状况？

（4）需要采取何种治疗措施？有哪些药物治疗与非药物治疗？

（5）是否需要转诊？什么情况下转诊？

一、水肿的诊断

皮肤肿胀、弹性差、皱纹变浅、用手指按压有凹陷，或仅表现为体重增加，用手指按压无明显肉眼可见凹陷。

二、水肿的病因

1. 全身性水肿

（1）心源性：主要是右心衰竭的表现，常见于瓣膜、心肌等病变引起的充血性心力衰竭、缩窄性心包炎等。

（2）肾源性：各种肾炎和肾病。

（3）肝源性：肝硬化、肝癌、肝坏死等。

（4）营养不良性：慢性消耗性疾病、消化吸收障碍等。

（5）黏液性：常见于甲减。

（6）药物性：多见于糖皮质激素、胰岛素、甲亢药物治疗中。

2. 局部性水肿

（1）淋巴性：原发性淋巴性水肿常见于先天性淋巴性水肿、早发性淋巴性水肿等，继发性淋巴性水肿常见于肿瘤、感染、外科手术等。

（2）静脉阻塞性：肿瘤压迫或肿瘤转移，局部炎症，静脉血栓形成，血栓性静脉炎等。

（3）炎症性：常见于丹毒、疖等，为常见的局部水肿。

重 要 提 示

（1）心源性水肿：多出现在身体下垂部位，为对称性、凹陷性水肿。

（2）肾源性水肿：为早期晨间眼睑与颜面部水肿，后可逐渐发展至全身。

（3）肝源性水肿：以腹水为主要表现，头、面部及上肢常无水肿。

（4）黏液性水肿：为非凹陷性水肿，女性多见，颜面及下肢多见。

三、水肿的评估

（一）初始评估

1. 明确水肿的部位。

2. 有无基础疾病。

（二）询问病史

1. 针对水肿特点进行问诊

（1）水肿出现的时间、持续时间。

（2）病程长短。

（3）全身性还是局部性。

（4）最初出现的部位。

（5）是否服用某些制剂或药物。

2. 既往史

（1）既往水肿病史。

（2）有无心脏病、肝病、肾病、甲状腺或内分泌疾病史，有无营养不良史。

3. 伴随症状

（1）伴有呼吸困难、心悸、不能平卧等症状，此外有颈静脉怒张、肝大等表现，考虑心源性水肿。

（2）伴有尿少、尿常规改变、高血压、肾功能损害等，考虑肾源性水肿。

（3）黄疸、腹水、蜘蛛痣、腹部静脉曲张、肝功能异常，考虑肝源性水肿。

（4）伴有消瘦、体重减轻等表现为营养不良性水肿。

（5）伴乏力、怕冷、心率慢，非凹陷性水肿，考虑甲减。

（6）局部发热、疼痛，考虑炎症性水肿。

（三）体格检查

1. 确认水肿是凹陷性还是非可凹性　用手指按压水肿部位出现的凹陷，抬手后几秒内不消失称为凹陷性水肿。用手指按压水肿部位出现的凹陷，不立即出现凹陷者称非可凹性水肿，又称黏液性水肿。

2. 确认水肿程度

（1）轻度：仅见于眼睑、眼眶下软组织、胫骨前、踝部皮下组织水肿，指压后组织轻度下陷，平复较快。

（2）中度：全身组织明显水肿，指压后凹陷明显，平复缓慢。

（3）重度：全身组织严重水肿，身体低位皮肤紧绷发亮，或有液体渗出，双下肢水肿已发展至整个双下肢。

3. 一般检查

（1）生命体征：有无呼吸加快、心率减慢。

（2）一般状况：乏力、消瘦等。

（3）特殊面容：面色苍白、发绀等。

（4）营养、发育状态。

（5）体位：半卧位还是被动体位。

4. 重点查体

（1）皮肤：有无黄疸、蜘蛛痣、肝掌等。

（2）有无颈静脉怒张。

（3）肺部：胸腔积液。

（4）心脏：心脏有无扩大，心包积液。

（5）腹部：肝脾是否肿大、有无腹水。

（6）肾脏：肾区有无压痛、叩击痛，肾脏可否触及。

（四）辅助检查

1. 实验室检查

（1）血常规：血红蛋白降低可见于营养不良性水肿、肾源性水肿；白细胞计数、中性粒细胞百分比升高可见于炎症性水肿，全血细胞减少可见于肝源性水肿致低蛋白血症、脾功能亢进者。

（2）尿常规：大量蛋白尿为肾源性水肿。

（3）便常规：隐血阳性见于肝源性水肿。

（4）血生化

1）肝功能：白蛋白降低为肝源性水肿、营养不良性水肿；胆红素升高、转氨酶升高，见于肝源性水肿。

2）肾功能：尿素氮、肌酐持续性升高，见于肾源性水肿；尿素氮、肌酐一过性升高，见于心源性水肿或肝源性水肿。

3）电解质：电解质紊乱可见于心源性水肿、肝源性水肿、肾源性水肿。

4）血脂：血脂升高多见于肾源性水肿；血脂降低可见于肝源性水肿、营养不良性水肿和甲减。

5）甲状腺功能：判断有无甲减。

6）脑钠肽（BNP）及N端脑钠肽前体（NT-proBNP）：是否存在心力衰竭。

2. 影像学检查

（1）心源性水肿：应做超声心动图。

（2）肝源性水肿：腹部超声、腹部CT。

（3）肾源性水肿：肾脏超声，必要时可做肾脏造影。

3. 计算水和钠盐的每日摄入量和排出量　有助于了解体内水、盐潴留状况。

4. 体重监测　通过监测，可以及时、动态、准确地了解水肿变化情况。

四、水肿的治疗

1. 病因治疗　积极治疗引起水肿的基础疾病。

2. 非药物治疗　休息、适当控制钠盐摄入、限制水分摄入等。

3. 药物治疗　利尿剂，需要注意水、电解质平衡，尤其是老龄患者，水肿好转后可以停用利尿剂。

4. 营养不良性水肿和肝源性水肿可补充白蛋白。

五、转诊指征

1. 伴有"危险信号"者　①昏迷；②呼吸困难；③消化道出血；④大量胸腔积液、腹水、心包积液。

2. 心力衰竭经治疗后水肿无明显好转者。

3. 肾功能进行性恶化。

4. 肝硬化引起的水肿出现肝性脑病者。

5. 病因不明的水肿患者。

【案例分析】

王女士，86岁。

主观资料（S）

双下肢水肿半个月。患者半个月来出现双下肢水肿，以足背、双足内踝部位最为明显，压之凹陷，无尿少，无乏力，无爬楼梯气急等，夜间可平卧，睡眠可，体重无减轻。

高血压病史40余年。最高血压200/100mmHg，服用替米沙坦80mg，每日一次，控制血压在150/90mmHg；近1个月加用氨氯地平5mg，每日一次。

其他："冠心病"10余年，未规律服药。否认其他慢性病史，家族史不详。

客观资料（O）

体格检查：体温37.1℃，血压140/86mmHg，脉搏70次/min，神志清，精神可，眼睑、颜面部无水肿，颈静脉无怒张；双肺呼吸音清，未闻及干湿啰音；心率70次/min，心律齐，心界不大，未闻及杂音；腹软，肝脾肋下未及，双侧足背动脉搏动正常，双下肢足背部、双足内踝凹陷性水肿。

社区卫生服务中心检查结果如下：

（1）肝功能：ALB 32g/L，ALT 28U/L，TB 6.3mol/L，DB 2.1mol/L，TP 62g/L。

（2）肾功能：BUN 3.6mmol/L，Cr 72μmol/L。

（3）血脂：TC 6.42mmol/L，TG 2.48mmol/L，HDL 1.4mmol/L，LDL 4.36mmol/L。

（4）心电图：窦性心律，T波改变。

（5）尿常规：尿蛋白（－）。

综合评估（A）

1. 高血压3级（高危） 结合体格检查及辅助检查结果，全科医生仔细询问患者出现水肿的时间、期间尿量变化、饮食及活动情况，结合患者无活动后胸闷，夜间不能平卧现象，近1个月加用氨氯地平控制血压，考虑此次水肿与服用氨氯地平有关。

2. 可疑"冠心病" 仅凭心电图难以诊断，需进一步检查或转诊。

3. 血脂异常 新发现问题，需复查以明确诊断。

处置计划（P）

1. 进一步检查计划 心脏超声检查或转诊专科。

2. 调整高血压药物 加用氢氯噻嗪25mg每日一次，酌情加减用量。

3. 加用阿托伐他汀钙片20mg，每日一次控制血脂，注意监测药物副作用，必要时检查肝功能、肌酶等。

4. 对症治疗 情绪调整，适当控制钠盐摄入。

（黄　凯）

第十九节 耳 鸣

李女士，48岁，因"反复耳鸣伴听力下降5年，加重1个月"来社区卫生服务中心就诊。

接诊后全科医生应该思考：

（1）如何分析患者耳鸣的性质及程度？

（2）如何询问病史以全面评估患者？重点的辅助检查有哪些？

（3）针对患者病情采取何种治疗措施？

（4）转诊指征有哪些？

一、耳鸣的定义

耳鸣是指没有外界声源时所感知的声音，它是一种常见的症状，而不是一种独立的疾病。

1. 耳鸣分类

（1）主观性耳鸣：没有真正的物理性波振存在，无法被外人察觉或用仪器记录。相关分类及定义见表2-19-1。

表2-19-1 主观性耳鸣的相关分类及定义

特征	分类	定义
按病因分类	原发性耳鸣	伴或不伴感音神经性聋的特发性耳鸣
	继发性耳鸣	与某种潜在病因（除感音神经性聋）或可确诊的生理状态相关的耳鸣
按病程分类	急性耳鸣	病程在6个月以内（根据患者自诉）
	亚急性耳鸣	病程在6～12个月
	慢性耳鸣	病程在12个月以上
根据自身承受能力	失代偿性耳鸣	患者痛苦，影响生活质量和/或健康功能状态；寻求治疗和干预策略以减轻耳鸣
	代偿性耳鸣	耳鸣对患者的生活质量无明显影响，但可以引起患者对病因的好奇，以及对病情演变和耳鸣是否会进展和改变的担心

（2）客观性耳鸣：是身体本身产生的信号，有时把听诊器放在患者的外耳道就能听到，诊断和治疗的目的是尽可能降低或消除这种体内产生的信号，包括血管源性、肌源性和呼吸源性。

血管源性耳鸣：可能由血管内血液湍流引起，可通过听诊或用声波记录仪记录。

肌源性耳鸣：横纹肌收缩时产生所谓的肌肉音，通过听诊听到。

呼吸源性耳鸣：由于咽鼓管异常开放时，呼吸气压变化引起鼓膜扇动而出现鸣响。

2. 耳鸣机制　①听觉通路病变；②血管源性；③代谢性；④外周听觉旁路；⑤中枢听觉旁路；⑥变态反应；⑦遗传性。

二、耳鸣的病因

1. 外伤　头颈部外伤，尤其是耳部外伤。

2. 听觉系统的病因　外耳道耵聍栓塞，中耳疾病如耳硬化症及咽鼓管功能障碍，耳蜗异常如梅尼埃病、上半规管裂，前庭蜗神经病变如听神经瘤、突发性感音神经性聋。

3. 感染　中耳感染或外耳道炎等。

4. 药源性　氨基糖苷类抗生素、顺铂、非甾体抗炎药、袢利尿剂、奎宁。

5. 血管源性　血管狭窄、粥样硬化斑块、心瓣膜病变、心脏或大血管畸形、动脉瘤、头颈部动静脉瘘或血管畸形等，特别是乙状窦憩室和颈动脉粥样硬化。

6. 其他　贫血、甲状腺疾病、高血压、血脂异常、糖尿病、多发性硬化、颅内高压、颅内肿瘤、肌阵挛、精神疾病等。

三、耳鸣的评估

（一）询问病史

1. 现病史

（1）是否有爆震、噪声接触等诱因。

（2）耳鸣特点：耳鸣为单侧还是双侧，是否为搏动性，发生方式、音调、发作频率、持续时间、诱发因素等。

（3）有无听力下降，听力下降为对称性还是非对称性。

（4）有无眩晕，以及眩晕的程度、持续时间。

（5）有无既往噪声暴露史和近期情绪紧张或应对压力的情况。

（6）其他：有无耳闷、耳胀、发热、耳痛、外耳道异常分泌物（流脓或出血）、恶心呕吐、抑郁焦虑或认知障碍等。

（7）诊治经过：患病以来详细诊疗情况，包括就诊科室、相关辅助检查、用药及疗效等。

2. 既往史　外伤史；慢性疾病史。

3. 个人史　长时间处于噪声环境下，吸烟、酗酒等。

4. 用药史　可能引起耳鸣的药物。

（二）体格检查

1. 全身检查

（1）生命体征：有无发热、高血压等。

（2）一般状况：有无虚弱、神志异常、精神焦虑、抑郁、睡眠状况等。

（3）特殊面容：苍白（贫血）。

（4）淋巴结：局部或全身。

2. 重点查体

（1）耳部查体：耳道（有无异物，如耵聍、发丝、昆虫等），鼓膜（有无充血、穿孔），听力测试，音叉试验，局部听诊（耳道、耳周及颈部的听诊）。

（2）神经系统：眼震，平衡功能检查，感觉或运动障碍和脑神经病变。

（3）若为搏动性耳鸣，应重点检查心血管系统（血管杂音听诊），头颈部的听诊和触诊，颅骨、乳突、眼眶的检查。

（4）头颈部肿物。

（三）辅助检查

1. 听力检查　可确定听力损失的类型、侧别和严重程度。

2. 耳镜检查　可发现咽鼓管功能异常、鼓室球体瘤、中耳炎症、隐匿性鼓膜穿孔、上半规管裂和外淋巴瘘等病变。

3. 头颅影像学检查　单侧耳鸣、搏动性耳鸣、局灶性神经病学异常、不对称的听力下降者，建议头颅影像学检查。

4. 心理学评估　焦虑抑郁量表测定。

5. 必要时行耳声发射、听觉诱发电位、前庭功能检查、认知功能评估（画钟试验）等检查。

（四）病情评估

耳鸣主要为主观判断，其病情轻重主要依靠量表来判定，目前国内使用最多的是汉化版的耳鸣残疾评估量表（tinnitus handicap inventory，THI）（表2-19-2），用于了解耳鸣的程度。

表2-19-2　耳鸣残疾评估量表

姓名：	性别：	年龄：	耳鸣侧别：	病程：
利手：	职业：	日期：	测试者：	

该量表目的是帮助你识别耳鸣可能带来的困扰。请选择是、不或有时。不要跳过任何一个问题。

		是	有时	不
1F	耳鸣会让你难以集中注意力吗	□	□	□
2F	耳鸣声会影响你听他人的声音吗	□	□	□
3E	耳鸣声会使你生气吗	□	□	□
4F	耳鸣声会使你感到困惑吗	□	□	□
5C	耳鸣会让你感到绝望吗	□	□	□

6E	你是否经常抱怨耳鸣	☐ ☐ ☐
7F	耳鸣声会影响你入睡吗	☐ ☐ ☐
8C	你是否觉得自己无法摆脱耳鸣	☐ ☐ ☐
9F	耳鸣声是否影响你享受社会活动（比如外出就餐，看电影等）	☐ ☐ ☐
10E	耳鸣是否让你有挫折感	☐ ☐ ☐
11C	耳鸣是否让你觉得患了很严重的疾病	☐ ☐ ☐
12F	耳鸣是否影响你享受生活	☐ ☐ ☐
13F	耳鸣是否干扰你的工作或家庭责任	☐ ☐ ☐
14E	耳鸣有没有使你易发火	☐ ☐ ☐
15F	耳鸣有没有影响你阅读	☐ ☐ ☐
16E	耳鸣有没有让你很沮丧	☐ ☐ ☐
17E	你是否认为耳鸣让你和你的家人及朋友关系紧张	☐ ☐ ☐
18F	你是否很难不去想耳鸣而做其他事情	☐ ☐ ☐
19C	你是否认为无法控制耳鸣	☐ ☐ ☐
20F	耳鸣是否让你很疲倦	☐ ☐ ☐
21E	耳鸣是否让你感到压抑	☐ ☐ ☐
22E	耳鸣是否让你感到焦虑	☐ ☐ ☐
23C	你是否感到再也不能忍受耳鸣了	☐ ☐ ☐
24F	当你有压力的时候耳鸣是否会加重	☐ ☐ ☐
25E	耳鸣是否让你没有安全感	☐ ☐ ☐

F功能性评分：　　　C严重性评分：

E情感评分：　　　　总分：

如选择"是"，记为4分，"有时"记为2分，"不"记为0分

注：第一级，0~16分，无残疾；第二级，18~36分，轻度残疾；第三级，38~56分，中度残疾；第四级，58~100分，重度残疾。

四、耳鸣的治疗

（一）首诊处理

1. 对于危及生命的耳鸣，应及时送往综合医院。

2. 非急症患者，需详细采集病史并进行体格检查。

3. 如条件允许，可予以辅助检查，如耳镜检查；如需要听力学检查，请转至有条件的医疗机构。

4. 针对性治疗，如药物性耳鸣停止服用耳毒性药物，耵聍性耳鸣取耵聍等。

（二）后续处理

1. 生活方式指导

（1）戒除频繁掏耳的习惯：平时勿掏挖耳，一般两周一次。

（2）保持外耳道洁净干燥：洗头洗澡时防止水流入耳内。

（3）远离烟酒及耳毒性药物，如链霉素、庆大霉素、卡那霉素等。

（4）避免打击头部，尤其是耳部。

2. 如患者入院或住院治疗，与专科医生取得联系，详细了解患者的临床诊断、治疗经过、检查结果以及医嘱，并适时探望患者，了解疾病改善及康复情况。

3. 对于需要出院后长期调理的患者，应监督其遵医执行，定期检测。

（三）药物治疗

慢性耳鸣多不推荐药物治疗。急性耳鸣推荐药物治疗，具体如下：

1. 血浆扩容药物　改善血液流变学治疗，可用血浆扩容药物或改善微循环药物（如低分子右旋糖酐、羟乙基淀粉、普鲁卡因、己酮可可碱等）持续10日，普鲁卡因剂量逐渐增加。

2. 可的松　开始时采用大剂量冲击，如可的松500mg每日1次，持续3日后迅速减量，持续10日。

3. 中医中药　耳鸣的辨证主要有肝经湿热、肝肾亏虚、肝郁脾虚、中气不足等，常用处方为龙胆泻肝汤加减、六味地黄丸加减、逍遥散加减、补中益气汤加减等。此外，尚有针灸治疗、穴位贴敷、刮痧、推拿治疗等。

（四）其他疗法

1. 习服疗法　即健康教育和咨询，全科医生应该告知患者耳鸣治疗策略。健康教育包括：耳鸣的概念；鉴别耳鸣和短暂的耳内噪声；对耳鸣及伴随的听力下降的评估；耳鸣可以是暂时现象；药物性耳鸣；原发性耳鸣虽然没有治愈方法，但医生能够帮助患者减轻耳鸣带来的负面影响，如睡眠障碍、注意力不集中、听力困难、紧张等。患者需被告知：尽管耳鸣不能被治愈，但可以尝试控制对耳鸣的反应，从而提高生活质量。

2. 助听器　对于伴有听力下降的耳鸣患者应该推荐助听器。

3. 声治疗　不全掩蔽，用低强度宽带噪声掩蔽耳鸣，音量以刚刚能听到为准，不要全部掩蔽耳鸣。对持续性耳鸣可以进行声治疗。患者必须使用有声材料（如耳鸣掩蔽器音乐光盘、收音机、磁带等）以协助达到对耳鸣适应和习惯的目的。每日可听6次以上，每次1小时，根据后效抑制效应决定两次之间的时间间隔，工作和学习时候都可以听，但入睡后不建议听。

（五）不建议的治疗方案

1. 将抗抑郁药、抗惊厥药、抗焦虑药或鼓室内给药作为耳鸣的常规疗法。

2. 将银杏提取物、褪黑素、锌制剂或其他膳食补充剂用于治疗耳鸣。

3. 将经颅磁刺激用于耳鸣的常规疗法。

五、转诊指征

1. 伴有急症需转诊，如外伤、突发性聋、眩晕等。

2. 持续恼人耳鸣。

3. 伴有或怀疑有严重基础疾病。

4. 需要进一步明确诊断或进行辅助检查的。

【案例分析】

李女士，48岁。

主观资料（S）

反复耳鸣伴听力下降5年，加重1个月。患者5年前长时间暴露噪声环境下出现耳鸣，为双侧低频性持续性耳鸣，程度不剧，伴双侧听力下降。偶有头晕，为头部昏沉感，无眩晕、恶心、呕吐，无发热、耳闷、耳胀、耳痛、外耳道异常分泌物，于当地医院就诊，考虑高血压未重视。5年来上述症状持续存在，性质基本同前，听力逐渐下降，存在韦氏误听现象（一般环境中分辨语音困难，在嘈杂环境中听辨能力反而提高），未系统诊治。1个月来自觉听力下降明显，伴高频持续性耳鸣，睡眠差，情绪暴躁，无发热，无视物旋转、恶心、呕吐。

确诊"高血压"10年。10年前因"反复头晕"在某三级医院确诊"高血压3级、高危组"，目前口服"硝苯地平控释片、酒石酸美托洛尔缓释片、厄贝沙坦氢氯噻嗪片"等治疗，未规律监测血压。

其他：未发现其他慢性病。不抽烟饮酒，未严格控制饮食。规律运动。家族病史不详。否认头颈部外伤、中耳炎史，否认耳毒性药物使用史。

客观资料（O）

体格检查：体温36.4℃，呼吸16次/min，脉搏65次/min，血压140/78mmHg。神清，精神可，皮肤黏膜无黄染，浅表淋巴结不肿大，双肺呼吸音清，未闻及明显干湿啰音；心率65次/min，律齐，各瓣膜听诊区未闻及病理性杂音；腹软，无压痛及反跳痛，肝脾肋下未触及，双下肢不肿。未见眼震，伸舌居中，病理征阴性。双侧耳郭对称无畸形，无牵拉痛，双侧外耳道无红肿，无分泌物，鼓膜标志物不清，未见充血，双侧乳突无压痛。听力粗测双耳明显减退。音叉试验：韦伯试验（骨导偏向试验）偏向右耳，施瓦巴赫试验（骨导对比试验）双侧缩短。

既往当地医院检查提示头颅MRI未见明显异常。

综合评估（A）

1. 双侧耳硬化症　双耳渐进性听力下降，伴耳鸣，存在韦氏误听现象。

2. 高血压　患者高血压病史10年，规律服用降压药，诊断明确。

3. 患者长期高血压，饮食控制不佳、未监测血压，病情控制不详，需警惕相关并发症，全面评估靶器官。

4. 反复耳鸣，睡眠差、情绪暴躁，考虑影响患者心理，建议完善心理评估。

处置计划（P）

1. 针对耳鸣的处理　建议转上级医院进一步完善纯音测听检查，评估手术可能性；若不能手术，建议配置助听器；暂不推荐药物治疗；可中医诊治和声治疗。

2. 加强健康宣教　建议低盐饮食（每日食盐<6g），定期监测血压，必要时完善动态血压检查，综合评估血压控制情况。

3. 建议完善肝肾功能、血糖、血脂、同型半胱氨酸、尿微量白蛋白测定、胸部X线片、心电图、心脏超声、颈动脉超声、眼底检查等，全面评估心、脑、肾、眼和血管相关并发症。

4. 检查汉密尔顿焦虑量表、汉密尔顿抑郁量表等，评估患者心理状态，必要时予药物或心理干预。

（周斌锋）

第二十节　乏　　力

王先生，46岁，因"乏力半个月"来社区卫生服务中心就诊。

接诊后全科医生应该思考：

（1）乏力的病因有哪些？应该询问哪些内容以进一步明确诊断？

（2）重点的体格检查有哪些？在基层医疗机构可以做哪些辅助检查？

（3）如何评估患者目前状况？采取何种治疗措施？

（4）什么情况下需要转诊？

一、乏力的诊断

乏力是一种非特异性症状，指在日常活动后感觉疲劳，或感觉没有足够力量去进行日常活动。既可指客观肌力下降导致的乏力，也可指主观感觉上的乏力（难以/无法开始活动、易疲劳、精神疲劳等），或是对困倦或难以抑制睡意的表达。

二、乏力的病因

乏力是多种疾病的常见症状，病因繁多，涉及各个躯体系统。急性乏力多由躯体性或生理性事件所引起，而慢性乏力则常有心理性或混合性因素。躯体性乏力常见原因包括感染、甲状腺功能异常、糖尿病、心肺疾病、消化道疾病、肿瘤等，而心理性乏力常伴有抑郁或焦虑表现，会主诉多种且非特异性的症状，病程为波动性，最常见于抑郁症。

1. 生理性乏力　在剧烈运动后、过强劳动、长时间工作、睡眠不足时自觉疲劳、肢体软弱无力的感觉。

2. 心理性乏力　抑郁症、焦虑症等。

3. 躯体性乏力

（1）癌症。

（2）内分泌系统疾病：甲状腺功能异常、肾上腺皮质功能减退、全垂体功能减低、原发性醛固酮增多症、糖尿病等。

（3）神经系统疾病：卒中、肌萎缩侧索硬化症、吉兰-巴雷综合征、多发性硬化症等。

（4）神经肌肉骨骼系统疾病：帕金森病、肌营养不良、皮肌炎、重症肌无力、纤维肌痛综合征等。

（5）血液系统疾病：白血病、恶性贫血、血液高凝性疾病等。

（6）心血管疾病：主动脉瓣狭窄、肥厚型心肌病、充血性心力衰竭等。

（7）呼吸系统疾病：慢性阻塞性肺疾病、结核病、睡眠呼吸暂停综合征等。

（8）消化系统疾病：消化性溃疡伴出血、病毒性肝炎、肝衰竭等。

（9）泌尿系统疾病：肾病综合征、慢性肾衰竭等。

（10）其他：电解质失衡和维生素缺乏、感染性疾病、使用催眠药或抗组胺药物后等。

4. 慢性疲劳综合征　是一组反复发作的疲劳伴有主观不适症状、没有器质性病变的综合征。多发于20～40岁的人群，妇女更为多见，典型表现为慢性疲劳，活动后疲劳加重，常可伴低热、头痛、全身肌肉关节疼痛、失眠等症状。

三、乏力的评估

（一）询问病史

1. 现病史

（1）乏力出现的时间、持续时间。

（2）病程长短。

（3）全身乏力还是局部乏力。

（4）突然发生还是慢性存在。

（5）是否有诱因，以及合并其他症状。

（6）是否服用某些制剂或药物。

2. 既往史

（1）既往有无乏力病史。

（2）有无心理疾病、心肺疾病、肝病、肾病、内分泌疾病、肿瘤等病史。

3. 用药史　有无催眠药、精神药物、抗组胺药物服用史。

（二）体格检查

1. 基本检查

（1）生命体征：体温、呼吸次数、血压、脉搏。

（2）一般状况：有无虚弱、贫血、神志异常、抑郁焦虑等。

2. 重点查体

（1）皮肤：有无黄疸、蜘蛛痣、瘀斑、水肿等。

（2）颈部：有无甲状腺肿大、结节，有无淋巴结肿大。

（3）心脏：有无心力衰竭体征、心脏杂音。

（4）肺部：有无呼吸音改变、啰音，是否有气喘或慢性阻塞性肺疾病的肺部体征。

（5）腹部：有无肝脾大、腹水、肿块。

（6）四肢：肌力、肌张力、神经系统检查。

（三）辅助检查

1. 实验室检查　包括血常规、血糖、血钾、肝肾功能、肿瘤指标、甲状腺功能、醛固酮、皮质醇检测等。

2. 特殊检查　包括心电图、心脏超声、颅脑CT、胃肠镜、多导睡眠图等。

四、乏力的鉴别诊断

（一）心理疾病

1. 抑郁症　主要表现为情绪低落，兴趣减低，悲观，思维迟缓，缺乏主动性，担心自己患有各种疾病，感到全身多处不适，严重者可出现自杀念头和行为；躯体症状可有乏力、体重下降、食欲减退等。

2. 焦虑症　表现为没有事实根据，也无明确客观对象和具体观念内容的提心吊胆和恐惧不安的心情，可有乏力、紧张性头痛、不易入睡、恶心和吞咽困难。若合并惊恐障碍还会有心悸、胸闷及呼吸困难等症状。

（二）内分泌疾病

初期可表现为乏力：

1. 甲减　表现为黏液性水肿，皮肤苍白、发凉，声带增厚引起声嘶、不耐寒与深度肌腱反射迟钝。

2. 淡漠型甲亢　老年人的甲亢症状较不典型，会有体重下降、淡漠及心房颤动。

3. 肾上腺皮质功能减退　可有体重下降、直立性低血压、食欲缺乏和消化道症状。在肘部、腋下、手掌、手术瘢痕及口腔黏膜等处可看到色素沉着，女性腋毛、阴毛亦会脱落。

4. 全垂体功能减低　产后垂体出血，产后无法授乳、无月经、性欲降低、腋毛及阴毛脱落，随后出现甲减症状；脑垂体肿瘤，表现为溢乳及无月经。

5. 糖尿病　可有口渴、多尿及体重减轻等症状。

6. 甲状旁腺功能亢进症　以乏力为初始症状可有腰腿疼痛、多饮口干、淡漠或烦躁、可反复发生肾或输尿管结石，并伴有神经肌肉兴奋性降低症状等。

（三）代谢性疾病

乏力常伴其他表现：

1. 慢性肾衰竭　乏力伴恶心、食欲缺乏、夜尿、肾性贫血和出血倾向、肾性骨病及水肿。

2. 肝衰竭　乏力伴食欲下降、呕吐、黄疸、腹水、皮肤黏膜瘀点瘀斑、蜘蛛痣、嗜睡、精神错乱甚至昏迷的症状。

（四）感染性疾病

乏力常伴其他表现：

1. 流行性感冒　喉咙痛、高热、寒战、全身肌肉酸痛、咳嗽、流涕。

2. 病毒性肝炎　腹部不适、食欲缺乏、恶心呕吐、黄疸。

3. 结核病　咳嗽、夜间盗汗、体重减轻。

4. 艾滋病　发热、畏寒、体重下降、口腔白斑、淋巴结大，机会性感染。

5. 感染性心内膜炎　近期有牙科治疗与静脉吸毒者为高危人群，常可听到心脏杂音。

6. 寄生虫感染　腹痛、腹泻或贫血。

（五）心肺疾病

1. 充血性心力衰竭　肺底啰音、奔马律、水肿、颈静脉怒张、肝大。

2. 慢性阻塞性肺疾病　咳痰、呼吸困难、肺部有痰鸣音、喘鸣音且肺功能下降。

（六）血液、肿瘤疾病

1. 贫血　皮肤黏膜苍白、呼吸困难、头晕、腹部胀满、食欲减低、直立性低血压。

2. 恶性肿瘤　体重减轻、食欲缺乏、发热、盗汗、咳嗽、排便习惯改变等。

（七）神经肌肉疾病

1. 帕金森病　震颤、强直、运动不能（或运动减少）与姿势和平衡障碍为其主要表现。

2. 重症肌无力　肌肉逐渐无力、眼睑下垂。

3. 多发性硬化症　运动不协调、感觉异常、记忆情感障碍、胃肠膀胱功能失调、视力减退、病理征阳性。

（八）自身免疫疾病

1. 类风湿关节炎　关节局部痛感、晨起关节僵硬，关节周围软组织呈弥漫性肿胀、皮下结节、关节畸形。

2. 系统性红斑狼疮　发热、关节痛、皮疹、贫血、肾损害表现。

五、乏力的治疗

1. 生理性乏力　适度休息、运动，改变不良的生活方式。

2. 心理性乏力　心理卫生教育，心理支持，适时使用抗抑郁焦虑药物。

3. 躯体性乏力　根据乏力的原因，结合病因特点，给予相应的病因治疗。

4. 肿瘤患者需手术治疗。

5. 慢性疲劳综合征　认知行为疗法，渐进性运动疗法，药物治疗，予低剂量抗抑郁药，以获得改善。而非甾体抗炎药可用来缓解头痛、肌肉痛、关节痛。

六、转诊指征

1. 需要手术者。

2. 乏力诊断不明者。

3. 严重器质性疾病者，心力衰竭、肝衰竭、肾衰竭、恶性肿瘤、艾滋病。

4. 重度抑郁症或有自杀倾向。

5. 慢性疲劳综合征治疗无效时，也需寻求精神科医师协助治疗。

【案例分析】

王先生，46岁。

主观资料（S）

乏力半个月。

患者半个月来出现乏力，工作时经常感觉疲劳，休息不能缓解，伴盗汗，无心悸胸闷，无咳嗽气促，无腹痛腹泻，无口渴、多尿，无肢端麻木。夜间睡眠可，食欲减退，体重1个月减轻8kg。

其他：未发现其他慢性病。不抽烟、不饮酒。无相关家族病史。

客观资料（O）

体格检查：体温36.8℃，血压126/72mmHg，脉搏70次/min，神志清，精神可。眼睑无下垂，颈静脉无怒张，颈前区可见弥漫性肿大，甲状腺未触及明显结节，听诊未闻及血管杂音。双肺呼吸音清，未闻及干湿啰音；心率70次/min，心律齐，心界不大，未闻及杂音；腹软，肝脾肋下未及，四肢肌力、肌张力正常，神经系统查体阴性。

社区卫生服务中心检查结果如下：

1. 肝肾功能、空腹血糖血脂、电解质，肿瘤标志物，心电图，胸部X线片未见异常。

2. 甲状腺功能　游离T_3、总T_3均正常，游离T_4 32.16nmol/L，总T_4 197.8nmol/L，促甲状腺素0.012mU/L，促甲状腺素受体抗体0.95U/L，抗甲状腺球蛋白抗体431.30U/ml，1个月后复查游离T_3、T_4及总T_3、T_4均正常，促甲状腺素10.5mU/L。

3. 甲状腺超声　双侧甲状腺弥漫性改变。

综合评估（A）

1. 诊断　桥本甲状腺炎。患者乏力半个月，经常感觉疲劳，休息不能缓解，伴盗汗，夜间睡眠可，胃纳欠佳，体重1个月来减轻约8kg。病史、体格检查、辅助检查均支持桥本甲状腺炎的诊断。

2. 患者无心悸、胸闷，无咳嗽、气促，无腹痛、腹泻，无口渴、多尿，无肢端麻木。未发现其他慢性病。不抽烟、不饮酒。无相关家族病史。

处置计划（P）

1. 避免情绪激动及劳累，限制碘摄入量。

2. 可小剂量口服左甲状腺素片。

3. 半月后复查甲状腺功能及甲状腺超声。

（周斌峰）

第二十一节　关　节　痛

方女士，56岁，因"右肩疼痛伴活动受限6个月，加重1个月"来社区卫生服务中心就诊。

接诊后全科医生应该思考：

（1）为明确关节痛诊断，在病史采集时应询问哪些问题？

（2）重点体格检查有哪些？

（3）根据病史特点及个人、家庭、社会背景等开展评估，如何厘清就诊原因、想法、关注以及期盼？

（4）采取何种治疗措施？包括哪些药物和非药物？

（5）是否需要住院或转诊？

一、关节痛的诊断

关节痛是因局部关节病变或者全身性疾病累及一个或多个关节的疼痛、不适感，可伴有关节肿胀、红斑、渗出或触痛，是以关节疼痛为代表的临床症状。按照病程，临床上关节痛可以分为急性和慢性。急性关节痛起病急、病程短，一般在6周以内，多为单关节受累；慢性关节痛起病较隐匿，病程6周以上，常累及多个关节，一般反复发作，没有明显的缓解期。

二、关节痛的病因

1. 局部关节疾病

（1）骨性关节病：如骨关节炎，多为退行性骨关节病，可能与年龄、遗传、肥胖、吸烟、创伤、感染等因素有关。

（2）外伤：明确外伤史引起的急性损伤，伤及骨关节及其周围软组织或引起关节脱位；因关节长期承受机械损伤、负重、过度活动，或者急性损伤处理不当、骨折愈合不良等引起的慢性损伤。

（3）炎症：细菌性关节炎、病毒性关节炎、结核性关节炎、布鲁氏菌病性关节炎、梅毒性关节炎等。

（4）肿瘤：良性骨肿瘤、恶性骨肿瘤、骨转移癌。

（5）关节周围组织疾病：肩关节周围炎、肩袖损伤、肩手综合征、冈上肌腱炎、肱骨外上髁炎、腱鞘囊肿、股骨头缺血性坏死等。

（6）其他：地方性骨关节病（大骨节病、氟骨症），特发性肥大性骨关节病，髋臼发育不良，膝内、外翻畸形等先天性或遗传性疾病引起的继发性骨关节炎。

2. 全身性疾病

（1）自身免疫性疾病：风湿热关节炎、类风湿关节炎、系统性红斑狼疮、过敏性紫癜（关节型）、血清阴性脊柱关节病（强直性脊柱炎、反应性关节炎、银屑病性关节炎、炎症性肠病性关节炎等）、结节性多动脉炎、硬皮病、皮肌炎、混合性结缔组织病、干燥综合征、白塞综合征、斯蒂尔病以及结核感染后引起的结核性变态反应性关节炎等。

（2）内分泌代谢性疾病：代谢性骨病（急性痛风性关节炎、维生素D缺乏骨质疏松性关节病等），糖尿病伴周围神经或血管病变，甲亢、甲状旁腺功能亢进症、肢端肥大症等。

（3）血液系统疾病：血友病性关节病、白血病性关节病、多发性骨髓瘤等。

（4）儿童关节痛：生长痛、运动过度、感染（化脓性关节炎、结核性关节炎）、外伤、风湿性疾病（风湿热、幼年型类风湿关节炎）、过敏性紫癜、白血病、维生素C缺乏症等。

（5）其他：肺癌、慢性肺性肥大性骨关节病以及其他慢性缺氧性疾病，长期酗酒或接受糖皮质激素治疗等。

3. 功能性关节痛　若关节痛与患者情绪密切相关，伴神经症表现，实验室检查及X线检查均无明显异常，且暗示治疗有效，排除器质性关节痛后可以考虑功能性关节痛。

三、关节痛的评估

（一）初始评估

1. 有无需要及时转诊的急危重症引起的关节痛。如：化脓性关节炎、心内膜炎、布鲁氏菌病、风湿热等严重感染；恶性肿瘤；关节腔出血等。

2. 据性别、年龄、体重、职业、运动习惯、合并基础疾病等评估关节痛是局部关节病变引起的，还是全身性疾病引起。近期有无各种原因引起的情绪状况异常，有无功能性关节痛可能。

（二）询问病史

1. 现病史

（1）有无外伤史或诱因：创伤性关节炎和脱臼均有外伤史，高嘌呤饮食诱发关节痛则提示痛风可能。

（2）关节痛特征：起病急缓、关节痛的性质、部位，是否对称、是否游走、有无晨僵，单发还是多发，关节痛加重和缓解因素等。

（3）伴随症状：可提示病因。

1）伴发热，局部关节红、肿、热、痛，提示化脓性关节炎可能。

2）伴低热、盗汗、消瘦等症状，提示结核性关节炎可能。

3）以腕、掌、指为主，且对称分布关节痛，伴有关节畸形，提示类风湿关节炎可能。

4）以大关节为主，游走性的关节痛，伴关节红、肿、热、痛及活动受限，提示反应性关节炎可能。

5）伴面部蝶形红斑，脱发、光过敏、雷诺现象等症状，提示系统性红斑狼疮可能。

6）伴口干、眼干，肝功能异常等情况者，提示原发性干燥综合征可能。

7）下背部或臀部疼痛，并逐步出现脊柱强直、僵硬、驼背、膝关节痛等表现，提示强直性脊柱炎可能。

8）伴出血、贫血、发热等症状，提示血液系统疾病可能。

9）伴皮肤瘀点瘀斑、腹痛、血尿、便血等症状，提示过敏性紫癜可能。

（4）其他症状：有无咳嗽、痰中带血、腹痛、黑便、消瘦、绝经后阴道出血等症状。

2. 既往史　外伤手术史、感染史、传染病史、代谢性疾病史、骨质疏松症、自身免疫性疾病史、血液病史、肿瘤病史等。

3. 个人史　职业，饮食生活习惯，烟酒史，有无不良习惯，有无特殊运动爱好，平时个人情绪，有无心理问题等；了解患者对于关节痛的想法，有何担忧以及对此次就诊有何期盼。

4. 家族史　如血友病、自身免疫性疾病、痛风、脆性骨折史等多有家族史。

5. 用药史　有无长期服用糖皮质激素史，有无长期服用促进尿酸升高的噻嗪类利尿剂、阿司匹林等特殊用药史。

（三）体格检查

1. 全身检查

（1）生命体征：急性炎症性疾病伴有发热。

（2）精神营养状态及步态姿势：有无虚弱乏力，有无紧张或情绪低落，有无恶病质，有无特殊姿势、强迫体位等。

（3）皮肤：有无贫血貌、皮肤黏膜出血点及瘀斑、口唇发绀，有无蝶形红斑、环状红斑等皮疹及皮损，有无皮下结节、痛风石等。

（4）淋巴结：有无局部或全身浅表淋巴结病理性肿大。

（5）心、肺、腹部及神经系统等常规检查：有无心脏杂音、胸腔积液、心包积液等。

2. 重点查体（关节局部检查）

（1）视诊：有无红、肿、畸形，关节活动是否受限。

（2）触诊：皮温是否升高，有无压痛，关节周围软组织有无水肿，膝关节应行浮髌试验检查。

（3）关节功能检查与测量：关节活动度，轴线、肢体长度、肌力等的测量。

（四）辅助检查

1. 血尿便常规及粪便隐血检查了解基本情况。

2. 根据关节痛伴随症状，考虑疾病针对性地选择实验室检查　C反应蛋白、血肝肾功能、血尿酸、血糖、血脂、红细胞沉降率、抗链球菌溶血素"O"试验（ASO）、类风湿因子（RF）、抗环瓜氨酸肽抗体（CCP抗体）、抗核抗体（ANA）及抗双链DNA抗体（抗dsDNA）、骨代谢指标、血钙、血磷、甲状旁腺激素、生长激素、甲状腺功能、凝血功能、肿瘤标志物、HLA-B27、唾液流量、泪液流率、泪膜破裂时间检测等。

3. 影像学检查　酌情进行X线片（胸部、骶髂关节等）、CT、MRI、双能X线吸收测定（DXA）、双源CT等。

4. 必要时选用关节腔穿刺、关节镜检查、骨髓检查、骨扫描等。

5. 心理量表测定　焦虑抑郁量表测定。

四、关节痛的治疗

1. 根据急、慢性关节痛的不同特点予以关节护理指导　告知疾病预后，消除患者不必要的心理负担；急性关节痛护理应遵循"PRICE"原则，即保护（protection）、休息（rest）、冰敷（ice）、加压（compression）、抬高（elevation）；慢性关节痛应避免久站、久坐、久跪、久蹲等长时间不良姿势，注重均衡合理营养，避免过度肥胖，减轻关节负荷，适当的关节肌肉锻炼以保持关节的活动度、增强肌力以及关节的稳定性。

2. 对症镇痛　根据关节痛程度轻重选择用药。急性关节痛应早期、足量使用镇痛药，疼痛缓解后及时减量。轻度疼痛可选用对乙酰氨基酚，中到重度疼痛需使用非甾体抗炎药，重大外伤引起的剧烈疼痛可酌情使用阿片类药物。慢性关节痛患者镇痛治疗应从小剂量起始，逐渐加大剂量或者更换不同类的镇痛药物达到镇痛效果。如能排除骨折、关节及周围细菌性炎症，必要时可行关节腔内注射激素、局麻药等。

3. 非药物治疗　主要是物理疗法、运动康复治疗以及中医传统治疗等。

4. 根据关节痛的病因和伴随症状给予相应的治疗　化脓性关节炎给予抗生素治疗；痛风性关节炎根据病情选用秋水仙碱、苯溴马隆、非布司他等治疗；类风湿关节炎等自身免疫疾病引起的关节炎使用抗风湿治疗；骨关节炎可选用软骨保护剂（氨基葡萄糖、软骨素等）及关节腔内注射；骨质疏松引起的骨痛可据病情选用阿仑膦酸钠、骨化三醇等予以抗骨质疏松治疗；血液系统疾病应转诊至专科；伴有肌肉痉挛则加用肌肉松弛药；伴发肌肉痛者外用非甾体抗炎药；伴有焦虑、抑郁者可酌情选用镇静剂、抗抑郁药物，同时可给予认知行为疗法。

5. 手术治疗　关节功能严重受损，药物治疗和物理治疗无效需要手术者；肿瘤引起继发性关节痛等有其他明确手术指征者。

五、转诊指征

1. 关节痛病因不明、诊断困难者。

2. 诊断明确，但治疗效果不佳，或出现严重不良反应者。

3. 关节功能严重受损、保守治疗无效或手术指征明确者。

4. 关节痛合并重要脏器疾病或全身其他系统症状，需专科医生诊治者。

5. 关节痛严重，引发患者出现精神心理问题需转至精神专科者。

【案例分析】

方女士，56岁

主观资料（S）

右肩疼痛伴活动受限6个月，加重4周。1年前，患者长时间提重物时用力不当感右肩部不适，伴轻微疼痛，休息后好转，未予以重视。6个月前无明显诱因下出现右肩关节活动受限，肩关节外展90°时出现肩部疼痛，患者自行口服双氯芬酸钠缓释片75mg每日1次，治疗2周后疼痛有所缓解。近4周来症状加重，口服药物不能缓解，夜间疼痛影响睡眠，遂至上级医院就诊，行右肩关节MRI检查提示"右肩袖损伤，右肩关节少量积液"，住院行右肩关节镜下肩袖损伤铆钉内固定术+肩袖修补缝合术。术后即给予肩关节支具固定、肩关节休息位指导、右手握力训练以及右肘、腕、各指关节主动关节活动度训练。术后3日出院，遵医嘱在家中自行锻炼。现术后4周，活动后自觉右肩疼痛，右肩关节活动稍受限，为进一步康复治疗，来社区卫生服务中心就诊。患者发病以来无发热、盗汗、消瘦。精神、食欲可，睡眠差，大小便正常。

其他：既往体健，已退休，每年参加健康体检，无高血压、糖尿病、心脏病、血液系统等疾病史，无其他外伤手术史。生于上海，无肝炎、结核等传染病史，无烟酒嗜好史，无特殊药物服用史，丈夫仍上班，夫妻和睦，育有一子刚参加工作，工作较忙碌。

客观资料（O）

体格检查：体温36.3℃，脉搏78次/min，呼吸20次/min，血压118/72mmHg。身高162cm，体重67kg，BMI 25.53kg/m²。神清，查体合作，颈软，无皮下瘀点瘀斑，全身浅表淋巴结未触及肿大。双肺呼吸音清，未闻及干湿啰音，心率78次/min，律齐，各瓣膜区未闻及病理性杂音。腹软，无明显压痛。脊柱生理曲度存在，活动无明显受限，棘突无压痛。右肩关节支具悬吊中，切口已拆线、愈合良好，局部无明显肿胀压痛，右侧三角肌轻度萎缩，右上肢皮肤感觉正常，双侧桡动脉搏动正常，右肩关节主动关节活动度（前屈70°，外展30°，后伸15°，内旋20°，外旋20°），被动关节活动度（前屈90°，外展40°，后伸25°，内旋30°，外旋25°），右肘、腕及各手指关节活动无受限，左上肢及双下肢各关节活动无明显异常，肌力、肌张力正常。视觉模拟评分法（VAS）评分4分。

辅助检查：

1. 上级医院右肩关节MRI　右肩袖损伤，肩关节少量积液。

2. 上级医院关节镜下所见　冈上肌肌腱部分撕裂，撕裂区位于大结节止点处，撕裂面1cm×1cm，呈新月形，盂肱关节内可见广泛滑膜增生，色红，呈片状增生，关节面软骨部分剥落，关节间隙略狭窄。

综合评估（A）

1. 诊断　右肩关节疼痛，右肩关节镜下肩袖修补术后右肩关节功能障碍。患者有提重物外力作用后右肩不适史和明确的右肩关节镜下肩袖损伤铆钉内固定＋肩袖修补术史，术后仍有右肩关节疼痛及活动受限。查体：右肩手术切口愈合良好，右肩关节局部无明显红肿，无明显压痛，右三角肌轻度萎缩，右肩关节主动、被动关节活动稍受限。结合病史、症状、体征及右肩关节 MRI、关节镜所见，该诊断成立。

2. 评价

（1）患者担心右肩疼痛、右肩关节活动障碍是手术失败造成，也害怕症状加重影响日常生活自理、不能照顾家人，期盼能够早日恢复正常。

（2）目前术后 4 周，属保护阶段，应促进肩袖组织愈合，预防后遗关节及周围组织粘连、肩周肌萎缩，进行循序渐进的康复治疗。

处置计划（P）

患者自行康复锻炼不到位，为促进肩袖组织愈合，收入院进行康复治疗。

1. 药物治疗　主要是对症镇痛。VAS 评分 4 分，可以选择非甾体抗炎药，如口服美洛昔康片 7.5mg 每日 1 次；也可以选用双氯芬酸二乙胺乳胶剂外用。

2. 非药物治疗

（1）健康指导：①告知患者该疾病的发生、发展及预后，让患者知道绝大多数肩袖损伤术后预后良好，进行心理疏导，消除不必要的思想负担；并嘱其合理膳食、维持营养均衡，适当锻炼、控制体重等。②佩戴支具时右肩关节保持在休息位固定，减少组织张力，有利于肩袖组织愈合。③术后康复对患者非常重要。早期，在支具的保护下进行被动的关节活动度的训练，预防肩关节的粘连。之后逐步增大肩关节被动关节活动度，从肩周肌闭链训练开始，逐渐过渡到肩周肌力主动训练，进行三角肌、肱二头肌等肩周动力肌群抗阻训练，待肩袖组织愈合，逐渐开始肩关节日常生活活动能力训练，避免过肩运动及肩外展负荷训练，不能提重物，在无痛范围内进行肩关节日常活动。

（2）物理治疗：患者右肩关节镜下肩袖修补术后 4 周，VAS 评分为 4 分，可选用无热量超短波，半导体激光和冷疗等物理因子治疗，达到减少炎症和渗出、减轻疼痛、促进组织愈合等目的。

3. 定期随访　出院后仍需电话随访或门诊随访。①制定家庭康复训练计划，指导患者在日常生活中正确使用右肩关节，暂时不做肩部外展负荷训练，不提重物。定期门诊复查。②随访有无胃肠道反应等用药不良反应，及时发现处理，必要时转诊；③定期进行患者自我管理效果评价。

（李　婷）

第二十二节 鼻 出 血

王女士，61岁，因"反复右侧鼻腔出血5日"来社区卫生服务中心就诊。

接诊后全科医生应该思考：

（1）询问病史，生命体征是否稳定？是否会导致窒息？

（2）导致鼻出血的病因是什么？出血量如何评估？是否有效止血？

（3）什么情况下需要转诊？

一、鼻出血的诊断

临床上应有所侧重地进行系统的病史采集，主要包括：

1. 现病史　鼻出血发生的详细经过及出血量。

2. 既往史　健康状况和曾患过的主要疾病及治疗情况（如高血压、出血性疾病、凝血功能异常等）。

3. 外伤、手术史及药物使用情况（如抗凝药、非甾体抗炎药）。

4. 个人生活史　生活习惯、精神状态、特殊嗜好等，女性询问月经生育史。

5. 家族史　有无类似发作及遗传病史。

二、鼻出血的病因

鼻腔的动脉主要来自颈内动脉的眼动脉和颈外动脉的上颌动脉，眼动脉在鼻腔的主要分支为筛前动脉和筛后动脉；上颌动脉在翼腭窝相继分出蝶腭动脉、眶下动脉和腭大动脉供应鼻腔。蝶腭动脉的分支与腭大动脉在鼻中隔前下吻合形成网状动脉，称为利特尔区，是鼻出血最常见的部分。鼻腔静脉在鼻腔吻合形成网状静脉丛，位于鼻中隔下方的克氏静脉丛和位于鼻道外侧壁后方邻近鼻咽部的吴氏静脉丛均为鼻出血的好发部位。

1. 鼻腔局部疾病所致　①鼻外伤，如挖鼻、鼻撞击伤等；②鼻腔异物；③鼻中隔病变；④鼻-鼻窦炎症；如变应性鼻炎、急性鼻炎、鼻窦炎；⑤鼻-鼻窦肿瘤，血管瘤、乳头状瘤、各种恶性肿瘤；⑥鼻咽部肿瘤，如鼻咽纤维血管瘤、鼻咽癌；⑦医源性（手术操作）；⑧鼻腔干燥等。

2. 全身疾病在鼻部表现　①心血管病：如高血压、血管硬化；②血液病：包括凝血机制异常疾病、血小板量或质异常的疾病；③急性发热性传染病：如流感、出血热、传染性肝炎；④慢性肝肾疾病：如肝硬化、尿毒症；⑤化学物中毒：磷、苯、汞等中毒破坏造血系统功能；⑥药物性：抗凝药、非甾体抗炎药等；⑦遗传性疾病：如遗传性出血性毛细血管扩张（Osler病）；⑧内分泌因素：多见于女性青春发育期、月经期、妊娠期等。

三、鼻出血的评估

询问首先出血的鼻侧，判断出血部位，寻找出血点，估计出血量。有无经鼻咽部流入，是否会导致窒息。对中老年人鼻出血应考虑高血压、动脉硬化、肺心病肿瘤等。应注意患者全身状态、有无贫血、休克等急症。

四、鼻出血的治疗

1. 初始评估　鼻出血初始评估应着重于气道评估和维持循环系统稳定性。对于重度鼻出血患者，采取气道干预、液体复苏和紧急耳鼻喉科会诊，紧急转院。

2. 一般处理　对于一般状况、呼吸功能、生命体征良好的鼻出血患者，首先安慰患者情绪。采取坐位，头前倾，以免血液咽下刺激胃部引起呕吐。正确估计失血量和出血速度，必要时转院治疗。

3. 局部治疗

（1）压迫止血法：鼻出血部位多数在鼻中隔前部，通过手指紧捏两次鼻翼或将鼻翼压向中隔约10分钟；或用浸以1%麻黄碱或0.1%肾上腺素生理盐水棉片置入鼻腔，以减少出血。

（2）填塞止血法：适用于出血剧烈、渗血面大、出血部位不明或经上述方法处理止血无效者，待出血稳定后及时转院治疗。

【案例分析】

王女士，61岁。

主观资料（S）

患者5日前活动后出现右侧鼻腔出血，出血呈滴状，在家自行用卫生纸填塞后，出血可停止，1日前再次出现右侧鼻腔出血，呈柱状出血，自行用卫生纸填塞后不能止血，无胸闷，无呼吸困难，遂来医院。

高血压病史20年，不规则用药，最高血压178/96mmHg。

客观资料（O）

体格检查：体温36.5℃，脉搏92次/min，呼吸20次/min，血压163/83mmHg。神志清，精神尚可，言语清晰，双侧额纹对称，双侧瞳孔正大等圆，对光反射灵敏，无凝视及眼震，口唇无发绀，口角不偏，伸舌居中，颈软，无抵抗。呼吸平稳，双肺呼吸音粗，未闻及干湿啰音，心率92次/min，律齐，心音低钝，未闻及病理性杂音。腹平软，无压痛，无反跳痛及肌紧张，肝脾未及肿大，双下肢无水肿。四肢肌力5级，肌张力正常，双侧巴宾斯基征（–）。

辅助检查：心电图示窦性心律。血常规（抗凝血）：WBC 7.53×10^9/L、RBC 5.04×10^{12}/L、Hb 156.00g/L、PLT 192.00×10^9/L。凝血五项（抗凝血）：APTT 34.29秒、PT 11.91秒、PT-INR 0.99、PT-DA 98.50%、TT 15.04秒。

综合评估（A）

1. 诊断　病鼻前庭区毛细血管破裂出血。患者右侧鼻腔出血，呈滴状，在家自行用卫生纸填塞后，出血可停止，1日前再次右侧鼻腔出血，呈柱状出血不止。

2. 患者有高血压病史，血管硬化。活动后血管充血，容易造成鼻前庭区毛细血管破裂。无外伤手术史、无抗凝药物服用史。

处置计划（P）

1. 初始评估　该患者生命体征稳定，呼吸平稳，气道通畅，目前没有窒息的风险。不需要紧急转院和耳鼻喉科急会诊。

2. 判断鼻出血的出血部位，局部要按压止血。若按压10分钟后仍流血不止可以用浸以1%麻黄碱或0.1%肾上腺素生理盐水棉片置入鼻腔，收缩血管达到止血目的。

3. 高血压　调整药物控制血压。

4. 避免剧烈运动，出血部位不要碰伤，防止习惯性出血。

（周斌锋）

第二十三节　视 物 模 糊

> 郑某，男性，55岁，因"视物模糊并加重1周"来社区卫生服务中心就诊。
>
> 接诊后全科医生应该思考：
>
> （1）导致患者视物模糊的原因是什么？
>
> （2）重点的辅助检查有哪些？
>
> （3）什么情况下需要转诊？

一、视物模糊的定义

视物模糊（blurred vision）可以由多种眼科疾病引起，如白内障、屈光不正、近视、远视、散光等；也可能是其他全身疾病引起的并发症，或者并非疾病，而是外界干扰导致。作为全科医生，除了要考虑到眼部疾病，还要兼顾是否为全身疾病带来的一些眼部并发症。

二、视物模糊的病因及常见病

（一）常见病

1. 急剧发生的视物模糊

（1）严重头部外伤引起视神经管壁骨折，视神经束直接损伤或视神经撕脱。

（2）玻璃体积血可引起视力下降，如糖尿病视网膜病变、视网膜静脉周围炎、视网膜中央静脉阻塞、高血压性视网膜病变或动脉硬化、视网膜裂孔等，外伤亦可引起。

（3）其他：视网膜脱离、青光眼急剧发作。

2. 渐进性视物模糊

（1）白内障、屈光不正等。

（2）伴有红眼及其他症状者见于角膜炎、虹膜炎、慢性闭角型青光眼、继发性青光眼、视神经炎、球后视神经炎等。

（3）伴有中心及周边视野缺损者，可见于各种视网膜、视神经、脉络膜炎症，视神经萎缩，视网膜、脉络膜变性，青光眼及眼内、眶内、颅内肿瘤。

（4）伴有暗点者可见黄斑部出血、黄斑部脱离、中心性视网膜脉络膜病变、近视性变性、黄斑部变性等。

（5）伴有视物变形者见于视网膜出血、视网膜脱离等。

（二）少见病

1. 各种原因引起的角膜混浊、角膜变性、晶状体混浊、玻璃体混浊等。

2. 部分玻璃体混浊，如炎症性玻璃体混浊或出血、视网膜脱离早期。

3. 视网膜中央动脉阻塞。

4. 视神经束病变及视中枢损害。

5. 卒中。

6. 垂体瘤、视网膜瘢痕、圆盘状黄斑变性、增生性视网膜炎、球后视神经炎、全眼球炎等。

在这些少见病中，若遇到外伤引起的眼角膜损伤、不明原因的视网膜脱离或突发性眼盲，务必要尽早前往专科诊治，这些疾病若早期治疗预后较好。

三、视物模糊的鉴别诊断

视物模糊应与部分眼病鉴别，如弱视眼、凝视麻痹、视网膜裂孔、凝视征、视网膜静脉纡曲怒张、视神经乳头倾斜、蓝色视野缺损等。

四、视物模糊的检查

1. 视力检查　小数记录，最直观了解视力情况。

2. 裂隙灯检查　筛查是否有白内障，角膜病等影响视力疾病。

3. 眼压检测　主要是排除高眼压引起的青光眼及视神经相关性疾病。

4. 眼底检查　借助眼底照相机，可以看清眼球后面视网膜上的血管以及视神经。

5. 光学相干断层成像（OCT）检查　主要检查视网膜有无脱离、劈裂。

6. 全身检查　询问病史是否有高血压、糖尿病、高血脂、类风湿等基础疾病，并进行相关疾病的实验室检查。

五、转诊指征

如出现病眼远视力低于0.3（4.5）或较发病前视力减少2～3行，应及时转诊至上级医院进一步检查。视力损伤标准见表2-23-1。

表2-23-1　视力损伤标准（国际疾病分类标准WHO 2009）

视力损伤		日常生活远视力	
级别	类别	低于	等于或高于
0级	无或轻度视力损伤		0.3
1级	中度视力损伤	0.3	0.1
2级	重度视力损伤	0.1	0.05
3级	盲	0.05	0.02
4级	盲	0.02	光感
5级	盲	无光感	

六、视物模糊的防治方法

1. 白内障手术治疗是目前唯一有效的治疗方法。

2. 屈光不正患病率近年来呈上升趋势，其中近视眼是屈光不正的主要类型，其主要治疗措施就是要得到正确或充分的屈光矫正。

3. 青光眼比较复杂，缺乏有效的实施筛查和早期诊断的方法，需要长期治疗而尚无有效的根除方法。青光眼的防治重点除了临床途径，还要采用公共卫生途径，需要各级眼科医务人员参与发现和治疗青光眼患者的工作，有必要加强各级眼科医务人员培训，配备必要的筛查设备，开发和提供合适的降眼压药物。

4. 角膜病的治疗方法很多，病情大多也能控制，但病变后会留下角膜瘢痕混浊，目前只有通过角膜移植术才能恢复视力。关键在于开拓供体角膜材料，加强科普教育，提倡自愿去世后捐献眼角膜。

【案例分析】

郑某，男性，55岁。

主观资料（S）

高度近视，视物模糊加重1周，来社区卫生中心眼科门诊。患者无头痛、恶心，无眼部外伤手术史，否认有药物过敏史。

客观资料（O）

一般查体：体温36.8℃，脉搏80次/min，呼吸20次/min，血压120/70mmHg，BMI 27kg/m²，腰围96cm。双肺听诊呼吸音清，未闻及干湿啰音。心界不大，心率80次/min，律齐，A>P，各瓣膜听诊区未闻及病理性杂音。腹平软，无压痛，上腹部及脐周未闻及血管杂音。

眼科查体：双眼前房（－），角膜透明，晶状体皮质稍增厚。右眼眼压16.0mmHg，左眼眼压15.3mmHg。右眼眼底视网膜平伏，黄斑区结构清晰，左眼OCT示黄斑区下方见局部隆起。右眼远视力（矫）：4.5；左眼远视力（矫）：4.0。

综合评估（A）

诊断：双眼屈光不正，左眼视网膜脱离。患者视物模糊加重1周，既往有高度近视病史，视物模糊进展快，眼底OCT显示视网膜局部隆起。

处置计划（P）

高度近视患者短期内视物模糊持续不缓解，需要考虑到视网膜脱离可能，同时还应考虑青光眼、眼底出血、视网膜血管梗阻等急症可能，建议及时转诊上级医院眼科。

（周斌锋）

第二十四节　嗅觉、味觉丧失

李先生，18岁，因"发热伴咽痛4日，嗅觉丧失伴味觉下降2日"于社区卫生服务中心就诊。

接诊后全科医生应该思考：

（1）如何分析嗅觉、味觉丧失的概念与病因？

（2）如何通过病史评估患者？重点的体格检查有哪些？

（3）在基层医疗机构可以做哪些辅助检查？

（4）针对患者病情采取何种治疗措施？包括哪些药物和非药物治疗？

（5）转诊指征有哪些？

一、嗅觉、味觉丧失的概念

嗅觉和味觉受损会对味道感知造成负面影响，降低生活质量，干扰营养摄入。

1. 嗅觉丧失　嗅觉功能缺失。其他嗅觉功能异常还包括嗅觉减退（嗅觉功能减弱），嗅觉倒错（将香味或中性味刺激感知为臭气，即嗅觉失真，或在无嗅觉刺激时感知到臭气，即幻嗅）。嗅觉受损是常见主诉，多为嗅觉减退和嗅觉障碍，嗅觉丧失较少见。

2. 味觉丧失　味觉功能缺失。其他味觉功能障碍还包括味觉减退（对一种或多种味觉刺激的感知功能减弱）、味觉障碍（对甜、酸、咸、苦或金属味等味觉刺激的感知改变）、味觉倒错（通常美味的食物或饮料尝起来味道不好）、幻味（在没有味觉刺激的情况下，因幻觉产生令人不快的味觉）。由于味觉的神经解剖通路繁多，故味觉障碍和味觉减退较常见，而味觉丧失很少见。

二、嗅觉、味觉丧失的病因

1. 嗅觉丧失　嗅觉功能异常的病因包括鼻和鼻窦疾病（慢性鼻–鼻窦炎，可能伴鼻息肉）以及病毒性上呼吸道感染，头面部创伤也是常见原因。其他病因包括正常衰老、神经退行性疾病（如阿尔茨海默病、帕金森病）、结构性脑病（如促性腺激素不足性类无睾症、颅内肿瘤、缺血）、药物或毒品。嗅觉功能障碍偶尔会作为更严重的神经系统问题的首发症状。

2. 味觉丧失　全身性病毒感染以及口咽部任何部位的炎症（包括喉、咽、舌、味蕾和唾液腺的感染和炎症）都可能引起味觉功能障碍。许多毒品和药物都会影响味觉功能，化学物质、毒素及金属暴露通常会导致味觉障碍和幻味。维生素B_{12}缺乏可引起萎缩性舌炎、损害味觉功能，锌缺乏也与味觉障碍和味觉减退有关。一些常见的代谢及内分泌疾病会引起味觉障碍，包括终末期肾病、甲减和糖尿病。随着年龄的增长，味觉功能也会减弱。

三、嗅觉、味觉功能丧失的评估

（一）询问病史

1. 确认嗅觉、味觉丧失的主诉

（1）由于多数嗅觉缺失患者可能并未意识到这一缺陷，很少会主诉嗅觉缺失。可以通过封闭式问题进一步询问，如："在过去12个月内，你的嗅觉是否出现过问题？例如，闻不到气味或闻到的气味不正确。"

（2）味觉不同于"味道"，与感知甜、酸、咸和苦的能力相关，必要时可以通过封闭式问题来核实，如"哪一种或哪几种味觉丧失"。

（3）"味道"涉及嗅觉、味觉、刺激、质感以及温度的组合特征，食物和饮料的气味或香味是构成味道的最重要的因素。需注意鉴别，患者混淆味道与味觉而将嗅觉紊乱描述为味觉问题。

2. 询问嗅觉、味觉丧失的起病和病程（急性或慢性，持续性或间歇性）、诱因（如头部外伤后出现）、伴发症状（如头痛、行为异常、呼吸道病毒感染表现等）。

3. 询问既往史，如过敏性鼻炎、鼻息肉或肿瘤病史，舌炎或其他口咽疾病史，终末期肾病、糖尿病等全身疾病史。

4. 询问职业暴露（化学物质、有毒烟雾）、居家及工作环境特征、吸烟、饮酒史及用药史。

（二）体格检查

1. 全身检查　一般状况，头颈部、胸部、腹部等内科常规查体。

2. 重点查体

（1）鼻腔、鼻旁窦初步检查：如鼻腔通畅性、鼻旁窦压痛等。

（2）口腔初步检查：如牙修复体、牙周病、舌炎、口腔黏膜病变以及味觉乳头分布等。

（3）神经系统检查：中枢和周围神经系统的全面查体。

3. 嗅觉或味觉检查　通常需要由专科医生进行。

如有条件，可行嗅觉/味觉简单测试，如使用巧克力、松节油、咖啡或樟脑丸检查患者对气味的敏感性；通过味道辨别测试味觉和嗅觉，如制备4种不同的刺激性溶液，每种溶液的甜味剂含量各不相同，以随机顺序让患者品尝不同溶液。

（三）辅助检查

1. 实验室检查　包括血常规、肝肾功能、红细胞沉降率、C反应蛋白、血糖、甲状腺功能等。怀疑干燥综合征等自身免疫性疾病应筛查抗核抗体谱；疑似营养不良患者应测定维生素B_{12}和其他维生素的浓度；某些味觉障碍患者需要测定铅、砷和其他重金属的浓度。

2. 影像学检查　任何体格检查发现神经系统异常、有创伤史、考虑鼻窦疾病或肿瘤的患者，均需行影像学检查。通常应行头颅或鼻窦MRI检查，也可CT检查。特发性嗅觉丧失患者，影像学检查通常没有异常发现。

四、嗅觉、味觉丧失的治疗

1. 病因治疗　味觉和嗅觉障碍的治疗通常取决于病因。

（1）过敏性鼻炎、非过敏性鼻炎、鼻–鼻窦炎以及鼻息肉等阻塞性疾病需要解除阻塞，如合并感染，则需要治疗感染。

（2）味觉障碍的治疗常常较为困难，H_2受体拮抗剂和质子泵抑制剂等抑酸药对于胃食管反流相关的味觉障碍可能有帮助。

2. 如需使用激素治疗，建议在专科医生指导下进行。

（1）全身糖皮质激素可减少黏膜水肿及息肉成分，可有效治疗大多数鼻及鼻旁窦疾病，但长期使用会引起多种不良反应。

（2）丙酸倍氯米松和氟尼缩松等鼻内糖皮质激素已被有效用于过敏性鼻炎患者，常用剂量为每侧鼻孔2喷，一日2次。

（3）病毒感染和/或头部创伤引起的嗅觉和味觉障碍目前尚无有效疗法，但患者可能自行获得部分恢复。

五、转诊指征

1. 需进一步检查明确有无嗅觉、味觉障碍的患者。

2. 有嗅觉、味觉障碍需明确病因诊断的患者。

3. 病情变化需要调整诊治方案的患者。

4. 随访中发现其他疾病需要转诊的患者。

【案例分析】

李先生，18岁，学生。

主观资料（S）

发热伴咽痛4日，嗅觉丧失伴味觉下降2日。

4日前出现发热、咽痛，体温最高38℃，伴头痛，2日前出现嗅觉丧失，伴味觉下降，无清水样鼻涕或黄脓涕。

既往体健，无其他慢性病。发病前2周内与新型冠状病毒感染的患者接触，无吸烟饮酒史。无家族性疾病史。

客观资料（O）

体格检查：体温37.8℃，呼吸24次/min，脉搏90次/min，血压128/79mmHg。神清，全身淋巴结未触及。鼻黏膜无红肿，鼻腔通畅，鼻旁窦无明显压痛。口唇无疱疹、肿胀，口腔黏膜光滑，无出血及溃疡，牙龈无红肿、出血、溢脓，咽部红肿，双侧扁桃体无肿大、分泌物、假膜。双肺呼吸音清，未闻及啰音；心率90次/min，心律齐，各瓣膜听诊区未闻及病理性杂音。腹软，无压痛及反跳痛，肠鸣音正常；双下肢无水肿，四肢肌力5级，病理征未引出。

发热门诊初步检查结果如下：

（1）血常规：白细胞计数$4.64×10^9$/L，血小板$200×10^9$/L，淋巴细胞百分比25%，淋巴细胞绝对值$1.16×10^9$/L，C反应蛋白检测未见异常。

（2）新型冠状病毒核酸检测：（+）。

（3）胸部CT：双肺散在淡斑片影。

综合评估（A）

1. 诊断 新型冠状病毒感染，嗅觉味觉障碍。

2. 诊断依据 主要临床表现为发热、呼吸道症状，同时可出现全身症状及多系统受累，轻者可有乏力、嗅觉味觉障碍、食欲下降、恶心、呕吐、腹泻，重者可出现急性呼吸窘迫综合征、感染性休克、难以纠正的代谢性酸中毒、消化道出血。患者发病前曾有新型冠状病毒感染患者的接触史，临床症状主要为发热、咽痛及嗅觉味觉障碍，血常规白细胞及淋巴细胞计数正常，新型冠状病毒核酸（+），胸部CT见双肺淡片状影，考虑新型冠状病毒感染诊断。

3. 病情评价 患者自发病以来，无打喷嚏、鼻塞，无清水样涕及黄脓涕等症状，鼻部查体无结构性异常，近期无头部外伤史，考虑嗅觉丧失、味觉下降为嗅上皮和/或嗅神经受损导致的感觉神经性嗅觉障碍可能性大、新型冠状病毒感染可能性大。

处置计划（P）

1. 新型冠状病毒感染按照相关流程治疗。

2. 除积极抗病毒治疗原发病，针对嗅觉、味觉障碍，可行鼻窦CT进一步除外外周性嗅觉障碍，适当给予营养神经及嗅觉刺激训练治疗对症。

3. 原发病治愈后，对于嗅觉、味觉障碍，后期需密切复查、随访，对患者进行必要的心理疏导。

（沙 悦）

第三章　急危重症基层管理

第一节　概　　述

有效的现场救治能及时拯救急危重症患者的生命，降低患患伤残率。对急危重症患者进行正确识别和评估、给予恰如其分的救治、及时安全地转诊是基层全科医生必须掌握的重要技能。

一、急危重症的定义

急危重症是指在各种内、外因素的作用下，人体机体正常的生理功能严重受损，引起一个或多个器官功能不全或衰竭，导致生命垂危或死亡的状况。

二、急诊医疗服务体系与院前急救

1. 急诊医疗服务体系（emergency medical service system，EMSS）　是医务人员及时将医疗救治措施送达急危重症患者的身边，不失时机地利用现有的医疗条件和手段，进行初步的紧急救治；在基本生命体征恢复或相对稳定时，抓紧时机将患者紧急转运到就近或有条件的医院的急诊科进一步急救；然后根据病情，收入重症监护病房或专科病房的医疗服务过程。

通常EMSS以更加有效地抢救急危重伤病员为目的，把院前急救、院内急救和重症监护治疗三部分无缝连接起来开展救治。EMSS的流程为：院前急救→120报警→救护车出动→现场救护→运送至医院→生命绿色通道→急诊科（室）或重症监护病房监护或专科病房诊治。

EMSS应具有以下特点：

（1）能为急危重症患者提供及时、连续的急救医疗服务。

（2）院前急救、医院急诊科及重症监护病房既有各自的明确分工，又有密切的联系。

（3）既适用于平时的急诊工作，又适用于大型灾害或意外事故的急救工作。

我国是一个人口众多、疾病负担沉重的国家。随着疾病谱的改变和人口老龄化进程的加快，非传染性疾病尤其是心脑血管病的发病率日趋增高，交通事故、自杀、溺水、中毒、高空跌落等伤害事故和意外灾害也在不断增加，公众对急诊医疗服务的需求日渐增高。此外，随着现代医学对创伤、疾病早期发展影响临床预后认识的深入，医疗技术的快速发展，都要求在创伤后或发病早期快速采取有效的救治，如现场基础生命支持、止血、固定、镇痛、液体复苏、急诊手术、溶栓等治疗。目的是在"黄金时间"内抢救生命，控制病情发展，保护器官功能，争取良好的临床预后。因此，发展急诊医疗服务体系，提高社会和医疗机构急诊医疗水平和急救反应能力十分必要和紧迫。

2. 急救 一般指人们在突然发生急病或遭受外伤时，为抢救生命、改善病况和预防并发症所采取的紧急医疗救护措施。院前急救是指到达医院前急救人员对各种病因所致的危及生命的急症、创伤、中毒、灾害性事故的患者进行现场紧急处理和向医院转送途中的医疗救治全过程，包括现场急救、转送途中的监护及抢救两部分主要内容，是EMSS的重要组成部分。其主要任务就是采用初步急救措施维持患者生命，包括基础生命支持（basic life support，BLS）和基础创伤生命支持（basic trauma life support，BTLS）。

基础生命支持是由一系列连续性评估和急救组成，包括识别突发心搏骤停（sudden cardiac arrest，SCA）、心脏事件、卒中和气道梗阻的表现以及心肺复苏（cardiopulmonary resuscitation，CPR），从而迅速恢复循环和呼吸，维持重要器官氧和血液的供应，维持基本生命活动。基础生命支持可归纳为A、B、C、D，即开放气道（airway，A）、人工呼吸（breathing，B）、胸外按压（circulation，C）、除颤（defibrillation，D）。

3. 心肺复苏 突发心搏骤停是指各种原因所致心脏射血功能突然终止。心搏骤停后即出现意识丧失、脉搏消失及呼吸停止，经及时有效的CPR，部分心搏骤停患者可获存活。CPR是针对呼吸心跳停止的急症危重患者所采取的关键抢救措施，也是抢救生命最基本的医疗技术和方法，包括开放气道、人工通气、胸外按压、电除颤纠正心室颤动或无脉性室性心动过速以及血管活性药物的应用，以重新恢复自主循环的急救技术。院前急救强调时效性，时间与急救结果有十分重要的关系。脑组织在常温下只能耐受缺血缺氧4分钟，进行CPR后可以延长至20分钟。早期除颤（即5分钟以内的除颤）可以提高存活率。

4. 院前急救 作为EMSS的重要组成部分，对其技术指标的质控可以提高急救医疗服务质量。院前急救的技术指标包括以下内容：

（1）院前急救时间

1）急救反应时间：是从接到求助电话到救护车抵达伤病现场的平均时间。急救反应时间受通信、交通状况、急救人员数量、车辆配置、急救站点分布、急救半径等因素的影响。国际目标要求为5～10分钟。

2）现场抢救时间：是急救人员在现场对伤病员救治的时间。现场抢救时间要视伤病员情况是否允许安全转运而定，也根据是否急需送往医院接受关键性治疗的要求而定。

3）转运时间：即从现场到医院的时间，往往取决于交通状况、有能力接受危重伤病员医院的分布等因素。

（2）院前急救效果：除上述影响急救反应时间的因素外，急救设施的配备、急救人员的急救技术水平、院前急救系统的管理水平以及标准化急救流程的实施都会影响急救的实际效果，如院前心搏骤停的复苏成功率常作为评价急救效果的主要客观指标之一。

（3）院前急救需求：人们对院前急救的需求能否满足取决于救护车数量和分布、120对急救电话的反应以及急救人员的素质等。对突发公共卫生事件或灾害事故的紧急救援能力也是衡量满足需求的重要指标，同时要求急救医疗机构与其他救援机构的相互协调。

5. 全科医生在院前急救中的作用 我国院前急救任务主要由急救中心或急救站来完成。全科医生首先到达现场急救是社区急救中最重要的一个环节。社区卫生服务中心处于城市医疗机构的最基层，而社区是接触急救和突发事件的最前沿。如果现场抢救能够迅速、敏捷和正确地开展，就可以赢得救治时机，挽救生命。目前，我国提倡社区全科医生先予现场救治，边抢救边联系上级综合医院，将急救患者以最快的速度转至上级综合医院。急危重症社区救治网络建设是第一时间抢救患者生命的保证。

社区全科医生熟悉辖区内居民的健康状况及地理环境。在接到求救信息时，全科医生可以及时提供现场急救，称为社区急救。它是院前急救的延伸，具有及时、便捷、连续、综合等优势。其主要任务是在急救中心或急救站医护人员到达现场前，为急危重症患者提供初步救治措施，维持患者生命体征，为急救中心专业人员到达现场及院内救治争取宝贵的时间和抢救机会。

院前急救工作是一项多医学专科相融合的临床知识与技能，目前全科医生掌握急救知识及技能水平参差不齐，社区急救工作的开展需要对社区医务人员进行相关急救知识与技能的培训，并在辖区居民中普及心肺复苏术等急救知识，共同提高识别、救治急危重症患者的能力。社区医疗和社会医疗保障体系离不开全科医学的完善和发展，而急诊医学是全科医学的重要组成部分。应探索在有限条件下识别和处理危重急症的方法，努力提高抢救成功率和处理危重急症的水平。

三、急危重症患者的常见病因和死因

（一）急危重症患者的常见病因

急危重症患者的病因错综复杂，常见的有以下几种：

1. 呼吸衰竭 急性与慢性呼吸衰竭，根据血气分析结果分为Ⅰ型呼吸衰竭（单纯低氧血症）、Ⅱ型呼吸衰竭（同时伴有二氧化碳潴留），见于重症肺炎、慢性阻塞性肺疾病急性加重期等。

2. 心力衰竭 如急性左心衰竭、右心衰竭、全心衰竭和泵衰竭（心源性休克）等，可见于心肌梗死、风湿性心脏病等。

3. 肾衰竭 急性和慢性肾衰竭，多见于肾小球肾炎、肾病综合征。

4. 脑功能衰竭 昏迷、脑水肿、脑疝形成、严重脑挫裂伤等，见于卒中、代谢性疾病。

5. 肝衰竭 如肝性脑病、严重出血倾向等，可见于急性重症肝炎或慢性肝硬化、肝功能失代偿期等。

6. 休克 由各种原因所致的循环功能衰竭，最终共同表现为有效循环血容量减少、组织灌注不足、细胞代谢紊乱和器官功能受损的一组综合征。休克可分为创伤性、失血性、感染性、心源性、过敏性、神经源性休克等类型。

据统计，急危重症患者常见前五位病因是：创伤、心脑血管疾病、呼吸系统疾病、消化系统疾病和中毒等，心脑血管疾病和创伤是院前急救两大主要救助对象。

（二）急危重症患者的常见死因

急危重症患者常见的前五位死因是：心脑血管疾病、创伤、呼吸系统疾病、中毒和消化系统疾病等。

（三）常见急危重症

心搏骤停、窒息及呼吸困难、大出血及休克、昏迷、胸痛、晕厥及腹痛等是常见的急危重症。

了解急危重症患者的常见病因和死因，掌握常见急危重症的识别与急救技能，有利于社区急危重症急救工作的顺利开展以及提高院前急救水平。

四、急危重症患者的社区现场急救程序

急危重症患者的发病原因错综复杂，而且病情复杂多变，在急救工作中很难立即明确诊断。急救人员需要掌握急诊处理临床问题的思维方法和解决问题应遵循的急诊流程，把重点放在立即抢救生命、稳定病情上。急症抢救有很强的时限性，要尽可能减少院前和/或院内医生救治时间的延误。"黄金时间"强调从致伤、发病之时起计算时间，缩小时间窗。及早识别急危重症，遵循急救基本程序尽早开展救治工作，提高急救成功率。只有维持患者生命体征稳定，才能赢得明确诊断和针对病因治疗的时机。抢救流程应遵循救命优先的原则。

任何急危重症均可适用的急救基本流程（图3-1-1）如下：

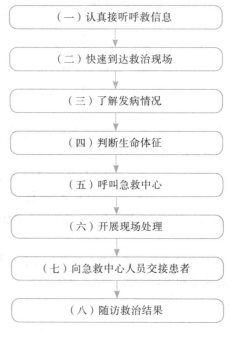

图3-1-1 急救基本流程图

1. 评估气道、呼吸、循环（A、B、C），判断有无生命危险，有危险立即抢救。

2. 评估患者病情严重程度。

3. 根据病情采取相应的救治措施。

4. 救治中继续观察病情变化，边救治、边观察、边诊断，重复评估治疗效果。

（一）认真接听呼救信息

接听呼救信息是开始进行院前急救的前提。准确的呼救信息能使急救人员对患者的危急情况作出正确的初步判断，是进行院前急救的重要基础。急救人员应认真接听呼救有关信息，除了详细了解急危重症患者所处的位置、有无明显的地面标志物之外，对患者此次发病时间、发病过程、危重程度、既往病史等有初步了解，为开展救治工作做好人力、物质等准备。

（二）快速到达救治现场

时间是救治工作的基本要素。及早到达现场开展救治工作有利于控制急危重症患者的病情，提高救治率、降低致残率及死亡率。但救治人员在赶往现场的过程中，亦须注意交通安全，以防意外，耽误救治时间。到达现场后，首先要确定现场有无威胁患者和急救者安全的因素，如有应及时排除。

（三）了解发病情况

到达救治现场要尽快了解患者可能的发病原因，将有利于进一步救治处置。

例1：患者，男性，78岁，有高血压、高脂血症史10余年。1年来反复活动后胸闷发作。心电图示心肌缺血改变。30分钟前在小区快步走时突然感到心前区剧烈压榨性疼痛，伴大汗淋漓，随后跌坐在地上。诊断应考虑冠心病、急性心肌梗死的可能。

例2：患者，男性，45岁，在家中熬夜看足球赛时突发头痛，迅速发生意识丧失。诊断应考虑急性出血性卒中的可能。

（四）判断生命体征

生命体征是评价生命活动存在与否及其质量的指标，是用来判断患者的病情轻重和危急程度的指征，是机体内在活动的反映，是衡量机体状况的可靠指标。生命体征包括体温、脉搏呼吸和血压等。全科医生到达救治现场要尽快评估者的生命体征。

1. 意识　了解患者的意识状态，有利于判断患者病情的严重程度。可一边用力拍患者的肩膀，一边大声呼唤："某某，你怎么了？"如果患者对声音、动作等外界刺激毫无反应，提示病情危重。突然昏迷患者的病情危重要高度重视；而神志清晰患者的病情相对较轻，也有利于进一步了解发病情况。

2. 循环功能　呼之不应的患者要快速判断颈动脉的搏动情况；血压渐进性下降的创伤患者需要考虑失血性休克，警惕有无内出血。

3. 呼吸功能　迅速（<10秒）判断有无呼吸停止和气道阻塞。可将耳贴近患者鼻腔，倾听有无气流进出，同时观察胸壁有无上下起伏活动。如有自主呼吸，应了解呼吸频率、节律、深浅、有无发绀及三凹征、有无端坐呼吸等情况。有吸气性呼吸困难，应注意有无上呼吸道阻塞，如异物或喉头水肿；潮式呼吸见于严重的缺氧缺血性脑病、严重心脏

病、尿毒症患者；点头样呼吸见于濒死状态；间歇呼吸见于脑炎、脑膜炎、颅内压增高等情况。

4. **瞳孔变化** 注意患者瞳孔变化。颅脑损伤及危重患者瞳孔对光反射迟钝，严重者可有瞳孔不对称或散大状态。

5. **注意出血和伤口** 对于创伤患者，要初步了解受伤情况，以便进一步处理。

（五）呼叫急救中心

在了解患者的基本情况后，应及时向急救中心呼救，重点说明患者现在所在的位置、有无明显标志物、患者的病情及需要解决的问题。有利于引导救护车快速到达现场，对患者进一步救治和转运。

（六）开展现场处理

一旦发现脉搏消失，应立即进行胸外按压、开放气道和人工呼吸；有条件时，进行电除颤；尽早建立静脉通道（详见本章第二节）。

血压是生命体征的重要标志。血压过高，应注意高血压急症等，适时进行降压处理；血压过低，应注意有无休克等情况。创伤患者给予必要的止血、包扎及固定，尽早开通静脉通道等。中毒患者应尽快撤离中毒区域。口服中毒的患者应及时进行催吐或洗胃术及导泻等，排除毒物及减少吸收。急救人员需做好自身保护，以防中毒。

现场救治需根据患者的具体情况进行处置，不能千篇一律。因此，急救人员需要充分掌握急救知识和技能，做好急救药物及器械等的准备，保持随时应急救治的状态，接到呼救后迅速到达现场，开展院前急救工作。

（七）向急救中心人员交接患者

当院前急救中心人员到达现场后，全科医生应及时提供患者发病时间、发病过程、危重程度、既往病史和用药情况、过敏史、已采取哪些救治措施、目前病情及转运需要注意的问题等，以便于下一步的转运、监护及救治工作。

（八）随访救治结果

院前急救后，应进一步了解患者转运到哪个医院进行救治、处置后的结果如何等，以便不断总结经验，提高救治水平。

五、急危重症患者基层管理对全科医生的基本要求

急危重症患者的基本病因可以归类为两大类：原有基础疾病急性发作所致，如冠心病、哮喘等；或为意外伤害所致，如交通事故、火灾或溺水等。全科医生开展急危重症患者管理就是对患者可能发生的危及生命情况进行相应的准备，以便应对急危重症的救治工作。其目的是降低急危重症的发生率、提高救治成功率、降低致残率和死亡率。

（一）制定现场救治预案

现场急救是一个拯救生命的系统工程，通常由急救前、急救中、急救后转运患者等环节构成，而且环环相扣。针对可能发生的、不同的急危重症患者的情况，全科医生要认真做好现场救治预案。制定预案一定要切合实际，并结合本社区的特点。群体突发事

件的救治预案一定要责任到人，如指定现场指挥者、明确医护分工等，防止忙乱状况的发生，提高急救效率。并强调定期开展急救演练，以保证救治预案在实际救治工作中发挥更为积极有效的作用。

（二）掌握辖区的基本信息

1. 居民的健康信息　建立社区居民的健康档案并及时更新，便于掌握居民的健康信息，尤其是慢性病患者的健康信息，对于急危重症现场急救的评估会有帮助。例如，糖尿病患者发生昏迷，糖尿病病史可以缩小昏迷病因的鉴别诊断范围，首先考虑是高血糖或是低血糖所致的昏迷，可以及时进行血糖的监测加以鉴别，为进一步的救治提供依据。

2. 地理分布情况　全科医生的工作地点就在社区。他们非常熟悉所辖区域的地理环境。在接到求救信息时，全科医生能迅速到达现场，开展救治工作。

3. 所辖区域的工厂情况　了解所辖区域的工厂的生产情况，为可能发生的意外伤害做好预案，如所在区域有化学工厂，全科医生应为可能发生的化学中毒等情况做好预案。同时，全科医生应加强相关知识和技能的学习，做好救治前的准备工作，做到有备无患。

（三）加强疾病管理，防治并发症

急危重症患者从上级医院转回社区后，全科医生应详细了解患者在上级医院的诊断及治疗过程、目前治疗方案和注意事项等，为患者制定一套切实可行的健康管理计划，防止各种急慢性并发症的发生。

对病情较重但不便住院诊治的、行动不便的患者，全科医生可设立家庭病床，进行随诊。全科医生应密切观察病情变化，及时予以相应的处理。当患者发生急危重症时，须及时转上级医院进行诊治。

（四）开展健康教育，防止意外伤害，提高急救意识和能力

应对慢性病患者进行如何加强控制危险因素和合理、规范用药的健康教育。

我国已进入老年社会。由于脏器功能衰退、反应慢、活动能力差等因素，老年人是最容易受到意外伤害的群体。全科医生应重视对老年人发生意外伤害的教育与保护，减少意外伤害对老年人不利影响。在进行防控意外伤害教育时，可以通过生动的案例开展健康教育，提高居民对意外伤害、事故的防控意识和方法。

（五）推广现场急救知识

在现场救治中，强调"时间就是生命"。由于发现急危重症患者的"第一目击者"可能不是医生，因此，应该对群众加强现场急救知识的普及，尤其是CPR知识的普及培训，提高社区居民对急症的急救能力，对发生的急危重症患者及时进行现场救治，为进一步挽救患者的生命争取宝贵的时间。

六、健全急救网络管理

随着人民对健康保障要求的不断提高，缩短呼救反应时间、较大程度减少患者的"无治疗期"已是急救工作中亟待解决的问题。目前，我国的城市急诊医疗服务体系和急

诊急救网络建设虽已形成一定的规模，但要达到相对完善还有许多方面需要协调、改进。除了医疗技术水平以外，实施急救工作的各级组织机构能否高质量、高效率地完成各种危急病员的抢救工作，在很大程度上也决定于其科学管理水平。在区域急救指挥中心的领导下，承担院前急救与医院抢救的各医疗机构必须组成上下相通、纵横相连、布局合理的急救网络。急诊医疗服务体系需要完善运行机制，制定急诊抢救规划，加强科学管理。各部门、各单位认真履行各自的职责，加强部门间的合作，落实现场急救、转运途中急救和医院内各方面的各种急救措施，才能有效地提高急救医疗服务质量，及时有效地抢救急危重症患者，保护人民群众的生命安全。

1. 做到急救工作网络化　急救网络建设是"生存链"中的组织保障和基础。只有充分利用和发挥三级网作用，合理布局急救网络，才能保证急救通道畅通。在最短的时间内获得准确的求救信息，迅速派出相应的医学急救力量以最快反应时间投入有效的救治，并在动态医学监护下，利用先进的交通工具，将患者安全转运到医院接受进一步的全面救治。

2. 完善各项规章制度，急救流程简单化　制定完善的规章制度，加强危重患者院前、院内急救绿色通道建设，使急救流程科学、简明。从现场急救、运输途中的病情观察、持续救护到院内的后续治疗各步骤相互衔接，使患者入院后即可得到迅速的治疗，使整个急救过程快速、准确、高效。

3. 做到急救人员专业化　执行急救任务人员的业务技术水平直接关系到伤病员的安危，是影响急诊医疗服务体系质量的重要因素之一。急救医疗工作涉及的范围广泛，包括各科的急症、院外各种环境下的医疗救护、灾害和灾难医学、创伤医学、中毒急救学、危重症医学、危重症监护等，内容极其丰富。这要求现场救治者拥有丰富的急救知识、正确的判断能力、熟练的急救技能以及较强的应急能力。因此，需指派有经验的主治医师以上的人员对救护人员进行急救技术的培训，提高他们的急救水平及应急能力。

4. 建立演练制度　为保证在遇到突发事件时各项措施能够得到及时、有效的落实，各级部门应结合各自职责，进行有组织、有计划、有重点、多层次、多形式、多方面模拟演练，扎扎实实地掌握紧急救治的基本功，并注意做好演练和竞赛的总结工作，以利提高。

5. 物资储备充足　各单位要定期检查物资状况，保证需要时能够迅速投入使用。

（王　健）

第二节 猝 死

一、猝死的定义

猝死是指平素身体健康或貌似健康的人因潜在性疾病（器质性或非器质性）而发生的急速、非暴力性意外死亡，即意外、突然、非人为因素的自然死亡。患者可以是无病史的"健康人"，或者是虽然患有疾病但病情稳定、病情不会导致死亡者。而心脏性猝死是指急性症状出现1小时内发生的、以意识丧失为特征、由心脏原因导致的自然死亡，死亡的时间与形式都在意料之外。

二、猝死的特点

1. 死亡急速　WHO规定为症状出现后24小时内死亡，但大多数猝死者死亡常发生在出现症状后数分钟或更短暂。

2. 出人意料　由于貌似健康者突然发生死亡，出人意料，故猝死者的死因易引起人们的怀疑。

3. 死因　系潜在的疾病或功能障碍所致。

4. 可有亦可无诱因。

三、猝死的诱因

1. 精神因素　是猝死最常见的诱因之一，如激动、愤怒、紧张、恐惧。

2. 疲劳　是猝死常见的诱因。但有时属于正常运动量的活动，如爬山、洗澡、性生活等，亦可成为有潜在疾病者猝死的诱因。

3. 暴饮暴食　可能诱发冠心病猝死。

4. 日常生活活动　如解大便、打喷嚏等，有时也可成为猝死的诱因。

四、流行病学

全世界每年约有1 700万例心血管疾病相关的死亡，其中25%是心脏性猝死。70.0%～87.8%的猝死发生在院外，如家庭、公共场所。

心搏骤停的死亡率非常高。据美国心脏病协会2017年心脏疾病及卒中统计报告，院外心搏骤停经急救系统治疗或目击者心肺复苏的患者的出院生存率分别为11.4%及37.4%；院内心搏骤停患者的出院生存率为23.8%，其中86.5%猝死患者出院后可维持较好神经功能。

目前，心脏性猝死的发生率难以精确统计。精确的发生率只能经设计严密的前瞻性、流行病学的研究后获得，而目前多数国家心脏性猝死的总人数与发生率均属回顾性分析与估计的结果。据估算，美国院外心搏骤停发生率为每年110.8例/10万人，每年心脏性猝死的总人数约30万。院外心脏性猝死患者的中位年龄为65岁，35岁以上的人群中，心脏性猝死的年发生率为0.1%~0.2%。欧洲的发生率与美国相似。根据"中国心脏性猝死流行病学调查"估算，中国心脏性猝死发生率为每年41.8例/10万人。这一发生率虽低于欧美国家，但我国心脏性猝死的每年总人数为54.4万人，位居全球各国之首。

各国资料表明，心脏性猝死的发生率大体随冠心病的患病率而变化，通常是男性较女性高发，并随年龄增长而增加。绝经后女性的冠脉事件危险性增加，心脏性猝死的危险也随之增加，逐渐与男性持平。在青年与中年人群中，男性心脏性猝死的发生危险是女性的4~7倍。我国的流行病学资料显示，男性心脏性猝死的年发病率为10.5/10万，女性为3.6/10万，与国外资料相近。

五、猝死的病因和发病机制

各种器质性心脏疾病、离子通道疾病或心肌电活动异常以及严重电解质或酸解平衡紊乱、严重心肌缺血或心力衰竭加重、严重应激或情绪波动均可能诱发恶性心律失常或急性血流动力学改变而导致心搏骤停。10%~15%猝死者有结构性心脏病，包括心脏瓣膜病、心肌病、先天性心脏病、病毒性心肌炎以及高血压心脏病。缺血性心脏病是导致心脏性猝死最常见结构性心脏病。大约50%心脏性猝死发生在无已知心脏病患者，但多数患有隐性缺血性心脏病。另外10%的心脏性猝死由其他原因引起，包括心脏破裂、心脏压塞、急性左心衰竭等。几项小样本猝死患者尸检资料表明，我国心脏性猝死的病因依次为冠心病（45%~50%）、扩张型或肥厚型心肌病（20%）、风湿性心脏病（15%）、高血压心脏病（10%）等。而小儿猝死的主要病因依次为结构性心脏病、原发性心电疾病（如长Q-T间期综合征）、获得性心脏病、继发性肺动脉高压、先天性心脏病术后等。

90%的心脏性猝死因心律失常所致，其中，80%由快速性心律失常（室性心动过速、心室颤动）导致的，20%由缓慢性心律失常导致的。室性心律失常被认为是猝死的主要原因。自主神经系统在猝死的发生中起着重要作用，交感神经的过度兴奋、迷走神经功能的低下是导致心室颤动或室性心动过速的重要原因之一。对于心脏性猝死，低钾血症的作用也不应低估。据报道，约50%的心脏性猝死经复苏成功的生还者存在低钾血症。

虽然不同猝死患者的发病机制未必相同，但是多种触发因素被确认对心脏性猝死有直接影响。这些触发因素包括血小板血栓形成、心肌氧需求量突然增加、自主神经调节变化、冠状动脉痉挛、心脏传导系统变化、心肌对缺血敏感性增高以及其他已知或未知因素。年轻猝死患者的发病机制可能是这些触发因素，但也可能是这些猝死患者存在先天性畸形或心脏传导系统病理性变化。在35岁以下族群中，14%猝死患者是因为冠状动脉的反常活动所致，而另一个常见的病因是病毒性心肌炎，其他病因包括主动脉破裂、左心室肥厚等；而在35岁以上族群中，高达75%~80%的猝死患者是由冠状动脉疾病所致。

六、诊断

心搏骤停时，患者突然意识丧失，可伴抽搐，心音消失，颈动脉搏动触不到，血压测不出；呼吸断续，呈叹息样，随后停止；昏迷，瞳孔散大；可有室性心动过速、心室颤动、电机械分离和心脏停搏等心电图表现。

七、鉴别诊断

1. **癫痫发作**　发作时，患者也会突然倒地、双眼上翻、意识丧失、四肢抽搐等。甚至由于患者的肢体抽动，心电监测时也可能出现类似室性心动过速或心室颤动的干扰波形，给诊断带来困难。但癫痫患者多可自行苏醒，仔细听诊时可发现心音存在，大动脉搏动也可扪及。

2. **非心脏性猝死**　猝死由心脏以外的其他基础疾病（如严重哮喘、喉头水肿、急性脑血管意外、严重失血等）导致时，患者的心率、血压在发病早期时仍可存在。这时需结合患者具体情况鉴别。

八、猝死的干预

猝死的干预策略包括：一是强调预防，尤其针对猝死高危人群的预防；二是及早救治，时间就是生命。既往资料表明，在心脏性猝死的各种有效防治措施中，最有效的措施包括植入型心律转复除颤器（implantable cardioverter defibrillator，ICD）、自动体外除颤器（automated external defibrillator，AED）、β受体阻滞剂应用以及猝死现场及时的心肺复苏。

心搏骤停发生时，应以最快速度进行现场心肺复苏（CPR）及抢救治疗。

（一）猝死现场的CPR

心跳一旦停止，必须现场立即进行CPR。心搏骤停发生后4分钟内为抢救最佳时机。无论何种原因猝死，如及时发现，在其发生的最初4分钟内给予及时、有效的CPR，仍有救治成功的可能。2015年美国心脏协会CPR指南强调"早CPR"和"早除颤"，并指出4分钟内成功被救者，存活率可达32%。如果患者得不到及时抢救，4~6分钟后，便会造成颅脑和其他器官组织无可挽回的损害。

心脏性猝死80%发生在家中或公共场所。针对猝死发生的这一特征，公众自动体外除颤技术应运而生。最初认为，AED是一个专业性强、技术含量高的治疗措施，只有医务人员才能使用。但现代AED使用方法日趋简单，未受过或仅受过有限培训的非医务人员都能正确使用。《2022 ESC室性心律失常患者管理和心脏性猝死预防指南》推荐，在心搏骤停高发地点（如学校、运动场馆、大型车站、娱乐场所、赌场）或者无法获取其他除颤方法的地点（如火车、大型邮轮、飞机）应配备除颤器。

若在院外或无除颤设备的地方，应立即呼救，然后迅速开始徒手CPR；若在院内或有除颤设备的地方，发现有心搏骤停患者，应迅速获取除颤器，符合除颤指征者立即除颤。若同时有2人在场，可1人先行心肺复苏，等待另1人获取除颤器，力争使患者在最短时间内得到最有效的救治措施。除颤器可降低60%心脏性猝死的风险。复苏成功后，建议由急救车紧急转诊至上级医院进一步诊治，再根据病因给予相应的处理。

（二）猝死的药物治疗

《2022 ESC室性心律失常患者管理和心脏性猝死预防指南》指出，室性心律失常的治疗首先要治疗基础疾病。除β受体阻滞剂外，目前已知的抗心律失常药物都不能有效地预防心脏性猝死，仅适用于某些心律失常易患者的辅助治疗。β受体阻滞剂能有效降低心脏性猝死的风险为40%～65%。此外，其还能减少缺血事件，减少心肌梗死发生率，并能降低再梗死的发生率，同时又是心力衰竭治疗的基础用药。指南就室性心动过速给出了药物治疗建议，包括胺碘酮、β受体阻滞剂等。同时亦指出，胺碘酮可减少室性心律失常再发。若植入ICD后的患者出现反复ICD电击，推荐联用胺碘酮和β受体阻滞剂。

（三）安装ICD

根据现代医学对猝死的认识，可将人群分为猝死的高、中、低危三个亚组。猝死高危者需用ICD预防心脏性猝死，疗效肯定，证据充分。已有充分令人信服的证据表明，ICD治疗可降低33%患者的猝死。资料表明，在一级预防中能使患者猝死的危险性降低28%。与其他治疗方法相比，ICD植入使心脏性猝死的相对风险降低67%。猝死高危患者包括猝死生还者已发生过心脏性猝死，因及时抢救而幸免罹难，其一年内再发猝死高达47%。ICD常用于这组人群猝死的二级预防。因此，ICD在猝死的一级与二级预防中都有肯定的应用价值。

（四）患者筛查与随访

对已有冠心病、心肌梗死、心肌病、心脏瓣膜病以及心力衰竭的患者要加强管理，全面评价病情，并密切监测，定期行心电图、24小时动态心电图监测，发现有恶性室性心律失常应及早处理，并告知患者如有黑矇、晕厥先兆等症状时及时就诊。有心功能明显异常的患者应按照相应指南给予治疗。

指南强调应尽早诊断可能导致心脏性猝死的疾病。心电图、动态心电图、超声心动图均适用于已知或可疑患有室性心律失常者的无创评估。冠状动脉造影和电生理检查可作为有创评估手段。如患者有血运重建指征，应酌情给予行经皮冠状动脉介入治疗或冠状动脉旁路移植术。推荐对有心律失常相关症状心肌梗死后患者、可疑心动过缓或心动过速心律失常导致晕厥患者行电生理检查。

随访期间应注意患者的血压、血糖、血脂、肝肾功能、电解质、脑钠肽的监测和心电图、超声心动图和24小时动态心电图检查等，明确心功能状态及心律失常发生情况。通过定期随访，及时发现问题并处理，减少主要心血管不良事件，改善患者预后。

九、猝死的高危人群

一项猝死人群回顾性研究结果表明，仅有1/3的猝死罹难者生前被医学确定为猝死高危者。这些人生前就医时，已检出了冠心病（急性心肌梗死、不稳定型心绞痛）、严重的心律失常、心功能下降等；还有1/3猝死患者生前也就过医，也检测出一定的异常，但这些异常对猝死的预警属于低预测性，属于非特异性标志，因而被认定为是猝死低危或中危者；另有1/3的猝死患者生前无任何不适而从未就医，猝死是其首发临床事件。这项研究结果充分说明，无论理论还是实践，目前医学在一般人群中筛选与识别猝死高危个体的能力仍十分有限，也无法识别出先前没有心血管病症状和体征的患者是否将会发生心脏性猝死，尚无公认的预测心源性猝死的风险评分系统。

患者存在冠心病、心肌病、心肌炎、瓣膜病等心血管疾病、曾接受过心脏支架植入手术或冠状动脉旁路手术、心力衰竭、室性心律失常、既往曾发生过猝死的病史，其未来猝死的发生率将比一般人群增加5～10倍。有广泛心肌损害，如心脏增大、左室功能受损、心电图提示有左心室肥厚以及房室传导阻滞时，猝死的风险可增大8～10倍。冠心病患者血运重建后猝死的发生率为1%～6%。患者同时兼有几种疾病，尤其伴有左室射血分数<40%，甚至<30%时，其未来发生猝死的概率将进一步增加。这些都是心脏性猝死的高风险人群。识别出高危患者并及时进行干预，可减少猝死的发生率。推荐在相关疾病患者或心脏性猝死患者亲属中进行相关筛查，以便可以对亲属中猝死的高危患者进行早期诊断、干预和治疗。

十、猝死的预防

学者已提出若干能预防心脏性猝死的治疗方法，包括抗心律失常药物、β受体阻滞剂、抗血小板药物的应用，冠状动脉旁路移植术和心脏外科手术。已经确认的有三种预防方法：

1. 急性心肌梗死后，β受体阻滞剂治疗在2年以上。
2. 因心室颤动导致心脏停搏的患者立即给予实施紧急心肺复苏。
3. 心绞痛患者应选择性地进行冠状动脉旁路移植术。

但是，应用这些方法中的任何一种方法来治疗，其救活的人数都不多。也没有证据证明，长期应用目前所用的抗心律失常药物可以影响慢性心脏病患者心脏性猝死的发生率。

一级预防：加强对各类心血管疾病危险因素的管理，保持健康生活方式。积极治疗基础疾病，如行冠状动脉血运重建（经皮冠状动脉介入治疗或冠状动脉旁路移植术）；纠正心功能不全；维持正常水、电解质及酸碱平衡；使用指南推荐的针对心肌梗死、心肌病和心力衰竭等的二级预防药物；当发现左心室射血分数≤35%或陈旧性心肌梗死患者出现明显室性心律失常时，及时转诊上级医院进一步诊治，评价是否有安装ICD的指征。

二级预防：减少心搏骤停发生的方法是做好高、中危患者的二级预防。已有冠心病、心肌病、心肌炎、心脏瓣膜病、任何原因导致的心力衰竭、高血压、糖尿病、高脂血症等疾病的患者应在医生指导下积极并规范服药治疗，保持健康生活方式。如患者曾出现过心搏骤停且抢救成功，或患者在急性心肌梗死48小时以后出现持续室性心动过速，有强烈的安装ICD指征，应转上级医院进一步评价。同时积极治疗原发病，加强抗心律失常药物，如β受体阻滞剂或胺碘酮等治疗，减少恶性心律失常的发生。

我国心脏性猝死的总人数居世界之首，猝死的多项有效防治工作水平与世界水平差距较大，仍需全社会各界力量不断提高重视程度与精诚合作，防治心脏性猝死任重而道远。

（王　健）

第三节　呼 吸 困 难

呼吸困难是指患者主观感到空气不足、呼吸费力，客观上表现呼吸运动用力，严重时可出现张口呼吸、鼻翼扇动、端坐呼吸甚至口唇发绀，辅助呼吸肌参与呼吸运动，并且可有呼吸频率、深度与节律的改变。急性呼吸困难为临床常见的症状之一，占内科急症的10% ~ 15%。呼吸困难不但影响患者的生活、学习或工作，严重时甚至危及生命。

一、呼吸困难的鉴别诊断

引起呼吸困难的原因主要为呼吸系统疾病、心血管系统疾病、中毒、血液系统疾病和神经精神疾病。患者对呼吸困难程度的描述可能各不相同，基层全科医生应尽快判断患者的生命体征，并根据患者的病史、查体及相关的辅助检查作出初步诊断，进行相应的处理。

常见呼吸困难的鉴别见表3-3-1。

表3-3-1　常见呼吸困难的鉴别

诊断	临床特点	辅助检查
上呼吸道阻塞	感染性疾病：冬、春季节多发。起病前患者常有上呼吸道感染症状。可引起急性喉炎、喉头水肿 非感染性疾病：多见于刺激性化学气体吸入、药物或食物过敏以及误吸入异物等 主要表现为：咽痛、声音嘶哑、异物阻塞感；以吸气性呼吸困难为主，可有三凹征，伴高调吸气性喉鸣音	喉镜检查：可明确喉部异物的吸入或喉部肿瘤等 血常规检查：细菌感染性疾病有白细胞计数增高，中性粒细胞百分比增高 微生物学检查：可明确感染的病原体
气管、支气管阻塞	常见于气管、支气管异物，肿瘤或外压性狭窄，主要表现以吸气性呼吸困难为主 突然呛咳、呼吸急促。气管、支气管肿瘤缓慢起病，可伴有咯血。气管、支气管外压性呼吸困难，见于胸部肿瘤或甲状腺手术后出血等	胸部X线片、胸部CT检查：可发现病灶或肺不张，有助于诊断 支气管镜检查：有助于确诊及处理

诊断	临床特点	辅助检查
慢性阻塞性肺疾病	呼吸困难是常见的就诊原因之一。有慢性咳嗽、咳痰史，活动时或急性加重时出现呼吸困难。随着病情发展，肺功能减退，即使在休息时，呼吸困难亦难以缓解 主要表现以呼气性呼吸困难为主，即呼气费力、呼气缓慢、呼吸时间延长，常伴有呼气期哮鸣音	肺功能测定：FEV_1/FVC 是评价气流受限的敏感指标。即在吸入支气管舒张剂后，FEV_1/FVC<70% 可确定存在气流受限并且不能完全逆转
支气管哮喘	多在儿童或青少年起病，反复发作喘息、气急、胸闷或咳嗽。症状发作多与接触变应原、冷空气、物理性刺激、化学性刺激、呼吸道感染或运动等因素有关 发作时两肺可闻及散在或弥漫性哮鸣音，以呼气性呼吸困难为特征	支气管激发试验：FEV_1 降低≥20% 支气管舒张试验：FEV_1 增加≥12%，且绝对值增加≥200ml PEF变异率≥20%
气胸	自发性气胸起病急，胸部突感疼痛，继之呼吸困难创伤性气胸有明确的胸背部外伤史 医源性气胸多见于在胸背部进行穿刺或封闭治疗等，误伤肺脏 肺部听诊呼吸音减弱或消失	胸部X线片：可以明确诊断。发现合并胸腔积液，应警惕血气胸
胸腔积液	感染性胸腔积液常见结核性胸膜炎、脓胸等，常有感染中毒症状（如发热等） 非感染性胸腔积液见于癌性胸膜炎、胸部外伤及低蛋白血症等 呼吸困难与胸腔积液量有关，积液量越多，呼吸困难的症状越明显	胸部X线片及超声检查：可以明确有无胸腔积液及积液量 胸腔积液检查：进行胸腔积液分析、微生物、病理细胞等检查，有利于明确胸腔积液的原因
肺炎	感染性肺炎以细菌感染多见。其他可见于病毒感染、支原体、真菌、衣原体及原虫等感染。患者常有发热、咳嗽、咳痰、肺部湿啰音及实变体征等，重症肺炎患者可危及生命 非感染性肺炎的原因包括放射性损伤、刺激性化学气体或胃酸的吸入等 肺部受损的面积越大，则呼吸困难的程度越重	胸部X线片：可发现病灶的部位、范围等 痰液检查：有利于明确感染的病原体，指导进一步治疗
肺结核	由结核分枝杆菌所致 呼吸困难多见于干酪性肺炎和大量胸腔积液患者。患者可伴有咳嗽、咳痰、咯血、胸痛及发热、盗汗、消瘦等全身症状	胸部X线片，痰液、胸腔积液检查：有助于诊断

第三章 急危重症基层管理

诊断	临床特点	辅助检查
肺栓塞	主要表现为：不明原因的呼吸困难，胸痛、晕厥、咯血、咳嗽及心悸等。如临床同时出现呼吸困难、胸痛及咯血，应警惕是"肺梗死三联征"	胸部X线片：肺动脉高压及右心扩大征，肺动脉阻塞区域的肺纹理变细、稀疏或消失 肺动脉造影术：是确诊肺栓塞的经典方法
心源性呼吸困难	主要由于左心和/或右心衰竭引起，尤其左心衰竭时呼吸困难更为严重 心肌炎、心肌病导致心肌收缩功能明显减退，心包炎导致心包大量积液致心脏压塞，使心脏舒张受限，可发生呼吸困难	胸部X线片：肺水肿时可见肺门影扩大、Kerley B线等 心电图：了解有无心肌梗死、心律失常等 心脏超声检查：了解心脏结构及其功能
中毒性呼吸困难	代谢性酸中毒：出现规则而深长呼吸，可伴有鼾音，为酸中毒大呼吸。糖尿病酮症酸中毒患者呼出的气体有烂苹果味；尿毒症酸中毒者，常有明显贫血、水肿等 某些药物、化学毒物可能引起呼吸困难	代谢性酸中毒：血气分析、血糖、肾功能检查 吗啡类药物中毒：胃液、尿液及血液等标本的毒物检测 有机磷农药中毒：血液胆碱酯酶活力下降 一氧化碳中毒：血液碳氧血红蛋白含量增加 急性乙醇中毒：血液酒精浓度测定

注：FEV_1.第1秒用力呼气容积；FVC.用力肺活量；PEF.昼夜呼气峰值流速。

【案例分析】

患者王某，男性，67岁，因"反复咳嗽、咳痰15年，伴呼吸困难2年，再发加重1日"来就诊。

15年前起出现反复咳嗽、咳痰，每年秋冬季持续咳嗽、咳痰3个月，痰为白色，量不多，近2年出现活动后呼吸困难，休息后能部分缓解，1日前受凉后出现症状再发并加重，咳嗽次数明显增加，咳黄脓痰，痰量多，伴明显气急，但无发热，无胸痛，无咯血，无双下肢水肿。有吸烟史30年，每日平均吸烟20支，无饮酒史。起病后，患者未重视，未治疗。

体格检查：体温37℃，脉搏104次/min，呼吸26次/min，血压130/74mmHg，神志清晰，口唇发绀，咽峡部稍充血。轻度桶状胸，肋间隙稍增宽，双肺叩诊清音，两肺可及散在哮鸣音和湿啰音。心率104次/min，律齐，各瓣膜听诊区未闻及杂音。腹部（-），双下肢无水肿。轻度杵状指。

辅助检查：

血常规：白细胞$12×10^9$/L，中性粒细胞百分比80%。胸部X线片：两肺纹理紊乱、增多。末梢血氧饱和度80%。肺功能检查：FEV_1/FVC 65%，FEV_1 1.8L，占预计值55%。

1. 以上临床资料有以下特点

（1）老年患者，男性，反复咳嗽、咳痰15年，每年发病持续3个月，连续2年以上，近2年出现活动后呼吸困难。1日前症状再发并加重。吸烟30年。

（2）口唇发绀，轻度桶状胸，肋间隙稍增宽，双肺可及散在哮鸣音和湿啰音。轻度杵状指。

（3）血常规：白细胞$12×10^9$/L，中性粒细胞百分比80%。胸部X线片：两肺纹理紊乱、增多。末梢血氧饱和度：80%。

（4）肺功能检查：FEV_1/FVC 65%，FEV_1 1.8L，占预计值55%。

（5）无粉尘接触史，无过敏性疾病史。

2. 诊断　根据该患者的病史、症状、体征及辅助检查结果特点，诊断应考虑为：慢性阻塞性肺疾病（COPD）。COPD的诊断是根据吸烟等高危因素史、临床症状和体征以及肺功能检查的结果综合分析确定的。不可逆的气流受限是COPD诊断的必备条件。进一步应做动脉血气分析，心电图等检查以明确有无呼吸衰竭和肺心病。

3. 鉴别诊断

（1）支气管扩张症：支气管扩张症患者起病年龄较轻，有反复发作咳嗽、咳痰特点，常反复咯血。合并感染时咯大量脓性痰。查体常有肺部固定性湿啰音。部分胸部X线片显示肺纹理粗乱或呈卷发状，高分辨率CT可见支气管扩张改变。

（2）哮喘：哮喘常有家族史或个人过敏史，大都自少年或幼年起病，春秋季节发作，以发作性喘息为特征，发作时两肺布满哮鸣音，支气管解痉剂效果显著。哮喘的气流受限多为可逆性，支气管舒张试验阳性。

（3）肺癌：病程较短，刺激性干咳为主，常有痰血，或原有慢性咳嗽、咳痰性质发生改变，可闻及局限性哮鸣音，胸部X线片和CT检查可发现有占位性病变。痰细胞学检查、纤维支气管镜检查以及肺活检，有助于明确诊断。

（4）硅沉着病（矽肺）：有粉尘接触史，胸部X线片及CT有矽结节，可与COPD鉴别。

二、急性呼吸困难患者的转诊及院前处理措施

（一）急性呼吸困难患者转诊

依据患者生命体征的稳定状态及伴随症状的轻重，未能明确诊断的突发性呼吸困难者首先初步划分为急性严重呼吸困难和急性呼吸困难两类，急性严重呼吸困难需要立即转诊。转诊到专科医院之前，基层全科医生要根据患者临床表现特点作出初步判断并给予相应的院前处理。急性呼吸困难患者的转诊流程见图3-3-1。

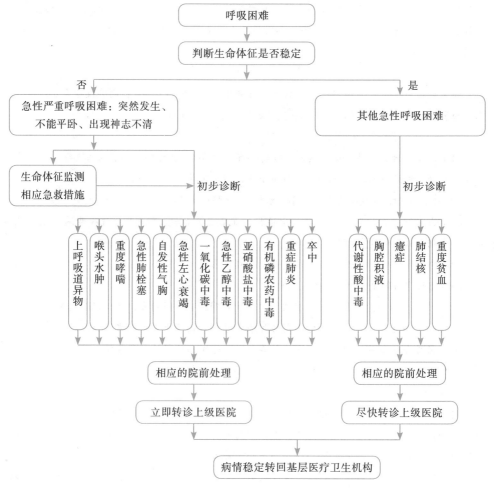

图 3-3-1　急性呼吸困难患者转诊流程图

（二）急性呼吸困难者的院前处理

1. 上呼吸道异物

（1）去除异物：当食物或异物卡住喉部窒息时，患者不能说话、不能呼吸，只会用手放在喉部，此即 Heimlich 征象。人们常用拍打患者背部或将手指伸进口腔去取咽喉异物办法急救，结果不仅无效反而可能使异物更进一步深入呼吸道。

此时应询问患者："你被卡住了吗？"患者如果点头示意，则表示"是的"。即应立即采用进行救治。

1）成年人气道异物梗阻救治的 Heimlich 手法

患者站立位：①抢救者站在患者的背后，用双臂环绕患者的腰部，令患者弯腰，头部前倾；②抢救者一手握拳，将拳头的拇指一侧置于患者胸廓以下和略高于肚脐的上腹部；③抢救者的另一手抓住自己的拳头，快速向上向内冲击患者的腹部。注意冲击力仅限于抢救者手上，不能拳击、挤压胸腹部，亦不能用双臂加压胸腹部；④反复操作，直至异物排出体外。

患者仰卧位：①患者仰卧，抢救者面对患者，骑跨患者的臀部跪下；②抢救者将一只手放在另一只手上，将下手掌的掌心放在患者胸廓以下和略高于肚脐的上腹部；③抢救者快速向上内冲击患者的腹部；④反复操作，直至异物排出体外。

2）1岁以下婴儿气道异物梗阻救治的Heimlich手法：如果是1岁以下婴儿，可骑跨于抢救者的手臂上，其头部低于躯干部。抢救者必须用手托住婴幼儿的下颌和胸部。为了获得额外的支持，抢救者最好将前臂放在大腿上借以支撑。另一手掌掌心在婴幼儿肩胛骨之间迅速地进行4次背部拍击。用力时必须小心，因为婴幼儿背部需要施加的力量要比成人少得多。在进行背部拍击后，救援人员立即将另一只手放在婴幼儿的背部，使婴幼儿夹在抢救者的两手之间，一只手支撑着颈部、下颌和胸部，而另一只手支撑着背部。在继续对头部和颈部提供支持的同时，将婴幼儿转到大腿上，使其头部低于躯干部，在婴幼儿胸廓以下和略高于肚脐的上腹部，快速连续向上内冲击4次。

3）1岁以上儿童气道异物梗阻救治的Heimlich手法：如果患者是1岁以上儿童，由于身体太大而无法跨坐在救援者的前臂上，抢救者会跪在地板上，让患者骑跨在抢救者的大腿上，其头部低于躯干部，背部朝向抢救者。用另一手掌掌心在1岁以上儿童的肩胛骨之间迅速地进行4次背部拍击。这4次背部拍击的力度要比给1岁以内婴幼儿的力度大一些。在头部和背部被支撑的情况下，将1岁以上儿童孩子翻转到地板上，在婴幼儿胸廓以下和略高于肚脐的上腹部，快速连续向上内冲击4次。

（2）监测生命体征：监测血压、心率、呼吸频率，监测指氧饱和度。

（3）建立人工气道：发生窒息时，应及时作环甲膜穿刺术或切开术、紧急气管插管开通气道。

（4）吸氧：予鼻导管、面罩给氧以缓解缺氧状况。如果气道完全阻塞则吸氧无效，需要建立人工气道，球囊面罩给氧或呼吸机支持，维持指氧饱和度 >95%。

（5）转诊：在院前急救时，紧急联系上级医院及呼叫救护车。

2. 喉头水肿

（1）脱离致病原：立即使患者脱离致病原，如输注青霉素等药物时突然发生喉头水肿，应立即停止使用青霉素；如因吸入有毒气体，须及时撤离现场。

（2）监测生命体征：监测血压、呼吸、脉搏及心率。

（3）糖皮质激素：地塞米松5～10mg静脉应用。

（4）建立人工气道：如患者出现喘鸣音加重、发声困难、呼吸困难、发绀加重，$SpO_2 \leqslant 85\%$以下甚至出现呼之不应、心搏骤停者，应立即作环甲膜穿刺或切开术（有条件者可行气管插管或切开术），以开通气道，纠正缺氧。

（5）吸氧。

（6）过敏所致喉头水肿：皮下或肌内注射肾上腺素0.3～0.5mg，可每5～10分钟重复给药；若发生心搏骤停，可1mg静脉注射或肌内注射；静脉注射地塞米松5～10mg；

盐酸异丙嗪10mg缓慢静脉滴注（或25mg肌内注射）。

（7）沙丁胺醇气道吸入（严重喘鸣时雾化吸入）。

（8）转诊：呼叫救护车，及时转运至上级医院抢救。

3. 重度哮喘

（1）脱离过敏原：及时撤离已知有过敏原区域，如新装修的房屋、花园等。

（2）吸氧：对不同程度的哮喘患者均可吸氧治疗。可面罩给氧8L/min。

（3）糖皮质激素：是控制哮喘发作最有效的药物，应用甲泼尼龙80～160mg/d；或地塞米松10～30mg/d；或氢化可的松200mg/d静脉滴注。

（4）氨茶碱：5%葡萄糖250ml中加入氨茶碱0.25g，静脉滴注，速度为0.6～0.8mg/（kg·h），每日用量一般不超过1.0g。

（5）吸入β受体激动剂：如沙丁胺醇气雾剂，每喷100μg，每次1～2喷，必要时，4小时重复。

（6）补液：补液可以起到稀释痰液的作用，成人每日补液量2 000～2 500ml。

（7）化痰：盐酸氨溴索针每次15mg，每日2次，肌内注射；或30～60mg/d，加入补液中，静脉滴注。

（8）监测生命体征：密切注意患者的病情变化和血气分析，尤其是及时发现有无气胸发生。

（9）转诊：在积极抢救的同时呼叫120紧急转往上级医院。

4. 急性肺栓塞

（1）卧床：绝对卧床休息；保持大便通畅，避免用力。

（2）监测生命体征：密切监测血压、心率及呼吸变化，随访动脉血气。

（3）吸氧。

（4）抗凝治疗。

（5）病情危重者立即转诊。

5. 自发性气胸

（1）卧床：绝对卧床休息。

（2）监测生命体征：监测血压、心率及呼吸。

（3）吸氧。

（4）排气治疗：张力性气胸者应及时进行胸腔穿刺术或胸腔闭式引流术作排气治疗。

（5）立即转诊。

6. 急性左心衰竭

（1）体位：取半卧位或坐位。

（2）氧疗：先通过50%～70%乙醇湿化瓶后吸入氧气，消除气道泡沫。高流量鼻导管或面罩给氧（8L/min）。

（3）吗啡：每次5～10mg，静脉缓慢注射。必要时每间隔15分钟重复1次，共2～3次。

（4）快速利尿：呋塞米每次20～40mg，静脉注射。4小时后可重复1次。

（5）血管扩张药：酌情选用硝普钠、硝酸甘油或酚妥拉明注射液静脉滴注。

（6）洋地黄：未使用过洋地黄的患者可选用毛花苷C（西地兰）静脉注射，首剂每次0.4～0.8mg。注意对新发的急性心肌梗死、二尖瓣狭窄所致的肺水肿和流出道梗阻的心力衰竭患者不宜使用。

（7）监测生命体征：密切监测血压、心率及呼吸。

（8）转诊：在院前处理同时紧急联系上级医院及呼叫急救车。

7. 一氧化碳中毒

（1）脱离中毒环境：将患者转移至空气新鲜处，但救治者需做好自身防护。

（2）氧疗：高浓度吸氧。

（3）监测生命体征：密切监测血压、心率及呼吸，必要时气管插管。

（4）防治脑水肿。

（5）促进脑细胞代谢。

（6）转诊：立即转诊进行高压氧舱治疗。

8. 有机磷农药中毒

（1）脱离中毒环境：患者撤离中毒环境，去除被污染衣物，清洗污染皮肤。

（2）迅速清除毒物：将患者撤离中毒环境，去除被污染的衣物，清洗污染的皮肤。口服者予以催吐或用清水洗胃。

（3）紧急复苏：保持呼吸道通畅，吸氧。心脏停搏行体外心脏按压复苏等。

（4）胆碱酯酶复活剂：早期、足量应用，从而恢复乙酰胆碱酯酶的活性。

（5）抗胆碱能药：与乙酰胆碱竞争胆碱受体，阻断乙酰胆碱的作用。应早期、足量及维持足够的时间，尽快达到"阿托品化"。

（6）监测生命体征：密切监测血压、心率及呼吸。

（7）立即转诊。

9. 急性乙醇中毒

（1）防止误吸：急性乙醇中毒者可能发生呕吐，须注意防止误吸造成窒息或肺部感染。

（2）监测生命体征：密切监测血压、心率及呼吸等变化，随访心电图。

（3）保持呼吸道通畅，吸氧。

（4）加速乙醇在体内氧化：5%葡萄糖注射液1 000ml，加入普通胰岛素10～12U，静脉滴注。注意低血糖反应。

（5）解毒剂：纳洛酮每次0.4～1.2mg，缓慢静脉注射，有助于缩短昏迷时间，保护大脑功能。

（6）维持水电解质酸碱平衡。

（7）转诊：病情严重者应立即转诊。

10. 亚硝酸盐中毒

（1）清除毒物：口服者予以洗胃、导泻。

（2）监测生命体征：密切监测血压、心率及呼吸等变化。

（3）吸氧。

（4）解毒剂：亚甲蓝（美兰）1～2mg/kg加入25%葡萄糖注射液20～40ml，缓慢静脉注射10～15分钟。

（5）维生素C：葡萄糖注射液中加入维生素C 1～2g，静脉滴注。

（6）转诊：有条件时立即转诊。

11. 重症肺炎

（1）吸氧。

（2）监测生命体征：密切监测血压、心率及呼吸等变化，随访血气分析。

（3）抗感染治疗。

（4）转诊：有条件时立即转诊。

12. 卒中

（1）防止误吸：颅内高压者可能呕吐，注意防止误吸造成窒息或肺部感染。

（2）监测生命体征：密切监测血压、心率及呼吸等变化。

（3）有低氧血症者予吸氧，维持氧饱和度>94%。

（4）降低颅内压：20%甘露醇125～250ml，静脉滴注，必要时6～8小时重复。

（5）控制血压。

（6）改善脑血循环。

（7）使用神经保护剂。

（8）转诊：有条件时立即转诊，以明确病因，制定进一步治疗方案。

13. 胸腔积液

（1）吸氧。

（2）胸腔穿刺引流胸腔积液。

（3）转诊：尽快转诊上级医院以明确病因，针对病因进行治疗。

14. 代谢性酸中毒

（1）吸氧。

（2）纠正酸中毒：5%碳酸氢钠注射液100～250ml，静脉滴注。

（3）转诊：有条件时尽快转诊以明确病因，制定进一步治疗方案。

15. 急性心肌梗死

（1）卧床休息。

（2）监测血压、呼吸、心率和心电图变化。

（3）面罩给氧6L/min。

（4）建立静脉通道。

（5）阿司匹林300mg嚼服。

（6）硝酸甘油0.3mg舌下含服。

（7）吗啡5～10mg皮下注射，必要时1～2小时后再注射一次，以后每4～6小时可重复应用。

（8）转诊：立即呼叫120转诊至有溶栓条件的上级医院。

16. 急性过敏反应

（1）面罩：给氧6～8L/min。

（2）肾上腺素：0.3～0.5mg（1∶1 000）皮下注射，每5～10分钟可重复皮下或静脉注射。

（3）激素：甲泼尼龙40～80mg/d；或地塞米松5～10mg/d；或氢化可的松200mg/d静脉滴注。

（4）监测血压、呼吸、心率，建立静脉通道，必要时气管插管。

三、呼吸困难患者的基层随诊

全科医生须详细了解转回基层的患者在上级医院诊断、诊疗经过、目前的治疗方案、出院后需注意的问题，为患者制定切实可行、个性化的健康管理计划。

（一）支气管哮喘

支气管哮喘（简称哮喘）病因尚不明确，可能受到遗传因素和环境因素双重影响。哮喘发作常有一定的诱发因素，如接触过敏原（花粉等）或精神紧张等。有些患者哮喘发作与季节变化有关，如春秋季节易发作，此种情况可能与春秋季花粉较多有关。

通过基层健康教育和管理，掌握哮喘的防控措施，可以减少发病次数，提高疗效，控制病情的进展，改善患者的生活质量，减少医疗费用支出。

【教育与管理的方法】

1. 建立健康档案　为初诊哮喘患者建立健康档案。详细了解并记录相关信息，如发病和诊疗情况、过敏史及家族史等。尽量找出具体的促（诱）发因素以及避免诱因的方法，如减少过敏原吸入，避免剧烈运动，忌用诱发哮喘的药物等。

2. 健康教育　举办多种形式的健康教育活动，如哮喘科普讲座、哮喘患者交流防治哮喘的经验体会等，教会患者识别哮喘发作先兆，教会患者在哮喘发作时进行自我处理的方法；正确使用平喘药；鼓励患者记录哮喘日记，定期进行肺功能检查，通过长期、规范的治疗有效地控制哮喘。

3. 共同参与　在对哮喘患者进行教育与管理过程中，全科医生应当与患者建立相互信任的医患关系，并且尽可能取得患者家属的支持与帮助，协同做好管理工作。要使患者及家属相信：长期、规范的治疗可以有效地控制哮喘。

4. 定期随访　定期全科门诊复诊，评估患者的病情及药物治疗效果。

（二）慢性阻塞性肺疾病（COPD）

COPD稳定期的管理目标是：缓解症状，改善运动耐量和健康状况，防止疾病进展，减少病死率。

【教育与管理的方法】

1. 建立健康档案　为COPD患者建立健康档案。

2. 健康教育　提高患者与有关人员对COPD的认识及自我管理的能力，加强预防措施，维持病情稳定，减少反复加重，提高生命质量。提高患者咳嗽、咳痰的认识，促进分泌物清除，教会患者进行缩唇呼吸、腹式呼吸锻炼等。

3. 营养支持　应达到理想体重，同时避免摄入高碳水化合物和高热量饮食，以免产生过多的二氧化碳。

4. 戒烟　减少烟雾对呼吸道的刺激和尼古丁等有毒物质对呼吸道的损害。

5. 家庭氧疗　极重度COPD患者应长期家庭氧疗，流量1～2L/min，每日吸氧持续时间>15小时。

6. 注意保暖，加强锻炼　加强锻炼，如快步走、太极拳等，增强体质，提高对外部感染的抵抗能力。避免患者到人群集中的场所活动；减少受感染的机会。

7. 及时就医　教育COPD患者呼吸困难加重时，应及时就诊，给予调整药物治疗方案。

（三）气胸

自发性气胸可分为原发性或继发性。原发性自发性气胸患者无基础肺部疾病，常规胸部X线片检查多无异常发现，但解剖学发现患者可有胸膜下肺大疱存在，多在肺尖部，原因尚不清楚，可能与炎症或发育等有关，胸部CT检查有助于发现胸膜下肺大疱。继发性自发性气胸常见于既往患有肺部基础疾病（如COPD等）的患者，由于肺部疾病引起气道阻塞，肺大疱形成。

肺大疱及脏胸膜破裂是自发性气胸发生的病理基础。任何突然增加气道压力的情况均有可能造成肺大疱及脏胸膜破裂导致气胸。由于存在多个肺大疱，因此气胸有复发性。鉴于肺部血管丰富，肺大疱破裂时如同时损伤肺部血管，可能引起血气胸，须注意识别。

【教育与管理的方法】

1. 建立健康档案　为气胸患者建立健康档案，写明气胸的诊疗经过、目前情况及注意事项。

2. 健康教育　对气胸患者及家属讲解气胸的发病原理、诱发因素、症状、处理方法及日常生活和工作中需注意的事项。

3. 戒烟　减少烟雾对呼吸道的刺激和尼古丁等有毒物质对呼吸道的损害。

4. 避免突然增加气道压力活动　搬运重物、剧咳、屏气等均可增加肺内压，导致肺大疱破裂，产生气胸，应加以避免。

5. 及时就医　如突然发生胸痛、呼吸困难时，应及时就诊。

6. 手术治疗　反复发生气胸者可考虑手术切除肺大疱。

（四）胸膜炎

结核性或肿瘤性胸膜炎较为常见。临床主要依据病因，进行随访。

【教育与管理的方法】

1. 建立健康档案　根据患者病情建立健康档案，注明治疗方案及随访内容。

2. 健康教育　根据患者个人具体情况对患者及家属讲解胸膜炎的病因、诱发因素、症状、处理方法及日常生活、工作中需注意事项。

3. 督导治疗　对患者要进行治疗督导，如结核性胸膜炎患者的抗结核治疗要规范、足量等。

4. 胸腔积液检查　依据患者病情，酌情对患者定期进行胸腔超声检查，了解胸腔积液的情况。

5. 营养支持

6. 心理疏导　无论是何种病因的胸腔积液治疗，病程均较长，肿瘤性胸腔积液患者更是如此，且预后较差，常给患者及家属带来相当大程度的精神负担。全科医生应积极开展心理疏导，调动一切积极因素与疾病抗争。

7. 上级医院回访　病情稳定则按照上级医院的计划进行回访，病情变化应及时回访以调整治疗方案。

（五）急性肺栓塞

未经治疗的肺栓塞病死率为25%～30%。全科医生要加强对危险因素的监控。

【教育与管理的方法】

1. 建立健康档案　为已经确诊的急性肺栓塞患者建立健康档案。

2. 健康教育　进行肺栓塞病因、防治方法的教育，积极控制诱发因素。

3. 抗凝治疗　依据上级医院的处理方案，对患者进行抗凝治疗监督，并定期复查凝血指标。

4. 上级医院回访　病情稳定则按照上级医院的计划进行回访，病情变化应及时回访以调整治疗方案。

（六）心力衰竭

心力衰竭是呼吸困难较为常见的原因。患者常有明确的基础心脏疾病史。

【教育与管理的方法】

1. 建立健康档案　为已经确诊的急性心力衰竭患者建立健康档案，根据不同的病因进行监控。

2. 健康教育　对发生急性心力衰竭的患者及家属进行健康教育，讲解心力衰竭的诱发因素、症状、处理方法；指导患者在心功能稳定期如何饮食、如何运动，以及日常生活、工作中需注意的事项。

3. 控制感染　感染（尤其是肺部感染）是心力衰竭常见的诱发因素。增强体质，注意保暖，采取中西医结合等方法，增强患者机体的免疫功能，提高对外部感染的抵抗能力。避免患者到人群集中的场所活动，减少受感染的机会。

4. 心理疏导　做好心理疏导，控制情绪，避免狂喜或暴怒等激烈情绪变化。

5. 上级医院回访　病情稳定则按照上级医院的计划进行回访，病情变化应及时回访以调整治疗方案。呼吸困难大多数是由患者自身基础疾病急性发作所致。控制原发疾病、稳定健康状况可以减少呼吸困难的发病次数，缓解呼吸困难的程度，提高生活质量。

（王　健）

第四节　意识障碍和昏迷

意识障碍是指人对周围环境及自身状态的识别和察觉能力出现障碍，临床可分为觉醒度下降和意识内容变化两方面。昏迷是最严重的意识障碍，主要是指大脑皮质和皮质下结构发生高度抑制的一种状态，临床上表现为意识完全丧失，运动、感觉和反射等功能障碍，以及任何刺激均不能被唤醒。

一、意识障碍和昏迷的识别

（一）分类

意识障碍按觉醒障碍程度不同可分为嗜睡、昏睡和昏迷三种状态，昏迷按轻重又可分为浅昏迷、中昏迷和深昏迷。

1. 嗜睡　是最轻的意识障碍，主要表现为病理性持续睡眠状态。患者可被轻度的刺激唤醒并能正确回答提问或作出各种反应，但当刺激停止后又很快入睡。

2. 昏睡　昏睡是一种比嗜睡更深而又较昏迷稍浅的意识障碍状态。患者不能自动醒来，仅对强烈或重复刺激可能有短暂的觉醒，对语言无反应或反应不正确，一旦停止刺激又很快陷入昏睡。

3. 昏迷　昏迷是严重的意识障碍。患者对自身及周围环境不能认识，对外界刺激反应很差或无反应，无睁眼运动，无自发性语言运动，生理反射减弱或消失，生命体征可稳定或不稳定。

（1）浅昏迷：指意识完全丧失，可以有较少的无意识自发动作。患者对周围事物及声音刺激全无反应，对强烈刺激如疼痛刺激可有回避动作及痛苦表情，但不能觉醒。吞咽反射、咳嗽反射、角膜反射以及瞳孔对光反射仍然存在。生命体征无明显改变。

（2）中昏迷：指对外界的正常刺激均无反应，自发动作很少。患者对强刺激的防御反射、角膜反射和瞳孔对光反射减弱，大小便潴留或失禁。此时生命体征已有改变。

（3）深昏迷：指对外界任何刺激均无反应，全身肌肉松弛，无任何自主运动。眼球固定，瞳孔散大，各种反射消失，大小便多失禁。生命体征已有明显改变，呼吸不规则，血压或有下降。

（二）意识障碍

分为意识模糊和谵妄状态。

1. 意识模糊　主要表现为严重的思维混乱，可伴有定向障碍、幻觉、妄想、焦虑等。

2. 谵妄状态　又称急性精神错乱状态，表现为觉醒水平差，定向力障碍，注意力涣散，以及知觉、智能和情感等方面发生严重紊乱。

二、意识障碍和昏迷的诊断

意识障碍和昏迷是常见急症之一。全科医生对意识障碍和昏迷患者的诊断步骤：首先需要明确是否存在意识障碍和昏迷以及意识障碍和昏迷的类型和程度，进而作出相应病因学和定位诊断。如果情况允许，还应尽快进行相应辅助检查。意识障碍和昏迷的诊断要求具有清晰的诊断思维、缜密全面的体格检查、及时合理的辅助检查和丰富的临床经验。

1. 首先判断是否为真性意识障碍和昏迷　排除木僵、闭锁综合征、晕厥、精神抑制状态。

（1）木僵：常见于精神分裂症，患者不食、不动，对强烈刺激亦可无反应，可伴有蜡样屈曲、发绀、流涎、低体温、尿潴留等。

（2）闭锁综合征：表现为除能睁眼、闭眼、眼球垂直活动外其余运动功能全部丧失，但意识清醒不受影响。

（3）精神抑制状态：常见于癔症或剧烈精神创伤后，表现为突然对外界刺激毫无反应，可伴有呼吸紧促或屏气，双目紧闭或急速轻眨，瞳孔对光反射灵敏，四肢伸直、屈曲或乱动，神经系统检查无阳性体征。

2. 确定意识障碍和昏迷的程度及生命体征是否平稳　昏迷程度用Glasgow昏迷评分评估。生命体征如果不稳定立即进行院前急救。

3. 明确意识障碍和昏迷的病因　可导致中枢神经系统损伤的因素都可以引起意识障碍和昏迷。引起意识障碍的潜在原因可分为3类：①中枢神经系统的主要疾病，如卒中或脊髓膜炎、癫痫发作等；②全身性代谢性疾病导致中枢神经系统功能受损（心、肝、肾重要器官衰竭），导致内源性毒素产生；③外源性毒素的产生，如全身严重感染、药物或毒物。

常见意识障碍和昏迷的病因鉴别见表3-4-1。

表3-4-1 常见意识障碍和昏迷的病因鉴别

诊断	临床特点	辅助检查
脑出血	中年以上，活动时或情绪激动时突然发病，有头痛、呕吐、失语、昏迷，伴有偏瘫，有高血压史	头颅CT、腰椎穿刺脑脊液检查
蛛网膜下腔出血	突感剧烈头痛、呕吐后立即昏迷，昏迷时间较短、程度较浅，安静或活动时均可起病，有脑膜刺激征，任何年龄都可发病	头颅CT、腰椎穿刺脑脊液检查、脑血管造影
脑栓塞	突发抽搐、偏瘫、失语、昏迷。有心脏病史，有心房颤动或长骨骨折史、血管内介入治疗栓子来源病史	头颅CT、心电图
脑梗死	中年以上，静息状态下或睡眠中急性起病，一日至数日内出现局灶性脑损害的症状和体征，有动脉硬化史	头颅CT、MRI
流行性脑脊髓膜炎	急性起病、高热、剧烈头痛、呕吐、皮肤出血点、昏迷、有脑膜刺激征，冬春季节发病	血常规、脑脊液检查
结核性脑膜炎	有结核中毒症状，头痛、呕吐等逐渐昏迷，有脑膜刺激征，有结核病史或接触史	胸部X线片、脑脊液检查
乙型脑炎	上呼吸道感染样症状、高热、头痛、呕吐、抽搐、逐渐昏迷，夏秋季发病	脑脊液检查
低血糖昏迷	心悸、出汗、无力、面色苍白、昏迷，有糖尿病病史，有饮食不当史或胰岛素用量过大	血糖、尿常规
糖尿病酮症酸中毒	饮酒或感染后出现恶心、呕吐、脱水征，呼吸深大、有烂苹果味，昏迷，有糖尿病病史	尿常规、尿酮体、血糖、血酮体、血气分析
一氧化碳中毒	冬季发病，口唇呈樱桃红色、面色潮红	血中碳氧血红蛋白测定
肝性脑病	意识混浊和精神错乱，手呈扑翼样震颤，严重时出现肝性昏迷，有肝病史	肝功能、脑电图
尿毒症脑病	精神症状、抽搐、不自主运动和昏迷，有慢性肾功能不全的病史	肝肾功能、血气分析
硬膜下血肿	头痛，逐渐出现无欲状、性格改变等精神症状或者意识混浊。可有头部外伤史	头颅CT

[案例分析]

患者，男性，82岁。咳嗽、咳痰伴发热3日，呕吐、神志淡漠半天，家属陪同到社区卫生服务中心就诊。患者既往糖尿病23年，余无其他肝肾及癫痫病史。

全科医生首先观察到患者神志淡漠、无力、嗜睡状态，由家属搀扶入诊室。立即安排患者平卧。

全科医生：您好！您感到哪里不舒服？

患者及家属：3日前受凉咳嗽、咳痰、发热，近半天没精神、没力气、呕吐。

全科医生：痰是什么颜色？有黄痰和咯血吗？发烧有发冷吗？体温最高多少？有胸痛吗？有腹痛腹泻吗？吐的什么东西？看病了吗？

患者及家属：咳嗽时有白痰伴少量黄痰，无咯血及胸痛，体温最高38.7℃，没看病，以为感冒买了消炎退烧药，服后出汗体温可降至正常。无腹痛腹泻，呕吐物为胃内食物。

全科医生：呕吐时往外喷吗？是否有头痛和抽搐？

患者及家属：无外喷的呕吐，无头痛及抽搐。

全科医生：有尿频、尿急、尿痛吗？

患者及家属：出汗多，尿得少，无尿频、尿急、尿痛。

全科医生：既往有高血压、糖尿病等慢性病吗？

患者及家属：没有高血压，但糖尿病20多年了。

全科医生：糖尿病怎么治疗的？经常测血糖吗？

患者及家属：刚得糖尿病的时候吃口服药，未规律服药，一直控制不好，近4年开始打胰岛素，也是时断时续，有时候还忘记，也未规律地测量血糖。

全科医生：近期怎么用的胰岛素？

患者及家属：这3天吃饭不好，没打胰岛素。

全科医生：平时睡眠好吗？服催眠药吗？自己用煤气做饭吗？

患者及家属：平时不用服催眠药，不用自己做饭。

全科医生：那我先给你检查一下并做一些化验好吗？

患者及家属：好的。

【分析信息】

患者老年男性，近3天受凉后出现咳嗽咳痰和发热，无尿频、尿急、尿痛等，无胸痛及咯血，无腹痛及腹泻，故考虑上呼吸道感染可能，是否存在肺炎待进一步检查明确。患者急性起病，无慢性咳嗽咳痰病史，故暂不考虑慢支、支扩等引起的咳嗽。

患者既往有糖尿病病史，本次上呼吸道感染后食欲减退，自行停止胰岛素注射，近半日出现呕吐、神志淡漠，会有多种可能性；但患者既往无肝病、肾病、心血管疾病及胆囊炎等病史，神志改变可能为感染和胰岛素用药不规律诱发糖尿病酮症酸中毒或糖尿病高渗性昏迷，同时也不排除低血糖昏迷、低血容量或感染性休克。不考虑药物和一氧化碳中毒引起的意识障碍。

该患者起病急，病情变化快。属于重症，体格检查的同时应特别重视生命体征。

查体：体温38.2℃，脉搏116次/min，呼吸26次/min，血压100/70mmHg，神志淡漠，懒言，对问题可简单回答；深大呼吸，皮肤干燥，面颊潮红，双肺呼吸音粗，未闻及干湿啰音，心率116次/min，律齐，腹软，剑突下轻压痛，无反跳痛和肌紧张，肝脾肋下未触及，双下肢不肿。肌力正常，肌张力下降，病理反射未引出。

辅助检查：白细胞计数$18.7×10^9$/L，中性粒细胞百分比88.5%，血红蛋白150g/L，血小板计数$266×10^9$/L；尿常规：尿糖（+++）、酮体（+++）。随机指尖血糖25.5mmol/L。

【分析信息】

患者有糖尿病20余年，此次有咳嗽、咳痰等呼吸道症状，同时发热。血常规提示白细胞计数和中性粒细胞增高，存在上呼吸道感染，需进一步拍胸部X线片除外肺炎。同时，由于进食差、呕吐和不规范使用胰岛素，患者意识淡漠、皮肤干燥、呼吸深大并有烂苹果气味，化验尿糖和酮体均阳性，故考虑感染、胰岛素中断和饮食失调、呕吐等综合诱因导致糖尿病酮症酸中毒，可以除外低血糖昏迷、糖尿病高渗性昏迷和感染性休克。

根据患者的病史、体格检查和辅助检查结果，可以初步考虑：

1. 2型糖尿病，糖尿病酮症酸中毒。

2. 上呼吸道感染。

处理计划：

1. 和家属交代病情并转上级医院进一步救治。患者有糖尿病病史，由于目前患者白细胞明显增高，血糖、尿酮体明显异常，患者存在感染和糖尿病酮症酸中毒，可危及患者的生命，建议拨打120转上级医院进一步救治。

2. 转院的同时进行积极院前救治。开放两路静脉通道，一路静脉给予0.9%氯化钠注射液500ml快速静脉滴注，另一路静脉给予胰岛素4～6U/h静脉推注，降血糖治疗。同时选用适当抗生素控制感染。需要强调的是：糖尿病酮症酸中毒治疗中纠正酸中毒的治疗主要是补液和降血糖治疗，不考虑用碳酸氢钠。除非有严重的酸中毒，当血pH≤7.1时用少量的碳酸氢钠注射液静脉滴注纠酸。

三、意识障碍和昏迷院前处理及转诊

（一）意识障碍和昏迷院前处理流程

意识障碍和昏迷患者经初步评估后，均应转入上级医院进一步诊断和治疗。昏迷患者提示病情危重，应直接进入院前急救，同时呼叫120急救车转诊。

（二）昏迷院前急救初步处理

1. 迅速清理呼吸道，保持气道通畅 头部的位置不正确本身就会造成或加重窒息，而昏迷患者咳嗽反射和吞咽反射出现障碍，呼吸道的分泌物、口咽部的呕吐物及其他异物极易堵塞呼吸道。正确的做法是：

（1）迅速松解患者领口，将患者置侧卧位或头偏向一侧，清理口腔内阻塞物包括义齿，必要时用喉镜去除咽喉部异物。这种体位利于口腔内分泌物的引流。

（2）有严重舌后坠的患者可去除枕头，抬起患者颈部，使患者头部充分后仰，下颌前移，使气道保持通畅。

（3）正确使用口咽导管。口咽导管的使用可有效防止牙齿和舌阻塞呼吸道。

对呼吸道阻塞严重而以上方法不能奏效的患者可实施气管插管。

2. 给予氧疗，以纠正脑缺氧 可予鼻导管给氧、面罩给氧等，必要时予以气管插管人工呼吸机供氧。有条件时可行血气分析监测，保持患者血氧分压在80mmHg以上，二氧化碳分压在30～35mmHg，以保证心脏和脑组织的基本供氧。

3. 建立静脉通道，维护循环功能　应尽快开放静脉通道，积极进行液体复苏，保持患者的血容量、血压和心排出量在正常水平，保证脑部的血液供应，开发的静脉也保证了各项抢救治疗药物的给予。休克、心律失常等其他循环障碍要及时予以纠正。昏迷伴有血压高的患者使用降压药物要谨慎，因为昏迷伴血压升高可能是由脑梗死引起的。另一些昏迷伴有血压高的患者（如高血压脑病等）也应注意不可将血压降得过快过低，以免造成脑灌注不足。

4. 迅速控制外伤出血，保护脊髓　若昏迷由外伤性出血休克引起，应迅速控制出血；对可能有脊柱损伤的昏迷患者要尽量减少不必要的搬动，必须搬动时要将患者置于硬板床上，保持头部为中间位为宜，严格禁止弯曲转动患者身体和转动头部，以免造成脊髓进一步损伤。

5. 处理脑水肿，保护脑功能　各种原因引起的昏迷都会合并程度不同的脑水肿，特别是颅内病变所致的脑水肿更为严重，甚至有脑疝发生。常用的脱水药有20%甘露醇250ml快速静脉滴注，合并心脏和/或肾功能不全选用呋塞米。

6. 预防感染，控制高热抽搐　持续抽搐会造成患者呼吸暂停，加重脑缺氧，引起患者脑组织的进一步损害，应立即处理。每隔1～2小时应给患者翻身一次，保持皮肤清洁干燥，必要时留置导尿，预防呼吸道、尿道感染和压疮。高热的患者进行病因治疗的同时，要采用酒精擦浴、冰袋、冰帽等物理降温，将体温控制在37℃左右。

四、意识障碍和昏迷的基层随诊

意识障碍和昏迷患者经上级医院诊治好转后，将会转回基层医疗卫生机构进一步治疗。全科医生应详细了解患者在上级医院的诊治过程、诊断、目前的治疗及需观察问题等，并记录于健康档案中，同时制定基层健康管理计划。

1. 患者教育　全科医生应根据了解到的病情，针对患者存在的问题给予指导。例如：肝性脑病的发生和饮食有极大关系，过量进食海鲜、肉类、蛋类常会导致疾病发生，因此，应反复教育肝硬化患者限制动物蛋白质的摄入，同时教育患者保持大便通畅，防止各种感染，谨慎使用麻醉、镇痛、镇静、催眠等药物。

2. 积极治疗原发病　积极治疗原发疾病是防止再次发生意识障碍的最好办法。高血压、糖尿病患者纳入社区慢性病管理。

除给予相应的药物治疗外，因脑血管疾病或脑组织炎症遗留肢体功能障碍、语言障碍等后遗症的患者的治疗重点是恢复期康复治疗。全科医生应与康复医师配合，给予患者康复治疗的相关知识，并鼓励患者坚持治疗。对长期卧床、吞咽困难、排尿障碍的患者，应指导看护者给患者翻身、叩背、鼻饲、护理留置导尿管等技能，以防发生压疮和呼吸系统、泌尿系统感染。

3. 生活方式干预　为有不良生活方式的患者制定有针对性的干预计划；如针对肥胖患

者，制定限制入量、增加出量的减重计划；针对肺性脑病患者，制定加强膈肌功能锻炼计划；糖尿病患者则给予"五驾马车"（饮食、运动、血糖监测、药物治疗、健康教育）的指导。全科医生还应进行阶段性干预评估，及时更新干预计划，以求取得最大干预效果。

4. 定期监测　因不同疾病需要监测的指标各异，全科医生应为不同的患者制定不同的复诊计划，并督促患者定期复诊。如应用抗血小板药物的患者，应严密观察有无异常出血，询问有无便血、牙龈出血、鼻出血、血尿，检查口腔黏膜、鼻腔、皮下有无出血，定期查尿、便常规，及早发现尿、便隐性出血情况；除监测血压、血糖外，高血压、糖尿病患者还应监测血脂、肾功能、肝功能、心电图、眼底、足背动脉情况等；在应用调脂药治疗前、治疗后，需定期复查肝功能；冠心病患者监测心功能。

（王志香）

第五节　晕　厥

晕厥是由于大脑灌注不足引起的一过性意识丧失，是一种临床综合征，最常由体循环血压一过性的突然下降所致。由于意识丧失会导致姿势性张力丧失，因此晕厥常伴虚脱，患者可能会因晕厥导致的跌倒或其他类型意外（如开车时发生晕厥）而受到继发性创伤。

晕厥的恢复通常完全且迅速，发作很少持续超过1分钟或2分钟。持续时间较长的意识丧失通常并非晕厥或者并非单纯的晕厥，例如，晕厥后合并了头部损伤和震荡伤。很多时候患者和目击者难以估计意识丧失的持续时间，接诊医生需谨慎评估是否为真性晕厥。

晕厥前兆本质上与晕厥是同类症状表现，通常仅持续数秒，患者经常将其描述为"眼前发黑"或"几乎要晕过去"。晕厥的典型前驱症状包括：头晕目眩、异常的冷/热感、出汗、心悸、恶心或非特异性腹部不适、视物模糊或短暂的视野漆黑/全白、听力减退和/或听到异常声音（特别是"嘶嘶"声）或被他人发现面色苍白等。

一、晕厥的鉴别诊断

晕厥是一种短暂性意识丧失。真性晕厥的原因通常分为四类：反射性晕厥、直立性晕厥、心律失常导致的晕厥和结构性心脏疾病导致的晕厥。由于短暂性意识丧失并非都是真性晕厥，因此进行病因分析时，往往需要首先对导致表象性短暂性意识丧失的非晕厥性原因作出鉴别，包括癫痫发作、睡眠障碍（如发作性睡病和猝倒）、意外跌倒或引起创伤性脑损伤（即震荡伤）的其他事故、中毒和代谢紊乱（如低血糖）和部分精神疾病（如转换障碍引起心因性假性晕厥或假性癫痫发作）等。

在晕厥事件恢复、患者血流动力学稳定后，晕厥患者必须明确病因：首先评估是否存在危及生命的晕厥原因，包括心源性晕厥、失血、肺栓塞和蛛网膜下腔出血等；其次要进行晕厥最常见病因的筛查，包括神经心源性晕厥、颈动脉窦过敏、直立性低血压和药物因素等；最后酌情考虑可引起晕厥的其他原因，包括神经性晕厥、精神性晕厥、低血糖、低氧以及心房黏液瘤、多发性大动脉炎、系统性肥大细胞增多症、类癌和全身性过敏反应等罕见病因。

晕厥的病因鉴别见表3-5-1。

表3-5-1 晕厥病因鉴别

诊断	临床特点	辅助检查
心律失常	通常没有预警征象，尤其是缓慢性心律失常。患者可能因晕厥事件而受伤。快速性心律失常患者有时会主诉有心悸。体格检查可发现心律不齐	心电图、24小时动态心电图、超声心动图
重度主动脉瓣狭窄	主动脉瓣狭窄的典型症状为心力衰竭、心绞痛和晕厥。体格检查可能于主动脉瓣区闻及收缩期喷射性杂音，也可能无特异性发现	超声心动图、MRI/CT
肥厚型心肌病	有下列一种或多种症状：劳力性呼吸困难、端坐呼吸、阵发性夜间呼吸困难、胸痛、心悸、晕厥前兆/晕厥、体位性头晕目眩、乏力或水肿，也可无症状。体格检查可正常，或者可及心前区收缩期杂音和/或左室抬举性搏动非特异性异常	超声心动图，必要时心脏MRI，心电图
心脏压塞	可分为急性、亚急性、低压力性（隐匿性）和局部性。急性心脏压塞患者常存在与创伤或心脏操作相关的胸痛、呼吸困难和/或呼吸过速，亚急性、低压力性或局部性心脏压塞患者常出现乏力、呼吸困难、胸痛和水肿。体格检查可能发现窦性心动过速、颈静脉压升高、低血压以及奇脉	超声心动图、心电图、胸部X线片
心房黏液瘤	约80%的黏液瘤起源于左心房，其余大多位于右心房。左心房黏液瘤常见类似二尖瓣梗阻的症状，可有体循环栓塞、神经功能障碍，并常有全身症状，如发热和体重减轻。体格检查常有听诊异常，经典的"肿瘤扑落音"不多见	超声心动图，必要时心脏MRI/CT，血常规、红细胞沉降率、C反应蛋白、心电图等
肺栓塞	临床表现从无症状到休克或猝死不等，血流动力学明显变化的肺栓塞可能出现晕厥。最常见的主诉症状为呼吸困难，其次是胸痛、咳嗽和深静脉血栓表现，以晕厥为主诉症状的病例≤10%。体格检查可能发现呼吸过速，下肢肿胀压痛、可触及条索状物，心动过速，肺内啰音或呼吸音减低，P_2亢进，颈静脉充盈，发热	D-二聚体检测、CT肺血管造影、肺通气灌注扫描、心电图、超声心动图、脑钠肽和肌钙蛋白以及动脉血气分析

诊断	临床特点	辅助检查
重度肺动脉高压	最初表现为劳力性呼吸困难和乏力，随病情进展可出现右心衰竭的症状和体征，例如劳力性胸痛或晕厥、P_2亢进、颈静脉压升高、水肿、右上腹痛、腹水和胸腔积液	超声心动图，应完善相关病因学检查
主动脉夹层	危险因素包括：高龄、男性、高血压、有主动脉瘤以及动脉粥样硬化的危险因素。40岁以下者常有结缔组织病、血管炎、二叶主动脉瓣畸形、主动脉缩窄、Turner综合征、既往主动脉瓣手术、器械操作、创伤、高强度举重或其他锻炼以及使用可卡因。升主动脉受累表现为胸痛，夹层向远端蔓延到左锁骨下动脉出现剧烈背部锐痛或"撕裂"样疼痛。也可伴有晕厥、卒中症状或体征、心肌梗死、心力衰竭或终末器官缺血的其他临床征象（内脏缺血、肾功能不全、肢体缺血和脊髓缺血）	首选CT血管造影，也可经食管超声心动图检查、磁共振血管造影、超声心动图，必要时行数字减影主动脉造影
出血	大量失血，尤其是急性严重出血，可表现为晕厥。潜在病因包括：创伤、胃肠道出血、主动脉瘤破裂、卵巢囊肿破裂、异位妊娠破裂和脾破裂	血常规，胸、腹、盆腔CT，必要时行胃肠镜、CTA等
蛛网膜下腔出血	突感剧烈头痛、呕吐后立即意识丧失，意识丧失持续时间较短、程度较浅。安静或活动时均可起病，有脑膜刺激征	头颅CT、MRI，必要时脑脊液、脑血管造影
低血糖	有糖尿病病史，可有饮食不当史或胰岛素用量过大，表现为心悸、出汗、无力、面色苍白、意识障碍	即刻血糖、尿常规
血管迷走性晕厥	由于神经反射导致体循环低血压，以心动过缓和/或外周血管舒张/静脉舒张为特征，通常呈自限性。年轻患者伴有恶心、面色苍白和出汗等前驱症状，与迷走神经张力增加一致。需排除严重疾病导致的晕厥	心电图、心脏超声、血常规、血糖、头颅CT等
情景性晕厥	咳嗽、吞咽、小便、大便期间或之后即刻晕厥，或在餐后、运动结束后发生的反射性晕厥。需排除严重疾病导致的晕厥	心电图、心脏超声、血常规、血糖、头颅CT等
直立性低血压	自主神经反射受损或血管内容量明显不足以致直立时血压显著下降，下降幅度超过20mmHg或有心率每分钟增加大于20次的反射性心动过速。姿势变化引起症状，包括全身无力、头晕或头晕目眩感、视觉模糊或视野变暗、晕厥等。有些患者无症状。需排除严重疾病导致的晕厥	心电图、心脏超声、血常规、血糖、头颅CT、直立倾斜试验
颈动脉窦综合征	常见原因包括剃须、领口过紧和转头。通过病史可将自发性晕厥症状归因为颈动脉窦的机械操作。表现为头晕目眩或其他原因无法解释的老年患者跌倒。高龄、男性、合并动脉粥样硬化性疾病、既往颈部手术或颈部放疗等危险因素，应提高怀疑程度。需排除严重疾病导致的晕厥	心电图、心脏超声、血常规、血糖、头颅CT、颈动脉窦按摩、联合倾斜试验

诊断	临床特点	辅助检查
药物导致晕厥	多种处方及非处方药物可通过不同机制使患者容易发生晕厥。常见的相关药物包括各类降压药（如钙通道阻滞剂、β受体阻滞剂、α受体阻滞剂、利尿剂等）、硝酸酯类、抗心律失常药、抗感染药（如唑类抗真菌药、氟喹诺酮类、大环内酯类等）、抗精神病药、抗抑郁药和止吐药等。应让患者提供应用的处方药及非处方药的详尽清单，重点询问近期加用的所有新药或近期的剂量调整	心电图、心脏超声、血常规、血糖、头颅CT
精神性晕厥	可见于转换障碍、过度通气、惊恐发作或药物使用障碍等。精神性晕厥常有相关精神心理疾病史，或详询病史有相关临床表现；需要排除其他病因，如惊恐发作通常见于有基础焦虑障碍的患者，发作的持续时间不一（数分钟至数小时），可表现为心悸、呼吸困难、胸痛、晕厥前兆和濒死感，发作过程中患者常出现过度通气、心动过速、出汗和发抖，过度通气偶尔会导致晕厥	心电图、心脏超声、血常规、血糖、头颅CT

【案例分析】

杨先生，72岁。

患者以晕厥1次就诊。患者2小时前无明显诱因出现晕厥1次，晕厥前有心慌，随即出现站立不稳。家人将其扶住，发现唤之不醒，置于平卧位10秒后意识自行恢复。醒后诉对晕厥情况无记忆。无外伤史，无头晕、头痛，无胸闷、胸痛，无恶心、呕吐，无抽搐，无大小便失禁。

既往高血压病史20年，平素血压控制于130~150/70~85mmHg。有心房颤动病史3年，3日前行射频消融术。长期规律服用利伐沙班。有吸烟史50年，社交性饮酒30年。

体格检查：体温36.3℃，呼吸18次/min，脉搏53次/min，血压131/79mmHg，指氧饱和度95%。神清语利，自主体位，结膜、甲床无苍白，颈软，双肺呼吸音清，未闻及干湿啰音。心率87次/min，心律绝对不齐，心音强弱不等，各瓣膜听诊区未闻及病理性杂音。腹软，无压痛及反跳痛。双下肢无水肿。病理放射未引出。查即刻血糖8.7mmol/L。心电图：心房颤动心律，心率87次/min，$V_1 \sim V_5$导联T波低平、倒置。

病例特点：

（1）老年男性，急性病程，以晕厥1次就诊，既往高血压、心房颤动病史，3日前行射频消融术。吸烟史50年，社交性饮酒30年。

（2）脉搏53次/min，指氧饱和度95%，心率87次/min，心律绝对不齐，心音强弱不等。

（3）心电图：心房颤动心律，心率87次/min，$V_1 \sim V_5$导联T波低平、倒置。

通过病史询问及体格检查，首先考虑心源性晕厥可能，应尽快转诊。

鉴别诊断需考虑：

（1）心律失常所致晕厥：患者发病前存在明确心慌症状，既往有心房颤动病史，近期射频消融术后，处于心律活动不稳定时期。查体：脉率＜心率，心律绝对不齐，心音强弱不等，心电图提示心房颤动心律。晕厥的病因首先考虑心源性晕厥。

（2）心脏压塞所致晕厥：患者3日前行心脏手术，不除外操作引起急性心脏压塞。但是患者没有出现急性循环衰竭症状，如血压下降、心率增快、心音遥远、呼吸困难、面色苍白、出汗、颈静脉怒张、奇脉。该患者症状及查体与之不相符，心电图未见明显低电压表现，所以不考虑心脏压塞所致晕厥。

（3）心肌缺血所致晕厥：患者老年男性，高血压病史，吸烟史，存在冠心病危险因素，需高度警惕急性冠脉事件导致的晕厥。但是患者没有胸闷、胸痛，心电图也无明显缺血表现，应密切观察症状体征，监测心电图变化，及时转诊至专科，完善高敏肌钙蛋白和心肌酶谱检查，进一步排除急性冠脉综合征。

（4）血管迷走性晕厥：为晕厥最常见病因，除外上述病因后应考虑其可能性，需要进一步检查明确诊断。

（5）其他原因导致的短暂性意识丧失：患者有短暂性意识丧失史，需要警惕其他原因导致的短暂性意识丧失，如短暂性脑缺血发作、脑出血、蛛网膜下腔出血、癫痫发作、脑干梗死等。目前发作状况不支持，密切观察症状体征变化，必要时进一步完善颅脑CT、颅脑MRI、脑电图等检查。

转诊指征：目前病因仍不明确，不除外后续反复发作，需进一步明确病因。

二、晕厥院前处理及转诊

1. 新出现的晕厥患者　新发晕厥患者均应转入上级医院。

2. 急性起病、诊断不明的危重晕厥患者　应在稳定生命体征的同时紧急转诊。晕厥患者的现场处理包括：

（1）协助患者躺在地上、椅子上或担架上，避免创伤性损伤。必要时移动患者远离任何潜在的外部危险，如高处、水、电线等。

（2）患者保持仰卧位，双腿尽可能抬高以增加静脉回流，促进恢复脑灌注。

（3）评估脉搏和呼吸，区分心搏骤停和晕厥。

（4）观察其他可能有助于确定病因的体征，如苍白、出汗和癫痫发作等。

（5）按需寻求额外援助。

（6）尝试唤醒患者。在患者准备就绪前避免扶起患者，以免再次引起晕厥。

3. 晕厥和疑似晕厥需常规转诊的患者　转诊前应进行全面病史采集、体格检查和心电图评估，以便于初步判断病因倾向并合理转诊至相关专科，如心内科、神经科、消化科或精神科等。

（1）采集详细病史，有助于明确是否为真性晕厥以及晕厥的病因。应询问晕厥发作的次数、频率和持续时间、发作时体位、诱发因素和事件前后相关症状，观察者目击到的表现，以及既往史、用药史和家族史等。

（2）体格检查应首先重点关注生命体征、心血管系统和神经系统体征。

（3）心电图检查对于发现心律失常具有重要意义。有条件者可行超声心动图检查进一步明确结构性心脏病状况。

三、晕厥的基层随诊

1. 所有晕厥患者　所有晕厥患者由医院转回基层医疗卫生机构后，全科医生应详细了解患者在医院的诊治过程、诊断和治疗方案，记录于健康档案中并制定基层随诊计划。随诊中应同时关注患者身体和心理状态，注意引导患者避免过度焦虑或忽视器质性疾病，密切关注患者对于容易引起晕厥的药物的使用情况，注意核实患者对限制驾驶的执行情况。

2. 心源性晕厥患者　应仔细了解心源性晕厥患者的治疗方式、药物可能的副作用或所用装置（如 ICD）使用时需要注意的问题。在随诊中持续关注这些问题，督促并协助患者按专科要求规律随诊。

3. 其他器质性疾病所致晕厥患者（如急性大量出血、肺栓塞、蛛网膜下腔出血、低血糖等）、精神性晕厥患者　随诊时注意检查患者对医嘱的执行情况，及时发现相应疾病治疗过程中的新发问题，及时作出处理，包括及时转诊至专科。

4. 血管迷走性晕厥、情景性晕厥患者　随诊时应关注患者对疾病的认知，进行针对性的宣教，避免患者对疾病的过度担忧，促使患者学会：识别前驱或警示症状并及时采取保护性体位，预防晕厥发生或防止晕厥时跌倒、损伤，例如坐下或最好能够仰卧并抬高双腿，在感觉自己稳定之前不要站起来；避免潜在的触发因素，如长时间站立、用力大小便、应激环境如献血等；及时使用身体等长抗压动作，如交叉双腿并绷紧双腿、腹部和臀部肌肉，或用优势手握住一个物体并用力挤压，或一只手抓住另一只手并用力外展双臂以绷紧双臂的肌肉。

5. 颈动脉窦综合征患者　随诊时应关注患者对预防性措施的了解和执行情况，确认患者能够注意避免对颈动脉窦的意外机械性操作，如突然转动颈部和穿紧领衣物；关注患者是否注意停用或减少使用可能引起低血压的药物，如血管扩张剂。

6. 直立性低血压患者　随诊时应关注患者的容量和用药情况，特别是对于老年、虚弱患者，注意保持有效血容量，核实常见致病药物的使用情况，包括利尿剂、降压药（主要是交感神经阻滞剂）、抗心绞痛药物（硝酸盐类）、α受体阻滞剂以及抗抑郁药。可以进行实用的身体活动相关干预和膳食干预，如教授患者缓慢起身，避免用力、剧烈咳嗽或过热，夜间将床头抬高 10° ～ 20°，适当运动锻炼，减少高血糖生成指数的碳水化合物摄入，适当增加钠盐和水摄入，避免大量进食，避免饮酒，避免餐后立即运动或者突然站立，恰当使用压力袜和束腹带，以及学习身体抗压动作或缩唇吸气、用鼻吸气等呼吸动作。

7. 儿童晕厥患者　随诊中还需要促进患儿家人对晕厥的认识，以便其配合正确处理。儿童晕厥的病因大多不严重，往往是由血管迷走性晕厥引起。但以下情况也可引起儿童晕厥：憋气时间过长，站起来或坐起来时血压下降，药物、毒品或酒精，一氧化碳中毒。

偶尔，儿童晕厥是由危及生命的疾病引起，如严重心脏病、过热或严重过敏反应（即全身性过敏反应）。

（沙　悦）

第六节　急性胸痛

急性胸痛的死亡率较高，如果致命性急性胸痛患者没有得到及时的诊断和处理，患者将在短时间内猝死，是临床上导致死亡的最常见原因。因此，临床上有"胸痛无小事"的共识。

急性胸痛的病因很多，包括心脏、主动脉、肺、食管、胃、纵隔、胸膜及腹腔内脏的疾病都可能引起胸痛。急性胸痛的诊治重点是在最短时间内识别和排除致命性的胸痛病因，并给予及时的紧急处理，保证患者的生命安全。

一、急性胸痛的病因鉴别

急性胸痛的鉴别诊断分为两步：①鉴别是否为致命性急性胸痛；②基本排除致命性急性胸痛后，进行进一步的详细评估，明确急性胸痛的其他病因诊断。

（一）鉴别是否为致命性急性胸痛

通过简短的病史采集和重点的体格检查，鉴别是否为致命性急性胸痛。致命性急性胸痛的6大病因包括：①急性冠脉综合征（acute coronary syndrome，ACS）；②急性主动脉综合征；③肺栓塞；④张力性气胸；⑤心脏压塞；⑥纵隔疾病（如食管气管穿孔、纵隔炎症）。

尤其是前4类疾病更加危重，短时间内没有得到及时的救治，可能会导致死亡。因此，经常被称为四大致死性胸痛。

1. ACS　急性ST段抬高心肌梗死（STEMI）、急性非ST段抬高心肌梗死（NSTEMI）和不稳定型心绞痛。

"急性胸痛患者何时怀疑ACS？"对于主诉急性胸痛、胸闷或呼吸困难的急性胸痛患者，临床医生均应首先考虑ACS的可能。

（1）简要的病史：采集简要的病史进行鉴别。急性心肌梗死的明确诊断主要根据是典型的ACS的胸痛表现和心电图（ECG）。因此病史的采集对于鉴别ACS非常重要。病史的重要内容包括：确认主诉症状、胸痛的特点、病情恶化或缓解因素、重要的相关症状、心血管疾病的既往史或危险因素等。典型的ACS的胸痛表现为急性起病，胸骨后压榨样疼痛，阵发性，每次持续时间5～30分钟，活动后或劳力后加重，可放射到左肩、左上臂，也可以放射到颈部和下颌，伴有出汗或恶心呕吐、濒死感。如果心绞痛表现为以下3种情况，可考虑为不稳定型心绞痛甚至需要警惕急性心肌梗死的可能：

1）静息时心绞痛，一般持续时间超过20分钟。

2）新发心绞痛。

3）心绞痛逐渐加重（发作次数增加、持续时间更长或与既往相比更轻的劳累就可诱发心绞痛）。

尤其需要注意的是：糖尿病、老年、女性、体弱等患者常表现为"不典型"症状，如胸痛很轻或甚至没有胸痛，只有胸闷、呼吸困难或无力等。

（2）进行有侧重点的体格检查：体格检查应包括评估生命体征是否稳定、排除其他致命性急性胸痛病因的体征（如张力性气胸）。

（3）12导联心电图：12导联心电图可为初始诊断和治疗提供重要依据。所有急性胸痛患者都建议心电图检查，而且疑诊冠状动脉缺血的患者均应在到达医院后10分钟内行12导联心电图检查。

ACS典型的心电图表现为：

1）STEMI：相邻两个或两个以上的肢体导联ST段抬高≥0.1mV，相邻两个或两个以上胸前导联ST段抬高≥0.2mV，或新发生的左束支传导阻滞。

2）NSTEMI或不稳定型心绞痛：心电图可能没有变化，或只表现为ST段压低。

3）不稳定型心绞痛：心电图提示两个连续肢体导联上新出现ST段水平型或下斜型压低≥0.05mV（0.5mm）和/或T波倒置≥0.1mV（1mm）伴高大R波或R/S>1。

对任何有显著ACS风险的患者，在初始评估阶段都应完成以下步骤：

如果第一次心电图没有ACS的表现，但是临床上仍高度怀疑胸痛患者的病因是ACS，应间隔15～30分钟复查心电图。

（4）急性心肌损伤标志物：疑似ACS患者必须连续监测急性心肌损伤标志物包括高敏肌钙蛋白、心肌酶谱。

2. **急性主动脉综合征** 包括主动脉溃疡、主动脉血肿、主动脉夹层和主动脉破裂的临床综合征，临床表现为：

1）突发胸背部或腹部疼痛，呈锐痛、撕裂痛和/或撕扯痛。

2）无脉（没有近端肢体或颈动脉搏动）和/或血压差（左右臂之间血压差>20mmHg）。

3）胸部X线片显示纵隔和/或主动脉增宽。

急性主动脉综合征患者临床表现非常多样：只有疼痛约31%；只有脉搏变化、血压差或三种特征任意组合约≥83%；只有纵隔和/或主动脉增宽约39%；而这三种特征均不存在，表现为其他症状（如腰痛、下肢乏力）约7%。

主动脉夹层危险评分见表3-6-1。

3. **肺栓塞** 临床发病率比较高，但常常被漏诊。根据共存疾病和栓子大小的不同，肺栓塞的临床表现和死亡率差异很大。

肺栓塞的临床表现非常多样，有胸痛，常常不典型，表现为隐痛，疼痛常常位于一

表3-6-1 主动脉夹层危险评分

	项目	评分/分
高危病史	马方综合征等结缔组织病	1
	主动脉疾病家族史	1
	主动脉瓣疾病	1
	胸主动脉瘤	1
	主动脉介入或外科手术史	1
高危胸痛特点	突发疼痛	1
	剧烈疼痛，难以忍受	1
	撕裂样、刀割样尖锐痛	1
高危体征	动脉搏动消失或无脉	1
	四肢血压差异明显	1
	局灶性神经功能缺失	1
	新发主动脉瓣杂音	1
	低血压或休克	1

注：0分为低度可疑；1分为中度可疑；2～3分为高度可疑。

侧，有气急、呼吸困难，部分患者有咯血。血气分析提示低氧血症，SpO_2下降。指氧饱和度明显下降，有时低于90%。

肺栓塞患者常有高危因素。发生下肢深静脉血栓和肺栓塞的高危因素有：长时间制动（如长时间玩游戏、长途旅行、下肢骨折固定后）、外科手术（尤其是持续时间超过30分钟的下肢骨科手术）、中心静脉导管术或创伤、脑血管意外和脊髓损伤导致的瘫痪者、妊娠、口服避孕药、癌症、肺病或慢性心脏病病史以及有高凝状态。

临床上采用简化的Wells评分表评估肺栓塞的可能性：总分0～1分，肺栓塞低度可能；总分>2分，肺栓塞高度可能（表3-6-2）。

表3-6-2 简化的Wells评分表

项目	计分/分
肺血栓栓塞症或深静脉血栓形成病史	1
4周内制动或手术史	1
活动性肿瘤	1
心率>100次/min	1

项目	计分/分
咯血	1
深静脉血栓形成的临床症状和体征	1
其他鉴别诊断的可能性低于肺血栓栓塞症	1

有肺栓塞高危因素的患者出现急性胸痛、气急的症状要高度怀疑是否有肺栓塞。进一步的实验室检查包括低氧血症和D-二聚体水平升高。CT肺血管造影可以确诊。少数患者需要通气灌注扫描或其他影像学检查手段来进一步明确诊断。

对于血流动力学不稳定且行确定性影像学检查不安全的患者，可采用床旁超声心动图或静脉加压超声来获得肺栓塞的推定诊断，为急诊给予可能挽救生命的治疗提供依据。

4. 张力性气胸　张力性气胸可导致纵隔偏移，心搏骤停。张力性气胸诊断根据单侧胸痛，查体发现气管移位，一侧呼吸音消失就可以确诊。不需要胸部X线片检查。

5. 心脏压塞　心脏压塞是指大量心包积液导致心脏充盈受损。患者会出现严重的心脏充盈受损，从而产生类似于心源性休克的表现。

6. 纵隔疾病　包括食管气管穿孔、纵隔炎。纵隔炎患者的死亡率（14%~42%）仍然很高。

致命性急性胸痛病因的鉴别见表3-6-3。

（二）其他非致命性急性胸痛病因

非致命性常见胸痛病因有以下：

1. 心脏原因　包括急性心力衰竭，常以呼吸困难而非胸痛为主要表现。稳定型心绞痛表现为较长病史，反复、规律发作胸痛，有劳力性触发诱因。心脏瓣膜病（如二尖瓣脱垂和主动脉瓣狭窄）、心包炎、心肌炎、心内膜炎、心律失常也可以表现为胸痛。

2. 肺/胸膜原因　呼吸道感染（如肺炎、气管炎和支气管炎）常伴有咳嗽。胸哮喘常有喘息。肺部恶性肿瘤常有胸痛。胸膜炎可表现为与呼吸运动相关的胸痛。胸腔积液时可能出现胸部沉闷或胸部不适。

3. 胃肠道原因　反流性食管炎、食管破裂或食管炎症都可引起胸痛。反流性食管炎表现为特征性的夜间平卧后胸痛，有反酸、嗳气。胰腺炎的疼痛可放射至胸部。食管裂孔疝也可能导致胸痛。

4. 肌肉骨骼、皮肤原因　肋软骨炎、肋骨膜炎、骨挫伤和骨折、肋间肌拉伤、带状疱疹。

5. 精神性原因　惊恐发作患者常诉胸闷、胸痛。

6. 其他疾病　多种炎症性疾病及胶原血管病（包括狼疮、结节病、硬皮病、川崎病、结节性多动脉炎和多发性大动脉炎）引起的疼痛。

表3-6-3 致命性急性胸痛病因的鉴别

诊断	临床特点	体格检查	心电图	胸部X线片	辅助检查
急性冠脉综合征	1. 胸骨后/左侧压榨样/压迫样胸痛 2. 疼痛放射到肩膀或上臂 3. 疼痛与劳累有关 4. 非典型症状（如呼吸困难、乏力）老年人、妇女、糖尿病患者更为常见 5. 老年人为呼吸困难、乏力	没有特异性体征	1. ST段抬高、病理性Q波、新发左束支传导阻滞 2. 第一次心电图不能诊断，15~30min复查 3. NSTEMI表现：两个连续肢体导联新出现ST段水平型或下斜型压低≥0.05mV（0.5mm）和/或T波倒置≥0.1mV（1mm）伴高大R波或R/S>1	无特殊表现或仅有心力衰竭表现	1. 高敏肌钙蛋白和心肌酶谱升高是急性心肌梗死的表现 2. 单次心肌损伤标志物阴性无法排除急性心肌梗死
急性主动脉综合征	1. 突然出现尖锐、撕裂样疼痛 2. 疼痛一开始即达到顶峰 3. 胸部开始放射到背部，需与急性冠脉综合征、肠系膜缺血、肾绞痛鉴别	1. 桡动脉或颈动脉搏动消失 2. 双上肢收缩压差>20mmHg 3. 超过30%者有神经异常表现	15%缺血表现; 30%非特定ST段和T波变化	增宽的纵隔或主动脉结节	超声可见升主动脉增宽，主动脉夹层
肺栓塞	1. 临床表现包括胸膜刺激表现和呼吸困难 2. 主要表现为呼吸困难 3. 急性起病	1. 没有特异性体征 2. 肺部体格检查无异常，可能有湿啰音 3. 心率一般增快	改变是非特异性	1. 绝大多数正常 2. 可能有肺不张、胸腔积液	1. 只有在低风险患者的D-二聚体阴性可用于排除肺栓塞 2. 床边心脏超声显示右心增大和肺动脉高压
张力性气胸	1. 经常突然发生 2. 和呼吸运动有关的胸痛 3. 经常伴有呼吸困难	气管移位，单侧呼吸音消失		一侧气胸伴纵隔偏移	

诊断	临床特点	体格检查	心电图	胸部 X 线片	辅助检查
心脏压塞	比较尖锐的胸痛。在深呼吸、咳嗽或者体位变动时加重	1. 心音遥远，心搏动减弱 2. 静脉压升高 >15cmH$_2$O，颈静脉扩张 3. 动脉压降低，脉压减小	PR 段压低，ST 段抬高和 T 波倒置	心影增大	超声提示心包大量积液
纵隔炎（食管破裂）	在胸痛前有剧烈呕吐 发热	发热 纵隔增宽		部分可看到纵隔气肿、胸腔积液、气胸等	

二、急性胸痛的评估

（一）病史

1. 现病史　获取患者胸痛的详细病史，包括：

（1）疼痛发作情况（如突发或逐渐加重）：主动脉综合征的胸痛是突发，疼痛开始就达到高峰。ACS的胸痛有逐渐加重过程。

（2）疼痛部位（如胸骨后、胸壁、背部、弥漫性、局部）：ACS典型胸痛为在胸骨后或左胸部胸痛。主动脉综合征胸痛常出现在胸部正中。气胸、肺炎、胸膜炎常为单侧胸痛。反流性食管炎常为胸部中间烧灼样痛。

（3）疼痛性质（如锐痛、压榨样痛、胸膜炎性疼痛）：ACS为压迫感或压榨样的胸痛。主动脉综合征最常表现为突发尖锐而剧烈的刀割样或撕裂样的胸痛。肺炎和胸膜炎常表现为钝痛或隐痛。反流性食管炎常被形容为"烧心"，即烧灼样痛。

（4）时间（如持续性或发作性、发作持续时间、疼痛开始时间）：胸痛起病时间可有助于缩小鉴别诊断范围。突然开始且发作时剧烈的疼痛与急性主动脉夹层、气胸和肺栓塞有关；阵发性疼痛提示ACS的可能；逐渐起病加重提示可能为肺部或纵隔疾病。

（5）诱发/缓解因素（什么活动会引起疼痛，什么会使之缓解）：ACS起病可能与劳累、情绪激动有关，含服硝酸甘油能部分缓解。心包炎导致的胸痛和体位有关，前倾可部分缓解。胸壁疾病导致的胸痛和呼吸运动有关，屏气时疼痛缓解。

（6）有无放射痛以及放射痛的部位（如肩部、颌部、背部）：ACS典型胸痛可放射至上臂、颈部、颌部、背部。

（7）近期事件：如创伤、大手术或医学操作（如内镜、主动脉心导管术）、长时间制动（如乘坐长途飞机、股骨骨折术后）等。

（8）伴发症状：如发热提示炎症性疾病可能。有咳嗽、咳痰提示有肺部疾患可能。恶心、呕吐提示有消化道疾病可能。呼吸困难有肺栓塞、心力衰竭可能。

2. 既往史　是否有静脉血栓形成的高危因素、高血压、糖尿病、外周动脉疾病、恶性肿瘤、结缔组织病、妊娠等；详细了解服药情况。

3. 其他因素　是否使用可卡因、吸烟，是否有家族史等。

（二）体格检查

重点在于发现生命体征异常及心脏、肺部表现。胸痛的心脏疾病方面的体征常常是非特异性的，对诊断和鉴别诊断的意义不大。体格检查对于区分ACS患者与非心源性胸痛患者也没有帮助。但是体格检查发现会提示特定的非心源性诊断，如体格检查发现气管移位、异常呼吸音消失，结合胸痛的症状就可以确诊张力性气胸。

（三）辅助检查

1. 心电图　急性胸痛患者都应进行标准12导联心电图检查以诊断和鉴别诊断。ACS可疑的胸痛患者到医院就诊的10分钟以内就应该进行心电图检查明确诊断，为尽快进行冠脉再通治疗提供依据。连续复查的心电图对诊治都非常重要，第一次心电图检查不能诊断，而临床上仍高度怀疑ACS的胸痛患者应至少每15～30分钟复查一次心电图。

2. 实验室检查

（1）心肌损伤标志物：包括高度敏感性肌钙蛋白和心肌酶谱测定。高度敏感性肌钙蛋白检测是诊断AMI的首选，能更快出现的升高，在3小时内升高，12小时达峰值，并维持升高水平7～10日。肌酸激酶同工酶（CK-MB）水平在6小时上升到正常水平的两倍，并在大约24小时内达到峰值。

（2）D-二聚体：对于疑诊肺栓塞的患者测定D-二聚体水平。

（3）全血细胞计数：胸部炎症患者给予血细胞计数检测，白细胞计数升高，提示炎症。

（4）脑钠肽和NT-proBNP：脑钠肽（brain natriuretic peptide，BNP）又称B型脑钠肽（BNP），>100ng/L对诊断急性心力衰竭高度敏感，而BNP<50ng/L对心力衰竭的阴性预测值极高。

（5）动脉血气分析：怀疑肺栓塞患者给予动脉血气分析检测。

3. 影像学检查

（1）胸部X线片：急性胸痛患者都建议胸部X线片检查，血流动力学不稳定或病因可能致命性胸痛患者更应接受床边胸部X线片检查。ACS患者的胸部X线片检查通常不具诊断性。

（2）超声：生命体征不稳定的肺栓塞患者可以给予床边超声检查明确诊断。超声可以提供心脏、心包和胸腔积液等方面的检查。

（3）CT：主动脉CTA在急性主动脉综合征的诊断、风险分层和治疗中具有重要作用。在大多数疑似急性主动脉夹层的患者中，CTA是首选的初始成像方式。肺动脉CTA是肺栓塞及疑似高危肺栓塞患者（出现休克或低血压的患者等）或临床很可能发生肺栓塞患者的一线检测方法，是疑似非高危PE和D-二聚体水平升高患者的二线检测方法，冠状动脉CTA有ACS的较高的阴性预测价值。

（4）其他：如MRI、核素肺通气/灌注扫描，怀疑主动脉综合征患者也可以考虑给予MRI检查。对于诊断困难的肺栓塞患者可以考虑给予核素肺通气/灌注扫描检查。

三、诊断

所有急性胸痛患者首先快速查看生命体征是否稳定，然后鉴别有无致命性病因。患者如出现以下征象高度提示为致命性急性胸痛，须马上紧急处理：

1. 神志模糊或意识丧失。

2. 面色苍白。

3. 大汗及四肢厥冷。

4. 低血压（血压<90/60mmHg）。

5. 呼吸急促或困难。

6. 低氧血症（血氧饱和度<90%）。

在抢救的同时，积极明确病因，并在紧急处理后迅速120转诊上级医院急诊。

对于生命体征稳定的急性胸痛患者，详细询问病史是病因诊断的关键。每例胸痛患者均须优先排查危及生命的胸痛，然后才是非危及生命的病因。患者的病史、共存疾病和症状的描述有助于缩小可能的诊断范围，并有助于对患者的危及生命的疾病风险进行评估。体格检查的重点在于发现生命体征异常及心脏、肺部表现，有些导致急性胸痛的疾病有特异性体征，对非心脏性疾病有明确诊断意义。胸痛患者都需要心电图和胸部X线片检查进行鉴别。

基层医疗机构胸痛患者的临床评估和诊断流程见图3-6-1。

四、治疗

（一）致命性急性胸痛的紧急处理

生命体征不稳定的患者首先给予稳定生命体征的治疗，在维持生命体征稳定的基础上给予以下紧急处理后，尽快120转上级医院急诊科。

1. ASC患者（包括急性心肌梗死和不稳定型心绞痛）的紧急处理

1）评估气道、呼吸和循环：生命体征是否稳定。

2）简短的病史采集和有侧重点的体格检查：是否为ACS的临床表现。

3）解读12导联心电图：是否为STEMI。

4）准备床旁复苏设备。

5）心脏监护。

6）给予鼻导管吸氧，维持氧饱和度>90%。

7）建立静脉通路并进行血液检查（包括高敏肌钙蛋白、心肌酶谱、肝肾功能、电解质以及全血细胞计数）。

8）给予300mg阿司匹林，嚼服。

9）给予硝酸酯类药物，静脉或舌下给予（硝酸酯类药物的禁忌证包括严重主动脉瓣狭窄、肥厚型心肌病、疑似右心室梗死、低血压、明显心动过缓或心动过速以及近期使用5型磷酸二酯酶抑制剂）。

10）严重低血压可以静脉滴注去甲肾上腺素0.05～0.40μg/（kg·min）或多巴胺5.0～20.0μg/（kg·min）。

11）尽快转上级医院行冠脉再灌注治疗：争取90分钟内进行溶栓治疗或PCI治疗。

2. 急性主动脉综合征

紧急处理：镇痛，控制心率和血压。给予β受体阻滞剂（美托洛尔或艾司洛尔）降血压。

治疗目的：控制心率<60次/min，收缩压<120mmHg，降低主动脉破裂的风险，尽快转上级医院急诊。

3. 肺栓塞的紧急处理　生命体征稳定的肺栓塞患者的初始复苏治疗应侧重给患者供氧并稳定病情，给予低分子量肝素等抗凝治疗。生命体征不稳定的肺栓塞（表现为低血压）

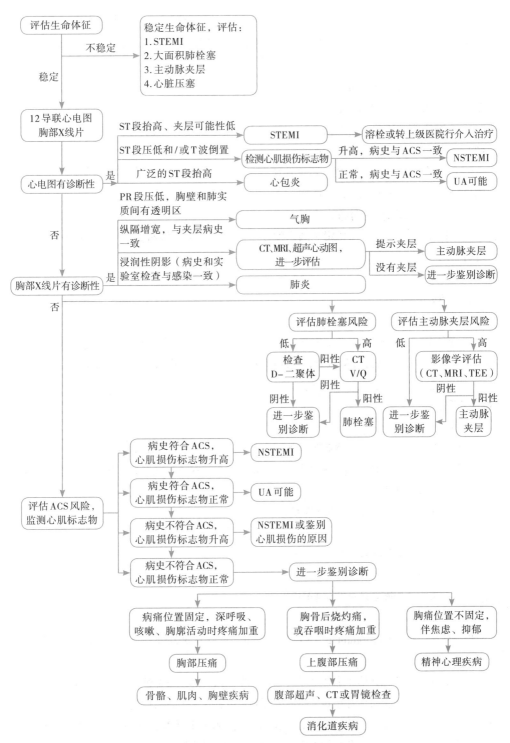

图 3-6-1　胸痛患者临床评估和诊断流程

V/Q.通气/血流；TEE.经食管超声心动图；UA.不稳定型心绞痛；ACS.急性冠脉综合征；
STEMI.ST 段抬高心肌梗死；NSTEMI.非 ST 段抬高心肌梗死。

给予溶栓治疗。氧疗，必要时给予气管插管，呼吸机维持治疗。严重低血压可以静脉滴注去甲肾上腺素0.05～0.40μg/（kg·min）或多巴胺维持血压，尽快120转上级医院急诊治疗。

4. 张力性气胸　紧急处理：紧急行胸腔穿刺，降低胸腔内压。如果保守治疗效果不理想，转上级医院胸外科，给予手术治疗。

5. 心脏压塞　紧急处理是急诊心包穿刺引流来紧急减轻心包压力，然后进一步检查明确心包积液的病因，给予病因治疗。

6. 纵隔炎、食管气管穿孔　紧急处理：在维持生命体征稳定基础上，尽快转上级医院胸外科采用手术清创及抗生素治疗。

（二）非致命性急性胸痛的处理

主要给予维持生命体征稳定和病因治疗，如果需要病因诊断、择期检查或专科治疗可进行普通转诊。

五、转诊指征

1. 致命性急性胸痛患者应在紧急处理后，尽快120转往上级医院。

2. 非致命性急性胸痛患者如果需要病因诊断、择期检查或治疗等，可进行普通转诊。如消化系统疾病需要进行胃镜检查，神经痛或心理精神性疾病需要专科治疗等。

【案例分析】

（一）病史采集

李某，男性，37岁，突发胸痛50分钟，伴出汗、胸闷。由家人陪同就诊。

全科医生首先注意到，患者是被家属搀扶进入诊室。神清，痛苦貌，但呼吸平稳，语言清晰。全科医生先请患者坐下。

全科医生：您好！您感到哪里不舒服？

患者：我胸痛。

全科医生：有多长时间了？

患者：50分钟。

全科医生：我先给您测一下血压好吗？

患者：好的。

检查结果：血压120/70mmHg，脉搏76次/min，呼吸18次/min，指氧饱和度98%。

【分析信息】

急性胸痛患者首先评估生命体征是否稳定。根据目前的生命体征，患者意识清，对答切题，所以，目前患者生命体征稳定。然后需要确定患者是否为致命性胸痛患者。致命性的急性胸痛有ACS、肺栓塞、主动脉综合征、张力性气胸和心脏压塞、纵隔炎。患者中年男性，胸痛剧烈，以上都有可能，需要尽快根据胸痛的特点进行鉴别。

全科医生：请问您能指一下是什么位置疼吗？

患者：（指前胸胸骨处）就在这里后面。

【分析信息】

位于胸骨后的急性疼痛主要见于心脏病（各种原因引起的心肌缺血、心包炎）、主动脉病变（主动脉夹层、肺栓塞）、食管病变（如贲门撕裂）及纵隔病变（如纵隔炎、纵隔肿瘤）等；而肺炎、胸膜炎、气胸引起的胸痛应在一侧。肺栓塞有时也可以表现为一侧胸痛。需要尽快鉴别心脏病导致的胸痛。

全科医生：胸痛是怎样发生的？

患者：突然开始的。

全科医生：是什么样的胸痛？

患者：感觉有石头压着一样的痛，很厉害。

全科医生：胸痛是一阵一阵还是一直都有？

患者：一阵一阵的。

全科医生：胸痛是每一阵大概持续多少时间？

患者：有时长有时短，大概几分钟到十几分钟。

全科医生：胸痛开始的时候，您在做什么？

患者：今天单位的业务出现一点麻烦，在跟同事争论的时候出现的。

全科医生：除了疼痛还有什么不舒服？

患者：有点闷、出汗。

全科医生：有没有连带其他地方疼痛？

患者：传到左肩、左上臂疼，好像连左边的牙也在疼。

全科医生：您觉得胸痛一直都一样痛吗？什么时候重一点？什么时候好一点？

患者：好像逐渐重一点，没觉得有好一点。

全科医生：在此之前您有过类似发作吗？

患者：没有，就是近1周出现快步上楼时感到胸部憋气，停一下就过去了，没当回事。

全科医生：您今天胸痛时用过什么药吗？效果如何？

患者：吃过一片镇痛片，没什么效果。

【分析信息】

胸骨后压迫样疼痛，阵发性，每次持续几分钟到十几分钟，放射到向左肩、左臂内侧，这是心脏缺血性胸痛的特点；镇痛片无效，疼痛时间较长，可能是急性心肌梗死。需要及早做心电图。全科医生边继续问病史，一边安排患者做心电图。患者胸痛为阵发性，放射到上臂，做心电图后可以鉴别急性主动脉夹层动脉瘤破裂的胸痛；没有感到气急，呼吸困难，指氧饱和度98%，不符合肺栓塞的表现；张力性气胸和心脏压塞需要进一步询问病史、体格检查以进行鉴别。

患者近1周已有体力负荷加重时胸憋、休息可缓解的症状，说明患者新近发生劳力性心绞痛，病情有变化。

全科医生：有没有发热？

患者：没有。

全科医生：有没有咳嗽、咳痰、喉咙痛？

患者：都没有。

全科医生：您有无肚子痛？

患者：没有。

全科医生：有没有恶心、呕吐？

患者：都没有。

全科医生：您有无拉肚子？

患者：没有。

【分析信息】

进一步排除炎症性疾病（包括急性心肌炎、心包炎、胸膜炎等）、肺部疾病、上腹部疾病和纵隔炎等。

全科医生：您去看过医生吗？做过什么检查？用过什么药？

患者：3天前看过一次，做了心电图和胸部透视，大夫说没什么问题，给了些中药，好像也没什么效果。您看，这是那天做的心电图。

全科医生：（看过心电图后）当天确实没问题。

【分析信息】

发作心绞痛时，可能是冠脉痉挛导致心肌缺血而没有心肌坏死，因此心电图可以是正常。胸部X线片未见异常，有助于排除肺部疾病。

从问诊得到的信息，全科医生初步考虑是ACS，非常有可能是心肌梗死。

全科医生：您过去有什么慢性病吗？比如有没有高血压、糖尿病、血脂异常？

患者：没有发现高血压。近2年血糖有时偏高；血脂偏高1～2年。

全科医生：您吸烟吗？

患者：吸烟20年，每天10～20支。

全科医生：您有早发心脑血管病的家族史吗？

患者：父亲53岁死于脑出血。

【分析信息】

患者没有高血压史，但仍有其他多项冠心病的危险因素，这对诊断和治疗有重要意义。

【病史小结】

患者，男性，急性起病；胸痛50分钟来门诊。胸痛发作与情绪激动有关，胸痛为胸骨后压榨样，阵发性，放射到左上臂、左肩，伴有胸闷、出汗。无发热、无咳嗽、咳痰，无腹痛，无恶心、呕吐。既往血糖、血脂偏高。全科医生初步诊断：急性冠脉综合征、心肌梗死或不稳定型心绞痛。在安排心电图检查的同时，全科医生为患者作了体格检查，目的是进一步获取临床信息，除外张力性气胸、心脏压塞和可能引起胸痛的其他疾病（如心脏瓣膜病、心肌病、严重贫血等）。

（二）体格检查

1. 一般情况　呼吸18次/min，脉搏76次/min，左上肢血压130/80mmHg、右上肢血压126/78mmHg，指氧饱和度98%。

2. 头颈部　神清，面色红润，口唇无发绀，结膜无苍白，皮肤温度、湿度正常。颈软，颈静脉无怒张。

【分析信息】

患者生命体征稳定。一般情况良好，说明血流动力学稳定；血压正常，双上肢血压对称，不支持主动脉夹层诊断；结膜无苍白，可以排除严重贫血引起的心绞痛；无发绀，指氧饱和度98%，有助于排除急性肺栓塞。

3. 心脏听诊　心界不大，心率76次/min，律齐，A_2大于P_2，无附加心音，各瓣膜听诊区未闻及病理性杂音。

【分析信息】

心界不大，颈静脉无怒张基本不考虑心脏压塞；临床上除冠心病外，其他可导致心绞痛症状的常见疾病包括：①主动脉瓣狭窄及主动脉瓣关闭不全；②梗阻性肥厚型心肌病；③严重贫血；④严重心律失常。体格检查排除上述可能性。此外，患者心率、节律正常，说明未合并心律失常。

4. 肺部听诊　双肺呼吸音对称，无干湿啰音；无胸膜摩擦音。

【分析信息】

双肺听诊正常，可排除肺部疾病及胸膜炎。

5. 下肢对称，无水肿，无静脉曲张。

【分析信息】

下肢对称，无水肿，无静脉曲张，基本排除深静脉血栓，肺栓塞的可能性进一步减小。

【体格检查小结】

体格检查结果不支持张力性气胸、心脏压塞、急性主动脉综合征等危及生命的疾病，符合ACS的体格检查表现。

（三）辅助检查

给予心电图、肌钙蛋白和心肌酶谱、肝肾功能、血常规和凝血功能等检查。

心电图记录如图3-6-2。

实验室检查结果：超敏肌钙蛋白10.38μg/L，肌酸激酶同工酶31U/L，白细胞计数$10.7×10^9$/L，中性粒细胞百分比76%。

【分析信息】

心电图提示：胸导（V_1~V_3）ST段明显抬高，≥0.2mV。心肌损伤标志物如超敏肌钙蛋白、肌酸激酶同工酶升高。说明急性前间壁心肌坏死。

初步诊断：冠状动脉粥样硬化性心脏病、急性前间壁心肌梗死、Killip分级Ⅰ级。

（四）紧急处理

尽快120转诊到上级医院急诊。

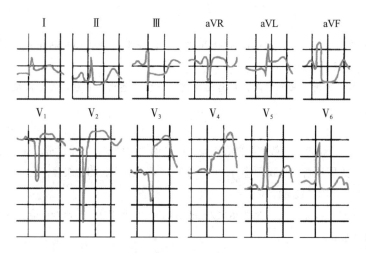

图 3-6-2 心电图记录

1. 进一步评估气道、呼吸和循环，维持生命体征稳定。

2. 给予心脏监护。

3. 鼻导管吸氧，维持氧饱和度 >90%。

4. 建立静脉通路，吗啡 5mg 静脉推注。

5. 阿司匹林 300mg，嚼服，硝酸甘油片 5mg 舌下含服。

6. 准备床旁复苏设备、抢救药物等，尽快在 120 医生的陪同下转上级医院。

（蔡华波）

第七节 急 性 腹 痛

目前，急性腹痛和慢性腹痛没有明确的时间界定。急性腹痛的发病时间是几天、1 周还是更久，没有明确的规定。急性腹痛、慢性腹痛一般根据特征症状的不同而区分：急性腹痛表现为发病急，疼痛一般比较剧烈，有时伴有肌紧张、反跳痛；慢性腹痛则发病缓慢，反复发作，多为隐痛、钝痛。

一、急性腹痛的病因

急性腹痛的病因非常广泛，有内科系统疾病也有外科系统疾病，严重程度更是轻重不一，有由腹部病因导致的腹痛也有由腹外病因导致的腹痛。

急性腹痛的处理重点是首先鉴别危及生命的病因导致的急性腹痛，并给予紧急处理，尽快转急诊或转专科处理，然后进一步对急性腹痛患者进行详细的评估，明确病因，给予病因治疗和随访。

急性腹痛的病因按照病情危重程度和预后分为危及生命的病因和其他病因。危及生命的急性腹痛病因是急性危重腹痛患者。

（一）危及生命的10项急性腹痛病因

1. 急性肠系膜缺血　急性肠系膜缺血是指突发的小肠血供灌注不足，缺血的原因是肠系膜动脉栓塞或血栓形成。急性肠系膜缺血的死亡率很高，而且没有得到及时的诊治，肠系膜缺血患者可能出现大范围的小肠坏死、肠穿孔等严重后果，即使行急诊手术，也会导致短肠综合征等严重影响患者生活的不可逆后果。因此，急性腹痛患者要高度重视急性肠系膜缺血的鉴别。

（1）肠系膜缺血的危险因素：高龄、动脉粥样硬化、低心输出量状态、心律失常（如心房颤动）、严重的心脏瓣膜疾病、近期有心肌梗死和腹内恶性肿瘤病史。

（2）临床表现：突发的脐周腹痛，为绞痛，腹痛较剧烈并短时间内病情恶化，但腹膜刺激征出现比腹痛晚，早期只表现为腹软，脐周压痛。后期才出现严重的腹部体征，包括腹肌紧张、板状腹、肌卫、反跳痛。腹痛通常比体格检查结果提示的更严重，即所谓的"症状体征不符"。这也是急性肠系膜缺血的特征性表现。伴有肠排空异常、恶心和呕吐也较为常见，但血便较少见。急性肠系膜缺血的特异性临床特征表现的典型三联特征为：老年、心房颤动（或其他栓塞来源）以及与体格检查结果不符的严重腹痛。

因此有肠系膜缺血危险因素的患者，表现出急性脐周剧烈腹痛但腹部体征较轻，没有腹膜刺激征伴明显的排便现象，都首先考虑肠系膜缺血的可能。

腹部CT提示肠系膜动脉栓塞的影像可以确诊。但是X线片和腹部CT阴性不能排除肠系膜缺血。

（3）治疗：急性肠系膜缺血治疗目标是在初始紧急治疗同时，尽快恢复肠道血流。急性肠系膜缺血初始治疗为全身抗凝和经验性广谱抗生素治疗，包括下列内容：

1）禁食，胃肠减压。

2）补液，以维持足够的血管内容量和内脏灌注，以正常尿量监测补液。

3）不使用可加重缺血的血管加压药。

4）抗血栓治疗：包括限制血栓扩展并帮助缓解相关微动脉收缩的抗凝药（普通肝素，采用基于体重的给药方案，如存在禁忌证则使用其他药物），联合/不联合抗血小板治疗。

5）经验性广谱抗菌药物治疗，如哌拉西林、头孢曲松钠、头孢他啶舒巴坦。

6）应用质子泵抑制剂，如奥美拉唑。

7）氧疗。

进一步治疗是指急诊血管介入治疗或急诊手术剖腹探查。

2. 腹主动脉瘤、主动脉夹层　主动脉夹层表现为突发剧烈的撕裂样的、尖锐的上腹正中疼痛，可以放射到背部，一般的解痉治疗无效。腹主动脉瘤最常见于60岁以上男性。

腹主动脉瘤一旦破裂，可能导致剧烈的腹痛、大出血、失血性休克等危及生命。但腹主动脉瘤在未破裂时常常没有症状或症状非常轻微而没有特异性，因此，腹主动脉瘤经常被误诊或漏诊。约70%腹主动脉瘤可在腹部脐周或中上腹触及膨胀性搏动的肿块，部分患者可以听到腹部血管杂音及震颤等，可能还有下肢缺血（急性或慢性）或其他全身表现（发热、不适）。

腹主动脉瘤的形成和破裂的危险因素可以在诊断中提供重要的信息。腹主动脉瘤的危险因素包括：①吸烟；②男性；③高龄；④动脉粥样硬化；⑤腹主动脉瘤家族史；⑥其他动脉瘤（如髂动脉瘤、股动脉瘤、腘动脉瘤或颅内动脉瘤）；⑦结缔组织病（如马方综合征、埃勒斯－当洛斯综合征或勒斯－迪茨综合征）或家族史；⑧有主动脉夹层病史；⑨有主动脉外科手术史或其他相关操作史。

腹主动脉瘤破裂的危险因素包括：①动脉瘤直径较大（>5.5cm）；②目前有吸烟；③血压升高；④主动脉扩张比较快（>0.5cm/年）；⑤男性；⑥有症状，如腹痛、发热、下肢缺血表现等。

对于疼痛剧烈且常规治疗无效的上腹痛应考虑腹主动脉瘤、主动脉夹层的可能；有腹主动脉瘤形成和破裂的危险因素、腹部触诊搏动肿块的急性腹痛应怀疑腹主动脉瘤破裂可能。如果进一步询问有腹主动脉瘤的病史或主动脉瘤手术史，则高度怀疑腹主动脉瘤。

腹部超声和腹部CT对于诊断腹主动脉瘤的敏感性和特异性都很高。无症状患者可以选择腹部超声作为初始的诊断方法。有症状但血流动力学稳定的患者选择腹部CT。而对于血流动力学不稳定、疑似破裂性腹主动脉瘤的患者，若没有腹主动脉瘤病史，立即行床边超声确认动脉瘤，然后再手术。对于有腹主动脉瘤病史且有典型破裂症状和体征的患者，一般不需要进行超声或CT的检查，可直接行修复术。

3. 急性胃肠道穿孔　胃肠道的急性穿孔都导致急性剧烈的腹痛。除急性弥漫性腹痛外，上消化道穿孔可能伴有恶心、呕吐，下消化道穿孔可伴有腹泻。查体可扪及腹肌紧张，全腹或局限的压痛、反跳痛。导致胃肠道穿孔的病因很多，但消化性溃疡是最常见的。穿孔也可发生于消化道的任何一个部位，如胃、十二指肠、小肠、阑尾炎、憩室炎、结肠。如果有消化性溃疡、炎症性肠病病史的患者或有服用非甾体抗炎药的老年人突发严重的弥漫性腹痛，则应考虑到胃肠道穿孔的可能性。立位腹部X线片或腹部CT可见膈下游离气体可以确诊。一旦诊断明确，给予禁食补液，积极抗炎，并尽早转诊到上级医院急诊科给予急诊手术治疗。

4. 急性肠梗阻　急性肠梗阻的腹痛位于脐周，开始呈绞痛，每4～5分钟发作1次。腹痛会从痉挛性进展为持续性且逐渐加重，伴有腹胀、排便排气停止。小肠梗阻常伴恶心、呕吐。肠梗阻的病因包括粘连、嵌顿性疝和肿瘤。既往有腹部手术史、克罗恩病的患者肠梗阻的发生率明显增加。急性肠梗阻的治疗是禁食、胃肠减压、补液，转诊上级医院。

5. 肠扭转　盲肠扭转的死亡率为12%～17%；老年患者肠扭转的死亡率可高达65%。

肠扭转的临床表现与肠梗阻相似，其症状包括腹痛、腹胀、排便排气停止，盲肠扭转常伴恶心、呕吐和顽固性便秘。乙状结肠扭转则呕吐不多见。肠扭转可以导致肠缺血，肠坏疽，从而导致腹膜炎和脓毒症。

盲肠扭转的危险因素包括粘连、近期外科手术、先天性系带以及长期便秘。乙状结肠扭转危险因素包括过度使用轻泻药、抗焦虑药物、抗胆碱能药物、神经节阻滞剂和治疗帕金森综合征的药物。

肠扭转的紧急治疗是禁食、胃肠减压、补液，转诊到上级医院。

6. 异位妊娠　育龄期女性的腹痛都必须考虑到异位妊娠的可能。典型的异位妊娠症状包括闭经、腹痛和阴道出血三联征，但多达30%的患者没有阴道出血。要作出诊断应采用经阴道超声检查或反复的血、尿人绒毛膜促性腺激素水平检测。

7. 胎盘早剥　急性胎盘早剥的典型临床表现为阴道出血、腹痛或背痛以及子宫收缩。但阴道出血的量与胎盘剥离的程度相关性较差，在有些病例中甚至没有阴道出血。如果出现重度早剥（胎盘剥离程度≥50%），母亲与胎儿都可能有风险，并可能发生急性弥散性血管内凝血，患者的死亡率很高。因此，即使仅有少量的阴道出血，有腹痛和子宫收缩的孕妇也应对母亲和胎儿进行及时细致的评估，排除急性胎盘早剥的可能，尤其高龄产妇。

母亲高血压是胎盘早剥最常见的原因，其他危险因素包括使用可卡因、饮酒、吸烟、创伤以及高龄妊娠。

8. 心肌梗死　心肌梗死的非典型表现最常见于65岁以上的女性。大约1/3的急性心肌梗死非典型病例以腹痛为主诉。伴糖尿病的心肌梗死患者表现也可能不典型。因此，急性上腹痛患者也要排除急性心肌梗死的可能。

9. 脾破裂　脾脏是一个血供丰富而质脆的实质性器官，是腹部内脏中最容易受损伤的器官。脾破裂分为外伤性破裂和自发性破裂。脾破裂的临床表现为腹腔内大出血及血液对腹膜引起的刺激症状。严重者出现失血性休克。超声检查可以明确脾破裂。脾破裂需要急诊手术或介入治疗。

10. 胆囊颈结石嵌顿、腹股沟斜疝嵌顿　胆囊颈结石嵌顿是胆囊结石在胆囊颈嵌顿，导致急性胆囊炎，甚至是化脓性胆囊炎。另外，结石嵌顿于胆囊颈时，可造成局部缺血、坏死、穿孔。可导致剧烈的上腹部绞痛，伴恶心、呕吐。内科治疗无效，需要急诊手术治疗。

腹股沟斜疝嵌顿是指腹腔脏器进入疝囊后，因外环狭窄，不能自行复位而停留在疝囊内，继而发生血液循环障碍，如不及时处理，造成绞窄性肠梗阻、肠坏死而出现严重的后果。如果腹股沟及阴囊部位出现疼痛性包块或原疝块突然增大、变硬，不能回纳，并出现腹部绞痛、恶心、呕吐、腹胀、便血或停止排便排气，要考虑腹股沟斜疝嵌顿可能。立位X线片提示肠胀气、阶梯状气液平等肠梗阻征象，有助于明确诊断。嵌顿疝一旦确诊，应给予禁食、补液，转诊到上级医院急诊手术，解除嵌顿防止肠坏死。

（二）不同部位急性腹痛的常见病因

不同部位急性腹痛的常见病因和主要临床表现见表3-7-1。

表3-7-1　急性腹痛常见病因和主要临床表现

部位	病因	主要临床表现
右上腹痛	急性肝炎	右上腹隐痛，伴恶心、呕吐、厌食，常伴有黄疸、发热，肝功能提示肝酶升高
	急性胆囊炎	进食过油腻食物后右上腹或上腹部疼痛。疼痛可能向右肩或右背部放射，伴恶心、呕吐和厌食。右上腹压痛，墨菲征阳性，超声可确诊
	急性胆管炎	右上腹痛，伴恶心、呕吐，有黄疸。超声可见胆总管扩张
	胆石症发作	疼痛性质同胆囊炎，如胆囊颈嵌顿，为右上腹剧痛，伴恶心呕吐；查体右上腹肌紧张、压痛、墨菲征阳性。超声可及胆囊内形态稳定的强回声光团
	急性胰腺炎	急性上腹部疼痛，位于上腹部中间、右上腹，或左上腹，呈弥漫性，常放射到背部，伴有恶心呕吐，CT可以确诊
	巴德-基亚里综合征	急性期患者有发热、右上腹痛、迅速出现大量腹水、黄疸、肝大，肝区有触痛，少尿
	肺炎/脓胸	发热、咳嗽、咳痰，可伴胸痛、上腹痛。肺部X线和CT可见肺部炎症渗出或胸腔积液
	膈下脓肿	发热，近中线的肋缘下或剑突下持续性钝痛，深呼吸时加重，可伴有顽固性呃逆
	子痫前期	发生在妊娠晚期，表现为高血压、蛋白尿和水肿三联征。有时出现右上腹或上腹部疼痛
右下腹痛	阑尾炎	厌食伴有脐周不适感，可发展为显著的右下腹痛，右下腹超声可及肿大的阑尾
	输卵管炎	单侧下腹痛，可伴发热
	异位妊娠	闭经、腹痛和阴道出血，超声和妊娠试验阳性
	附件扭转	突发下腹疼痛，常伴有恶心和呕吐
	卵巢囊肿破裂	突发单侧下腹疼痛，疼痛常在剧烈体力活动（如锻炼或性交）期间发生，伴有轻微的阴道出血。可能发生腹膜内大出血
	腹股沟疝	腹股沟或阴囊可及包块，腹部用力或站立时突出，平卧可回纳。一般只有轻度下腹不适，发生嵌顿性疝时重度疼痛，需要急诊手术

部位	病因	主要临床表现
右下腹痛	肾结石	突发剧烈腰痛，不能忍受。常为绞痛，向侧腰或腹股沟放射。超声可确诊
	炎症性肠病	反复腹痛、出血、穿孔、肠梗阻、瘘和脓肿形成，以及中毒性巨结肠
上中腹痛	早期阑尾炎	上腹或脐周疼痛
	胃肠炎	腹痛、发热、腹泻和/或呕吐
	消化性溃疡	上腹部疼痛、消化不良和反流症状，伴恶心、呕吐，与饮食有关。穿孔时剧烈腹痛
	肠梗阻	脐周绞痛，腹胀，伴恶心呕吐，排便排气停止
	主动脉瘤破裂、主动脉夹层	急性腹痛、腹部膨隆和血流动力学不稳定
左上腹痛	脾脓肿	亚急性起病，主要症状为发热，左侧胸膜、上腹部或下胸部疼痛并放射至左肩，左上腹触痛
	脾梗死	可无临床症状，或仅为低热，严重者左上腹剧烈疼痛
	胃炎	腹痛、发热、腹泻和/或呕吐
	胃溃疡	上腹部疼痛、消化不良和反流症状，恶心、呕吐与饮食有关。穿孔时剧烈腹痛
	胰腺炎	急性上腹部疼痛，位于上腹部中间、右上腹、左上腹，呈弥漫性，常放射到背部，伴有恶心呕吐，CT可以确诊
左下腹痛	憩室炎	腹痛常伴有恶心、呕吐和/或排便习惯改变，查体常可发现左下腹压痛
	输卵管炎	轻度单侧下腹疼痛，与受凉等有关
	异位妊娠	闭经、下腹痛和阴道出血
	腹股沟疝	腹股沟或阴囊可及包块，腹部用力或站立时突出，平卧可以回纳。一般轻度下腹部不适，发生嵌顿性疝可重度疼痛，需要急诊手术
	肾结石	突发的剧烈腰痛，不能忍受。常为绞痛，并可向侧腰或腹股沟放射
	肠易激综合征	反复的腹痛，可以左下也可以脐周，伴有腹泻，与饮食、气候等有关
	炎症性肠病	反复腹痛、出血、穿孔、肠梗阻、瘘和脓肿形成，以及中毒性巨结肠

部位	病因	主要临床表现
弥漫性腹痛	胃肠炎	腹痛、发热、腹泻和/或呕吐
	急性肠系膜缺血	突发脐周腹痛，为绞痛，腹痛剧烈短时间病情恶化，但腹膜刺激征比腹痛晚，早期腹软，脐周压痛，与查体不符的严重腹痛。后期出现严重腹部体征，腹肌紧张、板状腹、压痛、反跳痛，肠排空异常，恶心和呕吐也较为常见
	代谢性疾病（如糖尿病酮症酸中毒、卟啉病）	代谢性疾病常可出现急性腹痛，如糖尿病、卟啉病和原发性高脂血症，其他如低血糖、低钠血症、低钙血症及淀粉样变等皆可引起急性腹痛
	痢疾	发热、腹痛、里急后重、有黏液脓血便
	家族性地中海热	发热、剧烈腹痛、关节痛或单关节炎、胸膜炎单侧踝关节或单侧足上类丹毒疹反复自限性发作
	肠梗阻	脐周绞痛，腹胀，伴恶心呕吐，排便排气停止
	腹膜炎	自发性细菌腹膜炎表现为发热、腹部胀痛，伴腹部压痛反跳痛
	肠易激综合征	腹痛伴排便频率或大便性状改变，症状持续多年，1年内持续存在3个月
	中毒	为弥漫性腹痛，伴或不伴恶心、呕吐

二、急性腹痛的评估

急性腹痛患者评估：①首先，评估生命体征是否稳定。如体征不稳定，给予患者积极抢救，稳定生命体征，挽救生命，尽快转诊。②其次，评估是否为危及生命病因导致的急性腹痛患者。如果是，则需要给予紧急处理，尽快转诊。③最后，进一步进行详细的病史采集和全面、系统的体格检查明确病因，给予治疗，确定是否需要普通转诊。

（一）现病史

主要详细询问急性腹痛的特征描述。急性腹痛的特征表现可鉴别急性腹痛的病因，尤其是为尽快鉴别危及生命的10项急性腹痛病因提供了至关重要的依据，也为明确诊断提供诊断依据。包括：

1. 发病情况（如突然发病、缓慢起病）。

2. 诱发和缓解因素（如疼痛是否在进食后减轻）。

3. 性质（如钝痛、锐痛、绞痛、时好时坏）。

4. 放射情况（如向肩、背、侧腰、腹股沟或胸部放射）。

5. 部位（如某一特定的象限或弥漫性）。

6. 腹痛伴发的症状（如发热、呕吐、腹泻、血便、阴道分泌物异常、尿痛、呼吸急促）。

7. 病程（如持续数小时或数周，持续性或间歇性）。

8. 既往史（是否有动脉硬化、冠心病、高血压、糖尿病等病史）。

（二）体格检查

体格检查应首先评估患者的生命体征，然后进行全面的体格检查和腹部重点体格检查。

1. 腹部重点体格检查

（1）视诊：包括患者体位、腹部的外形、手术瘢痕、肠型等。肠梗阻患者腹部可及肠形。患者坐立不安、身体蜷缩可能提示肾绞痛；在床上保持屈膝静卧的姿势可能提示腹膜炎；肝硬化患者有蜘蛛痣；肠梗阻和腹水患者可及腹部膨隆。

（2）触诊：是否有腹肌紧张、压痛、反跳痛，腹部有无包块。腹部压痛的检查应按顺序进行，从远离疼痛部位逐渐接近痛处，由浅触到深触，首先应查明是全腹压痛还是局部压痛。注意有无肿块以及肿块的部位、大小、形状、压痛、质地、有无杂音及活动度等。腹主动脉瘤可及腹部深部的搏动性肿块，有轻压痛。有腹肌紧张、压痛、反跳痛，高度提示危及生命的急性腹痛患者。

（3）叩诊：检查肝脾大小和有无移动性浊音。腹水患者有移动性浊音。

（4）听诊：听诊肠鸣音增多、减少或消失以及性质（高亢、金属音、气过水声）。肠梗阻的肠鸣音亢进。腹主动脉瘤时可能听到血管杂音。

（5）发现Carnett征、墨菲征、闭孔内肌征、腰大肌征和结肠充气征。

（6）原因不明的腹痛或下腹痛应做直肠、生殖器的检查。

2. 全面体格检查　排除腹腔以外病变引起的腹痛，如心肺疾病导致腹痛；应注意脊柱、脊肋角有无压痛，必要时做神经系统检查。皮肤检查很重要，带状疱疹可有皮肤疱疹。腹部瘀斑（Cullen征）或侧腰瘀斑（Grey Turner征）提示腹内或腹膜后出血，可能是由腹主动脉瘤破裂/渗漏或者重症胰腺炎引起。休克患者的皮肤湿凉。

（三）辅助检查

医生不应依赖辅助检查进行诊断，只应将其用作辅助工具。腹痛的主要辅助检查包括：超声（腹部、妇科）、心电图、腹部X线、空气或钡灌肠、妊娠试验、诊断性穿刺等。如需要进一步行CT、MRI等检查，则立即转诊。

1. 实验室检查　包括血常规、尿常规、便常规、血糖、血清脂肪酶、尿液或血清定性人绒毛膜促性腺激素水平检测等。对于有免疫抑制、不能提供详细病史的老年患者以及有重大基础疾病（如糖尿病、癌症、HIV感染、肝硬化）的患者，更应给予全面的实验室检查。

急性育龄期女性腹痛患者应检查尿或血人绒毛膜促性腺激素水平检测，排除异位妊娠。上腹部或中腹部疼痛的患者应进行肝酶和胰酶水平的测定。针对胰腺炎，血清脂肪酶水平的变化更具敏感性和特异性。

2. 影像学检查

（1）X线检查：普通X线检查有利于诊断肠梗阻、肠穿孔或不透射线。腹部立位X线片上发现了腹腔内游离气体，则可确诊为肠穿孔；发现多个腹部液气平面，肠管明显扩张，可确诊为肠梗阻。

不能完全依靠X线检查排除上述疾病。肠系膜缺血者早期X线检查没有明显异常。

（2）超声检查：超声是右上腹痛、肝胆疾病和妊娠首选检查。当怀疑有腹主动脉瘤或胆囊疾病时，超声是首选的初始检查手段。超声检查可为诊断多种病况提供有用信息，如异位妊娠、腹腔积血、脾破裂、肾绞痛（可能发现肾积水）、静脉血栓形成，可能还包括阑尾炎。

（3）CT检查：腹部CT是评估不明病因腹痛的首选检查。在"急腹症"患者中，CT检查能正确诊断出90%病例的腹痛原因，尤其对老年患者。

对于考虑有肠系膜缺血的患者，选择腹部CT增强或CT血管造影（CTA）。对于病情稳定的腹主动脉瘤患者，CT检查在确定主动脉管径和动脉瘤大小方面是极佳的检查。CT也可发现腹膜后出血。腹部CT增强检查对诊断急性阑尾炎既具敏感性也具特异性。

（4）血管造影：血管造影对肠系膜缺血的诊断和治疗很有帮助。

三、急性腹痛的诊断

对于急性腹痛患者，全科医生的第一要务是识别危及生命的病因，尽早转诊。

对于生命体征不稳定的急性腹痛患者，如出现休克症状的急性腹痛或有腹膜刺激征，应对患者进行液体复苏，维持生命体征的稳定，抢救生命，并尽快转诊到上级医院急诊科进行治疗。有条件的全科医生应进行床旁超声、X线检查，以获得关于胆道系统、主动脉直径、腹水、腹腔游离气体或液气平面等关键信息以明确诊断，并立即请外科会诊。

对于血流动力学稳定的急性腹痛患者，全科医生应详细地询问病史和进行全面的体格检查，尽早鉴别危及生命的急性腹痛患者，然后再根据腹痛的特征不断进行鉴别诊断，缩小病因的范围，进一步选择相应的实验室检查、影像学检查以明确诊断。

危及生命的急性腹痛患者往往具有高危特征（表3-7-2），对于具有高危特征的急性腹痛患者需要给予高度的重视，要高度怀疑是危及生命的急性腹痛，需要尽快进一步明确诊断给予急诊处理，以免导致不可挽回的后果，危及生命。

表3-7-2　急性腹痛的高危特征

分类	高危特征
病史	65岁以上
	免疫功能低下（如艾滋病、慢性糖皮质激素治疗）
	酗酒（肝炎、肝硬化、胰腺炎的风险）
	心血管疾病（如冠心病、外周血管病、高血压、心房颤动）
	主要合并症（如癌症、憩室病、胆结石、炎症性肠病、胰腺炎、肾衰竭）
	手术前或最近的胃肠镜检查（有阻塞、穿孔风险）
	早孕（有异位妊娠的风险）

分类	高危特征
疼痛特征	突然发作
	一发作就到达疼痛高峰
	疼痛，伴呕吐
	持续疼痛少于2日
查体	有休克的表现
	腹肌紧张或板状腹
	反跳痛

需要注意的是：

1. 老年腹痛患者可出现不典型症状或没有急性腹痛的高危特征，需要更全面评估。

2. 及时鉴别腹痛的高危特征。

3. 下腹痛患者需要进行直肠、妇科、盆腔和睾丸检查。

4. 不要过于依赖实验室、影像学检查。

5. 对于原因不明的腹痛患者，尤其是风险较高的患者，需停药观察和重复检查与评估。

四、急性腹痛的紧急处理

1. 维持生命体征稳定。

2. 吸氧，维持SpO_2>95%。

3. 开通静脉通道、积极地补液以维持足够的血管内容量和内脏灌注。

4. 镇痛。必要时，吗啡2～5mg静脉推注（慎用、明确诊断后）。

5. 必要时禁食、胃肠减压、镇静、抗感染。

6. 尽快转诊或专科会诊，进行急诊手术或专科治疗。

五、急性腹痛的转诊

腹痛的病因、临床表现比较复杂，不能迅速作出判断，需要按照以下转诊指征，立即转诊：

1. 生命体征不稳定的急性腹痛患者。

2. 考虑危及生命的急性腹痛患者，怀疑腹主动脉瘤破裂、主动脉夹层、肠系膜缺血、消化道穿孔（包括消化性溃疡、肠道、食管或阑尾穿孔）、急性肠梗阻、肠扭转、异位妊娠、胎盘早剥、心肌梗死、脾破裂、胆囊颈结石嵌顿、腹股沟斜疝嵌顿及急性阑尾炎等，需立即进行急诊专科处理或急诊手术者。

3. 严重的腹痛伴有明显腹膜刺激征（腹肌紧张、板状腹、压痛、反跳痛）的腹痛患者，需要进一步检查确定病因和需要急诊手术者。

4. 腹痛持续时间超过6小时没有改善或经积极治疗病情不见好转反而加重者。

5. 腹痛不能明确诊断，需要进一步检查（放射学检查、腹腔镜、CT、血管造影、内镜检查等）或住院治疗的患者，给予普通转诊。

【案例分析】

患者，男性，78岁，已婚，因"腹痛4小时，恶心、呕吐2次"到某社区卫生服务中心就诊。

全科医生观察患者痛苦病容，由家属搀扶入诊室，神志清楚，呼吸平稳，语言清晰流利，体型适中。

（一）病史采集

首先评估患者一般情况，生命体征是否稳定。

全科医生：您好！请坐！您不舒服吗？

患者：肚子痛、恶心呕吐。

全科医生：多长时间了？

患者：肚子痛4小时。

全科医生：我给您测体温和血压好吗？

患者：好的。

体温37.4℃，血压146/88mmHg，脉搏110次/min，呼吸18次/min。

【分析信息】

患者生命体征目前稳定。进一步询问急性腹痛的特征：发病情况、诱发和缓解因素、性质、放射情况、部位、腹痛伴发的症状，明确是否有10项危及生命的急性腹痛病因。患者为老年男性，虽然目前生命体征稳定，但需要密切关注病情变化。

全科医生：请您指一下疼痛部位。

患者：整个肚子都痛，以当中为主。

【分析信息】

脐周腹痛的病因有肠系膜缺血、主动脉瘤破裂、主动脉夹层、肠梗阻、消化性溃疡伴穿孔、早期阑尾炎、胃肠炎等，需要鉴别是否为危及生命的前几项病因？

全科医生：请问您腹痛是怎么样的？

患者：突然特别痛，一阵一阵，绞着痛。

全科医生：除了腹痛还有其他不舒服吗？

患者：恶心、呕吐2次。

全科医生：呕吐出什么样的东西？

患者：吐的都是吃到胃里的食物。

全科医生：有呕血了吗？腹胀吗？大便正常吗？今天排气了吗？

患者：没有呕血；没有腹胀，今天大便过一次，现在很想大便，但是没有。

全科医生：除了腹痛以外，身体其他地方还有疼痛吗？

患者：没有。

全科医生：有拉肚子吗？

患者：没有。

全科医生：肚子痛是从发作持续到现在吗？

患者：是，一直痛，而且越来越痛了，我用热敷、手按压都不能止痛。

全科医生：腹痛前有不洁饮食、聚餐饮酒、朋友打闹、撞击或外伤吗？

患者：没有。

全科医生：平时身体如何？服用什么药物？有食物或药物过敏史吗？有手术史吗？

患者：有冠心病，一直服用阿司匹林和阿托伐他汀治疗。有心房颤动病史，未服药治疗。无过敏史，无手术史。

全科医生：有过类似腹痛吗？

患者：没有发生过类似疼痛。一般2小时就好了。

全科医生：今天的腹痛用过什么药物？是否有效？

患者：因为肚子痛、呕吐，我想可能是得了胃肠炎，吃了小檗碱片（黄连素）2片、诺氟沙星胶囊2粒、"去痛片"1片，没有减轻。

【分析信息】

老年男性，有冠心病史，有心房颤动但未服药，都是肠系膜缺血的危险因素。突发的脐周加重的腹部绞痛需要考虑肠系膜缺血、主动脉瘤破裂、主动脉夹层、肠梗阻、消化性溃疡伴穿孔可能，尤其肠系膜缺血。需要进一步鉴别。

（二）体格检查

一般情况：体温37.4℃，血压146/88mmHg，脉搏110次/min，呼吸18次/min，指氧饱和度98%。

神清，痛苦貌，全身皮肤黏膜无黄染，未见皮疹和出血点，无发绀。心率101次/min，心律绝对齐，心脏听诊未闻及病理性杂音。胸廓对称，叩诊呈清音，双肺呼吸音清，未闻及干湿啰音及胸膜摩擦音。腹平软，全腹轻压痛，无肌卫，无反跳痛，肠鸣音未闻及，移动性浊音阴性。

【分析信息】

腹部查体未及明显的阳性体征，需要高度怀疑肠系膜缺血。在进一步实验室检查的同时，准备腹部增强CT检查，明确诊断。

（三）辅助检查

实验室检查：白细胞计数11×10^9/L，血红蛋白100g/L。

CT增强：肠系膜上动脉栓塞。

（四）初步诊断

肠系膜上动脉栓塞导致肠缺血。

（五）处理与转诊

1. 心电监护，开通静脉。

2. 鼻导管吸氧。

3. 禁食，鼻胃管留置，进行胃肠减压。

4. 补液，以维持足够的血管内容量和内脏灌注，维持生命体征稳定。

5. 不使用可加重缺血的血管加压药。

6. 给予低分子量肝素150U/kg皮下注射抗血栓治疗。

7. 质子泵抑制剂，泮托拉唑针40mg静脉滴注，每12小时1次。

8. 抗炎治疗。

立即转上级医院。

（蔡华波）

第八节 休 克

休克是由于各种致病因素作用引起的有效循环血容量急剧减少，导致器官和组织微循环灌注不足，致使组织缺氧、细胞代谢紊乱和器官功能受损的综合征。

一、休克症状的识别

血压降低是休克最常见、最重要的临床特征。迅速改善组织灌注、恢复细胞氧供、维持正常的细胞功能是治疗休克的关键。休克恶化过程是一个从组织灌注不足发展为多器官功能障碍甚至衰竭的病理过程。全科医生对休克患者的诊断步骤：①首先判断生命体征是否平稳，如果不平稳立即进行院前急救；②明确休克的原因，对症治疗；③及时转诊，以免延误病情。

（一）不同休克的病因识别

不同休克的病因识别见表3-8-1。

（二）休克的临床表现

1. 生命体征变化 表现为意识状况、呼吸、脉搏和血压的改变。如果患者出现神志淡漠、脉搏增快，应当警惕休克的可能。仰卧位无明显低血压而又高度怀疑休克存在的患者需进一步测定坐位或直立位血压、脉搏变化（注意每次体位改变后需等3～5分钟，待血压、脉搏稳定后再进行测定）。成人收缩压低于90mmHg、比基础收缩血降低30mmHg或脉压小于20mmHg则提示低血压。如果收缩压比患者平时血压下降10～20mmHg，同时伴脉搏增速超过每分钟20次，表明存在血管内容量不足。一些轻度低血容量的患者的坐位或直立位血压无明显变化。

2. 皮肤和尿量 患者外周循环低灌注时，可以出现皮肤肢端湿冷，并伴有网状青斑、皮肤苍白等，而肾脏灌注减少和应激反应，则出现少尿或无尿。

3. 颈部 心脏压塞或张力性气胸时，颈静脉扩张吸气时无塌陷。但是若存在心肺疾

表 3-8-1　休克病因识别

诊断	病因	临床特点	辅助检查
失血性休克	血容量丢失：创伤出血、胃肠道出血、咯血；血气胸、腹腔出血、腹膜后出血、主动脉夹层动脉瘤破裂、骨折 血浆容量丢失：大面积烧伤、剥脱性皮炎、腹膜炎、急性坏死性胰腺炎和肠梗阻等 脱水：呕吐、腹泻、肾上腺皮质功能不全、过度利尿和大量出汗	血容量减少、前负荷降低和心搏量减少。由于外周血管收缩和低灌注，末梢皮肤湿冷	血常规、肝肾功能、心电图
感染性休克	严重的细菌感染：败血症、阻塞性胆管炎及腹膜炎等	心动过速，真菌感染所致者可表现心动过缓；早期血压正常或轻度升高、脉压减小、皮肤潮红、四肢温暖，同时有发热、寒战等	血常规、肝肾功能、细菌学检查、心电图
心源性休克	心肌损伤或抑制：急性心肌梗死、心肌炎、心肌病等 机械因素：乳头肌或腱索断裂造成二尖瓣反流、心室壁破裂、室壁瘤、主动脉缩窄或肥厚型心肌病左室流出道梗阻、心脏肿瘤 心律失常：严重心动过速或过缓、心脏传导阻滞、心室颤动 心外梗阻性休克：心脏压塞、张力性气胸、肺栓塞等	心脏病的症状和体征，如奔马律、呼吸浅速、双肺底湿啰音等心力衰竭表现；机械原因（如急性二尖瓣反流、室间隔缺损）可出现相应的杂音；右心室衰竭时颈静脉怒张；心脏压塞时可有奇脉，听诊心音遥远	心电图、肝肾功能、床旁胸部X线片和超声检查
过敏性休克	接触某些药物、造影剂及血制品等，发生过敏反应，引起静脉血管扩张和毛细血管通透性增加	接触某种过敏原后迅速发生呼吸困难、支气管哮鸣、心动过速和低血压，常同时伴有皮肤红肿、发绀等	心电图、血常规、肝肾功能
神经源性休克	外伤所致剧痛、脊髓损伤、药物麻醉等	早期，因静脉扩张常表现手足温暖，又称暖休克；晚期，皮肤血管发生强烈收缩，皮温降低	血常规、肝肾功能、心电图

病并发心力衰竭时则可出现颈静脉怒张表现。

4. 胸　气管移位提示张力性气胸。喘鸣音、哮鸣音提示慢性阻塞性肺部疾病急性发作或支气管哮喘。啰音可能存在心功能不全或者肺炎患者。

5. 心脏　体格检查注意心尖搏动点的位置、触诊震颤及听诊杂音。新出现的震颤或收缩期杂音可能提示室间隔缺损，或者乳头肌功能不全并发急性心肌梗死。不能触及心尖搏动提示心脏压塞。急性心力衰竭可闻及第三心音。

6. 腹部　腹部反跳痛、墨菲征阳性、肠鸣音不亢进提示腹部器官来源造成的败血症可能。无肠鸣音亢进及腹部反跳痛也可能提示严重的胃肠道出血。腹部瘀斑提示各种来源的后腹膜出血，如极少见的出血性胰腺炎、腹膜后出血等。

7. 其他重要征象

（1）交感神经兴奋：表现为精神紧张或烦躁、大汗淋漓或过度换气等。

（2）精神状态改变：休克患者意识可正常；如平均动脉压小于60mmHg，脑灌注压下降，出现精神状态急性改变，如烦躁不安、神志淡漠、嗜睡、昏迷等。

（三）实验室检查

1. 全血细胞计数　血红蛋白和血细胞比容降低提示失血。白细胞计数升高、分类提示中性粒细胞核左移，可能提示败血症。血小板计数降低提示弥散性血管内凝血，也可能提示败血症。

2. 血电解质　组织低灌注可能继发引起乳酸酸中毒，进而导致低碳酸血症。严重酸中毒、高钾血症、低钾血症都可能引起心律失常。

3. 凝血酶原时间、促凝血酶原激酶　凝血功能紊乱提示DIC、肝功能障碍或过度抗凝。

4. 动脉血气　评价低氧状态及酸碱平衡状况。

5. 心肌损伤标志物　若怀疑心肌梗死或心肌炎则需检测肌红蛋白、肌钙蛋白I或T及肌酸激酶同工酶，同时亦可用于排除继发于低血压的心肌损伤。

6. 血型交叉配型　如果怀疑出血，必须及早行血型测定准备输血。

7. 妊娠试验　排除育龄期女性的异位妊娠。

（四）影像学检查

1. 胸部X线片　可能提示败血症来源，可同心力衰竭鉴别。胸部X线片可作为气胸或血胸的诊断依据。

2. 心电图　可以发现肺栓塞、心肌缺血、心肌梗死以及心律失常。

3. 超声心动图　用于评价心脏结构和功能，亦可用于诊断心脏压塞。

4. 腹部超声　评价脏器有无形态改变、腹腔有无渗液，必要时CT检查。

（五）休克的诊断标准

休克的诊断标准：①有发生休克的病因；②意识障碍；③脉率快，超过100次/min，细或不能触及；④四肢湿冷，胸骨部位皮肤指压阳性（压后再充盈时间大于2秒），皮肤花纹，黏膜苍白或发绀，尿量小于30ml/h或无尿；⑤收缩压小于90mmHg；⑥脉压小于

20mmHg；⑦原有高血压者收缩压较原有水平下降30%以上。

凡符合①以及②、③、④中的两项，和⑤、⑥、⑦中的一项者，即可诊断。

【案例分析】

患者，李某，男性，27岁，因"发热伴咳嗽2天"到某社区卫生服务中心就诊。

全科医生：您好！请坐！您感到哪里不舒服？

患者：发热、咳嗽。

全科医生：多长时间了？

患者：2天。

全科医生：2天发生了什么？体温最高多少？有发冷和寒战吗？

患者：淋雨了，随后出现发冷发热，无寒战，体温最高39.5℃，感全身肌肉酸痛、无力。

全科医生：有鼻塞、咽痛和打喷嚏吗？

患者：有咽痛和打喷嚏，无明显鼻塞。

全科医生：咳嗽有痰吗？痰是什么颜色？有咯血和胸痛吗？有胸闷气短吗？

患者：咳嗽，少量白痰，偶有少量黄痰和血，咳嗽时右侧胸痛。无明显胸闷，稍感气短。

全科医生：有尿频、尿急、尿痛、腹痛、腹泻吗？

患者：没有。

全科医生：吃什么药了吗？有效吗？

患者：自己认为感冒了，吃了白加黑，好转不明显。

全科医生：以前有咳嗽、咳痰、咯血吗？有过肺结核吗？

患者：没有。

全科医生：既往有心脏病吗？

患者：没有。

全科医生：那我先给你检查一下好吗？

患者：好的。

体格检查：体温39.3℃，脉搏114次/min，呼吸24次/min，血压90/72mmHg。神志清，高热面容，呼吸急促，皮肤及黏膜湿冷，口唇轻度发绀，锁骨上及腋窝淋巴结未触及。右下肺叩诊浊音，呼吸音低，吸气末可闻及少量湿啰音，无胸膜摩擦音，心率114次/min，律齐，未闻及杂音及心包摩擦音，腹软，无反跳痛和肌紧张，肠鸣音正常，双下肢无水肿，四肢末梢湿冷。

辅助检查：血常规示，白细胞计数17.8×10^9/L，中性粒细胞百分比94.5%。C反应蛋白23.4mg/L。胸部X线片：右肺中下野大片实变影。

【分析信息】

患者的生命体征如何？全科医生最基本也是最主要的抢救步骤是首先判断患者的生命体征是否稳定，如意识状态、呼吸、脉搏、血压等，是否出现呼吸衰竭及休克的体征。该患者神志清，高热病容，呼吸急促，口唇轻度发绀，血压偏低，脉压降低，脉搏细速，皮肤湿冷，考虑休克早期存在。目前无昏迷、无急性呼吸衰竭等危重情况，需要紧急救治休克状态。

需要进一步明确休克的病因。

该患者青年男性，急性起病，有受凉史，高热、咳嗽、咳痰、少量黄痰和血，咳嗽时胸痛。进一步进行查体和辅助检查。结合根据该患者的病史、症状、体征及辅助检查结果的特点，初步考虑：

1. 感染性休克（早期）

2. 社区获得性肺炎

鉴别诊断：

1. 气管炎、肺结核、肺癌　患者年轻男性，急性起病，既往体健，无慢性咳嗽咳痰史，无结核病史，血象高，胸部X线片大片实变影，故暂不考虑气管炎、肺结核、肺癌。

2. 尿路感染和肠道感染败血症等所致感染性休克　患者高热，无寒战、无尿频、尿急、尿痛和腹痛、腹泻，故不考虑尿路感染和肠道感染败血症等所致感染性休克。

3. 心源性休克　患者既往健康，无高血压、心脏病史；查体：心律齐，心脏无杂音，无心律失常及心脏压塞的体征，故不考虑心源性休克。

4. 过敏性休克和神经源性休克　患者无药物过敏史、麻醉或损伤、强烈的疼痛刺激，故不考虑过敏性休克和神经源性休克。

处理计划：

1. 吸氧，监测生命体征，尤其是血压，注意尿量。根据推荐CRB-65评分1分，中危，建议在基层医疗机构住院治疗。

2. 静脉补液，积极补充血容量　静脉补充低分子右旋糖酐或生理盐水。

3. 静脉给予抗感染治疗，选用青霉素类或第一/二代头孢菌素治疗。

4. 止咳祛痰等对症治疗。

二、休克的院前处理和转诊

（一）院前处理流程

休克的院前处理流程见图3-8-1。

（二）院前急救初步处理

1. 紧急评估及处理

（1）采用"ABBCS"快速评估：利用5～20秒快速判断患者有无危及生命的紧急情况。紧急评估内容：A.有无气道阻塞；B.呼吸的频率和程度；B.有无体表大量出血；C.有无脉搏，循环是否充分；S.神志是否清楚。

（2）紧急处理方法：立即开放气道、保持气道通畅、心肺复苏、止血等。

2. 次级评估及救治

（1）疑似休克表现及评估：根据意识状态、呼吸、血压、心率、脱水程度及尿量等进行评估。休克患者的血压和脉搏尤为重要，早期血压可表现为正常，随后血压下降。评估后立即紧急救治。

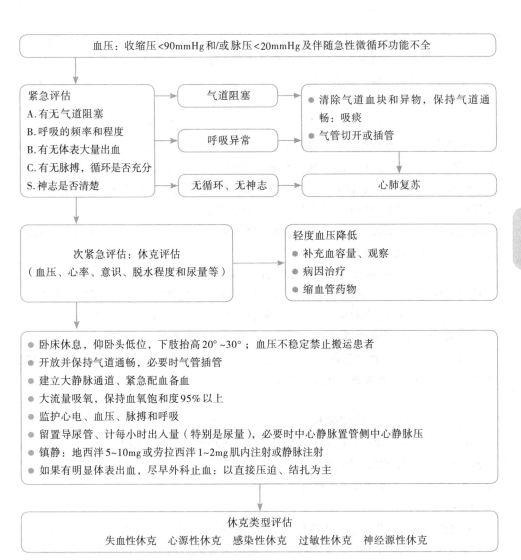

图 3-8-1　休克的院前处理流程图

（2）休克的紧急救治

1）一般措施：吸氧、禁食、减少搬动；采取仰卧头低位，下肢抬高 20°～30°，有心力衰竭或肺水肿者采取半卧位或端坐位。留置导尿管，监测尿量。

2）改善低氧血症：保持呼吸道通畅，先予鼻导管吸氧，也可携氧面罩或无创正压通气给氧，保持血氧饱和度 >95%，必要时气管插管和机械通气。

3）建立通畅的静脉通道和补充血容量：一般静脉输液部位选择上肢，多需两条静脉通路，如果因休克而外周静脉塌陷不能进针，则马上行深静脉穿刺或静脉切开。除心源性休克外，补液是抗休克的重要治疗方法。尽快建立深静脉通道，快速补充等渗晶体液、胶体液。具体视不同类型的休克而定。

4）原发病治疗：是治疗的关键，应根据导致休克的病因进行针对性治疗。感染性休克应给予足量有效的抗感染治疗；失血性休克的治疗以输血扩容为主，并防止血容量的进一步降低；过敏性休克应给予抗过敏治疗；心源性休克应治疗原发的心脏疾病；神经源性休克应给予相应的镇痛治疗。

5）应用血管活性药物：适用经补充血容量血压仍不稳定，或休克症状未见缓解，血压仍继续下降的严重休克。常用的药物有：①去甲肾上腺素，适用于重度、极重度感染性毒症休克，用5%葡萄糖或葡萄糖氯化钠注射液稀释，4~8g/min。②多巴胺，5~50g/（kg·min）静脉滴注。③肾上腺素，应用于过敏性休克或应用去甲肾上腺素或多巴胺后血压仍不稳定或仍低血压的严重的休克。过敏性休克时，肾上腺素0.5~1mg/次，皮下或肌内注射；严重低血压时，根据病情给予静脉泵入。④多巴酚丁胺，常用于心源性休克，2.5~10g/（kg·min）静脉滴注。

6）纠正酸中毒：休克时常合并代谢性酸中毒。当机械通气和液体复苏后仍无效时，可给予碳酸氢钠100~250ml，静脉滴注，并根据血气分析调整剂量。除了血气分析外，治疗还需要结合病史、电解质与阴离子间隙等因素综合考虑，纠正电解质紊乱。

7）防治并发症和重要器官功能障碍：应预防和处理可能出现的并发症。

8）进一步处理：休克患者经过以上抢救处理后，生命体征相对平稳时，尽快在急救人员护送下转至上级医院进一步诊断和治疗。

三、休克患者的基层随诊

休克患者送往上级医院诊治，病情平稳后转回基层医疗卫生机构，全科医生应详细了解患者在上级医院的诊治过程、出院诊断、目前的治疗、出院后需观察问题等，并记录于健康档案中，同时制定基层健康管理计划。

（一）患者教育

通常经过抢救的患者对生命会有更深刻的理解，此时是给予健康知识指导的最好时机。全科医生应根据病情针对患者存在的问题给予指导。例如：急性心肌梗死引起的心源性休克目标是减少患者再发生急性事件的危险、保护心肌。一方面要控制多重危险因素，即控制高血压、糖尿病、高血脂等，强调达到靶目标；适当运动，戒烟、限酒、避免过度劳累，调整心态。另一方面应长期给予抗血小板或抗凝治疗，抗心肌缺血等治疗。

（二）积极治疗原发病

积极治疗引起休克的原发病是防止再发休克的最好办法。不同疾病治疗方式各异，参见相关章节。如过敏性休克患者应尽量避免接触花粉等物质，在应用可能引起过敏性休克药物（如青霉素）或血清制剂（如破伤风、白喉抗毒素）前，务必做皮肤过敏试验，反应阳性者禁用该药物。

（三）生活方式干预

对于有不良生活方式的患者应制定针对性的干预计划，如消化性溃疡患者的合理饮食。主要包括：①饮食应规律，一日至少三餐，规律性的饮食有利于溃疡愈合；②饮食要营养丰富，热量充足，饮食中应富含蛋白质和维生素，提倡不吃或少吃油炸、煎炸、烟熏及腌制食品，忌暴饮暴食，避免过热、过硬和酸性太强的食物；③戒除不良习惯，戒除烟酒，不饮浓茶、咖啡，不服非甾体抗炎药物，如阿司匹林、吲哚美辛、保泰松等。

（四）定期监测

不同疾病需要监测的指标各异，全科医生应针对性地制定不同的复诊计划，并督促患者定期复诊。如急性心肌梗死患者监测心电图和心肌功能；应用抗血小板药物的患者应严密观察异常出血迹象，询问有无便血、牙龈或鼻出血、血尿，检查口腔黏膜、鼻腔、皮下有无出血，定期查尿、便常规，及早发现尿、便隐性出血情况；溃疡病患者监测血常规和粪便隐血。

（王志香）

第四章 全科医生基本技能

第一节 居民健康档案的建立与管理

一、居民健康档案概述

（一）健康档案的定义

是对居民的健康状况及其发展变化，以及影响健康的有关因素和接受卫生保健服务过程进行系统化记录的文件，也是基层医疗卫生服务工作中收集、记录居民健康信息的重要工具。

在我国居民健康档案分成三部分，即个人健康档案、家庭健康档案、社区健康档案，三类档案的侧重点不完全相同，但三者间是相互关联的（图4-1-1）。

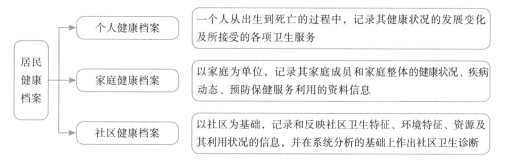

图4-1-1 居民健康档案组成

（二）建立健康档案的意义

1. 有助于增进基层全科医生与居民的沟通交流 使医生正确理解个人及家庭健康问题，作出明智的临床决策。

2. 有助于促进基层医疗卫生服务的规范化 规范的居民健康档案是宝贵的科研教学资料，准确、完整、规范和连续的居民健康档案为前瞻性研究居民健康状况，探讨危险因素提供了理想的资料。

3. 有助于全面评价社区居民的健康问题 健康档案可作为全科医生全面掌握居民健康状况的基本工具。在实施基本医疗卫生服务中，要为社区居民提供连续性、综合性、协调性和高质量的基本医疗保健服务，正确理解和鉴定居民或患者所提出的问题，就必须充分了解居民个人和家庭的背景资料。通过掌握和了解社区居民的情况，主动挖掘个人、家庭的问题，对健康问题作出全面评价。

4. 有助于制定准确实用的卫生保健计划 合理利用社区有限的卫生资源，提高基层卫生服务的管理水平。作为社会卫生规划的资料来源，完整的健康档案不仅记载了居民健康状况以及与之相关健康信息，还记载了有关基层卫生机构、卫生人力等社区资源的信息，从而为社区卫生诊断制定社区卫生服务计划提供基础资料，也为充分利用社区资源提供了必要条件。

5. 可对突发公共卫生事件的应急处理提供及时、准确的居民健康信息。

6. 完整的健康档案，除了作为全科医生继续教育、教学、科研的资料外，还是司法工作的重要参考。

（三）居民健康档案服务对象及确定建档对象流程图

1. 服务对象　辖区内常住居民（指居住半年以上户籍及非户籍居民），以0～6岁儿童、孕产妇、老年人、慢性病患者、严重精神障碍患者和肺结核患者等为重点。

2. 确定建立居民健康档案流程　《国家基本公共卫生服务规范（第三版）》中提供了"确定建档对象流程图"（图4-1-2），即向辖区内常住居民及重点人群首次就诊、访视或复诊时尚未建立健康档案者交代健康档案的用途及意义，遵循自愿与引导相结合的原则建立健康档案，并在医疗卫生过程中不断使用、更新健康档案。

（四）居民健康档案的建立与管理

1. 居民健康档案建立的基本原则

（1）资料真实性：居民健康档案由各种原始资料组成，这些资料应该真实可靠，真正反映社区居民的健康状况，只有真实性才有可用性。

（2）资料科学性：居民健康档案记录应该规范化，各种图表、文字描述、单位使用等都要符合有关规定要求，才能保证居民健康档案作为一种医学信息资料具有可交流性。

（3）资料完整性：居民健康档案内容应完整，反映病情、就医背景、病情变化、潜在危险因素、评价结果、处理计划等，并从生物、心理、社会三个层面去记录。

（4）资料连续性：医生要勤于记录，不断将资料累加，从而保证资料连续性。

（5）资料可用性：居民健康档案只有成为充分发挥作用的"活"档案，才能体现科学价值。

2. 居民健康档案的建立　居民健康档案建立工作应与日常医疗、预防和保健工作相结合，可通过患者就诊、入户调查、家庭访视、疾病筛查、健康体检方式建立。

（1）辖区居民到乡镇卫生院（村卫生室）、社区卫生服务中心（站）接受服务时，由医务人员负责为其建立健康档案，并根据其主要健康问题和服务提供情况填写相应记录，同时为服务对象填并发放居民健康档案信息卡。

（2）通过入户服务（调查）、疾病筛查、健康体检等多种方式，由乡镇卫生院、村卫生室、社区卫生服务中心（站）组织医务人员为居民建立健康档案，并根据其主要健康问题和服务提供情况填写相应记录。

（3）已建立居民电子健康档案信息系统的地区应由乡镇卫生院、村卫生室、社区卫生服务中心（站）通过上述方式为个人建立居民电子健康档案。

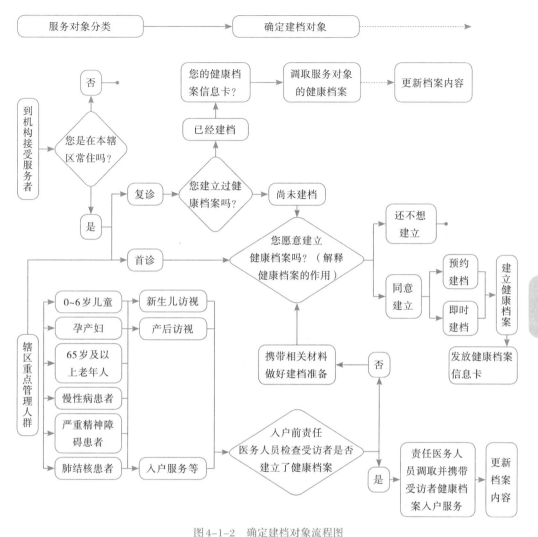

图 4-1-2　确定建档对象流程图

3. 居民健康档案的管理和使用

（1）将医疗卫生服务过程中填写的健康档案相关记录表单，装入居民健康档案袋统一存放，也可采用以家庭为单位集中存放保管。居民电子健康档案近年来普遍应用，其数据应存放在信息中心服务器中，并备份管理。

（2）已建档居民到乡镇卫生院、村卫生室、社区卫生服务中心（站）复诊时，应持居民有效身份识别标识（如医保卡、就诊卡或身份证等），调取本人健康档案后，由接诊医生根据复诊情况，及时更新、补充相应记录内容。

（3）入户开展医疗卫生服务时，应事先查阅服务对象的健康档案并携带相应表单（某些地区使用平板电脑直接录入），在服务过程中记录、补充相应内容。已建立电子健康档案信息系统的机构应同时更新电子健康档案。

（4）对于需要转诊、会诊的服务对象，由接诊医生填写转诊、会诊记录（或电子记录）。

（5）所有的服务记录由全科医生团队成员统一汇总、及时归档。

（6）居民健康档案建立与管理流程见图4-1-3。

二、居民健康档案的内容及考核指标

居民健康档案的内容及考核指标参照《国家基本公共卫生服务规范（第三版）》。

（一）居民健康档案的内容

居民健康档案的内容包括个人基本信息、健康体检、重点人群健康管理记录和其他医疗卫生服务记录，表单目录如下（附件4-1-1～4-1-4）：

1. 居民健康档案封面

2. 个人基本信息表

3. 健康体检表

4. 重点人群健康管理记录表（卡）

（1）0～6岁儿童健康管理记录表：①新生儿家庭访视记录表；②1～8月龄儿童健康体检记录表；③12～30月龄儿童健康体检记录表；④3～6岁儿童健康检查记录表；⑤男童生长发育监测图；⑥女童生长发育监测图。

（2）孕产妇健康管理记录表：①第1次产前随访服务记录表；②第2～5次产前随访服务记录表；③产后访视记录表；④产后42日健康检查记录表。

（3）高血压患者随访服务记录表。

（4）2型糖尿病患者随访服务记录表。

（5）严重精神障碍患者随访服务记录表：①严重精神障碍患者个人信息补充表；②严重精神障碍患者随访服务记录表。

（6）肺结核患者管理记录表：①肺结核患者第一次入户随访记录表；②肺结核患者随访服务记录表。

（7）中医药健康管理记录表：①老年人中医药健康管理服务记录表；②儿童中医药健康管理服务记录表。

5. 其他医疗卫生服务记录表

（1）接诊记录表。

（2）会诊记录表。

6. 居民健康档案信息卡

（二）填表基本要求

1. 档案填写一律用钢笔或圆珠笔，不能用铅笔或红色笔书写。字迹要清楚，书写要工整。数字或代码一律用阿拉伯数字书写。数字和编码不要填出格外，如果数字填错，用双横线将整笔数码划去，并在原数码上方工整填写正确数码，切勿在原数码上涂改。

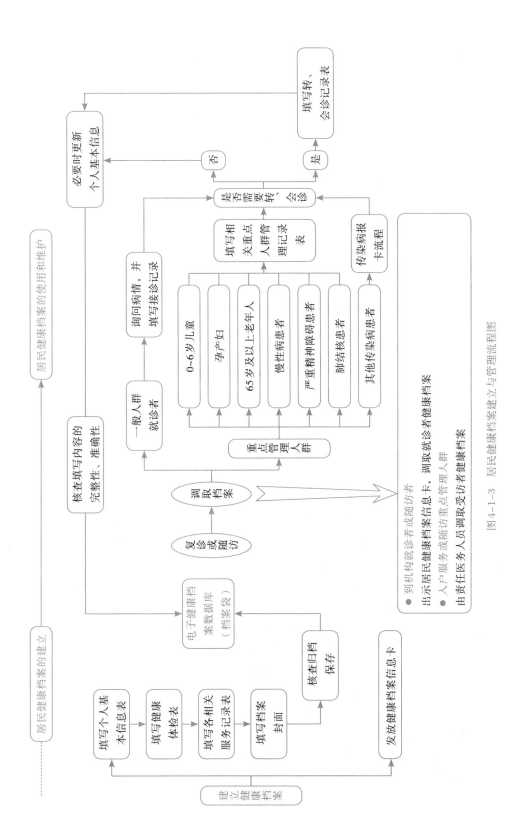

图4-1-3 居民健康档案建立与管理流程图

2. 在居民健康档案的各种记录表中，凡有备选答案的项目，应在该项目栏的"□"内填写与相应答案选项编号对应的数字，如性别为男，应在性别栏"□"内填写与"1男"对应的数字1。对于选择备选答案中"其他"或者是"异常"这一选项者，应在该选项留出的空白处用文字填写相应内容，并在项目栏的"□"内填写与"其他"或者是"异常"选项编号对应的数字，如填写"个人基本信息表"中的既往疾病史时，若该居民曾患有"腰椎间盘突出症"，则在该项目中应选择"其他"，既要在"其他"选项后写明"腰椎间盘突出症"，同时在项目栏"□"内填写数字13（其他）。对各类表单中没有备选答案的项目用文字或数据在相应的横线上或方框内据情填写。

3. 在为居民提供诊疗服务过程中，涉及疾病诊断名称时，疾病名称应遵循国际疾病分类（international classification of disease，ICD）-10填写，涉及疾病中医诊断病名及辨证分型时，应遵循《中医病证分类与代码》（GB/T 15657-2021）。

全科医生要了解国际疾病分类（ICD）的基层局限性。传统的疾病分类系统ICD-9和ICD-10广泛应用于医院信息统计工作，但在基层医疗保健中以疾病为基础的分类有其局限性。首先，基层医疗保健中居民的问题不只是疾病，很多问题处在早期的未分化阶段，在很多情况下全科医生给出的不是疾病的"诊断"，而是对患者问题的"假设"，对于许多症状和非疾病状态，难以用ICD-9和ICD-10编码和分类。其次，基层医疗保健的研究不仅局限于疾病的最后诊断，而且涉及居民患病及就医过程的各个阶段，如居民就医的原因、检查检验过程、医生的处理等。用ICD不能对此进行满意的分类。

目前世界全科医师组织（WONCA）通用的基层医疗保健国际分类（international classification of primary care，ICPC）：1972年，在WONCA成立后，即开始研究基层医疗分类的问题。1978年《阿拉木图宣言》发表之后，WHO成立了工作组，与WONCA成员一起，在1987年将第一版ICPC公之于世。此后经过几年修订，分别完成了ICPC2、ICPC2定义版、基层医疗保健过程国际分类（IC-Process-PC）。其中ICPC2几乎与ICD-9完全"兼容"，同牙科/口腔科疾病的国际分类、肿瘤学疾病国际分类等分支一样，ICPC2成为ICD在初级保健领域、全科医学领域的分支分类系统，也是ICD-9在全科医学中的应用，又称ICD-9GM。

ICPC是由二维结构组成。横坐标轴表示问题的类别，共17章节，表示每个部分由一英文字母代表：全身性的（A）；血液、血液形成（B）；消化（D）；眼（F）；耳（H）；循环（K）；神经（N）；肌肉骨骼（L）；精神心理（P）；呼吸系统（R）；皮肤（S）；代谢、内分泌、营养（T）；泌尿（U）；妊娠、计划生育（W）；女性生殖（X）；男性生殖（Y）；社会的（Z）。

横坐标中除了"社会的（Z）"这一章节以外，其他章节均由7个成分表示所分类的项目，每个成分由2位数码确定分类：①主诉和症状（由患者陈述的就诊原因）；②诊断性的、预防性的过程，该成分包括医疗保健活动的很多方面，如预防注射、筛检、健康危险因素评价、健康教育、会诊及各种诊断过程；③药物、治疗和治疗过程，包括基层医生在诊所开的药物、进行的治疗等；④检查结果，包括检查、化验的结果；⑤行政管理性的成分；⑥其他就诊和转诊，指把患者转给其他的医务人员或机构；⑦诊断或疾病，包括传染性疾病、损伤、先天性疾病、肿瘤、其他专科疾病。

4. 各类表单中涉及日期类项目，如体检日期、访视日期、会诊日期等，按照年（4位）、月（2位）、日（2位）顺序填写。

5. 服务对象在健康体检、就诊、会诊时的各种化验及检查报告单据，都应该粘贴留存归档。可以有序地粘贴在相应健康体检表、接诊记录表、会诊记录表后面。

双向转诊转出单存根与双向转诊回转单可另页粘贴，附在相应位置上与本人健康档案一并归档。

6. 统一为居民健康档案进行编码，采用17位编码制，以国家统一的行政区划编码为基础，以乡镇（街道）为范围，村（居）委会为单位，编制居民健康档案唯一编码。同时将建档居民的身份证号作为统一的身份识别码，为在信息平台下实现资源共享奠定基础。

第一段为6位数字，表示县及县以上的行政区划，统一使用《中华人民共和国行政区划代码》（GB2260）。

第二段为3位数字，表示乡镇（街道）级行政区划，按照国家标准《县级以下行政区划代码编制规则》（GB/T 10114—2003）编制。

第三段为3位数字，表示村（居）民委员会等，具体划分为：001099表示居委会，101199表示村委会，901999表示其他组织。

第四段为5位数字，表示居民个人序号，由建档机构根据建档顺序编制。

如某患者档案号为11010200702500001，即可解释为：其所在地区为北京市（110）西城区（102）月坛街道（007）木樨地居委会（025），编号为1号的档案。

（三）居民健康档案常用考核指标

1. 健康档案建档率=建档人数/辖区内常住居民数×100%

2. 电子健康档案建档率=建立电子健康档案人数/辖区内常住居民数×100%

3. 健康档案使用率=档案中有动态记录的档案份数/档案总份数×100%

注：有动态记录的档案是指1年与患者的医疗记录相关联和/或符合对应服务规范要求的相关服务记录的健康档案。

三、个人健康档案

个人健康档案是以问题为导向的医学记录（POMR）的病历格式化构想的体现，即病历中先有一个问题列表（problem list），然后对每个问题进行SOAP形式的记录。POMR核心包括基础资料、问题目录、管理计划及病情记录。利用POMR形成全科医生记录目录，不但方便全科医生，而且在社会医学等方面产生强烈的影响，并奠定了电子健康档案的基础。

1. POMR 的主要内容

（1）基础资料（data base）

1）人口学资料：如年龄、性别、教育程度（文盲、小学、中学、中专、大专、本科、研究生及以上）、职业（应具体填写工人、农民、公务员、军人、干部、商人、教师、学生、公司职员、服务业人员、个体工商户、无业、退休）、婚姻状况、种族、社会经济状况、医疗费用支付类型（包括自费、公费、大病统筹、医保、基本医疗保险、其他等，应根据实际情况填写一种或几种）、家庭状况及其家庭重大事件等。

2）个人特征：如气质类型、性格倾向、能力（语言表达能力、记忆力、注意力、想象力、思维能力等）等。

3）健康行为资料：如吸烟、饮酒、运动、饮食习惯、就医行为、健康信念模式、个性、爱好、社会适应能力等。

4）临床资料：如身高、体重、血压、患者的主诉、既往史、个人史（住院史、药物过敏史、月经史、生育史、输液史、手术史、失恋、丧偶、失业等）、各种实验室及影像学检查及其结果，以及心理精神评估资料等。

5）家庭生活史：包括家庭或遗传病史、家庭成员否认主要病患、目前的健康状况、家庭生活主要事件等。

6）预防医学资料：如周期性健康检查记录、自我保健观念和技能。

（2）问题目录（problem list）：设立问题目录的目的是便于全科医生在短时间内对病历进行回顾。问题目录分为主要问题目录、暂时性问题目录、长期用药清单。一般放在健康档案的开始部分，是健康问题的索引；健康问题按诊断日期的顺序编号排序。

1）主要问题目录包括已明确诊断的慢性生理或心理疾患、手术、社会或家庭问题、行为问题、异常的体征或实验室检查结果、难以解释的症状或反常态度、健康危险因素等（表4-1-1）。

表4-1-1 主要问题目录

序号	问题名称	诊断日期	处理及结果	接诊医生	ICPC 编码
1	2型糖尿病	2010.5.14	药物治疗	某医生	T90
2	丧偶	2016.10.29	精神支持	某医生	Z15

2）暂时性问题目录，一般指急性、一次性或自限性问题；对暂时性问题的记录，可帮助全科医生及时发现可能的重要线索（表4-1-2）。

3）在主要问题和暂时性问题目录的后面，常有长期用药清单，如患者长期使用降糖药物治疗糖尿病，应将药物的名称、剂量、服用方法、起止时间以及其他内容的备注等记录下来，以利于提醒全科医生进行药物副作用的随访和监测。

（3）管理计划：这部分是POMR的核心，是患者每一次就诊的记录，采用SOAP的形式。SOAP结构奠定了现代病历的基础形式（表4-1-3）。

表4-1-2　暂时性问题目录

序号	问题名称	发生日期	就诊日期	处理	现况及转归	ICPC 编码
1	上呼吸道感染	2017.3.4	2017.3.4	休息、饮水	治愈	R74
2	踝部扭伤	2017.5.9	2017.5.9	活血镇痛胶囊，2粒/次，3次/d	治愈	S93.4

表4-1-3　SOAP 结构病历

主观资料（S）：

客观资料（O）：

综合评估（A）：

处置计划（P）：

　　　　　　　　　　　　　　医生签字：

　　　　　　　　　　　　　　接诊日期：　　年　　月　　日

1）S代表患者主观资料（subjective data）：主观资料是由患者或其就医时的陪伴者提供的主诉、症状、患者的主观感觉、疾病史、家族史和社会生活史等。

问诊是获取主观资料的主要手段，解决患者健康问题的大多数线索和依据即来源于问诊所获取的资料。全科门诊常用的问诊方法包括RICE和Pendleton两种，其中RICE问诊模式相对简单、实用，具体内容如下：

R——原因（reason）：患者今天为什么来？

I——想法（idea）：患者认为自己出了什么问题？（如：您认为是什么原因导致了疾病？您认为这是一种什么样的疾病？您是如何看待这个疾病的？）

C——担忧（concern）：患者忧虑什么？（如：您最担心的是什么？您认为疾病最严重的后果是什么？疾病会对您的生活、工作产生怎样的影响？）

E——期望（expectation）：患者认为医生可以帮助他做些什么？（如：您希望医生如何帮助您？您认为疾病最好的治疗方案是什么？）

RICE问诊模式能够获得更多的信息以及给予患者更多的帮助，通过这种问诊模式，可以了解到不同患者对同一种症状或者疾病有着完全不同的想法和观念，因而也会有截然不同的处理方式。

RICE问诊模式改变了以往传统问诊模式，从人的整体性出发，将患者作为一个既有生理属性又有社会属性的"全人（whole person）"，更深入地了解疾病对患者生活影响以及患者对疾病的想法和观念。RICE问诊模式不仅关注疾病本身，而且通过患者的自由表达，全科医生可全面了解患者身心出现的不适体验以及倾听患者需求，提出针对性的心理关怀和治疗策略。

2）O代表客观资料（objective data）：医生在诊疗过程中所观察到患者的资料，包括体格检查所见、实验室检查结果、心理行为测量以及医生观察到患者的态度和行为。

3）A代表对健康问题评估（assessment）：评估是问题描述中最重要的一部分。完整的评估应包括诊断、鉴别、问题的轻重程度及预后等。它不同于以往以疾病为中心的诊断模式。问题可以是生理问题、心理问题、社会问题，或未明确原因的症状和/或主诉。

4）P代表对问题的处置计划（plan）：处置计划是针对问题而提出的，体现以患者为中心、预防为导向以及生物－心理－社会医学模式的全方位考虑，而不仅限于开出处方药物。计划内容应包括治疗计划、治疗策略（包括用药方案和治疗方式）、根据病情进展治疗策略的变更方案、预防、保健、康复、健康教育等措施；也包括健康人的教育，需要对健康人群或有健康问题的特殊人群开展健康教育，但更多的是在日常医疗实践中对患者进行针对性教育。医疗记录中要求全科医生要写明健康教育的计划和内容，如糖尿病患者的饮食控制计划、体育锻炼计划、血压监测计划，养成健康的生活方式；高血压患者的体育锻炼计划、饮食控制计划、血压监测等。对于长期接受医疗照顾的慢性疾病患者，健康教育是相当重要的，要让患者知道医生期望的治疗结果、药物可能发生的副作用及药物的交互作用、在什么情况下要马上就医等。

目前循证医学推荐国际上通用PICO原则解决实际临床问题，其具体内容包括：

P：特定的研究对象/临床问题（participants/patients），如患者群。

I：干预措施（intervention），如治疗方法。

C：对照措施或另一种可用于比较的干预措施（control/comparison）。

O：结局（outcomes），即干预措施的治疗效果。

举例：评价非瓣膜性心房颤动患者应用不同剂量利伐沙班抗凝治疗疗效和安全性。

患者：有抗凝治疗指征的非瓣膜性心房颤动患者。

干预：利伐沙班20mg或15mg。

对照：利伐沙班10mg、7.5mg、5mg。

结局：心房颤动相关卒中和其他血栓栓塞事件、抗凝相关出血事件以及全因死亡事件等。

通过PICO原则的学习，可以培养全科医生发现临床实际问题的能力，并引导其通过查阅文献对相关临床证据进行分析和归纳，找出不同临床治疗方案的优势和不足，以此根据患者实际情况，制定最佳的个体化治疗方案。

（4）病情记录：SOAP书写要点见表4-1-4。

表4-1-4　SOAP书写要点

名称	问题描述特点	SOAP书写
主观资料	由患者本人提供，涵盖所有个人资料	主诉、现病史中多种慢性疾病可同时出现，为清晰描述，可写成：问题一：高血压……问题二：糖尿病…… 重点询问健康行为资料，如：运动方式、运动量、食盐量、热量摄入、心理问题、家庭资源、社区资源等
客观资料	体格检查、实验室检查、心理行为测量	体格检查包括视诊、触诊、叩诊、听诊结果，还包括辅助检查及各种量表等测试结果
综合评估	体现全科医学的生物-心理-社会医学模式	重点评价患者存在的健康问题，生理疾病、心理、社会问题、生活方式
处置计划	包括诊断、治疗和健康教育计划	不仅限于药物治疗，还要写明健康教育计划和内容，药物可能发生的副作用、生活方式指导，充分体现以人为中心、预防为导向，全科医学模式的全方位管理

2. 健康体检表　健康体检包括一般健康检查、生活方式、健康状况及其疾病用药、健康评价等，用于居民首次建立健康档案、老年人、高血压、2型糖尿病和严重精神障碍患者年度健康检查，一般居民的健康检查可参考使用，肺结核患者、孕产妇和0~6岁儿童无须填写该表（表4-1-5）。表中带*号的项目，在为一般居民建立健康档案时不作为免费检查项目，不同重点人群的免费检查项目按照各专项服务规范的具体说明和要求执行。对于不同人群，完整的健康体检表指按照相应服务规范要求做完相关检查并记录的表格。

表4-1-5 健康体检表

姓名： 性别： 年龄：

家庭住址： 电话号码： 编号□□□□□□□□

体检日期	年 月 日	责任医生	

内容	检查项目		
症状	1无症状 2头痛 3头晕 4心悸 5胸闷 6胸痛 7慢性咳嗽 8咳痰 9呼吸困难 10多饮 11多尿 12体重下降 13乏力 14关节肿痛 15视力模糊 16手脚麻木 17尿急 18尿痛 19便秘 20腹泻 21恶心呕吐 22眼花 23耳鸣 24乳房胀痛 25其他 □/□/□/□/□/□/□/□/□		

一般状况	体温	℃	脉率		次/min
	呼吸频率	次/min	血压	左侧 / mmHg	
				右侧 / mmHg	
	身高	cm	体重		kg
	腰围	cm	BMI		kg/m²
	老年人健康状态自我评估	1满意 2基本满意 3说不清楚 4不太满意 5不满意			□
	老年人生活自理能力自我评估	1可自理（0~3分） 2轻度依赖（4~8分） 3中度依赖（9~18分） 4不能自理（19分）			□
	老年人认知功能	1粗筛阴性 2粗筛阳性，简易智力状态检查，总分			□
	老年人情感状态	1粗筛阴性 2粗筛阳性，老年人抑郁评分检查，总分			□

生活方式	体育锻炼	锻炼频率	1每日 2每周一次以上 3偶尔 4不锻炼		□
		每次锻炼时间	分钟	坚持锻炼时间	年
		锻炼方式			
	饮食习惯	1荤素均衡 2荤食为主 3素食为主 4嗜盐 5嗜油 6嗜糖			□/□/□
	吸烟	吸烟状况	1从不吸烟 2已戒烟 3吸烟		□
		日吸烟量	平均 支		
		开始吸烟年龄	岁	戒烟年龄	岁

生活方式	饮酒	饮酒频率	1从不　2偶尔　3经常　4每日		☐
		日饮酒量	平均　　　　两		
		是否戒酒	1未戒酒　2已戒酒，戒酒年龄：岁		☐
		开始饮酒年龄	岁	近一年内是否曾醉酒　　1是　2否	☐
		饮酒种类	1白酒　2啤酒　3红酒　4黄酒　5其他		☐/☐/☐/☐
	职业病危害因素接触史	1无　2有（工种　　　从业时间　　年）毒物种类			☐
		粉尘	防护措施1无　2有		☐
		放射物质	防护措施1无　2有		☐
		物理因素	防护措施1无　2有		☐
		化学物质	防护措施1无　2有		☐
		其他	防护措施1无　2有		☐

3. 会诊记录　居民需要会诊服务时责任医生应填写会诊记录表，写明居民需会诊的主要情况及会诊原因，会诊后由责任医生在会诊记录表上填写会诊医生的主要处置及指导意见，填写会诊医生所在医疗卫生机构名称并由会诊医生签署姓名，保证具有法律效力。会诊记录表置入居民健康档案中保存，表格及填表说明详见表4-1-6。

表4-1-6　会诊记录表

姓名：　　　　　　　　　　　　　　　　　　　　　编号☐☐☐☐☐☐☐☐

会诊原因：	
会诊意见：	
会诊医生及其所在医疗卫生机构：　　医疗卫生机构名称	会诊医生签字 责任医生：＿＿＿＿＿＿ 会诊日期：＿＿＿年＿＿月＿＿日

四、家庭健康档案

（一）家庭健康档案内容

家庭健康档案是全科医疗中居民健康档案的重要组成部分，内容包括家庭基本资料、家系图、家庭评估资料、家庭主要问题目录、问题描述和家庭成员的个人健康记录。

（二）家庭基本资料

家庭基本资料通常放在家庭档案的前面，内容包括家庭住址、电话、成员人数和各成员的基本资料（姓名、性别、年龄、职业、教育程度、宗教信仰等）等。表4-1-7为北京市社区卫生服务机构使用的家庭健康档案基本资料格式。

表4-1-7　家庭健康档案基本资料

建档日期　　　年　　月　　日　　　　　档案号							
建档单位　　　　建档医生　　　　　　建档护士　　　　　　责任医生							
户主姓名　　　　家庭人口数（户口数）　　　人　　　　现住人口数　　　人							
家庭平均月收入:（指全家成员年收入总和除以12）　　　　　元							
住房类型　□平房　□楼房（半地下　一层以上）　住房使用面积　　m²							
家庭燃料类型　□煤气/天然气　□电　□煤炉　□沼气　□其他							
厕所类型　□居室内厕所　A冲水式　B非冲水式　□居室外厕所　□公共厕所							
家庭其他成员信息							
序号	姓名	性别	出生日期	与户主关系	婚姻状况	学历	职业	联系电话

（三）家系图

家系图是以绘图的方式表示家庭结构、成员间关系、病史等（图4-1-4）。它可以十分简单地记录家庭的综合资料，是全科医生迅速掌握家庭成员健康状况和家庭生活周期等资料的最好工具。家系图的绘制一般应包含三代人。长辈在上，晚辈在下；长者在左，幼者在右。夫妻中，男在左，女在右。家系图的绘制可以从最年轻的一代开始，也可以从中间开始，一般的是从家庭中首次就诊的患者这一代开始，向下上延伸。在代表每个人的符号旁边，可再标上成员的出生日期、重大生活事件及发生的时间、遗传病、慢性病等。绘制家系图可一次完成，也可在照顾患者的过程中逐渐完成。

绘制家系图案例:

患者王某，男性，50岁，患有高血压；其父亲已故，曾患有高血压，55岁死于脑出血；母亲46岁时发现"乳腺癌"，行乳腺切除术，术后病理报告为乳头状癌，目前生活可自理；有一姐姐、一哥哥，身体健康。王某26岁时与李某结婚，婚后育有一子（王小某），妻子李某身体健康。李某父亲63岁时死于肺癌；母亲60岁时确诊为冠心病，目前行冠心

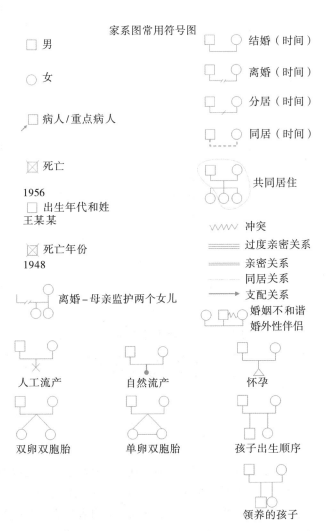

家系图常用符号图

□ 男

○ 女

□ 病人/重点病人

☒ 死亡

1956
□ 出生年代和姓
王某某

☒ 死亡年份
1948

离婚-母亲监护两个女儿

人工流产

自然流产

双卵双胞胎

单卵双胞胎

领养的孩子

结婚（时间）

离婚（时间）

分居（时间）

同居（时间）

共同居住

〰〰 冲突
═══ 过度亲密关系
── 亲密关系
── 同居关系
──▶ 支配关系
婚姻不和谐
婚外性伴侣

怀孕

孩子出生顺序

图4-1-4　常用家系图符号

病二级预防治疗；李某弟弟45岁时确诊为高血压，目前规律口服降压药治疗。家系图绘制如图4-1-5。

（四）家庭主要问题目录及描述

主要记录家庭生活周期各阶段，存在或发生的重大生活压力事件，影响该家庭结构与功能的任何生理、心理、社会、经济、行为等方面的重要正性或负性事件。如家庭成员生大病、丧偶、失业、负债、购彩票中大奖、地位重大变化、购买住房等，问题记录方法与个体健康档案中主要问题目录（master problem list）及问题描述（problem statements）SOAP方法相同。问题可涉及家庭生活和功能的各个方面，详细描述其发生、发展、处理、转归等过程。表4-1-8为北京市社区卫生服务机构使用的家庭主要健康问题目录格式。

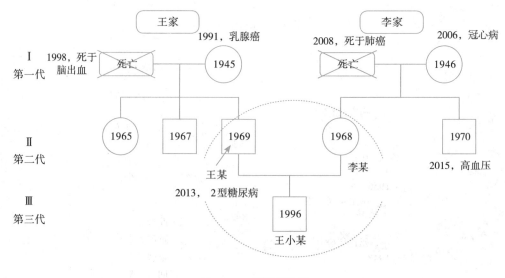

图4-1-5　家系图案例

表4-1-8　家庭主要健康问题目录

序号	问题名称	发生日期	记录日期	接诊医生	备注

（五）家庭评估资料

家庭评估资料包括家庭结构、家庭生活周期、家庭功能、家庭内外资源、家庭动态等。目前在全科医疗中广泛使用的是家庭评估方法和工具有家系图、家庭圈、家庭关怀度指数等。此外，家庭功能（family function）与患者的家庭照顾关系密切，家庭功能可以通过APGAR问卷测试，即适应度（adaption）、合作度（partnership）、成长度（growth）、情感度（affection）、亲密度（resolve）评价，由患者对来自其家庭的支持和照顾情况作一主观判断。评价结果分为家庭功能良好、中度障碍和严重障碍，医生可以据此了解该患者患病过程中的家庭环境，是否有利于疾病的治疗与康复。

五、居民健康档案的使用

居民健康档案只有成为"活"档案，才能体现价值，为确保居民健康档案的有效建立和使用，应采取相应的制度措施。

（一）居民健康档案制度化

1. 建立居民健康档案的管理制度和办法　各级档案行政管理部门联合有关专业主管部门制定完善、科学、具有约束力的居民健康档案管理制度和办法，提出管理标准和具体要求。

2. 严格执行管理制度　　按照居民健康档案管理有关规定，依法收集文件材料，及时归档，科学分类管理、保管。健康档案管理要具备档案保管设施、设备，符合防盗、防晒、防高温、防火、防潮、防尘、防鼠、防虫等要求，指定专（兼）职人员负责管理工作，保证健康档案完整、安全。电子健康档案应由专（兼）职人员维护。

3. 加强对居民健康档案工作的督导检查　　制定相应的对居民健康档案工作考核标准，加强督导检查，确保健康档案的安全性。

（二）居民健康档案规范化管理

1. 规范化管理居民健康档案　　《国家基本公共卫生服务规范（第三版）》中已制定城乡居民健康档案管理服务规范，以此为依据，系统、规范、务实地建立乡村和城镇社区居民的健康档案。

2. 提高居民和全科医生对居民健康档案的认识　　通过宣传教育，加强全科医生和居民对健康档案的认识，明确其必要性和重要性，广泛参与健康档案的建立和利用。居民的理解、支持及全科医生的敬业精神、沟通能力是保证建档工作顺利进行的重要因素。

3. 建立居民健康档案责任制　　建立居民健康档案是一项长期、系统工作，目前国家规定城市主要由社区卫生服务中心（站）建立健康档案，农村主要依靠乡镇卫生院和村卫生室建档。农村地区要动员村乡两级医务人员，责任到人，分片包户，按村、组、户建立居民健康档案，充分发挥乡镇卫生院医务人员及村卫生室乡村医生在建立健康档案中的作用。

4. 分批建立居民健康档案　　从长远来看，居民都应该建立健康档案，但当前基层医疗卫生机构能力有限，故应在遵循自愿和引导相结合原则下确定优先建档对象。首先，要为主动到基层医疗卫生机构就诊或寻求咨询服务的人在服务过程中建立健康档案；其次，按照国家要求为重点管理人群主动建档，主要包括高血压、糖尿病、重性精神病等慢性病患者和妇女、儿童、老年人等重点人群。在以上两类服务对象的基础上，再逐步扩大到全体人群。

5. 服务过程中随时建立健康档案　　主要方式包括门诊服务、入户服务（调查）、疾病筛查、健康体检等。按照国家服务规范要求记录相关内容，记录应齐全完整、真实准确、书写规范、基础内容无缺失。检查报告单据和转、会诊的相关记录粘贴留存归档，同时积极应用中医药适宜技术为城乡居民提供中医健康服务并记录相关信息纳入健康档案管理。

（三）居民健康档案动态管理

1. 实施健康档案动态管理　　与健康有关信息，如体检报告、病历等，不论以何种方式，健康档案管理者都应认真收集、整理、加工，以保证其连续性、完整性。

2. 更新健康档案信息　　为每一位建档居民建立一张信息卡，方便、及时查找建档病历，每次医疗活动中随时更新个人健康记录；死亡报告卡、传染病访视卡、孕产妇访视卡随时增添相应信息；从上级医院转回患者，及时将其住院治疗等信息资料转入健康档案；慢性病随访管理中新发现的个人健康问题及时转入个人健康档案资料中；上门出诊或医疗服务中发现的个人健康问题随时记录至健康档案中。

3. 充分利用健康档案 增强医疗卫生机构、居民、卫生及其他行政部门主动利用健康档案的意识。首先，全科医生在医疗卫生服务活动中主动使用健康档案，认识其使用的方便性，是保证用活健康档案最关键环节。例如全科医生建档后在诊治过程中或健康管理中随时记录、归纳、整理健康档案，如果想了解居民健康管理状况，只需查看健康档案即可，对全科医生基本医疗工作有很大帮助。其次，要动员居民参与自身的健康管理及健康档案的维护。同时，在使用健康档案过程中注意保护服务对象的个人隐私，建立电子健康档案的地区，要注意保护信息系统的数据安全。

4. 实现健康档案的痕迹管理价值 如果建立的健康档案如同文物一样"保管"，则称其为"死档"，对其应积极加以开发利用。健康档案可以帮助全科医生随时记录及了解服务对象生命全周期过程，帮助社区居民建立新的健康观念。例如对于有高血压家族史的人建档后，帮助其矫正嗜盐、少运动等不良生活习惯，并跟踪了解健康状况，利用健康档案中信息为居民的健康服务，使全科医生真正成为健康知识的传播人及居民健康守门人。依据居民健康档案，卫生部门可以预测居民的健康变化趋势，政府部门随时监测居民的公共卫生服务需求，为卫生政策的调整提供重要参考；健康档案作为社会资源，可以为医疗保险部门完善资金支付、财政部门核定补助经费等提供重要依据。

（四）居民健康档案信息化

目前人类步入了信息化时代，居民健康档案信息化管理是必然趋势。

1. 电子健康档案（electronic health record）取代纸版是必然 电子健康档案特有的数据格式和集中存储，有利于快捷输入、迅速检索、查询、调用、处理各种居民健康信息并进行统计分析，明显提高档案利用效率。纸质病历保存要有足够空间，还要解决纸张磨损、老化以及防潮、防火、防蛀等问题。而电子健康档案有效的存储体系和备份方案，占用空间小，保存容量大，能永久保存。通过信息化软件系统可为居民提供完整生命周期的所有健康问题。因此，为更方便、准确、科学地管理健康档案，要逐步由纸版档案管理向电子档案管理模式转变。

2. 电子健康档案规范性 目前基层医疗卫生服务机构的信息化软件有待研发，需要在基层医疗卫生服务机构实现电子健康档案规范化，即遵循国家统一的相关数据标准和规范进行电子健康档案的建立、信息系统开发和信息传输。

3. 资源共享 电子健康档案信息系统与城乡基本医疗保险部门系统衔接，逐步实现数据互联互通、信息共享，使健康档案使用最大化。

【案例分析】

王先生，男性，52岁，某国家机关干部。

主观资料（S）

间断头晕、头痛3年。

患者3年前无明显诱因间断出现头晕、头痛，无胸闷、心悸、气短，无恶心、呕吐，无视物模糊、鼻出血，无肌无力、多尿及低血钾，无阵发性血压增高伴心动过速、大汗、面色苍白，无向心性肥胖、皮肤紫纹及毛发增多等表现，就诊当地医院，多次测血压均超过140/90mmHg，最高达170/100mmHg，诊断为"高血压2级"，开始规律服用"苯磺酸氨氯地平片5mg，1次/d"治疗，目前血压控制在120～130/70～80mmHg。患者无头晕、头痛，无恶心、呕吐，无眼花、耳鸣，无呼吸困难，无心悸、胸闷，无四肢麻木，无下肢水肿。

既往史：血脂异常病史3年余，目前规律服用"阿托伐他汀钙片20mg，每晚一次"。否认冠心病、糖尿病、脑梗死病史。否认药物、食物过敏史。

家族史：其母患有高血压、糖尿病，其父体健。

个人生活习惯：平素饮食偏咸，每日食盐量约8g，喜肉类及油腻食物，吸烟20年，每日10支，不饮酒；运动较少，1周两次，以散步为主，每日6小时睡眠；心态良好，家庭和睦，有较好的社会沟通。

客观资料（O）

查体：身高171cm，体重84kg，BMI 28.73kg/m²，腹围105cm，血压120/70mmHg，精神可，查体合作。双上肢血压对称，下肢高于上肢。无眼睑水肿，未闻及颈动脉血管杂音，双肺呼吸音清，未闻及干湿啰音。心界不大，心率72次/min，律齐，心音有力，各瓣膜区未闻及杂音。腹软，无压痛、反跳痛，肝脾未触及，腹主动脉、肾动脉未闻及血管杂音。无双下肢水肿。

1年前体检示血及尿常规、肝肾功能、血脂、空腹血糖、心电图正常。

综合评估（A）

诊断：高血压2级（高危）、血脂异常、肥胖

诊断依据：患者高血压病史3年，最高达170/100mmHg，符合高血压2级诊断。51岁，吸烟、血脂异常，BMI>28kg/m²，无早发心血管病家族史，无糖尿病、冠心病等并发症，危险分层属于高危。

存在的健康问题及问题程度、预后等：

1. 目前患者存在多个危险因素　吸烟、超重、缺乏运动、总热量摄入过多等。

2. 患者血压控制满意，尚未出现心脏、肾脏等靶器官损害及并发症。

3. 规律服药，依从性好，无药物不良反应。

4. 心态良好，有较好的社会沟通。

处置计划（P）

1. 纳入高血压社区规范化管理。每月至少监测一次血压，每半年至1年监测血脂、肝肾功能、尿常规及微量白蛋白、空腹血糖及血管超声等检查。

2. 目前血压控制达标，继续口服苯磺酸氨氯地平片5mg，1次/d、阿托伐他汀钙片20mg，每晚1次。因危险分层属于高危，建议加用阿司匹林0.1g，1次/d。

3. 逐渐减重，每月0.5kg为宜，减重目标：腰围<90cm，BMI<24kg/m²。

4. 饮食结构不合理。提倡低盐、低脂饮食，每日食盐量不超过6g为宜，多吃蔬菜、水果及杂粮。

5. 保持规律有氧运动，每周5～7日、每日至少30分钟的中等强度运动，如快走、游泳、

太极等，以运动后稍出汗身体无不适为宜。

6. 保持远离烟草、酒精。

7. 保持平和心态和乐观情绪，避免过度的激动与愤怒。

附件4-1-1　居民健康档案信息卡

居民健康档案信息卡

（正面）

姓名		性别		出生日期		年　　月　　日
健康档案编号			□□□□□□□□			
ABO血型	□A　□B　□O　□AB			Rh血型	□Rh阴性　□Rh阳性　□不详	
慢性病患病情况： □无　　　　　□高血压　　　□糖尿病　　□卒中　　□冠心病　　□哮喘 □职业病　　　□其他疾病						
过敏史：						

（反面）

家庭住址		家庭电话	
紧急情况联系人		联系人电话	
建档机构名称		联系电话	
责任医生或护士		联系电话	
其他说明：			

填表说明：

1. 居民健康档案信息卡为正反两面，根据居民信息如实填写，应与健康档案对应项目的填写内容一致。

2. 过敏史　过敏主要指青霉素、磺胺、链霉素过敏，如有其他药物或食物等其他物质（如花粉、酒精、油漆等）过敏，请写明过敏物质名称。

编号□□□□□□□□□□□□□□□□

居民健康档案

姓　　名：_____

现 住 址：_____

户籍地址：_____

联系电话：_____

乡镇（街道）名称：_____

村（居）委会名称：_____

建档单位：_____

建 档 人：_____

责任医生：_____

建档日期：_____年_____月_____日

附件4-1-3 接诊记录表

接诊记录表

姓名： 编号□□□-□□□□□

就诊者的主观资料：

就诊者的客观资料：

综合评估：

处置计划：

医生签字：

接诊日期： 年 月 日

1. 本表供居民由于急性或短期健康问题接受咨询或医疗卫生服务时使用，应以能够如实反映居民接受服务的全过程为目的，根据居民接受服务的具体情况填写。

2. 就诊者的主观资料 包括主诉、咨询问题和卫生服务要求等。

3. 就诊者的客观资料 包括查体、实验室检查、影像检查等结果。

4. 综合评估 根据就诊者的主客观资料作出的初步印象、疾病诊断或健康问题评估。

5. 处置计划 指在评估基础上制定的处置计划，包括诊断计划、治疗计划、患者指导计划等。

附件4-1-4 个人基本信息表

个人基本信息表

姓名： 编号□□□-□□□□□

性别	1男　2女　9未说明的性别　0未知的性别 □		出生日期	□□□□ □□ □□
身份证号		工作单位		
本人电话		联系人姓名	联系人电话	
常住类型	1户籍　2非户籍 □	民族	01汉族　99少数民族 □	
血型	1.A型　2.B型　3.O型　4.AB型　5.不详/Rh：1阴性　2阳性　3不详 □/□			
文化程度	1研究生　2大学本科　3大学专科和专科学校　4中等专业学校　5技工学校 6高中　7初中　8小学　9文盲或半文盲　10不详 □			

职业		0国家机关、党群组织、企业、事业单位负责人 1专业技术人员 2办事人员和有关人员 3商业、服务业人员 4农、林、牧、渔、水利业生产人员 5生产、运输设备操作人员及有关人员 6军人 7不便分类的其他从业人员 8无职业 □
婚姻状况		1未婚 2已婚 3丧偶 4离婚 5未说明的婚姻状况 □
医疗费用支付方式		1城镇职工基本医疗保险 2城镇居民基本医疗保险 3新型农村合作医疗 4贫困救助 5商业医疗保险 6全公费 7全自费 8其他 □/□/□
药物过敏史		1无 2青霉素 3磺胺 4链霉素 5其他 □/□/□
暴露史		1无 2化学品 3毒物 4射线 □/□/□
既往史	疾病	1无 2高血压 3糖尿病 4冠心病 5慢性阻塞性肺疾病 6恶性肿瘤 7卒中 8严重精神障碍 9结核病 10肝炎 11其他法定传染病 12职业病 13其他 □ 确诊时间 年 月/ □ 确诊时间 年 月/ □ 确诊时间 年 月 □ 确诊时间 年 月/ □ 确诊时间 年 月/ □ 确诊时间 年 月
	手术	1无 2有： 名称① _____ 时间 _____ /名称② _____ 时间 _____ □
	外伤	1无 2有： 名称① _____ 时间 _____ /名称② _____ 时间 _____ □
	输血	1无 2有： 名称① _____ 时间 _____ /名称② _____ 时间 _____ □
家族史	父亲	□/□/□/□/□/□ 母亲 □/□/□/□/□/□
	兄弟姐妹	□/□/□/□/□/□ 子女 □/□/□/□/□/□
		1无 2高血压 3糖尿病 4冠心病 5慢性阻塞性肺疾病 6恶性肿瘤 7卒中 8严重精神障碍 9结核病 10肝炎 11先天畸形 12其他
遗传病史		1无 2有 疾病名称 □
残疾情况		1无残疾 2视力残疾 3听力残疾 4言语残疾 5肢体残疾 6智力残疾 7精神残疾 8其他残疾 □/□/□/□/□/□
生活环境	厨房排风设施	1无 2油烟机 3换气扇 4烟囱 □
	燃料类型	1液化气 2煤 3天然气 4沼气 5柴火 6其他 □
	饮水	1自来水 2经净化过滤的水 3井水 4河湖水 5塘水 6其他 □
	厕所	1卫生厕所 2一格或二格粪池式 3马桶 4露天粪坑 5简易棚厕 □
	禽畜栏	1无 2单设 3室内 4室外 □

1. 本表用于居民首次建立健康档案时填写。如果居民的个人信息有所变动，可在原条目处修改，并注明修改时间或重新填写。若失访，在空白处写明失访原因；若死亡，写明死亡日期和死亡原因。若迁出，记录迁往地点基本情况、档案交接记录。0～6岁儿童无须填写该表。

2. 性别　按照国标分为男、女、未知的性别及未说明的性别。

3. 出生日期　根据居民身份证的出生日期，按照年（4位）、月（2位）、日（2位）顺序填写，如19490101。

4. 工作单位　应填写目前所在工作单位的全称。离退休者填写最后工作单位的全称；下岗待业或无工作经历者需具体注明。

5. 联系人姓名　填写与建档对象关系紧密的亲友姓名。

6. 民族　少数民族应填写全称，如彝族、回族等。

7. 血型　在前一个"□"内填写与ABO血型对应编号的数字；在后一个"□"内填写与"Rh"血型对应编号的数字。

8. 文化程度　指截至建档时间，本人接受国内外教育所取得的最高学历或现有水平所相当的学历。

9. 药物过敏史　表中药物过敏主要列出青霉素、磺胺或者链霉素过敏，如有其他药物过敏，请在其他栏中写明名称。

10. 既往史

（1）疾病：填写现在和过去曾经患过的某种疾病，包括建档时还未治愈的慢性病或某些反复发作的疾病，并写明确诊时间，如有恶性肿瘤，请写明具体的部位或疾病名称；如有职业病，请填写具体名称。对于经医疗单位明确诊断的疾病都应以一级及以上医院的正式诊断为依据，有病史卡的以卡上的疾病名称为准，没有病史卡的应有证据证明是经过医院明确诊断的。可以多选。

（2）手术：填写曾经接受过的手术治疗。如有，应填写具体手术名称和手术时间。

（3）外伤：填写曾经发生的后果比较严重的外伤经历。如有，应填写具体外伤名称和发生时间。

（4）输血：填写曾经接受过的输血情况。如有，应填写具体输血原因和发生时间。

11. 家族史　指直系亲属（父亲、母亲、兄弟姐妹、子女）中是否患过所列出的具有遗传性或遗传倾向的疾病或症状。有则选择具体疾病名称对应编号的数字，可以多选。没有列出的请在"其他"中写明。

12. 生活环境　农村地区在建立居民健康档案时需根据实际情况选择填写此项。

（丁　静）

第二节　家庭照顾

家庭照顾是家庭医生签约团队工作内容之一，是以家庭为单位、相关家庭照顾理论为指导、以家庭访视为工作手段的全科医学照顾活动，为家庭及其成员提供健康管理，达到促进家庭和谐，家庭成员提高健康素养及健康水平的总目标。

一、家庭照顾概述

（一）基本概念

家庭照顾是为了促进家庭及其成员达到较高水平的健康而开展的"以家庭为单位"的照顾实践活动。家庭照顾充分考虑服务的个体、家庭和社会背景因素，通过对特定家庭的评估、咨询、干预等手段，使家庭发挥其应有的功能，维持其家庭稳定和谐和正常发展，为家庭幸福和患者的治疗创造良好的条件。家庭照顾的实践活动包括评估、诊断、计划、实施和评价五个步骤。

家庭系统是一个有机的整体，家庭生活包括五个方面：家庭成员间的相互作用、家庭的发展与转变、家庭健康过程、家庭压力应对和家庭的完整。家庭生活的这五个方面就是家庭照顾的实践范围，家庭医生和社区护士应根据家庭的实际情况，予以相应的照顾服务。家庭成员间的相互作用指家庭关系、交流、养育、亲密和社会支持系统；家庭的发展与转变包括家庭系统的发展和家庭成员个体的发展两个方面；家庭健康过程指家庭健康信仰、家庭成员的健康状态、健康反应和实践、生活方式、疾病与健康的照顾；家庭压力应对是指家庭资源的管理，处理问题的能力，对压力源和危机的适应能力；家庭的完整表现为家庭成员共享生活、家庭历史、维持家庭的存在，家庭的一致性和承诺、家庭价值系统及家庭的宗教信仰。

（二）家庭照顾的特点

1. 家庭照顾的地点可在不同场所进行，如在家里、家庭医师诊所或家庭成员认为合适的地方。在这些场所，个体、家庭单位、家庭群体提出健康保护和促进方面的照护需要。

2. 家庭照顾的重点是家庭中个体、家庭单位和家庭群体。家庭医生签约团队既可为有照护需求家庭成员服务，也可为单个家庭和具有相同问题一组家庭服务。

3. 家庭照顾的主要目的是促进和保护家庭健康，维护家庭稳定，预防家庭成员发生疾病和帮助家庭成员治疗护理和适应疾病，适应急慢性疾病，以及各种原因所致的家庭结构和功能的改变，以发挥家庭最大的健康潜能。

4. 家庭照顾既可以是家庭医师自主的、独立的、无偿的服务，也可以联合护理、康复、预防保健等专业合作的、有偿的服务。

5. 在患者出现急性病症给予紧急处理后，无论患者住院治疗与否，家庭医生签约团队与家庭的关系通常持续进行健康服务。

6. 家庭照顾不仅包括个人评估，还包括对整个家庭结构和功能、发展任务、健康行为方式、健康状态、生活方式和心理社会变化全面评估。

7. 社区护士是家庭医生在制定家庭干预计划和作出决定时的重要伙伴。邀请家庭和社区护士参与计划和决定，并与社区护士就家庭干预计划达成一致意见。

8. 尽管各个家庭的健康水平不同，但所有的家庭都有健康成长的潜能，家庭医生应通过家庭健康照顾、安慰和家庭教育等措施，增强家庭健康成长的能力。

二、家庭评估

1. 家庭基本资料

（1）家庭名称、家庭地址和电话。

（2）家庭环境：包括家庭的地理位置、周边环境、居家条件、邻里关系、社区服务状况等。家庭的环境对家庭成员的影响非常大，评估家庭环境主要包括：

住所：住所的种类与构造不同，它代表着家庭的经济状况、社会地位、成就等，亦能看出家庭的生活方式、文化背景及价值观等，评估时可以了解家庭环境卫生、意外危险发生、家庭活动空间等情形。

近邻：包括硬件环境与软件环境两方面，硬件环境部分指环境设施（住址、空气、噪声、拥挤情形、周围购物、文化设施、医院情况，邻居），软件环境部分为社会阶层、文化网络、价值观、犯罪率等。一个家庭若是与邻居格格不入，便无法充分运用社区的资源，容易导致家庭与社会隔离。因此两者有着密切关系。

家庭与社区的关系：家庭如果能与社区建立良好关系，可以充分运用社会支持网络，较容易得到社区资源，亦有较多回馈社区的机会。

（3）每位家庭成员的基本情况：包括姓名、性别、年龄、家庭角色、职业、文化程度、婚姻状况、主要的健康问题、宗教信仰等。

（4）家庭经济状况：包括主要经济来源、年均收入、人均收入、年均开支、消费内容、年度积累、消费观念和经济目标等。

（5）家庭健康生活：包括家庭生活周期、家庭生活事件、主要生活方式、家庭健康观念、自我保健及利用卫生资源的方法途径。

2. 家庭结构资料

（1）角色结构：是指为满足自己及他人对其期望所该做的事情的某种身份。在家庭中每一成员都占有特定的位置，并享有一定的权利，同时也应尽一定的义务。一个人家中位置及所扮演的角色随时间的推移而改变，角色就是行为方式。

（2）价值体系：是指价值观与规范。价值观是对某一观念或某一件事的价值所持有的态度，受社会文化、宗教信仰及现实状况的影响。家庭生活方式、教育方式、保健观念与健康行为，也会受到家庭价值观的影响。

（3）沟通形式：信息的传达即为沟通，包括语言和非语言的内容与情绪。维持家庭成员关系的一个重要因素是彼此间的沟通，有效的沟通应是直接、明确、平等及开放的。

（4）权力结构：家庭权力来源需视其成员的个性、角色、能力、家人认同而定；权力结果是最后做主的人；决策过程则是家庭产生共识而采取的行动方式。权力是履行一个人意志的能力，是个人具有实际或潜在能力改变家庭其他成员的行为，即个人的影响力、控制权和支配权。

（5）家系图：以符号的形式对家庭结构、成员之间关系、健康状况历史的描述，是家庭医生掌握家庭成员健康状况和家庭生活周期等资料的工具，是家庭健康档案的重要组成部分。

3. 家庭功能

（1）情感功能：满足家庭成员感情的需要是家庭的基本功能之一。家庭成员之间通过彼此相互理解、关心和情感支持，缓解和消除社会生活带来的烦恼、压力，从而维持均衡、和谐的心理状态，使成员体会到家庭的归属感和安全感。

（2）经济功能：满足成员的衣、食、住、行、教育、娱乐等基本需求，同样是家庭的基本功能。

（3）生育功能：繁衍、养育下一代、赡养老年人是家庭的主要功能。通过生育子女、供养照顾老年人，从而达到延续人类社会的目的。

（4）社会化功能：家庭还有帮助年幼成员从"生物人"逐步向"社会人"转化的功能。家庭是年幼成员学习语言、知识、社会规范及社会行为标志的主要场所，家庭为年幼成员提供适应社会的经验。

（5）健康照顾功能：促进和维护成员的健康是家庭的基本功能。家庭不仅有保护、促进成员健康功能，更有在成员患病时提供各种所需照顾和支持的功能。

4. 家庭资源　为维持家庭的基本功能、应对家庭压力事件或危急状态，家庭所必需的物质和精神上的支持。一个家庭可利用的资源越充足，则越有利于家庭及其成员的健康发展。家庭资源一般可分为内资源和外资源。

（1）家庭内资源

1）经济支持：家庭对其成员所提供的各种财物支持。

2）情感支持：爱与关心是家庭资源的根基，关爱适度则不会发生溺爱或漠视；家庭面对压力时，其成员提供的感情支持与精神安慰也是最有效的资源。

3）健康管理：家庭对其成员健康的维护和对患病成员提供的医疗照顾。

4）信息和教育：教育程度高，知识、经验丰富者，面对家庭压力或问题时，往往能寻求资源，睿智地提出解决方案，使资源发挥更好的功效。

5）结构支持：家庭通过改变住宅、设施，适应其成员的需求，如为行动不便或患病成员设置墙壁扶手、浴厕扶栏等。

（2）家庭外资源

1）社会资源：家庭以外的社会群体如朋友、同事、邻居等，为家庭成员提供的精神支持，或政府的社会福利机构提供的物质、设备、资金帮助。

2）文化资源：丰富多彩的文化资源可以提高家庭生活品质，充实家庭生活，缓解家庭成员的情绪和压力。

3）宗教资源：家庭及其成员可以从宗教信仰中获得精神满足。

4）经济资源：稳定、充足经济资源是家庭应对日常生活经济需求基本保障。

5）教育资源：通过各种学历、非学历教育、培训，可提高家庭成员教育水平，同时提高应对各种生活压力的能力。

6）医疗资源：完善的医疗卫生服务体系是家庭成员健康的基本保障。

7）环境资源：良好的环境资源可为家庭及成员提供适宜生活环境和生活空间。

三、家庭病床

1. 家庭病床　简称"家床"，是指对需要连续的治疗和护理，且只能依靠社区签约家庭医生和社区护士上门服务的患者，由基层医疗卫生机构派出医务人员，以患者家庭为基本单位设立家庭病床。家庭医生制定治疗方案，定期查床，护士按医嘱上门护理、治疗、记录档案。这样一种全过程的服务形式即为家庭病床服务。家庭病床应遵循方便、经济和高效的原则，以家庭医生签约团队为核心，以临床医学、老年医学、康复医学、心理行为医学、保健医学和营养学为理论指导，为患者提供集医疗、保健、康复、健康教育和健康促进及预防于一体的综合连续的家庭医生签约服务。

2. 家庭病床服务目的与服务对象

（1）家庭病床服务目的：有两个方面。在患者及家庭方面，提供持续性医疗照护，使患者出院后仍能获得医疗卫生照顾，降低出院患者再住院率及急诊求诊频率；减少患者家属往返医院次数，减少家庭负担，合理利用医保资金，促进家属学习照顾患者的知识与技能，提供自我照顾、自我管理的能力。在医疗卫生机构方面，可以缩短患者住院日数，增加病床利用率；扩展医疗卫生领域服务，促进全科医学、家庭医学专业发展。

（2）家庭病床的服务对象：老、弱、幼、残、行动不便及季节性发病者；无须住院治疗的慢性病患者；经前阶段住院治疗，病情已基本稳定，可以出院继续治疗或康复恢复者；诊断基本明确，需住院治疗但医院无床位的待入院者；医学教育限于病情和各方面条件，只能在家进行对症治疗者。

3. 家庭病床分型　家庭病床可分为医疗型、康复型和综合型。

（1）医疗型：以收治老年性疾病、慢性病、常见病、多发病和中晚期肿瘤等病种为主体的类型。

1）诊断明确，病情稳定非危重症患者，住院困难且需连续观察治疗者。

2）需长时间治疗，医院无条件收治、病情允许在家庭治疗者。

3）年老体残，行动不便，到医院连续就诊困难者。

4）经综合医院治疗病情稳定需适合在家庭治疗、护理的非传染病者。

（2）康复型：心脑血管疾病等老年性疾病的康复期，可能或留有功能障碍、残疾，根据病情需进行以社区康复治疗为主的患者。

（3）综合型：以诊断明确、治疗方案单一、长期卧床、适宜家庭治疗的慢性病患者为主要对象。根据病情制定治疗计划，培训家属掌握必要的照顾知识，做好家庭护理，预防和减少并发症的发生。

4. 家庭病床的管理

（1）家庭病床的建立：通常由患者家庭提出申请，与家庭医生签约建立家庭病床病例，并制定管理和治疗方案，确定上门查治周期，约定上门日期，完成建床程序。家庭病床的数量应根据社区居民的需要与基层医疗卫生机构工作能力设置。专职家庭病床医护人员由家庭病床的数量而定，一般在1∶（15～20），兼职家庭病床医生一般为1∶8。

（2）家庭病床的服务项目：除了定期上门诊断，观察病情和进行治疗外，根据患者病情需要，提供采集血、尿检查标本、外科换药、心电图检查，治疗性灌肠，喷雾吸入治疗，心理咨询和健康咨询，康复治疗，健康生活方式指导等。

家庭病床服务是家庭医生签约团队与家庭成员面对面交往的过程，家庭医生可以了解家庭动力学过程，评价家庭功能状况，鉴定家庭问题的性质和原因，帮助家庭制定干预计划并实施计划。家庭治疗的过程归结为会谈、观察、家庭评估、干预和效果评价五个基本方面。

（3）建立分级查床制度，提高家庭病床管理和治疗质量：家庭病床查床应和医院住院患者一样，实行分级查床制度。每位患者由固定的一名家庭医生负责日常查床工作并完成病程记录。据各地实践，为确保查床质量，每日查床数不要超过8位患者，以便每个患者都有足够的查床时间。主治家庭医生在新患者建床1周后完成第二级查床，主要审定治疗方案和修改病例。第三级查床应由高级医生（副主任医师或以上）或机构主管领导行政查床，进一步完善管理和治疗方案。

5. 家庭病床的评价

（1）评价的内容

1）对家庭成员方面的评价：其一是患者和家属日常生活质量提高的程度，包括患者或残疾人及其家庭成员能够逐渐"适应"疾病，从中寻找新的生活乐趣，未因照顾患者造成自身健康状况下降；其二是患者和家属对家庭健康问题的理解程度；其三是患者和家属情绪稳定程度，能否理智地参与解决家庭的健康问题。

2）促进家庭成员相互作用方面的评价：其一是家庭成员之间的亲密程度和相互合作的信心，相互理解和交流，相互考虑并理解对方的需求；其二是家庭成员由于家庭健康问题发生改变时，其原有的角色是否及时调整并参与相应角色工作的分担；其三是家庭成员是否能以家庭成员为主体判断和应对问题，并为此收集相关资料、在家庭内部商讨解决办法。

3）促进家庭和社会关系方面的评价：为解决家庭健康问题是否积极有效地利用相应的社会资源，家庭的需求是否与家庭医生的计划相一致并努力；同时家庭成员是否积极地调整家庭环境，向有利于家庭健康的方向努力；是否能够得到近邻的帮助。

（2）评价的结果

1）修改管理和治疗干预计划：当新问题出现或实施方法不符合实际情况时，家庭医生应和家属一起修改计划并付诸实施。

2）终止管理和治疗计划：问题得到解决并达到预期目标时，家庭医生可终止对该家庭病床服务，但要延续家庭医生团队签约服务。

四、家庭访视

（一）基本概念

家庭访视（简称家访）是家庭医生团队成员在服务对象家庭环境里有目的地进行互

访，以促进维护家庭成员健康的活动。

家庭访视是家庭医生团队重要服务方式。通过家访，实地了解与健康有关的家庭环境、设备、家庭成员健康状况、家庭结构、家庭功能，从而发现家庭及其成员健康问题；利用家庭内外资源为家居患者或残疾人提供相适宜、有效的服务。

家庭访视分为评估性家访、照顾性家访和急诊性家访。

（二）家庭访视的优缺点

1. 优点

（1）家庭场所为患者提供更方便的照顾机会，有利于指导家庭成员参与，提高自我健康管理能力。

（2）大多数患者更乐于在熟悉的环境中接受家庭医生团队的照顾，减少紧张情绪，易于接收信息，理解生活方式对健康的影响。

（3）有利于家庭医生团队观察和考虑与健康相关的环境因素，充分了解患者的生活方式、兴趣、态度及价值观等，收集更细致的资料，客观评价家庭成员的健康管理状况，提出以家庭为单位的综合治疗干预计划。

2. 缺点

（1）会花费往返路程时间，与医疗卫生机构内的服务相比，工作效率偏低。

（2）有一些难以控制的干扰因素，例如患者家里的电视、电话音响、光线昏暗、室内凌乱肮脏、婴儿哭闹、宠物顽皮啃咬、搬弄访视箱、客人的访问，以及遇到酒后打闹、家庭成员吵架等不安全因素。

（三）家庭访视程序

（1）访视前准备

1）了解访视家庭及成员的健康档案信息，明确家访目的，制定访视计划。

2）核对访视地址，与患者或家属约定具体时间。

3）检查出诊包，准备记录文书、消毒用品、设备、药品等。

（2）访视中的医疗活动

1）按时访视，告知访视目的和内容，知情同意。

2）与患者或家属访谈，收集相关信息。

3）准备检查和操作环境，协助患者摆好体位，规范操作检查和治疗，保护患者隐私。检查治疗后协助患者取舒适体位，正确处理医疗废物。

4）现场记录并按规章制度要求签字确认。

5）向患者或家属总结访视发现和需要患者家属配合的工作，给予健康指导。

（3）访视后记录与总结

1）回到基层医疗卫生机构后完善访视记录，如观察患者的反应、现存的问题及检查结果、处置措施、协商内容及告知的注意事项等。

2）根据家访中收集的信息变化，完善健康档案，必要时与其他相关工作人员讨论治疗计划，或相应的转诊、会诊服务。

（四）居家照顾案例

马某，女性，78岁，大学教授，退休。

建立家庭病床日期：2020年5月20日

主观资料（S）（来源于家属）

肢体震颤、肌强直15年，间断头晕8年，加重2个月。

15年前无诱因出现左手静止性震颤，未予诊治。此后逐渐出现双上肢静止性震颤、肌强直及步态缓慢，12年前于综合医院诊断为"帕金森综合征"，规律口服多巴丝肼治疗（剂量不详）。上述症状进行性加重，2个月来需在家人帮助下步行5m距离如厕，其余时间拒绝行走，进食需家人协助。目前规律口服多巴丝肼1片（0.25mg）每日一次。要求签约家庭医生及护士出诊查看病情。

该患于8年前因情绪波动时感头晕，于综合医院测血压最高150/90mmHg，确诊为"高血压2级"，一直口服降压药物（具体不详），血压控制于120～130/60～70mmHg。偶有头晕时自测血压140～150/80～90mmHg，于综合医院调整药物，缬沙坦80mg，每日一次，苯磺酸氨氯地平5mg，每日一次；自测血压130～140/60～70mmHg。1个月来自我监测血压升高，150～160/70～80mmHg，无头晕、头痛等不适症状。

既往史：2年来因抑郁状态长期口服"草酸艾司西酞普兰10mg，每日一次"。1年前因"肺部感染"住院治疗，此后间断咳嗽、咳白色稀薄痰。否认糖尿病、冠心病、脑血管病、血脂异常、慢性肾脏及呼吸系统疾病。

家族史：父母已故，死因不详。

生活方式：久居大城市，无烟酒嗜好。饮食较清淡，食盐量约8g/d，油约30g/d。入睡困难、早醒，需口服艾司唑仑1mg，每晚一次。家住3层，有电梯，采光差，2个月来因行动不便，卧床，不外出。生活环境整洁，性格平和。爱人3年前因"肺部感染"病故。育有1子1女，较少往来。

患者饮食起居、日常取药及服用药物均由46岁四川籍女性保姆负责照顾管理。保姆性格直率，对患者感情真挚，掌握测血压、指尖血糖等技术。

客观资料（O）

身高155cm，体重55kg，腰围72cm，BMI：22.03kg/m²。体温36.1℃，血压124/68mmHg，脉搏66次/min；神清，言语少、语速慢、卧床；呼吸平稳，五官未见异常，全身皮肤无破溃；双肺呼吸音粗，未闻及干湿啰音；心界不大，心率66次/min，律齐，各瓣膜听诊区未闻及病理性杂音；腹软，肝脾肋下未及；四肢肌张力高；双下肢无水肿，双侧足背动脉搏动无异常。

综合评估（A）

诊断：高血压2级（中危）、帕金森综合征、失眠、抑郁状态。

目前存在的健康问题：

（1）高血压中危，自测血压控制欠佳，出诊时家庭医生测血压未见异常。

（2）ADL量表评分55分，属中度功能障碍，跌倒风险较大。

（3）老年女性，久居室内，光照弱，40岁后身高减少4cm，有骨质疏松症危险因素。

（4）长期卧床，存在坠积性肺炎危险因素。

（5）睡眠障碍，汉密尔顿抑郁量表评分22分。

处置计划（P）

（1）患者使用腕式电子血压计，存在较大测量误差属于不规范使用，需要尽快更换臂式电子血压计监测血压，酌情调整降压治疗。

（2）将多巴丝肼调整1/2片，每日三次，此后每周酌情增加1/2片，直至加至1片每日三次，必要时请医联体内上级医院神经内科医生会诊。

（3）继续艾司唑仑1mg，每晚一次。

（4）坚持每日至少户外光照1小时，增加钙质摄入，补充碳酸钙600mg，每日一次；骨化三醇0.25μg，每日一次。

（5）评估室内环境安全，保持室内整洁，通道内不摆放杂物，卫生间安装扶手，减少卧床时间，使用助行架，避免跌倒。

（6）训练保姆多与患者交流；与家属沟通，增强家庭对患者的关爱，帮助患者缓解抑郁情绪。必要时请医联体内上级医院精神科医生会诊。

（7）建立长期家庭医生签约及家庭病床服务，签署知情同意书，与家属商定每周五访视1次，遇病情变化随时约定家庭医生访视上门服务。

【查床记录】

2020年5月29日，家庭医生及社区护士再次访视。患者由轮椅推至户外晒太阳，每日坚持使用助行架行走5～10分钟。多巴丝肼调整为早1片，午、晚各1/2片，予心理疏导。家属仍较少探望，但电话、视频沟通增多。

【阶段小结】

为马女士签约家庭医生服务及建立家庭病床13个月，共访视63次，免费老年健康体检1次。患者坚持每日户外活动，每日使用助行架行走20～30分钟，卧床时间<15h/d。抑郁情绪有较大改善，可主动与家庭医护交流，汉密尔顿抑郁量表评分19分。未发生急性病情加重或需住院的病情变化。家庭医生和社区护士根据患者病情随时调整治疗方案、干预计划，主动与家属沟通，使家属能够正确认识患者病情，给予患者更多关爱，并且能够配合家庭医生和社区护士的家庭医生服务工作，提高了患者的生活质量和生活信心。

（五）压疮患者的家庭护理

1. 压疮的概念　又称褥疮、压力性溃疡。压疮是由于局部组织长期受压，出现持续性缺血、缺氧、营养不良而导致的局部组织溃烂缺血性坏死。通常发生在骶部、骨隆突部位、与医疗器械或其他器械接触的部位。

2. 压疮症状和治疗　压疮主要表现为受压部位皮肤红肿、溃疡、同时伴有水疱和疼痛。压疮治疗原则是解除患处皮肤的压迫，保持皮肤的干燥和清洁，妥善安置体位，适当镇痛，保证充足的营养。治疗包括常规处理、药物治疗、物理疗法、手术治疗四种方法。

3. 家庭护理　协助行动不便患者经常变换体位，避免某一处皮肤持续受压。帮助患者清洗皮肤，并保持皮肤的干燥。日常生活中要帮助压疮患者定期改变体位，选用舒适、柔软的床单，协助大、小便失禁患者清洗皮肤，保持皮肤干燥，同时也要保证患者的营养供给。监测患者受损皮肤恢复情况，如长时间没有改善，就医查明原因，重新制定方案。同时，也要注意患者的心情护理。

4. 简单治疗　轻度压疮患者选用冰石愈伤软膏进行治疗，首先将创面用生理盐水消毒清洗后，将药膏直接涂在创面上。用药前，要清洗并注意将坏死组织清除干净。对于严重的压疮、糖尿病足患者，最好在清疮期时间内勤换药，条件允许的情况下采取暴露疗法，这样能有效地缩短治疗时间。

5. 饮食　压疮患者需要足够的营养支持，要鼓励患者摄入充足的热量、蛋白质，如瘦肉、鱼、蛋类食物。要保证维生素与矿物质的平衡，可以多吃苹果、香蕉等富含维生素C的水果；以及新鲜的蔬菜，如菠菜。

6. 家庭医生签约团队服务　对于家庭中压疮患者，团队中的社区护士应定期与家庭医生上门访视，培训指导家属压疮护理技能，提供必要的技术支持。

五、家庭医生签约服务

家庭医生签约服务工作应以个人为主体，家庭为单位、人民大众健康需求为导向，建立长期稳定的契约服务关系，利于家庭照顾服务的开展。

（一）服务对象和服务内容

1. 服务对象　涵盖社区所有居民，其中重点签约人群为老年人、慢性患者、精神障碍者、稳定期肺结核者、孕产妇、儿童、残疾人等。

2. 服务内容

（1）基础性签约服务：基本医疗卫生服务及基本公共卫生服务；建立和使用社区居民健康档案；常见病多发病的医疗诊治和适宜的会诊、转诊或远程医疗会诊；急危重症院前救治与转诊；慢性患者的连续性健康管理；老年人、妇女、儿童、残疾人、严重精神障碍者重点人群保健；0~6岁儿童预防接种；中医药健康管理服务；肺结核患者健康管理服务；传染病及突发公共卫生事件发现、报告和处理；社区康复；卫生监督协管服务等。

（2）个性化健康管理服务：实施健康管理服务是变被动服务为主动服务，也是开展家庭医生签约服务的重要方法；除包含以上基础性签约服务内容外，增加个性化服务内容。涵盖针对居民健康状况和不同需求全面监测、分析和评估，提供健康咨询和指导；对高危人群的危险因素进行干预，制定不同类型的个性化家庭医生签约服务内容；个性化的健康教育及生活方式指导，出诊和家庭病床服务。

（二）服务运行模式

组建团结合作、分工合理的家庭医生签约服务团队。

（1）全科医生为提供签约服务的第一责任人：全科医生是人民健康守门人，具有全科医生职业注册；越来越多规范化培养的全科医生成为签约的家庭医生，逐渐形成以全科医生为核心的家庭医生签约服务团队。

（2）组建家庭医生签约服务团队：签约服务原则上采取团队服务形式，主要由医生、护士、公共卫生医生组成，并由上级医师提供协同服务；有条件的地区可以吸收药剂师、心理咨询师、健康管理师、社会工作者加入团队。全科医生是核心，负责团队管理和任务分配，团队成员共同为签约居民提供基本医疗卫生和基本公共卫生服务。

（三）推行防治结合的契约家庭医生签约服务

（1）参保居民可自主选择家庭医生签约服务团队签订一定期限的服务协议，在居民知情同意的前提下，共同约定服务内容、服务方式、服务期限和双方权利、双方义务。

（2）每位居民或家庭选择1名家庭医生，签约周期不少于1年，期满后可续约或另选其他家庭医生。

（四）建立服务导向的分配机制及人头包干的医保支付改革制度

（1）建立服务导向的分配机制：家庭医生收入与所提供签约服务价值挂钩以激发家庭医生工作效率和工作积极性，引入良性竞争机制促进签约服务质量提高。

（2）实行人头包干的医保支付改革制度：引入按人头付费机制作为全科医生制度的配套政策，这种预付制已经逐渐成为研究者和政策决策者的共识，促进医疗保险向健康保险转变；同时推动家庭医生签约服务做实做细，增加签约服务量及增强居民有序就医合理就医秩序。

（五）家庭医生签约服务需注意的伦理问题

签约与不签约服务在于对签约居民提供的差异化服务政策，家庭医生从医学伦理学基本原则对签约服务带来的益处差异化进行分析和把握。

（1）就医方面：提供优先门诊服务、上门服务、预约服务等多种形式的服务。

（2）转诊服务：提供优先转诊和住院；同时家庭医生拥有一定比例的上级医院专家号源、预约挂号、预约住院，家庭医生签约服务绿色转诊是源于签约居民对家庭医生的信任，家庭医生对服务对象的充分了解；而非家庭医生签约服务因随机性不具备优先预留的条件。

（3）用药方面：不论是配药量还是品种延续方面都需要以对居民疾病长期管理过程中病情监测和观察为前提，而非签约居民的用药应严格遵循处方限量，确保用药安全。

（杜雪平）

第三节　双向转诊

双向转诊的目标是促进"基层首诊、双向转诊、急慢分治、上下联动"合理就医制度的建立。涉及两个方面：一方面由于基层医疗卫生机构的全科医生需要将无法确诊及危重的患者转移到上级医疗卫生机构进行治疗；另一方面，对诊断明确、经过治疗病情稳定转入恢复期的患者，上级医疗卫生机构需要将其转回所在辖区基层医疗卫生机构进行继续治疗和康复。

一、概述

（一）定义

双向转诊是指不同层级医疗卫生机构之间根据患者病情需要互相转诊。基层医疗卫生机构对诊断、治疗有困难的患者转至上级医疗卫生机构，上级医疗卫生机构对病情相对稳定和进行康复治疗的患者转至基层医疗卫生机构。双向转诊实质上是由政府牵头对医疗资源进行优化整合的医改措施之一，旨在建立协作互补的新型医疗卫生服务体系，逐步形成"常见病在社区、急危重症到医院、康复回社区"的有序医疗卫生服务格局。

（二）双向转诊的重要性

双向转诊能够合理配置医疗卫生资源，充分利用国家医疗卫生资源解决基层医疗卫生机构面临的实际问题。

1. 有效引导患者，通过实施全科医生首诊负责制发挥基层医疗卫生服务机构作用，方便患者就医、节省医疗费用。

2. 促进卫生资源合理利用，形成层次结构分明、功能定位准确、相互密切合作的医疗卫生服务框架，充分发挥基层医疗卫生机构基本医疗网底的作用。

3. 建立有效、严密、实用、畅通的上下级转诊治疗渠道，为患者提供整体性、连续性、可及性医疗服务。

4. 通过双向转诊，提升全科医生诊断治疗水平及全科临床服务能力。

（三）双向转诊原则

1. 分级诊疗原则　按照区域卫生行政规划及医疗卫生保险定点机构管理规定，结合患者需求，基层医疗卫生机构与上级医疗卫生机构建立双向转诊协作关系，形成区域内双向转诊网络。常见病的治疗和康复主要由基层医疗卫生机构完成，疑难危重疾病转诊至上级综合医院；诊断明确、病情稳定符合下转指征的病例，则转回基层医疗卫生机构进行康复、护理与管理。

2. 就近转诊原则　根据医疗卫生机构区域布局，按方便、及时、快捷的原则，尽量在区域医联体内转诊。

3. 自主选择原则　坚持以人为本的宗旨，全科医生应充分尊重患者和家属知情权和选择权。向患者及家属介绍转诊医院，最终由患者自主选择是否转诊及转往的医院。

（四）双向转诊条件

1. 合理的顶层设计　各级政府和卫生行政部门要有合理的区域整体卫生规划，构建结构适宜的医疗卫生服务体系。

2. 准确定位医疗卫生机构的功能　根据《医疗机构管理条例》有关规定划分不同医

疗机构的功能和任务。一级医疗卫生机构承担社区预防保健和常见病、多发病的诊疗工作；三级医疗卫生机构承担省内及跨省的疑难危重患者的诊治任务。

3. 完善双向转诊的标准和流程　建立双向转诊制度，明确各级医疗卫生机构职能，制定出各级各类医疗机构的诊治范围、诊疗程序、转诊标准及双向转诊路径等，形成完善的分级医疗卫生服务体系。

4. 发挥全科医生及其团队作用　全科医生及其团队是患者和上级医疗卫生机构之间的桥梁，保证患者得到连续、高效和可及的医疗卫生服务。

二、双向转诊指征

（一）向上级医疗卫生机构转诊参考指征

目前《国家基本公共卫生服务规范（第三版）》中已制定孕产妇、高血压患者、2型糖尿病患者、严重精神障碍患者的转诊指征，其他疾病尚未制定统一的标准。可参考如下：

1. 急重症及疑难复杂病例。

2. 法定甲乙类传染病患者及新发传染病患者。

3. 因技术、设备条件限制不能有效诊断、治疗的患者。

4. 由上级医疗卫生机构与基层医疗卫生机构共同商定的其他转诊患者。

（二）向基层医疗卫生机构转回参考指征

目前尚未制定统一的转回基层医疗卫生机构的标准，可参考如下：

1. 急性期治疗后病情稳定，具有出院指征，需继续康复治疗的患者。

2. 诊断明确，需要长期治疗的慢性患者。

3. 恶性肿瘤晚期非手术治疗或临终关怀、长期护理的患者。

4. 由上级医疗卫生机构与基层医疗卫生机构共同商定的其他转诊患者。

三、双向转诊方法

（一）基层医疗卫生服务机构

1. 基层医疗卫生服务机构和上级医疗卫生机构要把双向转诊工作具体落实，由专人负责，严格按照双向转诊的原则和指征，开辟绿色通道。

2. 全科医生对需要转诊的患者，上转时填写《社区卫生服务双向转诊上转单》，注明初步诊断，由经治医师签字并加盖公章，同时电话通知上级医疗卫生机构分管的工作人员，经认可后转诊。急危重症患者转诊时，须派专人护送，并向接诊医生说明患者病情，同时提供相关的检查、治疗资料。

3. 双向转诊单分存根栏与转诊栏，患者上转时需持"双向转诊转出单"（表4-3-1）就诊，存根栏由转出基层医疗卫生机构留存。

4. 基层医疗卫生服务机构对转回患者及时建立或完善健康档案，结合上级医疗卫生机构的意见制定管理和治疗方案，保证其医疗服务连续性和有效性。

（二）上级医疗卫生机构

1. 上级医疗卫生机构设立专职机构或指定部门，统一协调管理双向转诊工作。制定具体实施方案，保证双向转诊的畅通。

2. 上级医疗卫生机构接诊后应认真填写双向转诊单，及时安排转诊患者得到相应治疗。

3. 各科室相关医务人员做好双向转诊登记记录工作。

4. 上级医疗卫生机构对基层医疗卫生机构转诊的患者进行诊断治疗期间，专科医生有义务接受全科医生的咨询，并将患者的治疗情况及时反馈全科医生。

表4-3-1　双向转诊转出单

患者姓名＿＿＿＿＿＿性别＿＿＿＿年龄＿＿＿＿＿档案编号＿＿＿＿＿＿＿＿＿

家庭住址＿＿＿＿＿＿＿＿＿＿＿＿＿＿＿＿＿＿联系电话＿＿＿＿＿＿＿＿＿

于＿＿＿＿年＿＿＿月＿＿＿日因病情需要，转入＿＿＿＿＿＿＿单位＿＿＿＿＿

科室＿＿＿＿＿＿接诊医生。

转诊医生（签字）：

年　月　日

＿＿＿＿＿＿＿＿＿＿＿＿＿＿＿＿（机构名称）：

现有患者＿＿＿＿＿＿性别＿＿＿＿＿年龄＿＿＿＿＿＿因病情需要，需转入贵单位，请予以接诊。

初步印象：

主要现病史（转出原因）：

主要既往史：

治疗经过：

转诊医生（签字）：

联系电话：

＿＿＿＿＿＿＿＿＿＿＿＿＿＿（机构名称）

年　月　日

5. 当患者诊断明确、病情稳定进入康复期时，专科医生应填写"双向转诊回转单"（表4-3-2），说明诊疗过程、继续治疗的建议和注意事项，及时将患者转回基层医疗卫生服务机构，并根据需要指导治疗和康复，必要时接受再次转诊。

表4-3-2　双向转诊回转单

患者＿＿＿＿＿＿姓名＿＿＿＿＿性别＿＿＿＿年龄＿＿＿＿病案号＿＿＿＿＿＿＿

家庭住址＿＿＿＿＿＿＿＿＿＿＿＿＿联系电话＿＿＿＿＿＿＿

于＿＿＿＿＿＿年＿＿＿＿月＿＿＿＿日因病情需要，转回＿＿＿＿＿＿＿＿单

位＿＿＿＿＿＿＿＿接诊医生。

转诊医生（签字）：

年　　月　　日

- -

＿＿＿＿＿＿＿＿（机构名称）：

现有患者＿＿＿＿＿＿＿＿因病情需要，现转回贵单位，请予以接诊。

诊断结果＿＿＿＿＿＿＿＿＿＿＿＿＿＿住院病案号＿＿＿＿＿＿＿＿＿＿＿＿＿＿＿

主要检查结果：

治疗经过、下一步治疗方案及康复建议：

转诊医生（签字）：

联系电话：

＿＿＿＿＿＿＿＿（机构名称）

年　　月　　日

---

6. 实行临床检验及其他大型医疗设备检查资源共享。

注：鉴于现代网络信息发展，目前多城市地区均设立双向转诊平台，转诊双方已实现无纸化办公，利用电子化手段提高双向转诊效率。

（三）双向转诊流程图

双向转诊流程见图4-3-1。

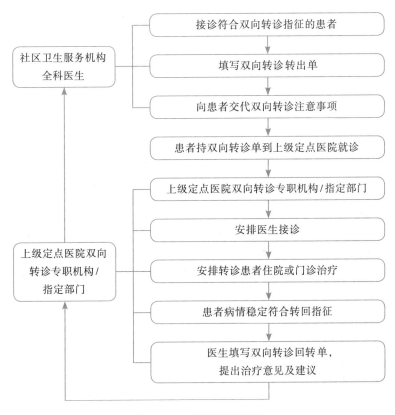

图4-3-1　双向转诊流程图

【案例分析】

患者，李某，男性，68岁，退休。

患者1年来多于劳累或情绪激动时间段心前区疼痛，每月发作1~2次，每次持续5~10分钟，疼痛程度较轻，休息后可缓解，未予重视。3日前活动时再次出现上述症状，心前区疼痛程度较前加重，伴压榨感，休息并自行含服硝酸甘油10余分钟后缓解，今日前往社区卫生服务中心就诊，心电图提示大致正常。发病以来患者对自身病情感到疑虑担忧，睡眠差。

既往血脂异常5年，一直未服用调脂药；否认高血压、糖尿病病史，吸烟40余年，10~20支/d，其父亲50岁死于心肌梗死。

查体：血压126/78mmHg，BMI 28.5kg/m²。双肺呼吸音清，未闻及干、湿啰音。叩诊心界不大，心音有力，心率70次/min，律齐，未闻及杂音。腹软，无压痛及反跳痛。肝脾未触及。双下肢不肿。

1. 转诊原因　目前患者间断胸痛发作，病情不稳定，建议转上级医院。

2. 确认患者符合转诊指征，填写双向转诊转出单（表4-3-3）。

表 4-3-3　双向转诊单

患者姓名 <u>李某</u>　性别 <u>男</u>　年龄 <u>68 岁</u>　档案编号 <u>11010200703200250</u>
家庭住址 <u>北京西城区真武庙 6 条 A 楼 A 门 A 号</u>　联系电话 <u>010-12345678</u>
于 <u>2021</u> 年 <u>7</u> 月 <u>20</u> 日因病情需要，转入 <u>某</u> 医院
<u>心内科</u> <u>马某</u> 接诊医生

转诊医生（签字）：<u>王某</u>

<u>2021</u> 年 <u>7</u> 月 <u>20</u> 日

- -

双向转诊转出单

<u>某</u> 医院：

现有患者 <u>李某</u>，性别 <u>男</u>，年龄 <u>68 岁</u>，因病情需要，需转入贵单位，请予以接诊。

初步印象：

冠心病？

不稳定型心绞痛？

主要现病史（转出原因）：患者 1 年来多于劳累或情绪激动时间段出现心前区疼痛，每月发作 1 ~ 2 次，每次 5 ~ 10 分钟，休息后可缓解。3 日前活动时再次出现心前区疼痛，程度较前加重，休息并自行含服硝酸甘油 10 余分钟后缓解，今日心电图提示大致正常，考虑"冠心病？不稳定型心绞痛？"。

既往史：既往血脂异常病史 5 年，一直未服用调脂药；否认高血压、糖尿病病史。其父亲 50 岁死于心肌梗死。

治疗经过：患者就诊社区卫生服务中心，当时心电图未见明显异常，结合患者病史考虑"冠心病？不稳定型心绞痛？"患者每日食盐量 9g，主食 300g，油脂 40g，肉蛋类约 200g。平日缺乏运动。吸烟史 40 余年，每日 10 ~ 20 支。家庭经济收入稳定，夫妻关系和睦。

转诊医生（签字）：<u>王某</u>

联系电话：153*********

社区卫生服务中心（机构名称）

<u>2021</u> 年 <u>7</u> 月 <u>20</u> 日

3. 向患者交代注意事项

（1）患者为老年男性，有冠心病早发家族史，体型超重，吸烟，缺乏运动，血脂异常。要积极控制危险因素，延缓疾病发展。为明确诊断，了解病变严重程度，建议转诊至上级医疗卫生机构进一步诊治。

（2）全科医生已从 HIS 系统进行预约及转诊，患者持转诊单去某上级医疗卫生机构就诊。

（3）建议患者此期间避免情绪激动、劳累等。

4. 上级医疗卫生机构接诊　患者持双向转诊单到某三级医院双向转诊部门，由接诊部门安排心内科医生会诊，建议行冠状动脉造影检查，立即收患者住院。

此期间全科医生电话联系患者，了解患者目前诊治情况。

5. 患者住院治疗　住院期间完善检查，给予口服他汀类调脂，并行冠状动脉造影提示左

前降支近中段管腔85%的狭窄病变，"冠心病"诊断明确，植入1枚支架，术后患者症状消失，恢复良好，符合转回基层医疗卫生机构指征。

6. 由专科医生填写回转单（表4-3-4）。

表4-3-4 双向转诊单

患者姓名<u>李某</u>　性别<u>男</u>　年龄<u>68岁</u>　病案号<u>23456</u>

家庭住址：<u>北京西城区真武庙6条A楼A门A号</u>　联系电话：<u>010-12345678</u>

于<u>2021</u>年<u>7</u>月<u>25</u>日因病情需要，转回<u>社区卫生服务中心</u>

<u>某社区站王某</u>接诊医生

转诊医生（签字）：马某

2021年7月25日

- -

双向转诊回转单

<u>某社区卫生服务中心</u>（机构名称）：

现有患者<u>李某</u>因病情需要，现转回贵单位，请予以接诊。

诊断结果：<u>冠心病（支架植入术后），血脂异常</u>　住院病案号：<u>23456</u>

主要检查结果：

（1）血脂升高：TC 6.3mmol/L，LDL-C 4.22mmol/L，TG 2.6mmol/L，HDL-C 1.26mmol/L，余生化指标正常（包括电解质、空腹血糖、肾功能、肝功能、高敏C反应蛋白），血、尿常规检查正常，尿微量白蛋白检查正常。

（2）超声心动图可见：左心室节段性运动异常。

（3）冠状动脉造影提示：左前降支近中段管腔85%的狭窄病变。

（4）胸部X线片结果未见异常。

（5）腹部超声检查肝、胆、脾、胰、肾上腺未见异常。

治疗经过、下一步治疗方案及康复建议：

（1）患者入院后行冠状动脉造影检查，提示左前降支近中段管腔85%的狭窄病变，植入支架1枚，术后患者无胸闷、胸痛、气短等不适感，体力活动不受限。

（2）给予口服药

阿司匹林　0.1g，1次/d

硫酸氢氯吡格雷　75mg，1次/d

辛伐他汀　20mg，每晚1次

酒石酸美托洛尔片　12.5mg，2次/d

单硝酸异山梨酯缓释片　60mg，1次/d

（3）密切观察有无皮下、眼底出血及黑便；定期复查血脂、血压、肝肾功能、超声心动图。

（4）控制危险因素；避免过度劳累及情绪激动。

转诊医生（签字）：马某

联系电话：135********

某医院（机构名称）

2021年7月25日

7. 转回社区卫生服务机构进一步随诊和管理

（1）若患者尚未建立健康档案，则需建立健康档案、签约家庭医生将其纳入社区冠心病规范管理。

（2）查阅回转单，了解患者住院治疗经过、检查结果、专科医生治疗建议等。

（3）制定社区管理方案、随诊内容。

遵照上级医疗卫生机构医嘱：阿司匹林0.1g，1次/d；硫酸氢氯吡格雷75mg，1次/d；辛伐他汀20mg，每晚1次；酒石酸美托洛尔片12.5mg，2次/d；单硝酸异山梨酯缓释片60mg，1次/d。

服用辛伐他汀4～6周后复查血脂和肝功能，遵照专科医生建议，未来发生心脑血管疾病的风险为极高危，低密度脂蛋白胆固醇应控制在1.8mmol/L以下。

目前患者支架植入术后服用阿司匹林和氯吡格雷，注意皮下、眼底有无出血及黑便等症状，1年后评估病情，调整为长期单抗治疗。

积极控制危险因素，如体重、吸烟、血脂异常等。

向患者进行恰当的生活方式宣教，并制定详细干预计划。

（1）合理饮食：低盐低脂饮食，每日食盐量6g以下，油脂量20～30g/d；每次进食不能过饱，饭后不要立即活动；多食一些富含纤维素、维生素的食物。

（2）规律有氧运动：在病情稳定期可进行轻、中等强度的有氧运动，以耐力性运动为主的运动，可选择步行、打太极拳等；每周运动3～5次达到锻炼目的。运动时携带急救药盒和急救卡，一旦心绞痛发作要立即休息含服硝酸甘油或速效救心丸，并给家人或120打电话求助。

（3）戒烟：应立即戒烟，如不能戒烟，应指定戒烟计划，逐步戒烟。

（4）减重：饮食运动治疗，减低体重，尽量达到理想体重，BMI<24kg/m²。

（5）心理指导：减轻心理压力，积极配合治疗。

（丁　静）

第四节　社区卫生诊断

"诊断"对于全科医生并不陌生，社区卫生诊断不同于临床诊断，其所针对的对象、运用的方法、结论的应用、目的和意义都大不相同。社区卫生诊断包含了社区主要卫生问题、卫生资源、环境政策等多维度的内容，更多地从群体的角度和公共卫生的范畴考虑，给予全科医生更宽广的视野。社区卫生诊断的工作理念和技术工具是全科医生必须掌握开展群体健康服务的重要技能。

一、概述

1. 定义 是运用社会学、人类学、营养学、流行病学、卫生统计学、卫生服务管理学等学科理论和方法，对一定时期内社区的主要健康问题及其影响因素、社区卫生资源配置、社区卫生服务的供给与利用，以及社区综合资源环境，进行客观、科学地确定和评价的过程。

2. 目的 社区卫生诊断可发现并确定社区主要健康问题及其危险因素；总结评价社区卫生资源状况、供给与利用效率；分析发展社区卫生服务的政策环境及其社区资源综合支持特征；调查并分析社区居民卫生知识技能水平、卫生服务需求与利用；分析并提出本社区需优先解决的卫生问题即优先干预项目；制定社区卫生服务工作规划，并为社区卫生服务的综合效果评估提供基线数据。

3. 意义

（1）社区卫生诊断是开展社区卫生服务的基础性工作，是政府履行社会管理和公共服务职能的重要内容。基层卫生机构在政府领导、社区参与和上级专业机构指导下开展社区卫生诊断，利用社区卫生诊断资料，发现重点卫生问题，有针对性地开展健康干预和疾病防治等服务。

（2）社区卫生诊断是制定卫生政策的重要依据，是科学制定社区卫生服务计划的前提。政府部门将社区卫生诊断资料运用到社区卫生政策与规划的制定实施中，保证社区卫生服务工作的科学性、前瞻性、可行性，促进社区卫生服务事业的健康发展。基层卫生机构利用社区卫生诊断资料，针对本社区居民主要健康问题与危险因素、社区卫生服务供给与利用的薄弱环节等，结合实际情况，制定社区卫生服务发展工作规划。

（3）社区卫生诊断是社区卫生服务工作的首要环节，是循序渐进、周而复始的工作。在"社区卫生诊断—确定工作目标—制定计划—实施—效果评价—新一轮社区卫生诊断"的循环过程中，不断回答"社区主要的健康问题是否得到了妥善解决""居民健康水平和社会满意度是否得到提升"，社区卫生诊断为评价社区卫生绩效提供依据。

（4）社区卫生诊断是对居民进行健康管理的基础。开展科学严谨、周期进行的社区卫生诊断工作，不仅能逐步解决社区主要卫生问题，不断提高居民健康水平和生活质量，切实落实基层医疗卫生机构的公共卫生和基本医疗双重功能，满足社区居民基本服务需求，还能通过社区卫生诊断完善健康档案，它是对居民进行健康管理的基础，同时还能为有关社区卫生的科研提供宝贵的资料。

二、社区卫生诊断的内容

社区卫生诊断是政府主导下的一项公共卫生项目，一般以街道为范围具体实施，包括了社会人口学、流行病学、行为与环境、教育与组织、管理与政策五个方面的内容。在实际工作中，应该把这些内容有机贯彻到全科医生在社区卫生服务中，体现社区卫生诊断的完整性和系统性。

（一）社会人口学

1. 人口分布　社区人口的绝对数以及户数和人口的相对数；人口结构：年龄、性别、职业、文化程度等；人口增长情况：包括出生率、死亡率、迁入率、迁出率；特殊人口：包括儿童、妇女、老人、慢性病患者、残疾人等。

2. 人口社会学特征　包括人口就业、人口负担、性别比、老龄化程度、人均收入与家庭支出、恩格尔系数、卫生支出、医疗保险覆盖等。

（二）流行病学

1. 主要疾病的发生　社区主要传染病、慢性非传染性疾病、各类伤害的发生率、粗死亡率、死因构成和死因顺位；主要健康问题分布以及疾病严重程度等；社区特殊健康问题，如地方病发生情况等。

2. 疾病负担状况　人均门诊费用、人均住院费用、医疗费用负担比例、疾病的社会和家庭负担状况、灾难性卫生支出发生等。

3. 卫生服务供给与利用　社区居民两周就诊率、年住院情况、病床周转和使用、卫生服务满意度和反应性等。

（三）行为与环境

1. 行为因素方面　居民对主要慢性疾病的认识、态度、行为现状；与慢性病发生有关的危险因素分布：吸烟、饮酒、超重、体育锻炼、膳食结构等。

2. 环境因素方面　自然因素：地理、地貌、气象、生物、自然灾害等；社会环境：经济发展、社会服务、居住条件、饮用水、生活燃料、环境污染等。

（四）教育与组织

1. 教育方面　对影响健康行为和环境因素进行划分，识别出倾向因素、促成因素、强化因素。

2. 组织结构　明确社区有关行政管理组织、机构及其功能分工；各类社区相关组织、机构之间的关系；参与慢性病防治工作的组织类型、数量等。

（五）管理与政策

1. 管理方面　对解决主要健康问题的资源，包括物力资源、人力资源和财力资源可及性和适宜性进行分析，重点分析人员、设备和经费等方面。

2. 政策层面　对国家社会政策、社区发展政策、社区卫生政策和慢性病防治政策进行收集和评价，分析政策的受益面、实际覆盖面、受损面和可能存在的潜在风险等。

三、社区卫生诊断的步骤

完成社区卫生诊断，要经历四个步骤：设计准备、资料收集、资料统计、资料分析及报告形成（图4-4-1）。

1. 第一步：设计准备

社区卫生诊断工作需要进行周密的设计，制定实施方案，确定资料的收集、整理、分析的方法以及时间进度，并进行必要的组织准备，包括组建队伍、人员培训、社区动

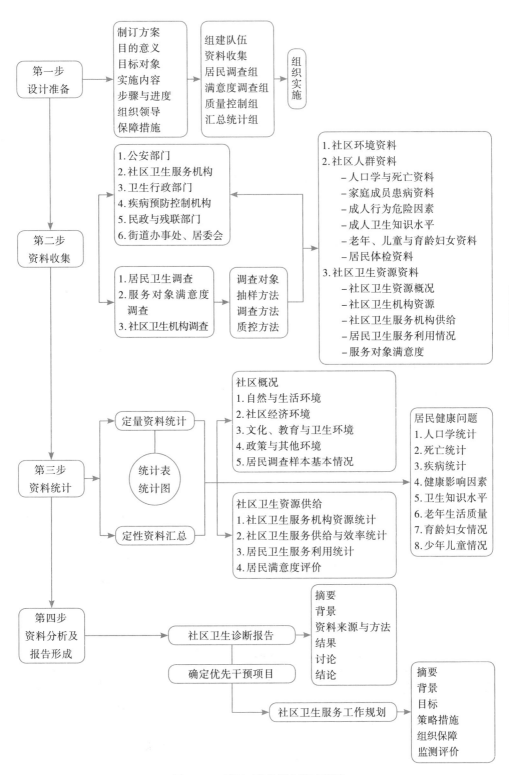

图 4-4-1　社区卫生诊断步骤流程图

员和物资准备等。

（1）制定实施方案：包括社区卫生诊断背景、目的和意义，诊断内容，调查对象与方法，组织领导，实施步骤，安排以及保障措施等。其中经费预算应对每一项工作的花费和来源进行说明；质量控制要针对方案设计、调查人员培训、调查过程与汇总统计等各个环节制定控制措施，保证数据真实可靠；整体时间进度控制在6个月内，入户调查应控制在1个月内。

（2）组建队伍

1）资料收集组：办公室或公共卫生专业技术人员组成。

2）入户调查组：由基层医疗卫生机构的卫生技术人员、社区干部组成。

3）服务对象满意度调查组：第三方成员组成，可请医学院校或专门调查机构调查。

4）资料汇总统计组：由基层卫生机构熟悉计算机操作和卫生统计学专业技术人员组成。

5）质量控制组：由技术负责人、现场调查组负责人和调查专职人员组成，负责社区卫生诊断日常质量控制工作。

（3）人员培训：各类工作人员必须经过基础培训和相关分工项目的强化培训。基础培训包括：社区卫生诊断目的意义、基本原则与主要内容；社区卫生诊断流程与基本方法；资料收集方法及专项调查内容与抽样方法、调查对象的出生时间界定范围等；调查指标含义与填写说明、调查技术和询问技巧，以及质量控制制度、方法与指标等；质量控制组和统计分析组还要进行相关专业培训。

（4）物资准备：所需设备物资，包括调查表及其相关表格、身高体重计、软皮尺、血压计、计算机、平板电脑、手机、各种耗材、相关调查表程序软件、交通工具及其他所需设备等。卫生行政部门应保证社区卫生诊断工作的经费投入。

2. 第二步：资料收集

（1）现有资料收集：主要是将各相关部门以及社区卫生服务机构的日常工作报表、年度统计等社区卫生相关资料进行收集（表4-4-1）。资料收集以本社区情况为主，难以取得的资料可以收集全区资料，如国内生产总值、死因统计等。收集现成资料时要注意时效性、全面性、可靠性和准确性。通过现有资料收集，可以总结分析社区人口学特征、社区环境特征和社区卫生资源特征。

表4-4-1 资料收集来源和资料收集内容

资料来源	资料收集内容
派出所等公安部门	①户籍人口：总人口数和上年末人口性别、年龄别、民族等，出生、死亡人数，迁移状况
	②流动人口：上一年度末本社区暂住人口基本情况

资料来源	资料收集内容
街道办事处、居委会	①自然地理：社区面积、地理位置、地域特点、环境状况及自然条件优势和劣势
	②文体设施：文化馆（站）、图书阅览室、社区健身站等
	③社区经济：国内生产总值总量和增长情况、财政收入等
	④组织机构：社区可利用服务业、学校、机关、企事业单位等，社会福利机构、社会团体等
	⑤流动人口：居住人数、务工人数和计划生育情况等
	⑥社区建设：生活实施、小区安全以及社区建设发展成效
	⑦社区服务、管理与建设的相关政策
民政与残联部门	主要收集社区低保户、贫困人口和各类残疾人员的个人及家庭情况；精神残疾等
卫生行政部门	①机构性资源：包括各级医院、企事业单位、社会办医疗机构及护理院、疗养院等
	②卫生人力资源：包括社区内各类卫生技术人员
	③社区卫生服务相关政策
疾病预防控制机构	疾病监测、传染病发病率、死亡统计等资料
社区卫生服务机构	资源状况、供给与利用效率以及相关居民健康资料
相关统计年鉴	市（区）统计年鉴和市（区）卫生统计年报等
网络文献资料	近期全国或同类地区卫生资源分布、疾病或危险因素的流行水平等相关动态资料

（2）专题资料收集

1）入户调查：根据统计学要求，每街道（社区）按人口比例的5%～10%随机抽取，以家庭为调查基本单位。一般社区规模在5万人口以下可抽取800户，5万人口以上的抽取1 000户，对抽中样本家庭中实际居住的家庭成员和居住半年以上其他人进行调查。

调查内容：①家庭一般状况，包括居住条件、生活环境、卫生服务可及性以及卫生费用支出；②家庭成员一般资料、慢性病患病史、两周患病以及年住院与家庭病床情况；③成年人一般资料、健康影响因素、自我保健与卫生知识水平以及对社区卫生服务利用；④老年人居住、经济、健康以及生活质量等；⑤已婚育龄妇女的常见健康问题、常见病防治和计划生育等；⑥儿童青少年保健管理、健康行为以及家长保健知识；⑦成年人体格检查（血压、血糖、身高、体重等）。

2）居民满意度调查：每街道社区调查人数50～100人，由第三方负责采取偶遇法进行。主要调查居民对社区卫生服务的有效性、安全性、舒适性、方便性、经济性等方面

第四章 全科医生基本技能

的满意程度，测量总体满意度。

3）社区卫生服务机构调查：社区卫生服务机构概况、所有制形式、房屋设施、床位设置和主要设备资源情况；科室设置与卫生人才分布，包括人员总数、卫技人员数、卫技人员职称、学历与专业分布；社区卫生服务机构服务项目和服务能力；社区卫生服务机构基本医疗与公共卫生服务供给以及收入与支出情况等。

3. 第三步：资料统计

（1）资料的核实：重要疾病资料、传染病报告资料需要通过多种途径进行核实。如甲类传染病资料需要逐个核实；艾滋病、肺结核等重要的乙类传染病也要重点核实；来源于"中国疾病预防控制中心死亡监测系统"的当地居民死因资料须与当地公安部门核实；来源于"中国疾病预防控制中心传染病报告监测系统"的当地传染病报告资料需要与社区卫生服务中心（站）、当地医院等核实；孕产妇健康管理记录、0～36月龄儿童健康管理记录等需要与当地妇幼保健医院核实；儿童计划免疫资料需要与区（县）级疾病预防控制中心计划免疫科核实。

（2）资料的录入：对于数据的录入通常采取双录入并核查，以减少误差。在正式进行统计分析之前，还要对数据库进行包括缺失数据处理、变量转换等处理。

（3）数据的整理：对收集到的社区卫生诊断资料，在开始分析之前应先完成收集资料的质量评价工作。也就是说，先评价收集到数据的可靠性、完整性、准确性等，并通过数据的整理、逻辑检错等手段，把数据变为可供分析的数据库。数据收集的来源不同，质量评价的内容也各异。现有资料应注意评价不同年代的资料所选择的诊断标准是否一致；收集资料有无缺失指标或数据等。应注意数据的完整性和准确性，关注资料数据有无漏项、缺项、存在逻辑性错误、区间错误、计算错误等。在数据质量评价的基础上进行数据分析。

（4）统计指标

1）社区环境特征分析及其指标：①社区类型、地形、地理位置、气候与空气质量等指标；②社区组织（街道、居委会）和社区内机构、单位状况；③社区家庭与类型构成、常住与暂住人口数量；④民族、宗教信仰与文化习俗特征；⑤居民受教育水平，如成人识字率、文化程度构成；⑥所在城区的国内生产总值和人均国内生产总值；⑦居民家庭与人均收入以及消费支出构成；⑧低保与特困家庭情况；⑨居民人均住房面积等。

2）社区人群特征分析及其指标

①人口学指标：人口数、人口构成；重点人群构成（老年人口、少年儿童、育龄妇女构成比）；常住人口；出生率；总生育率；人口自然增长率；人口构成变化和发展趋势分析等。②死亡指标：总死亡率、年龄别死亡率、婴儿死亡率、新生儿死亡率、5岁以下儿童死亡率、孕产妇死亡率、死因构成比与死因顺位等。

3）社区疾病流行特征分析及其指标

①疾病发生情况、传染病发病率和病种构成及顺位、儿童常见病检出率、孕妇常见病检出率、慢性病患病率；②两周患病情况：两周患病率及其构成，两周患病严重程度，

两周患病卧床、休工、休学天数和卧床、休工、休学率等。

4）健康影响因素分布特征分析及其指标：①吸烟指标，吸烟率与人口特征构成、平均吸烟量、戒烟比例与人口特征构成；②饮酒指标，饮酒率、酗酒率及人口特征构成；③超重肥胖指标。BMI、超重肥胖率及人口特征统计；④运动锻炼指标，体育锻炼率、锻炼类型、锻炼时间、静坐时间等；⑤不合理膳食，食盐摄入量和油脂摄入量等；⑥卫生知识知晓，单项卫生知识知晓率和基本卫生知识知晓情况。

5）重点人群健康状况分析及其指标

①老年人健康状况：老年人口健康状况不良人数及程度构成、老年人口体力活动受限人数及程度构成等；②已婚妇女健康指标：常见妇科疾病患病率及疾病构成、乳腺癌和宫颈癌筛查率等；③青少年儿童健康情况：儿童系统管理率、家长儿童保健知识知晓率等。

6）社区卫生服务资源特征分析及其指标

①社区卫生总资源指标：社区内医疗保健机构的数量、大型医疗设备数量、社区每千人口医生/护士数；②社区卫生服务资源指标：建筑面积、科室设置、药品种类、服务设备等，在岗职工总数、卫生技术人员数量与构成比，医护人员数及学历、专业、技术资格构成，每万居民的全科医生数，医护比例，收支情况，职工年人均收入等。

7）基层医疗卫生服务机构供给与效率分析及其指标

①供给指标：五苗接种人次、接种率；儿童系统管理率；孕产妇系统管理率；新生儿访视人次、访视率；年诊疗人次；家庭病床和住院患者年收住人次等。②工作效率指标：医生年人均接诊人次数、高血压/糖尿病管理人次数；人均计划免疫/儿童管理/孕产妇管理人次数；老年人、精神障碍患者、残疾人保健管理人数和频次等。

8）社区卫生服务利用与费用分析及其指标

①两周就诊情况，两周就诊率；两周患病未就诊比例、原因及人口特征构成；住院与家庭病床卫生服务利用指标；居民与社区卫生服务中心（站）利用率等。②费用统计：居民家庭医疗费用负担及其家庭收入比例、门诊次均费用、住院日均费用等。③居民满意度分析：居民对社区卫生服务机构各项工作的满意度和总满意度等。

4. 第四步：资料分析及报告形成

在收集到的信息中，绝大部分以数据的形式出现，应根据资料的性质和特点适当选择统计分析方法。要利用流行病学的原理和方法，对收集的资料去伪存真，包括数据的代表性、可靠性、可比性、显著性，其中描述性分析包括人口学特征描述、数据的均衡性分析、数据的标准化分析，统计推断包括各种率的统计和比较、危险因素水平的分析等。在简单分析后，可以进行校正分析或多元统计分析。

在分析完本次相关资料后，还需要将得到的结论同近期全国或同类地区卫生资源分布、疾病或危险因素的流行水平等相关动态资料进行横向比较。如果有以往的社区卫生诊断报告、年报等，还应将此次社区卫生诊断的数据与历年报告比较，以看出其变化趋势。

（1）总结分析社区卫生特征：通过资料统计结果，全面总结分析本社区人群的主要健康问题及其危险因素，评价卫生资源的供给与利用效率以及社区环境的支持保障能力。

1）健康问题与危险因素分析

①健康问题分析：通过健康问题分析了解和找出该社区存在的主要健康问题或主要疾病，对该疾病或健康问题有影响的危险因素以及重点人群及其特征等内容；②与上述疾病和死亡相关的主要危险因素分析：包括环境因素、行为和生活方式因素、生物因素及卫生服务因素等四个方面内容；③重点人群及其特征。

2）社区卫生资源分析：总结分析社区卫生资源，重点是社区卫生服务机构人力、物力、财力资源状况，供给与效率及其可挖掘潜力。

3）社区环境分析：总结分析发展社区卫生服务的政策保障与社区综合环境的支持能力及其发展潜力。

（2）综合评价确定优先干预项目

1）确定优先干预的重点疾病：从主要健康问题中确定优先干预疾病。确定原则包括：①疾病的流行因素基本清楚；②具有有效的预防措施；③干预措施的成本较低。

2）确定优先干预的重点人群：针对重点疾病，考虑重点保护人群。

3）确定优先干预的重点危险因素：找出重点疾病的影响因素，依据重点性与可变性进行可干预性的优先排序。确定原则包括：①该因素是明确的致病因素，与重点干预疾病的联系强；②该因素流行水平高，可以测量并定量评价；③该因素有可变性，可以预防控制并有明确的健康效益。

4）确定社区卫生服务机构资源优先调整利用的项目：社区卫生资源优化调整的重点是社区卫生服务机构的人力资源优化建设、服务功能落实、模式更新的策略与措施，以及管理体制与运行机制改革。

5）确定政策与社区环境优先调整利用的项目：重点是加强政府主导、加大投入的对策建议，以及社区和社区综合环境的支持保障措施与开发潜力。

（3）撰写社区卫生诊断报告：基本格式包括首页、目录、摘要、正文、参考文献等部分。正文内容一般分为背景、资料来源与方法、结果、讨论与结论五部分。

1）背景：包括本社区卫生服务发展基础概况，社区卫生诊断的必要性和目的，以及社区卫生诊断工作的组织领导与实施过程。

2）资料来源与方法：包括现有资料和专项调查的类别、对象和内容、资料收集方法以及统计分析方法。

3）结果：从社区人群、社区卫生资源以及社区综合环境三方面描述性分析。

4）讨论：综合分析评价并发现居民、基层医疗卫生服务机构以及社区环境的主要问题与原因；针对主要问题结合社区实际情况确定优先干预项目；对解决问题的策略和方法提出意见和建议。

5）结论：根据讨论内容，从居民、基层医疗卫生服务机构以及社区环境三方面作出明确结论。

（4）编制社区卫生服务工作规划：社区卫生服务工作规划是在社区卫生诊断报告的

基础上完成，旨在明确今后3~5年内社区卫生服务工作目标，应包括规划背景、目标、策略措施、组织保障以及监测评价等内容。

1）规划背景：提炼本社区主要健康问题与危险因素、薄弱环节，指出规划期间内应解决的重点干预项目。

2）规划目标：分为总目标和具体目标，目标可行、具体、量化，便于考核。

3）策略措施：围绕优先健康问题的解决，确定环境支持、社区卫生资源优化调整、健康教育和社区动员等策略与措施。

4）组织保障：明确领导机构、执行单位、技术指导、协作单位组成与职能。

5）监测评价：明确监测内容和方法，保证规划实施的进度与质量评价的机构、人员以及评价时间。

四、社区卫生诊断方法

社区卫生诊断在资料收集阶段，宜采取定量和定性研究相结合的方法进行。定量调查方法有普查和抽样调查两种，但考虑到调查成本，多采取概率抽样方式进行。另外，也可以采取非概率方式获取样本，如进行居民满意度调查，采取偶遇法来获取调查对象。社区卫生诊断要以定量研究为主，定性研究方法只能作为一种有效补充。

（一）社区卫生诊断定量研究方法

1. 随机抽样方法　社区卫生诊断中的入户调查一般采用整群随机抽样方法，即根据社区情况，先抽取居委会，在抽中的居委会中进行家庭抽样，最终的抽样单位是户。每个街道（社区）随机抽取800~1 000户可以满足统计学要求。具体方法如表4-4-2。

2. 调查表设计　定量研究设计调查表来获取数据。一个社区调查表不能包容一切内容，要充分考虑到居民的最大承受能力。一般居民填写一份问卷的时间以不超过30分钟为宜。如果要做较大范围的调查时，可在小范围人群测试，以进一步完善调查表。

调查表的内容包括问题与备选答案、体格检查项目与结果，调查表结尾要注明调查地点、日期和调查人签名等。调查内容包括：①家庭一般情况；②住户成员健康情况；③成年人健康及影响因素；④特殊人群（包括老年人、育龄妇女、少年儿童）；⑤15岁以上人群体格检查情况。

表4-4-2　社区卫生诊断入户调查随机抽样程序

阶段	抽样要求
①抽取居委会	确定居委会数，随机抽取
②登记家庭底册	对抽中的居委会核对居民登记簿，排除户在人不在的家庭，对住户进行家庭底册登记
③确定抽样间距	根据所需调查的总样本量，确定抽中的每个居委会应分配的调查户数。确定抽样间距（每个居委会按分配的样本量除以核对后的登记户数）

阶段	抽样要求
④抽取住户	抽取随机数字，作为第一个被抽中的家庭编号，再依次累加抽样间距，获取样本户
⑤通知预约	对样本户应调查的成员正式编号，通知预约工作

3. 资料收集的方式　主要包括：①面访调查，是社区卫生诊断应首先考虑的调查方式，具有灵活性大、应答率高等特点，不足是入户难，且耗费成本较大；②电话调查，简单、方便，其不足是容易单方终止调查；③自我管理式调查，由调查员发放问卷，集中填写，统一回收，多用于知识分子人群的调查；④通信调查，就是邮寄调查问卷，这种调查具有省费用、省时间和匿名效果好，不足是回收率不高，社区卫生诊断不宜采用。

（二）社区卫生诊断的定性研究方法

常用的定性方法有地图法、观察法、个人访谈、专题组讨论等。

1. 地图法　通过绘制地图直观显示社区的特征。绘图项目包括地形、道路交通、道路、河流、绿地、公共设施、居民楼、工厂等。如果社区较小，绘制的内容可详细到水源、池塘、垃圾站、幼儿园、超市、邮局、银行等。

优缺点：优点是形象、直观、一目了然，可以用于不同社区之间的比较；绘图时首先要让人明白，其次才是美观。缺点是需要一定的绘图技巧。

2. 观察法　是指研究者参与到研究对象的生活中，即生活在研究对象的社区文化氛围之中，观察、收集和记录研究对象在社区中的日常生活信息。采取观察法一定要明确观察对象、观察要素和观察问题，还要准备必要的观察物品如纸、笔、照相机等，要注意不能面对面记录。

优缺点：优点是获得的资料准确性高，能避免一些调查偏倚，有时间弹性，费用低。缺点是结论不能外推，受观察者自身的价值观和知识结构影响较大。

3. 个人访谈　指调查员用访谈提纲，对选中对象进行单独访谈。一般采取开放式、启发式的问题进行。

访谈对象：基层医疗卫生机构的主管领导、专家与学者、社区居委干部以及热心支持社区活动的居民。

调查内容：社区主要疾病和健康问题、原因以及解决问题的思路和策略等。

记录内容：被调查者的年龄、性别、职务；被调查者回答问题时的态度（积极热情、一般、消极应付）；被调查者在社区中的角色；被调查者在本社区工作的年限及意见和建议。

优缺点：优点是被采访者感到轻松自在，采访者也可以控制谈话主题、提问顺序，可及时修正、调整问题，对复杂的问题可得到较好的结果。缺点是匿名性差，交谈容易离题，易受采访者态度影响产生偏差。

4. 专题组讨论　根据调查目的，由背景相似的8～10人组成一组，可形成多个小组，分别在规定时间内（1～2 小时）围绕主题进行讨论。

对象：基层医疗卫生工作人员、居民代表、社区管理人员。

调查内容：个人或家庭中常见的健康问题；社区疾病防治中最大的困难和负担；改善现状还需开展哪些工作、提供哪些医疗卫生服务等。

主持人：受过专门的人际交流技能训练，并有一定经验；熟悉本项目工作，了解当地基本情况；具有较强的现场组织和控制能力；具有较强的亲和力。

记录：座谈会时间与地点；参加人数及人口学特征；座谈对象参与讨论的态度；讨论中提出的主要问题和建议；必要时进行录音；记录讨论中非语言性行为。

优缺点：优点是主持人和调查对象的直接交流，容易实行，收集资料迅速，可以缩短研究人员与目标人群间的距离感。缺点是容易偏离主题，一些参加者不善于表达，或迫于压力不表达观点。

【案例分析】

示例一：某社区卫生诊断报告目录

第一部分　社区概况

1.1 社区环境

1.1.1 地理位置

1.1.2 气候条件

1.1.3 社会经济文化发展概况

1.1.3.1 社会经济发展

1.1.3.2 文化体育建设

1.1.3.3 民生

1.1.4 社区卫生服务重点场所

1.1.4.1 托幼机构

1.1.4.2 中小学校

1.1.4.3 大型集贸市场

1.1.4.4 公共卫生场所数量

1.1.4.5 其他实施健康干预重点场所

1.2 人口学特征

1.2.1 人口基本信息

1.2.2 年龄构成

1.2.3 户籍人口性别比

1.2.4 文化程度构成（来源于社区健康档案）

1.2.5 职业构成（来源于社区健康档案）

1.2.6 少年儿童和老年人口比例（系数）

1.2.6.1 少年儿童人口比例（系数）

1.2.6.2 老年人口比例（系数）

1.2.6.3 老少比例

1.2.7 负担系数

1.2.7.1 少儿负担系数

1.2.7.2 老年人口负担系数

1.2.7.3 总负担系数

1.2.8 人口密度

1.2.9 社区卫生服务重点人群

1.2.9.1 0～6岁儿童

1.2.9.2 学生

1.2.9.3 孕产妇

1.2.9.4 老年人

1.2.9.5 离休干部

1.2.9.6 残疾人

1.2.9.7 精神患者

1.3 卫生资源与利用

1.3.1 医疗机构基本情况

1.3.2 社区卫生服务站情况

1.3.3 家庭医生基本情况

1.3.4 社区基本医疗卫生服务情况

1.3.5 特色医疗卫生服务

1.4 社会健康需求

1.4.1 人群健康需求

1.4.2 街道健康服务需求

第二部分　社区健康状况

2.1 传染病疫情概况

2.1.1 传染病疫情

2.1.2 重点传染病流行特征

2.1.3 传染病报告管理

2.2 免疫预防与疫苗相关疾病情况

2.3 慢性病发病情况

2.3.1 社区门诊患者前5名疾病排序（来源于门诊日志）

2.3.2 社区住院患者前5类疾病排序（来源于病房住院病历）

2.3.3 高血压患者血压管理情况

2.3.4 糖尿病患者血糖管理情况（来源于慢性病管理系统）

2.3.5 心脑血管疾病

2.3.6 肿瘤

2.3.6.1 发病情况

2.3.6.2 死亡情况

2.3.7 血脂异常

2.3.8 口腔健康状况

2.3.9 眼保健状况

2.3.9.1 中小学生视力情况

2.3.9.2 老年人视力情况

2.3.10 伤害

2.3.10.1 伤害发生情况

2.3.10.2 伤害特征分析

第三部分　社区疾病防治面临的问题与挑战

3.1 人口老龄化严重

3.2 传染性疾病对健康威胁依然存在

3.3 慢性非传染性疾病仍是影响社区居民健康的主要疾病

3.4 公共卫生人员无法满足实际需求

第四部分　主要策略措施

4.1 探索医养结合模式，积极应对人口老龄化

4.2 加强传染病监测，将疫情控制在萌芽状态

4.3 防病关口前移，积极预防慢性非传染性疾病

4.4 健康教育与健康促进

4.5 加强人才培养和梯队建设

示例二：某社区卫生诊断报告节选
第三部分　社区疾病防治主要面临的问题与挑战

3.1 人口老龄化严重

截至2018年底，某街道户籍人口中60岁以上老年人占比33.84%，65岁以上老人占比21.96%，老少比达2.43∶1。按照国际上人口老龄化的标准（60岁以上的人口占总人口比例达到10%，或65岁以上人口占总人口的比例达到7%），该社区老龄化程度非常高。此外，该街道50～59岁年龄组人口比例较高，因此正面临老龄化程度进一步加剧的趋势。

3.2 传染性疾病对健康威胁依然存在

2016—2018年某街道常住人口中，乙、丙类传染病以血源及性传播、接触传播、呼吸道传播疾病为主，如淋病、手足口病、流感、梅毒、其他感染性腹泻等。其中，手足口病的发病主要在托幼机构。

2016—2018年某街道外来人口中，乙类、丙类传染病以接触传播、血源及性传播、呼吸道传播疾病为主，如手足口病、淋病、梅毒、肺结核、其他感染性腹泻、艾滋病等。其中，手足口病、肺结核在外来人口中的发病率显著高于常住人口发病率。

2016—2018年，某街道托幼机构和中小学校共报告28起水痘聚集性疫情。托幼机构和中小学校内，传染病主要为手足口病、水痘、流行性腮腺炎、猩红热、感染性腹泻、流感和急性细菌性结膜炎，其中手足口病、水痘及流行病感冒最为多见。

3.3 慢性非传染性疾病仍是影响社区居民健康的主要疾病

2016年某街道社区门诊患者前五位疾病分别是高血压、冠状动脉粥样硬化性心脏病、糖尿病、急性上呼吸道感染和脑梗死。根据慢性病管理系统数据所示，该街道15岁以上居民的高血压患病率虽低于全国水平，但仍达到16.82%，其中65岁及以上年龄组高血压患病率最高；该街道的糖尿病患病率高达6.49%，远高于国家平均水平（1.5%）。老龄化将进一步增加慢性非传染性疾病对居民健康的影响。此外，该街道中小学生视力不良率维持在较高水平，且有上升趋势，学生眼健康问题也不容小觑。

3.4 专业人员配置无法满足实际需求不足

随着各级改革的不断推进，社区卫生中心所承担的医疗、公共卫生等工作无论从广度还是深度都较以往不断拓展，目前该街道有7.2万余名居民，但家庭医生仅有14名，按照每位家庭医生签约2 500人的标准，尚缺15名家庭医生。此外，社区卫生服务机构的公共卫生专业人员目前也未达到每万人口1.2名的配备标准，且公共卫生人员队伍流动性大，对相关工作开展造成了一定影响。从队伍建设、梯队结构、专业素养、储备能力来看，社区医疗卫生专业人员队伍仍有很大的上升空间。

全科医生通过对社区卫生诊断的概念、内容、步骤等的了解，主动收集社区卫生诊断所需资料，掌握和运用社区卫生诊断常用方法，通过诊断，寻找出社区的主要健康问题及影响居民健康的主要因素，并提出对策建议。在政府主导、部门支持和社区广泛参与下，制定并实施社区卫生服务工作规划，充分利用现有卫生资源，逐步解决社区主要卫生问题，提高社区卫生服务质量和效率，满足社区居民基本卫生服务需求，不断提高居民健康水平和生活质量。

（缪栋蕾）

第五节　中医适宜技术

中医学是中华民族在长期的生产、生活和医疗卫生实践中逐渐积累总结形成的具有独特理论体系和丰富诊疗手段的医学。随着现代社会疾病谱变化、老龄化社会和人类健康观念转变，中医学整体调节、未病先防的理念及多种药物、非药物疗法，越来越被中国乃至世界医学界所认可。同时，中医发展也得到国家政策支持，为新时期中医崛起带来新的契机。

中医适宜技术是指中医特色突出、疗效确切、经济简便、可操作性强，且经过长期临床验证安全可靠的中医诊疗技术，主要包括中药、针刺、艾灸、推拿、拔罐、刮痧、放血、烟熏、药浴等，具有"简、便、效、廉"的特点。中医独特的望、闻、问、切的诊病方法和丰富的治疗手段，适合家庭保健及基层医疗卫生机构临床应用。

中医体质养生是在中医理论的指导下，根据不同的体质特点进行相应的中医药保健指导，通过体质养生增强体质、预防疾病，从而达到预防疾病、治未病、延年益寿的一种医事活动。中医与现代全科医学相结合，势必会在基层开展防病治病中发挥更大作用，将其特色和优势进一步发扬和传承。

在中国历史几千年抗疫过程中，积累了丰富的传染病防治经验，推动了中医的发展，中医在与传染病的斗争中发展与提高，形成了自己的理论体系，积累了宝贵的经验。

一、理论基础

（一）整体观

中医学的整体观是中国古代的唯物论和辩证法思想在中医学中的具体体现，是中医学对于人体本身的统一性、完整性和联系性，以及对人与自然相互关系的整体认识。概括来讲，就是认为人体与围绕周围的自然环境和社会环境是一个统一的整体；而人体本身是以五脏为中心，配合六腑，通过经络系统"内联脏腑、外络肢节"的统一的整体。

中医学的整体观念对于认识和研究人体的生理及病理、病因及发病、诊断和防治具有重要指导意义。人体的正常生理活动需要脏腑及脏腑间的协同作用才能维持，阴阳的动态平衡、五行的生克制化是正常生理活动的基本条件。疾病则是人体与环境失去和谐，人体阴阳失调而产生的异常生命活动。诊断和治疗则强调联系四时气候、地域、生活习惯、体质、年龄、性别、职业等判断病情，要"四诊合参"，治病从整体出发，并且注意"因时、因地、因人制宜"。

（二）辨证论治

辨证论治是中医治疗疾病的基本原则，也是中医学的基本特点之一。辨证是中医认识和诊断疾病的方法，也就是从整体观出发，运用中医理论，将望闻问切四诊所收集的症状、体征等资料，进行综合、分析、归纳，辨明疾病的病因、病位、病性和邪正盛衰变化，从而作出诊断的过程。

中医学的"症""证"的概念是不同的。"症"，即症状和体征，是患者自身感觉到的异常变化以及医者通过四诊等诊察手段获得的患者形体上的异常表现，如发热、恶寒、头痛以及舌苔、脉象等。"证"，即证候，是机体在疾病过程中某一阶段表现出来的各种症状所反映的病理概括，也是辨证所得出的结论。它概括了发病各方面的因素与条件，确定了病变的部位、性质、揭示了发病的机制与发病趋势，提示了治疗的方向。中医诊断治疗疾病，是既辨病又辨证，辨病与辨证相结合，只有根据症状辨析出证候，反映疾病某一阶段的本质（即病机），才能有针对性地进行治疗。

1. 辨证的方法　辨证的"证"，实际上就是各方面因素作用于人体而产生的，从"证"入手强调了个体差异。辨证要考虑体质因素、心理因素、社会因素、生活习惯因素、职业和工作环境因素以及自然环境因素。

辨证方法主要有八纲辨证、脏腑辨证、六经辨证、卫气营血辨证、三焦辨证、气血津液辨证和病因辨证等。在正确辨证的同时，采取恰当的治疗方法才能取得理想的疗效，以未病先防、治病求本、扶正祛邪、调整阴阳、因时因地制宜为防治疾病的原则，以"汗、吐、下、和、温、清、补、消"为基本治疗方法，以中药、方剂、针灸、推拿等为防治手段。

（1）八纲辨证：八纲，即阴、阳、表、里、寒、热、虚、实八种辨证纲领。根据疾病所在部位的深浅，可分为表证、里证；根据病邪的性质，可分为热证、寒证；根据人体正邪的盛衰，可分为虚证、实证；而阴阳又可以概括以上情况，说明疾病的类别，分为阴证、阳证两大类，表证、热证、实证属阳证，里证、寒证、虚证属阴证，所以说阴阳为八纲辨证之"总纲"。

（2）脏腑辨证：以脏腑学说为基础，运用四诊的方法，结合脏腑的病理反应来分析各种病症，指导临床治疗。脏腑辨证是中医辨证的重点，掌握各脏腑的生理功能，熟悉各脏腑的病变规律，是掌握脏腑辨证的基本方法。中医学认为，五脏的生理功能是：心主血脉，主神志；肺主气，主宣发、肃降，主通调水道，朝百脉，主治节；脾主运化，主升，主统血；肝主疏泄，主藏血；肾主藏精，主生长发育与生殖，主水液，主纳气。六腑的生理功能：胆主贮藏和排泄胆汁，主决断，调节情志；胃主受纳、腐熟水谷，主通降，以降为和；小肠主受盛与化物受盛，泌别清浊；大肠主传导糟粕，主津；膀胱的生理功能为贮尿和排尿；三焦总司全身的气机和气化，疏通水道、运行水液。

（3）气血津液辨证：即分析气、血、津液各方面的病理变化，从而辨识其所反映的不同证候。

（4）六经辨证：是汉代张仲景的《伤寒论》对外感病在发生发展过程中所反映的证候进行分类归纳的一种辨证方法，归纳为三阳病（太阳、阳明、少阳病）和三阴病（太阴、少阴、厥阴病）六种类型。太阳病主表，阳明病主里，少阳病主半表半里，而三阴病统属于里。

（5）卫气营血辨证：清代温病学家叶天士创立的辨证纲领。将外感温病在发展中表现的证候进行分析、归纳，概括为卫气营血四个不同阶段的证候类型，说明病位深浅、邪正盛衰、病情轻重、各阶段的病理变化和疾病的传变规律。

（6）三焦辨证：主要是针对湿热性质的温病创立的一种辨证方法，通过湿热伤人的重点脏腑部位和先后次序，划分为上、中、下三个部分，也是湿热的初、中、末三个阶段。

（7）病因辨证：运用辨证求因这一诊断方法，为"审因求治"提供依据，无论是"内因"还是"外因"，均应与其他辨证相结合。

2. 论治的具体内容

（1）治病求本：标本是一个相对概念，标是现象，本是本质，临床上根据标本和矛盾双方的主次关系分为"急则治其标""缓则治其本"以及"标本同治"。

（2）扶正祛邪：邪正斗争的胜负决定着疾病发生发展及转归和预后，邪胜则病进，正胜则病退。扶正，即扶助正气、增强体质、提高机体抗病能力，临床上可以根据病情，分别运用益气、养血、滋阴、补阳、益精、增液等方法；祛邪，即祛除邪气，使邪去正安，临床上可以根据病情，分别运用发汗、攻下、清热、祛寒、利湿、消导等方法。

（3）调整阴阳：调整阴阳使之恢复相对平衡，是临床辨证治疗的重要法则之一，包括"损其有余"和"补其不足"。

（4）因时因地因人制宜：疾病的发生发展过程，经常受时令气候、地理环境、情志、饮食、起居等因素的影响，治疗时要根据当时的季节、环境、患者的性别、年龄、体质等状况，制定适当的治疗方法。

（三）"治未病"理论

"治未病"为中医预防医学的思想。《素问·四气调神大论》：圣人不治已病治未病，不治已乱治未乱。……夫病已成而后药之，乱已成而后治之，譬犹渴而穿井，斗而铸锥，不亦晚乎。"治未病"包括未病先防、已病防变、已变防渐、病愈防复等方面的内容，与现代医学的"三级预防"思想相应，与全科医学中"预防、保健、健康教育"等工作内容相得益彰。目前，在"治未病"理论指导下，中医可以开展多种适合基层应用的预防和诊疗工作，如养生保健、慢性病防治、四时常见病以及传染病的防治等。

（四）中医体质理论

体质是人体生命过程中在先天禀赋和后天调养的基础上形成的形态结构、生理功能和心理状态方面综合的相对稳定的固有特性。中医体质学说强调了体质的形成是基于先天禀赋和后天调养两个基本方面，同时也体现了中医学"形神合一"的体质观，即形体与心理的统一。

中医体质理论起源于《黄帝内经》，后世不断丰富，逐渐形成较系统的理论。近20年来，众多研究者从文献整理、专题调研等方面深入研究，使中医体质理论有新的发展和提高。目前较为常用的体质分类方法有：一是分为阴阳平和质、偏阴质、偏阳质；二是2009年中华中医药学会发布了《中医体质分类与判定》标准，将中医体质分为平和质、气虚质、阳虚质、阴虚质、痰湿质、湿热质、血瘀质、气郁质和特禀质9种基本类型，每种体质有其独自的特征。2013年中医药健康管理纳入国家基本公共卫生服务项目，为65岁及以上老年人开展中医体质辨识和健康指导服务。

（五）中医药防疫理论

中医将具有传染性的、流行性疾病称为"外感热病""温病""瘟疫""疫疠"等，此类疾病具有发病急骤、病情危重、传染性强、易于流行的特点，包括天花、霍乱、鼠疫、炭疽、流感、禽流感、严重急性呼吸综合征、甲型流感、新型冠状病毒感染等急性传染病。病因主要是六淫致病、疫气致病、时邪致病、免疫因素等。病理主要表现为邪正盛衰的规律。中医药治疗疫病是通过调治寒热、表里双解、扶正祛邪等方法取得疗效。

二、中医适宜技术

中医适宜技术包括中药（中成药）、针灸、推拿、拔罐、刮痧、耳穴压豆、贴敷、熏洗、穴位注射等。

（一）中药及中成药的应用

中药包括中药材、中药饮片和中成药等。中药的来源以植物性药材居多，所以古来将中药称为"本草"。中国最早的药物学专书为汉代的《神农本草经》，载药365种，至明代李时珍《本草纲目》载药1 892种。

中药本身具有四气五味、升降浮沉的性质。四气即寒、凉、温、热四种药性，五味即辛、甘、酸、苦、咸五种不同的味道。升降浮沉是指药物作用于机体后的四种趋向。升即上升，升提举陷，趋向于上；降即下降、降逆，趋向于下；浮即轻浮、发散，趋向于表；沉即沉降，下行、泻利，趋向于里。中医就是利用药物的偏性来纠正人体的阴阳气血失衡，从而达到治疗疾病的目的。

中药传统剂型包括汤、丸、散、膏、丹、酒、茶、锭等，现代剂型除传统剂型外，又增加颗粒剂、胶囊剂、滴丸剂、片剂、胶剂、栓剂、贴膏剂、涂膜剂、口服液、酊剂、糖浆剂、气雾剂、注射剂等。一般来讲，急重症可选用注射剂或滴丸剂，汤剂处方灵活，随症加减，吸收快，作用迅速，也可选用。慢性病可选丸、片、颗粒、膏等。现代丸剂包括种类较多，如蜜丸作用缓慢持久；滴丸在体内溶化快，起效迅速；水丸不含糖，易吸收，可以用于糖尿病患者；糊丸坚硬不易崩解，可延长药效，减少胃肠道刺激；浓缩丸有效成分高，但溶化吸收缓慢；酒剂、酊剂对乙醇过敏、外用破溃处慎用；注射液起效迅速，剂量准确，但容易出现不良反应。

中成药是在中医药理论指导下，以中药饮片为原料，按规定的处方和标准制成，具有特定名称，标明功能主治、用法用量和规格，经国家药品监督管理部门批准的中药制成品。

近年来，因为中成药本身问题及使用不当造成的不良反应屡见报端，为此，2010年6月国家中医药管理局医政司发布了《中成药临床应用指导原则》，现将临床应用部分摘录如下：

1. 中成药临床应用基本原则

（1）辨证用药：依据中医理论，辨认、分析疾病的证候，针对证候确定具体治法，依据治法，选定适宜的中成药。

（2）辨病辨证结合用药：辨病用药是针对中医的疾病或西医诊断明确的疾病选用相应的中成药。临床使用中成药时，可将中医辨证与中医辨病相结合、西医辨病与中医辨证相结合，但不能仅根据西医诊断选用中成药。

（3）剂型的选择：应根据患者的体质强弱、病情轻重缓急及各种剂型的特点，选择适宜的剂型。

（4）使用剂量的确定：对于有明确使用剂量的，慎重超剂量使用。有使用剂量范围的中成药，老年人使用剂量应取偏小值。

（5）合理选择给药途径：以口服给药为主，慎用静脉注射或滴注给药。

2. 联合用药原则

（1）中成药的联合使用

1）当疾病复杂，一个中成药不能满足所有证候时，可联合应用多种中成药。

2）多种中成药的联合应用，应遵循药效互补原则及增效减毒原则。功能相同或基本相同的中成药原则上不宜叠加使用。

3）药性峻烈的或含毒性成分的药物应避免重复使用。

4）合并用药时，注意中成药的各药味、各成分间的配伍禁忌。

5）一些病证可采用中成药的内服与外用药联合使用。

（2）中成药与西药的联合使用

1）中成药与西药如无明确禁忌可联合应用，给药途径相同的，应分开使用。

2）应避免副作用相似的中西药联合使用，也应避免有不良相互作用的中西药联合使用。

3. 孕妇使用中成药原则

（1）妊娠期妇女使用中成药，尽量采取口服途径给药，应慎重使用中药注射剂；根据中成药治疗效果，应尽量缩短妊娠期妇女用药疗程，及时减量或停药。

（2）可以导致妊娠期妇女流产或对胎儿有致畸作用的中成药，为妊娠禁忌。此类药物多为含有毒性较强或药性猛烈的药物组分，如砒霜、雄黄、轻粉、斑蝥、蟾酥、麝香、马钱子、乌头、附子、土鳖虫、水蛭、虻虫、三棱、莪术、商陆、甘遂、大戟、芫花、牵牛子、巴豆等。

（3）可能会导致妊娠期妇女流产属于妊娠慎用药物。这类药物多数含有：通经祛瘀类的桃仁、红花、牛膝、蒲黄、五灵脂、穿山甲、王不留行、凌霄花、虎杖、卷柏、三七等，行气破滞类的枳实、大黄、芒硝、番泻叶、郁李仁等，辛热燥烈类的干姜、肉桂等，滑利通窍类的冬葵子、瞿麦、木通、漏芦等。

4. 儿童使用中成药原则

（1）宜优先选用儿童专用药，儿童专用中成药说明书都列有与儿童年龄或体重相应的用药剂量，应根据推荐剂量选择相应药量。

（2）非儿童专用中成药应结合具体病情，在保证有效性和安全性的前提下，根据儿童年龄与体重选择相应药量。一般情况3岁以内服1/4成人量，3～5岁的可服1/3成人量，5～10岁的可服1/2成人量，10岁以上与成人量相差不大即可。

（3）儿童患者使用中成药的种类不宜多，应尽量采取口服或外用途径给药，慎重使用中药注射剂。

5. 影响中成药安全性的相关因素　影响中成药安全性的原因包括药物因素和临床使用不合理因素。

（1）药物因素

1）由于中成药原料导致的不良反应：六神丸含有蟾酥，可能导致频发室性期前收缩；朱砂安神丸含有朱砂（即硫化汞），久服可造成汞中毒；关木通含马兜铃酸，久服导致肾损害等。

2）药物生产、储存问题、药物制作工艺等因素：如注射剂提纯不够，混有蛋白质、鞣质、胶质、淀粉多种杂质；提取过程中受温度和压力变化的影响，某些成分可能发生变化，形成引起不良反应的新物质。

（2）临床使用不合理因素

1）超功能主治用药

不按说明书规定的主治功能用药，大致包括：①未按照中医辨证论治理论指导临床用药；②超出说明书西医诊断的疾病范围用药；③改变输注方式。

2）长期、超剂量、不遵循说明书推荐用法使用："用量"即药物使用剂量，原则上是根据临床试验结果得出临床推荐使用剂量或常用剂量范围。通常包括超剂量用药、长期连续用药。尤其对于含有毒性药成分中成药，会累积超过中毒量。

3）中西药不合理联合应用：含朱砂的药物，如朱砂安神丸、安宫牛黄丸、六神丸、七厘散、紫雪丹、磁朱丸、冠心苏合丸、安神补心胶囊，不能与溴化物及碘化物同用，溴化汞及碘化汞导致药物性肠炎；消渴丸与磺脲类药物合用导致低血糖；含雄黄的药物（如牛黄解毒丸、牛黄清心丸、安宫牛黄丸）与含硫酸盐、硝酸盐西药（如硫酸镁、硫酸亚铁）合用生成砒霜（三氧化二砷）。

4）多种同类药物同时应用导致作用叠加：血栓通、银杏叶提取物、川芎嗪等多种活血化瘀药物合用导致出血；阿司匹林与活血化瘀药物合用导致出血；多种清热解毒药物合用导致腹泻、皮疹。

5）违反传统的"十八反、十九畏"：含乌头类中成药不能与半夏、瓜蒌、花粉、贝母、白蔹、白芨合用；乌头类药物不宜长期服用，如附子理中丸、金匮肾气丸、小活络丸、大活络丹等；含甘草类药物不能与海藻、大戟、甘遂、芫花联用。

（二）针灸疗法

1. 毫针刺法

（1）作用机制

1）疏通经络：经络沟通脏腑肢节，运行气血，濡养全身，维持人体正常的生理功能。毫针治病就是根据经络与脏腑在生理、病理上相互影响的机制，选取腧穴进行针刺，排除病理因素，疏通经络，取得"通其经脉、调其气血"的作用，从而恢复经络脏腑的正常生理功能而治病。

2）调和阴阳：毫针调和阴阳的作用是通过经穴配伍和针刺手法来完成的。

3）扶正祛邪：扶正就是扶助抗病能力，祛邪就是祛除致病因素。毫针针刺补法有扶正作用，泻法有祛邪作用，具体应用时，结合腧穴特殊性、邪正消长的转化以及病症的标本缓急，随机应用扶正祛邪的法则。

（2）适应证：毫针刺法广泛应用于内、外、骨、妇、儿、皮肤科等涉及的多种病症。

（3）注意事项

1）哑门、风池、胸背部穴位要注意针刺深度，防止发生气胸或伤延髓；肾、膀胱、眼球及靠近较大的动脉等部位，也要慎重针刺，防止刺伤有关脏器及血肿。

2）孕妇腰骶部、腹部和合谷、三阴交等感应较强的穴位不宜针刺。

3）对于饥饿、体弱、对疼痛敏感患者及曾发生过晕针的患者，要慎重针刺，以防发生晕针。如已晕针，应迅速出针、仰卧、放低头部，并安慰患者，饮服热开水，休息片刻即可。如已晕厥，可针刺人中、百会、内关、足三里等，重者可配合其他疗法急救。

4）针刺所致出血者棉球压迫针孔止血。血肿除压迫止血局部仍有青肿者，可用外敷法，促使其吸收。

2. 灸法　是指用艾叶等燃物点燃后在体表穴位上进行熏灼和温熨的一种治疗方法，是借灸火的温和热力以及药物的作用通过经络腧穴以调整内脏的生理功能，从而达到防病治病的作用。

（1）适应证：主要适应于寒证、虚证，尤其是对慢性病虚弱性疾病及风寒湿邪为患的病症更为适宜。如腹泻、久痢、呕吐、腹痛、贫血、痹症等皆可用灸，痈疖初起、瘰疬、阳痿、遗精、遗尿等也可灸治。

（2）注意事项

1）五不宜灸，即热证、出血、大血管处、颜面五官、孕妇腹部忌灸。

2）施灸后局部皮肤仅有微红灼热，属正常现象。若出现小水疱，可任其自然吸收。若水疱过大，可用针刺破，放出液体，再局部消毒。

3）灸法的补泻，使火力缓缓透入深层，火自灭后按其穴，起扶赢补虚，温阳起陷的为补法；使火速燃，力促而短，起消散作用的为泻法。

（三）推拿疗法

推拿是人类最古老的一种疗法。医者通过不同的手法作用于人体体表的特定部位，以调节机体的生理、病理状况，达到防治疾病的目的，可以达到调整阴阳、补虚泻实、活血化瘀、舒经通络、理筋整复的作用。

1. 常用推拿手法　包括滚法、揉法、摩法、擦法、推法、搓法、抹法、抖法等。对于小儿，常在一般手法基础上加用捏脊疗法。

滚法：常用于肩背部、腰部以及四肢等肌肉较丰满的部位。临床常用于治疗运动系统疾病，如急性腰扭伤、慢性腰痛、肢体瘫痪、运动功能障碍等疾病。

一指禅推法和四指推法：一指禅推法适用于全身各部位，可治疗内、外、妇、儿、伤各科的多种疾病，尤以治疗内、妇科疾病为多。四指推法适用于颈、项、腰、背及四肢，具有舒筋活络、温通气血、活血镇痛等功用，可作为临床骨伤推拿常见的颈、肩、腰腿痛病的基本治疗手法。

揉法：临床常用于头面部、胸腹部、腹肋部和四肢关节指揉法，施术面积小，功力较集中，动作柔和而深沉，临床上常用于小儿推拿及全身各部位或穴位。

摩法：属于轻刺激手法，常用于胸腹及肋部，具有和中理气功效。

擦法：临床应用广泛，适用四肢关节扭挫伤、劳损；腰背、臀部急慢性损伤、风湿痹痛、麻木不仁等症。

推法：适用于全身各部位，其拇指平推法适用于肩背部、胸腹、腰臀部及四肢部，掌推法适用于面积较大的部位，如腰背部、胸腹部及大腿部等，拳推法刺激较强，适用于腰背部及四肢部的劳损、风湿痹痛而感觉较为迟钝的患者；肘推法刺激最强，适用于腰背脊柱内侧华佗夹脊及两下肢大腿后侧常用于体型壮实、肌肉丰厚，以及脊柱强直或感觉迟钝的患者。

搓法：刺激量中等用于两肋、肩关节及四肢，具有行气活血、舒经通络的作用。

抹法：轻柔舒适，常运用于头面部、颈项和胸腹部。

抖法：是一种和缓、放松、疏导手法，适用于四肢，尤其上肢为常用，具有行气活血、松解粘连的功效。

捏脊：是以两手沿脊柱两旁，由下而上连续地挟提肌肤，边捏边向前推进，自尾骶部开始，一直捏到项枕部为止（一般捏到大椎穴，也可延至风府穴）。重复3～5遍后，再按揉背俞穴2～3次。通过调畅督脉及膀胱经，起到调整小儿脏腑功能的作用。

2. 推拿治疗的适应证

（1）外科和伤科方面：可以治疗各种扭挫伤，各种伤筋、腰、背、颈、肩及四肢的劳损与疼痛。各种脱臼及小关节错缝、落枕、老年肩、网球肘、岔气等。

（2）内科方面：头痛、眩晕、失眠、感冒、咽喉肿痛、胃脘、腹痛、泄泻、便秘、腹胀、内脏下垂、水肿、癃闭、卒中、淋证等。

（3）妇科方面：痛经、闭经、崩漏及乳腺等。

（4）儿科方面：小儿消化不良、小儿麻痹、斜颈、夜尿症等。

（四）拔罐法

拔罐法是用罐状器借火热的作用排除罐内空气造成负压，使罐吸附于施术部位，造成局部充血、瘀血来治疗疾病的一种方法。常见的有竹罐和玻璃罐。

1. 适应证　拔罐疗法一般适用于寒证、虚证，可治疗软组织损伤、神经麻痹、胃肠功能紊乱、风湿痹痛、外感风寒、咳嗽、哮喘等。

2. 禁忌证　高热所致的头痛、抽搐、痉挛；皮肤过敏或皮损处；肌肉瘦削或骨骼凹凸不平、多毛发及大血管处；孕妇腰骶部及腹部。

（五）刮痧疗法

刮痧是祖国医学宝贵遗产之一。痧是民间对疾病的一种习惯叫法，是指循经走穴刮拭后，在皮肤上出现红色、紫色、暗青色、青黑色的痧点、痧斑，是渗出于脉外的含有大量代谢废物的离经之血。

刮拭皮肤或皮下组织出痧是刮痧疗法的特点，也是刮痧疗效立竿见影的原因。健康的人刮拭后不出现痧；一些自我感觉良好而有潜伏病变的人刮拭后会出现痧；因患者病变部位、病情轻重、病程长短不同，刮出的痧的部位、形态亦不同；同一种病症，出痧的部位、形态又有一定的规律性，这种规律性多与经脉的循行分布、全息穴区与同名器官及脏腑经络的病理状态有直接的关系。

1. 适应证　感受外邪引起感冒发热、头痛、咳嗽、呕吐、腹泻、高温中暑等；急慢性支气管炎、肺部感染、哮喘；急慢性胃炎、肠炎、便秘、高血压、冠心病、眩晕、糖尿病、甲状腺疾病、胆囊炎、水肿等；各种神经痛、脏腑痉挛性疼痛等，如神经性头痛、三叉神经痛、胆绞痛、胃肠痉挛等；自主神经功能紊乱、更年期综合征、亚健康状态；颈肩腰背筋膜炎、各种肌肉劳损导致的疼痛等。

2. 慎用证与禁忌证　有出血倾向者慎刮；新发生骨折患部不宜刮痧，须待骨折愈合后方可在患部补刮；外科手术瘢痕处亦应在2个月以后方可局部刮痧；原因不明的肿块及恶性肿瘤部位禁刮；妇女月经期下腹部慎刮；妊娠期禁刮。

（六）耳穴压豆法

耳穴压豆法，是用胶布将药豆（王不留行籽或磁珠）准确地粘贴于耳穴处，给予适度的揉、按、捏、压，使其产生酸、麻、胀、痛等刺激感应，以达到治疗目的的一种外治疗法。

1. 耳穴的分布规律　耳郭好像是一个倒置的胎儿，头部朝下，臀部朝上。头面部相应的穴位在耳垂及其附近；与上肢相应的穴位在耳周；与躯干和下肢相应的穴位在对耳轮和对耳轮上下脚；与五脏相应的穴位多集中在耳甲艇和耳甲腔；消化道在耳轮脚周围环形排列。

2. 取穴　耳穴压豆的关键是选准穴位，即耳郭上的敏感点，常用的选穴方法有以下几种：

（1）直接观察法：对耳郭进行全面检查，观察有无脱屑、水疱、丘疹、充血、硬结、疣赘、色素沉着等，出现以上变形、变色点的相应脏腑器官往往患有不同程度的疾病，可以用耳穴贴压治疗。

（2）压痛点探查法：当身体出现不适时，往往在耳郭上出现压痛点，而这些压痛点，大多是压豆刺激所应选用的穴位。一般探查时可用前端圆滑的金属探棒或火柴棍，以近似相等的压力，在耳郭上探查，当探棒压迫痛点时，患者会呼痛、皱眉或出现躲闪动作。选取该位置进行压豆往往有较好的临床疗效。

3. 适应证　各种疼痛：头痛、三叉神经痛、带状疱疹、外伤疼痛、腰痛等；各种炎性病症：急性结膜炎、中耳炎、牙周炎等；功能紊乱性疾病：眩晕、心律不齐、肠功能紊乱、月经失调等；过敏性疾病：过敏性鼻炎、哮喘、荨麻疹等；内分泌代谢病：甲亢、绝经期综合征等；各种慢性病：高血压、糖尿病、冠心病等。

（七）穴位贴敷疗法

穴位贴敷疗法，是以中医经络学说为理论依据，把药物研成细末，用水、醋、酒、蛋清、蜂蜜、植物油、清凉油、药液甚至唾液等调成糊状，或用呈凝固状的油脂（如凡士林等）、黄醋、米饭、枣泥制成软膏、丸剂或饼剂，或将中药汤剂熬成膏，或将药末撒于膏药上，再直接贴敷穴位，用来治疗疾病的一种无创疗法。它是中医治疗学的重要组成部分，是我国劳动人民在长期与疾病做斗争中总结出来的一套独特的、行之有效的治疗方法，属于中医的外治法。

适应证：本法适用范围相当广泛，可治疗某些慢性疾病，又可治疗一些急性病症。主要包括：感冒、急慢性支气管炎、支气管哮喘、风湿性关节炎、三叉神经痛、面神经麻痹、神经衰弱、胃肠功能紊乱、腹泻、月经不调、遗精、阳痿、牙痛、小儿厌食等。也可用于防病保健，如"三伏贴、三九贴"就是利用中医"冬病夏治、夏病冬治"的理论，防治以呼吸道疾病为主的常见疾病的一种方法。

三、中医体质养生

人体处于不同的年龄阶段时，在结构、功能、代谢以及对外界刺激反应等方面表现出体质差异性。老年人机体生理功能衰退，随着阴阳气血、津液代谢和情志活动的变化，老年性疾病逐渐增多，平和质相对较少，偏颇体质较多。通过对老年人的体质辨识，有针对性地采用情志调摄、饮食调养、起居调摄、运动保健、穴位保健方法，使不同体质的人群保持身体处于相对健康的水平，达到养生保健的目的。

（一）平和质

1. 主要表现　阴阳气血调和，以体态适中、面色润泽、精力充沛等为主要特征。体型匀称。面色、肤色润泽，头发较密，目光有神，不易疲劳，耐受寒热，睡眠良好，食欲佳，二便正常，舌色淡红、苔薄白，脉和缓有力。性格随和开朗。平素患病较少。对自然环境和社会环境适应能力较强。

2. 养生方法

（1）情志调摄：宜保持平和的心态。可根据个人爱好，选择弹琴、下棋、书法、绘画、听音乐、阅读、旅游、种植花草等放松心情。

（2）饮食调养：饮食粗细粮食合理搭配，多吃五谷杂粮、蔬菜瓜果，少食过于油腻及辛辣食品；戒烟限酒。注意四时饮食调养：①春宜多食蔬菜；②夏宜多食新鲜水果；③长夏宜选用茯苓、藿香、山药、莲子、薏苡仁、扁豆、丝瓜等利湿健脾之品；④秋宜选用寒温偏性不明显的平性药食，同时宜食用濡润滋阴之品以保护阴津，如沙参、麦冬、阿胶、甘草等；⑤冬宜选用温补之品，如生姜、肉桂、羊肉等温补之品。

（3）起居调摄：起居宜规律，睡眠要充足，劳逸相结合，穿戴求自然。

（4）运动保健：养成良好的运动健身习惯。可根据个人爱好和耐受程度，选择运动健身项目。

（5）穴位保健：涌泉、足三里，用大拇指或中指指腹按压穴位，做轻柔缓和的环旋活动，以穴位感到酸胀为度，按揉2～3分钟。每日操作1～2次。

（二）气虚质

1. 主要表现　元气不足，以疲乏、气短、自汗等表现为主要特征。形体偏胖，肌肉松软不实。平素语音低弱，容易疲乏，精神不振，易头晕，活动量减少，舌淡红，舌边有齿痕，脉弱。性格偏内向，喜安静。不耐受风、寒、暑、湿邪。

2. 养生方法

（1）情志调摄：保持稳定乐观心态，不可过度劳神。欣赏节奏明快的音乐，如笛子曲《喜相逢》等。

（2）饮食调养：宜选用性平偏温、健脾益气的食物，不宜多食生冷苦寒、辛辣燥热的食物。参考食疗方：

①山药粥：具有补中益气功效，适合气虚体质者食用；②黄芪童子鸡：具有益气补虚功效，适合气虚体质易自汗者食用，可每隔半个月食用一次，不宜长期连续服用。

（3）起居调摄：提倡劳逸结合，不要过于劳作，以免损伤正气。平时应避免汗出受风。居室环境应采用明亮的暖色调。

（4）运动保健：宜选择比较柔和的传统健身项目，如八段锦。

（5）穴位保健：气海、关元，用掌根着力于穴位，做轻柔缓和的环旋活动，每个穴位按揉2～3分钟，每日操作1～2次。也可以采用艾条温和灸，增加温阳益气的作用。

（三）阳虚质

1. 主要表现　阳气不足，以畏寒怕冷、手足不温等表现为主要特征。平素以胃脘、背部、腰膝畏冷多见，喜热饮食，精神不振，舌淡胖嫩，脉沉迟。耐夏不耐冬；易感风、寒、湿邪。

2. 养生方法

（1）情志调摄：宜保持积极向上的心态，正确对待生活中的不利事件，及时调节自己的消极情绪。

（2）饮食调养：宜选用甘温补脾阳、温肾阳为主的食物，少食生冷、苦寒、黏腻食物。参考食疗方：

①当归生姜羊肉汤：具有温阳补血、祛寒镇痛功效，适合阳虚体质者食用；②韭菜炒胡桃仁：具有温肾助阳功效，适合阳虚体质腰膝冷痛者。

（3）起居调摄：居住环境以温和的暖色调为宜，注意腰部、背部和下肢保暖。白天保持一定活动量。

（4）运动保健：宜在阳光充足的环境下适当进行舒缓柔和的户外活动，避免在大风、大寒、大雪的环境中锻炼。日光浴、空气浴是较好的强身壮阳之法。也可选择八段锦。

（5）穴位保健：关元、命门，两穴均可采用温和灸的方法，每周进行1次。关元穴还可采用掌根揉法，按揉每穴2～3分钟，每日1～2次。也可配合摩擦腰肾法温肾助阳。

（四）阴虚质

1. 主要表现　阴液亏少，以口燥咽干、手足心热等表现为主要特征。体型偏瘦。眼睛干涩，鼻微干，偏好冷饮，大便干燥，舌红少津，脉细数。易患便秘、燥证、消渴等病；感邪易从热化。耐冬不耐夏；不耐受暑、热、燥邪。

2. 养生方法

（1）情志调摄：宜加强自我修养、培养自己的耐性，不宜参加竞争胜负的活动，可在安静、幽雅的环境中练习书法、绘画等。

（2）饮食调养：宜选用甘凉滋润的食物，少食温燥、辛辣、香浓的食物。参考食疗方：

①蜂蜜银耳蒸百合：具有养阴生津润燥功效，适合阴虚体质咽干口燥、皮肤干燥者食用，糖尿病者不宜使用本方；②莲子百合煲瘦肉：养阴清热、益气安神，适合阴虚体质常感虚烦失眠多梦者食用。

（3）起居调摄：居住环境宜安静，睡好"子午觉"，避免熬夜及在高温酷暑下工作。注意防晒，保持皮肤湿润。

（4）运动保健：宜做中小强度的运动项目，避免在炎热的夏天或闷热的环境中运动。可选择八段锦。

（5）穴位保健：太溪、三阴交，采用指揉的方法每个穴位按揉2～3分钟，每日操作1～2次。

（五）痰湿质

1. 主要表现　痰湿凝聚，以形体肥胖、腹部肥满、口黏苔腻为主要特征。面部皮肤油脂较多，多汗且黏，胸闷，痰多，喜食肥甘甜黏，苔腻，脉滑。性格温和，善于忍耐。对梅雨季节及湿重环境适应能力差。

2. 养生方法

（1）情志调摄：参加社会活动，培养广泛兴趣爱好。欣赏激进、振奋的音乐，如二胡《赛马》等。

（2）饮食调养：宜选用健脾助运、祛湿化痰的食物。参考食疗方：

①荷叶粥：具有祛湿降浊的功效，适合痰湿体质者食用；②冬瓜海带薏米排骨汤：具有健脾祛湿、化痰消浊的功效，适合痰湿体质腹部肥满的老年人食用。

（3）起居调摄：居住环境宜干燥，不宜潮湿，穿衣面料以棉、麻、丝等透气散湿的天然纤维为佳，尽量保持宽松，有利于汗液蒸发，祛除体内湿气。早睡早起，勿贪恋沙发和床榻。

（4）运动保健：坚持运动锻炼，强度应根据自身状况循序渐进，可选择快走、武术以及打羽毛球等。

（5）穴位保健：丰隆、足三里，采用指揉法。

（六）湿热质

1. 主要表现　湿热内蕴，以面垢油光、口苦、苔黄腻等表现为主要特征。形体中等或偏瘦。面垢油光，口苦口中异味，身重困倦，大便黏滞不畅，小便短黄，男性易阴囊潮湿，女性易带下发黄，舌质偏红，苔黄腻，脉滑数。性格多变，易烦恼。易患皮肤湿疹。

2. 养生方法

（1）情志调摄：宜稳定情绪，尽量避免烦恼，可选择不同形式的兴趣爱好。宜欣赏曲调悠扬的乐曲，如古筝《高山流水》等。

（2）饮食调养：宜选用甘寒或苦寒的清利化湿食物，少食羊肉、动物内脏等肥厚油腻之品，以及韭菜、生姜、辣椒等辛温助热的食物。参考食疗方：

①老黄瓜赤小豆煲猪肉汤：具有清热利湿、理气和中的功效，适合湿热体质者食用；②绿豆薏米粥：具有清热利湿解毒的功效，适合湿热体质易长疮疖者食用。

（3）起居调摄：居室宜干燥、通风良好，避免居处潮热，注意个人卫生，预防皮肤病变。保持充足而有规律的睡眠，避免服用兴奋饮料，不宜吸烟饮酒。保持二便通畅，防止湿热积聚。

（4）运动保健：宜做中长跑、游泳、各种球类、武术等强度较大的锻炼。可做八段锦，在完成整套动作后将"双手托天理三焦"和"调理脾胃须单举"加做1~3遍，每日1遍。

（5）穴位保健：支沟、阴陵泉，采用指揉法。阴陵泉还可以选择刮痧，先涂刮痧油，用刮痧板与皮肤呈45°角在穴位区域从上往下刮，以皮肤潮红或出痧点为度。

（七）血瘀质

1. 主要表现　血行不畅，以肤色晦暗、舌质紫黯等表现为主要特征。胖瘦均见。肤色、目眶晦暗，色素沉着，容易出现瘀斑，肢体麻木，好卧，口唇黯淡，舌黯或有瘀点，舌下络脉紫黯或增粗，脉涩。易患胸痹、癥瘕、痛证、血证等。不耐受寒邪。

2. 养生方法

（1）情志调摄：遇事宜沉稳，努力克服浮躁情绪。宜欣赏流畅抒情的音乐。

（2）饮食调养：宜选用具有调畅气血作用的食物，如生山楂、醋、玫瑰、油菜等。少食收涩、寒凉、冰冻之物，如乌梅、柿子、石榴、苦瓜、花生米，以及高脂肪、高胆固醇、油腻食物。少量饮用葡萄酒、糯米甜酒，有助于促进血液运行，但高血压和冠心病等患者不宜饮用。女性月经期间慎用活血类食物。参考食疗方：

①黑豆川芎粥：具有活血祛瘀功效，适合血瘀体质者食用；②红花三七蒸老母鸡：具有活血行气功效，适合血瘀体质胸痹、痛证者食用。

（3）起居调摄：居室宜温暖舒适，不宜在阴暗、寒冷的环境中长期工作和生活。宜在阳光充足的时候进行户外活动。避免长时间打麻将、久坐、看电视等。

（4）运动保健：宜进行有助于促进气血运行的运动项目，持之以恒。如步行健身法，或者八段锦。避免在封闭环境中进行锻炼。锻炼强度视身体情况而定，不宜进行大强度、大负荷运动，以防意外。

（5）穴位保健：期门、血海，采用指揉法。

（八）气郁质

1. 主要表现　气机郁滞，以神情抑郁、紧张焦虑等表现为主要特征。形体瘦者为多。神情抑郁，紧张焦虑，烦闷不乐，有孤独感，容易受到惊吓，舌淡红，苔薄白，脉弦。易患不寐、郁证等。对精神刺激适应能力较差；不适应阴雨天气。

2. 养生方法

（1）情志调摄：宜乐观开朗，多与他人相处，不苛求自己也不苛求他人。如心境抑郁不能排解时，及时向朋友倾诉。宜欣赏节奏欢快、旋律优美的乐曲，还适宜看喜剧、励志剧，以及轻松愉悦的相声表演。

（2）饮食调养：宜选用具有理气解郁作用的食物，如黄花菜、菊花、玫瑰等。少食收敛酸涩的食物。参考食疗方：

①三花茶：具有行气解郁功效，适合气郁体质者饮用；②黄花菜瘦肉汤：具有疏肝解郁功效，适合气郁体质者食用。

（3）起居调摄：增加户外活动和社交，防止一人独处心生凄凉。居室安静，宜宽敞、明亮。平日保持有规律的睡眠，睡前避免饮用茶、咖啡和可可等饮料。

（4）运动保健：宜多参加群体性体育运动项目，坚持做较大强度、较大负荷的锻炼，如跑步、登山、游泳。也可参与下棋、打牌等娱乐活动，分散注意力。

（5）穴位保健：合谷、太冲穴，采用指揉的方法。

（九）特禀质

1. 主要表现　过敏体质者，禀赋不耐、异气外侵，以过敏反应等为主要特征；过敏体质者常见哮喘、风团、咽痒、鼻塞、喷嚏等；适应能力差，如过敏体质者对季节变化、异气外侵适应能力差，易引发宿疾。

2. 养生方法

（1）情志调摄：过敏体质的人因对过敏原敏感，容易产生紧张、焦虑等情绪，因此要在尽量避免过敏原的同时，还应避免紧张情绪。

（2）饮食调养：不食含致敏物质的食品，如蚕豆、白扁豆、羊肉、鹅肉、鲤鱼、虾、蟹等。参考食疗方：

①固表粥：乌梅、黄芪、当归、粳米，具有益气养血脱敏功效，适合过敏体质易发皮肤过敏者食用；②黄芪首乌藤炖猪瘦肉：具有益气养血、祛风脱敏功效，适合过敏体质者食用。

（3）起居调摄：起居要有规律，保持充足的睡眠时间。生活环境中接触的物品如枕头、棉被、床垫、地毯、窗帘、衣橱易附有尘螨，可引起过敏，应经常清洗、日晒。外出也要避免处在花粉及粉刷油漆的空气中。

（4）运动保健：宜进行慢跑、散步等户外活动，也可选择下棋、瑜伽等室内活动。避免春天或季节交替时长时间在野外锻炼。

（5）穴位保健：神阙、曲池，神阙采用温和灸；曲池采用指揉法。

四、中医药防疫

（一）病因

1. 六淫致病

（1）风邪：可伤及机体的各个脏腑，引起传染病的各种症状。如风邪伤于肺则肺气宣降失常，表现出鼻塞流涕、咽痒、咳嗽；风邪上扰头面，则表现出头项强痛等。且多兼夹其他外邪致病，致病范围广，如与湿合为风湿之邪，是六淫病邪的最主要致病因素。

（2）寒邪：寒为冬令的主气，在气温偏低，自身防寒保暖不足的情况下，是受寒邪最常见的重要原因，如临床上寒邪袭表，伤于肌表，卫阳被遏者则为"伤寒"。

（3）暑邪：暑为夏季主气，暑病主要发生在夏至以后，立秋之前，暑为火热之邪，有明显的季节性。多出现一系列阳热之征象，如壮热、汗出、口渴、面赤、脉洪大。

（4）湿邪：长夏主气，分外湿和内湿。外湿与气候因素和环境因素相关，如居处潮湿，以致湿气偏盛。内湿则是由脾虚，水湿停聚，或饮酒、生冷而逐渐形成。因此，有许多夏季传染病是由湿邪所引起。

（5）燥邪：燥为秋天的主气，性干燥。燥邪引起的传染病，多从口鼻而入，有温燥和凉燥之分。初秋有夏热之余气，久晴少雨，秋阳暴晒，燥与热相合侵犯人体，病多温燥；深秋近冬，西风肃杀，燥与寒相合侵犯人体，病多凉燥。

（6）火邪：春夏较为多见。火为阳邪，其性炎热，故常称火热之邪。同时，感受风、寒、湿、燥等邪在一定条件下皆可以化火，而引发传染病及其症状。火热之邪侵袭人体，灼伤阴津，使筋脉失其滋养濡润，而致肝风内动，出现四肢抽搐、颈项强直、目睛上视等症。

2. 疫气致病

（1）传染性强，易于流行：疫气具有强烈的传染性和流行性，这是疫气有别于其他病邪的最显著特征。处在疫气流行的地区的人群，无论男女老少，体质强弱，只要接触疫气的，都可能发生疫病。

（2）特异性强，症状相似：一种疫气只能导致一种疫病发生，所谓"一气一病"；疫气对机体作用部位具有一种特异的亲和力，即具有特异性定位的特点；因此，每一种疫气所致之疫病，均有较为相似的临床特征和传变规律。

（3）发病急骤，病情危笃：疫气多属热毒之邪，其性疾速迅猛，故其致病具有发病急骤，来势凶猛，变化多端，病情险恶的特点，发病过程中常出现热盛、伤津、扰神、动血、生风等临床表现。

3. 时邪致病

（1）水痘：时邪病毒从口鼻而入，邪犯肺卫，蕴于肺脾，风热时邪与湿热相搏于肌腠。

（2）细菌性痢疾：由痢疾杆菌引起的急性肠道传染病，其因外感时邪疫毒，侵入肠胃，湿热郁蒸，腑气壅阻，气血阻滞，结化为脓血，常见湿热痢、疫毒痢。

（3）流行性腮腺炎：由风温邪毒引起，风温邪毒从口鼻而入，壅阻少阳经脉，郁而不散，经脉壅滞，气血流行受阻。

4. 免疫因素　在传染过程中，人与病原体相互作用，人体能获得一系列的防御、适应和代偿功能。在传染病的发病过程中，免疫因素起着十分重要的作用，即"正气内存邪不可干，邪之所凑其气必虚"。

（二）病理机制

传染病的发生、发展与变化，与机体的体质强弱和致病邪气的性质有密切关系。体质不同，病邪各异，可以产生全身或局部的多种多样的病理变化。尽管疾病的种类繁多，临床征象错综复杂，千变万化，各种疾病、各个症状都有其各自的机制，但从整体来说，主要表现在邪正盛衰的一般规律。

1. 正盛邪实 邪气盛而正气尚未虚衰，以邪气盛为主要矛盾的一种病理变化。发病后，邪气亢盛，正气不太虚，尚足以同邪气相抗衡，实证必有外感六淫或痰饮、食积、淤血等病邪滞留不解的特殊表现。一般多见于疾病的初期或中期，病程较短。

2. 正虚邪实 正气不足，抗病能力减弱，虚所表现的证候，称之为虚证。或体质素虚，或疾病后期，或大病久病之后，气血不足，伤阴损阳，导致正气虚弱，正气对病邪虽然还在抗争，但力量已经显示出严重不足。

3. 虚实错杂 包括虚中夹实和实中夹虚两种病理变化。虚中夹实，实中夹虚。

（三）治疗原则和方法

通过调治寒热、表里双解、扶正祛邪等方法取得疗效。因此治疗疫病应当从中医理论出发，以辨证理论为基础，通过辨别疫病的寒热及风、湿、暑之兼夹，确立证型，然后予以遣方施药。

1. 清解表证 适用于具有表证证候或虽表里同病，但是以表证为急、为重，而里证相对较缓、为轻的情况，如流感初期阶段，以恶寒、发热、头身疼痛、脉浮等为主要症状。其治疗原则都应以解表为先，适当辅以治里的药物，如麻黄连翘赤小豆汤。

2. 治疗里证 适用于传染病发病过程中以里证为急、为重的阶段。如外邪未解，传变入里之流感或者脑炎等；或者外邪直接入侵脏腑而形成的传染病，如中毒性痢疾；或者患者素体虚弱，致邪毒入侵之肺结核等。

3. 表里双解 适用于传染病中具有表里同病证候的阶段，如流感等传染病都可出现表里同治的证候。治疗时应采用表里双解的原则，如防风通圣散。

4. 扶正 用以正气虚为主要矛盾，而邪气不盛的疾病阶段，如流感后期阶段，多见气短乏力、口干、低热、干咳无痰、舌淡苔薄、脉细数等虚性证候，治疗应益气养阴，以恢复其根本。

5. 驱邪 用于以邪实为主要矛盾而机体正气未衰的疾病阶段。祛邪的治疗原则在传染病中使用相当广泛，也是传染病治疗的重要方法，如新型冠状病毒感染的疫毒闭肺证阶段，国家卫生健康委推荐使用的化湿败毒汤，即以祛邪为主。

6. 扶正祛邪并用 用于正虚邪实的病证，两者同时兼用则扶正不会留邪，祛邪又不会伤正。但在临床运用时，又须区别正邪的强弱而有所侧重。如正虚邪实互现，但以正虚较急较重时，应以扶正为主，兼顾祛邪。相反，邪实较为明显，则应以祛邪为先，兼顾正气，以防祛邪导致正虚。

7. 调整阴阳 "阴平阳秘"是正常的状态，异常则是阴阳失调。由于各种致病因素的作用，致使机体阴阳失去了相对平衡，而出现阴阳偏盛或偏衰的病理状态。阴阳失调也是脏腑、气血、经络、营卫等相互关系失调，以及气机升降、出入失常的概括。强调应"谨察阴阳所在而调之，以平为期"。因此，调整阴阳、补偏救弊、恢复机体阴阳的相对平衡，是临床治疗传染病的重要法则之一。

8. 调理脏腑功能 脏腑之间是密切相关的，在生理上存在相互协调，病理上则相互影响，在治疗中，不能仅考虑某一脏腑的情况，而应注意调整各脏腑之间的关系。如在病毒性肝炎治疗中，在清利肝胆湿热的同时，应酌情加健脾之品，此即"见肝之病，知肝传脾，当先实脾"理论的应用，这样不仅有利于清除肝胆湿热，也可以避免过用苦寒损伤脾胃。

9. 调理气血　气血是各脏腑组织功能活动的主要物质基础，气血虽各有其功能特点，但又相互为用。在用药时还要注意与具体的经络脏腑相结合，这样调理气血才能有的放矢，取得好的疗效。

10. 急则治标　针对病情急重、危及患者生命或影响对"本"病的治疗而采取的暂时性的治疗原则。如新型冠状病毒感染患者，素有冠心病史，出现发热面红、咳嗽痰黄、喘憋气促，当先治疗新型冠状病毒感染，待病情缓解或痊愈后，再行治疗冠心病。

11. 缓则治本　在疾病缓解之后，应针对疾病的本质或者本病而治疗的原则。这一治则对传染病中的慢性病或重症的恢复期具有重要的指导意义。例如，肺结核咳嗽，其本多因肺肾阴虚兼脾肺气虚，故治疗不应单纯止咳，而应滋养肺肾之阴或"补脾土生肺金"以治其本，正复则咳嗽自愈。

12. 标本兼治　在标病和本病并重的情况下，采取既治其标、又治其本的一种法则。在疾病后期，需要标本同治。如在部分传染病中，出现邪热里结的腹满、便秘，又有伤阴之证，治宜邪热通便，增津养液并用，方用增液承气汤。

13. 因时制宜　不同的季节具有不同的气候特点，甚至节气对患者病情的传变都会有明显的影响。正常气候的变化是人体进行生命活动的重要条件，但气候变化异常就会成为致病因素。人体适应自然环境的能力有一定限度，如果气候变化异常，超过了人体调节的正常范围，就会产生疾病。

14. 因地制宜　不同地区的气候特点不同，温度、湿度差异很大。北方气候干燥，南方则潮湿多雨，长江流域尤为明显，容易湿热蕴积而暴发瘟疫。不同地区人们的生活习惯各异，其病变特点也有所不同，因此，很多传染病有一定的流行地区，用药应根据当地湿热的气候而有所侧重。

15. 因人制宜　不同性别、年龄的患者，其生理功能不同。女性有经、带、胎、产等情况，用药更当谨慎细致。

（四）常用治法和方药

清热泻火：苦寒清热，泻火。代表方剂有白虎汤、黄芩汤等。

清热凉血：甘寒或咸寒清解营分血热。代表方剂有清营汤、犀角地黄汤等。

清热解毒：苦寒清解热毒。代表方剂有黄连解毒汤、普济消毒饮等。

清热化湿：苦寒清热、芳香化湿。代表方剂有甘露消毒丹、藿香正气散等。

清肠止痢：清热燥湿止痢。代表方剂有芍药汤、白头翁汤等。

和解表里：和解少阳、调和肝脾、调和肠胃。代表方剂有小柴胡汤、达原饮、蒿芩清胆汤等。

攻里泻下：泻下、攻逐或润下。代表方剂有大承气汤、调胃承气汤、新加黄龙汤等。

不宜久服。

息风定痉：滋阴潜阳、平肝熄风。代表方剂有羚角钩藤汤、大定风珠、止痉散。

开窍醒神：芳香开窍。代表方剂有安宫牛黄丸、紫雪丹、至宝丹等。孕妇慎用。

活血化瘀：活血祛瘀。代表方剂有血府逐瘀汤，丹参饮，膈下逐瘀汤等。

益气养阴：益气养阴。代表方剂是生脉散。

回阳固脱：辛温燥热与甘温补气回阳益气固脱。代表方剂有四逆汤、参附汤、参附龙牡汤等。

（丁小燕）

第六节　社 区 康 复

社区康复（community-based rehabilitation，CBR）是社区建设的重要组成部分，应在政府领导下，相关部门密切配合，社会力量广泛支持，残疾人及其亲友积极参与，采取社会化方式，使广大残疾人得到全面康复服务，以实现机会均等、充分参与社会生活的目标。

一、概述

（一）康复的定义

康复是指综合和协调地应用医学、教育、社会、工程等各项措施，对病、伤、残者进行训练，以减轻其身、心、社会功能障碍，提升其活动能力和生活质量，争取重返社会。

康复的对象为残疾人、慢性病患者以及老年人。

康复包括医疗康复、教育康复、职业康复及社会康复。①医疗康复：利用医疗手段对患者进行康复；②教育康复：针对残疾儿童、青少年进行文化基础知识教育；③职业康复：针对青壮年残疾人的就业或自谋生路进行职业培训；④社会康复：研究和帮助残疾人重返社会时遇到的社会问题，使之有机会参与社会生活。

（二）社区康复的定义

1994年世界卫生组织、联合国教科文组织、国际劳工组织联合发表的《关于残疾人社区康复的联合意见书》对社区康复的定义为：社区康复是社区发展计划中的一项康复策略，其目的是使所有残疾人享有健康服务，实现机会平等、充分参与。社区康复的实施要依靠残疾人、残疾人的亲友、残疾人所在的社区以及卫生、教育、劳动就业、社会保障等相关部门的共同努力。

（三）社区康复的内容

1. 社区康复的调查　通过对社区的调查了解社区人口情况、社区资源、社区环境、残疾人及分布、残疾人的需求等，经过统计分析作出社区诊断。

2. 开展残疾人的一、二、三级预防。

3. 提供社区康复服务。

4. 提供技术指导。

5. 进行双向转诊。

6. 进行社区康复相关健康教育。

二、社区康复机构建设及管理

（一）社区康复机构建设

根据国家卫生健康委有关社区卫生服务机构建设标准等的规定，在社区卫生服务中心建立康复科，其建筑面积为160m²，并配备相应的康复设备和康复人员。有关社区卫生工作站的康复功能设置应本着实际情况的原则进行建设。

1. 康复科　康复科应包括康复治疗室、康复咨询室、中医治疗室、患者休息区等。

（1）康复治疗室：为康复科面积最大的区域，是进行现代康复治疗的主要场所，应包含物理治疗（PT）室、作业治疗（OT）室及言语治疗（ST）室。言语治疗室应设置于安静、独立的环境，利于开展言语治疗。

（2）康复咨询室：是对患者及其陪护人员进行有关康复的咨询、心理指导和开展健康教育的场所。对于某些场地紧张的社区卫生服务机构，言语治疗室可与康复咨询室设置在同一场所，但康复咨询与言语治疗不能同时进行，可根据具体情况分时段开展咨询及治疗工作。

（3）中医治疗室：用于开展针灸、推拿按摩、拔罐、正脊等中医治疗。

（4）患者休息区：为患者及陪护人员提供休息场所，利用公共活动区、楼道等区域。

2. 康复科的设备　国家卫生健康委出台了对社区卫生服务机构有关康复设备配备的标准，各社区卫生服务机构可根据实际情况选择以下仪器及设备：训练床（PT床）、肋木及肩梯、功率自行车、跑步机、上肢肌群力量训练器、下肢肌群力量训练器、多功能力量训练器、测力计、弹力带、哑铃、踝关节矫形器、平行杠、姿势矫正镜、站立倾斜床、训练阶梯、组合阶梯、步行器、杖类（腋杖、肘拐、手杖、四爪手杖）、PT凳、Bobath球、轮椅、按摩床、OT桌、木钉板（大、中、小号）、分指器、磨砂台（板）、滚筒、楔形垫、中频治疗仪、远红外治疗仪、高频治疗仪、颈腰牵引床、心肺运动仪、运动平板、握力计、测量尺、评估量表、心电监护仪、血压计、指脉氧监护仪、抢救设备及药物、电脑等。

（二）社区康复人员

社区卫生服务中心（站）开展社区康复医疗工作，应有一支专业的康复人员队伍，以团队形式工作，具备良好的身体素质、心理素质、业务能力、沟通交流能力、公关能力和相互协调配合能力。康复人员的配备：

1. 康复医师　负责采集病历，功能评定，制定检查及康复治疗计划；高年资医师主持康复协作组，负责康复医疗，并指导、协调小组成员的康复治疗工作。

2. 物理治疗师（physiotherapist）　负责躯干、肢体运动功能评定和训练，制定和执行治疗计划。

3. 作业治疗师（occupational therapist）　指导患者的作业活动，以恢复机体的运动功能和作业能力，改善生活自理能力和职业能力。

4. 言语治疗师（speech therapist）　对言语能力检查评定，对言语障碍者进行言语训练，对有吞咽功能障碍者进行治疗和处理，对患者及其家属进行有关言语交流及吞咽问题的康复指导和康复教育。

5. 心理治疗师（psychological therapist）　进行心理测试，提供心理咨询，对有心理障碍者心理治疗。

6. 中医师（traditional Chinese physician）　开展中医、推拿按摩、针灸、正脊等相关治疗工作。

7. 营养师　为患者提供营养咨询及指导。

8. 康复咨询人员　开展有关康复的咨询、指导和健康教育工作。

三、社区康复患者的管理

（一）社区康复患者初诊管理

适应对象是首次前来社区卫生服务机构接受康复的患者，不论其是否做过康复治疗，不论其是否由上级医院或者其他社区卫生服务机构转介而来，均应按照初诊流程图的工作程序管理（图4-6-1）。

1. 检查　患者初诊应由康复医师或康复治疗师首先接诊，接诊过程中应通过问候朋友式的语言，使患者放松、情绪稳定，取得患者信任之后再进行相应的有针对性的检查。

（1）询问病史：了解患者的发病情况、病程、康复治疗、既往病史、家庭环境、危险因素等。

（2）物理检查：对患者进行系统的体格检查，包括心肺系统、运动系统、神经系统等，了解患者的身体功能状态。

（3）辅助检查：包括对患者必要的实验室检查及影像学检查，了解其基础脏器功能及相关情况。

2. 康复评定　初期评定包括以下几个方面内容：①运动学评定，包括肌肉、骨骼与关节系统评定，如肌力测定、肌张力评估、关节活动度测量、步态分析等；②电生理学评估，如肌电图、诱发电位、神经传导速度等；③心肺功能评定，如6分钟步行试验、平板运动试验、心肺运动试验、肺功能测试等；④平衡能力评定，包括静态和动态平衡功能评定；⑤言语及吞咽功能评定；⑥认知功能评定；⑦心理功能评定；⑧日常生活活

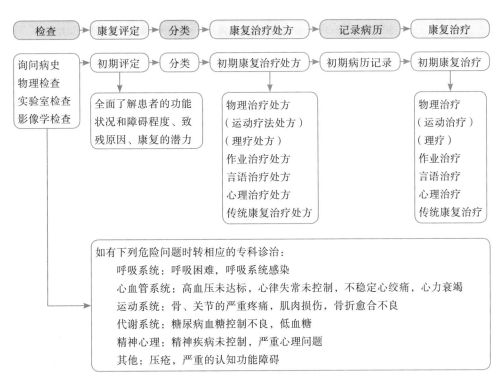

图 4-6-1 社区康复患者初诊管理流程图

动能力评定。

3. 初期康复治疗处方 经过初期康复评定后,制定初期康复治疗处方。初期康复治疗处方包括:①患者一般信息;②疾病诊断和残疾状态;③主要存在的问题;④治疗种类、部位、目的、治疗方法、治疗持续时间、频度;⑤康复治疗目标;⑥健康教育;⑦注意事项。

治疗处方分为物理治疗处方、作业治疗处方、言语治疗处方、心理治疗处方、传统康复治疗处方等。

4. 初期康复治疗 ①物理治疗:运动疗法、物理因子治疗(理疗);②作业治疗;③言语治疗;④心理治疗;⑤传统康复治疗:针灸、推拿等(患者的肌张力高,痉挛明显,共同运动、联合反应明显时,禁用此方法)。

(二)患者康复治疗管理

社区康复患者日常康复治疗管理的对象为已经过初期检查和初期评定,正在进行系统、规范、有目的的康复治疗的患者。社区康复患者日常康复治疗管理流程见图4-6-2。

1. 检查 检查的目的是要了解患者的康复情况、心理状态、睡眠、心肺功能、皮肤以及原发疾病(或危险因素)。如在检查中发现危险问题时应及时转诊,待病情稳定后再进行康复治疗。

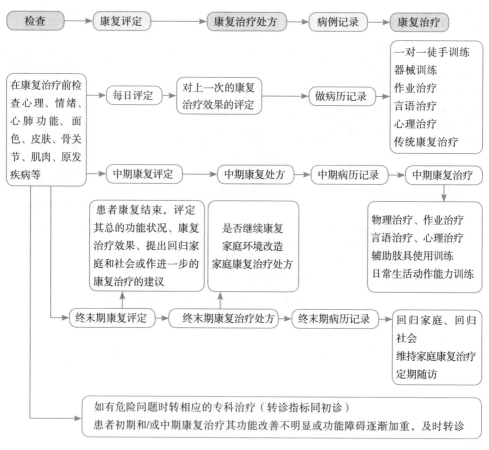

图4-6-2　患者日常康复治疗管理流程图

2. 康复评定

（1）目的：对于上一次康复治疗进行效果评定。

（2）中期康复评定：了解患者经过一段时间的康复治疗后其功能变化的情况，以及分析产生的原因，适时调整康复治疗计划。中期康复评定内容与初期康复评定内容相同。

（3）终末期康复评定：患者终止或结束康复治疗时，应对其进行终末期康复评定。终末期康复评定目的是评定患者总体的功能状况、尚留有的功能障碍、康复治疗的效果、提出回归家庭和回归社会或进一步的康复治疗建议。

3. 康复治疗处方

（1）中期康复治疗处方：为根据中期康复评定后制定的治疗处方，同初期康复治疗处方一样涵盖七个方面的内容。

（2）终末期康复治疗处方：为终末期康复评定后制定的治疗处方，包括家庭环境改造、家庭康复治疗、是否继续进行康复治疗及康复治疗建议。

4. 病历记录 日常康复治疗病历记录一般为7～10日病程中记录一次。如遇有特殊情况，功能突然明显改善或加重、患者不适、心理障碍、心肺功能异常、疼痛加重、外伤等，应及时在病程中加以记录。

5. 康复治疗

（1）日常康复治疗：按照康复治疗处方中的康复治疗进行，主要为一对一徒手训练、器械训练、理疗、言语治疗、心理治疗、传统康复治疗等项目。

（2）中期康复治疗：包括物理治疗、作业治疗、言语治疗、辅助支具使用训练，日常生活动作能力的训练等。

（3）终末期康复治疗：包括维护性的康复治疗、定期随访。前者可由患者的家属或者陪护人员在家庭内每日或隔两日对患者进行康复指导，或由康复人员上门进行康复治疗；后者可定期（3个月、6个月、12个月）随诊。

四、康复评定

（一）躯体功能评定

1. 肌力评定 肌力是指肌肉主动收缩的力量，肌力的定量测定是评定肌肉功能的重要参数，可反映肌肉骨骼系统及周围神经系统受损的程度及范围，是康复评定中的基本内容之一。Lovett肌力分级标准见表4-6-1。

表4-6-1 Lovett肌力分级标准

级别	名称	标准
0	零（zero，0）	肌肉无任何收缩
1	微缩（trace，T）	触及肌肉收缩，不引起关节运动
2	差（poor，P）	减重状态下能完成关节全范围的活动
3	可（fair，F）	能抗重力作关节全范围运动，不能抗阻力
4	良好（good，G）	抗一定阻力的情况下完成关节全范围活动
5	正常（normal，N）	抗充分阻力的情况下完成关节全范围活动

2. 关节活动范围测定 是运动时关节活动的弧度（或转动的角度）。各关节活动范围大小不同，同一关节在主动运动和被动运动时也有差别，故检查者要熟知各关节的正常活动范围（表4-6-2）。

（1）测量方法：应采取适当体位对被检测者进行检查，按照表4-6-2放置固定臂及移动臂。

（2）测量工具：通用量角器、指关节量角器。

（3）测量注意事项：检查者应熟悉各关节解剖和正常活动范围，熟练掌握测定技术；

测量时应裸露检查部位，每次测量应取相同位置，量角器的轴心必须与关节活动轴心一致，两臂与关节两端肢体长轴平行，测量旋转动作以肢体纵轴为轴心，中立位为0°进行测量；主动活动范围至最大限度时，加外力作被动运动，记录主动运动及被动运动时的关节活动范围，必要时与对侧进行比较；测量关节活动度时，应先测量健侧，后测量患侧；先测量主动运动活动范围，后测量被动运动活动范围；说明关节的功能状态，必须记录关节活动的起止度数，不应只记录活动的度数。

表4-6-2　主要关节正常活动范围及测量方法

关节	运动	受检体位	量角器放置位置			正常活动范围
			轴心	固定臂	移动臂	
肩	屈、伸	坐/立位，臂置于体侧，肘伸直，掌心向里	肩峰	与腋中线平行	与肱骨纵轴平行	屈0°～180° 伸0°～50°
	外展	同上	肩峰	与腋中线平行	与肱骨纵轴平行	0°～150°
	内、外旋	仰卧，肩外展90°，肘屈曲90°，前臂中立位	鹰嘴	铅垂线	与前臂纵轴平行	0°～90°
肘	屈、伸	坐/立/仰卧位，前臂旋后	肱骨外上髁	与肱骨纵轴平行	与前臂纵轴平行	屈0°～140°
前臂	旋前、旋后	坐位，上臂置于体侧，肘屈90°，前臂中立位	尺骨茎突	与地面平行	腕关节背面（测旋前），腕关节掌面（测旋后）	旋前0°～90°
腕	屈、伸	坐/立位，前臂旋前	尺骨茎突	与前臂纵轴平行	与第二掌骨关节纵轴平行	屈0°～90° 伸0°～70°
	桡偏、尺偏	坐位，屈肘，前臂旋前，腕中立位	腕背侧中点	前臂背侧中线	第三掌骨纵轴	桡偏0°～25° 尺偏0°～55°

关节	运动	受检体位	量角器放置位置			正常活动范围
			轴心	固定臂	移动臂	
髋	屈曲	仰卧/侧卧,对侧下肢伸直	股骨大转子	与身体纵轴平行	与股骨纵轴平行	0°～125°
	伸	侧卧,被测下肢在上	股骨大转子	与身体纵轴平行	与股骨纵轴平行	0°～15°
	内收、外展	仰卧	髂前上棘	左右髂前上棘连线的垂线	髂前上棘至髌骨中点的连线	各0°～45°
	内旋、外旋	仰卧,两小腿于床沿外下垂	髌骨下端	与地面垂直	与胫骨纵轴平行	各0°～45°
膝	屈、伸	俯卧/侧卧/端坐位	股骨外侧髁	与股骨纵轴平行	与胫骨纵轴平行	屈0°～130° 伸0°
踝	背屈 跖屈	坐位,膝关节屈曲,踝关节中立位	腓骨纵轴线与足外缘交点	与第5跖骨纵轴平行	与腓骨纵轴平行	背屈0°～20° 跖屈0°～45°
足	内翻、外翻	坐位,膝关节屈曲,踝关节中立位	踝关节前方中点	小腿长轴	踝关节前方中点与第二趾骨连线	内翻0°～30° 外翻0°～20°

3. 肌张力及痉挛评定 肌张力是指被动活动肢体或按压肌肉时所感觉的阻力,评定方法见表4-6-3。

痉挛是指上运动神经元损伤后,脑干与脊髓不受大脑控制而反射性地亢进,使局部被动运动阻力增大的一种状态,一般使用改良Ashworth痉挛量表进行评定(表4-6-4)。

表4-6-3 肌张力临床分级

等级	肌张力	标准
0	轻瘫	被动活动肢体无反应
1	低张力	被动活动肢体反应弱
2	正常	被动活动肢体正常
3	轻、中度增高	被动活动肢体有阻力反应
4	中度增高	被动活动肢体有持续性阻力反应

表4-6-4 改良Ashworth痉挛量表

等级	标准
0	无肌张力增高，被动活动患者肢体在整个范围内均无阻力
1	肌张力轻微增高，被动活动患者肢体在中末端有轻微阻力
1+	肌张力轻度增高，被动活动患者肢体在前1/2关节活动度有轻微"卡住"感，后1/2关节活动度有轻微阻力
2	肌张力中度增高，被动活动患者肢体时大部分关节活动度内均有阻力，但仍可活动
3	肌张力重度增高，被动活动患者肢体在整个关节活动度内均有阻力，活动困难
4	肌张力重度增高，患肢僵硬，被动活动十分困难

（二）偏瘫运动功能评定

1. Brunnstrom评价法　　Brunnstrom评价法是瑞典学者Brunnstrom在观察了大量的卒中患者基础上提出的偏瘫恢复评定六阶段理论，即迟缓状态（阶段Ⅰ）；出现肌张力、联合反应（阶段Ⅱ）；可随意引起共同运动，痉挛明显（阶段Ⅲ）；出现明显分离运动（阶段Ⅳ、Ⅴ）；协调运动、速度大致正常（阶段Ⅵ）（表4-6-5）。

表4-6-5 Brunnstrom评价法

功能评定	上肢	手	下肢
Ⅰ	无随意运动	无随意运动	无随意运动
Ⅱ	仅出现协同模式	仅有极细微屈伸	仅有极少的随意运动
Ⅲ	可随意发起协同运动	可作钩状抓握，但不能伸指	在坐和站位上，有髋、膝、踝协同性屈伸
Ⅳ	出现脱离协同运动的活动；肩0°屈肘90°下前臂旋前后；肘伸直可屈90°；手背可触及腰骶部	患侧捏及松开拇指，手指有半随意的小范围伸展活动	坐位屈膝90°以上，可使足后滑到椅子下方，在足跟不离地的情况下能使踝背屈
Ⅴ	出现相对独立的协同运动活动；肘伸直肩外展90°；肘伸直肩前屈30°～90°时前臂旋前旋后；肘伸直前臂取中间位	可作球状或圆柱状抓握，手指同时伸展，但不能单独伸展	健腿站，患腿可先屈膝后伸髋，在伸膝下作踝背屈（重心落在健腿上）
Ⅵ	活动协调近于正常，手指鼻无辨距不良，速度比健侧慢	所有抓握均能完成，速度和准确性比健侧差	在站立位可完成髋外展；坐位下伸膝可完成髋关节内外旋，合并足的内外翻

2. 共同运动　　共同运动是一种缺乏选择性的、只能按照固定运动模式进行的运动，其本质是由于中枢神经系统损伤造成的对低级中枢的控制能力减弱，从而出现异常的、固定而刻板的运动模式，其中一部分是随意的，一部分是不随意的。卒中偏瘫痉挛期上肢及下肢分别表现为屈肌共同运动模式和伸肌共同运动模式，见表4-6-6。

表4-6-6　共同运动模式

	部位	屈肌共同运动	伸肌共同运动
上肢	肩胛带	上抬、后撤	前突、下沉
	肩关节	屈曲、外展、外旋	伸展、内收、内旋
	肘关节	屈曲	伸展
	前臂	旋后（旋前）	旋前
	腕关节	掌屈	背伸
	手指	屈曲	伸展
	手指	屈曲	伸展
下肢	髋关节	屈曲、外展、外旋	伸展、内收、内旋
	膝关节	屈曲	伸展
	踝关节	背屈、内翻	跖屈、内翻
	足趾	伸展	屈曲

（三）日常生活活动能力评定

1. 定义及分类　　日常生活活动（ADL）是指人们在每日生活中，为照料自己的衣食住行，保持个人卫生整洁和独立生活所必需的一系列基本活动。

（1）基本ADL：又称躯体ADL，是指在每日生活中与穿衣、进食等自理活动及与坐、行走等身体活动有关的基本活动，一般是比较粗大、无须利用工具的动作。

（2）工具性ADL：人们独立生活中常需操作卫生和炊事用具，使用家庭电器及一些常用工具，故称工具性ADL，反映较精细的功能。

（3）其他：一些较新的ADL量表，除含有躯体功能外，还有记忆、注意、思维、言语等认知功能。

2. 评定方法　　Barthel指数是临床应用最广、研究最多的ADL评定方法，不仅可用来评估患者治疗前后的功能状态，也可以预测治疗效果、住院时间及预后。Barthel指数包括10项内容，根据是否需帮助及所需帮助的程度分为不同等级，满分为100分，根据评分结果判断ADL能力缺陷（表4-6-7）。

表4-6-7 Barthel指数量表

项目	评分／分	标准	评估日期
大便	0	失禁或昏迷	
	5	偶有失禁（每周<1次）	
	10	控制	
小便	0	失禁或昏迷或需由他人导尿	
	5	偶有失禁（每24小时<1次）	
	10	控制	
修饰	0	需要帮助	
	5	自理（洗脸、梳头、刷牙、剃须）	
用厕	0	依赖他人	
	5	需部分帮助	
	10	自理（去和离开厕所、使用厕纸、穿脱裤子）	
进食	0	较大或完全依赖	
	5	需部分帮助（切面包、抹黄油、夹菜、盛饭）	
	10	全面自理（能进各种食物，但不包括取饭、做饭）	
转移	0	完全依赖他人，无坐位平衡	
	5	需大量帮助（1～2人，身体帮助），能坐	
	10	需少量帮助（言语或身体帮助）	
	15	自理	
活动	0	不能步行	
	5	在轮椅上能独立行动	
	10	需1人帮助步行（言语或身体帮助）	
	15	独立步行（可用辅助器，在家及附近）	
穿衣	0	依赖他人	
	5	需一半帮助	
	10	自理（自己系、开纽扣，关、开拉锁，穿鞋）	
上下楼梯	0	不能	
	5	需帮助（言语、身体、手杖帮助）	
	10	独立上下楼梯	

项目	评分/分	标准	评估日期
洗澡	0	依赖他人	
	5	自理（无指导能进出浴池并自理洗澡）	
总评分			
评估人			

注：满分100分。<20分为极严重功能缺陷，生活完全需要依赖。20~40分为生活需要很大帮助。40~60分为生活需要帮助。>60分为生活基本自理。Barthel指数评分40分以上者康复治疗的效益最大。

（四）认知功能评定

Folstein的简易精神状态检查（MMSE）是著名的精神状态检查法，应用较多，不仅可用于临床认知障碍检查，还可用于社区人群中痴呆的筛选，具有简单易行、效果较理想的优点。

（五）心肺功能评定

所有进行运动康复的心脏病患者都应根据运动中发生心脏事件的可能危险进行分层。

1. 常规评估　患者在入选心肺康复前，均应进行常规以下常规评估：①一般检测与评估收集病史及功能评估，包括静态心肺功能、一般性检查（生命体征、心脏节律等）、生活质量及精神心理评估、药物饮食评估等；②有氧运动能力评估包括极量、次极量和症状限制性运动试验等；③骨骼肌力量评估；④其他包括柔韧性评估、协调性评估、平衡能力评估等。

2. 6分钟步行试验　6分钟步行试验简便易行，可用于评估患者的心肺功能状态，同时预测患者心血管事件发生以及死亡风险。6分钟步行试验心肺功能评价等级：1级<300m；2级：300~374.9m；3级：375~449.5m；4级>450m。

3. 心电图负荷试验　在运动的过程中观察患者心电图是否出现动态变化，用于评估患者的心脏功能，常用的方法包括运动平板试验、踏车运动试验、手摇车试验、等长收缩试验。

4. 心肺运动试验　根据患者在休息、运动、运动结束恢复期这三个时期的呼吸氧摄取量、二氧化碳排出量、通气量、心率、血压、心电图等指标，结合患者在运动中出现的症状，检测患者的运动反应、心肺功能储备及功能受损程度。

5. Borg呼吸困难评分　通过6分钟步行试验、心肺运动试验、心电图负荷试验等有氧运动，在运动后由患者对自我呼吸困难或劳累程度进行评分（表4-6-8）。

6. 肺功能评定　可用来评估患者的肺通气功能和弥散功能。

7. 营养状态评估　合理的营养管理是心肺康复的重要组成部分，营养评定内容包括人体测量指标（身高、体重、BMI、肱三头肌皮褶厚度、上臂围、腓肠肌围）和实验室

表4-6-8　Borg呼吸困难评分量表

评分／分	评价标准	自我感觉
0	没什么感觉	没有任何费力
0.5	刚刚感觉到	非常微弱，刚刚有感觉
1	非常轻微	很轻微的费力
2	轻微	微弱的呼吸困难
3	中等	不是非常困难，继续进行尚可、不困难
4	稍微严重	稍微严重
5	严重	非常困难、劳累，但是继续进行不是非常困难，是"最大值"的一半
6	5～7分之间	
7	非常严重	您能够继续进行，但是不得不强迫自己，而且您非常劳累
8	7～9分之间	
9	非常非常严重	几乎达到最大值
10	最大值	极其强烈的水平，对大多数人来说是他们以前生活中所经历的最强烈的程度

生化指标（血红蛋白、总蛋白、白蛋白、前白蛋白等）。

五、康复治疗

（一）物理治疗

1. 定义　物理治疗是用物理因子即力、声、光、电、热、磁波等进行预防、治疗、康复的方法，是康复医学中重要的治疗手段之一。利用力学的原理对患者进行康复称为运动疗法，利用声、光、电、热、磁波等物理因子对患者进行康复治疗称为理疗。康复医学的主要对象是运动功能障碍，按照现代康复医学的观点，物理治疗以运动疗法为主要部分，电疗、温热疗法等其他物理因子治疗为辅助手段。

2. 运动疗法分类

（1）常规运动疗法技术：主要包括扩大并维持关节活动度、增强肌力、增强肌肉耐力、增强肌肉协调能力、恢复平衡功能、恢复步行功能、增强心肺功能等方面的运动疗法。

（2）神经电生理疗法（neurophysiological therapy，NPT）：是主要针对中枢神经系统损伤引起的运动功能障碍的治疗方法，包括Bobath疗法、Brunnstrom疗法、本体感觉神经肌肉促进疗法（PNF）、Rood疗法等。

（3）运动再学习法（MRP）。

（4）其他：另有一些运动疗法技术也比较常用，如水中运动、医疗体操、牵引疗法、按摩疗法、麦肯基疗法等。

3. 常用运动疗法

（1）被动运动：由本人健肢或他人辅助，或者器械代替下进行的一种运动形式，适用于各种原因引起的肢体功能障碍，同时可起到缓解肌肉痉挛，恢复或维持关节活动度作用。

（2）主动辅助运动：在外力的协助下进行主动运动，运动中随着肌力的恢复，可不断改变外力的借助方法及借助量。

（3）主动运动：肌力达到3级时可采用的以主动肌肉收缩形式完成的、临床治疗中最常采用的运动方法。

（4）抗阻运动：肌力达到4级时在重力及外来阻力情况下进行的运动。

4. 运动疗法禁忌证

（1）处于疾病的急性期或亚急性期，病情不稳定者。

（2）休克、神志不清或有明显精神症状不合作者。

（3）全身情况不佳、脏器功能失代偿期。

（4）运动疗法过程中有可能发生严重并发症或不能耐受者。

（二）作业治疗

1. 定义　作业治疗是一门指导患者参与选择性活动的科学和艺术，目的是保持或增强患者的参与能力，促进患者适应环境，创造生活，消除或矫正病态，增强或保持健康。核心是患者能成为生活中的主角，圆满地承担人生基本内容。选择性活动不仅包括可以达到目标的活动，而且包括对患者适应环境和工作有帮助的活动。

2. 作业治疗的内容　作业治疗包括日常生活活动、工作和娱乐三方面的治疗活动。日常生活活动包括个人卫生、梳妆打扮、更衣、进食、转移、大小便等；工作包括料理家务、照顾他人、教育性活动、职业性活动；娱乐包括适合患者年龄的各项娱乐活动。

3. 作业治疗的种类　作业治疗包括：功能的作业治疗；ADL训练；假手的装配、操作训练及利手交换训练；矫形具、生活辅助用具的制作及装配；职业前评价、训练和职业训练；心理作业治疗；对家属的指导及环境改造等。

（三）言语治疗

1. 定义　言语治疗是指言语治疗专业人员对各类言语障碍进行治疗或矫正的一门专业学科，包括对言语障碍的评价、诊断、治疗和研究。言语治疗的对象是存在失语症、构音障碍、儿童语言发育迟缓、发声障碍和口吃等各类言语障碍的成人和儿童。言语治疗师是康复小组的成员，与康复科医师、物理治疗师、作业治疗师等密切合作进行康复工作。

2. 言语治疗的治疗途径

（1）训练、指导：是言语治疗的中心，包括对患者进行听觉的训练，促进语言的理解、口语表达，恢复或改善患者的构音功能，提高语音清晰度等方面。

（2）手法介入：对一些言语障碍的患者，可以利用传统医学的手法帮助改善与语言产生有关的相关肌肉、关节等的运动功能，适用于运动性构音障碍患者。

（3）辅助具：部分患者因功能受限，需要装配辅助具，如重度运动性构音障碍腭咽肌闭合不全时，可利用腭托改善鼻音化构音。

（4）替代方式：当重度言语障碍很难达到正常的交流水平时，可考虑使用替代交流方式，如手势、交流板、言语交流器等。

（四）中国传统康复治疗

1. 定义 中国传统康复治疗是采用药物、针灸、推拿、太极拳、情志调摄等传统的医学手段和社会、教育、职业的综合性措施，针对先天或后天因素所致的正气虚衰、形神功能障碍或身体形态异常进行治疗或训练，以使之获得最大限度的恢复。

2. 治疗方法 中国传统康复治疗方法包括针灸疗法、拔罐疗法、推拿疗法、传统运动疗法（太极拳、五禽戏等）、调摄情志疗法等。

（五）社区心肺康复治疗

心肺康复治疗分为3个阶段。第1阶段，在心电图、血压等监护下多在医院完成。第2阶段，在医务人员指导下进行，包括运动康复知识培训、营养指导、疾病知识培训及了解依从性的重要性，可在医院及社区医疗机构完成。第3阶段，为家庭运动计划，如果成功完成前两阶段训练，可制定家庭康复计划。

慢性心肺衰竭患者在医院完成康复评估及第1阶段的康复处方后，可转诊至社区卫生服务机构，在社区康复医师的指导下完成第2阶段及第3阶段的康复处方，并对患者进行随访。

1. 社区心肺康复运动处方的制定 运动处方的要素包括运动种类、运动强度、运动模式、运动时间和运动频率。在对患者进行心肺康复时应根据实际情况制定个体化的运动处方。心肺功能障碍的患者呼吸肌的肌力、耐力下降，要想提高患者的运动能力，减轻呼吸困难，就要从提高患者的肌力和耐力入手。

（1）运动种类：肌力训练，如弹力带、哑铃操等可增强上肢的肌力，呼吸阻抗训练可增强呼吸肌的肌力。耐力训练，耐力主要涉及大肌群运动，如步行、慢跑、游泳等。

（2）运动强度

以心率为标准确定运动强度：传统运动强度以心率来确定，传统运动目标心率是最大预测心率 $[HR_{max}（次/min）=220-年龄（岁）]$ 的65% ~ 75%。

以peak VO_2 为标准确定运动强度：50% ~ 80%peak VO_2 不等。

以无氧阈（AT）为标准制定运动强度：AT前10W（J/s）为标准。

以主观劳累程度分级：采用Borg呼吸困难评分量表，建议患者在6 ~ 7分范围内运动。

（3）运动模式：分为连续有氧运动和间歇运动2种，前者运动阶段平稳，后者呈运动、间歇交替。两者相比而言，间歇运动可以提高最大无氧能力，且更安全。

（4）运动时间：一般运动时间为30 ~ 60分钟，包括热身运动、真正运动时间及整理运动时间，针对慢性心肺疾病患者，建议延长热身运动时间（10 ~ 15分钟），真正运动时间为20 ~ 30分钟。

（5）运动频率：每周3～5次。

2. 物理治疗

（1）呼吸肌训练：用于增加呼气肌和吸气肌的耐力、肌力。训练方法包括抗阻呼吸器训练，腹部放置沙袋后进行挺腹训练，仰卧位屈髋屈膝进行腹肌肌力训练等。

（2）胸廓扩张训练：在患者胸廓扩张时对其进行加压，使其进行抗阻胸廓扩张运动，通过加强胸廓的运动，有助于肺组织膨胀、扩张，增加肺容量，有助于促进过量支气管分泌物的排出，改善通气–灌注关系，增加肺通气量。

（3）呼吸再训练：通过进行腹式呼吸、缩唇呼吸、缓慢呼吸等呼吸方式训练，改善患者的肺通气，训练呼吸肌的肌力及耐力。

（4）增加肺容积：通过改善胸廓活动度以及胸廓畸形，增加肺部气体容纳量。

（5）清除气道分泌物：进行咳嗽训练及体位引流排痰。

（6）物理因子治疗：通过超声雾化、膈肌起搏/电刺激呼吸、呼吸反馈训练等进行呼吸功能锻炼。

3. 作业治疗　上肢肩带肌群作为呼吸辅助肌群，可增加呼吸功能。当患者心肺功能下降，活动上肢时，上肢肩带肌群对胸廓的辅助活动减少，因此易出现气促、呼吸困难症状，从而导致上肢活动不耐受，影响患者生活质量。可以通过上肢功率车训练、上肢体操棒训练、上肢提重物训练等方式进行上肢肩带肌群训练。另外，可通过文体活动中快走、划船、骑车、游泳等，文娱治疗中的游戏、登山、跳健身舞等，职业治疗中的木工活、家务劳动、陶瓷工艺制作等方式，进行耐力训练。

4. 提高日常生活活动能力　提高日常生活活动能力重点是训练患者将日常呼吸模式与日常生活协调起来，通过将物品有序摆放、活动程序合理、简化操作劳作、劳动工具化、活动省力化等方法在日常生活中节约能量，减少耗氧量。

（刘翠中）

第七节　基层常用医疗设备的管理与使用

基层常用医疗设备对全科医生的日常诊治工作意义重大，主要用于疾病的筛查和诊断，进而指导治疗以及疗效评估。一些便捷有效的家用医疗设备，如血压计、血糖仪等，可以方便居民了解病情，增加用药安全性和依从性，并为疾病防治提供依据。动态心电图和动态血压监测可以评估24小时心电和血压情况，是心律失常和高血压诊治中的重要检查项目。^{13}C尿素呼气试验主要用于幽门螺杆菌的检测，简易肺功能仪可用于哮喘和慢性阻塞性肺疾病的诊治和疗效评估，检眼镜可用于评估眼底病变情况，家庭药箱可为居民提供常用药品及应急药品，对于疾病的防治有积极的作用。本节旨在对基层常用医疗设备的管理和使用进行论述，以期指导全科医务人员及社区居民正确使用，进而改善居民的卫生水平，充分体现全科医学在基层医疗卫生服务中的实践作用。

一、血压计

（一）血压计分类

分为水银柱血压计及电子血压计。

1. 水银柱血压计　是医疗机构应用最广泛的血压计。

2. 电子血压计　是利用现代电子技术进行血压测量的医疗设备，目前已经成为医疗机构及家庭自测血压的主要工具。

（二）血压测量方法

1. 选择符合标准的水银柱血压计或符合国际标准（欧洲高血压学会、英国高血压学会和美国仪器协会）及中国高血压联盟认证的电子血压计进行测量。

2. 袖带的大小适合患者的上臂臂围，至少覆盖上臂臂围的2/3。

3. 被测量者测量前1小时内应避免进行剧烈运动、进食、喝含咖啡的饮料、吸烟、服用影响血压的药物；精神放松、排空膀胱；至少安静休息5分钟，测量时安静、不讲话、肢体放松。

4. 被测量者应坐在有靠背的座椅上，裸露上臂，上臂及血压计与心脏处同一水平。老年人、糖尿病患者及出现直立性低血压者，应加测站立位血压。站立位血压应在卧位改为站立位后1分钟和5分钟时测量。

5. 将袖带紧贴缚在被测者上臂，袖带下缘应在肘弯上2.5cm。用水银柱血压计时应将听诊器胸件置于肘窝肱动脉搏动明显处，快速充气，使气囊内压力达到桡动脉搏动消失后，再升高30mmHg，以恒定的速率（2～6mmHg/s）缓慢放气。心率缓慢者，放气速率应更慢些。

6. 在放气过程中仔细听取科氏音，观察科氏音第Ⅰ时相（第Ⅰ音）和第Ⅴ时相（消失音）。收缩压读数取科氏音第Ⅰ音，舒张压读数取科氏音第Ⅴ音。12岁以下儿童、妊娠妇女、严重贫血、甲亢、主动脉瓣关闭不全及科氏音不消失者，以科氏音第Ⅳ音（变音）作为舒张压读数。

7. 确定血压读数　所有读数均应以水银柱凸面的顶端为准；读数应取偶数（0、2、4、6、8），医疗记录中血压尾数0、2、4、6、8的分布应均匀，建议分别占20%±10%以内，切不可仅记录十整位数。电子血压计以显示血压数据为准。

8. 应间隔1～2分钟重复测量，取2次读数平均值记录。如果收缩压或舒张压的2次读数相差5mmHg以上应再次测量，以3次读数平均值作为测量结果。

（三）高血压的诊断

未用抗高血压药物，非同日3次测量，收缩压≥140mmHg和/或舒张压≥90mmHg，可诊断为高血压。患者既往有高血压史，目前正在服用抗高血压药，血压虽低于

140/90mmHg，也应诊断为高血压。

（四）血压计使用注意事项

1. 首次就诊应测量左、右上臂血压，以后通常测量较高读数一侧的上臂血压。

2. 需要全科医生密切观察血压的患者应定时间、定部位、定体位、定血压计，以保证测得血压的准确性与可比性。

3. 推荐使用符合国际标准的上臂式全自动或半自动电子血压计，一般不提倡使用腕式或手指式电子血压计。

4. 水银柱血压计充气不可过猛、过高，防止水银外溢；放气不可过快过慢，以免读值误差。需重复测量时，应将袖带内气体驱尽，汞柱降至零点。

5. 家用血压计使用频率　血压达标且稳定，一般每周自测血压1次，血压未达标或不稳定，则增加自测血压次数。

6. 对于精神焦虑或根据血压读数常自行改变治疗方案的患者，不建议使用家用血压计，应与全科医生联系，遵医嘱。

7. 偏瘫患者测量健肢。

8. 家庭自测血压值低于诊室血压值。正常上限参考值为135/85mmHg，当超过该血压值应及时与全科医生联系。

9. 新诊断的高血压患者，建议家庭自测血压连续7日，每日早晚各1次，每次测量3次；去掉第1日血压值，仅计算后6日血压值，根据6日血压平均值，为治疗决定提供参考。

二、血糖仪

（一）血糖仪的类型

1. 生化血糖仪　抽取静脉血后用离心机分离血液得到血清，通过与葡萄糖氧化酶反应氧化葡萄糖后产生过氧化氢，利用另外一监测系统测定过氧化氢的多少而得出血糖含量。生化仪测量的优点是准确。缺点：测量时间慢，用血量大，通常要3 000～5 000μl；操作复杂，只有受过专业培训的人才能操作；机器价格昂贵，只有医院、社区卫生服务中心和乡镇卫生院才有配备，社区卫生服务站和村卫生室无条件配备。

2. 快速血糖仪　分为电极型和光电型。

（1）葡萄糖氧化酶电极测量法（电极型）：通过测量血液中的葡萄糖与试纸中的葡萄糖氧化酶反应产生的电流量测量血糖。

（2）葡萄糖脱氢酶电极测量法（电极型）：通过测量血液中的葡萄糖与试纸中的葡萄糖脱氢酶反应产生的电流量测量血糖。

（3）光学系统比色法（光电型）：光电血糖仪有感光系统，它通过酶与葡萄糖的反应产生的中间物（带颜色物质），运用检测器检测试纸反射面反射光的强度转化成葡萄糖浓度。

（二）快速血糖仪的使用方法

快速血糖仪操作方法包括以下几点：

1. 打开电源，一部分是直接按电源开关，一部分直接插试纸自动开机。

2. 插入试纸调校正码（已校正好的不用再调）。

3. 手指消毒　采用温水和肥皂液清洗手指，再用75%酒精消毒手指末端皮肤2次，待干，手指完全干燥后再进行采血。

4. 采血　用血糖仪配好的采血笔直接采血，建议采血点位于手指偏侧面，一般刺入深度2～3mm，采血笔刺破手指后血液自然流出，或从指根向指端（采血点）方向轻用力挤血，保证充分血量，避免局部挤压，血滴要全部覆盖试纸测试区（或将血靠近试纸，现在的试纸大部分是虹吸，放到试纸吸血区就会直接吸进）。

5. 测试时试纸条应完全插到测试孔的底部，等待显示结果。

6. 完成测试，关机。

（三）糖尿病的诊断

糖尿病症状（典型的症状包括多饮、多食、多尿及不明原因的体重下降）+任意时间血糖水平≥11.1mmol/L（200mg/dl），或空腹血糖≥7.0mmol/L（126mg/dl），或糖耐量试验（OGTT）2小时血糖水平≥11.1mmol/L（200mg/dl）。

空腹血糖≥6.1mmol/L（110mg/dl），但<7.0mmol/L（126mg/dl）为空腹血糖受损，需进行OGTT。当OGTT 2小时血糖≥7.8mmol/L（140mg/dl）但<11.1mmol/L（200mg/dl）为糖耐量减低。

（四）糖尿病诊断注意事项

1. 无高血糖危象时，一次血糖值达到糖尿病诊断标准者须在另一日按诊断标准内三个标准之一复测核实。如复测未达糖尿病诊断标准，须随访复查明确。

2. 急性感染、创伤、循环障碍或其他应激情况下出现暂时血糖增高，不能依此诊断为糖尿病，应激过后复查。

3. 糖尿病诊断应依据静脉血糖，而不是毛细血管血糖检测结果。

（五）血糖仪使用和管理注意事项

1. 检测血糖仪器代码与试纸条代码是否一致，注意每台仪器有其各自相对应的试纸条，不可与其他种类的仪器交叉使用。

2. 注意试纸有效期，观察是否变质。

3. 有些仪器是先滴血，然后再将试纸条插进血糖仪，这种情况采血后尽快将试纸条完全插到测试孔的底部，超过2分钟则测试结果不准确。

4. 采用温水和肥皂液清洗手指，再用酒精棉签消毒，不宜采用含碘消毒剂（如聚维酮碘、碘酒）消毒皮肤。

5. 避免将仪器置于电磁场（如移动电话、微波炉等）附近。

6. 血糖仪应每个月进行检查、清洁、校准，定期做质控校正。

7. 监测时间为三餐前、三餐后2小时、睡前，如有空腹高血糖，夜间监测。

8. 血糖仪和试纸应避光放置在干燥、阴凉、清洁处，避免潮湿，手指等不要触摸试纸条的测试区，试纸用后密闭保存。

9. 长期应用快速血糖仪患者应定期去基层医疗机构检查生化血糖，目的是了解家用血糖仪是否准确。

三、心电图机

（一）操作方法

1. 取下检查者身上佩戴的金属物，协助患者取平卧位，放松，保暖。

2. 检查心电图机是否电源充足、性能良好，有无心电图纸。

3. 肢体导联　按红、黄、绿、黑顺序用电极膏涂擦皮肤，接右手、左手、左脚、右脚电极板，接触部位为左右手腕内侧3横指处，左右内踝上3横指处。

4. 胸导联　V_1导联位于胸骨右缘第4肋间，V_2导联位于胸骨左缘第4肋间，V_3导联位于V_2与V_4的中间位置，V_4导联位于左锁骨中线第5肋间，V_5导联位于左腋前线相当于V_4的水平，V_6导联位于左腋中线相当于V_4的水平。必要时加做$V_7 \sim V_9$导联和$V_{3R} \sim V_{5R}$导联，$V_7 \sim V_9$导联分别位于V_4水平的左腋后线、左肩胛骨线及左脊旁线上，描记的图形反映心脏正后壁的电势；$V_{3R} \sim V_{5R}$导联分别位于右胸与$V_3 \sim V_5$导联相对应的位置，描记的是心脏右壁的电势。

5. 打开电源开关，校对电压计走纸速度，一般走纸速度为25mm/s，定标准电压10mm/mV。

6. 按检查键及抗干扰键，开走纸控制开关，转换导联开关至所需导联位置，每次切换导联后，必须等到基线稳定后再启动记录纸，每一导联描记3～4个完整的心动周期。

7. 描图完毕，于空格上标记好导联、患者姓名、描记日期、时间。

（二）使用注意事项

1. 每次心电图描记后，应保持电极清洁，避免电极遭受腐蚀。

2. 交流电、直流电两用的心电图机，应按说明及时充电，以延长电池使用寿命。

3. 心电图机应避免高温、日晒、受潮、尘土或撞击，用毕盖好防尘罩。

4. 定期进行维护和保养，以延长心电图机及其各个部件的寿命。

5. 一旦电极上出现表面氧化和生锈，应该用绒布和纸巾擦拭，禁止使用砂纸锉刀打磨。

6. 新换电极的心电图机不能立刻使用，应将电极用氯化钠溶液浸泡10小时后方能使用。

7. 若放置电极部位皮肤有污垢或毛发过多，应先清洗或剃毛。

8. 应用导电膏涂擦放置电极处的皮肤，尽量避免用棉签蘸生理盐水或酒精甚至自来水代替导电膏。

9. 疑似心肌梗死须加作$V_{3R} \sim V_{5R}$、$V_7 \sim V_9$导联，并在胸壁各导联部位用记号笔做标记，使电极定位准确以便以后的动态比较。疑有右位心或右心梗死者，应加作$V_{3R} \sim V_{5R}$导联。

10. 如果发现Ⅲ导和/或aVF导联的Q波较深，应深吸气屏住气立即重复描记。若

Q波变浅或消失，可考虑横膈抬高所致，反之若Q波仍较深而宽，则不能除外下壁心肌梗死。

四、直接检眼镜

检眼镜分为直接检眼镜和间接检眼镜，直接检眼镜是全科医生应该掌握的眼底检测方法。直接检眼镜能将眼底像放大大约16倍，所见为正像，可看到的眼底范围小，但较细致详尽，亦可方便地用于检查眼的屈光间质。

（一）使用方法

1. 在暗室中进行检查，通常不用散瞳，若需详细检查则应散瞳。被检者取坐位，检查者用右眼检查患者的右眼，右手拿检眼镜，并以示指按住镜片盘的边缘便于随时转动镜片盘，坐在或站在患者的右侧，左眼则反之。

2. 首先用透照法观察眼的屈光间质有无混浊。将镜片转盘拨到+8～+10D，距受检眼10～20cm。将检眼镜光线射入被检眼瞳孔区，正常情况下，瞳孔区呈现橘红色反光，如屈光间质有混浊，则红色反光中出现黑影。此时嘱被检者转动眼球，当眼球转动与黑影的方向一致时，则表明混浊位于晶状体前方，若混浊位置不动时则表明混浊在晶状体内，如方向相反则表明混浊位于玻璃体内。

3. 检查眼底时将检眼镜靠近被检眼，将转盘拨到"0"处，因检查者与受检者的屈光状态不同，须拨动转盘看清眼底为止。首先检查视神经乳头，嘱患者向正前方注视，光线自颞侧约15°处射入便可窥见视神经乳头；然后沿视网膜动脉分支检查血管及后极部各象限视网膜；再嘱患者注视检眼镜灯光，以检查黄斑部；最后让患者向上、下、左、右各方向注视，改变检眼镜的投照角度，检查视网膜周边部。

（二）注意事项

1. 一般检查　如正常人的健康体检，应注意观察视神经乳头、血管、黄斑部、视网膜等。重点检查：可根据患者的主诉来进行针对性检查。如患者诉视物不清，应重点检查屈光间质、黄斑等重点位置；眼前有黑影飘动或遮挡应重点检查玻璃体、视网膜，尤其是周边部视网膜。

2. 散瞳后会出现视近物模糊、畏光，避免强光刺激眼睛及近距离用眼，上述症状短期内能自行缓解。对于浅前房者和闭角型青光眼患者，散瞳时要格外谨慎，以免导致散瞳后眼压升高。

3. 检查结束时，应将检眼镜的转盘拨到"0"处，以免转盘上的镜片受到污染。

4. 对于高度屈光不正，直接检眼镜检查较为困难，可应用间接检眼镜检查。

5. 直接检眼镜不适用于以下患者　①屈光介质明显混浊者；②瞳孔明显偏小者；③急性结膜炎。

6. 全科医生应熟练使用直接检眼镜，不建议使用间接检眼镜，如考虑眼疾患，必要时可转诊至上级专科医院做进一步检查治疗。

五、简易肺功能仪

肺功能检查是呼吸系统疾病的常规检查项目。在基层医疗机构，肺功能检查主要用于诊断慢性气道疾病（如慢性阻塞性肺疾病和哮喘），鉴别慢性咳嗽的原因，评价呼吸系统疾病患者的肺功能损害程度、类型、治疗效果和病情发展程度，对呼吸系统疾病的诊治有重要意义。

（一）肺功能检查禁忌证

肺功能检查禁忌证见表4-7-1。

表4-7-1　肺功能检查禁忌证

分类	禁忌证
绝对禁忌证	心肌梗死、卒中、休克
	心力衰竭、严重心律失常、不稳定型心绞痛
	近4周大咯血
	癫痫发作，需要药物治疗
	未控制的高血压（收缩压>200mmHg，舒张压>100mmHg）
	主动脉瘤
	严重甲亢
	近期行眼、耳、颅脑手术
相对禁忌证	心率>120次/min
	气胸、巨大肺大疱且不手术者
	孕妇
	鼓膜穿孔（堵塞患侧耳道后检查）
	压力性尿失禁
	痴呆、智力障碍或意识障碍
	近4周呼吸道感染
	免疫力低下易受感染者
	呼吸道传染性病（结核病、流感等）

（二）简易肺功能仪的检查内容

简易肺功能仪又称便携式肺功能仪，其核心装置是流量计，不含气体分析仪，由于其操作简单、携带方便、成本较低、操作者容易掌握使用等优点，使其适合在基层医疗机构开展和推广。简易肺功能仪可做通气功能检测，能判断是否存在通气功能障碍，以及通气功能障碍的类型及程度。主要参数如下：

1. 用力肺活量（FVC）　深吸气至肺总量，做最大力量、最快速度呼气所呼出最大气体容积。

2. 第1秒用力呼气容积（FEV_1）　简称"一秒量"：指在肺总量位置用力呼气1秒所呼出的气体容积。在肺功能测试中重复性最好，也是判断损害程度的最常用参数。

3. 第1秒用力呼气容积占用力肺活量百分比（FEV_1/FVC）　简称"一秒率"，是FEV_1

与FVC的比值，是最常用的判断有无呼气气流阻塞的参数。

4. 呼气流量峰值（PEF） 指呼气峰值流量，指从肺总量位置用最大力量、最快速度呼气所产生的最大瞬间呼气流量。主要用于哮喘的动态随访。

5. 用力呼出25%肺活量的呼气流量（$FEF_{25\%}$） 指用力呼出25%肺活量时的最大瞬间呼气流量。

6. 用力呼出50%肺活量的呼气流量（$FEF_{50\%}$） 用力呼出50%肺活量的最大瞬间呼气流量。反映小气道功能的参数。

7. 用力呼出75%肺活量的呼气流量（$FEF_{75\%}$） 指用力呼出75%肺活量的最大瞬间呼气流量。反映小气道功能参数。

（三）肺功能检查步骤

1. 检查前准备 检查者当天应当避免吸烟、饮酒、咖啡、浓茶、可乐等，检查前2小时禁止剧烈运动和过度进食，穿着宽松的衣服。检查前，操作者向检查者介绍及演示检查动作，为更好地进行检查，操作者可指导检查者练习腹式呼吸，并说明使用一次性呼吸过滤器时确保唇部紧密，无漏气，且舌头未遮挡过滤器中气体进出的通道。检查时，检查者采取端坐位，双脚着地，不倚靠椅背，头保持稍微上仰，确保头不过度后仰或低头俯视，双目平视，佩戴鼻夹。使用的肺功能仪需定期进行校准和质量控制。

2. 检查方法 首先进行用力呼气测试，嘱检查者采用腹式呼吸，最大深吸气至无法再继续吸气后，暂停呼吸1秒，将呼吸过滤器放入进口中，随后快速用力呼气并完全吐气直至不能继续呼气；待心率、呼吸稳定后，再次进行相同的检查操作，共进行3次测试，选取测试结果中的最佳值；休息5分钟。随后进行用力吸气测试，腹式呼吸，将呼吸过滤器放入口中，作最大呼气并呼尽后，随后快速用力深吸一口气，待心率、呼吸稳定后，再次进行相同的检查操作，共进行3次测试，选取测试结果中的最佳值。

3. 检查注意事项 检查时，应使用适当的肢体语言鼓励受试者呼气和吸气至最大限度。呼气测试结束有2个主要标准：受试者不能或不应继续呼气；呼气时间≥6秒。但当受试者出现头晕不适，应立即停止检查。受试者在第1秒期间的咳嗽或任何时间的咳嗽都会影响结果的准确性，将不纳入检查次数内。

（四）质量控制

如果呼气启动快速毫不犹豫，呼气动作的过程连续，没有任何人工或第1秒咳嗽的证据，检测的过程中没有显示早期或突然中断，则认为肺活量测量是可接受的；每次检查至少重复3次，取最佳值记录。

（五）肺功能报告解读

1. 肺通气功能障碍的类型 分为阻塞性通气功能障碍、限制性通气功能障碍以及混合性通气功能障碍。小气道功能障碍是介于正常与阻塞性通气功能障碍的一种类型。

（1）阻塞性通气功能障碍：指气流吸入和/或呼出受限引起的通气功能障碍，其特征是FEV_1/FVC降低。

（2）限制性通气功能障碍：指肺扩张受限和/或回缩受限引起的通气功能障碍，其诊断标准是FVC（VC）<正常值下限或80%预计值，FEV_1/FVC正常或升高，如能检测肺总量（TLC），则以TLC下降作为金标准。

（3）混合性通气功能障碍：指同时存在阻塞性和限制性通气功能障碍。

（4）小气道功能障碍：指反应小气道功能流量参数$FEF_{50\%}$、$FEF_{75\%}$和$PEF_{25\%\sim75\%}$下降，MEFV曲线略向容量轴凹形，常规通气功能参数FVC、FEV_1、FEV_1/FVC尚在正常范围。当$FEF_{50\%}$、$FEF_{75\%}$和$PEF_{25\%\sim75\%}$3项指标中有2项低于65%预计值，可判断小气道功能障碍，常见于慢性阻塞性肺疾病高危者、哮喘缓解期老年人和长期吸烟者。

2. 肺通气功能障碍的分级　无论哪种类型通气功能障碍，分级均按照FEV_1占预计值百分比来判断，常用的为5级分法（表4-7-2）。

表4-7-2　肺通气功能障碍的程度分级

严重程度	第1秒用力呼气容积（FEV_1）占预计值百分比
轻度	≥70%，但<正常值下限，或FEV_1/FVC值<正常值下限
中度	60%～69%
中重度	50%～59%
重度	35%～49%
极重度	<35%

六、动态心电图

动态心电图可连续监测24小时心电情况，用以发现并记录短暂心电图检查时不易发现日常活动时发生的心电图改变，为临床诊断和治疗提供重要依据。

（一）临床意义

1. 观察正常人（包括小儿）心电图中心率和心律的动态变化。

2. 对阵发性胸闷、胸痛、头晕、心悸、晕厥者连续观察，与日常活动联系。

3. 对临床各种心律失常诊断和抗心律失常药物应用及疗效提供精确的结果。

4. 协助诊断冠心病、心肌病、心肌炎等心血管疾病。

5. 用于晕厥患者的评估，发现心源性晕厥的病例。

6. 可监测心脏起搏器植入的患者在活动或休息时的起搏心电图变化，了解起搏器的脉冲发放与感知功能，以及有无心律失常的发生。

（二）重点观察指标

1. 心律　评估受检者的心律情况，是否存在心律失常，如窦性心律失常、房性心律失常、室上性心律失常、室性心律失常等，以及心律失常发生时间、数量及分布状态。

2. 心率　评估24小时内总心搏数、平均心率、最高心率和最低心率。

3. ST-T改变　评估心肌缺血情况。

4. 起搏心律的情况　起搏方式和起搏心搏数。

（三）注意事项

1. 宜动不宜静　检测过程中，受检者日常起居应与佩戴前一样，应做适量运动。疑心绞痛者则可选择可能诱发疾病发作的较为剧烈的运动，以便观察运动量与心肌缺血、心律失常的关系。而病情严重者应遵循医生吩咐。

2. 皮肤宜干燥　电极贴在前胸皮肤上经导线与记录仪相连，如果皮肤潮湿，电极与皮肤的接触就不好，甚至造成电极脱落。因此检查日不能洗澡、避免出汗。

3. 宜记日记　及时记录晕厥、胸痛、心悸、气急、胸闷，以及肩部、颈部、上臂、面部疼痛等临床症状发生时间及其与活动的关系。

七、动态血压

动态血压可测量一个人日常生活状态下的血压，既可测量轻中度体力活动状态下的血压，也可测量睡眠过程中的血压，因而可更准确、更全面地反映一个人的血压整体情况，主要用于诊断高血压，评估心血管风险和降压治疗的效果，充分发挥降压治疗预防心脑血管并发症的作用。

（一）临床意义

1. 高血压的诊断，尤其是早期无症状的轻高血压或临界高血压。

1）高血压：24小时平均收缩压/舒张压≥130/80mmHg，白天≥135/85mmHg或夜间≥120/70mmHg。

2）白大衣性高血压：诊室血压≥140/90mmHg，而24小时、白天、夜间血压均正常。

3）隐蔽性高血压：诊室血压<140/90mmHg，24小时、白天、夜间血压升高。

2. 指导药物治疗，根据动态血压监测情况选择降压药物、调整药物剂量和给药时间，更有效地控制血压，减少药物的不良反应。

3. 评估疗效，可以全面评估降压治疗的效果，避免单次血压测定导致评估不全面的缺陷。

4. 可用于年轻人出现低血压症状时的诊断，也可发现由于降压治疗引起的低血压，对于可能存在动脉灌注不良的患者，能尽早发现和诊断在降压治疗过程中出现的低血压。

（二）重点观察指标

1. 平均血压（全天平均血压、白天平均血压、夜间平均血压）、最高血压、最低血压。

2. 24小时舒张压和收缩压的情况。

3. 血压变化趋势（杓型还是非杓型）。

（三）注意事项

1. 监测前，应先测量诊室血压，测量双侧上臂血压。如果两侧上臂血压相差≥10mmHg，应选择血压高的一侧上臂进行动态血压监测；如果两侧差别<10mmHg，则选择非优势臂进行监测。

2. 患者佩戴监测仪后可与日常生活一样，但要注意保护记录盒，切忌碰撞、受压、受潮，不进入有磁场的环境、不接触有磁性物品。

3. 测量期间患者不可自行放松或随意移动袖带，防止袖带松动或滑脱。

4. 压力管避免打折、受压、扭曲或拉伸。

5. 在自动测量过程中，上肢应保持静止放松状态，睡眠时尽量保持平卧位。

八、^{13}C尿素呼气试验

^{13}C尿素呼气试验是一种无创、快速、有效的检测方法，被广泛应用于幽门螺杆菌（Hp）的检测。

（一）检测原理

Hp能产生大量将尿素分解成氨和二氧化碳的脲酶，患者服用被^{13}C标记的尿素，如果有Hp存在，尿素就会被分解，并呼出^{13}C标记的CO_2。只要收集呼出的气体，测定其中的^{13}C标记的CO_2，就可准确地证明有没有Hp感染。

（二）注意事项

1. 需空腹检测。

2. 以往或正在应用抗菌药物、铋剂和某些有抗菌作用的中药者，须于停药4周后进行检测，而应用抑酸剂者须于停药2周后进行检测。

3. 由于不同检测试剂的准确性存在差异，且受操作人员和操作方法的影响，如检测数值在界限值上下，可考虑重复检测。

4. 针对残胃者用^{13}C尿素呼气试验检测Hp感染的结果不可靠，建议采用快速尿素酶、组织切片染色或粪便抗原检测方法。

九、家庭药箱

（一）家庭药箱药物配备原则

家庭药箱的配备应根据家庭成员的年龄、健康状况和季节而定，一般以常见病、多发病、慢性病用药为主，同时应包含急救药，品种宜少而精。

1. 按药物种类配备

（1）抗感冒药：如感冒清热冲剂、小儿感冒冲剂、银翘解毒丸、清开灵、板蓝根、双黄连、泰诺等。

（2）解热镇痛药：如布洛芬混悬液（美林）等。

（3）抗菌药：如头孢类、红霉素、阿奇霉素、左氧氟沙星、甲硝唑、咪康唑（达克宁）、复方新诺明等（抗生素类药物须在全科医生指导下应用）。

（4）呼吸系统用药：孟鲁司特钠、复方甘草片、盐酸氨溴索（沐舒坦）、川贝枇杷露、急支糖浆、氨茶碱等。

（5）消化系统药：地衣芽孢杆菌活菌（整肠生）、多潘立酮、小檗碱、蒙脱石、开塞露等。

（6）抗过敏药：氯雷他定（开瑞坦）、西替利嗪等。

（7）急救药：硝酸甘油、速效救心丸、硝苯地平、糖皮质激素吸入剂、沙丁胺醇吸入气雾剂、烫伤膏、创可贴等。

（8）外用药：如酒精、碘酒、红药水、紫药水、云南白药、双氯芬酸、复方醋酸地塞米松（皮炎平）、莫匹罗星（百多邦）等。

（9）慢性病患者可根据病情备药：如降压药、降糖药、调脂药、冠心病二级预防用药、抗癫痫药、镇静催眠药、精神病类药及维生素类药等。

（10）常用医疗器械：如胶布、绷带、纱布、棉球、体温计、镊子、剪刀、血压计、血糖仪等。

2. 按季节配备

（1）春天配备抗过敏药。

（2）夏天配备防中暑、防蚊虫叮咬的药物，如藿香正气水、人丹、风油精、清凉油、复方醋酸地塞米松（皮炎平）等。

（3）秋天配备消化系统用药。

（4）冬季配备呼吸系统用药。

（二）家庭药箱管理的注意事项

1. 每种药品单独存放，保留原包装、标签和说明书，不可混装。成人用药和小儿用药分开、内用药和外用药分开、急救药与常规用药分开。外用药多用红字标签标明，一般都有刺激性、腐蚀性，或毒性较大，故不可内服。

2. 必须定期检查药品有效期，防止药物过期失效；一旦发现过期失效的，不要随意乱扔，应破坏其最小包装，防止流入社会，造成不良后果。

3. 药品应放在干燥、避光和温度较低以及儿童不能触及的部位，以免因儿童误服而造成危险。

4. 经常清查药箱，如发现药片（丸）发霉、粘连、变质、变色、松散、有怪味，或药水出现絮状物、沉淀、挥发变浓现象时，应及时淘汰，并相应补充新药。

5. 因人而异选择用量。一般药品说明书药物剂量是指18～60岁成人用量。60岁以上老人用量应为成人量的3/4，儿童用量按其体重计算，或按其年龄折算。

（黄　凯）

第八节　家庭医生签约服务

家庭医生签约服务工作方式是以个人为主体，家庭为单位，社区人群的健康需求为导向，遵循生命周期和疾病周期的规律，通过建立长期稳定的服务关系，实现为签约对象提供连续、安全、有效、适宜、综合、协调的服务。家庭医生签约服务是家庭医生重要的基本技能之一。

一、如何签——建立契约关系

家庭医生同签约对象之间建立的医患关系有着明显的长久性、稳定性和情感性的特点。从宣传、利用、逐步覆盖家庭医生或社区卫生的服务开始，主动跟签约对象建立起稳定的联系，将服务时间和空间进行延展，增进信任度和黏合度，从单方面的服务承诺逐步明确签约服务双方的权利和义务，让签约居民充分了解签约、愿意签约、享受签约，签约的这个过程正是家庭医生服务价值的体现和使命的担当。

某市"1+1+1"医疗机构家庭医生组合签约协议书

（样书）

甲方（家庭医生）：　　　　乙方（居民）：

单位：　　　　　　　　　　身份证号：

社保（医保）卡号：

根据国务院医改办等部门《关于推进家庭医生签约服务的指导意见》《关于规范家庭医生签约服务管理的指导意见》及市政府办公厅《关于本市推进分级诊疗制度建设的实施意见》，结合本市社区卫生服务综合改革等文件精神，为发挥家庭医生"健康守门人"作用，推进分级诊疗，满足市民日益增长的医疗卫生健康需求，为签约对象提供综合、连续、全程的健康管理服务，甲、乙双方本着平等、尊重和自愿的原则，签署并接受以下协议内容：

一、甲方权责

1."1+1+1"医疗组合内医疗机构

（1）社区卫生服务机构：＿＿＿＿＿＿＿＿＿＿＿＿＿＿＿＿＿＿＿＿＿

（2）区级医疗机构：＿＿＿＿＿＿＿＿＿＿＿＿＿＿＿＿＿＿＿＿＿＿＿＿

（3）市级医疗机构：＿＿＿＿＿＿＿＿＿＿＿＿＿＿＿＿＿＿＿＿＿＿＿＿

2. 服务内容

（1）由甲方对乙方的健康状况进行评估，并制定实施有针对性的健康管理方案。

（2）提供基本诊疗、社区康复与护理等基本医疗服务和基本公共卫生服务，为通过预约的乙方提供优先就诊服务。

（3）为乙方通过"1+1+1"分级诊疗转诊平台优先转诊至组合内上级医疗机构，优先预约到组合内医疗机构专科资源。

（4）利用多种途径（健康咨询热线、网络咨询平台等）向乙方提供健康咨询服务。

（5）为乙方提供便捷配药政策，包括慢性病居民"长处方"，延伸上级医疗机构用药医嘱。

（6）对确有需求并符合相关条件的乙方，及时建立家庭病床。

（7）为乙方优先提供护理床位轮候入住。

（8）对乙方医保费用进行管理，指导促进乙方合理有序诊疗。

3. 市、区级医疗机构服务内容

（1）为乙方提供专科诊疗与住院治疗。对经家庭医生转诊的乙方，优先提供专科门诊与住院资源。

（2）对因实际情况，确需至签约医疗机构组合之外医疗机构就诊的乙方，通过绿色通道提供优先转诊服务。

（3）将急性期治疗阶段后的乙方转回签约家庭医生处，并将转诊信息同步传递。

二、乙方权责

1. 乙方应遵守签约协议，按照协议，保持个人诚信，遵医嘱、做好健康自我管理。

2. 协议期内与1名家庭医生签订服务协议，一个自然年内可更换1次家庭医生。

3. 积极参与、配合甲方开展基本医疗、公共卫生服务和个性化健康管理等服务以及与疾病防治相关的各种活动。

4. 有服务需求时，原则上应先到家庭医生或签约医疗机构组合内就诊。如需前往其他医疗机构，原则上需通过家庭医生转诊。

三、其他

1. 保密条款。乙方授权其所签约的"1+1+1"医疗机构组合内的家庭医生、接诊临床医生可调阅居民电子健康档案、在其他医疗机构的诊疗记录信息。"1+1+1"医疗机构组合内各医疗机构应当建立严格的内部管理制度，对乙方的居民电子健康档案、诊疗记录信息予以保密。除法律法规规定外，未经乙方允许，不得提供给第三方。

2. 本协议期限为一年。在签约期满后，如乙方不提出变更或解约申请，经甲方征询同意后可续约。在签约期内，乙方因居住地变更等客观原因，可终止现有与甲方的签约关系，并可根据实际情况重新签约。在签约期内，乙方因疾病等需求情况变化，可向签约家庭医生提出变更定点医疗机构的申请。

3. 本协议是甲、乙双方的真实意愿表示，对双方具有约束力。

4. 本协议一式二份，甲乙双方各执一份。当月1日至25日签署，则当月生效；当月25日后签署，则次月生效。

甲方：   乙方（签章）：

单位（盖章）：   居委：

地址：   地址：

电话：   电话：

日期：   日期：

（一）签约主体

签约服务的主体分为责任主体和服务主体。在《关于印发推进家庭医生签约服务指导意见的通知》（国医改办发〔2016〕1号）中，明确家庭医生为签约服务的第一责任人。责任主体为家庭医生个人，以家庭医生为核心组成的签约服务团队为服务主体。

现阶段家庭医生主要包括基层医疗卫生机构注册全科医生（含助理全科医生和中医类别全科医生），以及具备能力的乡镇卫生院医师和乡村医生等。在全科医生数量不足的情况下，积极引导符合条件的公立医院医师和中级以上职称的退休临床医师，特别是内科、妇科、儿科、中医医师等，作为家庭医生在基层提供签约服务，基层医疗卫生机构可通过签订协议为其提供服务场所和辅助性服务。鼓励符合条件的非政府办医疗卫生机构（含个体诊所）提供签约服务，并享受同样的收付费政策。随着全科医生人才队伍的发展，逐步形成以全科医生为主体的签约服务队伍。

（二）签约对象

优先覆盖老年人、孕产妇、儿童、残疾人等人群，以及高血压、糖尿病、结核病等慢性疾病和严重精神障碍患者等重点人群。全科医生在为这部分重点人群提供基本医疗和公共卫生服务的基础上，主动同服务对象建立长期稳定的关系，将其纳入签约对象，逐步从利用社区卫生服务人群，签约对象的家庭成员、有需求的功能社区人员等将签约对象扩展到全人群。

国务院《关于建立全科医生制度的指导意见》（国发〔2011〕23号）中指出，随着全科医生制度的完善，逐步将每名全科医生的签约服务人数控制在2 000人左右，其中老年人、慢性患者、残疾人等重点人群要有一定比例。

（三）签约方式

签约对象自愿选择1名家庭医生签订服务协议，明确签约服务内容、方式、期限，双方的责任、权利、义务及其他有关事项。签约周期原则上为一年，期满后可续约或选择其他家庭医生签约。

1. 责任区域覆盖　根据服务半径和服务人口，合理划分签约服务责任区域，鼓励和引导就近签约责任区域的家庭医生。

2. 自愿选择签约　家庭医生通过服务品牌和口碑，可以跨区域签约，形成有序竞争，居民自愿选择家庭医生签约。

3. 鼓励组合式签约　引导签约对象在与家庭医生签约的同时，自愿选择一所二级医院、一所三级医院，建立"1+1+1"的组合签约服务模式，在组合之内可根据需求自行选择就医机构，并逐步过渡到基层首诊；在组合之外就诊应当通过家庭医生转诊。

（四）签约流程

签约时，家庭医生需要根据协议约定，提供签约相关信息，包括签约的目的和意义，签约后的权利和义务，以及签约后可以获得哪些支持等。

1. 签约的目的和意义　对于一位普通的社区居民或功能社区人员而言，通过签约拥有自己的家庭医生，从健康咨询到求医问诊，从健康评估到健康管理，从专业医疗卫生服务到转诊绿色通道，拥有一位值得信赖的医生朋友和了解自己的健康顾问，能够获得连续、全程的医疗卫生服务和全生命周期的健康管理。

2. 签约服务的内容和方式　对应拟签订服务协议上明确的，家庭医生可以提供和应该提供的服务项目、内容、方式、频次等，需要逐项向签约对象告知说明。如有需要，也可在协议中酌情增加内容，但必须强调是签约后能落实的服务。

3. 签约后的权利和义务　签约不是单向的服务提供，而是双方的约定，涉及的责任、权利、义务及其他有关事项是需要双方共同履行和遵守的，如签约对象要支付的签约费用，要遵循的预约就诊、定点就诊等就诊行为，享受延续用药、医保支付优惠等规则等，都需要双方共同知晓、确认和维护，这才能真正体现出签约服务在分级诊疗和落实健康管理责任中的契约精神。

4. 签约后可获得的支持　签约服务在就医、转诊、用药、医保等方面对签约居民提供差异化政策。各地对签约服务的支持政策各有不同，家庭医生要充分理解政策内容，结合自己签约对象的具体情况解释和告知清楚流程、方法、注意事项等，以便于签约对象更好的配合和享受到差异化政策的优惠措施。

（五）网上签约

随着移动互联网的普及应用，开展网上签约服务也成为家庭医生重要的签约途径和方式。家庭医生可以通过签约服务网站、手机客户端等网上签约平台，回应网上签约平台上服务对象向家庭医生提出的签约申请，完善网上签约的认证，双方应签署电子协议书。签约信息应纳入信息管理系统，相关过程应做到实名、留痕可溯。"互联网+医疗"在家庭医生签约以及服务中有更多可为，利用互联网的资源和技术助力签约将成为家庭医生技能的延展。

（六）关于解约

协议自双方确认后生效，签约周期一般为一年，签约周期内无特殊情况中途不得解约。如遇到医生调离等特殊情况造成解约的，可在征求本人意愿基础上，由签约家庭医生所在基层医疗卫生机构安排接替医生，补签协议或自主另选其他家庭医生补签协议。期满后签约对象和签约医生在双方自愿的基础上可选择续签，如服务对象提出不再续约或选择其他家庭医生签约，经双方确认则到期解约。

二、如何约——提供约定服务

（一）签约服务包的设计

签约服务包的设计原则：首先是按"需"设计服务项目和内容，按"需"既包含了基本，也包括了个性化需求，这就有了基本服务包和个性化服务包。其次，按"需"也体现了不同人群的分类服务包，既有一般人群和重点人群，也有通过健康评估分为健康人群、亚健康人群、疾病人群等将服务对象进行分类。再次，按"需"从支付角度设计服务包，有免费包，也有不同价格的服务包。最后，按"需"从筹资方面研究设计服务包，基础服务包主要整合了国家基本公共卫生服务项目，免费向公民提供，体现服务公益性；标准服务包由政府与签约对象共同购买服务，体现政府公益性与市场化结合；定制服务包主要满足个性需求，由签约对象购买服务，重点体现社区卫生签约服务的专业性、便利性和优惠性等特点。总之，服务包的设计和选择，要满足多层次的需求，更精准地实行分类签约、有偿签约、差别化签约。

（二）服务对象的分类

签约对象不同对应的服务对象也就不同，按签约对象的人群分类提供不同签约服务包的选择；按照人群生命周期不同阶段，服务侧重点不同；按照不同疾病和疾病周期，细化服务对象的针对性特点；服务对象的分类管理更多地体现出签约服务对应需求的服务价值。对于基本服务的对象分类相对宽泛，对应个性化服务、差异化服务的对象分类会越来越精细。

（三）约定服务的内容

家庭医生团队在医疗机构执业登记和工作职责范围内应当根据签约居民的健康需求，依法依约为其提供基础性和个性化签约服务。基础性签约服务包括基本医疗卫生服务和基本公共卫生服务。个性化签约服务是在基础性签约服务的内容之外，根据签约对象差异化的健康需求制定针对性的服务内容。但无论是基础性还是个性化的服务内容都要强调"履约"，签约一人就要履约一人，这才是家庭医生能够成为千家万户信任的医生朋友的根本，契约精神是家庭医生的职业品格，信任关系是家庭医生的服务基础。

1. **基本医疗卫生服务** 涵盖常见病、多发病的中西医诊治，合理用药，就医路径指导和转诊预约等。①家庭医生以"预约门诊"的方式，为签约对象提供基本医疗和慢性病管理服务。预约可以采取电话预约、现场预约、短信预约、网络预约等多种形式。②在确保绿色转诊和基本药物的前提下，家庭医生尽可能引导有医疗服务需求的签约对象到社区卫生服务机构的家庭医生处首诊和定点就诊，并可通过延伸处方等政策解决签约患者社区配药需求。③家庭医生对需要进一步专科诊疗者，实施定向转诊。家庭医生的定向转诊更倾向于优势专科、优质服务、名优专家。④家庭医生为签约对象合理配药并追踪用药情况；在保证用药安全的前提下，可为病情稳定、依从性较好的签约慢性病患者提供长处方。⑤家庭医生可以根据签约对象需求和实际情况，为签约对象建立家庭病床提供上门出诊等服务。⑥在开展互联网诊疗服务的社区，家庭医生可通过网上问诊对签约患者开展随访和复诊，开具电子处方，并遵循信息安全的有关规定提供线上诊疗。

2. **公共卫生服务** 涵盖国家基本公共卫生服务项目和规定的其他公共卫生服务。①家庭医生要重视利用居民健康档案，根据签约居民的健康状况、体检和就诊情况，及时更新健康档案信息；②家庭医生要主动在签约对象中开展慢性病高危人群的早期发现和有效干预，将健康档案管理、慢性病随访、健康教育等公共卫生服务与临床治疗服务整合开展；③家庭医生根据签约对象的归类和需求，按照《国家基本公共卫生服务规范（第三版）》中相关工作要求，为签约对象提供相应的基本公共卫生服务；④在重大疫情和公共卫生突发事件中，发挥基层防疫主力军作用，积极回应签约居民的健康关切，指导自我管理和个人防护，引导合理就医和科学防控，及时稳定情绪和疏导心理。

3. 健康管理服务　主要是针对居民健康状况和需求，制定不同类型个性化签约服务内容，包括健康评估、康复指导、家庭病床、家庭护理、中医药"治未病"服务、远程健康监测等。

（四）签约服务的形式

家庭医生签约服务原则上采取个人签约、团队服务的形式。家庭医生作为签约服务的第一责任人，要履行签约服务契约，稳固签约服务关系认真负责地做好签约服务。

1. 签约服务团队的组成　家庭医生服务团队主要由家庭医生、社区护士、公共卫生医师（含助理公共卫生医师）等组成，并有二级以上医院医师（含中医类别医师）提供技术支持和业务指导。为更好地满足群众的中医药服务需求，将逐步实现每个家庭医生团队都有能够提供中医药服务的医师或乡村医生。有条件的地区还可以吸收药师、康复医师、健康管理师、心理咨询师、社（义）工、行政助手等加入团队。例如，糖尿病患者签约服务包约定的服务项目和内容需要相关的专业支持，如营养师对患者食谱的指导、心理咨询师对患者情绪、抑郁等的分析和干预等，药剂师对糖尿病用药、胰岛素耐受、其他药物作用情况的评价和建议，团队中的护理人员开展糖尿病并发症的筛查、足部护理等。

2. 签约服务团队的建设　家庭医生是团队的核心，在签约服务中强调中西医结合、医护组合、医防融合的专业互补，全科同专科合作和联动，社区支持的开发和利用等。家庭医生要做好签约服务，不仅需要自身业务技能的胜任力，还需要为自己的签约居民去开发、整合各类资源，使其成为签约服务团队中的一份子，包括专家资源、信息资源、服务资源等。另外，不同专业角色在团队服务中要发挥出作用和优势，需要家庭医生的协调和综合，帮助签约对象作出更适合的选择，获得性价比更高的服务。

3. 签约服务团队的品牌　2011年上海市长宁区周桥街道社区卫生服务中心"陈华家庭医生工作室"成立，以签约家庭医生名字命名的签约服务团队品牌开启了家庭医生工作室服务模式。家庭医生通过服务品牌和口碑形成有序竞争将积极促进签约服务的健康发展。

三、签约服务需注意的伦理问题

签约与不签约的区别在于签约服务在就医、转诊、用药、医保等方面对签约居民提供的差异化政策。从医学伦理学的基本原则对签约服务带来的差异化进行分析和把握，有助于家庭医生更好地理解和落实签约服务。

一是就医方面，可提供门诊服务、上门服务、错时服务、预约服务等多种形式的服务。家庭医生签约服务的基础是医患之间长期稳定的服务关系，也只有基于这种关系才能实现具有延续性的全程服务，而非签约服务则不具备这样的基础。

二是转诊方面，拥有一定比例的医院专家号、预约挂号、预留床位等资源，方便签约居民优先就诊和住院。二级以上医院的全科医学科或指定科室可对接家庭医生转诊服务，为转诊患者建立绿色转诊通道。家庭医生签约服务的绿色转诊是源于签约对象对于家庭医生的充分信任，家庭医生对签约对象的充分了解。家庭医生首诊和定向转诊是分级诊疗带来的资源优化效益，而非签约服务的转诊因为其随机性不具备优先预留的条件。

三是用药方面，签约慢性病患者可以酌情延长单次配药量，可以开具上级医疗机构的延续用药处方。家庭医生签约服务的用药不论在配药量还是品种延续方面都需要以家庭医生对签约患者疾病管理过程中长期的病情观察和监测为前提的，而非签约服务的用药还是应该严格遵循处方限量，确保用药安全。

四是医保方面，签约患者在基层就诊或通过家庭医生转诊会得到更高比例的医保报销或诊疗费减免。家庭医生签约服务与医保支付的改革联动，发挥家庭医生"管费用"的作用，达到医、患、保三方利益最大化。

四、签约服务费体现的价值内涵

家庭医生签约服务，区别于一般诊疗服务的最突出的特点是签约服务以健康需求为导向，不以服务次数计量，也不以服务项目计数，而是全方位全过程地在签约周期内履行相应的健康服务责任。这份健康服务责任里有对专业技术能力的要求，也有对健康服务品质的追求，签约服务费不仅是对家庭医生通过签订协议，提供健康咨询，了解签约对象健康状况并实施主动的健康干预、评估、管理、协调转诊、康复指导等所需劳动成本的补偿，更是引导家庭医生在签约服务中落实"有效签约、有效服务、有效控费"，真正体现"健康守门人"和"费用守门人"的价值内涵。

（缪栋蕾）

第五章　慢性非传染性疾病基层管理

第一节　高　血　压

> 王先生，60岁，1个月前体检发现血压升高，为156/90mmHg，之后在工作单位医务室复测血压为150/90mmHg。今至社区卫生服务机构就诊，测血压为158/96mmHg。如何诊断？如何处理？

一、定义与分类

未使用降压药物的情况下，非同日3次测量诊室血压，收缩压（systolic blood pressure，SBP）≥140mmHg和/或舒张压（diastolic blood pressure，DBP）≥90mmHg，可诊断为高血压。患者既往有高血压史，目前正在使用降压药物，血压虽然低于140/90mmHg，也应诊断为高血压。

根据血压升高水平，进一步将高血压分为1级、2级和3级。当SBP和DBP分属于不同级别时，以较高的分级为准。将SBP≥140mmHg和DBP<90mmHg定义为单纯性收缩期高血压。动态血压的高血压诊断标准为平均收缩压/舒张压在24小时≥130/80mmHg，白天≥135/85mmHg，夜间≥120/70mmHg。自测血压的高血压诊断标准为≥135/85mmHg，与诊室血压的140/90mmHg相对应。血压水平分类及定义见表5-1-1。

表5-1-1　血压水平分类及定义　　　　　　　　　　单位：mmHg

级别	收缩压		舒张压
正常血压	<120	和	<80
正常高值	120～139	和/或	80～89
高血压	≥140	和/或	≥90
1级高血压	140～159	和/或	90～99
2级高血压	160～179	和/或	100～109
3级高血压	≥180	和/或	≥110
单纯性收缩期高血压	≥140	和	<90

二、高血压患者健康管理服务规范

《国家基本公共卫生服务规范（第三版）》中明确规定高血压患者健康管理服务规范，具体内容如下：

（一）服务对象

辖区内35岁及以上常住居民［居住在某地区一定时间（指半年以上）的人口］中原发性高血压患者。

（二）服务内容

1. 筛查

（1）筛查对象：对辖区35岁及以上常住居民，每年免费测量1次血压。

（2）筛查途径

1）充分利用各种机会性筛查：单位组织的健康体检或各类从业人员体检；有计划地进行辖区内成人高血压普查或建立健康档案；利用特定场所，如老年活动站、单位医务室、居委会、血压测量点等测量血压；亦可利用公共场所放置的公益性血压计测量血压；医疗卫生机构对35岁以上居民实行首诊血压测量制度。

2）易患人群的高血压筛查

易患人群包括：正常高值血压；超重或肥胖（BMI ≥ 24kg/m^2）和/或向心性肥胖（腰围，男性 ≥ 90cm，女性 ≥ 85cm）；高血压家族史（一、二级亲属）；长期过量饮酒（每日饮白酒100ml）；年龄 ≥ 55岁；长期高盐膳食（食盐量 ≥ 10g/d）；长期精神紧张；缺乏体力活动；吸烟。对于这些人群每半年至少测量1次血压，并接受全科医生的生活方式指导。提倡家庭自测血压，利用各种机会性筛查测量血压。

3）对第一次发现收缩压 ≥ 140mmHg 和/或舒张压 ≥ 90mmHg 的居民，祛除可能引起血压升高的因素后预约其复查，非同日3次血压高于正常，可初步诊断为高血压。如有必要，建议转诊到上级医院确诊，2周内随访转诊结果，对已确诊的高血压患者将其纳入高血压患者健康管理。疑似继发性高血压患者及时转诊。

（3）筛查方法：目前主要采用测量诊室血压、动态血压监测以及家庭自测血压三种方法检出高血压患者。血压测量方法的评价见表5-1-2。

（4）高血压筛查流程图（图5-1-1）。

表5-1-2　血压测量方法评价

测量方法	评价
诊室血压	目前诊断高血压、对血压水平分级以及观察降压疗效常用方法
动态血压监测	主要用于诊断白大衣高血压、隐蔽性高血压、难治性高血压 观察异常血压节律与变异 评估降压疗效 评估全时间段（包括清晨、睡眠期间）血压控制
家庭自测血压	可用于一般高血压患者的血压监测 鉴别白大衣高血压、隐蔽性高血压、难治性高血压 评价血压长时变异 辅助评价降压疗效，预测心血管风险及预后等

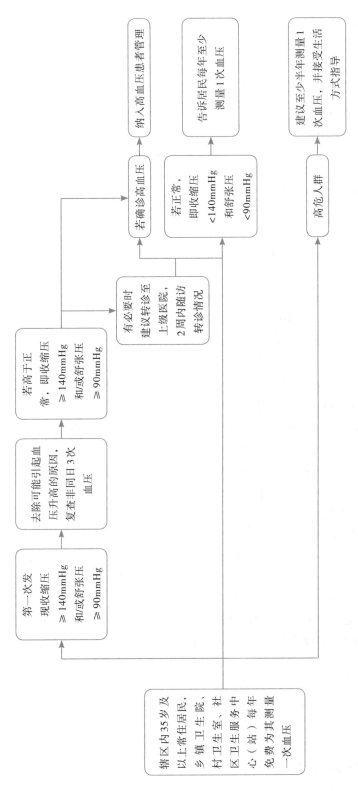

图5-1-1 高血压筛查流程图

2. 随访评估 对高血压患者，每年要提供至少4次面对面的随访。

（1）测量血压并评估是否存在危急情况：如出现收缩压≥180mmHg和/或舒张压≥110mmHg；意识改变、剧烈头痛或头晕、恶心呕吐、视物模糊、眼球胀痛、心悸、胸闷、喘憋不能平卧及处于妊娠期或哺乳期同时血压高于正常危急情况之一，或存在不能处理的其他疾病时，须在处理后紧急转诊。对于紧急转诊者，乡镇卫生院、村卫生室、社区卫生服务中心（站）应在2周内主动随访转诊情况。

（2）若无须紧急转诊，则询问上次随访到此次随访期间的症状。

（3）测量体重、心率，计算BMI。

（4）询问患者疾病情况和生活方式，包括心脑血管疾病、糖尿病、吸烟、饮酒、运动、摄盐等。

（5）了解患者服药情况。

（6）高血压患者随访流程图（图5-1-2）。

3. 分类干预

（1）对血压控制满意（一般高血压患者，年龄小于65岁者，血压降至130/80mmHg以下；65岁老年高血压患者的血压降至150/90mmHg以下，如能耐受，可进一步降至140/90mmHg以下；一般糖尿病或慢性肾脏病患者的血压目标可以再适当降低）、无药物不良反应、无新发并发症或原有并发症无加重的患者，预约进行下一次随访时间。

（2）对第一次出现血压控制不满意或出现药物不良反应者，结合其服药依从性，必要时调整其现用药物剂量、更换或增加不同种类降压药物，2周内随访。

（3）对连续两次出现血压控制不满意、药物不良反应难以控制、出现新的并发症、原有并发症加重者，建议其转诊到上级医院，2周内主动随访转诊情况。

（4）对所有的患者进行针对性的健康教育，与患者一起制定生活方式改进目标，并在下一次随访时评估进展。告诉患者出现哪些异常时应立即就诊。

4. 周期性健康检查评估 对高血压患者每年进行1次较全面的健康检查，可与随访相结合。内容包括体温、脉搏、呼吸、血压、身高、体重、腰围、皮肤、浅表淋巴结、心脏、肺部、腹部等常规体格检查，并对口腔、视力、听力和运动功能等进行判断。

三、高血压高危人群及患者管理

高血压难以治愈，但绝大部分可以预防，可以控制。因此预防高血压的发生和对高血压患者进行有效的管理尤为重要，应重视高血压的三级预防，实施规范有效的干预和管理。

（一）三级预防

1. 一级预防 针对尚未患高血压的正常人群、高危人群，开展健康教育、改变不良行为和生活方式，防止或延缓高血压发生。

2. 二级预防 对于高血压患者早发现、早诊断、早治疗，定期随访和监测血压，使血压达标，减缓靶器官损害。

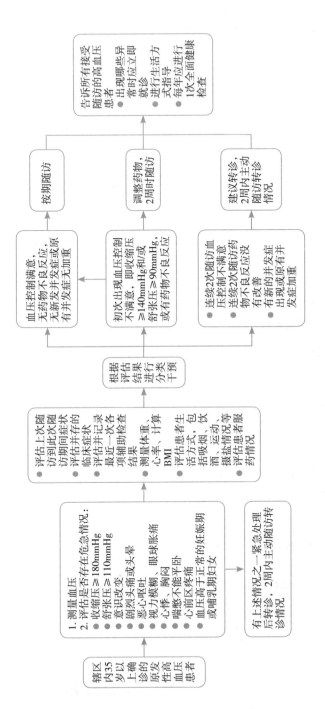

图 5-1-2 高血压患者随访流程图

3. 三级预防　积极控制血压，控制并发症及其复发，减缓高血压及并发症导致的功能障碍，降低致残率、致死率，提高生活质量。

不同人群健康教育内容及行为指导见表5-1-3。

表5-1-3　不同人群健康教育内容及行为指导

内容及行为指导	正常人群	高危人群	高血压患者
高血压概念	+	+	+
高血压危害	+	+	+
高血压是不良生活方式疾病	+	+	+
高血压是可以预防的	+	+	+
哪些人容易患高血压	+	+	+
什么是健康生活方式	+	+	+
定期检查血压的意义	+	+	+
每年测一次血压	+		
哪些人是高血压的高危人群		+	+
高血压的心血管危险因素及其危害		+	+
如何纠正不良生活方式		+	+
如何降低心血管疾病的危险因素		+	+
至少6个月监测1次血压		+	+
鼓励家庭自测血压		+	+
高血压是如何分级的		+	+
什么是靶器官损害和并存的临床情况			+
高血压患者为什么分低危、中危、高危管理			+
高血压的非药物治疗内容			+
常用抗高血压药物种类、用法、注意事项、副作用、禁忌证			+
为什么高血压患者要终身服药			+
如何配合全科医生做好高血压管理，如何正确测量血压			+

（二）高血压患者管理

1. 识别有无继发性高血压　对于初次就诊的高血压患者或者既往血压控制稳定但近期出现病情不稳定、血压不易控制的均要识别有无继发性高血压。继发性高血压发生心血管病、卒中、蛋白尿及肾功能不全的危险性更高，有效祛除或控制病因后，可明显缓解高血压。

继发性高血压的常见病因有阻塞型睡眠呼吸暂停综合征、肾实质病变、肾动脉狭窄、原发性醛固酮增多症、嗜铬细胞瘤、皮质醇增多症、甲状腺疾病、大动脉疾病、药物因素等。以下情况应警惕继发性高血压的可能，及时转诊上级医院：发病年龄<30岁；重度高血压（高血压3级以上）；血压升高伴肢体肌无力或麻痹，常呈周期性发作，或伴自发性低血钾；夜尿增多、血尿、泡沫尿或有肾脏疾病史；阵发性高血压，发作时伴头痛、心悸、皮肤苍白及多汗等；下肢血压明显低于上肢，双侧上肢血压相差20mmHg以上，股动脉等搏动减弱或不能触及；夜间睡眠时打鼾并出现呼吸暂停；长期口服避孕药或抗排异药等。

2. 分类处理　对于每个就诊患者，首先根据不同情况进行分类处理，参见图5-1-2。

3. 高血压危险分层　高血压是影响心血管事件发生和预后的独立危险因素，但并非唯一因素，大部分高血压患者还有血压升高以外的心血管危险因素。对患者进行心血管综合风险分层，有利于确定启动降压治疗的时机，优化降压治疗方案，确立更合适的血压控制目标和进行患者的综合管理。

（1）高血压患者心血管病风险水平分层：根据血压水平、心血管危险因素、靶器官损害、临床并发症进行心血管病的风险分层，分为低危、中危、高危和很高危4个层次（表5-1-4）。

表5-1-4　高血压患者心血管病风险水平分层

其他危险因素和病史	高血压			
	收缩压130～139mmHg和/或 舒张压85～89mmHg	1级	2级	3级
无		低危	中危	高危
1～2个其他危险因素	低危	中危	中/高危	很高危
3个其他危险因素，靶器官损害或CKD3期，无并发症的糖尿病	中/高危	高危	高危	很高危
临床并发症，或CKD≥4期，有并发症的糖尿病	高/很高危	很高危	很高危	很高危

注：CKD为慢性肾脏病；1mmHg=0.133kPa。

（2）影响高血压患者心血管病预后的重要因素：《中国高血压防治指南（2018年修订版）》中列举的危险因素、靶器官损害和伴发的临床疾病（表5-1-5）。

（3）检查评估指标：由于基层医疗卫生机构条件的限制，一些检查项目无法完成。《中国高血压防治指南（2018年修订版）》中诊断性评估除了病史和体格检查外，实验室检查分为基本项目、推荐项目和选择项目。基本项目是高血压管理中必须完成的；推荐项目是根据自身情况要求完成的项目；对怀疑继发性高血压的患者，可以根据需要选择相应项目（表5-1-6）。

表5-1-5 影响高血压患者心血管病预后的重要因素

心血管危险因素	靶器官损害	伴发临床疾病
·高血压1~3级	·左心室肥厚	·脑血管病：
·男性>55岁；女性>65岁	心电图：Sokolow-Lyon电压	脑出血
·吸烟或被动吸烟	>3.8mV或Cornell>244mV·ms	缺血性卒中
·糖耐量减低：2小时血糖	超声心动图LVMI：	短暂性脑缺血发作
（7.8~11.0mmol/L）和/或空	男性≥115g/m²，女性≥95g/m²	·心脏疾病：
腹血糖异常（6.1~6.9mmol/L）	·颈动脉超声IMT≥0.9mm	心肌梗死
·血脂异常：TC≥6.2mmol/L	或动脉粥样斑块	心绞痛
（240mg/dl）或LDL-C≥	·颈-股动脉脉搏波速度≥	冠状动脉血运重建
4.1mmol/L（160mg/dl）或HDL-	12m/s	慢性心力衰竭
C<1.0mmol/L（40mg/dl）	·踝肱指数（ABI）<0.9	心房颤动
·早发心血管家族史：一级	·估算肾小球滤过率降低，	·肾脏疾病：
亲属发病年龄<50岁	eGFR 30~59ml/(min·1.73m²)	糖尿病肾病
·向心性肥胖：腰围，男性≥	或血清肌酐轻度升高：	肾功能受损
90cm，女性≥85cm；或肥	男性115~133μmol/L(1.3~	包 括：eGFR<30ml/(min·
胖，BMI≥28kg/m²	1.5mg/dl)，	1.73m²)
	女性107~124μmol/L(1.2~	血肌酐升高：
	1.4mg/dl)	男性≥133mol/L（1.5mg/dl）
	·微量白蛋白尿：30~	女性≥124mol/L（1.4mg/dl）
	300mg/24h，或白蛋白/肌酐	蛋白尿（≥300mg/24h）
	比值：30mg/g（3.5mg/mmol）	·外周血管疾病
		·视网膜病变：
		出血或渗出，视神经乳头水肿
		·糖尿病
		新诊断：空腹血糖≥7.0mmol/L（126mg/dl）；餐后血糖≥11.1mmol/L（200mg/dl）
		已治疗但未控制：HbA1c≥6.5%

注：TC.总胆固醇；LDL-C.低密度脂蛋白胆固醇；HDL-C.高密度脂蛋白胆固醇；LVMI.左心室质量指数；IMT.内膜中层厚度；BMI.体重指数；HbA1c.糖化血红蛋白。

表 5-1-6 高血压患者危险分层的检查评估指标

检查项目	基本项目	推荐项目	选择项目
询问病史和体格检查	+		
血生化（包括血钾、血钠、空腹血糖、血脂、血尿酸和肌酐）	+		
血常规	+		
尿液分析（尿蛋白、尿糖和尿沉渣镜检）	+		
心电图	+		
口服葡萄糖耐量试验		+	
糖化血红蛋白		+	
高敏C反应蛋白		+	
动脉血气分析		+	
尿微量白蛋白/肌酐比值		+	
尿蛋白定量		+	
眼底		+	
胸部X线片		+	
超声心动图		+	
颈动脉超声		+	
脉搏波传导速度（PWV）		+	
踝肱指数（ABI）		+	
怀疑继发性高血压			
血浆肾素活性			+
血或尿醛固酮			+
血或尿皮质醇			+
血浆游离甲氧基肾上腺素及甲氧基去甲肾上腺素			+
血或尿儿茶酚胺			+
肾动脉超声和造影			+
肾和肾上腺超声			+
CT或MRI			+
肾上腺静脉取血（AVS）			+
睡眠呼吸监测			+
对有合并症的高血压患者			
相应的心功能、肾功能或认知功能等检查			+

4. 建立健康档案　根据全科医生建档要求，多采用以问题为导向的健康档案记录方式，SOAP描述是该记录方法的核心。

（1）主观资料（S）：包括主诉、现病史、既往史、个人史、生活方式、家族史。

1）现病史

病程：患高血压的时间、血压最高水平；已接受降压药物治疗者，说明既往及目前使用降压药物的种类、剂量、疗效及有无不良反应；目前血压控制情况、各项检查及结果。

伴随症状：尤其靶器官损害症状。①脑：头晕、头痛、耳鸣、意识丧失、四肢无力、偏瘫、失语、感觉和运动异常等；②心脏：心悸、胸闷、胸痛、呼吸困难等；③肾脏：夜尿增多、泡沫尿、多尿、血尿、水肿等；④眼：眼底出血、视物模糊、眼痛等；⑤周围血管：肢体疼痛、发冷、发绀、间歇性跛行等。

有无继发性高血压症状：肌无力、发作性弛缓性瘫痪；阵发性头痛、心悸、多汗；打鼾伴有呼吸暂停；是否长期应用升高血压药物（口服避孕药、麻黄碱滴鼻液、苯丙胺、类固醇、非甾体抗炎药、促红细胞生长素、甘草、抗排异药等）。

目前是否存在危急情况：意识障碍，剧烈头痛、头晕、恶心、呕吐，视物模糊、眼痛，胸闷、胸痛、憋气、不能平卧等。

2）既往史：有无卒中或一过性脑缺血、冠心病、心力衰竭、心房颤动、外周血管病、糖尿病、血脂异常、肾脏疾病等及治疗情况。

3）生活方式：①膳食中脂肪、盐、酒摄入量，吸烟年支数，体力活动量以及体重变化等情况；②心理社会因素，包括家庭、工作环境、文化程度及有无精神创伤史；③患者对疾病及其危害的认知度，治疗的依从性，家庭支持度等。

4）家族史：询问有无高血压、糖尿病、血脂异常、冠心病、卒中或肾脏病的家族史，包括一级亲属发生心脑血管病事件时的年龄。

（2）客观资料（O）：包括体格检查、实验室检查、心理行为测量等。

1）体格检查：除常规查体外，还需检查有无继发性高血压和靶器官损害情况。包括：正确测量双上肢血压；BMI、腰围、臀围；观察有无库欣面容、神经纤维瘤性皮肤斑、甲亢性突眼征或下肢水肿；听诊颈动脉、胸主动脉、腹部动脉、肾动脉和股动脉有无杂音；触诊甲状腺；全面的心肺检查；腹部有无肾脏增大（多囊肾）或肿块；检查四肢动脉搏动和神经系统体征。

2）实验室检查：尿常规；空腹血糖；餐后血糖（当空腹血糖≥6.1mmol/L）；血脂；电解质；肾功能（包括血尿酸）；心电图。必要时检查眼底、超声心动图、颈动脉超声、尿微量白蛋白、胸部X线片、脉搏波传导速度、踝肱指数等。有靶器官损害相关症状或体征者，需要做进一步的相应检查。

3）酌情采用心理行为测量表判定患者状况。

（3）综合评估（A）：包括诊断、鉴别诊断、目前存在的健康问题、健康问题轻重程度、预后等。它不单是某一疾病的诊断，还包括对患者心理问题、社会问题等的评估，是SOAP的特色所在。①患者的诊断，是否需要鉴别诊断；②患者目前的危险分层；③患者的目前状态、对疾病了解程度、是否存在转诊指征；④治疗情况；⑤目前存在的问题，社会、家庭支持度等。

（4）处置计划（P）：针对目前存在问题提出处理计划，不仅限于开具药物处方，还包括诊疗计划、治疗策略（包括用药和治疗方式、是否转诊、何时随访等）、对患者的健康教育等，体现以人为中心、预防为导向、生物－心理－社会医学模式的全方位处理。

5. 非药物治疗　对高血压患者强调生活方式干预并建议持之以恒，包括合理搭配膳食、减少钠盐摄入、增加钾盐摄入、减轻体重、戒烟、加强体育锻炼、控制饮酒和保持良好的心理状态等。生活方式干预不仅可以预防或延缓高血压发生，还可以降低血压，提高降压药物疗效，从而降低心血管风险（表5-1-7）。

表5-1-7　高血压非药物治疗措施及效果

内容	目标	措施	收缩压下降范围
减少钠盐摄入	食盐量逐步降至<6g/d	1. 少用腌制、卤制、泡制的食品 2. 采用量具（如盐勺）称量家用食盐 3. 用替代产品，如代用盐、食醋	2～8mmHg
体育运动	中等量 每周3<5次 每次30分钟	1. 选择步行、快走、慢跑、游泳、太极拳 2. 运动强度通过心率反映 3. 无严重心血管病者	4～9mmHg
合理膳食	营养均衡	1. 食用油，包括植物油（素油）每人<25g/d 2. 少食或不食肥肉和动物内脏 3. 其他动物性食品不应超过50～100g/d 4. 多食蔬菜，400～500g/d，水果100g/d 5. 每人每周可吃蛋类5个 6. 适量豆制品或鱼类，奶类250g/d	8～14mmHg
控制体重	BMI<24kg/m² 腰围<90cm（男性），<85cm（女性）	1. 减少总食物摄入量 2. 增加足够活动量 3. 肥胖者非药物治疗无效，可用减肥药	5～20mmHg/减重10kg
戒烟	彻底戒烟 避免被动吸烟	1. 宣传戒烟 2. 提供戒烟帮助，可采用突然戒烟法，在戒烟日完全戒烟 3. 戒烟咨询与戒烟药物结合 4. 公共场所禁烟，避免被动吸烟	2～4mmHg
限制饮酒	白酒<50ml/d 葡萄<100ml/d 啤酒<300ml/d	1. 过量饮酒易患高血压 2. 高血压患者不提倡饮酒 3. 酗酒者逐渐减量，严重者可借助药物	2～4mmHg

续表

内容	目标	措施	收缩压下降范围
心理平衡	减轻精神压力，保持平衡心理	保持乐观性格、减轻心理负担、缓解心理压力、进行心理咨询、音乐疗法及自律训练等	辅助降压

6. 药物治疗

（1）治疗时机：明确诊断后立即采取生活方式干预，根据危险分层启动降压治疗（图5-1-3）。

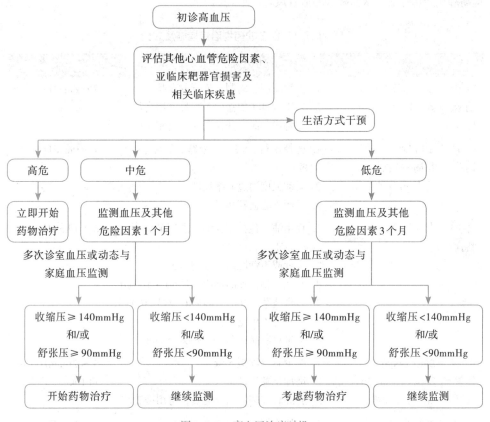

图5-1-3　高血压治疗时机

家庭血压或动态血压白天平均值比诊室低5mmHg

（即家庭血压或动态血压白天135/85mmHg，相当于诊室的140/90mmHg）

（2）常用的降压药物（表5-1-8）：主要包括钙通道阻滞剂（CCB）、血管紧张素转换酶抑制剂（ACEI）、血管紧张素Ⅱ受体阻滞剂（ARB）、利尿剂、β受体阻滞剂以及由上述药物组成的固定配比复方制剂。α受体阻滞剂或其他种类降压药亦可应用于某些高血压人群。

表 5-1-8　常用降压药物选择

分类	适应证	禁忌证	
		绝对禁忌证	相对禁忌证
二氢吡啶类钙通道阻滞剂（CCB）	老年高血压 周围血管病 单纯收缩期高血压 稳定型心绞痛 颈动脉粥样硬化 冠状动脉粥样硬化	无	快速心律失常，心力衰竭
非二氢吡啶类钙通道阻滞剂（CCB）	心绞痛 颈动脉粥样硬化 室上性快速心律失常	二、三度房室传导阻滞 心力衰竭	
血管紧张素转换酶抑制剂（ACEI）	心力衰竭 冠心病 左心室肥厚 左心室功能不全 心房颤动预防 颈动脉粥样硬化 非糖尿病肾病 糖尿病肾病 蛋白尿/微量白蛋白尿 代谢综合征	妊娠 高血钾 双侧肾动脉狭窄	
血管紧张素Ⅱ受体阻滞剂（ARB）	糖尿病肾病 蛋白尿/微量白蛋白尿 冠心病 心力衰竭 左心室肥厚 ACEI引起的咳嗽 代谢综合征	妊娠 高血钾 双侧肾动脉狭窄	
噻嗪类利尿剂	心力衰竭 老年高血压 高龄老年高血压 单纯收缩期高血压	痛风	妊娠
袢利尿剂	肾功能不全 心力衰竭		
利尿剂（醛固酮拮抗剂）	心力衰竭 心肌梗死后	肾衰竭 高血钾	

续表

分类	适应证	禁忌证	
		绝对禁忌证	相对禁忌证
β受体阻滞剂	心绞痛 心肌梗死后 快速心律失常 慢性心力衰竭	二、三度房室传导 阻滞 哮喘	慢性阻塞性肺疾病 周围血管病 糖耐量减低 运动员
α受体阻滞剂	前列腺增生 血脂异常	直立性低血压	心力衰竭

（3）降压药物应用的基本原则：①小剂量，初始治疗采用较小的有效量，根据需要逐步增加剂量。②优先应用长效制剂，尽可能使用每日1次且持续24小时降压作用的长效药物，以有效控制24小时血压，更有效预防心脑血管并发症发；如使用中短效制剂，则需每日2～3次用药，以达到平稳控制血压。③联合用药，对血压≥160/100mmHg、高于目标血压20/10mmHg的高危患者或单药治疗未达标的高血压患者，应联合降压治疗，包括自由联合或单片复方制剂。对血压≥140/90mmHg患者，也可起始联合治疗。联合用药除增强降压效果外，还可降低药物不良反应。④个体化治疗，根据个体耐受性及个人意愿或长期承受能力，选择适合患者的降压药物。

（4）药物选择流程图：五大类降压药物均可作为初始和维持用药，应根据患者的危险因素、靶器官损害及合并临床疾病，合理使用药物（表5-1-8）。降压药物治疗流程见图5-1-4。

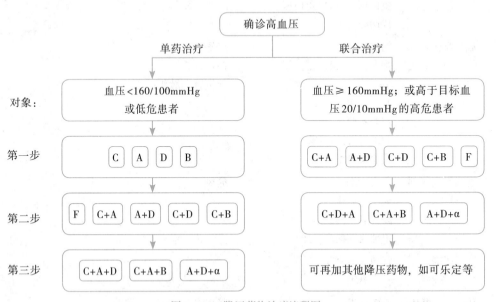

图5-1-4　降压药物治疗流程图

A. ACEI或ARB；B. β受体阻滞剂；C. 二氢吡啶类钙通道阻滞剂；D. 噻嗪类利尿剂；α. α受体阻滞剂。ACEI. 血管紧张素转换酶抑制剂；ARB. 血管紧张素Ⅱ受体阻滞剂；F. 低剂量固定复方制剂。第一步小剂量开始，血压未达标者，原药基础上加量或另加一种降压药，如达标则维持用药；第二步同上。

（5）降压药物的联合应用：联合应用降压药物已成为降压治疗的基本方法。为了达到目标血压水平，大部分高血压患者需要使用2种或2种以上的降压药物。两药联合时，降压作用机制应具有互补性，同时具有相加的降压作用，并可互相抵消或减轻不良反应。联合用药方案见表5-1-9。

表5-1-9　联合治疗方案推荐使用

推荐级别	方案
优先推荐使用	二氢吡啶类CCB+ARB
	二氢吡啶类CCB+ACEI
	ARB+噻嗪类利尿剂
	ACEI+噻嗪类利尿剂
	二氢吡啶类CCB+噻嗪类利尿剂
	二氢吡啶类CCB+受体阻滞剂
可考虑使用	利尿剂+β受体阻滞剂
	α受体阻滞剂+β受体阻滞剂
	二氢吡啶类CCB+保钾利尿剂
	噻嗪类利尿剂+保钾利尿剂
不常规推荐使用	ACEI+β受体阻滞剂
（必要时可慎用）	ARB+β受体阻滞剂
	ACEI+ARB
	中枢作用药+β受体阻滞剂

注：CCB.钙通道阻滞剂；ACEI.血管紧张素转换酶抑制剂；ARB.血管紧张素Ⅱ受体阻滞剂。

（6）降压目标值：一般高血压患者，年龄小于65岁者，目标血压<130/80mmHg，但应>120/70mmHg；65～79岁的普通老年人，血压≥150/90mmHg时推荐启动药物治疗，≥140/90mmHg时可考虑药物治疗；≥80岁的老年人，收缩压≥160mmHg时启动药物治疗；65～79岁的老年人，首先将血压降至<150/90mmHg；如能耐受，可进一步降至<140/90mmHg。≥80岁的老年人应先将血压降至<150/90mmHg。

存在合并症的患者，治疗宜个体化。合并冠心病、卒中者，目标血压<140/90mmHg；合并心力衰竭者，目标值<130/80mmHg（但应>120/70mmHg）；合并慢性肾脏病、慢性阻塞性肺疾病、糖尿病的患者，目标值<130/80mmHg（老年患者<140/90mmHg）。舒张压低于60mmHg的冠心病患者，应在密切监测血压的前提下逐步实现收缩压达标。

7. 随访　对于高血压患者，基层医疗卫生机构每年提供至少4次面对面随访，并填写随访服务记录表（表5-1-10），或采用SOAP形式记录于患者健康档案中。随访目的是评估治疗反应，了解患者对药物的耐受情况，分析血压是否稳定达标和其他危险因素的状况，建立医患相互信任的良好关系。

随访间隔根据患者心血管病总体风险及血压水平决定。正常高值或高血压1级，危险分层属低危、中危或仅服1种药物的患者，每1～3个月随访1次；新发现的高危及较复杂病例随访间隔应较短，高危患者血压未达标或有临床症状者，可缩短随访时间（2～4周）；血压达标且稳定者，每月随访1次或者延长随访时间。随访评估内容见表5-1-11。

表5-1-10 高血压患者随访服务记录表

姓名：　　　　　　　　　　　　　　　　　　　　　　编号□□□□□□□□

	年　月　日	年　月　日	年　月　日	年　月　日
随访日期				
随访方式	1门诊 2家庭 3电话 □/□/□/□/□	1门诊 2家庭 3电话 □/□/□/□/□	1门诊 2家庭 3电话 □/□/□/□/□	1门诊 2家庭 3电话 □/□/□/□/□
症状 1.无症状				
2.头痛、头晕				
3.恶心、呕吐				
4.眼花、耳鸣				
5.呼吸困难				
6.心悸、胸闷				
7.鼻出血不止				
8.四肢发麻				
9.下肢水肿				
其他：				
体征 血压/mmHg				
体重/kg	/	/	/	/
体重指数/(kg·m⁻²)	/	/	/	/
心率/(次·min⁻¹)				
其他				
生活方式指导 日吸烟量/支	/	/	/	/
日饮酒量/两	/	/	/	/
运动	次/周 min/次	次/周 min/次	次/周 min/次	次/周 min/次

生活方式指导	摄盐情况（咸淡）	轻/中/重 轻/中/重	轻/中/重 轻/中/重	轻/中/重 轻/中/重	轻/中/重 轻/中/重
	心理调整	1良好　2一般　3差□	1良好　2一般　3差□	1良好　2一般　3差□	1良好　2一般　3差□
	遵医行为	1良好　2一般　3差□	1良好　2一般　3差□	1良好　2一般　3差□	1良好　2一般　3差□
辅助检查					
服药依从性		1规律　2间断　3不服药□	1规律　2间断　3不服药□	1规律　2间断　3不服药□	1规律　2间断　3不服药□
药物不良反应		1无　2有□	1无　2有□	1无　2有□	1无　2有□
此次随访分类		1控制满意　2控制不满意 3不良反应　4并发症	1控制满意　2控制不满意 3不良反应　4并发症	1控制满意　2控制不满意 3不良反应　4并发症	1控制满意　2控制不满意 3不良反应　4并发症
用药情况	药物名称1				
	用法用量	每日　次　每次　mg	每日　次　每次　mg	每日　次　每次　mg	每日　次　每次　mg
	药物名称2				
	用法用量	每日　次　每次　mg	每日　次　每次　mg	每日　次　每次　mg	每日　次　每次　mg
	药物名称3				
	用法用量	每日　次　每次　mg	每日　次　每次　mg	每日　次　每次　mg	每日　次　每次　mg
	其他药物				
	用法用量	每日　次　每次　mg	每日　次　每次　mg	每日　次　每次　mg	每日　次　每次　mg
转诊	原因				
	机构及科别				
下次随访日期					
随访医生签名					

表5-1-11　高血压患者随访评估内容

管理范围	初诊	每次随访	季度随访	年度随访
症状	√	√	√	√
血压	√	√	√	√
体重	√		√	√
BMI	√			
心率	√	√	√	√
饮食指导	√	√	√	√
运动指导	√	√	√	√
心理咨询	√	√	√	√
服药依从性	√	√	√	√
药物不良反应	√	√	√	√
血常规	√			√
尿常规	√			√
血钾	√			√
血糖	√			√
血脂	√			√
肾功能	√			√
肝功能	√			√
心电图	√			√
动态血压	选做			选做
超声心动图	选做			选做
颈动脉超声	选做			选做
尿白蛋白/肌酐	选做			选做
胸部X线片	选做			选做
眼底检查	选做			选做

注：根据《高血压基层诊疗指南（2019年）》。

8. 转诊指征

（1）初诊患者：①合并严重的临床情况或靶器官损害；②怀疑继发性高血压；③妊娠和哺乳期妇女；④高血压急症及亚急症。

（2）随诊患者：①难治性高血压；②随访过程中出现新的严重临床疾患或原有疾病加重；③患者服降压药后出现不能解释或难以处理的不良反应；④高血压伴发多重危险因素或靶器官损害而处理困难者。

9. 急症处理原则　高血压急症是指原发性或继发性高血压患者在某些诱因作用下，血压突然显著升高（一般超过180/120mmHg），同时伴有进行性心、脑、肾等重要靶器官功能不全的表现。部分高血压急症患者血压不是特别高，但靶器官损害严重，也应视为高血压急症。基层医院应配备高血压静脉药物（临床使用最多的是静脉硝普钠、乌拉地尔或硝酸甘油）。接诊高血压急症时需要开通静脉通路，初始阶段（1小时内）血压控制的目标为平均动脉压的降低幅度不超过治疗前水平的25%，随后2~6小时内将血压降至较安全水平，一般为160/100mmHg左右，待病情初步控制后及时转诊。对于没有合并症的血压明显升高，在基层医院紧急处理后可观察2小时，若血压呈下降趋势，可继续观察，在24小时内将血压缓慢降至160/100mmHg。若采取降压措施后效果不佳和/或伴有上述合并症，及时转诊，2周内全科医生应主动随访。

四、信息化工具在高血压管理中的应用

在国家医疗卫生改革的深化推进中，信息化建设已纳入改革措施的四梁八柱之一，随着信息化建设工程的推进，各省市已逐步建立和完善了慢性病管理模块，尤其是国家卫生健康委公共卫生服务规范中强调的高血压和糖尿病患者服务规范，基本运用了信息化管理。

信息化在慢性病管理中的优势：便于管理对象信息、数据的收集与分析，掌握高血压患者的随访周期，有利于随访数据及时上网录入，使其更具有真实性和准确性，增加了管理效率；同时，有利于社区及管理部门随时了解工作进度和质量。有条件的地区还可以与上级医院进行联网，有利于双向转诊的实施。各地区可因地制宜，积极创造条件，尽早实现包括高血压在内的慢性病信息化管理。有条件的单位可建立血压远程自助传输平台，实现血压管理的时效性和客观性，从而改善基层高血压管理的质量。

五、高血压管理评价指标

（一）管理率

管理率=年内已管理的35岁及以上高血压人数/年内辖区内35岁及以上高血压患者总人数×100%。

注：年内辖区内35岁及以上高血压患病总人数，通过当地流行病学调查、社区卫生诊断获得或选用本省（区、市）或全国近期35岁及以上高血压患病率指标进行估算，应考虑当地人口构成。

（二）规范管理率

按规范要求进行高血压患者管理的35岁及以上高血压人数/年内已管理的35岁及以上高血压人数×100%。

（三）管理人群血压控制率

管理人群血压控制率=达标人数/已管理人数×100%，采取两种评估方法：

1. 时点达标　最近一次血压控制在140/90mmHg以下。

2. 时期达标　指选定时期（一般选用1年）不同时段测量的血压值，同一患者70%以上血压值控制在140/90mmHg以下。

（四）考核指标

1. 高血压知晓率=知道自己患有高血压的人数/辖区高血压人数×100%。

2. 高血压服药率=已服降压药的高血压人数/辖区高血压人数×100%。

3. 高血压治疗率=近两周在服用抗高血压药物的人数/高血压总人数×100%。

4. 高血压控制率=血压达标患者数/辖区高血压患者总数×100%。

5. 规范管理率=按照规范要求进行高血压患者管理的人数/年内管理高血压患者人数×100%。

六、高血压健康管理要点

高血压通常无自觉症状，全科医生应按照高血压患者健康管理服务规范，做好基层预防、筛查、健康教育等工作，对明确诊断高血压的患者建立健康档案、准确评估分层、合理治疗，并定期随访、阶段性评估，及早发现靶器官损害和并存临床疾患。

患者常合并冠心病、脑血管疾病、糖尿病、肾功能不全等，或已发生靶器官损害，全科医生在日常高血压管理中应严格掌握五大类降压药物的适应证和禁忌证，结合患者年龄、病程、靶器官损害及合并临床疾患等情况，进行个体化防治。尽量选择长效、强效、安全的降压药物，及时进行联合治疗。常见特殊人群的高血压管理如下：

（1）老年高血压：老年高血压多以收缩压升高为主，利尿剂、CCB、ACEI或ARB均可作为初始或联合用药，应从小剂量开始，逐渐增加至最大剂量。65～79岁的老年人，第一步应先将血压降至<150/90mmHg；如能耐受，目标血压<140/90mmHg。≥80岁的老年人应先将血压降至<150/90mmHg；如收缩压<130mmHg时耐受良好，可继续治疗。当双侧颈动脉狭窄>75%时，降压过度可能增加脑缺血风险，应适当放宽降压目标值。如果合并其他疾病或存在靶器官损害，应根据具体情况调整治疗。

（2）高血压合并糖尿病：建议糖尿病患者的降压目标值为<130/80mmHg；收缩压为130～139mmHg或舒张压为80～89mmHg的糖尿病患者，可进行不超过3个月的非药物治疗。如血压不达标，则采用药物治疗。血压≥140/90mmHg时，应在非药物治疗基础上启动药物治疗；伴微量白蛋白尿者也应立即启动药物治疗。首先考虑使用ACEI或ARB；如需联合用药，应以ACEI或ARB为基础，加用利尿剂或二氢吡啶类CCB，合并心绞痛可加用β受体阻滞剂。糖尿病合并高尿酸血症者慎用利尿剂；反复低血糖发作者，

慎用β受体阻滞剂。

（3）高血压合并冠心病：对合并冠心病者血压控制目标为<140/90mmHg，如能耐受，可降至<130/80mmHg，应注意舒张压不宜降至60mmHg以下。高龄、存在冠状动脉严重狭窄病变的患者，血压不宜过低。合并稳定型心绞痛者首选β受体阻滞剂或CCB；β受体阻滞剂和肾素-血管紧张素（RAS）阻滞剂在心肌梗死后长期服用可明显改善患者的远期预后，没有禁忌证的患者应早期使用，血压控制不理想时可联合使用CCB及利尿剂。

（4）高血压合并心力衰竭：推荐的降压目标值为<130/80mmHg。高血压合并射血分数降低的心力衰竭（HFrEF）首先推荐应用ACEI（不能耐受者可使用ARB）、β受体阻滞剂和醛固酮受体拮抗剂，这3种药物的联合也是治疗HFrEF的基本方案。对于高血压合并射血分数保留的心力衰竭（HFpEF），仍推荐上述三种药物。有负性肌力效应的CCB如地尔硫䓬和维拉帕米，不能用于HFrEF患者，但对于HFpEF患者仍可能是安全的。血管紧张素受体脑啡肽酶抑制剂（ARNI）可替代ACEI或ARB用于高血压合并HFrEF。

（5）高血压合并卒中：病情稳定的卒中患者，血压≥140/90mmHg时启动降压治疗，降压目标值为<140/90mmHg。一线治疗推荐使用RAAS阻滞剂、CCB和利尿剂。

（6）高血压合并慢性肾脏病：无白蛋白尿者降压目标值为<140/90mmHg，有白蛋白尿者目标值为<130/80mmHg。初始降压治疗应包括一种ACEI或ARB，单独或联合其他降压药物，不建议ACEI和ARB联合应用。

（7）高血压合并外周动脉疾病：血压应控制在<140/90mmHg，CCB、ACEI或ARB为首选用药，选择性β₁受体阻滞剂一般不会增加病变血管的阻力，对冠心病事件有一定的预防作用，因此并非禁忌。一般不推荐使用利尿剂。

（8）妊娠高血压：应及时转诊，与一般高血压患者不同，需适量限盐，保证血容量。不宜过度控制体重，适度体力活动，注意休息。推荐血压≥150/100mmHg时启动药物治疗，治疗目标为<150/100mmHg。最常用的口服药物有拉贝洛尔、甲基多巴和硝苯地平，必要时可考虑小剂量噻嗪类利尿剂，妊娠期间禁用ACEI和ARB，有妊娠计划的高血压患者，也应停用上述药物。

（9）儿童高血压：生活方式是儿童高血压的干预重点，包括控制体重、增加有氧和抗阻力运动、调整膳食结构、避免持续性精神紧张、保证足够的睡眠等。当合并下述任一或多种情况，或达到2级高血压时，应启动药物治疗：①出现高血压的临床症状；②糖尿病；③继发性高血压；④靶器官损害。目前经原国家食品药品监督管理总局（CFDA）批准的儿童降压药物品种有限，有卡托普利、氨苯蝶啶、氯噻酮、氨氯地平、普萘洛尔、阿替洛尔及哌唑嗪，ARB类降压药物目前尚无CFDA批准的儿童用药。

[案例分析]

王先生，60岁，退休教师，社区卫生服务机构家庭医生签约居民。

主观资料（S）

发现血压升高1个月。

患者1个月前体检时测血压为156/90mmHg，当时无头晕、头痛，无恶心、呕吐，无眼痛或视物模糊，无胸闷、胸痛，无心悸、黑矇，无憋气、呼吸困难，无血尿、泡沫尿，无四肢麻木乏力，无肢体活动障碍等不适。之后多次复测血压，波动在150~158/90~96mmHg。患者饮食规律，睡眠可，二便正常。

既往史：否认冠心病、高脂血症、糖尿病、脑血管病及慢性肾脏病史；否认夜间鼾症史；否认特殊药物用药史。无手术、外伤史。

生活方式：吸烟史20余年，平均10~15支/d；否认饮酒史。生活规律，喜食腌制食品，少运动；平素心态好，睡眠良。家庭经济状况良好，关系和睦。

家族史：父母均有高血压病史，母健在，父亲50岁时卒于心肌梗死；弟弟体健，配偶及儿子体健。

客观资料（O）

身高176cm，体重81kg，腰围92cm，BMI 26.1kg/m^2。左、右侧肱动脉血压均为158/96mmHg。神志清，精神可，呼吸平稳。双侧颈静脉无怒张，颈动脉未闻及血管杂音。双肺呼吸音清，未闻及干湿啰音。心界不大，心率68次/min，律齐，各瓣膜区未闻及杂音。腹软，无压痛及反跳痛，肝脾肋下未及，腹主动脉、肾动脉未闻及血管杂音。双下肢无水肿，双侧足背动脉搏动正常、对称。生理反射正常，病理反射阴性。

实验室及辅助检查：

血脂：TC 4.7mmol/L，LDL-C 2.3mmol/L，HDL-C 1.0mmol/L，TG 1.63mmol/L；

血常规、肝肾功能、电解质正常；

空腹血糖5.0mmol/L，HbA1c 5.8%；

尿常规：蛋白（－）；

颈动脉超声：右侧颈动脉内膜中层厚度（IMT）增厚，约1.1mm，有斑块形成。

心理测评：患者心态良好，无情绪、心理问题。

综合评估（A）

目前诊断：高血压1级，高危。

诊断依据：患者未服降压药的情况下非同日3次测量血压大于140/90mmHg，血压最高为158/96mmHg，"高血压1级"诊断成立。鉴于同时存在多项危险因素及靶器官损伤，心血管风险水平分层属于高危。

存在的危险因素与健康问题：患者男性、60岁、吸烟、向心性肥胖、有早发心血管病家族史，其中，性别、年龄、早发心血管病家族史属于不可控因素，可控因素有吸烟和向心性肥胖；颈动脉超声提示IMT≥0.9mm，有靶器官损伤表现。如血压得不到控制，易发生靶器官损伤及心脑血管终点事件。此外，患者还存在喜食腌制品、少运动等健康相关问题，无相关继发性高血压的症状或体征提示。

目前无并发症或其他临床情况。

患者对高血压的发生和危害有一定的认识，依从性良好，可配合各项检查、治疗及定期随访。

患者性情温和，心态平稳。经济状况好，家庭关系和睦，家庭资源利用度好。

处置计划（P）

1. 完善心血管危险因素、靶器官损伤等评估，如尿白蛋白/肌酐、心电图、超声心动图和眼底检查，有条件时可进一步行颈-股动脉脉搏波传导速度、踝肱指数等检查。

2. 患者为高血压1级，高危组，建议两种药物小剂量联合治疗，优选RAS阻滞剂+钙通道阻滞剂，每日1次。

3. 减轻体重，发放健康教育资料并指导患者实施减重计划，目标为BMI<24kg/m^2，腰围<90cm；逐步调整饮食结构，每日摄盐量控制在6g以下，适当增加蔬菜、水果摄入量；形成规律有氧运动，建议每周运动5～7次，每次持续30分钟，运动后稍出汗身体无不适为宜。

4. 规律服药，建议家庭自测血压并记录。告知血压测量注意事项，对初诊高血压患者，建议每日早晨和晚上测量血压，每次测2～3遍，取平均值；连续测量7日，取后6日血压平均值。血压控制平稳且达标者，可每周自测1～2日血压，早晚各1次；最好在清晨起床后、服降压药物、早餐前、排尿后，固定时间自测坐位血压。2周后门诊复查。

5. 告知病情（患者血压为轻度升高，但伴随2个危险因素，属于高血压高危人群，未来心脑血管疾病风险增加），使患者真正重视自身疾病，同时与家属进行沟通，协助监督、指导患者的生活方式干预和服药依从性。

6. 如果患者连续2次出现血压控制不满意或药物不良反应难以控制，以及出现新并发症或原有并发症加重，建议转诊。

（寿　涓）

第二节　糖　尿　病

钱女士，54岁，3年前无明显诱因出现口干、多饮、多食、易饥，未予重视。1个月前上述症状加重，伴视物模糊至医院就诊，查随机血糖14.2mmol/L，空腹血糖9.7mmol/L，餐后2小时血糖13.9mmol/L，糖化血红蛋白8.7mmol/L，诊断为2型糖尿病。口服二甲双胍治疗，近1个月规律服药，空腹血糖控制在6～8mmol/L。现患者至社区卫生服务机构就诊，全科医生为其测血压150/80mmHg，随机血糖12.1mmol/L。全科医生该如何处理？

一、定义及分型

1. 定义 糖尿病（diabetes mellitus，DM）是一组由多病因引起以糖代谢紊乱为主要特征的代谢性疾病，胰岛素分泌和/或胰岛素作用障碍可单独或同时存在。长期碳水化合物以及脂肪、蛋白质代谢紊乱引起多系统损害，导致眼、肾、神经、心脏、血管等组织器官慢性进行性病变、功能减退及衰竭；病情严重或应激时发生急性严重代谢紊乱，如糖尿病酮症酸中毒（diabetic ketoacidosis，DKA）、高血糖高渗状态（hyperglycemic hyperosmolar status，HHS）。

2. 诊断 糖尿病的诊断由患者的血糖水平决定，且依据静脉血浆血糖而非毛细血管血糖检测结果。在糖尿病的进程中，患者已存在糖尿病相关病理改变（如自身免疫抗体阳性、胰岛素抵抗、胰岛β细胞功能缺陷）相当长一段时间，但糖耐量正常；随着病情进展，首先出现糖调节受损（impaired glucose regulation，IGR），又称糖尿病前期，包括空腹血糖受损（impaired fasting glucose，IFG）、糖耐量减低（impaired glucose tolerance，IGT）等。我国目前采用国际上通用的WHO糖尿病专家委员会（1999）提出的糖代谢状态分类标准（表5-2-1）及诊断标准（表5-2-2、表5-2-3）。

表5-2-1 糖代谢状态分类（WHO，1999）

糖代谢分类	空腹血糖 /（mmol · L⁻¹）	糖负荷后 2 小时血糖 /（mmol · L⁻¹）
正常血糖	<6.1	<7.8
空腹血糖受损（IFG）	6.1 ~ 7.0	<7.8
糖耐量减低（IGT）	<7.0	7.8 ~ 11.1
糖尿病（DM）	≥7.0	≥11.1

注：均为静脉血浆葡萄糖值。

表5-2-2 糖尿病诊断标准（WHO，1999）

1. 糖尿病的症状[①]加随机血糖[②] ≥11.1mmol/L（200mg/dl）

2. 空腹血糖≥7.0mmol/L（126mg/dl）[③]

3. OGTT 2小时血糖（2hPG）≥11.1mmol/L（200mg/dl）

注：①糖尿病的典型症状包括多饮、多食、多尿和不明原因的体重下降。

②随机血糖是指任意时间的血糖，不能诊断空腹血糖受损（IFG）或糖耐量减低（IGT）。

③空腹血糖是指至少8小时未摄取热量。

所有血糖均为静脉血浆葡萄糖；血糖值达诊断标准但无糖尿病症状者，需另日重复血糖测定；儿童糖尿病的诊断标准同成人。

表5-2-3　妊娠糖尿病诊断标准

OGTT（75g 无水葡萄糖）	血糖 /（mmol · L^{-1}）
空腹	≥ 5.1
糖负荷后1小时	≥ 10.0
糖负荷后2小时	≥ 8.5

注：1个以上时间点血糖达到以上标准即可诊断妊娠糖尿病。

　　口服葡萄糖耐量试验（oral glucose tolerance test，OGTT）方法：晨7～9时开始，受试者空腹8～10小时后口服溶于300ml水内的无水葡萄糖粉75g或1分子水葡萄糖82.5g（儿童每千克体重1.75g，总量不超过75g），5分钟之内服完。从第1口开始计时，于服糖前和服糖后0.5小时、1小时、2小时分别在前臂采静脉血测血糖。试验过程中，受试者可以饮水，不喝茶及咖啡，不吸烟，不进食其他食物，不做剧烈运动。血标本应尽早送检。

　　3. 分型　采用国际通用的1999年WHO糖尿病病因学分类标准，见表5-2-4。

表5-2-4　糖尿病病因学分类标准（WHO，1999）

一、1型糖尿病（胰岛 β 细胞被破坏，通常造成胰岛素的绝对缺乏）

A. 免疫介导性：急性型及缓发型

B. 特发性：无自身免疫证据

二、2型糖尿病（以胰岛素抵抗为主伴相对胰岛素缺乏或以胰岛素分泌缺陷为主伴胰岛素抵抗）

三、妊娠糖尿病，不包括妊娠前已诊断糖尿病患者

四、其他特殊类型糖尿病

A. 胰岛 β 细胞功能遗传性缺陷

1. 肝细胞核转录因子4α（*HNF-4α*）基因突变（MODY 1）

2. 葡萄糖激酶（*GCK*）基因突变（MODY 2）

3. 肝细胞核转录因子1α（*HNF-1α*）基因突变（MODY 3）

4. 胰岛素启动因子1（*IFP1*）基因突变（MODY 4）

5. 肝细胞核转录因子1（*HNF-1β*）基因突变（MODY 5）

6. 神经源性分化因子1（*NeuroD1*）基因突变（MODY 6）

7. 线粒体DNA

8. 前胰岛素或胰岛素基因转变

B. 胰岛素作用遗传性缺陷

1. A型胰岛素抵抗

2. Rabson-Mendenhall综合征

3. 矮妖精貌综合征

4. 脂肪萎缩性糖尿病

C. 胰腺外分泌疾病：胰腺炎、胰腺肿瘤、胰腺囊性纤维化、创伤/胰腺切除术后、血色病、纤维钙化性胰腺病等

D. 内分泌疾病：肢端肥大症、库欣综合征、甲亢、嗜铬细胞瘤、胰高血糖素瘤、生长抑素瘤、醛固酮瘤及其他

E. 药物或化学物品引起：糖皮质激素、甲状腺激素、二氮嗪、受体激动剂、噻嗪类利尿剂、苯妥英钠、β受体阻滞剂、吡甲硝苯脲、喷他脒、烟酸、干扰素、蛋白酶抑制剂、氯氮平

F. 感染：先天性风疹病毒、巨细胞病毒、柯萨奇病毒等

G. 免疫介导性糖尿病：僵人综合征、胰岛素自身免疫综合征、抗胰岛素受体抗体等

H. 伴有糖尿病的遗传性疾病：唐氏综合征、Turner综合征、Wolfram综合征、Klinefelter综合征、Friedreich共济失调、亨廷顿舞蹈症、Laurence-Moon-Biedl综合征、强直性肌营养不良症、卟啉病、Prader-Willi综合征等

注：MODY.青年人中的成人发病型糖尿病。

二、糖尿病患者健康管理服务规范

采用《国家基本公共卫生服务规范（第三版）》中2型糖尿病患者健康管理服务规范的相关规定。

（一）服务对象

辖区内常住居民中35岁及以上的2型糖尿病患者。

（二）服务内容

1. 筛查

（1）筛查对象：辖区内35岁及以上健康人群、糖尿病高危人群。

（2）筛查途径

1）机会性筛查：日常诊疗过程中，通过监测血糖发现或诊断糖尿病；通过定期或不定期地对从业人员健康体检、居民健康体检以及有组织的单位体检等进行血糖检测，发现血糖增高者；通过建立健康档案、进行基线调查、糖尿病筛查等方式发现高危人群并进行血糖检测，发现糖代谢异常者；在义诊、咨询、健康知识宣传活动时进行血糖检测。

2）高危人群筛查：成年人中糖尿病高危人群的定义：在成年人（≥18岁）中具有下列任何一个及以上的糖尿病危险因素者（表5-2-5）。

（3）筛查方法：空腹血糖检查是简单易行的糖尿病筛查方法，宜作为常规的筛查方法，但有漏诊的可能性。条件允许时，应尽可能行OGTT（空腹血糖和糖负荷后2小时血糖）检查；暂不推荐将糖化血红蛋白（glycosylated hemoglobin，HbA1c）检测作为常规的筛查方法。

（4）糖尿病筛查的年龄和频率：对于成年人中的糖尿病高危人群，及早开始进行糖尿病筛查；对于除年龄外无其他糖尿病危险因素的人群，在年龄≥40岁时开始筛查。首

表5-2-5 成年人糖尿病危险因素

（1）年龄≥40岁

（2）有糖调节受损史

（3）超重（BMI≥24kg/m²）或肥胖（BMI≥28kg/m²）和/或向心性肥胖（男性腰围≥90cm，女性腰围≥85cm）

（4）静坐生活方式

（5）一级亲属中有2型糖尿病家族史

（6）有巨大胎儿（出生体重≥4kg）生产史或妊娠糖尿病病史的妇女

（7）高血压（收缩压≥140mmHg和/或舒张压≥90mmHg），或正在降压治疗

（8）血脂异常［高密度脂蛋白胆固醇（HDL-C）≤0.91mmol/L（≤35mg/dl）、甘油三酯≥2.22mmol/L（≥200mg/dl）］，或正在接受调脂治疗

（9）动脉粥样硬化性心脑血管疾病患者

（10）有一过性类固醇糖尿病病史者

（11）多囊卵巢综合征（PCOS）患者

（12）长期接受抗精神病药物和/或抗抑郁药物治疗的患者

注：糖调节受损是2型糖尿病高危人群，每年有1.5%～10.0%的糖耐量减低患者进展为2型糖尿病。

次OGTT筛查结果正常者，至少每3年重复筛查一次。

2. 随访评估　对确诊的2型糖尿病患者，每年提供4次免费空腹血糖检测，至少进行4次面对面随访评估：

（1）测量空腹血糖和血压：根据测得血糖和血压值判断血糖控制是否良好。

（2）测量体重，计算BMI，了解生活方式是否改善。

（3）掌握糖尿病患者问诊和体格检查要点，定期复查脏器功能受损程度，了解疾病转归。

（4）询问患者是否规范服药，根据需要调整治疗方案。

（5）观察是否存在糖尿病急性并发症的症状，紧急处理予以转诊，2周内主动随访。

3. 分类干预

（1）对血糖控制理想（空腹血糖<7.0mmol/L），无药物不良反应、无新发并发症或原有并发症无加重的患者，预约进行下一次随访。

（2）第一次空腹血糖控制不理想（空腹血糖≥7.0mmol/L）或伴有药物不良反应者，结合其服药依从性进行指导，必要时增加药物剂量、更换或增加不同类降糖药物，2周内随访。

（3）对连续两次空腹血糖控制不理想，药物不良反应难以控制，以及出现新的并发症或原有并发症加重的患者，建议转诊到上级医院，2周内主动随访。

（4）对所有的患者进行针对性的健康教育，与患者一起制定生活方式改进目标并在下一次随访时评估进展。告诉患者出现哪些异常时应立即就诊。

4.健康体检　对确诊的2型糖尿病患者，每年进行1次较全面的健康体检，体检可与随访相结合。内容包括体温、脉搏、呼吸、血压、身高、体重、腰围、皮肤、浅表淋巴结、心脏、肺部、腹部等常规体格检查，并对口腔、视力、听力和运动功能等进行粗测判断。

（三）服务流程

服务流程见图5-2-1。

三、糖尿病三级预防及患者管理

糖尿病是一种慢性终身性疾病，全科医生需明确知晓其防治的关键是早诊断、早治疗、综合健康管理、严格控制病情、预防和延缓并发症的发生及发展，这是一个长期过程，细致的三级预防是关键，全面的患者管理是支撑。

（一）三级预防

糖尿病一级预防的目标是预防糖尿病的发生；二级预防的目标是早期发现、诊断、治疗糖尿病患者，防止、延缓并发症的发生；三级预防的目标是延缓已发生的糖尿病并发症的进展、降低致残率和病死率，并改善患者的生存质量。

1.一级预防　一级预防面对的是健康人群及糖尿病的高危人群。2型糖尿病的发生风险高低主要取决于危险因素的数目和危险度，有些因素不可改变，另一些是可改变的（表5-2-6）。全科医生在糖尿病管理中应针对可改变因素进行健康教育及干预。

表5-2-6　2型糖尿病的危险因素

分类	危险因素
不可改变的危险因素	年龄
	家族史或遗传倾向
	种族
	多囊卵巢综合征
	宫内发育迟缓或早产
	妊娠糖尿病病史或巨大胎儿生产史
可改变的危险因素	糖尿病前期（IGT或合并IFG）（极高危）
	代谢综合征
	超重、肥胖、抑郁症
	饮食热量摄入过高、体力活动减少
	可增加糖尿病发生风险的药物
	引起肥胖或糖尿病的环境

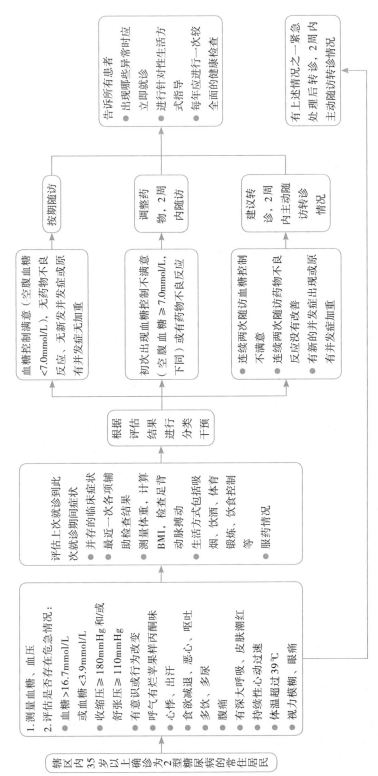

图5-2-1　2型糖尿病患者服务流程图

2. 二级预防　对于糖尿病患者，尽早从健康教育、饮食控制、运动疗法、血糖监测、药物治疗五方面给予干预，使其血糖、血脂、血压、体重全面达标，从而延缓并发症的发生，并定期进行糖尿病并发症的筛查。

3. 三级预防　针对糖尿病并发症患者，给予规范的社区管理，使其各项指标达标，并辅以相应的健康教育、日常护理指导，尽可能地降低伤残率和死亡率。

（二）糖尿病患者管理

1. 建立健康档案　对2型糖尿病患者，通过以问题为导向的医学记录（POMR）建立健康档案。档案的书写采用SOAP的形式。

（1）主观资料（S）：包括主诉、现病史、既往史、生活方式、家族史。

1）主诉：主要症状（体征）及持续时间，要求精练准确不超过20个字。

2）现病史：症状（体征）出现的时间、诱因、性质、缓解方式，疾病的诊疗经过，必要的阴性症状及体征，是否存在各种急慢性并发症的症状、体征等。

3）既往史：有无心脑血管疾病等其他疾病以及所患疾病的治疗情况。

4）生活方式：饮食；运动；吸烟、饮酒；心理状态；工作和家庭情况。

5）家族史：直系亲属中有无糖尿病、高血压、冠心病、卒中等病史。

（2）客观资料（O）：包括体格检查、实验室检查、心理行为测量等。

1）全面体格检查，应注意身高、体重、BMI、腰围、血压、甲状腺的触诊、皮肤检查、详细的足部检查等；有无特殊类型糖尿病的特征性体征。

2）辅助检查：血糖、尿糖、C肽释放试验、胰岛素释放试验、血脂、肝肾功能、HbA1c、心电图、尿常规、尿白蛋白/肌酐、心电图、眼底等。

3）如发现患者出现抑郁或焦虑状态，有条件可应用相关量表进行初步测评。

（3）综合评估（A）：包括诊断、鉴别诊断、目前存在的健康问题。

（4）处置计划（P）：针对目前存在问题而提出的处理计划，不仅限于开出药物处方，包括诊疗计划、治疗策略（包括用药和治疗方式、是否转诊等）、对患者的教育等措施。

2. 非药物治疗

（1）健康教育：健康教育是糖尿病预防工作的重点，是治疗工作的基础。针对不同人群所进行的健康教育内容及形式不尽相同（表5-2-7）。

表5-2-7　糖尿病患者健康教育内容

人群	健康教育内容	开展形式
健康人群	①糖尿病的病因及自然病程 ②临床表现及诊断方法 ③高危人群的划分、筛查 ④糖尿病的危害 ⑤预防糖尿病的方法	①健康大讲堂 ②张贴海报、制作板报及宣传栏 ③制作、发放宣传品 ④义诊、咨询、免费测血糖

人群	健康教育内容	开展形式
高危人群	①健康人群健教的全部内容 ②详细的生活方式干预方法及内容 ③每年体检的内容、重点关注的项目	①健康大讲堂 ②制作、发放宣传品 ③一对一面谈 ④义诊、咨询、免费测血糖 ⑤全科医生指导的小组经验交流
患者	①糖尿病病因及病程、治疗原则 ②糖尿病危害、急慢性并发症的防治 ③治疗目标 ④自我血糖监测（血糖监测无法实施时可选用尿糖监测），了解血糖测定结果的意义和应采取的干预措施 ⑤饮食控制、运动、戒烟、限酒 ⑥常用药物、不良反应、胰岛素应用 ⑦紧急情况的应对措施 ⑧糖尿病妇女受孕计划及监护 ⑨口腔、足部及皮肤护理技巧 ⑩糖尿病患者的社会心理适应	①健康大讲堂 ②制作、发放宣传品 ③一对一面谈 ④义诊、咨询、免费测血糖 ⑤成立糖尿病俱乐部，进行小组讨论户外活动等

（2）饮食指导：饮食控制是糖尿病最基本最重要的治疗方法之一，直接影响糖尿病治疗的效果。营养治疗的目标是达到并维持理想的血糖水平；减少心脑血管疾病的危险因素；提供均衡营养的膳食；减轻胰岛细胞负荷；维持理想体重。科学合理的饮食治疗需要在保证糖尿病患者日常生存所需要的热量、各种营养素的摄入和限制过多热量摄入导致的血糖升高、体重增加之间找到理想的平衡点。糖尿病患者膳食方案是一个相对复杂的计算过程，需要考虑到诸多因素，全科医生在对患者进行健康教育及饮食治疗时选择能被绝大多数患者轻松掌握、简便易行的方法尤为重要。目前我们应用较多的是食物交换份法，同时辅以食物血糖生成指数（glycemic index，GI）的知识对患者进行指导。

1）相关概念：食物交换份法。常用的食谱编制方法，在国内外普遍采用。它是将已计算好的、所含营养素类似的常用食物进行互换，灵活地组织营养平衡的餐食的配餐方法，其特点是简单、实用、易于操作。凡产生90kcal（1kcal=4.184kJ）热量的食物称为"一份"。将常用食物按其所含营养素量的近似值归类，计算每类食物每份所含的营养素值和食物重量。根据每位患者一日所需的各类食物的份数，在每一类食物中用不同种的食物依一定数量互相替换，在控制总热量的基础上保证食物的多样性。

食物血糖生成指数（GI）：是指进食恒量的食物（含50g碳水化合物）后2～3小时内的血糖曲线下面积相比空腹时的增幅除以进食50g葡萄糖后的相应增幅，是反映食物引起血糖应答特性的生理学指标。所以食物GI也是一种生理学参数。1981年，Jenkins医生在《美国临床营养学期刊》中首次提到这一概念。当GI≥70%时为高GI的食物,高GI食物进入胃肠后消化快、吸收率高,葡萄糖释放快、进入血液后峰值高,也就是血糖升得高。当GI≤55%时为低GI食物,低GI食物在胃肠中停留时间长,吸收率低,葡萄糖释放缓慢、进入血液后的峰值低、下降速度也慢,就是进食后血糖升高得比较低。当GI介于55%~70%为中GI食物。因此,在提供热量相同的情况下,将高GI的食物替换成低GI的食物,可以显著改善患者餐后2小时的血糖水平。

2)管理步骤

第一步:计算理想体重:理想体重(kg)=实际身高(cm)-105。

第二步:计算每日所需总热量。首先评估体型:BMI=体重(kg)/[身高(m)]²(表5-2-8);其次,确定体力劳动类型:劳动强度的划分及计算方法(表5-2-9)。

表5-2-8 体型评估表

BMI/(kg·m⁻²)	评估
<18.5	消瘦
18.5~<24	正常
24~<28	超重
BMI≥28	肥胖

表5-2-9 职业体力劳动类型分类

体力劳动类型	举例
卧床休息	
轻体力劳动	办公室及实验室工作、授课、烹饪
中体力劳动	清洁工作、驾驶拖拉机、割草、跳舞、划船、步行等
重体力劳动	农民、建筑工人、足球、篮球等体育活动

第三步:确定每日所需总热量(表5-2-10)。

总热量=理想体重(kg)×每日每千克体重所需热量

第四步:确定每日所需的食物交换份数。

总食物交换份数=总热量÷90。

第五步:确定各类食物的比例分配及具体的交换份数。

《中国2型糖尿病防治指南》(2013年版)推荐每日膳食:①脂肪不超过总热量的30%:饱和脂肪酸的摄入量不应超过饮食总热量的7%,尽量减少反式脂肪酸摄入;单不饱和脂肪酸在总脂肪摄入中的供能比宜达到10%~20%;多不饱和脂肪酸摄入不宜超过总热量摄入的10%,适当增加富含ω-3脂肪酸的摄入;胆固醇的摄入量<300mg/d。②碳水化合物提供的热量占总热量的50%~60%。③肾功能正常的糖尿病个体,推荐蛋白质

表5-2-10　不同人群每千克体重日均所需总热量　　　　　单位/kcal

体型	卧床	轻体力	中体力	重体力
消瘦	20 ~ 25	35	40	45 ~ 50
正常	15 ~ 20	25 ~ 30	35	40
肥胖/超重	15	20 ~ 25	30	35

注：孕妇妊娠后半期每日增加200kcal热量，乳母每日增加800kcal热量，儿童及伴有消耗性疾病的患者也应适当提高热量的摄入标准，具体数值可查询中国营养学会发布的我国每日膳食营养素供给量建议。

的摄入量占供能比的10% ~ 15%，保证优质蛋白质摄入超过50%。有显性蛋白尿的患者蛋白摄入量限制在0.8g/（kg·d），从eGFR下降起，即应实施低蛋白饮食，推荐蛋白质摄入量0.6g/（kg·d），并同时补充复方酮酸制剂。需根据此标准确定每日碳水化合物、蛋白质、脂肪的组成，换算出每类食物的具体交换份数，每份食物产生热量见表5-2-11。

表5-2-11　各种食物产生的热量

谷薯类食物交换表（每份提供热量90kcal，碳水化合物20g，蛋白质2g）

食物	重量/g	食物	重量/g
大米、小米、糯米、薏米	25	红豆、绿豆、芸豆、干煸豆角	25
高粱米、玉米面	25	烧饼、烙饼、馒头	35
面粉、米粉、混合面	25	咸面包、窝头、切面	35
挂面、龙须面、燕麦面	25	米饭	65
莜麦面、荞麦面、苦荞面	25	土豆、芋头	100
通心粉、干粉条、干莲子	25	湿粉皮	150
苏打饼干	25	鲜玉米（带棒心）	200

蔬菜类食物交换表（每份提供热量90kcal，碳水化合物17g，蛋白质5g）

食物	重量/g	食物	重量/g
大白菜、圆白菜、菠菜、油菜、苋菜	500	白萝卜、青椒、茭白、冬笋	400
韭菜、茴香、芹菜、茼蒿	500	倭瓜、南瓜、菜花	350
莴笋、油菜薹、苦瓜	500	扁豆、洋葱、蒜苗、豇豆	250
西葫芦、番茄、黄瓜、冬瓜	500	胡萝卜	200
茄子、丝瓜、芥蓝菜、塌菜	500	山药、藕、豆薯、荸荠	150
豆芽、龙须菜、鲜蘑	500	鲜百合	100
水发海带	500	毛豆、鲜豌豆（不带皮）	70

水果类食物交换表（每份提供热量90kcal，碳水化合物21g，蛋白质1g）

食物	重量/g	食物	重量/g
西瓜	500	梨、桃、苹果、橘子、橙子	200
草莓	300	柿子、香蕉、鲜荔枝	150
柚子、猕猴桃、李子、杏、葡萄	200		

豆类食物交换表（每份提供热量90kcal，碳水化合物4g，蛋白质9g，脂肪4g）

食物	重量/g	食物	重量/g
腐竹	20	北豆腐	100
大豆、大豆粉	25	南豆腐	150
豆腐丝、豆腐干	50	豆浆（黄豆1份加水8份）	400

奶类食物交换表（每份提供热量90kcal，碳水化合物6g，蛋白质5g，脂肪5g）

食物	重量/g	食物	重量/g
奶粉	20	鲜牛奶、羊奶	160
脱脂奶粉、乳酪	25	无糖酸奶	130

坚果类食物交换表（每份提供热量90kcal，脂肪10g）

食物	重量/g	食物	重量/g
核桃仁、杏仁、花生米	15	西瓜子（带壳）	40
葵花籽（带壳）、南瓜子（带壳）	25		

肉蛋类食物交换表（每份提供热量90kcal，蛋白质9g，脂肪6g）

食物	重量/g	食物	重量/g
瘦猪、牛、羊肉、鸡、鸭、鹅肉	50	鸡蛋、鸭蛋、松花蛋、鹌鹑蛋	60
肥瘦猪肉	25	鸡蛋清	150
排骨	70	带鱼、黄鱼、草鱼、鲤鱼、鲫鱼	80
熟火腿、香肠	20	鲢鱼、甲鱼、鳝鱼、比目鱼	80
无糖叉烧肉、午餐肉、大肉肠	35	对虾、青虾、鲜贝	80
酱牛肉、酱鸭	35	兔肉、蟹肉、水发鱿鱼	100
		水发海参	350

油脂类食物交换表（每份提供热量90kcal，脂肪10g）

食物	重量 /g	食物	重量 /g
花生油、玉米油、菜籽油、芝麻	10	豆油、红花油、香油	10
猪油、牛油、羊油、黄油	10	芝麻酱	15

食物交换份法根据所含类似营养素的量，将食物归为4类：①含糖较丰富谷薯类食物；②含维生素、矿物质、膳食纤维丰富蔬菜、水果类；③含优质蛋白质丰富的肉、鱼、乳、蛋、豆及豆制品类；④含热量丰富的油脂、纯糖和坚果类食物。每类食物具体营养价值见表5-2-12。

表5-2-12　四大类食物营养价值表

食物	热量 /kcal	蛋白质 /g	脂肪 /g	碳水化合物 /g	主要营养价值
谷薯类	90	2.0	—	20.0	蛋白质、碳水化合物、脂肪、无机盐、维生素
蔬菜类	90	5.0		17.0	无机盐、维生素、膳食纤维
水果类	90	1.0	—	21.0	无机盐、维生素、膳食纤维
大豆类	90	9.0	4.0	4.0	蛋白质、不饱和脂肪酸、磷脂、钙、维生素
奶类	90	5.0	5.0	6.0	蛋白质、脂肪、维生素、无机盐、碳水化合物
肉蛋类	90	9.0	6.0	—	蛋白质、脂肪、维生素、无机盐
坚果类	90	4.0	7.0	2.0	脂肪
油脂类	90	—	10.0	—	脂肪

第六步：根据患者的喜好结合食物血糖生成指数（GI）查表选择并交换食物、确定具体食物的重量及烹调方法。

科学指导糖尿病患者饮食，首先应选择低GI和中GI的食物。糖尿病患者尽量不用或少用单糖双糖类，严格限制纯糖食品、甜点等。其次，要合理搭配食物。选择高GI食物时，可以搭配低GI食物混合食用，如粗杂粮的GI较低，但适口性较差，细粮GI较高，粗细粮搭配，既可以改善口感，又可以降低GI。选择科学的加工与烹调方法。粮食在精加工过程中，不仅会损失一些营养素，同时由于研磨颗粒变细，更利于吸收，GI值也增高，如糙米饭GI为70，精米饭GI为83.2。每种食物的具体GI可查阅《食物血糖生成指数》。

进行食物交换时要注意：各类别食物可随意交换，但不能跨类别交换；水果含糖量高（6%～20%），因此不能将蔬菜交换为水果；当空腹血糖控制在7.0mmol/L、餐后2小时血糖10mmol/L、糖化血红蛋白在7.0%以下时，可以选择水果代替部分主食，血糖控制差的患者暂时不给予水果类食物，可吃少量生黄瓜和番茄；坚果类食物脂肪含量高，可少量食用，但需减少烹饪油的摄入；不推荐糖尿病患者饮酒，饮酒时需将酒类中所含的热量计算入总热量，每日不超过1～2份标准量（1份标准量为：啤酒285ml，清淡啤酒375ml，红酒100ml，白酒30ml，各含酒精约10g）。肥胖、高甘油三酯血症、肾病、糖尿病妊娠者不宜饮酒。

食物要合理地分配至三餐，常用的热量分配比例为早餐1/5、午餐2/5、晚餐2/5或早餐1/3、午餐1/3、晚餐1/3，也可按一日4餐每餐分别为1/7、2/7、2/7、2/7。对于容易出现低血糖的老年人也可在上午、下午、睡前分别予1份热量的食物加餐，剩下的热量平均分配到三顿正餐中。

（3）运动指导：运动具有降低血压、降低心血管危险、减轻体重、增加胰岛素的敏感性、降低血糖水平等诸多好处。规律的运动有助于患者糖尿病的控制。糖尿病患者的运动应本着循序渐进、量力而行、持之以恒的原则，在全科医生的指导下进行。运动前要进行必要的评估，特别是心肺功能和运动功能的医学评估（如运动负荷试验等）。

1）运动的步骤：先行5～10分钟热身，保持运动20～30分钟，最后5～10分钟恢复运动。

2）运动的频率及强度：成年糖尿病患者每周至少150分钟（如每周运动5日，每日30分钟）、中等强度（50%～70%最大心率）的有氧运动。中等强度的体育运动包括：快走、打太极拳、骑车、乒乓球、羽毛球和高尔夫球。较强体育运动为舞蹈、有氧健身操、慢跑、游泳、骑车上坡。运动时目标心率=（170－年龄）；自我感觉微微出汗，活动过程中能说话但不能唱歌为宜。运动强度强调个性化，因人而异，尤其是高龄者、有心血管疾病者不要求心率达标。有自主神经病变的患者亦不适宜用运动时的心率来评估运动强度是否达标。

3）运动的注意事项：最好选择有氧运动；推荐在晚餐后1小时进行，切不可在早晨空腹时；要穿舒适合脚的鞋；避免将胰岛素注射到运动部位；随身携带糖果；监测运动前后血糖的变化；对于患有糖尿病足的患者不应选择长时间行走、慢跑及剧烈的运动；对于心血管病疾病高风险的患者应先评价心功能及有无心肌缺血；对于有周围神经病变的患者应避免负重或过度伸展；对于有慢性并发症的患者应避免高强度运动及在寒冷或暑热的室外运动。

4）不适宜运动的人群：空腹血糖>16.7mmol/L、反复低血糖或血糖波动较大、有糖尿病酮症酸中毒等急性代谢并发症、合并急性感染、增殖性视网膜病、严重肾病、严重心脑血管疾病（不稳定型心绞痛、严重心律失常、一过性脑缺血发作）等情况下禁忌运动，病情控制稳定后方可逐步恢复运动。

（4）戒烟：吸烟是各种动脉粥样硬化性疾病的重要危险因素，加速糖尿病患者大血管并发症的发生，要通过反复的健康教育使其认识吸烟的危害，考虑戒烟；帮助其下定决心戒烟；向其讲授可能遇到的问题及解决方法，准备戒烟；确定日期开始戒烟，并利用一切资源即取得其周围亲人、朋友的支持；帮助其维持戒烟状态。对于戒烟困难、复吸、需药物辅助的患者可转诊至戒烟门诊。

（5）心理问题干预：糖尿病患者抑郁症的患病率显著高于非糖尿病患者。抑郁、焦虑等负性情绪可加重糖尿病的病情，不利于血糖的控制。对于有焦虑、抑郁表现的患者应及时进行相关量表的筛查，必要时转诊。全科医生应尽可能地帮助患者摆脱不良情绪的影响，树立战胜疾病的信心。耐心地倾听可能是全科医生容易掌握及应用的心理疏导技巧。鼓励患者参加社交活动、文体娱乐活动，增加其与社会及他人的交流。同时及时与家属沟通，一方面促进家属对患者的理解、关心，以便更好地帮助患者进行治疗；另一方面也提醒家属增加对患者的关注避免发生不良事件。

（6）血糖监测：除糖化血红蛋白，患者血糖监测也是糖尿病治疗的重要一环，全科医生需根据其结果对治疗作出调整。具体的血糖监测方案见表5-2-13。

表5-2-13　血糖监测方案

治疗方案		血糖监测方案
使用基础胰岛素	达标前	每周3次空腹，复诊前1日加测5点
	达标后	每周3次（空腹、早餐后、晚餐后），复诊前1日加测5点
使用预混胰岛素	达标前	每周3次空腹和3次晚餐前，复诊前1日测5点
	达标后	每周3次（空腹、晚餐前、晚餐后）复诊前1日加测5点
未使用胰岛素的低强度血糖监测		每周3日，每日一餐前后，或每周3次，空腹和3次睡前
未使用胰岛素的强化血糖监测		每周3日，每日5～7点（药物调整期）

注：5点血糖，空腹、三餐后2小时、睡前；7点血糖，三餐前后、睡前。

自我血糖监测频率取决于治疗目标和方式，对于以上方案应灵活掌握。如疑有低血糖应重点监测餐前血糖，睡前血糖正常、空腹血糖偏高应监测凌晨血糖等。对于血糖控制差的患者增加监测频率如每日4～7次，直到血糖得到控制；使用胰岛素治疗的开始阶段每日5次，达到治疗目标后每日2～4次；病情稳定且血糖控制理想均可适当减少监测次数，如每周2～4次。

为患者制定血糖监测方案的同时，也应教会患者正确监测血糖的方法，如使用乙醇消毒手指，待手指乙醇干透后才能采血；正确的采血方法；采血量的掌控；血糖试纸的保存方法、保质期等内容。

3. 药物治疗　生活方式干预是2型糖尿病治疗的基础措施，应贯穿其始终。如单纯生活方式干预不能使血糖达标，则应开始药物治疗。

2型糖尿病的药物治疗首选二甲双胍，应全程保留在糖尿病的治疗方案中；不适合二甲双胍者选择α-葡糖苷酶抑制剂或胰岛素促泌剂。若单独使用二甲双胍治疗而未使血糖达标，则可加用胰岛素促泌剂、α-葡糖苷酶抑制剂（AGI）、二肽基肽酶Ⅳ（DPP-4）抑制剂或噻唑烷二酮类（TZD）。两种口服药联合治疗而未使血糖达标者，可采用3种口服药联合治疗或者加用胰岛素治疗（每日1次基础胰岛素或每日1～2次预混胰岛素）。具体药物治疗方案见表5-2-14。

表5-2-14　药物治疗方案

方案	主要治疗药物	备选治疗药物
一线药物治疗	二甲双胍	胰岛素促泌剂或α-葡糖苷酶抑制剂
二线药物治疗	胰岛素促泌剂或α-葡糖苷酶抑制剂或噻唑烷二酮类或DPP-4抑制剂	
三线药物治疗	a. 基础胰岛素或每日1～2次预混胰岛素 b. 胰岛素促泌剂或α-葡糖苷酶抑制剂或噻唑烷二酮类或DPP-4抑制剂或GLP-1受体激动剂	
四线药物治疗	a. 基础胰岛素+餐时胰岛素或每日3次预混胰岛素类似物 b. 基础胰岛素或预混胰岛素	

注：如血糖控制不达标，则进入下一步治疗；三线主要治疗药物和四线主要治疗药物中的a与a对应、b与b对应；采用预混胰岛素治疗和多次胰岛素治疗时应停用胰岛素促泌剂。

（1）口服降糖药：根据作用效果的不同，口服降糖药可分为主要以促进胰岛素分泌为主的药物（磺脲类、格列奈类、DPP-4抑制剂）和通过其他机制降低血糖的药物（双胍类、噻唑烷二酮类、α-葡糖苷酶抑制剂）。

1）双胍类：作为一线药物和药物联合中的基本用药，单独使用不导致低血糖，与胰岛素或胰岛素促泌剂联合使用可增加低血糖发生风险，主要副作用为胃肠道反应；禁用于肝肾功能不全、严重感染、缺氧、外伤、接受大手术的患者。临床应用：二甲双胍。

2）磺脲类药物：主要作用为刺激胰岛β细胞分泌胰岛素。主要用于新诊断的2型糖尿病非肥胖患者。如果使用不当可导致低血糖，特别是老年患者和肝肾功能不全者。禁用于1型糖尿病，有严重并发症或胰岛β细胞功能极差的2型糖尿病患者，孕妇、儿童糖尿病、大手术围术期、全胰腺切除术后及对磺脲类药物有严重不良反应者禁用。临床应用：格列吡嗪、格列齐特、格列苯脲等。

3）噻唑烷二酮类（TZD）：主要通过增加靶细胞对胰岛素作用敏感性而降低血糖，可单独或与其他降糖药物合用治疗2型糖尿病，尤其适用于肥胖、胰岛素抵抗明显者。单独使用时不导致低血糖，与胰岛素或胰岛素促泌剂联合使用时可增加低血糖发生的风险。有心力衰竭［纽约心脏学会（NYHA）心功能分级Ⅱ级以上］、活动性肝病或转氨酶升高超过正常上限2.5倍、严重骨质疏松和有骨折病史的患者应禁用本类药物。临床应用：吡格列酮、罗格列酮。

4）格列奈类药物：为非磺脲类胰岛素促泌剂，本类药物主要通过刺激胰岛素的早时相分泌而降低餐后血糖。较适用于2型糖尿病早期餐后高血糖阶段或以餐后高血糖为主的老年糖尿病患者。常见副作用是低血糖和体重增加，但低血糖的风险和程度较磺脲类药物轻。格列奈类药物可以在肾功能不全的患者中使用。临床应用：瑞格列奈、那格列奈、米格列奈。

5）α-葡糖苷酶抑制剂（AGI）：通过抑制碳水化合物在小肠上部的吸收而降低餐后血糖，适用于以碳水化合物为主要食物成分和餐后血糖升高的患者。临床应用：阿卡波糖、伏格列波糖、米格列醇。

6）DPP-4抑制剂：通过抑制DPP-4而减少GLP-1在体内的失活，使内源性GLP-1的水平升高。GLP-1以葡萄糖浓度依赖的方式增强胰岛素分泌，抑制高血糖素分泌。单独使用DPP-4抑制剂不增加低血糖发生的风险，对体重的作用为中性或增加。临床应用：西格列汀、沙格列汀、利格列汀等。

（2）GLP-1受体激动剂：GLP-1受体激动剂可有效降低血糖，并有显著降低体重和改善甘油三酯、血压的作用。单独使用GLP-1受体激动剂不明显增加低血糖发生的风险。临床应用：GPL-1受体激动剂短效制剂有艾塞那肽、利司那肽等；长效制剂有利拉鲁肽、阿必鲁肽、杜拉鲁肽等。

（3）胰岛素治疗：胰岛素分为超短效胰岛素类似物、常规（短效）胰岛素、中效胰岛素、长效胰岛素（包括长效胰岛素类似物）和预混胰岛素（包括预混胰岛素类似物）。

1）胰岛素治疗的适应证：所有1型糖尿病；2型糖尿病经饮食及口服降糖药治疗血糖未达标者；新诊断糖尿病患者分型鉴别困难时；糖尿病患者伴外科疾病的围手术期；妊娠糖尿病和糖尿病伴妊娠；糖尿病急性代谢紊乱如酮症酸中毒等；合并重症感染或并发症，如视网膜病变、神经病变、肾小球硬化症或并发急性心肌梗死、脑血管意外等。

2）胰岛素注射注意事项：胰岛素注射部位包括腹部、上臂、大腿和臀部，不同注射部位吸收胰岛素速度不同，腹部最快，随后依次是上臂、大腿和臀部；注射部位轮换可以有效预防局部硬结和皮下脂肪增生，可以选择以周为单位或者以次为单位的左右轮换；注射前检查注射部位并消毒，用拇指、示指、中指提起皮肤，90°进针后缓慢推注胰岛素，注射完毕针头在皮肤内停留10秒后（胰岛素笔）再拔出针头、松开皮褶。

（4）综合治疗：具有血脂异常、高血压、动脉粥样硬化等心血管疾病危险因素的2型糖尿病患者，应采取降糖、降压、调脂（主要是降低LDL-C）和应用阿司匹林治疗，以预防心血管疾病和糖尿病微血管病变的发生。

1）降压治疗：所有患糖尿病的高血压患者应在家监测血压，血压一般应控制在130/80mmHg以下，首选血管紧张素转换酶抑制剂（ACEI）或血管紧张素Ⅱ受体阻滞剂（ARB）。

2）调脂治疗：已罹患心血管疾病的糖尿病患者都应该使用他汀类调脂药，控制目标LDL-C<1.8mmol/L；没有心血管疾病者，控制目标LDL-C<2.6mmol/L；如果甘油三酯>4.5mmol/L，应先用降低甘油三酯为主的贝特类药物。

3）阿司匹林用于心血管疾病的一级/二级预防。

（5）药物治疗时要严格掌握各类药物的适应证及禁忌证，防止低血糖的发生，掌握低血糖的处理。如患者出现低血糖症状立即检测血糖，确定是否发生低血糖，以便给予相应的处理。空腹血糖控制不佳应考虑基础胰岛素作用不足及黎明现象和苏木杰反应等多种原因，不可盲目追加药物的用量。监测凌晨0:00～4:00的多次血糖，有助于鉴别空腹高血糖的原因。如监测血糖偏低或低于正常值，或先出现低血糖随后高血糖，则为苏木杰反应；如测到的血糖平稳、升高则为黎明现象。

黎明现象：每日黎明（清晨5:00～8:00）由各种激素间不平衡分泌所引起的一种清晨高血糖状态。其机制可能是每日黎明时糖皮质醇、生长激素及儿茶酚胺等分泌增加所致。

苏木杰反应：即在黎明前曾有低血糖，症状轻微、短暂、而未被发现，但导致体内升血糖的激素分泌增加，继而发生低血糖后的反跳性高血糖（低血糖后高血糖）。

4. 随访

（1）随访频率：血糖控制达标每月复诊，血糖控制未达标每周复诊1次。

（2）随访内容：症状变化；生活方式是否改变；用药的依从性；是否定期监测血糖、血糖值变化记录；并进行必要的体格检查及实验室检查。最后根据患者现存的问题给予相关的健康教育，调整药物治疗，告知患者下次复诊时间。随访监测的体格检查及辅助检查内容见表5-2-15。

表5-2-15　随访监测内容

频率	体格检查及辅助检查内容
每月随诊1次	体重、空腹及餐后血糖、血压、尿常规
每3个月1次	HbA1c、足部检查（足背动脉、神经病变的相关检查）
每6个月1次	尿白蛋白/肌酐比值
每年1次	身高、BMI、心电图、肝功能、肾功能、血脂四项、眼底

注：以上内容初诊时有条件的应全部进行；对于患有贫血和血红蛋白异常疾病的患者，HbA1c的检测结果是不可靠的。可用血糖、糖化血清白蛋白或糖化血清蛋白来评价血糖的控制。

（3）管理目标值：糖尿病患者的管理不仅限于关注血糖值，还要采取综合性管理，包括关注血糖、血压、血脂、BMI、尿白蛋白/肌酐是否达标（表5-2-16）。制定2型糖尿病患者综合调控目标的首要原则是个体化，应根据患者的年龄、病程、预期寿命、并发症或合并症病情严重程度等进行综合考虑。

表5-2-16　糖尿病患者管理目标

指标	目标值
BMI/（kg·m^{-2}）	<24
血压/mmHg	<140/80
血糖/（mmol·L^{-1}）①	空腹4.4～7.0；非空腹≤10.0
HbA1c/%	<7.0
TC/（mmol·L^{-1}）	<4.5
TG/（mmol·L^{-1}）	<1.7
HDL-C/（mmol·L^{-1}）	男性>1.0；女性>1.3
LDL-C/（mmol·L^{-1}）	未合并冠心病<2.6；合并冠心病<1.8
尿白蛋白/肌酐	男性<2.5mg/mmol（22mg/g）；女性<3.5mg/mmol（31mg/g）
尿白蛋白排泄率	<20μg/min（30mg/d）
主动有氧活动	≥150min/周

注：①毛细血管血糖。

5. 糖尿病患者转诊

（1）初次发现血糖异常，不能明确病因和分型者。

（2）新诊断的儿童和青少年糖尿病患者。

（3）妊娠或哺乳期妇女血糖异常者。

（4）糖尿病急性并发症：糖尿病酮症酸中毒（尿酮阳性，血糖>16.7mmol/L及血气分析pH<7.35，伴恶心和呕吐）；高血糖高渗状态（神志异常、脱水、血浆渗透压升高、血糖>33.3mmol/L）；糖尿病乳酸性酸中毒；低血糖昏迷。

（5）血糖控制差。低血糖或高血糖，需严密监测血糖及调整用药者。

（6）需用胰岛素泵或其他强化治疗方案，密切监测血糖者。

（7）血糖、血压和/或血脂不达标者。血糖控制不达标，经调整方案规范治疗3～6个月后HbA1c>8.0%；调整治疗方案规范治疗3个月后血压大于140/80mmHg；调整方案并规范治疗6个月后LDL-C>2.6mmol/L。

（8）出现严重药物不良反应难以处理者。

（9）慢性并发症进行性发展，需积极治疗者。

（10）合并重症感染、急性心肌梗死、脑血管意外、糖尿病足、严重外伤或需行手术者。

6. 急性并发症及处理原则

（1）糖尿病酮症酸中毒（diabetic ketoacidosis，DKA）：多表现为腹痛、恶心、呕吐、呼吸深快、三多一少症状加重、呼气中有烂苹果味，重者出现严重失水、血压下降甚至昏迷。最常见的诱因是感染，其他诱因包括胰岛素治疗中断或不适当减量、应激、酗酒、妊娠等。辅助检查发现尿糖强阳性、尿酮体阳性，可有蛋白尿或管型尿，血糖升高多达16.7～33.3mmol/L，超过33.3mmol/L时多伴有高血糖高渗状态或有肾功能障碍。治疗原则为尽快补液、纠正失水状态，降低血糖，纠正电解质及酸碱平衡失调，同时积极寻找、消除诱因，防治并发症，降低病死率，并立即转诊至上级医院。全科医生应为患者开放静脉通道，生理盐水静脉补液先快后慢（在1～2小时内输入0.9%氯化钠1 000～2 000ml，前4小时输入所计算失水量的1/3液体）；行血生化检查，纠正电解质紊乱，注意尿量，同时呼叫急救车。如使用本单位救护车转诊，全科医生须备好抢救物品全程陪同，直至将患者护送至上级医院。

预防：保持良好的血糖控制，预防和及时治疗感染及其他诱因，加强糖尿病教育，促进糖尿病患者和家属的认识，是主要的预防措施，并有利于本病的早期诊断和治疗。

（2）高血糖高渗状态（HHS）：是糖尿病的严重急性并发症之一，临床以严重高血糖而无明显酮症酸中毒、血浆渗透压显著升高、脱水和意识障碍为特征。发生率低于糖尿病酮症酸中毒，且多见于老年2型糖尿病患者。起病隐匿，最初仅表现为多饮、多尿，食欲减退，易被忽视逐渐出现严重脱水和神经精神症状，最后陷入昏迷。诱因为感染、应激、应用糖皮质激素或利尿剂等药物、静脉高营养治疗等。遇到不明原因的脱水、休克、意识障碍、昏迷时，应考虑HHS。实验室检查血糖≥33.3mmol/L，血钠多升高，可达155mmol/L以上，血浆渗透压≥320mOsm/L。处理原则同DKA。

（3）乳酸酸中毒：主要表现为乏力、恶心、呕吐、食欲缺乏、呼吸深大、嗜睡等，大多数有服用双胍类药物史。实验室检查酸中毒、血乳酸水平升高，血、尿酮体阴性。治疗原则：补液，纠正脱水、休克，尽早充分补碱，祛除诱因。疑似病例应迅速转诊。严格掌握双胍类药物的适应证，尤其是苯乙双胍，对伴有肝肾功能不全、慢性缺氧性心肺疾病及一般情况差的患者忌用双胍类降糖药。

（4）低血糖昏迷：低血糖是多种原因引起的血糖浓度低于正常值的状态，接受药物治疗的糖尿病患者低血糖诊断标准为血糖值≤3.9mmol/L。临床表现为交感神经兴奋引起的心悸、焦虑、出汗、饥饿感等。严重的低血糖可出现中枢神经症状如神志改变、认知障碍、抽搐甚至昏迷。全科医生发现可疑低血糖患者，立即测血糖、明确诊断，无法监测血糖的暂时按低血糖处理。神志清楚的患者口服15～20g糖类食物（如患者服用α-葡糖苷酶抑制剂则必须予以葡萄糖治疗）；意识障碍患者予50%葡萄糖溶液20～40ml静脉推注，每15分钟监测血糖一次。病情严重者或低血糖难以纠正者，及时转诊上级医院。

四、糖尿病管理评价指标

（一）针对糖尿病患者的评价指标

每个管理年度结束后，需对管理对象全年的血糖控制进行评估。全年大于3/4的时间（频次>75%）血糖值在"理想"或"一般"水平，判定病情控制良好；全年小于3/4的时间（频次<75%），血糖值在"理想"或"一般"水平，判定病情控制不佳。糖尿病患者血糖控制评价标准见表5-2-17。

表5-2-17　糖尿病患者血糖控制评价标准　　　　　　　　　单位：mmol/L

代谢指标	理想		一般		较差	
	血浆	全血	血浆	全血	血浆	全血
餐前血糖	4.4 ~ 6.1	4.4 ~ 6.1	≤ 7.0	≤ 8.0	>7.0	>8.0
餐后血糖	4.4 ~ 8.0	4.4 ~ 8.0	≤ 10.0	≤ 11.0	>10.0	>11.0

（二）糖尿病管理评价

1. 糖尿病患者管理率=年内已管理35岁及以上的2型糖尿病患者人数/年内辖区内35岁及以上的2型糖尿病患者总人数 × 100%。

注：年内辖区内35岁及以上的2型糖尿病患者总人数指通过当地流行病学调查、社区卫生诊断获得或是选用本省（区、市）或全国近期35岁及以上2型糖尿病患病率指标按照当地人口构成比标化后进行估算。

2. 糖尿病患者规范管理率=糖尿病患者健康管理的35岁及以上的2型糖尿病患者人数/年内已管理的35岁及以上的2型糖尿病患者人数 × 100%。

3. 管理人群血糖控制率=最近一次随访空腹血糖达标的35岁及以上的2型糖尿病患者人数/已管理的35岁及以上的2型糖尿病患者人数 × 100%。

注：空腹血糖达标是指空腹血糖<7mmol/L。

五、信息化工具在糖尿病管理中的应用

在信息系统里可设有电子健康档案、风险评估、健康干预、血糖监测、随访管理、数据统计、医患互动、健康宣教、远程管理、双向转诊等模块。通过及时更新患者乃至社区人群的基本信息、体检、治疗、随访等档案信息，共享调阅居民转诊至上级医院的诊疗资料，做到早发现、早诊断、早治疗、长期动态规范诊疗患者，有效促进高危人群与糖尿病前期、糖尿病患者筛查、个体化糖尿病防治知识科普宣教等工作。

信息化在糖尿病管理中发挥了便于收集分析管理对象信息数据，使其更具有真实性和准确性，并增加管理效率的优势。

六、糖尿病患者管理要点

（一）老年糖尿病

老年糖尿病是指年龄在60岁以上的糖尿病患者，治疗应该采取因人而异、分层管理、严宽结合的治疗策略。

1. 原则上对于病程短、生存期长、无严重微血管或大血管并发症及没有严重的低血糖风险的患者，在严密监测血糖的前提下，尽可能地将患者的血糖控制在理想状态，即空腹血糖<7.0mmol/L，餐后血糖<10mmol/L，HbA1c<7.0%；对病程长、生存期短、有严重微血管或大血管病变尤其是独居的患者应放宽控制标准。

2. 制定生活方式干预方案时，应注意其并发症及伴发症状，视力、听力、体力、运动耐力、平衡能力、是否有骨关节病变及心肺等器官功能情况，推荐个体化的方案。

3. 老年糖尿病患者可多病共存，会同时服用多种药物，应注意其代谢功能减退和药物间相互作用影响肝肾功能损伤，可能增加药物不良反应发生的风险。

4. 在进行降糖治疗时要注意血压、血脂、凝血机制等异常，根据异常情况作相关处理。

（二）妊娠糖尿病

妊娠期间首次发生或发现糖耐量减低或糖尿病，称为妊娠糖尿病，主要危害是围生期母婴临床结局不良和死亡率增加，加大对妊娠糖尿病筛查非常重要。存在以下情况的妊娠妇女具有高度糖尿病风险：妊娠糖尿病病史、巨大胎儿分娩史、肥胖、PCOS、糖尿病家族史、早孕期空腹尿糖阳性者和无明显原因的多次自然流产史、胎儿畸形史及死胎史、新生儿呼吸窘迫综合征分娩史者等，应尽早监测血糖，如果空腹血糖≥7.0mmol/L和/或随机血糖≥11.1mmol/L，应在2周内重复测定。妊娠妇女应在妊娠24～28周进行OGTT测定血糖。对于计划妊娠的糖尿病患者应严格控制血糖，建议HbA1c<6.5%，如应用胰岛素可放宽至HbA1c<7%，不建议HbA1c>8.0%患者妊娠，高血糖明显增加早期流产与胎儿畸形风险。

（三）糖尿病合并高血压

糖尿病患者中高血压的诊断标准同其他人群。糖尿病患者的血压水平超过120/80mmHg，即开始生活方式的干预以降低血压和预防高血压的发生率；血压≥140/80mmHg者，开始降压治疗；糖尿病患者收缩压≥160mmHg时，必须启动降压治疗。糖尿病合并高血压的患者血压控制目标应<130/80mmHg。

（四）糖尿病合并感染

糖尿病容易并发各种感染，血糖控制差的患者感染更为常见也更为严重。良好的血糖控制，加强自身卫生及必要的免疫接种在一定程度上可有效预防严重感染的发生。推荐接种肺炎球菌多糖疫苗、流感疫苗和乙肝疫苗。严格控制血糖为治疗首要措施，胰岛素治疗为首选；进行有效的抗感染治疗，并根据药敏试验结果，及时调整抗生素的种类。

（五）餐后高血糖的控制

餐后高血糖具有重要临床意义，是诊断糖尿病的重要指标，尤其是老年糖尿病经常表现为空腹血糖正常、餐后血糖升高的情况；也是糖尿病患者心血管事件的独立危险因素；对HbA1c达标意义更大。防治餐后高血糖可以采取以下措施：避免单糖，选择低血糖生成指数的食物；进食富含纤维的食物，延缓胃排空；口服药物首选α-葡糖苷酶抑制剂，也可以选择二甲双胍；使用GLP-1类似物及DPP-4抑制剂改善肠促胰岛素系统功能缺陷；使用胰岛素促泌剂或者胰岛素应对胰岛应答分泌功能减退；口服胰岛素增敏剂并适当运动增加胰岛素敏感性；采用传统药膳因素，提供糖尿病患者关键营养或涉及产生胰岛素的必需元素。

（六）低血糖防治

监测血糖值、防止低血糖发生和发生低血糖正确处理是全科医生在糖尿病安全管理时必须关注的事项。对于糖尿病病程>15年、有严重伴发病如肝肾功能不全或者反复出现低血糖的患者，高龄或独居患者等为避免低血糖发生，不宜将血糖控制过低，建议HbA1c控制在7.0%～9.0%。

全科医生对患者及其家属进行低血糖相关的健康教育非常重要，尤其是使用胰岛素的患者，减食不减药、增加运动量不增加进食量、用药后延缓进食时间的患者。健康教育内容包括严密监测和干预低血糖的症状发生，建议患者外出随身携带饼干、糖果等食物，带好有糖尿病诊断信息的家属联系卡，一旦出现低血糖症状或测得血糖≤3.9mmol/L及时补充葡萄糖或者含糖食物；患者不要过量饮酒，尤其是空腹饮酒。

（七）慢性并发症

糖尿病的慢性并发症分为微血管并发症（视网膜病变、神经病变）、大血管病变（冠心病、外周血管病、脑血管病）、神经病变（多发性神经、单一神经病变、自主神经病变）及其他并发症（白内障、青光眼、感染、皮肤病变等）。综合预防措施包括控制血糖、控制血压和治疗血脂异常。按照管理要求定期评估，及时发现和观察进展。

1. **糖尿病肾病**　2型糖尿病患者在确诊糖尿病后每年均应做肾脏病变的筛查。最基本的检查是尿常规和微量白蛋白。所有成年糖尿病患者中，不管尿白蛋白排泄程度如何，至少每年检测血肌酐。血肌酐用来估算肾小球滤过率（estimated glomerular filtration rate，eGFR）和评价慢性肾脏病的分期情况。应注意，随着肾功能的下降胰岛素需要量将减少；应限制植物蛋白的摄入，予优质低蛋白饮食；当肌酐清除率<60ml/min时停用二甲双胍。

2. **糖尿病视网膜病变**　是糖尿病高度特异性的微血管并发症，2型糖尿病患者在确诊后应尽快进行首次眼底检查和其他方面的眼科检查。眼部评估指标有视力、眼压、房角、眼底等变化，病情严重者及时转至专科，以便给予患者更加专业的眼科治疗。

3. **糖尿病周围神经病变**　糖尿病神经病变是糖尿病最常见的慢性并发症之一，病变可累及中枢神经及周围神经，以后者为常见，常表现为对称性的肢端感觉异常，可伴疼痛，后期出现肌力减退、肌萎缩甚至瘫痪。患者在诊断为糖尿病后至少每年筛查一次；病程较长或合并眼底病变、肾病等微血管并发症的患者，每隔3～6个月进行复查。周围神经病变的患者应给予足部护理的健康教育，以降低足部溃疡的发生。

4. 糖尿病足　有下肢麻木、刺痛或疼痛神经病变症状；出现间歇性跛行、静息痛、足背动脉搏动明显减弱或消失。当出现外周血管病变及神经病变时，患者感觉障碍为行走时负重异常形成胼胝或溃疡，患者不能及时发现足部的创伤，且因外周血管病变的存在和创口不易愈合导致伤口扩大继发感染，严重者最终截肢甚至死亡。除严格控制血糖外，患者每日临睡前自我足部检查及每3个月全科医生对其进行详细的足部检查至关重要。预防糖尿病足的关键在于：定期检查是否存在糖尿病足的危险因素；对患者及家属进行足部保护知识和预后的教育；穿着合适的鞋袜；祛除和纠正容易引起溃疡的因素。

5. 下肢血管病变　通常是指下肢动脉粥样硬化病变，大多数无症状，只有10%～20%患者有间歇性跛行表现。目前存在低知晓率、低诊断、低治疗以及高致残率和高病死率的状况。50岁以上的糖尿病患者应该常规进行筛查；合并高血压、血脂异常、心脑血管病变、吸烟或糖尿病病程5年以上等危险因素的患者至少每年筛查一次；有足溃疡、坏疽的患者均应进行全面的动脉病变检查及评估。

[案例分析]

钱女士，54岁，家庭主妇。

主观资料（S）

口干、多饮、多食3年，加重伴视物模糊1个月。

3年前患者无明显诱因出现口干、多饮、多食、易饥，未予重视。1个月前上述症状加重，出现轻度视物模糊，无视物变形、眼红肿痛，遂至医院就诊。查随机血糖14.2mmol/L，空腹血糖9.7mmol/L，餐后2小时血糖13.9mmol/L，糖化血红蛋白8.7%，诊断为2型糖尿病。予口服盐酸二甲双胍片控制血糖，每次0.5g，每日2次。近1个月来规律服药后空腹血糖控制在7～9mmol/L，症状未见明显改善。现患者口干、多饮、多食、易饥、视物模糊前来社区医院就诊，经检查发现血压150/80mmHg，随机血糖12.1mmol/L，全科医生该如何处理？

既往史：患者高血压病史3年，既往测得最高血压166/90mmHg，长期服用硝苯地平缓释片控制血压，服用剂量每次30mg，每日1次，血压控制情况不详。否认甲状腺、胰腺、肝脏和肾脏疾病史。否认血脂异常、冠心病、脑血管病病史。否认外伤、手术史。

家族史：父亲高血压10余年，糖尿病3年，母亲体健，兄妹3人，均体健。

生活方式：无烟酒嗜好。近期饮食不规律，主食300～500g，嗜咸，喜食米面肉类，每日全家3口人消耗植物油400～500g。不运动，性格内向，易抑郁烦闷，家庭和睦，无经济压力。

客观资料（O）

身高160cm，体重80kg，BMI 31.25kg/m^2，腰围99cm，血压150/80mmHg。双眼结膜未见明显充血水肿，晶状体略混浊。双侧甲状腺未触及肿大，颈部未闻及血管杂音。心率80次/min，律齐。腹平软，肝脾肋下未及。双下肢无水肿及皮肤颜色改变。双侧足背动脉搏动对称。足部无畸形，未见红、肿、皮肤破溃。

综合评估（A）

诊断：2型糖尿病、高血压2级（高危）

目前存在的健康问题、轻重程度及预后：

（1）肥胖、缺乏运动、高碳水化合物、高脂肪饮食结构。

（2）近期饮食不规律。

（3）血糖控制不达标。

（4）已发现糖尿病相关并发症表现。

（5）有高血压病史，目前血压控制不佳。

（6）性格内向，易抑郁烦闷。

（7）直系亲属有糖尿病、高血压病史。

处置计划（P）

1. 诊疗计划　1周内在社区卫生服务中心完成糖尿病相关检查，如血糖、尿糖、血脂、肝肾功能、HbA1c、心电图、尿常规、尿白蛋白/肌酐、眼底、眼压、踝肱指数、颈动脉、下肢动脉超声等辅助检查。

2. 药物治疗策略　盐酸二甲双胍片0.85g，每日2次，进餐时随服。硝苯地平缓释片60mg，每日1次。自我监测血糖、血压，2周后复诊。

3. 非药物治疗策略

（1）健康教育：包括糖尿病的基本知识、血糖、血压控制不达标可能带来的后果；详细的饮食治疗、运动、减重和血糖监测方案。发放相关的健康处方、宣传资料，邀请患者及家属参加社区卫生服务机构举办的糖尿病知识讲座及糖尿病自我管理小组的活动，使其充分认识糖尿病并掌握自我管理技能。

（2）饮食治疗计划

1）患者体型肥胖，理想体重为55kg，轻体力劳动，故每千克体重每日予热量25kcal，每日所需总热量=55×25=1 375kcal。

2）总食物份数：1 375÷90=15.3份。具体份数为：谷类7.3份，肉蛋类3.0份，蔬菜类1.8份（目前血糖控制不达标暂不予水果，蔬菜类增至2.0份），乳类1.5份，油脂1.7份。

3）制定食谱

早餐：主食2份，50g鸡蛋1个（可做成蛋羹、煮鸡蛋等，切不可炒或炸），奶1份（牛奶160g），蔬菜0.5份，盐1g。例：无糖面包50g；番茄片、生菜片、黄瓜片共200g，加0.5g盐及少量醋凉拌；牛奶160g；煮鸡蛋1个。

午餐：主食2份，肉类1份，蔬菜0.75份，盐2.5g，油1份（植物油10g）。例：馒头60g；清蒸鲤鱼80g，加少许酱油；炝炒圆白菜375g，玉米油10g，盐1.5g，干辣椒少许。

午餐后2.5小时：黄瓜或番茄250g。

晚餐：主食2份，肉类1份，蔬菜0.75份，盐2g，油1份（植物油10g）。米饭180g；清炖排骨70g，盐1g；清炒扁豆225g，玉米油10g，盐1.5g。

睡前服用二甲双胍前：主食0.9份（苏打饼干22.5g），奶类0.5份（无糖酸奶65g）。

（3）适度运动：运动方式初始应以中等强度的有氧运动为主，可选择的运动方式有行走、慢跑、骑车、跳舞、游泳等活动，开始前做好热身运动，时间从每日10分钟逐渐增至30分钟，坚持每周150分钟。运动前后应监测血糖，运动量大或激烈运动时，应适当调整饮食及药物。运动时选择合适鞋袜和宽松衣物，及时补充水分，随身携带糖果避免低血糖发生。

（4）家庭支持：家属协助患者进行药物和生活方式干预等非药物治疗。

（5）血压控制：患者目前血压在正常范围高值，为高血压高危人群，糖尿病患者血压一般应控制在130/80mmHg以下，需要定期（每个月）监测血压水平。

（6）改善情志：患者性格内向，有抑郁倾向，应多参加社会团体活动，获得家人理解，保持积极乐观的情绪，必要时服用抗抑郁药物支持治疗。

（7）病情监测及随访：血糖控制不佳时，建议患者每周随访。血糖稳定后建议患者每月随访，每日自行监测血糖、血压变化，按期遵医嘱进行相关指标的复查评估。每年至少1次全面了解血脂及心、肾、神经、眼底等情况，及时调整药物，尽早给予相应处理。

（陈　晨）

第三节　甲状腺疾病

李某，男性，68岁，在职人员，体检超声发现甲状腺结节半月。如何做进一步诊治？

一、定义与类型

（一）定义

甲状腺是人体内分泌器官之一，主要分泌甲状腺激素。甲状腺素（T_4）仅由甲状腺产生，而大部分3,5,3'-三碘甲腺原氨酸（T_3）是由T_4在外周器官中脱碘生成。在婴儿的脑部和躯体发育及成人的代谢活动中，甲状腺激素都是关键决定因素，并且这些激素还会影响几乎所有器官、系统的功能。甲状腺激素必须处于持续供应状态，才能执行上述功能。甲状腺疾病可表现为形态结构异常和功能异常。

1. 甲状腺肿　甲状腺形态结构异常主要表现为甲状腺肿，是指甲状腺异常生长，因导致异常生长的原因不同可呈弥漫性或结节性。此时，甲状腺激素分泌可能正常、降低或升高，临床表现随甲状腺功能以及甲状腺肿大小及部位而异。

甲状腺肿常见的病因是碘缺乏，其他不太常见的甲状腺肿病因包括肿瘤、甲状腺炎和浸润性疾病。缺碘导致的或存在桥本甲状腺炎的甲状腺肿的主要原因是促甲状腺激素

（TSH）分泌增加。而多数散发性非毒性多结节性甲状腺肿患者的血清TSH水平正常。在这些患者中，甲状腺增大的原因可能是多种生长因子（包括TSH）对甲状腺滤泡细胞的长期作用。在毒性弥漫性甲状腺肿（Graves病）患者中，TSH受体抗体（TRAb）可刺激TSH受体，引起甲状腺生长和激素过度分泌。

2. 甲状腺功能异常　甲状腺激素包括T_4和T_3。评估甲状腺功能可以通过测定以下一项或多项来完成：血清TSH浓度，血清总T_4和总T_3浓度，血清游离T_4（FT_4）和游离T_3（FT_3）浓度。甲状腺功能异常包括甲亢和甲减。

当机体处于稳态且没有垂体或下丘脑疾病时，最适合用来评估甲状腺功能的指标是血清TSH。一般血清TSH正常则不需进一步检查；血清TSH高应检测FT_4以确定甲减的程度，血清TSH偏低应检查FT_4和T_3，以确定甲亢的程度。

需要注意的是，如果怀疑有垂体或下丘脑疾病（如年轻女性出现闭经和乏力），应检测血清TSH和FT_4。如果患者有甲亢或甲减的症状，那么即使TSH结果正常，也应检测血清FT_4。实际上，部分患者的垂体和下丘脑功能状态可能难以确定，因此直接测量血清甲状腺激素水平对很多患者具有重要意义。

桥本甲状腺炎患者存在多种抗甲状腺抗原的抗体。但评估甲状腺功能时无须常规测量抗甲状腺抗体。测定促甲状腺素受体抗体（TRAb）有助于诊断Grave病，以及评估12～18个月抗甲状腺药治疗实现缓解的可能性。

非甲状腺疾病患者可能出现甲状腺功能检测异常，例如许多住院患者，尤其是重症监护病房的患者，血清T_4和T_3浓度偏低，血清TSH浓度较低或正常/正常偏低。除非高度怀疑危重患者存在甲状腺功能障碍，否则不应评估甲状腺功能。

（二）常见甲状腺疾病类型

1. 单纯性甲状腺肿　多数甲状腺肿在数十年里的生长非常缓慢。因此大部分甲状腺肿患者都没有症状。长期存在颈部/胸骨后甲状腺肿的患者可能会出现梗阻症状，原因是进行性气管受压或结节内出血导致体积骤增（常伴疼痛）。

2. 甲状腺结节与甲状腺癌　甲状腺结节可由患者自行察觉，也可在常规体格检查或影像学检查（例如颈动脉超声、颈部/胸部CT或PET）中由医生发现。其临床意义主要是需要排除甲状腺癌。

3. 桥本甲状腺炎　桥本甲状腺炎是全球碘充足地区甲减的最常见原因。在多达10%的人群中可以观察到甲状腺功能衰退，且其患病率随着年龄的增加而升高。在桥本甲状腺炎中，自身免疫介导了甲状腺上皮细胞凋亡，造成甲状腺破坏，因此临床上表现为甲状腺功能逐渐衰退，伴或不伴甲状腺肿形成。几乎所有患者都有一种或多种甲状腺抗原的高血清浓度抗体水平增高、甲状腺内弥漫性淋巴细胞浸润（主要包括甲状腺特异性B细胞和T细胞）以及滤泡破坏（甲状腺炎的标志性特征）。

4. 其他甲状腺炎　表现为甲状腺疼痛和压痛的甲状腺炎通常是亚急性甲状腺炎，偶有感染性或创伤性甲状腺炎。放射性碘治疗后也可发生此类甲状腺炎。

无痛性甲状腺炎常为自身免疫介导的，也可发生于使用某些药物后，比如干扰素-α、

IL-2、锂、酪氨酸激酶抑制剂和检测点抑制剂免疫治疗。

5. **甲减**　大多数原发性甲减患者的病因是桥本甲状腺炎。根据甲状腺手术史、放射碘治疗史或颈部外照射史，或者使用了与甲减相关的药物，应该能明确其他常见病因。浸润性疾病、甲状腺激素生物合成遗传缺陷以及全身性甲状腺激素抵抗（THR）是甲减的罕见原因。还应始终考虑到一过性甲减的原因（如无痛性甲状腺炎或产后甲状腺炎），以避免不必要的 T_4 终身治疗。需要避免遗漏继发性或中枢性甲减；同时测量 TSH 和 FT_4 水平可以避免误诊。

6. **甲亢**　Graves 病是引起甲亢伴放射性碘摄取正常或偏高最常见的病因。其他病因包括桥本甲状腺炎、毒性腺瘤和毒性多结节性甲状腺肿。患者存在自主功能结节或结节性甲状腺肿时，碘负荷可导致碘诱导性甲亢。只有在大部分摄入性碘有足够的时间排出时，放射性碘摄取才会变高；碘诱导性甲亢患者的碘摄取通常偏低，但通常不会低于1%，除非持续摄碘（如每日1片胺碘酮）。无放射性碘摄取甲亢的病因包括引起储存激素释放的甲状腺炎、摄入外源性甲状腺激素或甲状腺激素异位生成。

7. **浸润性甲状腺疾病**　浸润性甲状腺疾病罕见。无痛性进行性甲状腺肿大是其最常见的表现。甲状腺功能测定结果的变化较少见，但甲状腺浸润可伴有甲减。慢性纤维性甲状腺炎（木样甲状腺炎）可能是 IgG4 相关性全身性疾病的表现，可能会与其他纤维化疾病一起出现，如腹膜后纤维化等。其他浸润性甲状腺疾病还包括淀粉样甲状腺肿，以及存在甲状腺浸润的结节病、朗格汉斯细胞组织细胞增生症（又称组织细胞增生症 X）、硬皮病、胱氨酸病和血色病等。

二、甲状腺疾病筛查

（一）人群体检时应进行甲状腺触诊

甲状腺肿通常在体检中得到诊断。医生可能会触及单个或多个散在结节。

（二）测定血清 TSH 水平

通过触诊或在影像学检查时偶然发现甲状腺肿，都需要测定血清 TSH 水平，并进行甲状腺超声检查，可以检测甲状腺过氧化物酶（TPO）抗体。若患者 TSH 水平异常、体格检查（不对称、局部质地坚硬和触痛）或甲状腺超声发现可疑特征和/或存在梗阻性症状，则需要进一步检查，如行 X 线气管检查有无气管缩窄，对较大/可疑结节进行细针抽吸活检来排除恶性肿瘤。

（三）甲亢高危人群

具有下列任何1项及以上甲亢危险因素者，可视为甲亢高危人群，应合理进行甲亢筛查：对于1~5项的高危人群，建议定期随访，每6~12个月检测甲状腺功能、TRAb 和甲状腺超声等；对于6~7项的高危人群，建议作为甲亢疑似患者筛查 TSH、FT_4、FT_3，并根据结果进一步处理。

1. 既往曾患过甲亢，或有甲亢家族史。

2. 甲状腺结节或甲状腺肿。

3. 有自身免疫性甲状腺疾病。

4. 长期服用含碘药物。

5. 长期失眠、焦虑。

6. 不明原因的消瘦、乏力、心动过速、心房颤动及易激惹等症状。

7. 反复发作四肢无力。

（四）甲减高危人群

对下述有甲减倾向的高危人群建议定期随访血清TSH，计划妊娠及妊娠早期（<8周）的女性还应检测FT₄和甲状腺自身抗体。甲减的高危人群包括：

1. 有自身免疫病者或一级亲属有自身免疫性甲状腺疾病者。

2. 颈部及甲状腺的放射史，包括甲亢放射性碘治疗及头颈部恶性肿瘤放射治疗者。

3. 既往有甲状腺手术或功能异常史者。

4. 甲状腺检查异常者。

5. 患有精神性疾病者。

6. 服用胺碘酮、锂制剂、酪氨酸激酶抑制剂等药物者。

7. 有恶性贫血或高催乳素血症者。

8. 有心包积液或血脂异常、肥胖症（BMI>40kg/m²）者。

9. 计划妊娠及妊娠早期（<8周）的妇女、不孕妇女。

三、甲状腺疾病患者管理

（一）甲状腺结节

1. 治疗方式选择　良性结节患者一般以随访监测处理，不进行手术。良性结节包括大滤泡性结节或腺瘤样/增生结节、胶质腺瘤、结节性甲状腺肿和桥本甲状腺炎。

2. 随访注意事项

（1）对良性甲状腺结节定期行超声监测及甲状腺功能检测。最初每12～24个月监测1次超声，然后延长时间间隔（例如每2～5年监测1次）；结节较大或有不良超声特征时采用较高监测频率；结节较小且有典型良性超声特征时采用较低监测频率。

（2）发现下列特征的结节应实施细针抽吸活检：位于邻近喉返神经或气管的被膜下部位、甲状腺外延伸、软组织突破边缘钙化或者伴有颈淋巴结异常。

（3）对于≥1cm（按最大维度判定）的结节，若为实性低回声至少一种下列可疑超声特征（边界不规则、微小钙化、纵横比大于1或软组织突破边缘钙化），应细针抽吸活检。

（4）若超声提示结节的甲状腺癌风险较低，可在结节较大时（≥1.5cm）活检。≥2cm的海绵状结节可通过细针抽吸活检评估，也可观察而不进行细针抽吸活检。

（5）如果初始超声检查显示高度可疑，那么即使活检证实为良性，也应在12个月内复行细针抽吸活检。

（二）甲状腺癌

1. 治疗方式选择

（1）分化型（乳头状和滤泡状）甲状腺癌的主要治疗方式为手术。手术方式取决于原发肿瘤大小、是否存在甲状腺外侵犯或淋巴结转移、患者年龄以及是否有共患病等。

（2）在甲状腺切除术后，可采用放射性碘治疗来消融残余的正常甲状腺组织（残余组织消融术），为亚临床微转移病变提供辅助治疗和/或为临床明显的残余性或转移性甲状腺癌提供治疗。

（3）甲状腺手术后，无论是否使用放射性碘，除接受腺叶切除术的特定低风险患者外，所有患者都需要术后甲状腺激素治疗，以替代正常激素产生和/或抑制肿瘤再生长。

2. 随访注意事项

（1）术后4~6周测定TSH，根据需要调整初始T_4剂量达到目标TSH值。

（2）术后4~6周测定非刺激状态下血清甲状腺球蛋白，血清甲状腺球蛋白值过高（最佳临界值还不明确，有认为甲状腺全切术后甲状腺球蛋白应<5μg/L或甲状腺腺叶切除术后甲状腺球蛋白应<30μg/L）时，应再次评估初始手术是否彻底，通常采用颈部超声，并考虑是否持续存在转移性疾病。

（3）治疗后第1年，每3~6个月检测1次甲状腺激素抑制状态下的血清甲状腺球蛋白（甲状腺球蛋白）水平，每6~12个月实施1次超声检查，具体取决于初始风险评估。

（4）根据第1~2年随访期间对个体患者疗效评估的结果，来指导持续随访（颈部超声、血清甲状腺球蛋白）。大多数分化型甲状腺癌的复发发生在首次治疗后的5年内，但也可能在数年甚至数十年后复发，甲状腺乳头状癌患者尤为如此。

（5）每年及每次调整甲状腺素剂量后6~8周应检测血清TSH。结构疗效不佳患者的血清TSH应维持在<0.1mU/L，疗效更好的患者可提高目标TSH。

（6）应注意的是，深入研究证实血清甲状腺球蛋白水平逐渐增高并不能可靠地提示癌症复发。如果抗甲状腺球蛋白抗体阳性，不能仅根据血清甲状腺球蛋白水平作为检测持续性或复发性肿瘤的标志。无论血清甲状腺球蛋白是否阳性，通常甲状腺球蛋白抗体升高预示复发，而滴度显著下降表明未来不太可能复发。

（三）甲状腺功能亢进症

甲状腺功能亢进症简称"甲亢"，以毒性弥漫性甲状腺肿（Graves病）最为常见。基层医疗卫生机构可承担甲亢的初步诊断、治疗及长期随访管理工作，能够识别出不宜在基层诊治的甲亢患者并及时转诊。

1. 治疗方式选择　Graves病的治疗选择包括抗甲状腺药物治疗、放射性碘治疗（[131]I治疗）和手术治疗。采取何种治疗措施，应综合考虑，依据患者的具体情况、治疗方式利弊和治疗意愿而定。

（1）一般治疗：低碘饮食，戒烟，注意补充足够的热量和营养，包括蛋白质、B族维生素等。平时不宜喝浓茶、咖啡等刺激性饮料。如出汗多，应保证水分摄入。适当休息，避免情绪激动、感染、过度劳累。如烦躁不安或失眠较重者可给予地西泮类镇静剂。

（2）抗甲状腺药治疗

1）适应证：轻中度病情；甲状腺轻中度肿大；孕妇、高龄或由于其他严重疾病不适宜手术者；手术前和^{131}I治疗前的准备；手术后复发且不适宜^{131}I治疗者；中至重度活动的甲亢突眼患者。

2）禁忌证：外周血白细胞计数<3.0×10^9/L或对该类药物有过敏反应及其他不良反应的患者。

3）药物选择：常用抗甲状腺药主要包括咪唑类和硫氧嘧啶类，前者的代表药物是甲巯咪唑，后者的代表药物是丙硫氧嘧啶。丙硫氧嘧啶通过抑制5'–脱碘酶活性而减少外周组织T_4转化为T_3，但肝毒性大于甲巯咪唑，故除严重病例、甲状腺危象、孕早期或对甲巯咪唑过敏者首选丙硫氧嘧啶治疗外，其他情况甲巯咪唑应列为首选药物。

4）疗程：分3个阶段，即初始阶段、减量阶段、维持阶段。

①初始阶段：甲巯咪唑起始剂量为20～40mg/d、1～2次/d口服。丙硫氧嘧啶起始剂量为300mg/d，视病情轻重介于150～400mg/d，最大量600mg/d，分次口服。服药2～3周后临床症状减轻，4～6周后代谢状态可以恢复正常，故应在用药4周后复查甲状腺功能以评估治疗效果。

②减量阶段：当症状好转、甲状腺功能接近正常时可逐步减少药量。在减量过程中，每2～4周随访一次，每次减少甲巯咪唑5mg或者丙硫氧嘧啶50mg，不宜减量过快，此阶段需2～3个月。每次随访要监测患者的代谢状况以及检测甲状腺功能并维持其正常和稳定。如果减量后病情有反复，则需要重新增加剂量并维持一段时间。

③维持阶段：甲巯咪唑5～10mg/d，丙硫氧嘧啶50～100mg/d，视病情调整剂量。一些患者只需要更低的剂量即可维持正常甲状腺功能，每2个月复查甲状腺功能，为期1～2年。个别患者需要延长维持治疗疗程。注意：初始及减量阶段不建议联用左甲状腺素（L–T_4），维持期可联用L–T_4维持正常甲状腺功能。

5）不良反应：抗甲状腺药的优点是简便、安全、有效，但在治疗过程中仍需警惕不良反应发生，包括肝功能受损、外周血白细胞计数减少甚至粒细胞缺乏、过敏性皮疹甚至剥脱性皮炎。治疗初期每1～2周监测血常规、肝功能，发现严重情况及时停药、转诊。

6）停药指征：甲状腺功能正常、疗程足够、TRAb阴性可以考虑停药。推荐在停抗甲状腺药前检测TRAb水平，停药后密切监测甲状腺激素水平警惕复发。

（3）β受体阻滞剂：老年患者、静息心率超过90次/min或合并心血管疾病者均可应用该类药物。首选β_1、β_2受体阻滞剂盐酸普萘洛尔，10～40mg/d，每6～8小时口服1次。支气管哮喘或喘息性支气管炎患者禁用普萘洛尔，可选择β_1受体阻滞剂，如酒石酸美托洛尔，25～50mg，2～3次/min。禁忌证包括心脏传导阻滞和非严重心动过速引起充血性心力衰竭等。在不能耐受β受体阻滞剂的患者中，非二氢吡啶类钙通道阻滞剂（如地尔硫草）等对控制心率亦有作用。

（4）^{131}I治疗

1）适应证：甲状腺肿大Ⅱ度以上；对抗甲状腺药过敏；抗甲状腺药治疗或者手术治

疗后复发；甲亢合并心脏病；甲亢伴白细胞减少、血小板减少或全血细胞减少；甲亢合并肝、肾等脏器功能损害；拒绝手术治疗或者有手术禁忌证；浸润性突眼。

2）禁忌证：妊娠和哺乳期。^{131}I治疗的主要并发症是甲减，年发生率2%～3%。

（5）手术治疗

1）适应证：甲状腺肿大显著，有压迫症状；中重度甲亢，长期服药无效，或停药复发，或不能坚持服药者；胸骨后甲状腺肿；细针穿刺细胞学证实甲状腺癌或者怀疑恶变；抗甲状腺药治疗无效或者过敏的妊娠期甲亢患者，手术需要在孕中期实施。

2）禁忌证：合并较重心脏、肝、肾疾病不能耐受手术者；孕中期和孕晚期。

患者在术前应用抗甲状腺药将甲状腺功能控制正常后再行手术治疗。主要术式为次全切除术或全切除术。最常见的并发症为甲状旁腺损伤所致低钙血症（暂时性或永久性）、喉返或喉上神经损伤（暂时性或永久性）、术后出血和麻醉相关并发症。

（6）妊娠期甲亢治疗

1）甲亢合并妊娠治疗：已患甲亢的妇女最好在甲状腺功能恢复正常后考虑妊娠，以减少妊娠不良结局。

2）妊娠期新发甲亢治疗：建议转诊上级医院。

2. 随访注意事项

（1）抗甲状腺药总疗程一般为1～2年。停药后建议随访初期每月复查甲状腺功能，每3个月复查TRAb，如病情稳定，可将随访间隔延长至3～12个月。

（2）^{131}I治疗后，建议1～2个月内复查甲状腺功能，之后6个月内每4～6周复查甲状腺功能，以及早发现甲减并予治疗，病情稳定后随访间隔可逐渐延长至6～12个月。手术治疗后，建议每6～8周复查甲状腺功能，直至病情平稳延长随访间隔。

3. 三级预防

（1）一级预防：在一般人群中开展健康教育，提高人们对甲亢的预防意识，保持合理生活方式和戒烟，控制食物中碘的摄入量在合理水平、避免碘过量。

（2）二级预防：将甲亢高危人群纳入管理，做到定期随访。疑似甲亢或已确诊患者应合理处置。对于符合转诊条件的患者，应及时转诊上级医院。而重症患者则应积极抢救、稳定病情后实施转诊，以预防不良后果发生。

（3）三级预防：加强甲亢的综合管理，注意监测药物疗效和安全性。减少诱发甲状腺危象的危险因素，预防甲状腺危象发生。患有甲亢性心脏病、Graves眼病的患者，应动态评估病情变化，预防心力衰竭、心律失常、视力急剧减退等严重并发症发生。^{131}I治疗患者应密切监测甲状腺功能，及时发现并治疗远期并发症，例如甲减。

（四）甲状腺功能减退症

甲状腺功能减退症，简称"甲减"。原发性临床甲减的治疗目标是症状和体征消失，血清TSH、T_4、FT_4维持在正常范围。继发于下丘脑和垂体的甲减，以血清T_4、FT_4达到正常范围作为治疗的目标。

1. 治疗方式选择

（1）一般治疗：保暖，避免感染等各种应激状态。有贫血者可补充铁剂、维生素B_{12}和叶酸，缺碘者应补碘。

（2）药物治疗：主要采用$L-T_4$单药替代治疗，一般需要终身用药。$L-T_4$治疗的剂量取决于甲减的程度、病因、年龄、特殊情况、体重和个体差异。临床甲减、甲状腺功能明显减退，成人$L-T_4$替代剂量按照标准体重计算为$1.6 \sim 1.8\mu g/$（$kg \cdot d$），儿童约$2.0\mu g/$（$kg \cdot d$），老年人约$1.0\mu g/$（$kg \cdot d$）；甲状腺癌术后患者约$2.2\mu g/$（$kg \cdot d$），妊娠时替代剂量需要增加$20\% \sim 30\%$。起始药物剂量和达到完全替代剂量所需时间要根据患者的年龄、心脏状态、特定状况确定。年轻体健的成年人可以完全替代剂量起始；>50岁患者服用$L-T_4$前要常规检查心脏功能状态，一般从$25 \sim 50\mu g/d$开始，每$3 \sim 7$日增加$25\mu g$，直至达到治疗目标；老年人、有心脏病者应小剂量起始，如$12.5\mu g/d$，缓慢加量，每$1 \sim 2$周增加$12.5\mu g$；妊娠妇女则应完全替代剂量起始或尽快增至治疗剂量。

$L-T_4$每日服药1次，早餐前$30 \sim 60$分钟服用，或睡前服用。与一些特殊药物（如铁剂、钙剂等和食物如豆制品等）服用间隔应>4小时，以免影响$L-T_4$的吸收和代谢。

$L-T_4$替代治疗后$4 \sim 8$周监测血清TSH，治疗达标后，每$6 \sim 12$个月复查1次，或根据临床需要决定监测频率。原发性甲减根据TSH水平调整$L-T_4$剂量，治疗目标个体化。中枢性甲减依据T_4、FT_4水平，而非TSH调整治疗剂量。替代治疗过程中要注意避免用药过量导致临床甲亢或亚临床甲亢。

（3）亚临床甲减的治疗：亚临床甲减可引发血脂异常，促进动脉粥样硬化的发生、发展；部分亚临床甲减可发展为临床甲减。重度亚临床甲减（TSH ≥ 10.0mU/L）患者给予$L-T_4$替代治疗，治疗目标与临床甲减一致。轻度亚临床甲减（TSH<10.0mU/L）患者，如伴有甲减症状、TPOAb阳性、血脂异常或动脉粥样硬化性疾病，应予$L-T_4$治疗。治疗过程中需监测血清TSH，避免过度治疗。

（4）妊娠期甲减的治疗：妊娠期甲减可导致流产、早产、先兆子痫、妊娠期高血压、后代智力发育迟缓等发生风险升高，必须治疗。

1）$L-T_4$是治疗妊娠期甲减和亚临床甲减的首选药物。

2）对计划妊娠并应用$L-T_4$治疗的甲减患者，应调整$L-T_4$剂量，使TSH<2.5mU/L后再妊娠。

3）妊娠期初诊的甲减患者，应立即予以$L-T_4$治疗。妊娠期初诊的亚临床甲减患者要根据TSH升高的程度决定治疗剂量。TSH>妊娠特异参考值上限，$L-T_4$的起始剂量$50\mu g/d$；TSH>8.0mU/L，$L-T_4$的起始剂量$75\mu g/d$；TSH>10.0mU/L，$L-T_4$的起始剂量$100\mu g/d$。TSH控制目标为妊娠期特异参考范围下$1/2$或<2.5mU/L。

4）产后及哺乳期的甲减患者，可继续服用$L-T_4$治疗，根据普通人群的TSH及正常参考范围调整药物剂量。

2. 随访注意事项

（1）甲减和亚临床甲减：补充$L-T_4$治疗初期，每隔$4 \sim 8$周测定血清TSH和FT_4，根据TSH和FT$_4$水平调整L-T$_4$剂量,直至达到治疗目标。治疗达标后,至少需要每6～12个月复查1次上述指标。

(2)妊娠期甲减和妊娠期亚临床甲减:在妊娠前半期每2～4周监测血清TSH、FT$_4$和T$_4$。TSH平稳后延长至每4～6周1次,L-T$_4$剂量根据TSH水平变化调整。临床甲减患者产后L-T$_4$剂量恢复到妊娠前水平,妊娠期诊断的亚临床甲减患者产后可停用L-T$_4$,均需在产后6周复查甲状腺功能及抗体各项指标,以调整L-T$_4$剂量。

3. 三级预防

(1)一级预防

1)在社区人群中宣传甲减的防治知识,发放甲状腺疾病健康教育科普手册或健康教育处方等,提高全社会对甲减的认识。

2)在地方性甲状腺肿流行区,推广加碘食盐。食盐加碘是消除碘缺乏病导致的甲减和克汀病最行之有效的方法。

3)避免碘过量,碘过量能够导致TSH升高,进而导致亚临床甲减。

4)应避免长期大量食用致甲状腺肿作用食物,如卷心菜、芜菁、甘蓝、木薯。

5)碳酸锂、硫脲类、磺胺类、对氨基水杨酸钠、过氯酸钾、保泰松、硫氢酸盐、酪氨酸激酶抑制剂、白介素-2、干扰素-γ等可能导致甲减的药物应用时需监测甲状腺功能。

6)甲状腺功能正常、甲状腺自身抗体阳性者是甲减的高危人群,碘营养适量。

7)新生儿TSH检测,可以早期发现先天性甲减患儿。

(2)二级预防:甲减患者的早发现、早诊断、早治疗。在高危人群中一旦筛查出甲减患者,即给予规范化管理,使甲状腺激素水平和TSH达标,减缓并发症发生。

(3)三级预防:加强甲减患者康复及护理,减少诱发甲减急性并发症的因素,防止甲减病情加重,避免发生黏液性水肿昏迷。对于老年人,要尽量减少发生药物性甲亢,减少因为甲减或甲亢导致的心血管死亡和全因死亡风险。

【案例分析】

李某,男性,68岁,退休工人。

主观资料(S)

主诉:体检超声发现甲状腺结节半月。

现病史:患者半月前体检甲状腺超声提示甲状腺弥漫性病变;甲状腺右叶低回声区(范围约0.8cm×0.6cm×0.6cm,形态不规则,边界尚清,占位感稍弱,CDFI:周边内部条状血流信号),考虑炎性改变不除外;甲状腺左叶实性结节(范围约0.6cm×0.3cm,形态规则,边界清,CDFI:周边内部条状血流信号)。超声诊断甲状腺结节C-TIRADS 4A类。患者无颈部不适、吞咽困难、发声障碍,无心悸、乏力、体重减轻等症状。患病以来,精神状态、睡眠、饮食可,二便如常。

既往史:6年前诊断甲亢,抗甲状腺药物治疗3年,间断复查甲状腺功能正常。否认高血压、冠心病、糖尿病等慢性病史。

个人史：无放射线接触史。无烟酒嗜好。平素焦虑水平偏高。

家族史：配偶及1子均体健，否认家族中甲状腺相关疾病史。

客观资料（O）

身高168cm，体重65kg，腹围89cm，BMI 23.0kg/m²，血压110/70mmHg，脉搏75次/min，神志清，精神可，呼吸平稳。颈部淋巴结未及肿大，甲状腺未及肿大，颈部未闻及血管杂音。双肺呼吸音清，未闻及干湿啰音。心界不大，心率75次/min，律齐，心脏各瓣膜听诊区未闻及病理性杂音。腹软，无压痛及反跳痛，肝脾肋下未及，未闻及腹主动脉及肾动脉血管杂音。双下肢不肿，双足背动脉搏动正常。生理反射正常，病理反射阴性。

综合评估（A）

诊断：甲状腺结节，甲亢病史。

诊断依据：患者老年男性、亚急性病程。该患者临床表现为体检超声发现甲状腺结节，患者无甲状腺相关症状，查体甲状腺及颈部淋巴结阴性。结合辅助检查示甲状腺左叶实性结节，根据2020甲状腺结节超声恶性危险分层中国指南（C-TIRADS），支持C-TIRADS 4A类甲状腺结节。

目前患者状况评估：

1. 根据C-TIRADS，诊断为甲状腺结节C-TIRADS 4A类，甲亢病史。无不适症状，无阳性体征。

2. 患者经济状况可，焦虑水平高，依从性可。

处置计划（P）

1. 建议完善甲状腺功能（TSH、FT₃、FT₄）检查以及血清抗甲状腺过氧化物酶自身抗体（anti-TPOAb）和抗甲状腺球蛋白抗体（anti-TGAb）检测。

2. C-TIRADS 4A类甲状腺结节，提示低度可疑恶性结节（恶性可能2%～10%），且结节大小<10mm，不紧邻被膜、气管或喉返神经，暂不考虑细针抽吸活检，建议患者间隔6个月随访，复查甲状腺超声并完善颈部淋巴结超声检查。如果随访过程中结节持续缩小，则将结节评估为C-TIRADS 2类（恶性可能0），此时随访间隔可适当延长为12个月。如果超声随访过程中结节增大>10mm，或出现紧邻被膜、气管或喉返神经，建议超声引导下细针抽吸活检，若患者穿刺活检意愿不强烈，可选择积极监控策略，即3个月复查甲状腺超声。

3. 合并症方面，甲亢3个月复查一次甲状腺功能，定期随诊。

4. 健康宣教。适当增加蔬菜、水果摄入量，减少海带等高碘食物的摄取；注意劳逸结合，合理锻炼，改善焦虑情绪，可尝试培养兴趣爱好。

5. 建议与家庭医生签约、建立健康档案，预约下一次随访。

6. 如有甲状腺功能异常或超声结节进展，及时转诊。

（沙 悦）

第四节 卒 中

> 李先生，70岁，1个月前突发右侧肢体无力伴行走不稳，在某社区卫生服务中心复诊。李先生有高血压病史20余年，血压最高达180/110mmHg，间断服用"苯磺酸氨氯地平片5mg，1次/d"治疗，平素血压波动在150～160/100mmHg。全科医生应如何诊断和处理？

一、卒中定义及分型

（一）定义

卒中（stroke）是疾病种类而非单一疾病的概念，其核心内涵包括：①一类突发的脑疾病，有反映特定脑损害的症状和体征；②属于脑血管疾病，在已有血管病变基础上由突发血管闭塞（缺血）或破裂（出血）等导致的脑功能障碍；③存在由多种不同的复杂病因引起的不同卒中亚型。

（二）分型

卒中分为缺血性卒中和出血性卒中，前者包括短暂性脑缺血发作和脑梗死（脑血栓和脑栓塞）；后者包括脑出血和蛛网膜下腔出血。

1. 脑梗死　卒中最常见类型，常见病因有动脉粥样硬化、心源性卒中（栓子来源包括心房颤动、近期心肌梗死、心内膜炎、瓣膜病、附壁血栓等）或原因不明。近年研究显示我国住院急性脑梗死患者发病后1年病死率11.4%～15.4%，死亡/残疾率33.4%～44.6%。

2. 短暂性脑缺血发作（transient ischemic attack，TIA）　是脑、脊髓或视网膜局灶性缺血所致的、未发生急性脑梗死的短暂性神经功能障碍，TIA与缺血性卒中有着密不可分的联系，是完全性缺血性卒中的危险信号。

3. 脑出血　非外伤性脑实质内出血，即原发性脑内血管非外伤性破裂，血流流入脑实质内或脑室内形成血肿。我国脑出血占卒中18.8%～47.6%，发病30日病死率高达35%～52%，仅有20%患者在6个月后能够恢复生活自理能力。

4. 蛛网膜下腔出血　颅内血管破裂后，血液流入蛛网膜下腔。常见病因有颅内动脉瘤、脑血管畸形、高血压性动脉硬化、动脉炎、颅底异常血管网病（moyamoya病）、抗凝治疗并发症等。

二、卒中筛查

据统计，卒中幸存患者中约3/4存在不同程度劳动能力丧失，其中40%为重度致残者。通过筛检早期发现高危人群，采取针对性预防措施，是降低卒中发病率、致残率、致死率的重要途径。

（一）筛查对象

对年龄≥40岁，依据以下8项危险因素进行卒中风险筛查评估（每项1分）：

1. 高血压病史（≥140/90mmHg）或正在服用降压药物。

2. 糖尿病。

3. 心房颤动和/或心瓣膜病等心脏病。

4. 血脂异常。

5. 明显超重或肥胖（BMI≥26kg/m²）。

6. 吸烟。

7. 缺乏体育锻炼（根据2020年WHO《关于身体活动和久坐行为指南》，成年人每周应进行150～300分钟中等强度的有氧运动，或75～150分钟较高强度的有氧运动，或两种强度有氧运动的等效组合。从事体力劳动可视为体育锻炼）。

8. 卒中家族史。

卒中风险筛查评估≥3分的高危人群或既往有缺血性卒中和/或TIA病史者，依据个体危险程度不同选择性进行相关实验室和影像学检查，并对其进行生活方式和适宜性技术干预。

（二）筛查途径

1. 健康体检。

2. 居民健康档案、社区卫生诊断等。

3. 门诊就诊过程。

4. 经上级医院诊治后转回的患者。

（三）筛查方法

1. 采用改良的Framingham卒中量表预测未来10年卒中发病风险，即根据量表中危险因素进行评分，危险度评分=所有参数评分的总和，根据危险度评分算出未来10年卒中发生概率（表5-4-1～表5-4-3）。

表5-4-1　Framingham研究预测男性10年卒中概率量表

参数	数值	男性分数/分	参数	数值	男性分数/分
年龄/岁	54～56	0	治疗后收缩压/	97～105	0
	57～59	1	mmHg	106～112	1
	60～62	2		113～117	2
	63～65	3		118～123	3
	66～68	4		124～129	4
	69～72	5		130～135	5
	73～75	6		136～142	6
	76～78	7		143～150	7

参数	数值	男性分数/分	参数	数值	男性分数/分
年龄/岁	79～81	8	治疗后收缩压/mmHg	151～161	8
	82～84	9		162～176	9
	85	10		177～205	10
未治疗收缩压/mmHg	97～105	0	糖尿病	无	0
	106～115	1		有	2
	116～125	2	吸烟	无	0
	126～135	3		有	3
	136～145	4	心血管病史	无	0
	146～155	5		有	4
	156～165	6	心房颤动病史	无	0
	166～175	7		有	4
	176～185	8	左心室肥大	无	0
	186～195	9		有	5
	196～205	10			

表5-4-2　Framingham研究预测女性10年卒中概率量表

参数	数值	女性分数/分	参数	数值	女性分数/分
年龄/岁	54～56	0	治疗后收缩压/mmHg	97～106	1
	57～59	1		107～113	2
	60～62	2		114～119	3
	63～64	3		120～125	4
	65～67	4		126～131	5
	68～70	5		132～139	6
	71～73	6		140～148	7
	74～76	7		149～160	8
	77～78	8		161～204	9
	79～81	9		205～216	10
	82～84	10			

参数	数值	女性分数 / 分	参数	数值	女性分数 / 分
未治疗收缩压/mmHg	95 ~ 106	1	糖尿病	无	0
	107 ~ 118	2		有	3
	119 ~ 130	3	吸烟	无	0
	131 ~ 143	4		有	3
	144 ~ 155	5	心血管病史	无	0
	156 ~ 167	6		有	2
	168 ~ 180	7	心房颤动病史	无	0
	181 ~ 192	8		有	6
	193 ~ 204	9	左心室肥大	无	0
	205 ~ 216	10		有	4

表 5-4-3　测定 10 年卒中概率

危险度评分 / 分	男性 10 年卒中概率 /%	女性 10 年卒中概率 /%
1	3	1
2	3	1
3	4	2
4	4	2
5	5	2
6	5	3
7	6	4
8	7	4
9	8	5
10	10	6
11	11	8
12	13	9
13	15	11
14	17	13
15	20	16
16	22	19
17	26	23

第五章　慢性非传染性疾病基层管理

危险度评分 / 分	男性 10 年卒中概率 /%	女性 10 年卒中概率 /%
18	29	27
19	33	32
20	37	37
21	42	43
22	47	50
23	52	57
24	57	64
25	63	71
26	68	78
27	74	84
28	79	
29	84	
30	88	

如 67 岁男性，血压 165/90mmHg，未进行降压治疗，合并糖尿病，吸烟，无心血管病、心房颤动史，心电图示左心室肥大，其危险度评分为：4+6+2+3+0+0+5=20 分，根据总分查表得出 10 年卒中发生概率为 37%。

采用汇集队列方程、卒中风险计算器等工具进行卒中发生风险的评估。

2. 对于高风险人群进行相关体格检查、实验室检查，以及脑、颈部血管超声检查等；对疑似卒中、TIA 或颈动脉狭窄 ≥ 50% 的患者，转诊上级医院进一步诊治。因缺血性卒中及 TIA 后卒中复发风险高，常用 ABCD 评分系统（表5-4-4）作为复发风险评估工具，有助于早期识别高危患者，尽早开展卒中二级预防。其中，ABCD2 评分应用最广泛，主要用于预测 TIA 后 2 日内卒中的发生风险。此外，随着影像技术的普及与推广，影像学预测 TIA 后卒中风险日益受到重视。如临床表现为 TIA 患者存在新发脑梗死或颅内外动脉狭窄，卒中发生的风险显著增加。

表5-4-4　ABCD 评分系统

项目	评分 / 分		
	ABCD	ABCD2	ABCD3-I
年龄 ≥ 60 岁	1	1	1
血压 ≥ 140/90mmHg	1	1	1

项目	评分 / 分		
	ABCD	ABCD2	ABCD3-I
临床表现			
单侧肢体无力	2	2	2
言语障碍不伴肢体无力	1	1	1
症状持续时间			
≥60分钟	2	2	2
10～59分钟	1	1	1
糖尿病	无	1	1
双重短暂性脑缺血发作病史	无	无	2
影像学			
DWI高信号	无	无	2
颈动脉狭窄≥50%	无	无	2
总分	0～6	0～7	0～13

注：ABCD评分系统总分为6分，≤3分为低危，>3分为高危；ABCD2评分法总分为7分，<4分为低危，4～5分为中危，>5分为高危；ABCD3-I评分法总分为13分，≤3分为低危，4～7分为中危，≥8分为高危。

三、卒中高危人群及患者管理

（一）卒中三级预防

1. 一级预防　针对未发生卒中的人群，通过健康教育、改变和控制危险因素，达到卒中不发生或延迟发生的目的，包括积极控制血压、血糖、血脂，加强体育锻炼、减轻体重、戒烟、戒酒，转复心房颤动或控制心房颤动心室率等。推荐卒中高风险人群（根据Framingham量表，10年心脑血管事件风险≥6%～10%）使用阿司匹林进行一级预防。

2. 二级预防　卒中的复发十分常见，首次卒中后6个月内是高发期，因此二级预防工作宜尽早开始。卒中的可改变危险因素主要有高血压、糖尿病、吸烟、血脂异常和体力活动不足；缺血性卒中的两个重要发病机制（心房颤动和颈动脉狭窄）也可获益于有效的二级预防。据估计，对卒中的所有主要危险因素进行治疗，卒中复发风险可降低80%。

（1）降压治疗：卒中发作急性期过后，确诊高血压且之前接受降压治疗的患者，可重新启动降压治疗。之前未接受过降压治疗，按如下原则：①对于任何类型的缺血性卒中或TIA患者，当收缩压≥140mmHg或舒张压≥90mmHg时，启用降压治疗；②对于心源性栓塞引起卒中或TIA的非高血压患者（即血压<130/80mmHg），不建议降压治疗。

（2）抗血栓治疗：预防非心源性缺血性卒中复发，可选择长期使用阿司匹林（50～100mg/d）、氯吡格雷（75mg/d）或阿司匹林-缓释双嘧达莫（1次25mg/200mg，一日2

次）；早期短时间采用双联抗血小板疗法（dual antiplatelet therapy，DAPT）对部分高危TIA或轻型缺血性卒中患者有益；对于发生过缺血性卒中或TIA的慢性非瓣膜性心房颤动患者，应长期预防性抗凝治疗。

（3）降低LDL-C的治疗：对于动脉粥样硬化性TIA或缺血性卒中患者，无论基线LDL-C如何，推荐采用高强度他汀类药物降低卒中和心血管事件的风险。LDL-C下降≥50%或LDL≤1.8mmol/L（70mg/dl）时，二级预防更为有效。如果采用最大耐受剂量治疗后LDL-C仍≥1.8mmol/L（70mg/dl），则可加用依折麦布或前蛋白转化酶枯草杆菌蛋白酶/Kexin9型（PCSK9）抑制剂。建议无法耐受他汀类药物的患者使用依折麦布。对于脑出血或脑出血高风险人群，应权衡风险和获益合理使用他汀类药物。

他汀类药物治疗期间，如果监测指标持续异常并排除其他影响因素，或出现指标异常相应的临床表现，应及时减药或停药观察（肝酶超过3倍正常值上限或肌酶超过5倍正常值上限，应停药观察）；老年人或合并严重脏器功能不全的患者，初始剂量不宜过大。

（4）控制血糖：糖尿病和糖尿病前期是缺血性卒中患者卒中复发或死亡的独立危险因素。对发生过缺血性卒中或TIA的糖尿病患者，建议血糖控制至接近正常水平，二级预防建议糖化血红蛋白控制于<7%，但要避免低血糖发生。

（5）症状性颈动脉粥样硬化性疾病的治疗：症状性颈动脉疾病是指过去6个月内，与颈动脉粥样硬化病变同侧突发神经系统症状，包括局灶性神经功能障碍或一过性单眼盲。10%~12%的缺血性卒中由颈内动脉分叉处粥样硬化所致，二级预防涵盖内科治疗和血运重建，前者包括抗血栓治疗、他汀类药物治疗和纠正危险因素；血运重建则包括颈动脉内膜切除术（carotid endarterectomy，CEA）和颈动脉支架术（carotid artery stenting，CAS）。①对于颈动脉狭窄<50%的患者，建议内科治疗。②对于颈动脉狭窄50%~69%且期望寿命至少5年的男性患者，建议行CEA；对女性患者，建议单纯内科治疗。③对于颈动脉狭窄70%~99%且期望寿命至少5年的患者，条件允许的情况下建议选择CEA。近期有症状且颈动脉狭窄程度为50%~99%的患者若存在下列情况之一，建议采用CAS而非CEA：不适宜手术入路的颈动脉病变；放射诱导的狭窄；动脉内膜切除术后再次狭窄；合并可显著增加麻醉和手术风险的心、肺等重要脏器疾病；颈部解剖情况不利，包括对侧声带麻痹、开放性气管切开术或既往根治性手术等。

（6）心源性栓塞：大约60%的卒中由栓塞引起，14%~30%的缺血性卒中由心源性栓塞引起。目前已证明抗血栓治疗有效的心源性栓塞病因包括心房颤动、左心室血栓、扩张型心肌病、风湿性瓣膜病、人工心脏瓣膜及高危患者近期出现的心肌梗死。无禁忌证的情况下，有心脏栓塞来源的卒中或TIA病史的心房颤动患者均应接受口服抗凝治疗，进行卒中二级预防。

（7）对于小动脉病变导致腔隙性卒中的患者，使用抗血小板药物及治疗可控危险因素是二级预防的主要策略。

3. 三级预防　主要针对发病后期的卒中患者，指导其进行规范的药物治疗和康复治疗，防止病情恶化，降低致残率和致死率。

（二）卒中患者管理

1. 建立健康档案

（1）主观资料（S）

现病史：①主要症状、出现时间、持续时间，有无加重及伴随症状，如呕吐、抽搐、大小便失禁等；既往有无类似发作及发作持续时间、能否自行缓解；②诱发因素；如情绪激动、烦躁等；③诊治过程：既往是否确诊卒中或TIA，做过哪些检查和治疗；④目前治疗方案，有无副作用；⑤是否遗留功能障碍，目前生活状态、体力活动等。

既往史：①是否存在卒中的危险因素，如高血压、糖尿病、血脂异常、肥胖、心房颤动、其他心脏病、颈动脉狭窄等及相关疾病的治疗方案；②是否使用对卒中有影响的药物如激素、避孕药、阿司匹林、抗凝药等。

生活方式：①吸烟、饮酒史；②饮食习惯；③从事的职业；④日常活动、工作情况及患病后有无改变；⑤患者对疾病的了解程度、危险因素控制情况、治疗依从性、家庭支持状况、心理状况等。

家族史：卒中、高血压、糖尿病、心脏病等家族史。

（2）客观资料（O）

体格检查：除常规体格检查外，重点神经系统检查，包括头面部检查、皮肤感觉、四肢肌力及肌张力、生理反射、病理反射、脑膜刺激征等。

实验室检查：血、尿、便常规，血氧饱和度，生化指标（肝肾功能、电解质、血糖、血脂、凝血功能等）。

心理行为测试：采用量表，包括日常生活活动量表、抑郁及焦虑量表等。

（3）综合评估（A）：根据主客观资料作出诊断，提出诊断依据，并对患者目前状况进行评估，包括疾病状况、存在的危险因素、不良生活习惯及对治疗的依从性、对疾病的了解、目前的功能恢复状况、心理状态等。患者卒中后的功能恢复评估可用改良Rankin量表（表5-4-5）。

表5-4-5　改良Rankin量表

患者状况	评分标准／分
完全无症状	0
有症状，无明显功能障碍，能完成所有日常工作和生活	1
轻度残疾，不能完成病前活动，但不需帮助能照料日常事务	2
中度残疾，需部分帮助，但能独立行走	3
中重度残疾，不能独立行走，日常生活需别人帮助	4
重度残疾，卧床，二便失禁，日常生活完全依赖他人	5

（4）处置计划（P）：针对患者的诊断及综合评估，作出相应的治疗及社区管理计划，

包括进一步诊查计划、药物和非药物治疗、转诊指征和随诊要求等。

2. 生活方式干预

（1）戒烟、限酒：无论主动或被动吸烟，均导致卒中的发病率明显上升，因此要同时建议患者及其家属戒烟。患者应戒酒，或适量饮酒，男性每日酒精摄入量不超过 2 个标准杯（一个标准杯为 12g），女性不超过 1 个标准杯，即男性白酒 <50ml/d，啤酒 <640ml/d，葡萄酒 <200ml/d；女性则减半。

（2）作息规律：卧床的卒中患者易出现睡眠昼夜颠倒，而导致血压控制不佳，诱发卒中的发生。建议家属白天多与患者聊天、帮助其进行被动运动等，以减少其睡眠时间；晚间必要时给予催眠药辅助睡眠，大多数患者可恢复正常的昼夜节律。

（3）多饮水：充足的饮水能降低血液黏滞度，减少脑血栓形成；防止尿路感染；促进排痰，减少呼吸道合并症的出现。

（4）合理饮食：食物种类应多样化，热量及营养均衡合理，建议采用包括水果、蔬菜和低脂奶制品以及总脂肪和饱和脂肪含量较低的均衡食谱。低盐饮食降低血钠水平，低脂饮食减少肥胖，将 BMI 控制在正常范围之内，均有利于减少卒中复发。减少钠的摄入，建议每日低于 2 400mg 钠（食盐 <6g/d）。低脂饮食指每日由脂肪提供的热量小于总热量的 30%，饱和脂肪酸小于总热量摄入的 10%，尽可能少摄入反式不饱和脂肪酸。鼓励患者遵循地中海类型膳食，强调摄入蔬菜、水果、全谷类、低脂乳制品、家禽类、鱼类、豆类、非热带植物油和坚果类。限制甜食、含糖饮料和红肉的摄入。

（5）适量运动：适量运动保护和增强心肺功能、减少卒中复发。对于能够规律锻炼的缺血性卒中或 TIA 患者，建议每周大部分时间进行持续 40 分钟的中等至高强度体育运动（中等强度运动指足以让人出汗或能显著提高心率的活动或达到能说话不能唱歌的状态，如快速行走、使用运动单车等）。

（6）减轻体重：现有数据未表明减轻体重能降低卒中复发的风险，但是对于肥胖患者，体重减轻可能有利于改善血压、血糖和血脂的控制。

（7）控制情绪：情绪的变化是卒中发生和复发的重要因素，对于容易激动、生气的患者，可通过适当的心理疏导帮助其控制情绪变化。

（8）避免劳累及突然用力。

3. 药物治疗　药物治疗应贯穿预防、急性发作、恢复期等各个时期，目的是减少卒中的发生，降低致残率和致死率。

控制危险因素，要求患者血压、血糖、血脂等指标达标，给予抗血小板或抗凝等治疗。恢复期应用营养神经、恢复脑功能的药物。需密切观察患者是否出现抑郁、焦虑等，必要时口服选择性 5- 羟色胺再摄取抑制剂（SSRI）治疗。

4. 康复治疗　卒中后进行有效的康复治疗能够促进病情好转，减轻功能残疾，加速恢复进程，节约社会资源，是目前循证医学证实对降低致残率最有效的方法。康复的重点为康复护理、意识水平的管理、吞咽功能的恢复、保持关节活动度、良肢位摆放、体位的转换以及躯体被动活动等。

（1）康复应尽早进行：卒中患者病情稳定（生命体征稳定、症状体征不再进展）后尽早开始康复治疗。轻到中度的卒中患者在发病24小时后可以开始床边康复、早期离床期的康复训练，遵照循序渐进的原则，必要时在监护下进行；训练强度要结合患者的体力、耐力和心肺功能情况；条件许可的情况下，开始阶段每日至少45分钟的康复训练，能够改善患者功能。

（2）调动患者积极性：急性期的康复运动首先是重建正常运动模式，其次是加强肌肉力量的训练。

（3）选择有针对性的运动方式和活动强度，如心房颤动导致心源性脑栓塞患者在早期康复时，治疗前后血压波动不超过30mmHg，心率控制在100次/min之内。

（4）康复与其他治疗并进，采取个体化方案，循序渐进。

（5）康复治疗是一个持续的过程，强调社区及家庭康复的重要性。

（6）康复治疗的禁忌证：合并严重脑水肿、神经功能恶化、颅内压增高、频发癫痫、严重心肺功能不全。

5. 随访

（1）非药物治疗：膳食、运动、戒烟、限酒、心理指导、健康教育、康复训练等情况。

（2）功能评价：评估日常生活的能力，吞咽能力、语言能力、运动能力。

（3）治疗情况：药物使用、用药注意事项、控制危险因素情况等。

（4）目前患者病情的变化、有无转诊指征。

6. 并发症处理　卒中常见的并发症有颅内压增高、血压升高、肺部感染、吞咽困难、抑郁与焦虑状态、深静脉血栓形成等。对患者进行规范护理可以减少并发症的发生。

（1）脑水肿和颅内压增高：患者出现头痛、呕吐、视神经乳头水肿等症状提示颅内压增高。治疗目的是降低颅内压，防止脑疝形成。①开放静脉通路、监测生命体征。②尽快转诊。③卧床，床头可抬高至20°～45°。避免可引起颅内压增高的因素，如头颈部过度扭曲、激动、用力、发热、癫痫、咳嗽、便秘等。④脱水治疗：首选甘露醇，20%甘露醇125～250ml快速静脉滴注，或呋塞米20～40mg静脉滴注，与甘露醇交替使用可减轻二者的不良反应，必要时也可使用甘油果糖。⑤不伴有颅内压增高者，如腔隙性脑梗死等不宜脱水治疗。⑥不推荐糖皮质激素治疗缺血性卒中引起的脑水肿和颅内压增高。

（2）血压升高：对于缺血性卒中患者，当收缩压≥200mmHg或舒张压≥110mmHg或伴有严重心功能不全、主动脉夹层、高血压脑病，可予降压治疗。建议使用微量输液泵给予降压药物，避免使用可引起血压急剧下降的药物；准备溶栓及桥接血管内取栓者，血压应控制在收缩压<180mmHg、舒张压<100mmHg。对未接受静脉溶栓而计划行动脉内治疗的患者血压管理可参照该标准。

对于脑出血患者，收缩压>220mmHg时在密切监测血压的情况下，持续静脉滴注降压药物是合理的，收缩压目标值为160mmHg；收缩压介于150～220mmHg者，如无急性降压禁忌证，数小时内血压降至130～140mmHg是安全的，但其改善患者神经功能的有效性尚待进一步验证；降压治疗期间应严密观察血压变化，每隔5～15分钟进行1次血压监测。

（3）肺部感染

①采取适当体位，保持呼吸道通畅：一般侧卧位，平卧位时头应偏向一侧，防止舌后坠和分泌物阻塞呼吸道。②经常变换体位：每2小时翻身、拍背一次，加强康复运动。③早期评估、处理吞咽困难和误吸问题，及时清除分泌物和呕吐物，防止误吸和窒息；保证充足摄水量，约2 000ml/d，降低分泌物的黏稠度；定期清洗口腔，尤其对口腔内瘫痪侧颊黏膜的清洁，以免发生口腔感染。④必要时予吸氧、抗菌药物治疗；对于有疑似肺部感染的发热患者，应使用抗生素治疗，但不推荐预防性应用抗生素。

（4）吞咽困难：预防吸入性肺炎，避免摄入不足导致营养不良及重建吞咽功能。患者进食时坐起，不应使用吸管饮水，一般采用软食、糊状或冻状的黏稠食物并做成"中药丸"大小，温度40℃左右，以免冷、热刺激胃痉挛造成呕吐，将食物置于舌根部以利吞咽。进食后保持坐立位0.5小时以上，每餐进食量在300～400ml，时间20～30分钟。吞咽困难短期内不能恢复者可早期放置鼻胃管进食。

（5）抑郁与焦虑状态：卒中后3～6个月是抑郁、焦虑症发生的高峰，2年内抑郁症发生率为30%～60%，焦虑症发生率为3%～11%，严重影响患者的有效康复及生活质量。①全科医生应提高对抑郁、焦虑状态的认识；②一旦确诊，首选SSRI，其次为三环类抗抑郁药（TCA）；③注重心理护理，同时辅以心理治疗、行为治疗（主要是松弛疗法，如生物反馈疗法、音乐疗法、瑜伽等）。

（6）深静脉血栓形成（deep venous thrombosis，DVT）与肺栓塞：瘫痪程度重、高龄及心房颤动者发生DVT的比例更高。DVT可发生在卒中后第2日，高峰期在4～7日，最重要的并发症为肺栓塞。①对于瘫痪程度重、长期卧床的患者重点预防。②避免膝下垫枕、过度屈髋等影响静脉回流行为；尽量避免下肢（尤其是瘫痪侧）输液治疗；鼓励患者尽早活动、下肢抬高、穿弹性长筒袜。抬高下肢20°～30°，下肢远端高于近端；督促患者在床上主动屈伸下肢做跖屈和背屈运动，足踝"环转"运动等；被动按摩比目鱼肌和腓肠肌；鼓励患者尽早活动；必要时穿弹力长袜，防止血液滞留于下肢。③高风险患者可预防性使用低分子量肝素抗凝治疗，有抗凝禁忌证者可使用阿司匹林治疗，但对于脑出血或有出血倾向患者避免使用。

（7）梗死后出血转化：梗死后出血转化发生率为8.5%～30%，其中有症状为1.5%～5%。①症状性出血转化者，需停用抗栓治疗；②对需要抗栓治疗的患者，可于症状性出血转化病情稳定后10日～数周开始抗栓治疗，应权衡利弊；③对再发血栓风险相对较低或全身情况较差者，可用抗血小板药物代替华法林。

7. 转诊指征

（1）突然出现的面部、上肢、下肢麻木或无力，尤其是单侧肢体。

（2）突然说话或理解困难。

（3）单或双眼视觉障碍。

（4）突然或持续性眩晕，伴恶心、呕吐等症状。

（5）突然行走困难、步态笨拙，平衡或协调困难。

（6）严重的不明原因的头痛，突然意识水平下降。

8. 危重患者处理原则　迅速识别疑似卒中的患者并尽快转运到上级医院（应为24小时均能行急诊CT检查、具备急诊溶栓治疗资质的医院）。

（1）迅速获取简要病史，症状开始时间、近期患病史、既往病史及用药史。

（2）简要地评估，例如评估有无低血糖。

（3）吸氧、心电监护、建立静脉通路，监测和维持生命体征。

（4）保持呼吸道通畅。

（5）避免非低血糖患者输注含糖液体、避免过度降压治疗及大量静脉输液。

（6）加强血糖监测，血糖超过10mmol/L时可给予胰岛素治疗，血糖值可控制在7.7～10mmol/L。血糖低于3.3mmol/L时，可给予10%～20%葡萄糖口服或静脉注射治疗，目标是达到正常血糖。

（7）对症处理，如脱水降颅内压、维持血压稳定及止痉治疗等。

（8）呼叫救护车，及时转诊至上级医院，由救护车人员提前通知上级医院急诊室，做好抢救准备。

（9）转运途中昏迷患者应取侧卧位，保护患者头部免受振动。

四、卒中管理评价指标

卒中管理覆盖率=已登记管理卒中人数/辖区卒中患病人数 ×100%

参与康复率=参与康复人数/登记管理人数 ×100%

卒中防治知识知晓率=被调查社区居民卒中防治知识正确人数/被调查总人数 ×100%

卒中事件发生率=发生卒中事件人数/登记管理人数 ×100%（卒中事件包括TIA、脑梗死、脑出血、蛛网膜下腔出血）

[案例分析]

李先生，70岁，1个月前突发右侧肢体无力伴行走不稳，现至某社区卫生服务中心复诊。有高血压病史20余年。

主观资料（S）

问题1：右侧肢体无力伴行走不稳1个月。

问题2：高血压病史20余年。

1个月前患者晨起时突发右侧肢体无力伴行走不稳，不伴头晕、头痛，无视物旋转，无复视、偏盲，无吞咽困难、饮水呛咳，无失语或口齿不清，无四肢抽搐或大小便失禁，无意识障碍或昏迷。在家人陪同下就诊于某社区卫生服务中心，全科医生快速查体发现患者血压升高180/100mmHg，伸舌左偏，右上肢肌力3$^+$级，右下肢肌力4$^-$级，考虑患者"急性卒中"立即救护车转运至某上级医院。入院后头颅磁共振检查提示左侧基底节区新发梗死灶，因患者及家属拒绝溶栓治疗，遂予抗血小板、控制血压、调脂及神经保护等对症、支持治疗，2周后好转出院。目前仍感右侧肢体乏力，行走拖沓，尤以负重时明显，无口齿不清，无饮水呛咳、无偏瘫、无下肢水肿等症状，大小便如常。日常生活基本自理，现口服阿司匹林100mg，每日1次；苯磺酸氨氯地平5mg，每日1次；缬沙坦80mg，每日1次；阿托伐他汀20mg，每晚1次治疗。

起病前患者有高血压病史20余年，血压最高达180/110mmHg，不规律服用"苯磺酸氨氯地平片5mg，1次/d"治疗，平素血压波动在150～160/100mmHg。

既往史：否认糖尿病、血脂异常、心律失常、颈动脉粥样硬化、心脏瓣膜病、肾脏病等病史。否认手术、外伤史；否认药物、食物过敏史。

家族史：直系亲属中无卒中、高血压、糖尿病患者。

生活方式：既往有饮酒史40余年，红酒每日150ml，不吸烟。发病至今已戒酒。患者情绪较稳定，生活规律，饮食清淡，睡眠良好。目前日常生活基本自理，未进行康复训练及体育锻炼。家庭关系和睦，经济状况良好。患者本人对卒中的发病及危害已有一定程度的认识。

客观资料（O）

体温36.5℃，血压140/90mmHg，BMI：26.3kg/m^2。神志清楚，对答切题，查体合作。皮肤、巩膜无黄染，全身浅表淋巴结未及肿大。双侧瞳孔等大等圆，对光反射灵敏，眼球各向运动好，无眼震。双侧额纹对称，伸舌居中。颈软，气管居中，无颈静脉怒张。双肺呼吸音清。心界不大，心率76次/min，律齐，各瓣膜区未闻及杂音。腹软，全腹无压痛，肝脾肋下未及。双下肢不肿。右侧肢体针刺觉较左侧略减弱，右上肢肌力4$^+$级，右下肢肌力5$^-$级，肌张力正常，双下肢病理征（-）。

辅助检查：住院期间行血常规、肝肾功能、血糖检查正常；血脂：LDL-C 3.5mmol/L，余正常；尿微量白蛋白（-）；超声心动图检查示左心室肥厚，左心房稍大（内径41mm），射血分数65%；双侧视网膜动脉硬化Ⅱ度；颈动脉超声示双侧颈动脉血流正常，颈动脉内膜中层厚度（IMT）0.9mm，未见明显斑块。

心理测评：患者心态较好，无情绪、心理问题。

综合评估（A）

目前诊断：左侧基底节区脑梗死；高血压3级（很高危）。

诊断依据：结合患者症状、体征及影像学检查，脑梗死诊断明确，部位在左侧基底节区。患者血压最高180/110mmHg，符合高血压3级诊断标准。相关危险因素：男性>55岁、LDL-C≥3.3mmol/L；靶器官损害：心脏超声提示左心室肥厚、IMT 0.9mm；伴发临床疾病：缺血性卒中。故属于高血压3级，很高危。

存在的危险因素与健康问题：危险因素如上所述。健康问题：①患者功能恢复评估为1分，存在卒中后遗症；②患者对卒中有一定认识，但对康复训练、体育锻炼的作用认识不足；③患者的高血压长期未正规治疗，目前已有靶器官损害。

患者既往依从性较差，担心药物副作用，长期不规律服用降压药；对自身健康关注度不足。但为人随和，家庭关系和睦，经济状况良好，家庭资源利用度好。

处置计划（P）

1. 健康教育　帮助患者及家属了解卒中、高血压的危害，高血压的治疗目标，采取积极、主动的预防措施，提高其治疗依从性。

包括：①卒中的危险因素、诱发因素及预防措施；②卒中发病后的处理原则，如自救、就诊的时机、医院等；③康复训练、体育锻炼的意义等；④高血压危害；⑤饮酒危害；⑥生活方式干预及药物治疗目的及意义。

2. 生活方式干预

（1）建议进行规律的体育锻炼，为中等强度有氧运动，如快走、慢跑、骑自行车等，每周5次，每次30～40分钟，避免劳累及突然用力。

（2）合理安排每日膳食，食物多样化，注意营养均衡，每日食盐摄入量小于6g，油脂摄入小于25g，饱和脂肪酸小于总热量摄入的10%，尽可能少摄入反式不饱和脂肪酸。推荐患者每日摄入新鲜蔬菜200g、水果200g、肉类50～100g、鱼虾类50g，奶类每日250g，蛋类每周3～4个，少吃糖类和甜食。补充β–胡萝卜素、维生素E和维生素C，单用或互相联合使用或与其他抗氧化维生素联用，并未显示出对心血管疾病的一级或二级预防有效。

（3）建议减轻体重，可以通过健康的生活方式，良好的饮食习惯及规律的体育锻炼来减轻体重。

（4）建议子女多陪伴患者，鼓励其多参加活动，为其构建一个积极的、支持性的环境，避免产生抑郁、焦虑等卒中后精神变化。

（5）家中增设辅助设施，如防滑垫、卫生间内的扶手等，预防跌倒。

3. 药物治疗　阿司匹林100mg，每日1次；苯磺酸氨氯地平5mg，每日1次；缬沙坦80mg，每日1次；阿托伐他汀20mg，每晚1次。目前患者已出现高血压靶器官损害及伴发临床疾病，应坚持规律用药，严格控制血压、血脂。血压应控制在小于140/90mmHg，建议患者每日自测血压，如血压控制不佳，及时就诊。4～6周复查血脂、肝功能、肌酸激酶，服用阿司匹林和阿托伐他汀期间如出现皮肤黏膜瘀点、瘀斑、血尿、黑便及肌肉酸痛无力等症状，立即就诊。

4. 康复计划　建议患者每日进行康复锻炼，包括：①重建正常运动模式，加强肌肉力量的训练；②上肢运动感觉功能的训练和患侧上肢负重训练；③患侧下肢负重及平衡能力训练；④观察患者有无抑郁、焦虑等症状。

5. 纳入卒中社区管理　定期随访，了解患者生活方式改善和康复训练的落实，随时调整运动及康复方案；监测高危因素并积极治疗；关注患者的精神心理状况。

6. 随访过程中如患者连续2次出现血压控制不满意或药物不良反应难以控制，或出现转诊指征，须立即转诊。

（寿　涓）

第五节 冠 心 病

张先生，58岁，反复发作劳力性胸痛3个月。既往有高血压、高脂血症病史。今日就诊于某社区卫生服务中心，是否考虑张先生为冠心病？

一、冠心病定义与分型

（一）定义

冠心病（coronary heart disease，CHD）指由于冠状动脉粥样硬化使管腔狭窄或阻塞，和/或因冠状动脉功能性改变（痉挛）导致心肌缺血、缺氧或坏死而引起的心脏病，也称缺血性心脏病（ischemic heart disease）。病因除冠状动脉粥样硬化外，还包括炎症、栓塞、痉挛、结缔组织病、创伤和先天畸形等。由于冠状动脉粥样硬化占冠心病病因的95%～99%，因此临床上常用"冠心病"一词代替冠状动脉粥样硬化性心脏病。

（二）分型

近年来临床上趋于将本病分为急性冠脉综合征（acute coronary syndrome，ACS）和慢性冠状动脉疾病（chronic coronary artery disease，CAD），后者也称慢性心肌缺血综合征（chronic ischemic syndrome，CIS）。

1. ACS　发病机制为冠状动脉粥样硬化斑块不稳定，如斑块内破裂、出血，继而引发血小板聚集和/或血栓形成，导致血管狭窄或堵塞而引发心脏病。临床上包括不稳定型心绞痛（unstable angina，UA）、非ST段抬高心肌梗死（non-ST-segment elevation myocardial infarction，NSTEMI）和ST段抬高心肌梗死（ST-segment elevation myocardial infarction，STEMI），也包括冠心病猝死。

其中，不稳定型心绞痛与非ST段抬高心肌梗死是一种疾病的两个阶段，发病机制和临床表现相当，但严重程度不同。其主要区别在于缺血是否导致心肌损伤，并且是否定量检测到心肌损伤的生物标志物。随着心肌肌钙蛋白（cardiac troponin，cTn）检测的敏感度提高，cTn阴性的不稳定型心绞痛越来越少见。

2. CIS　发病机制为各种原因造成心肌耗氧量增加，冠状动脉供血和心肌需血之间的矛盾，冠状动脉血流量不能满足心肌代谢需要，引起心肌急性、暂时的缺血、缺氧，表现胸痛或胸部不适为特征的临床综合征，是冠心病的常见表现。包括稳定型心绞痛、缺血性心肌病和隐匿型冠心病等。

（1）稳定型心绞痛：也称劳力性心绞痛。表现为阵发性的前胸压榨性疼痛或憋闷感觉，主要位于胸骨后部，可放射至心前区和左上肢尺侧，常发生于劳力负荷增加时，持续数分钟，休息或用硝酸酯制剂后消失。心绞痛发作的程度、频度、性质、持续时间及诱发因素在数个月内无显著变化。

（2）缺血性心肌病：属于冠心病的一种特殊类型或晚期阶段，由冠状动脉粥样硬化引起长期心肌缺血，导致心肌弥漫性纤维化，出现心脏增大、心力衰竭、心律失常等与原发性扩张型心肌病类似的临床表现。

（3）隐匿型冠心病：也称无症状性冠心病。患者无心绞痛的临床症状，但有心肌缺血的客观证据。静息、动态或负荷试验时心电图提示ST段压低等心肌缺血表现；或放射性核素心肌显像提示心肌灌注不足，无组织形态改变。

二、冠心病筛查

筛查的主要目的是确定可通过干预改善预后的患者，目前尚无确切证据表明，相较于进行CHD风险评估和对已知CHD危险因素进行一级预防，CHD筛查可以改善结局。

现有明确临床研究证据的CHD危险因素包括高龄、男性、高血压、吸烟、血脂异常、糖尿病、早发冠心病家族史（一级亲属男性<55岁、女性<65岁），其他尚不明确的冠心病危险因素包括肥胖、慢性肾脏疾病、高同型半胱氨酸血症、慢性炎症等。

（一）筛查对象

1. 已确诊心血管疾病（cardiovascular disease，CVD）或CVD等危症的个体不进行筛查，应采取适当的二级预防措施。

2. 有症状提示CHD的患者不进行筛查，应评估CHD或其他疾病，并在必要时行适当的诊断性检测。

3. 大多数无症状患者无须筛查，但对20岁及以上未确诊CVD者应定期行心血管风险评估，每3~5年1次。

4. 适合筛查的对象通常是下列"特殊人群"：①参加运动前的竞技运动员；②有高风险职业或爱好者；③职业涉及公共安全或他人生命者。这些人群中CHD事件可能引起特殊风险，或引发的风险比一般人群高。

5. 无症状糖尿病患者通常是CVD高风险人群，需要进行筛查。

（二）筛查途径

1. 健康档案中的登记信息。

2. 定期健康检查。

3. 门诊接诊中发现患者。

4. 上级医院转回的患者。

（三）筛查方法

CHD筛查包括重点病史采集（包括相关危险因素的收集）、体格检查以及CHD的短期和长期风险估计。虽然风险评估不能诊断CHD，对确定一级预防策略非常重要。我国居民可采用China-PAR风险预测模型评估心血管疾病风险。

1. 病史采集　由于基层医疗卫生机构检查设备的限制，病史采集至关重要。

（1）症状发作特点

1）典型的稳定型心绞痛

诱发因素：劳力或情绪激动时诱发，如上楼、生气、饱餐等。疼痛发生于劳累或激动的当时，而不是劳累之后。

疼痛部位：在胸骨体之后，可波及心前区。常可放射到左肩、左上肢内侧、颈部、咽部或下颌部等。

疼痛性质：以紧缩、沉重、压榨感为主要特征，也可有烧灼感。

持续时间：一般持续数分钟至十余分钟，典型者3~5分钟，最长不超过30分钟。

缓解方式：休息或含服硝酸甘油可在数分钟内迅速缓解。

劳力性心绞痛的两种特殊类型：

①晨间第一次劳力性心绞痛：晨起从事较轻的体力活动，如洗漱时出现心绞痛，而之后进行强度更大的体力活动时无心绞痛发生。

②走过性心绞痛：开始走路出现典型心绞痛症状，继续行走症状可消失。

根据加拿大心血管病学会（Canadian Cardiovascular Society，CCS）分级方法，心绞痛严重程度分为四级（表5-5-1）。

表5-5-1 心绞痛严重程度分级

心绞痛分级	症状评估
Ⅰ级	一般体力活动（如步行和登楼）不受限，但在强、快或持续用力时发生心绞痛
Ⅱ级	一般体力活动轻度受限。快步、饭后、寒冷或刮风中、精神应激或醒后数小时内发作心绞痛。一般情况下平地步行200m以上或登楼一层以上受限
Ⅲ级	一般体力活动明显受限，一般情况平地步行200m以内，或登楼一层引起心绞痛
Ⅳ级	轻微活动或休息时即可发生心绞痛

2）典型的不稳定型心绞痛：不稳定型心绞痛的部位、性质与稳定型心绞痛相似，但往往程度更重，持续时间更长，胸痛在休息时也可发生。以下表现有助于诊断不稳定型心绞痛：①诱发心绞痛的体力活动阈值降低，休息状态下发作或较轻微活动即可诱发；②心绞痛发生频率增加、严重程度和持续时间延长；③出现静息或夜间心绞痛；④胸痛放射至新的部位；⑤发作时出现新的伴随症状，如出汗、恶心、呕吐、心悸或呼吸困难等；⑥休息或含服硝酸甘油只能暂时甚至不能完全缓解症状。需注意，老年女性和糖尿病患者症状可不典型。

3）典型的急性心肌梗死：①剧烈胸痛伴或不伴放射痛，持续30分钟以上，含服硝酸甘油难以缓解；②可伴有呼吸困难、烦躁不安、大汗、恶心、呕吐、上腹胀痛、乏力、晕厥、低血压、心律失常、心力衰竭、休克等；③50%~81.2%的患者在发病前数日有乏力、胸部不适，活动时心悸、气急、烦躁、心绞痛等前驱症状，其中以新发生心绞痛或原有心绞痛加重最为突出，可无任何诱因。

4）下列情况不支持心绞痛症状：①仅数秒短暂针刺样痛或持续数小时，甚至数日，心电图无改变；②胸痛范围较小（如仅硬币大小），可用手指明确指出位置且位置多变；

③胸部闷痛不适、气短等不适可在深呼吸后明显缓解或消失。

（2）是否存在冠心病危险因素

（3）家族史：早发性动脉粥样硬化疾病或心脏性猝死的家族史，通常与CHD风险增加有关。

2. 体格检查　一般无异常体征。心绞痛发作时常见心率增快、血压升高、表情焦虑、皮肤冷或出汗，有时出现第四或第三心音奔马律，当乳头肌缺血致功能失调引起二尖瓣关闭不全时，可出现暂时性心尖部收缩期杂音。体格检查对于鉴别由贫血、高血压、瓣膜病或梗阻性肥厚型心肌病作为基础疾病引发的心绞痛有重要意义。

3. 辅助检查

（1）心电图：所有疑诊心绞痛患者均应做12导联心电图，正常并不能排除冠心病心绞痛。如果症状发作时，心电图有ST-T改变符合心肌缺血（ST段压低≥0.1mV），则支持心绞痛的诊断。症状缓解后心电图ST-T改变可恢复。此外，心电图可有心律失常、传导阻滞、左心室肥大等其他表现。

（2）心肌酶学检查：心肌坏死、细胞破裂后血液中可检测到心肌酶学改变，为诊断急性心肌梗死的"金指标"。其中特异性与敏感性最高的是cTn。

（3）其他检查：血糖和血脂检查了解冠心病危险因素；查外周血常规注意有无贫血；必要时检查甲状腺功能。此外，根据需要行心电图负荷试验、超声心动图、心肌核素显像、冠状动脉螺旋CT、冠状动脉造影等，转诊至上级医院。

4. 冠心病诊断原则

（1）对于症状典型者和/或心电图动态变化者和/或心肌酶学指标阳性者，可明确诊断冠心病。

（2）对于症状不典型、但存在冠心病危险因素者，转诊至上级医院。

（3）对于症状不典型、无冠心病危险因素者，暂不考虑冠心病，继续观察。

三、冠心病高危人群及患者管理

（一）三级预防

1. 一级预防　针对一般人群和高危人群，以健康教育为主，广泛宣传冠心病防治知识，提高对冠心病及其危险因素的认知，树立冠心病及危险因素可预防、可控制的信念，重点强化健康的生活方式，包括合理膳食、不吸烟、经常运动、控制体重和良好的社会支持环境等。对可以控制的危险因素，如高血压、血脂异常、糖尿病等采取积极措施，制定相应的计划和目标值，定期监测，预防动脉粥样硬化和冠心病的发生。

2. 二级预防　对冠心病患者早发现、早诊断、早治疗，采用非药物和药物等手段预防病情发展、并发症的发生。二级预防能提高患者生活质量，有效降低死亡率。具体措施包括：

（1）治疗性生活方式改变，包括减轻体重、增加身体活动、限制膳食中钠摄入、避免过量饮酒、戒烟等。

（2）控制血压、血脂和血糖。

（3）抗血小板治疗。

（4）抗心绞痛治疗。

（5）预防心律失常，减轻心脏负荷等。

（6）冠心病相关知识的健康教育。

3. 三级预防　积极治疗并发症，防止病情进一步恶化，延长患者寿命，降低致残率和死亡率。

（二）冠心病患者管理

1. 管理对象　辖区内慢性冠状动脉疾病患者、经皮冠脉介入术（percutaneous coronary intervention，PCI）后、冠状动脉搭桥术（coronary artery bypass graft，CABG）后患者。

2. 建立健康档案

（1）主观资料（S）：包括主诉、现病史、既往史、个人史、生活方式、家族史、生活方式及心理因素等。

1）现病史：①诊治过程，何时、因何症状、做何检查确诊为冠心病，做过哪些治疗，是否存在并发症；②目前的治疗方案，其疗效、有无副作用等；③目前的生活状态、体力活动，是否有不适症状等；④目前是否存在危急情况：如心肌缺血、心律失常及心功能不全等。

2）既往史及家族史：是否存在冠心病的危险因素，危险因素控制情况，是否并存其他疾病及治疗情况。直系亲属中有无冠心病史及发病的年龄。

3）生活方式：①膳食中主食、脂肪、盐、酒摄入量，吸烟支数，体力活动量以及体重变化等；②患病后患者情绪、工作及生活状况等有无变化；③患者对疾病的了解程度、对诊疗的依从性、可获得的家庭资源等。

（2）客观资料（O）：包括体格检查、实验室及辅助检查、心理行为测量等。

1）体格检查：一个重要目标是排除非心脏原因的胸痛和非缺血性心脏疾病（如气胸、肺炎、胸腔积液和主动脉夹层、心包炎、心瓣膜疾病等）。除常规查体外，重点监测患者体重、呼吸、血压、脉搏、精神状况，有无心功能不全体征（如口唇发绀、颈静脉怒张、肺底细湿啰音、心率增快、肝大、双下肢水肿等），有无乳头肌功能不全（二尖瓣听诊区收缩期杂音）、心脏破裂（胸骨左缘三、四肋间收缩期杂音）、心包摩擦音等。

2）实验室及辅助检查：心电图，生化指标（血糖、血脂、肝功能、肾功能、尿酸等），血常规、尿常规、便常规、肌酸激酶，超声心动图、颈动脉超声及其他伴随疾病相关检查。

3）根据情况采用相应的心理行为测量表判定患者状况。

（3）综合评估（A）

1）疾病状况评估：患者冠心病诊断是否成立，心功能状况，是否需行积极治疗（如溶栓治疗、PCI或CABG治疗），是否存在并发症，是否合并其他疾病。

2）健康问题评估：目前诊断、存在的危险因素与健康问题、并发症或其他临床情况，同时对患者的心理状态、对疾病的认知度、治疗的依从性、家庭资源的利用度等进行评估，以了解患者的生理、心理和社会问题。

（4）处置计划（P）：针对患者目前存在问题制定相应的处理计划，包括进一步的检查项目、非药物和药物治疗策略、治疗的目标值、随访的时间、内容及是否需要转诊等。

3. 非药物治疗

（1）健康教育：①正确认识冠心病、危险因素及危害；②日常生活中应注意的问题及改变不良的生活方式；③规范化治疗的目的、内容及意义；④随访的目的、内容及意义，需定期监测的症状、指标；⑤如何识别心血管症状恶化及一般急救知识。

（2）合理膳食：摄入富含蔬菜、水果和全谷物的饮食。严格限制糖果、加糖饮料和红肉的摄入。食盐量<6g/d，食油量<25g/d，饱和脂肪酸小于总热量摄入的10%；一日摄入30~45g纤维，200g水果，200g蔬菜，1周至少食用2次鱼类，其中一次为油性鱼类。每次进食不宜过饱；由于饭后腹部胀满，腹腔脏器血流增加，反射性减少冠状动脉血流量，易诱发心绞痛，故饭后不宜立即活动。

（3）戒烟：吸烟可诱发冠状动脉痉挛，血小板聚集，降低冠状动脉及侧支循环的储备能力，引发心肌缺血、猝死发生。因此劝导患者戒烟及避免被动吸烟。

（4）保持大便通畅：用力排便可引起冠状动脉痉挛，增加心肌耗氧，诱发心血管事件发生。建议多饮水、多进食水果蔬菜，尽量采用坐位大便。

（5）生活规律：每日作息规律，进行适度的工作、运动及娱乐等活动，保证充足睡眠，避免过度紧张、疲劳。

（6）心理调适：患者患病后冠心病知识缺乏，多有烦躁、焦虑、紧张、担心等心理表现。负性心理因素影响药物疗效，诱发病情加重。全科医生应及时了解患者的心理状态，通过健康教育、健康指导等安抚患者情绪，减轻心理压力。

4. 药物治疗

（1）减轻症状，改善缺血的药物：主要包括β受体阻滞剂、硝酸酯类药物和钙通道阻滞剂。

1）β受体阻滞剂：能够抑制心脏β$_1$肾上腺素能受体，通过降低心率、心肌收缩力和动脉血压减少心肌耗氧量，还可通过延长舒张期以增加缺血心肌灌注，从而减少心绞痛发作和提高运动耐量；还可减少心律失常、预防再次心肌梗死和改善心功能。伴严重心动过缓和高度房室传导阻滞、窦房结功能紊乱、明显支气管痉挛或支气管哮喘患者禁用β受体阻滞剂。周围动脉病（peripheral arterial disease，PAD）及严重抑郁是使用β受体阻滞剂的相对禁忌证。慢性肺源性心脏病患者可谨慎使用高度选择性β$_1$受体阻滞剂。无固定狭窄的冠状动脉痉挛造成的缺血，如变异型心绞痛，不宜使用β受体阻滞剂，此时钙通道阻滞剂应为首选药物。

β受体阻滞剂的使用剂量应个体化，由较小剂量开始。常用药物包括：美托洛尔25~100mg，每日2次；美托洛尔缓释剂47.5~190mg，每日1次；比索洛尔2.5~10mg，每日1次；或兼有α受体阻滞作用的卡维地洛25～50mg，每日1～2次。

2）硝酸酯类药物：通过扩张冠状动脉侧支循环，增加冠状动脉血流量以及增加静脉容量，以降低心室前负荷，减少心肌需氧和改善心肌灌注，从而改善心绞痛症状。硝酸酯类药物会反射性增加交感神经张力，使心率加快，因此常联合负性心率药物如β受体阻滞剂或非二氢吡啶类钙通道阻滞剂治疗CSA。联合用药的抗心绞痛作用优于单独用药。

常用药物包括：硝酸甘油0.3～0.6mg，舌下含服，1～2分钟起效，30分钟后作用消失；硝酸异山梨酯5～20mg，每日3次，服后半小时起效，持续3～5小时；5-单硝酸异山梨酯，为长效硝酸酯类药物，每次20～40mg，每日2次。其中，硝酸甘油舌下含服或喷雾仅作为心绞痛发作时缓解症状用药，每5分钟含服1次直至症状缓解，15分钟内含服的最大剂量不超过1.2mg，也可舌下含服硝酸异山梨酯5～10mg。长效硝酸酯类药物用于降低心绞痛发作的频率和程度，并可能增加运动耐量。每日用药时应注意给予足够的无药间期（通常每日应有8～10小时的间歇期），以减少耐药性的发生。严重主动脉瓣狭窄或梗阻性肥厚型心肌病引起的心绞痛，不宜使用硝酸酯类药物。

3）钙通道阻滞剂（calcium channel blocker，CCB）：通过抑制钙离子进入细胞内抑制心肌收缩，减少氧耗；通过扩张冠状动脉、扩张周围血管，减轻心脏负荷，从而缓解心绞痛，还可降低血黏度，抗血小板聚集，改善心肌微循环。更适用于合并高血压患者。在缓解心绞痛症状方面，β受体阻滞剂较CCB更有效，在改善运动耐量和改善心肌缺血方面，β受体阻滞剂和CCB相当。

常用药物包括：①非二氢吡啶类药物，可降低心率。如维拉帕米40～80mg，每日3次，或缓释剂240mg，每日1次；地尔硫䓬30～60mg，每日3次，或缓释剂90mg，每日1次。②二氢吡啶类药物，对血管的选择性更好。如硝苯地平缓释剂20～40mg，每日2次；硝苯地平控释剂30mg，每日1次；氨氯地平5～10mg，每日1次；非洛地平5～10mg，每日1次。

心力衰竭患者应避免使用非二氢吡啶类以及短效二氢吡啶类CCB，因其可使心功能恶化，增加死亡风险。当心力衰竭患者伴有严重心绞痛，其他药物不能控制而需应用CCB时，可选择安全性较好的氨氯地平或非洛地平。

地尔硫䓬和维拉帕米能减慢房室传导，常用于伴有心房颤动或心房扑动的心绞痛患者，这两种药物不宜用于已有严重心动过缓、高度房室传导阻滞和病态窦房结综合征的患者。

β受体阻滞剂和长效CCB联用较单药更有效，并且两药联用时，β受体阻滞剂还可减轻二氢吡啶类CCB引起的反射性心动过速。非二氢吡啶类CCB和β受体阻滞剂的联用能使传导阻滞和心肌收缩力的减弱更明显，需特别警惕。老年人、已有心动过缓或左心室功能不良者应避免两药联用。当β受体阻滞剂禁忌或不能耐受时，可选CCB类药物中的氨氯地平、硝苯地平或非洛地平，无左心室收缩功能下降者必要时可选用地尔硫䓬，或选择长效硝酸酯类药物。

4）其他：曲美他嗪通过调节心肌能量底物，提高葡萄糖有氧氧化比例，改善心肌对缺血的耐受性及左心功能。可与β受体阻滞剂等抗心肌缺血药物联用。

尼可地尔为烟酰胺的硝酸盐衍生物，可扩张冠状动脉。长期使用尼可地尔还能稳定冠状动脉斑块，可用于治疗微血管性心绞痛。当使用β受体阻滞剂禁忌、效果不佳或出现不良反应时，可使用尼可地尔缓解症状。

伊伐布雷定可减慢心率、改善冠状动脉灌注、降低心肌氧耗，对心肌收缩力和血压无影响。在慢性稳定型心绞痛患者中，如不能耐受β受体阻滞剂或其效果不佳，心率>60次/min且为窦性心律的患者可选用。

（2）改善预后的药物：主要包括抗血小板药物、他汀类降胆固醇药物、β受体阻滞剂和血管紧张素转换酶抑制剂（ACEI）或血管紧张素Ⅱ受体阻滞剂（ARB）。

1）抗血小板药物：抗血小板黏附和聚集，防止血栓形成。常用药物有阿司匹林、氯吡格雷、替格瑞洛等。稳定性冠心病患者，若无阿司匹林禁忌证，推荐长期口服阿司匹林75～100mg，每日1次；存在禁忌或不能耐受而不能服用阿司匹林者，可用氯吡格雷（每日75mg）替代。接受PCI治疗的患者，建议给予双联抗血小板药物治疗，即阿司匹林基础上合用P2Y12受体拮抗剂6个月（如氯吡格雷75mg，每日1次）。PCI或ACS后病情稳定的稳定性冠心病患者，可根据临床危险因素或风险评分评价缺血和出血风险，如存在较高缺血和/或出血风险，可考虑延长或缩短双联抗血小板药物治疗疗程。既往P2Y12受体拮抗剂3年内有心肌梗死病史的缺血高危患者，也可考虑采用阿司匹林联合替格瑞洛（每次60mg，每日2次）长期治疗。后者系新型的P2Y12受体抑制剂，无须肝脏代谢，直接作用于血小板ADP受体起效。

2）降胆固醇药物：目前降低低密度脂蛋白胆固醇（LDL-C）的主要药物包括他汀类药物、依折麦布和前蛋白转化酶枯草溶菌素9（PCSK9）抑制剂等。

其中，他汀类药物具有延缓粥样斑块进展、稳定斑块和抗炎的作用，可降低心血管事件发生率和病死率。只要无禁忌证，无论血脂水平，稳定性冠心病患者均应给予他汀类药物治疗。常用药物有辛伐他汀、普伐他汀、瑞舒伐他汀、阿托伐他汀等，每次10～40mg，每晚1次。应用他汀类药物时，应严密监测转氨酶及肌酸激酶等生化指标，及时发现药物引起的肝脏损害和肌病。

依折麦布通过抑制肠道内胆固醇的吸收而降低LDL-C，使用中等强度他汀治疗后如LDL-C水平不达标，可在他汀基础上加用依折麦布5～10mg，每日1次。

PCSK9抑制剂可显著降低LDL-C的水平，减小斑块体积，改善动脉粥样硬化，从而减少动脉粥样硬化性心血管疾病（ASCVD）事件的发生。

调脂治疗的目标值为LDL-C<1.8mmol/L，如LDL-C基线值已在目标值以下，患者仍应服用小剂量他汀。2019年中国胆固醇教育计划（CCEP）委员会专家建议极高危患者的LDL-C<1.4mmol/L或较基线水平降低幅度≥50%。

3）ACEI或ARB：能使无心力衰竭的稳定型心绞痛患者或高危冠心病患者主要终点事件的风险降低。对稳定性冠心病患者，尤其是合并高血压、LVEF≤40%、糖尿病或慢性肾病的高危患者，只要无禁忌证，均可考虑长期服用ACEI或ARB。

（3）其他：控制血糖、血压等药物。

5. 康复治疗 在基层医疗卫生机构主要针对慢性稳定性冠心病患者进行康复，包括有处方的运动疗法、心理咨询和营养指导、健康教育和危险因素控制。康复治疗可降低冠心病危险因素水平；增强心脏功能和体能；减轻残疾，提高生活质量；减少急性心血管事件的再发率和死亡率。大多数住院患者可在出院后1～3周内开始康复运动，运动危险分层可分为低、中和高危3个等级（表5-5-2）。高危患者要转诊到三级医院进行心脏康复评估与运动训练，中危或低危者可在基层医院或社区接受心脏康复评估与运动治疗。

表5-5-2　冠心病患者运动危险分层

危险分层	运动或恢复期症状及心电图改变	心律失常	溶栓或PCI/CABG术后并发症	心理障碍	LVEF	功能储备	cTn水平
低危	无症状、无心电图缺血	无心律失常	无合并症	无心理障碍	>50%	>7 METs	正常
中危	中度运动或恢复期有心绞痛或心电图缺血	休息或运动时未引起复杂室性心律失常	无心源性休克或心力衰竭	无严重心理障碍焦虑和抑郁	40%～50%	5～7 METs	正常
高危	低水平运动或恢复期有心绞痛症状或心电图缺血	休息或运动出现复杂室性心律失常	有心源性休克或心力衰竭	严重心理障碍如焦虑和抑郁	<40%	<5 METs	正常

注：低危，需符合每一项标准；中危和高危，需符合其中一项标准；LVEF.左室射血分数；METs.代谢当量；PCI.经皮冠脉介入术；CABG.冠状动脉搭桥术。

（1）康复运动的禁忌证：不稳定型心绞痛；安静时收缩压>200mmHg或舒张压>110mmHg；直立后血压下降>20mmHg并伴有症状；重度主动脉瓣狭窄；急性全身疾病或发热；未控制的房性或室性心律失常；未控制的窦性心动过速（>120次/min）；未控制的心力衰竭；三度房室传导阻滞且未置入起搏器；活动性心包炎或心肌炎；血栓性静脉炎；近期血栓栓塞；安静时ST段抬高或压低（>2mm）；严重的可限制运动能力的运动系统异常；其他代谢异常，如急性甲状腺炎、低血钾、高血钾或血容量不足等。

（2）康复运动内容

①运动强度：根据心率、代谢当量和自觉劳累程度制定。未服用β受体阻滞剂患者的最大心率受年龄影响，常用预测公式为：最大预测心率（次/min）=220-年龄。根据

最大心率百分比，可将运动强度分成不同等级：轻度（<60%），中度（60%～79%），重度（80%）。健康成人的运动强度通常为功能储备的60%～70%，当运动强度非常高，达到最大心率的90%以上时，由于乳酸蓄积及患者疲劳，会增加身体损伤和心血管并发症的风险，所以不推荐。服用β受体阻滞剂的患者，最大预测心率（次/min）=（220-年龄）×0.62。代谢当量，以每分钟氧的代谢状况表示，相当于每千克体重每分钟消耗3.5ml氧气的能量。患者在运动中能够说话而不伴有明显气短的运动强度比较适宜。

②运动持续时间：冠心病患者的最佳运动时间为每日30～60分钟，对于刚发生心血管事件的患者，从每日15分钟开始，每周增加1～5分钟的有氧运动时间，最终达到每日30～60分钟的运动时间。对于心功能较差患者可采用间歇有氧运动，运动与休息时间为1:1，但运动时间总和不低于规定的运动时间。

③运动频率：有氧运动每周3～5日，最好每周7日；抗阻运动、柔韧性运动每周2～3日，至少间隔1日。运动锻炼应强调循序渐进、持之以恒的原则。

④运动类型：以耐力运动即有氧运动为主，如步行、慢跑、游泳、骑车、爬山等。康复后期可增加球类运动、游戏等，但避免比赛。抗阻运动包括静力训练和负重等。虽然心脏康复的运动形式以有氧运动为主，但抗阻运动是必不可少的组成部分。

6. 随访　以SOAP形式建立随访和管理档案。随访内容包括：

（1）目前患者的症状：有无心肌缺血症状；心绞痛发作的频率和严重程度有无改变；体力活动能力有无改变；有无心悸、头晕、黑朦、呼吸困难等伴随症状；患者的心理社会状态等。

（2）治疗情况：询问患者当前服用的药物，包括剂量、服用方法、有无不良反应；了解是否对可控危险因素进行干预及干预效果。

（3）生活方式：评估患者对冠心病知识的了解程度；生活方式是否健康；目前的情绪状态等。

（4）体格检查：体重、腰围、血压、心率、心肺体格检查等。

（5）实验室检查：近期已完成的实验室检查及需进一步完善的检查，包括血脂、血糖、肾功能、肝功能、糖化血红蛋白等。

（6）评估：目前患者的病情，有无转诊指征；药物应用是否合理、有效，是否存在药物的不良反应，是否需要调整药物剂量；患者危险因素的控制情况；患者是否存在心理问题；患者的家庭、社会支持环境等。

（7）处理：根据患者具体情况制定不同的处理计划，约定下次随诊时间。稳定性冠心病患者，在治疗的第1年，每4～6个月评估1次；治疗1年后，对于病情不稳定和心绞痛症状加重或发生其他症状者及时与医师联系；预约就诊患者，建议每年评估1次。STEMI患者，一般首次复查是STEMI发生2周后，半年内每个月随访1次，半年到1年之内3个月随访1次，1年后6个月随访1次。

7. 转诊指征　对符合下列指征之一的患者，需要向上级医院转诊：

（1）首次发生心绞痛。

（2）首次发现的陈旧性心肌梗死。

（3）无典型胸痛发作，但心电图ST-T有动态异常改变。

（4）新发心肌梗死或可疑心肌梗死。

（5）稳定性冠心病转变为不稳定型心绞痛：①近48小时内发生缺血性胸痛加重；②出现严重心律失常；③低血压（收缩压≤90mmHg）；④左心室功能不全（LVEF<40%），存在与缺血有关的肺水肿，出现第三心音、新的或加重的奔马律；⑤休息时胸痛发作伴ST段变化>0.1mV，新出现Q波或束支传导阻滞。

（6）新近发生的心力衰竭或正在恶化的慢性心力衰竭。

（7）需要调整治疗方案者：①心律失常治疗药物的调整；②经强化药物治疗但仍有一般活动明显受限；③需要药物治疗的危险因素控制不理想；④需要介入、外科搭桥手术治疗；⑤抗凝治疗药物调整。

（8）需要做特殊检查评估，如心脏负荷试验、核素成像检查、心脏磁共振检查、多层螺旋CT或冠状动脉造影检查等基层医疗机构无法完成的项目。

（9）随访中出现新的严重临床疾病。

（10）治疗期间出现不能解释或难以处理的不良反应。

8. 危重症患者诊疗流程（图5-5-1）

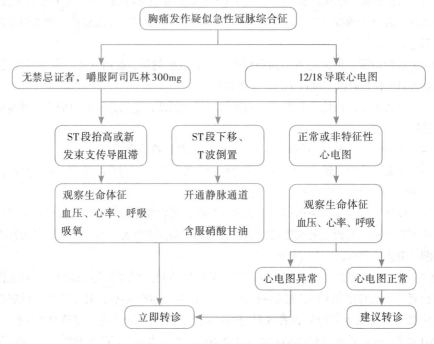

图5-5-1 危重症患者诊疗流程图

四、冠心病管理评价指标

1. 冠心病相关知识水平 ①冠心病危险因素知晓率；②急性心肌梗死早发症状等相

关知识知晓率。

2. 行为危害因素的改变 ①戒烟率、饮食改善率和规律运动率；②超重和肥胖者的体重控制率。

3. 临床效果指标 ①危险因素的控制情况；②生活质量；③再住院率、心肌梗死发生率及复发率；④死亡率。

【案例分析】

张先生，58岁，退休工人。

主观资料（S）

反复发作劳力性胸痛3个月。

3个月前患者跑步时出现心前区闷痛，呈紧缩感，无颈、咽部、下颌部、肩背或上肢等放射痛，休息3分钟左右即可自行缓解。此后症状多于跑步或提重物时发生，休息3～5分钟即可缓解，每1～2周发作1次。不伴心悸、头晕、黑矇；无气促、呼吸困难；无恶心、呕吐，无反酸、嗳气或反流，未曾就医。今因跑步时出现类似症状，遂在家人劝说下前来就诊。发病至今，否认静息痛或夜间痛，日常生活不受影响，平地行走或走2楼无胸闷、胸痛、气促，无乏力、倦怠，夜间可平卧，无夜间阵发性呼吸困难，无下肢水肿或尿量减少。食欲可，二便正常。

既往史：有高血压史6年，血压最高170/108mmHg，服用厄贝沙坦150mg，1次/d，血压波动于120～130/70～80mmHg。有高脂血症病史，未用药。否认糖尿病、慢性支气管炎、哮喘、消化性溃疡、慢性肾脏病史。否认手术外伤史。否认药物食物过敏史。

家族史：父母健在，均有高血压病史；其兄10年前（49岁）因"急性心肌梗死"行"冠状动脉支架植入术"。

生活方式、心理及社会因素：口味偏咸，喜重油。吸烟史20余年，每日10～20支。不饮酒。生活规律，平日锻炼以慢跑为主。患者性格开朗，无抑郁、焦虑等负面情绪。家庭经济状况良好，家庭关系和睦。

客观资料（O）

体温36.5℃，脉搏66次/分，呼吸18次/min，血压130/80mmHg，BMI 29kg/m²。发育正常，营养良好，体型肥胖。神清语利，查体合作。无贫血貌，巩膜无黄染。浅表淋巴结未及肿大。颈软，无颈静脉怒张，无颈动脉异常搏动。双肺呼吸音清，未闻及干、湿啰音。心界不大，心率70次/min，律齐，心音有力，未闻及杂音和额外心音。腹软，无压痛、反跳痛，肝脾未触及。双下肢不肿。

1周前曾于本社区卫生服务中心体检，生化指标为：空腹血糖5.6mmol/L，BUN 6.6mmol/L，Cr 78μmol/L，TG 3.24mmol/L，TC 7.21mmol/L，HDL-C 0.98mmol/L，LDL-C 3.76mmol/L，ALT 50U/L，AST 45U/L。

超声心动图：静息状态下未见异常。

颈动脉超声：左侧颈动脉分叉处IMT 1.1cm，右侧颈动脉分叉处IMT 0.9cm。

心理测试：无抑郁、焦虑等负面情绪。

综合评估（A）

诊断：①冠心病，稳定型心绞痛，心功能Ⅰ级；②高血压2级，高危；③高脂血症。

目前存在的危险因素与健康问题：患者男性、有早发冠心病家族史，此为不可改变的危险因素；而肥胖、吸烟、高血压、血脂异常，系可控危险因素。此外，患者尚存在其他不良生活方式，如饮食偏咸，喜重油食物等。

健康问题：①冠心病，稳定型心绞痛。患者存在冠心病危险因素，近3个月反复发作劳力性心绞痛，短暂休息可缓解。心绞痛发作的程度、频度、性质、持续时间及诱发因素在3个月内无明显变化，且日常生活不受影响，无心功能不全表现，结合体格检查无贫血、瓣膜病、心肌病及其他系统性疾病提示，故拟诊为冠心病、稳定型心绞痛、心功能Ⅰ级。②高血压2级，高危。患者血压最高170/108mmHg，存在≥3个危险因素且存在靶器官损害（颈动脉超声IMT≥0.9mm），故高血压2级，高危的诊断明确。③高脂血症。结合既往病史及本次血生化指标，诊断明确。

目前尚未发现其他并发症与临床情况。

患者缺乏冠心病的相关疾病知识，但通过沟通发现其诊疗依从性较好，愿意配合检查及治疗、随访。

患者性格开朗，家庭经济状况良好，关系和睦，家庭资源利用度好。

处置计划（P）

1. 即刻行12导联心电图检查，必要时加做18导联。

2. 加用下列口服药物，并关注以下事项

（1）抗血小板药物：阿司匹林0.1g，1次/d，口服，注意有无皮肤瘀点、瘀斑，有无腹痛、黑便，可定期复查粪便隐血。

（2）硝酸酯类药物：单硝酸异山梨酯20～40mg，1次/d，口服，症状发作时可予硝酸甘油0.3mg舌下含服。

（3）降胆固醇药物：阿托伐他汀20mg，每晚1次，口服，用药期间注意有无肌痛、肌肉压痛、肌无力和乏力等症状，服药前、服药后4周复查血脂、肝功能和肌酸激酶；3～6个月未达标者，应调整他汀类药物剂量或种类，达标后每6～12个月复查。转氨酶水平升高超过正常上限3倍或肌酸激酶升高超过正常上限5倍，应停用他汀类药物并复查，直至恢复正常。若未恢复正常，应排除其他原因。如发生肝酶、肌酶异常，应再次评估他汀类药物的获益/风险，决定是否继续应用。

（4）β受体阻滞剂：美托洛尔缓释剂23.75mg，1次/d，口服，用药期间，密切监测心率、心律、血压、心电图变化，清醒静息时心率不低于50次/min。

（5）继续规律服用厄贝沙坦150mg，1次/d。

3. 健康指导

（1）向患者交代生活方式与冠心病的关系：告知患者戒烟、减重，发放减轻体重的健康教育资料并指导患者实施减重计划；逐渐调整饮食结构，每日摄盐量控制在6g以下，食油量<25g/d，饱和脂肪酸小于总能量摄入的10%，肉类每日50～100g，适当增加蔬菜、水果摄入量，每日200g。

（2）帮助患者了解冠心病的基本知识，如果积极控制危险因素、规律服药、定期随诊，病情是能得到控制的。

（3）将患者纳入社区冠心病患者健康管理，建议患者参加冠心病健康小屋活动，加强与其他冠心病患者间的沟通，增强其对控制疾病的信心。

4. 转诊　告知患者转诊上级医院，进一步行心肌损伤标志物、心电图负荷试验或冠状动脉CTA检查，以明确诊断，并确定是否需要血运重建治疗。

5. 随访　转诊上级医院诊疗后，2周随访。

（寿　涓）

第六节　心房颤动

> 李某，男性，70岁，退休人员，因"脉搏增快1个月"就诊。患者做家务活动时自觉脉搏增快，不伴心悸、胸闷、胸痛，无黑矇、晕厥等症状，静息状态下脉搏增快不明显。到当地社区卫生服务机构查心电图提示P波消失，为不规则f波，心率150次/min。既往有冠状动脉粥样硬化心脏病（左回旋支球囊扩张＋支架术后）史15年，目前规律口服阿司匹林、阿托伐他汀治疗。否认糖尿病、高血压等慢性病史。根据上述资料，能否诊断心房颤动？进一步需要完善哪些检查？如何制定治疗方案及长期管理？

一、心房颤动的定义与分类

（一）定义

心房颤动（atrial fibrillation，AF），简称房颤，是指规则有序的心房电活动丧失，代之以快速无序的心房颤动波，是最严重的心房电活动紊乱。由于房律紊乱，血流在左心房（特别是左心耳处）流动缓慢、瘀滞形成涡流，易致血细胞聚集凝结成血栓，血栓脱落随着血液流动可到达全身，导致卒中、肢体栓塞、肾栓塞等。

（二）分类

根据是否合并瓣膜疾病，分为瓣膜性心房颤动和非瓣膜性心房颤动，非瓣膜性心房颤动是指无风湿性二尖瓣狭窄、机械/生物瓣膜置换、二尖瓣修复等情况下发生的心房颤动。根据心房颤动的表现、持续时间、终止方式，又可将心房颤动分为5类（表5-6-1）。

表5-6-1　心房颤动的分类

类型	定义
首次诊断的心房颤动	不论心律失常持续时间或是否存在心房颤动相关症状及其严重程度
阵发性心房颤动	心房颤动可自行终止，大多数在48小时内终止，阵发性发作可能持续至7日
持续性心房颤动	持续7日或更长时间通过药物或直流电复律终止的心房颤动
长程持续性心房颤动	当决定采用节律控制策略时，持续≥1年的连续性心房颤动
永久性心房颤动	医生和患者放弃恢复或维持窦性心律。永久性心房颤动患者，不考虑节律控制治疗

二、心房颤动筛查

（一）筛查对象

1. 对≥65岁的老年人通过脉搏触诊或心电图检查进行心房颤动的机会性筛查。

2. 针对心房颤动的高危人群还要开展定期筛查，包括肥胖、吸烟、酗酒、高血压、心力衰竭、瓣膜病、心肌梗死、糖尿病、慢性阻塞性肺疾病、慢性肾病、甲状腺疾病和睡眠呼吸暂停等。

3. 对于原因不明的缺血性卒中或短暂性脑缺血发作的患者，应在症状出现后完善长程心电图监测。

（二）筛查途径

1. 患者电子健康档案中的记录。

2. 门诊接诊发现的患者。

3. 体检发现的患者。

4. 二、三级医院转回的患者。

（三）筛查方法

1. 主观资料　心房颤动患者可能出现的症状包括：①感觉心跳加快、出现漏搏或不规则；②轻度胸闷或胸痛；③感到头晕目眩、似乎要晕倒；④呼吸困难，尤其是运动时。对于门诊接诊有上述相关症状，应考虑到心房颤动的可能，进一步完善相关检查。

部分心房颤动患者无任何症状，或以卒中、血管栓塞、心力衰竭等心房颤动的并发症为首发症状。

2. 客观检查　包括血压测量、脉搏触诊、心电图和动态心电图筛查。查体时听诊心律绝对不齐、第一心音强弱不等和脉搏短绌。心电图检查表现为P波消失，代之以大小、形态及时限均不规则的快速颤动波。

三、高危人群及患者管理

（一）三级预防

1. 一级预防　预防诱发心房颤动的病因。如戒烟限酒、避免不良情绪，适当运动、防治肥胖，积极控制血压、血糖，改善睡眠呼吸暂停综合征等，倡导健康的生活方式。

2. 二级预防　早发现、早诊断、早治疗。通过询问病史、血压测量、脉搏触诊和心电图筛查等及时发现心房颤动并尽早干预，尤其是对于存在心房颤动危险因素和相关疾病的患者。

3. 三级预防　已诊断心房颤动的患者通过药物、电复律、射频消融、手术治疗等尽早恢复正常节律或控制心室率，防治心房颤动并发症，包括血栓形成、血栓栓塞、心脏结构与功能恶化等。

（二）心房颤动患者管理

1. 建立健康档案

（1）主观资料（S）：包括患者主诉、现病史、既往史、个人史、家族史和社会生活史。

1）现病史：①起病过程，起病诱因、频率，发作持续时间、脉搏快慢、缓解因素及是否伴有意识障碍等；②诊治过程，既往及目前的治疗方案、疗效、是否存在药物副作用等；③目前情况，近期症状发作情况及对生活质量的影响等。

2）既往史：了解是否存在心房颤动的危险因素，如肥胖、吸烟、酗酒等；有无相关疾病，如高血压、心力衰竭、瓣膜病、心肌梗死、糖尿病和甲状腺疾病等。

3）个人史：生活习惯及有无烟酒等嗜好，职业与工作强度，心理状况及家庭支持情况，患者对疾病的认知及是否接受相关健康教育等。

4）家族史：直系亲属中是否有心房颤动病史者。

（2）客观资料（O）：包括体格检查、实验室检查和其他辅助检查等。

1）体格检查：包括生命体征、身高、体重、腰围以及心脏、肺部的视、触、叩、听检查和甲状腺检查等，重点关注心音是否强弱不等、心律是否整齐以及心率快慢、瓣膜区有无心脏杂音等。

2）实验室检查：血尿便常规及粪便隐血试验、肝肾功能、凝血功能、甲状腺功能等，以便为抗凝治疗及抗心律失常药物的选择、病因筛查等提供依据。

3）其他辅助检查：包括心电图、超声心动图、胸部X线片等。心房颤动的确诊必须有心电图证据，其特点为P波消失，代之以振幅、频率不等的f波，RR间期绝对不整。超声心动图可以了解心脏的结构和功能情况，有无心脏瓣膜病，胸部X线片还可了解有无肺部疾病等，为胺碘酮的使用提供参考。

（3）综合评估（A）：包括诊断与鉴别诊断、血栓栓塞风险评估和口服抗凝出血风险评估等。

1）诊断和鉴别诊断：根据患者的症状、体征和辅助检查结果，明确心房颤动的诊断依据。当心房颤动合并室内传导阻滞或冲动沿预激综合征旁道前传时，应与室性心动过速及室颤相鉴别。

2）病因诊断：探讨患者心房颤动的危险因素、合并疾病和潜在病因。

3）血栓栓塞风险评估：①瓣膜性心房颤动（中重度二尖瓣狭窄或机械瓣置换术后）为栓塞的重要危险因素，具有明确抗凝适应证，无须再进行栓塞风险评分；②非瓣膜性心房颤动，推荐使用CHA_2DS_2-VASc评分评估患者栓塞风险（表5-6-2）。CHA_2DS_2-VASc评分男性≥2分、女性≥3分者应口服抗凝药物；评分男性1分、女性2分者，在详细评估出血风险后建议口服抗凝药物治疗；评分男性0分、女性1分者无须抗栓治疗。

表5-6-2　非瓣膜性心房颤动卒中危险评分

危险因素	CHA_2DS_2-VASc评分/分
C：充血性心力衰竭/左心室功能障碍（LVEF<40%，3个月内发作心力衰竭，包括右心衰竭；肥厚型心肌病）	1
H：高血压（包括已经控制的高血压）	1
A_2：年龄≥75岁	2
D：糖尿病（符合糖尿病诊断标准）	1
S_2：缺血性卒中、TIA、体/肺循环栓塞史，不包括腔隙性脑梗死	2
V：血管疾病（严重且有症状外周动脉病、冠心病）	1
A：年龄65～75岁	1
Sc：女性	1
总分	9

4）口服抗凝药物出血风险评估：抗凝治疗开始前需评估出血风险，目前常用的是HAS-BLED评分（表5-6-3），≥3分提示出血高风险，但HAS-BLED评分高也不能否定抗凝治疗，需评估有无可逆影响因素以降低出血风险。

5）抗凝药物选择评估

《2016 ESC/EACTS心房颤动管理指南》推荐：①若心房颤动患者可以使用新型口服抗凝药物（NOAC），则优选NOAC药物；②已经使用维生素K拮抗剂治疗的患者，治疗窗内时间控制不佳，或患者有个人意愿且无NOAC禁忌证，则可考虑换用NOAC治疗。心房颤动的抗凝适应药物评估采用$SAMe-TT_2R_2$评分（表5-6-4），有助于预测如果使用VKA治疗，患者是否可能达到良好的抗凝效果。$SAMe-TT_2R_2$评分0～2分的患者可应用华法林治疗，>2分时建议更换为NOAC。

表5-6-3 口服抗凝药物出血风险评估

临床特点	HAS-BLED评分/分
H：高血压（收缩压>160mmHg）	1
A：肝功能不全（肝酶升高3倍、胆红素升高2倍以上）；肾功能不全（肌酐≥200μmol/L或长期透析或肾移植）（各1分）	1或2
S：卒中史	1
B：既往严重出血史、出血倾向等	1
L：INR不稳定（不达标时间超过60%）	1
E：年龄>65岁	1
D：同时应用抗血小板、NSAID等药物；酗酒（>8次/周）（各1分）	1或2
总分	9

表5-6-4 影响华法林抗凝强度稳定性SAMe-TT$_2$R$_2$评分

危险因素	评分/分
S：性别（女性）	1
A：年龄（<60岁）	1
Me：疾病史（两种以上合并症），包括高血压、糖尿病、冠心病或心肌梗死、外周动脉疾病、心力衰竭、卒中史、肺部疾病、肝脏疾病或肾脏病	1
T：使用存在相互作用的药物（如控制心律用的胺碘酮）	1
T$_2$：近2年内吸烟	2
R$_2$：种族（非白种人）	2
总评分	8

6）了解患者的心理状态、疾病认知状况及家庭支持情况等。

（4）处置计划（P）：根据评估结果为患者制定治疗计划，包括非药物治疗及药物治疗。

2. 心房颤动的治疗 治疗目标包括寻找和纠正诱因与病因，心室率控制、预防血栓栓塞并发症和恢复窦性心律（节律控制）。

（1）非药物治疗：心房颤动的治疗从病因和诱因防治开始，积极控制诱发心房颤动的因素。

1）患者教育：养成良好的生活习惯和生活方式。饮食方面，强调低盐低脂饮食基础上的合理膳食，戒烟禁酒，饮酒会诱发或加重心房颤动；降低生活和工作紧张度，管理情绪，保持愉快的心情，尽量劳逸结合；控制体重，每日坚持适当的体育锻炼，以运动后不劳累为宜。

2）自我管理：学会在安静状态下自数脉搏并判断是否规则，坚持每周记录脉搏，如脉搏过快或过慢，应及时与医生取得联系，给予心电监护或完善心电图检查。服用抗心律失常药物时，需注意了解其作用机制及不良反应。抗凝治疗期间（如口服华法林）需定期监测国际标准化比值（international normalized ratio，INR），注意观察有无牙龈出血、皮肤瘀点瘀斑、血尿、大便颜色发黑等出血征象，及时与医生联系，调整药物剂量或治疗方案。

3）射频消融：如果要求长期节律控制，可以考虑消融治疗。对于药物治疗无效的阵发性心房颤动患者，推荐行导管消融；对于药物治疗无效的阵发性心房颤动，导管消融可作为一线治疗方案；持续性或长程持续性心房颤动患者，可考虑导管消融治疗；心房颤动合并收缩性心力衰竭患者，可考虑导管消融治疗。

绝对禁忌证是左心房内有血栓。如果左心房内有血栓，则要先接受抗凝治疗，待血栓消失后才能行射频消融术。

4）左心耳封堵术：推荐左心耳封堵可用于长期抗凝禁忌的患者；对于外科堵闭或切除左心耳的患者，仍然推荐长期抗凝治疗。

5）电复律：当血流动力学不稳定时，首选电复律，也适用于心室率控制不佳或症状明显的阵发性心房颤动患者。电复律的禁忌证是洋地黄中毒和严重的低钾血症。

（2）药物治疗

1）控制心室率药物：包括β受体阻滞剂、非二氢吡啶类钙通道阻滞剂和洋地黄类药物。询问既往病史及用药情况，避免存在药物禁忌证。当左室射血分数（left ventricular ejection fraction，LVEF）≤40%时，禁用维拉帕米/地尔硫䓬，β受体阻滞剂从最小剂量开始（表5-6-5）。初始目标静息心率<110次/min，避免心动过缓。如症状明显，可继续降低到可耐受心率。

表5-6-5　心房颤动心室率控制药物

检查结果	超声心动图				
	LVEF > 40%			LVEF ≤ 40%	
一线用药	β受体阻滞剂	维拉帕米/地尔硫䓬	地高辛	β受体阻滞剂	地高辛
联合用药	+地高辛	+地高辛	+β受体阻滞剂/非二氢吡啶类CCB	+地高辛	+β受体阻滞剂

注：LVEF.左室射血分数；CCB.钙通道阻滞剂。联合用药：在相对应一线用药的基础上加用某种药物联合控制心室率。

2）抗心律失常药物：用于维持窦性心律治疗时，无结构性心脏病的心房颤动选用普罗帕酮；合并冠心病、明显的瓣膜性心脏病、左心室肥厚、心力衰竭的心房颤动建议选用胺碘酮。长期服用抗心律失常药物可预防心房颤动的复发，但应注意所选药物的安全性，定期评估药物副作用。

3）抗凝药物：瓣膜病性心房颤动患者推荐华法林进行抗凝治疗（维持 INR 2～3 或 2.5～3.5，根据瓣膜类型和位置作出选择）。非瓣膜性心房颤动患者采用 CHA_2DS_2-VASc 评分进行卒中风险分层，评分≥1分的男性患者和≥2分的女性患者推荐口服抗凝治疗，如无禁忌证首选新型口服抗凝药物，如达比加群酯、利伐沙班（表5-6-6）。

表5-6-6 两种新型口服抗凝药物动力学比较

特征	抗凝药物	
	达比加群酯	利伐沙班
血浆峰浓度时间 /h	2	2～4
血浆谷浓度时间 /h	12～24	16～24
生物利用度	3%～7%	66%，与食物同服100%
与食物同服	无	必须
能否鼻饲	不可拆开，不可鼻饲	可碾碎服用，可鼻饲
经肾脏清除率 /%	80	35
肝脏代谢	否	是（清除）
质子泵抑制剂	降低12%～30%	否
半衰期 /h	12～17	6～9（年轻人） 11～13（老年人）
剂量推荐		
CrCl ≥ 50ml/min	150mg，2次/d	20mg，1次/d
CrCl 30～49 ml/min	110mg，2次/d	15mg，1次/d
CrCl 15～29 ml/min	禁忌	15mg，1次/d

注：CrCl.肌酐清除率。

3. 定期随访　询问患者心房颤动相关症状、体征控制情况，是否按医嘱服药，是否有药物不良反应，是否发生栓塞、出血事件，同时注意心房颤动的危险因素，如肥胖、吸烟、酗酒等有无改变，以及合并疾病规范化诊治和随访管理。还应了解患者的心理状态，如有无焦虑、抑郁，以及经济状况和家庭支持情况等。

四、管理评价指标

1. 社区心房颤动患者的疾病认知水平　①心房颤动的危险因素和相关疾病的认知；

②心房颤动危害、抗凝治疗和疾病自我管理的认识。

2. 社区心房颤动患者高危因素的干预情况 ①戒烟、限酒、减重等生活方式改善率；②血糖、血压等控制达标率。

3. 临床疗效等指标 ①心房颤动的症状控制率；②抗凝治疗率和抗心律失常药物使用率；③心房颤动相关血栓栓塞事件和抗凝出血事件发生率；④心房颤动患者的生活质量评分。

【案例分析】

李某，男性，70岁，退休人员。

主观资料（S）

主诉：脉搏增快1个月。

现病史：患者诉家务活动时自觉脉搏增快，不伴心悸、胸闷、胸痛，无黑曚、晕厥等症状，静息状态下脉搏增快不明显。至当地社区医院查心电图提示心率150次/min，P波消失，为不规则f波。

既往史：冠心病（左回旋支球囊扩张＋支架术后）史15年，规律口服阿司匹林、阿托伐他汀治疗。否认糖尿病、高血压等慢性病史。否认肝炎、肺结核等传染病史，否认外伤史、手术史或输血史，否认药物、食物过敏史。

个人史：吸烟史30余年，约20支/d，已戒烟20年；饮酒史约50年，饮白酒每次350～400ml，每周7～10次，已戒酒约4年。平素喜看书看报，喜肉食，脾气易怒。

家族史：配偶及1子均体健，无心房颤动等家族遗传病史。

客观资料（O）

身高178cm，体重79kg，腹围92cm，BMI 24.9kg/m²，血压130/80mmHg，脉搏77次/min。神志清，精神可，呼吸平稳，双侧颈动脉未闻及血管杂音，双肺呼吸音清，未闻及干湿啰音。心界略大，心率105次/min，心律不齐，心音强弱不等，心脏各瓣膜听诊区未闻及病理性杂音。腹软，无压痛及反跳痛，肝脾肋下未及，未闻及腹主动脉及肾动脉血管杂音。双下肢不肿，双足背动脉搏动正常。生理反射正常，病理反射阴性。

心电图：心率150次/min，P波消失，为不规则f波。

综合评估（A）

诊断：持续性心房颤动。

诊断依据：老年男性，亚急性病程，心房颤动时间≥7日。活动时自感脉率增快，心悸症状不明显。查体：脉搏77次/min，心律105次/min，心律不齐，心音强弱不等，结合心电图检查，可诊断心房颤动。

目前患者状况评估：

1. 根据患者症状、体征及辅助检查结果，诊断持续性心房颤动患者明确，目前生命体征平稳，心率稍快，无急危重症征象。

2. 症状评估 根据欧洲心律学会对患者心房颤动发作时的症状分级（表5-6-7），可判断患者症状严重程度属于中度。

表5-6-7　心房颤动症状分级

分级	程度	症状
Ⅰ	无	未产生任何症状
Ⅱa	轻	症状不影响日常活动
Ⅱb	中	有明显不适，但不影响日常活动
Ⅲ	重	症状影响日常活动
Ⅳ	严重	不能进行任何日常活动

3. 危险因素和相关疾病评估　包括年龄、超重、向心性肥胖和冠心病史，应积极纠正可逆因素，适当锻炼，控制体重；规律冠心病二级预防治疗，预防心绞痛发作及再发心肌梗死等。

4. 患者喜欢读书看报，文化水平较高，对病情理解和遵医行为较好。经济状况可，家庭支持度高。

处置计划（P）

1. 建议进一步完善心血管相关危险因素检查，包括血糖、血脂、糖化血红蛋白、肾功能、电解质、尿常规、便常规等，同时完善24小时动态心电图评估心律失常情况，有条件行心脏超声检查评估心脏结构及功能。

2. 心房颤动治疗方面，可考虑药物控制心室率和抗凝治疗。

（1）心室率控制药物：美托洛尔12.5mg、每12小时1次，地高辛0.25mg、1次/d，口服补钾，监测电解质、肌酐，警惕药物毒性反应。

（2）抗凝药物：患者CHA_2DS_2-VASc评分为2分，存在抗凝治疗指征，给予利伐沙班15mg，1次/d，抗凝治疗，注意监测出血性皮疹、血尿、便血等症状，监测血常规，警惕抗凝相关出血事件。心室率控制，静息心率60～70次/min，活动时心率80～90次/min，监测患者症状变化、评估心功能（参考NYHA心功能分级）情况。

3. 合并症方面　冠心病史，继续阿司匹林、阿托伐他汀等二级预防治疗，监测有无新发胸闷、胸痛症状，定期随诊。

4. 患者教育　向患者进行健康宣教，低盐低脂饮食，注意荤素饮食搭配均衡，严格戒烟戒酒，适量运动，控制体重，目标为BMI<24kg/m²，腰围<90cm。注意休息，避免劳累、情绪激动。重视心房颤动的治疗，定期随访。

5. 定期随访　门诊随访或远程线上随访。①患者症状控制情况；②体重、腰围、饮食和情绪变化；③服药依从性、有效性和安全性，如出现血尿、便血等，及时转诊；④严重并发症，如血栓栓塞事件发生情况。

（沙　悦）

第七节　慢性心力衰竭

赵某，男性，69岁，双下肢水肿4个月，加重伴喘憋1个月。患者4个月前无诱因出现双侧小腿及足部凹陷性水肿，未就诊。1个月前进展至腹部和颜面部水肿，伴日常活动感喘憋，夜间阵发性呼吸困难，端坐呼吸可缓解。既往高血压病史。今日就诊于社区卫生服务中心，是否考虑慢性心力衰竭？

一、定义与分型

（一）定义

心力衰竭（简称心衰）是一种临床综合征，定义为由于任何心脏结构或功能异常导致心室充盈或射血能力受损的一组复杂临床综合征。其主要临床表现为呼吸困难和乏力（活动耐量受限）以及液体潴留（肺瘀血和外周水肿）。慢性心力衰竭是指在原有慢性心脏疾病基础上逐渐出现心力衰竭症状和体征。

（二）分类

依据左室射血分数（left ventricular ejection fraction，LVEF），将心力衰竭分为射血分数降低的心力衰竭（heart failure with reduced ejection fraction，HFrEF）、射血分数保留的心力衰竭（heart failure with preserved ejection fraction，HFpEF）和射血分数中间值的心力衰竭（heart failure with mid-range ejection fraction，HFmrEF）。

3种心力衰竭类型的定义见表5-7-1。

表5-7-1　心力衰竭分类与定义

分类	症状和/或体征	左室射血分数/%	其他
HFrEF	有	<40	—
HFmrEF	有	40～49	1.利尿钠肽升高；2.符合以下至少1条：①左心室肥厚和/或左心房扩大；②心脏舒张功能异常
HFpEF	有	≥50	1.利尿钠肽升高；2.符合以下至少1条：①左心室肥厚和/或左心房扩大；②心脏舒张功能异常

注：HFrEF.射血分数降低的心力衰竭；HFmrEF.射血分数中间值的心力衰竭；HFpEF.射血分数保留的心力衰竭；—.无；利尿钠肽升高：脑钠肽（BNP）>35ng/L和/或N端脑钠肽前体（NT-proBNP）>125ng/L；心脏舒张功能异常：E/e′≥13、e′平均值（室间隔和游离壁）<9cm/s。

慢性心力衰竭症状、体征稳定1个月以上称为稳定性心力衰竭。慢性稳定性心力衰竭恶化称为失代偿性心力衰竭，如失代偿突然发生则称为急性心力衰竭。

二、慢性心力衰竭筛查

（一）筛查对象

根据心力衰竭发生发展的4个阶段（表5-7-2）对相应的患者人群进行管理，不仅要在高危人群（A、B阶段）中筛查慢性心力衰竭患者，也要注意在慢性心力衰竭患者（C、D阶段）中及时发现病情波动或进展者。

表5-7-2　心力衰竭发生发展的4个阶段

心力衰竭阶段	定义	患病人群
A：衰竭阶段	为心力衰竭高危人群，无心脏结构或功能异常，无心力衰竭症状和/或体征	高血压、冠心病、糖尿病、肥胖、代谢综合征、使用心脏毒性药物史、酗酒史、风湿热史、心肌病家族史等
B：前临床心力衰竭阶段	无心力衰竭症状和/或体征，发展为结构性心脏病	左心室肥厚、无症状心脏瓣膜病、以往心肌梗死史
C：临床心力衰竭阶段	患者已有基础结构性心脏病，以往或目前有心力衰竭症状和/或体征	有结构性心脏病伴气短、乏力、运动耐量下降等
D：难治性终末期心力衰竭阶段	进行性结构性心脏病，内科治疗休息时仍有症状，需要特殊干预	因心力衰竭反复住院不能安全出院者；需长期静脉用药者；等待心脏移植者；使心脏机械辅助装置者

（二）筛查途径

1. 门诊就诊。

2. 人群体检。

3. 健康档案。

4. 其他途径的机会筛查，如流行病学调查和社区卫生诊断时。

（三）筛查方法

1. 病史采集

（1）识别症状是诊断心力衰竭的关键步骤。心力衰竭症状包括两类：①液体过量蓄积引起相关症状，如呼吸困难、端坐呼吸、水肿、肝充血引起的疼痛，以及腹水引起腹部膨隆导致的腹部不适；②心输出量下降引起的症状，如乏力、虚弱，尤其在用力时更显著。

（2）慢性心力衰竭的典型症状是劳力后呼吸困难，可能较其他症状出现得早。呼吸困难逐步进展会表现为夜间阵发性呼吸困难、静息时呼吸困难和端坐呼吸。

（3）有无危险因素和诱因：任何可损害心室充盈或射血功能的结构性或功能性心脏

疾病都可引起心力衰竭。慢性心力衰竭急性加重常见于感染、劳累、情绪波动、合并急性疾病诱因。

2. 体格检查　心力衰竭的体格检查结果特异性一般较高，但敏感性较低。轻度或中度心力衰竭患者的体格检查结果可能完全正常，生命体征也正常。因此无相关发现并不能排除心力衰竭。

（1）生命体征和一般状况：晚期心力衰竭患者可能存在心输出量严重下降引起的组织灌注降低，表现为静息下窦性心动过速、脉压缩小、出汗和外周血管收缩所致皮肤冰凉、苍白，有时出现四肢发绀。交替脉对严重左心室收缩功能障碍基本上具有诊断意义。

（2）容量评估：容量超负荷有3个主要表现，即肺充血（可以表现为肺部啰音）、外周水肿（下肢可凹性水肿以及腹水、阴囊水肿、肝大和脾大）和颈静脉压升高（肝颈静脉反流征阳性）。

（3）心脏检查：心尖搏动向外侧移位超过锁骨中线通常提示左心室扩大。P_2亢进提示肺动脉高压。左心室功能不全也可导致持续性的心尖搏动，右心室肥厚或扩大可能伴随胸骨旁抬举感。严重心力衰竭可能闻及第三心音（S_3）。

3. 辅助检查

（1）心电图：HFrEF患者多有明显的心电图异常，如果心电图正常，则不太可能有左心室收缩功能障碍。HFpEF患者的12导联心电图一般正常，但存在心房颤动或起搏心律会显著增加HFpEF的可能性。心电图可能有助于发现引起心力衰竭的病因，特别是对识别急性或既往心肌梗死或急性缺血非常重要。

（2）应完善利尿钠肽（BNP或NT-proBNP）、肌钙蛋白水平的检测以及血常规、肝肾功能、电解质、血糖等检查。

（3）胸部X线片：有助于区分心力衰竭和原发性肺部疾病，提示心力衰竭的征象包括心脏扩大（心胸比大于50%）、肺血管头侧化、克利（Kerley）B线和胸腔积液。

（4）心脏超声：可以评估LVEF，有助于明确心力衰竭的病因，鉴别舒张功能障碍、收缩功能障碍和瓣膜功能障碍。

4. 慢性心力衰竭诊断原则

（1）对疑似心力衰竭患者需通过病史采集、体格检查以及基本的辅助检查来帮助确诊，评估急性和严重程度，并启动病因评估，应包括心力衰竭危险因素和潜在病因的评估。

（2）对存在至少一种心力衰竭症状且并非源于非心脏疾病的个体，应考虑心力衰竭诊断。

（3）心力衰竭的诊断要基于病史和体格检查、心电图、利尿钠肽水平（BNP或NT-proBNP）、胸部X线片和超声心动图等表现。单独使用利尿钠肽的水平或超声心动图不能确诊心力衰竭。

（4）大多数疑似心力衰竭患者的诊断性评估不需要进行血流动力学运动试验，仅某些通过无创性评估仍不能确诊的疑似心力衰竭患者需转诊至心脏专科行右心导管检查，以评估静息及运动时的心脏充盈压作为确诊或排除心力衰竭的临床金标准。

三、高危人群及患者管理

（一）三级预防

1. 一级预防　针对前心力衰竭阶段的患者，一级预防以健康教育和慢性病管理为主，宣传相关疾病防治知识，提高疾病认知，树立防控心力衰竭的信念。强化健康生活方式，包括合理膳食、不吸烟、不饮酒，合理运动、控制体重和良好的社会支持环境等。规律随访，明确所患慢性病管理目标，定期监测，预防心脏结构和功能异常的发生。对心力衰竭危险因素的干预包括：

（1）高血压：对存在多种心血管疾病危险因素、靶器官损伤或心血管疾病的高血压患者，血压应控制在130/80mmHg以下。

（2）血脂异常：对冠心病患者或冠心病高危人群，推荐使用他汀类药物预防心力衰竭。

（3）糖尿病：糖尿病是心力衰竭发生的独立危险因素，近来研究显示SGLT2抑制剂能降低具有心血管高危风险的2型糖尿病患者的死亡率和心力衰竭住院率。

（4）其他危险因素：肥胖、糖代谢异常控制，戒烟和限酒助于预防或延缓心力衰竭发生。

（5）检测BNP筛查高危人群：建议检测BNP水平以筛查心力衰竭高危人群（心力衰竭A期），控制危险因素和干预生活方式有助于预防左心室功能障碍或新发心力衰竭。

2. 二级预防　针对前临床心力衰竭阶段患者，早发现、早诊断、早治疗结构性心脏病，规律随访，预防临床心力衰竭的发生。对无症状的左心室收缩功能障碍需进行干预：所有无症状的LVEF降低的患者推荐使用血管紧张素转换酶抑制剂（ACEI）或血管紧张素Ⅱ受体阻滞剂（ARB）和β受体阻滞剂预防或延缓心力衰竭发生。血压不达标患者应优化血压控制，预防发展为有症状的心力衰竭。冠心病伴持续缺血患者应尽早行冠脉血运重建治疗。

3. 三级预防　积极治疗临床心力衰竭，防止病情进一步恶化，延缓发展至终末期心力衰竭，减少心脏性猝死风险，降低死亡率。

（二）慢性心力衰竭患者管理

基层医疗卫生机构医生应具有对心力衰竭高危及疑似患者的识别能力，将超出自身诊疗能力范围的患者转诊至上级医疗机构，接收上级医院转诊的急性心力衰竭恢复期患者、重症心力衰竭病情稳定患者、诊断和治疗方案已明确的新发心力衰竭患者；应参与到心力衰竭患者的多学科治疗管理计划当中，负责病情相对稳定心力衰竭患者的诊疗，为心力衰竭患者提供规范的病情评估与监测、健康教育、随访管理、药物治疗、心脏康复等服务。

1. 资料收集整理与SOAP病历书写

（1）主观资料（S）：首诊病历应包括主诉、现病史、既往史、个人史、生活方式、家族史。随访病历应着重于随诊间期表现。

1）主诉：有无液体过量引起相关症状，呼吸困难、端坐呼吸、水肿、肝充血引起的疼痛及腹水引起腹部膨隆导致腹部不适；有无心输出量下降引起的症状，如乏力、虚弱。

2）现病史：①诊治过程，何时、因何症状做何检查确诊慢性心力衰竭，做过哪些治疗，是否存在并发症；②目前的治疗方案、其疗效、有无副作用等；③目前的生活状态、精神体力状况；④随诊间期是否存在病情波动加重，如新发不适或原有症状加重。

3）既往史及家族史：是否存在心脑血管病的危险因素、危险因素控制情况、是否合并其他疾病及治疗情况；直系亲属中有无结构性心脏病病史等。

4）生活方式：①饮水量与速度（是否小口缓慢啜饮）和排尿情况，无机矿物质（盐及其他酱料等）摄入情况，是否规律管理每日出入量并注意观察体重变化；②膳食摄入总热量及组分分布，包括碳水化合物（主食，水果等）、脂肪（动物油与植物油）、蛋白质（肉、蛋、奶、豆制品等），随诊期间是否持续改进中；③吸烟饮酒情况、体力锻炼运动状况，随诊期间是否持续改进中；④随诊期间患者情绪、工作及生活状况等有无变化；⑤患者对疾病的了解程度、服药依从性、可获得的家庭资源等。

（2）客观资料（O）：包括体格检查、实验室检查、心理行为测量等。

1）体格检查：生命体征；容量负荷过重体征（双肺底湿啰音，外周水肿，腹水，肝脾大，颈静脉搏动等）；心脏检查异常体征（心界扩大，心尖搏动点向外侧移位超过锁骨中线，胸骨旁抬举感，第三心音，P_2亢进等）。

2）实验室检查：心电图，利尿钠肽（BNP或NT-proBNP），肌钙蛋白，血常规，生化指标（电解质、肝肾功能、血糖、血脂、尿酸等），肌酸激酶，胸部X线片，超声心动图。

3）心理行为测量：采用量表判定患者生活、心理等状况，如HF-36生活质量调查表、焦虑抑郁情绪测量表（HAD量表）等。

（3）综合评估（A）

1）疾病状况评估：患者心功能是否稳定，是否存在并发症及其他疾病。

休息和/或劳累时呼吸急促、端坐呼吸、夜间阵发性呼吸困难以及右心衰竭时急性肝充血导致右上腹部不适，提示心功能不全急性加重。慢性心力衰竭患者乏力、厌食、腹部膨隆和周围水肿可能比呼吸困难更明显，因为心力衰竭患者会逐渐减少体力活动而不去诱发呼吸困难。因此应识别患者的活动水平及活动期间的症状。

2）健康问题评估：患者的合并疾病及目前存在的健康问题，以患者为中心，以家庭为单位，针对患者的心理状态、对疾病认知、治疗依从性、家庭资源利用度等进行评估。

（4）处置计划（P）：针对患者存在问题制定相应的处理计划，包括进一步的检查项目、非药物和药物治疗策略、治疗的目标值、随访的时间、内容及是否需要转诊等。在随访中特别需要及时发现新发问题或急危重症情况，及时处理。

2. 健康教育

（1）疾病知识介绍：纽约心脏病学会（New York Heart Association，NYHA）心功能

分级、分期，心力衰竭的病因、诱因，合并症的诊治和管理。

（2）日常饮食指导：低脂饮食，戒烟限酒。

（3）症状自我评估及处理：呼吸困难加重、活动耐量下降、静息心率增加≥15次/min、水肿加重、体重增加（3日内增加2kg以上）时，应增加利尿剂剂量并及时就诊。

（4）监测指标：血压、心率，监测血脂、血糖、肾功能、电解质，控制合理范围。

（5）用药指导及家庭成员心肺复苏训练。

（6）康复指导：不建议完全卧床静养，建议康复专科就诊，遵循指南进行康复训练。

（7）心理和精神指导：予以心理支持，帮助患者保持积极乐观心态。

（8）随访安排：随访的时间安排、目的、内容及意义，根据病情制定随访计划，根据随访结果给予相应的干预措施。

3. 一般治疗

（1）容量管理

1）轻中度心力衰竭患者常规限制液体并无获益。

2）慢性D阶段心力衰竭患者可将液体摄入量控制在1.5～2L/d，也可根据体重设定液体摄入量，体重<85kg患者每日摄入液体量为30ml/kg，体重>85kg患者每日摄入液体量为35ml/kg。

3）对于严重低钠血症（血钠<130mmol/L）患者，液体摄入量应<2L/d。

4）应教会患者及家属记出入量，每日同一时间、同一条件下测量并记录体重。教会患者小口慢饮水、避免急速大量饮水。

（2）电解质平衡

1）一般不主张严格限制钠摄入和轻度或稳定期心力衰竭患者限钠。可根据基础心脏病要求管理膳食钠盐摄入。

2）限钠（<3g/d）有助于控制NYHA Ⅲ～Ⅳ级心力衰竭患者的淤血症状和体征。

3）心力衰竭急性发作伴容量负荷过重时，限制钠摄入<2g/d。

4）注意维护血钾水平稳定于正常范围，合并肾功能不全患者更需密切监测。

（3）防治诱因：感染、心律失常、缺血、电解质紊乱和酸碱失衡、贫血、肾功能损害、过量摄盐、过度静脉补液以及应用损害心肌或心功能的药物等为心力衰竭加重常见诱因，需注意避免或祛除。

（4）氧疗可用于急性心力衰竭，对慢性心力衰竭并无指征。

（5）心力衰竭患者宜低脂饮食，规律作息，保持大便通畅。

（6）戒烟，肥胖患者应减轻体重。严重心力衰竭伴明显消瘦应予营养支持。

（7）卧床患者需多做被动运动以预防深部静脉血栓形成。

（8）临床情况改善后，应鼓励患者进行运动训练或规律的体力活动。

（9）综合性情感干预（包括心理疏导）改善心功能，必要时用抗焦虑或抗抑郁药物。

4. 药物治疗　慢性心力衰竭患者治疗目的是减轻症状和减少致残，提高存活率，改善功能，延缓疾病进展。利尿剂用于减轻症状和改善功能。神经激素抑制剂用于提高存活率和延缓疾病进展。

（1）利尿剂：有液体潴留证据的所有心力衰竭患者均应给予利尿剂。慢性心力衰竭患者多口服最小有效量利尿剂长期维持。根据患者瘀血症状和体征、血压及肾功能选择起始剂量，根据患者对利尿剂的反应调整剂量，体重每日减轻0.5～1.0kg为宜。一旦症状缓解、病情控制，即以最小有效剂量长期维持，并根据液体潴留的情况随时调整剂量。可教会患者根据病情需要（症状、水肿、体重变化）调整剂量。利尿剂开始应用或增加剂量1～2周后，应复查血钾和肾功能。慢性HFrEF常用利尿剂的剂量和用法见表5-7-3。需注意痛风是噻嗪类利尿剂的禁忌证。

表5-7-3　慢性HFrEF常用利尿剂剂量和用法

药物	起始剂量及用法	每日最大剂量/mg	每日常用剂量/mg
祥利尿剂			
呋塞米	20～40mg，1次/d	120～160	20～80
布美他尼	0.5～1.0mg，1次/d	6～8	1～4
托拉塞米	10mg，1次/d	100	10～40
噻嗪类利尿剂			
氢氯噻嗪	12.5～25.0mg，1～2次/d	100	25～50
吲达帕胺	2.5mg，1次/d	5.0	2.5～5.0
保钾利尿剂			
氨苯蝶啶	25mg，1次/d[①] 50mg，1次/d[②]	200	100[①] 200[②]
血管加压素 V_2 受体拮抗剂			
托伐普坦	7.5～15.0mg，1次/d	30	15～30

注：①与血管紧张素转换酶抑制剂（ACEI）或血管紧张素Ⅱ受体阻滞剂（ARB）合用时剂量。
　　②不与AECI或ARB合用时剂量。

（2）血管紧张素转换酶抑制剂（ACEI）：所有HFrEF患者都必须且终身使用，除非有禁忌证或不能耐受。应尽早使用，从小剂量开始，逐渐递增，每隔2周调整一次剂量，直至达到最大耐受剂量或目标剂量。滴定剂量过程需个体化，开始服药和调整剂量后应监测血压、血钾及肾功能。调整到最佳剂量后长期维持，避免突然停药。

HFrEF患者应用ACEI剂量及用法见表5-7-4。

1）禁忌证：①使用ACEI曾发生血管神经性水肿（导致喉头水肿）；②妊娠妇女；③双侧肾动脉狭窄。

2）以下情况慎用：①血肌酐>221μmol/L（2.5mg/dl）或估算肾小球滤过率

表5-7-4　慢性HFrEF患者应用ACEI的剂量及用法

药物	起始剂量及用法	目标剂量及用法
卡托普利	6.25mg，3次/d	50mg，3次/d
依那普利	2.5mg，2次/d	10mg，2次/d
福辛普利	5mg，1次/d	20～30mg，1次/d
赖诺普利	5mg，1次/d	20～30mg，1次/d
培哚普利	2mg，1次/d	4～8mg，1次/d
雷米普利	1.25mg，1次/d	10mg，1次/d
贝那普利	2.5mg，1次/d	10～20mg，1次/d

（eGFR）<30ml/（min·1.73m²）；②血钾>5.0mmol/L；③症状性低血压（收缩压<90mmHg）；④左心室流出道梗阻（如主动脉瓣狭窄、梗阻性肥厚型心肌病）。

（3）血管紧张素Ⅱ受体阻滞剂（ARB）：适应证基本与ACEI相同，推荐用于因干咳等副作用不能耐受ACEI的HFrEF患者，从小剂量开始，逐渐增至目标剂量或可耐受的最大剂量。开始应用及调整剂量后1～2周内，应监测血压、肾功能和血钾。对因其他适应证已服用ARB的患者，如随后发生HFrEF，可继续服用ARB。禁忌证：除极少数可引起血管神经性水肿外，其余同ACEI。慢性HFrEF患者应用ARB剂量及用法见表5-7-5。

表5-7-5　慢性HFrEF患者应用ARB的剂量及用法

药物	起始剂量及用法	目标剂量及用法
坎地沙坦	4mg，1次/d	32mg，1次/d
缬沙坦	40mg，1次/d	160mg，2次/d
氯沙坦	25～50mg，1次/d	150mg，1次/d
厄贝沙坦	75mg，1次/d	300mg，1次/d
替米沙坦	40mg，1次/d	80mg，1次/d
奥美沙坦	10mg，1次/d	20～40mg，1次/d

（4）β受体阻滞剂：无论有无心肌梗死，结构性心脏病、伴LVEF下降的无症状心力衰竭患者，均可应用。有症状或曾经有症状的NYHA Ⅱ～Ⅲ级、LVEF下降、病情稳定的慢性心力衰竭患者必须终身应用，除非有禁忌证或不能耐受。起始剂量须小，每隔2～4周可调整剂量，逐渐达到指南推荐的目标剂量或最大可耐受剂量，并长期使用。慢性HFrEF患者应用β受体阻滞剂剂量及用法见表5-7-6。

表5-7-6 慢性HFrEF患者应用β受体阻滞剂的剂量及用法

药物	起始剂量及用法	目标剂量及用法
琥珀酸美托洛尔	11.875～23.750mg，1次/d	190mg，1次/d
比索洛尔	1.25mg，1次/d	10mg，1次/d
卡维地洛	3.125mg，2次/d	25mg，2次/d
酒石酸美托洛尔	6.25mg，2～3次/d	50mg，2～3次/d

禁忌证：心源性休克、病态窦房结综合征、二度及以上房室传导阻滞（无心脏起搏器）、心率<50次/min、低血压（收缩压<90mmHg）、支气管哮喘急性发作期。

需注意：静息心率降至60次/min左右的剂量为β受体阻滞剂应用的目标剂量或最大耐受剂量。滴定的剂量及过程需个体化，要密切观察心率、血压、体重、呼吸困难、瘀血的症状及体征。有液体潴留或最近曾有液体潴留的患者，必须同时使用利尿剂。突然停药会导致病情恶化。出现心动过缓（50～60次/min）和血压偏低（收缩压85～90mmHg）患者减少剂量；严重心动过缓（<50次/min）、严重低血压（收缩压<85mmHg）和休克患者应停用。

（5）醛固酮受体拮抗剂：螺内酯，初始剂量10～20mg，1次/d，至少观察2周后再加量，目标剂量20～40mg，1次/d。

1）适应证：LVEF≤35%、使用ACEI/ARB/血管紧张素受体脑啡肽酶抑制剂（ARNI）和β受体阻滞剂治疗后仍有症状的HFrEF患者；急性心肌梗死后且LVEF≤40%，有心力衰竭症状或合并糖尿病者。

2）禁忌证：①肌酐>221μmol/L（2.5mg/dl）或eGFR<30ml/（min·1.73m²）；②血钾>5.0mmol/L；③妊娠妇女。

3）注意事项：主要是肾功能恶化和高钾血症，使用醛固酮受体拮抗剂治疗后3日和1周应监测血钾和肾功能，前3个月每个月监测1次，以后每3个月监测1次。螺内酯可引起男性乳房疼痛或乳房增生症（10%），为可逆性，出现时建议停用。

（6）ARNI：已用指南推荐剂量或达到ACEI/ARB最大耐受剂量后，收缩压>95mmHg，NYHA心功能Ⅱ～Ⅲ级、仍有症状的HFrEF患者，可用ARNI替代ACEI/ARB。

1）禁忌证：①血管神经性水肿病史；②双侧肾动脉重度狭窄；③妊娠妇女、哺乳期妇女；④重度肝损害（Child-Pugh分级C级），胆汁性肝硬化和胆汁淤积；⑤对ARB或ARNI过敏。

2）以下情况者须慎用：①肌酐>221μmol/L（2.5mg/dl）或eGFR<30ml/（min·1.73m²）；②血钾>5.4mmol/L；③症状性低血压（收缩压<95mmHg）。

3）应用方法：因为ARNI和ACEI联用可能增加血管神经性水肿的风险，患者由服用ACEI/ARB转为ARNI前血压需稳定，并停用ACEI 36小时。须从小剂量开始，每2～4周剂量加倍，逐渐滴定至目标剂量。肝损伤、≥75岁患者起始剂量要小。

4）注意事项：可能出现低血压、肾功能恶化、高钾血症和血管神经性水肿等不良反应。起始治疗和剂量调整后应监测血压、肾功能和血钾。

（7）钠-葡萄糖协同转运蛋白2（sodium-glucose cotransporter 2，SGLT2）抑制剂：推荐已使用指南推荐剂量ACEI/ARB、β受体阻滞剂及醛固酮受体拮抗剂或达到最大耐受剂量后，NYHA心功能Ⅱ～Ⅳ级、仍有症状的HFrEF患者，加用达格列净（10mg，1次/d）以进一步降低心血管死亡和心力衰竭恶化风险。

1）禁忌证：重度肾损害（eGFR<30ml/（min·1.73m²）、终末期肾病或需要透析）的患者禁用。

2）注意事项：应用过程中需注意监测低血压、酮症酸中毒、急性肾损伤和肾功能损害、尿脓毒症和肾盂肾炎、低血糖、生殖器真菌感染等不良反应。

（8）伊伐布雷定

1）适应证：NYHA心功能Ⅱ～Ⅳ级、LVEF≤35%的窦性心律患者，合并以下情况之一可加用伊伐布雷定。①已使用ACEI/ARB/ARNI、β受体阻滞剂、醛固酮受体拮抗剂，β受体阻滞剂已达到目标剂量或最大耐受剂量，心率仍≥70次/min；②心率≥70次/min，对β受体阻滞剂禁忌或不能耐受者。

2）禁忌证：①病态窦房结综合征、窦房传导阻滞、二度及以上房室传导阻滞、治疗前静息心率<60次/min；②血压<90/50mmHg；③急性失代偿性心力衰竭；④重度肝功能不全；⑤心房颤动/心房扑动；⑥依赖心房起搏。

3）应用方法：起始剂量2.5mg、2次/d，治疗2周后，根据静息心率调整剂量，使患者的静息心率控制在60次/min左右，不宜低于55次/min，最大剂量7.5mg、2次/d。老年、伴有室内传导障碍的患者起始剂量要小。

4）注意事项：因低钾血症和心动过缓合并存在是发生严重心律失常的易感因素，对合用β受体阻滞剂、地高辛、胺碘酮的患者应监测心率和Q-T间期。可能出现心动过缓、光幻症、视力模糊、心悸、胃肠道反应等，均少见。

（9）地高辛

1）适应证：应用利尿剂、ACEI/ARB/ARNI、β受体阻滞剂和醛固酮受体拮抗剂，仍持续有症状的HFrEF患者。

2）禁忌证：①病态窦房结综合征、二度及以上房室传导阻滞患者；②心肌梗死急性期（<24小时），尤其是有进行性心肌缺血者；③预激综合征伴心房颤动或心房扑动；④梗阻性肥厚型心肌病。

3）应用方法：0.125～0.250mg/d，老年、肾功能受损者、低体重患者可0.125mg，1次/d或隔天1次，应监测地高辛血药浓度，建议维持在0.5～0.9μg/L。

4）注意事项：①心律失常，常见室性期前收缩，快速房性心律失常伴有传导阻滞是洋地黄中毒特征。②胃肠道症状。③神经精神症状（视觉异常、定向力障碍）。不良反应见于地高辛血药浓度>2.0μg/L，或地高辛血药浓度较低时，如低钾血症、低镁血症、心肌缺血、甲减。

（10）血管扩张药：慢性心力衰竭的治疗中，常合用硝酸酯类以缓解心绞痛或呼吸困难的症状，治疗心力衰竭则缺乏证据。

（11）其他药物

1）中医中药治疗：目前中药治疗心力衰竭有一些研究和报道。但未来中药的疗效还需要开展以病死率为主要终点的研究，以提供令人更加信服的临床证据。

2）影响能量代谢的药物：心力衰竭患者特别是长期应用利尿剂时会导致维生素和微量元素的缺乏。心肌细胞能量代谢障碍在心力衰竭发生和发展中可能发挥一定作用。

3）不推荐的药物治疗：噻唑烷二酮类（格列酮类）降糖药可引起心力衰竭加重并增加心力衰竭住院的风险，非甾体抗炎药和环氧化酶-2抑制剂可引起水钠潴留、肾功能恶化和心力衰竭加重，均应避免使用。

5. 慢性HFpEF的治疗　对HFrEF有效的药物如ACEI/ARB、β受体阻滞剂等不能改善HFpEF患者的预后和降低病死率。TOPCAT（Temperature Post Cardiac Arrest）研究亚组分析提示：螺内酯可降低HFpEF患者因心力衰竭住院风险，对LVEF≥45%、BNP升高或1年内因心力衰竭住院的HFpEF患者，可考虑使用醛固酮受体拮抗剂以降低住院风险。地高辛不能增加心肌松弛性，不推荐使用。

针对HFpEF的症状、并存疾病及危险因素，采用综合性治疗。

（1）有液体潴留的HFpEF患者应使用利尿剂。

（2）HFpEF时往往同时存在更多的临床合并症，应遵循相关指南积极控制和治疗其他基础疾病和合并症。

1）积极控制血压：将血压控制在130/80mmHg以下。降压药物推荐优选ACEI/ARB、β受体阻滞剂。存在容量负荷过重的患者首选利尿剂。

2）心房颤动：控制心房颤动的心室率，可使用β受体阻滞剂或非二氢吡啶类钙通道阻滞剂（地尔硫䓬或维拉帕米）。如有可能，转复并维持窦性心律。

3）积极治疗糖尿病和控制血糖。

4）肥胖者要减轻体重。

5）左心室肥厚者：为逆转左心室肥厚和改善左心室舒张功能，可用ACEI/ARB、β受体阻滞剂等。

6）冠心病冠脉血运重建治疗：由于心肌缺血可以损害心室的舒张功能，冠心病患者如有症状或可证实存在心肌缺血，应作冠状动脉血运重建术。

6. 随访管理

（1）根据患者情况制定随访频率和内容，心力衰竭住院患者出院后2～3个月内、失代偿期稳定后过渡阶段病情不稳定，需进行药物调整和监测，应适当增加随访频率，2周1次，病情稳定后改为1～2个月1次。

（2）随访内容

1）监测症状、心功能分级、血压、心率、心律、体重、肾功能和电解质。

2）调整神经内分泌拮抗剂剂量达到最大耐受或目标剂量。

3）利尿剂剂量逐渐过渡为口服最小有效量。

4）针对病因的药物治疗。

5）合并症的药物治疗。

6）评估治疗依从性和不良反应。

7）必要时行BNP或NT-proBNP、胸部X线片、超声心动图、动态心电图等检查。

8）关注有无焦虑和抑郁。

（3）动态管理内容：患者如出现原因不明的疲乏或运动耐力明显减低，以及心率增加15~20次/min，可能是心力衰竭加重的最早期征兆。观察到患者体重短期内明显增加、尿量减少、入量大于出量提示液体潴留，需要及时调整药物治疗，如加大利尿剂剂量或静脉应用利尿剂，根据患者生命体征调整其他药物的剂量，必要时转专科医院。

四、管理评价指标

1. 临床效果指标　①心力衰竭急性加重发生率；②患者生活质量；③危险因素的控制情况；④住院率、死亡率。

2. 疾病知识知晓率　①慢性心力衰竭危险因素知晓率。②慢性心力衰竭急性加重诱因知晓率。

【案例分析】

赵某，男性，69岁，农民。

主观资料（S）

主诉：双下肢水肿4个月，加重伴喘憋1个月。

现病史：患者4个月前无诱因出现双侧小腿及足部凹陷性水肿，未就诊。1个月前进展至腹部和颜面部水肿，伴日常活动感喘憋，夜间阵发性呼吸困难，端坐呼吸可缓解。无胸痛、心悸，无头痛、头晕，无晕厥、黑矇等症状。外院住院查血常规正常；生化：ALT 30U/L，ALB 42g/L，TBIL 29.9μmol/L，DBIL 12.7μmol/L，Cr 75μmol/L，K$^+$ 4.3mmol/L，LDL-C 2.64mmol/L。心肌酶正常，NT-proBNP 2182ng/L。甲状腺功能正常。心电图未见ST-T改变。心脏超声：双房增大（左心房前后径43mm，左心房上下径68mm，右心房上下径55mm），中度三尖瓣关闭不全，左心室收缩功能轻度减低（LVEF 52%），升主动脉增宽（37mm），少量心包积液。予呋塞米联合螺内酯利尿治疗。患者活动后喘憋症状减轻，夜间可平卧，仍有双下肢中度凹陷性水肿。患病以来，因进食后腹胀食量较前减少，精神、睡眠差，大便如常，利尿治疗后尿量约1 000ml/d，体重增加约4kg。

既往史：高血压病史6年，血压最高170/100mmHg，服用利血平1~2片，1次/d。脑出血病史6年，无后遗症。否认冠心病、糖尿病等慢性病史。

个人史：吸烟20年，30支/d，已戒烟20年。饮酒40年，饮白酒250ml/d，已戒酒6年。配偶及1子1女均体健，家庭和睦，经济状况一般。

家族史：配偶及1子1女均体健，无冠心病、心力衰竭家族史。

客观资料（O）

身高170cm，体重78kg，腹围96cm，BMI 24.2kg/m²，血压104/60mmHg，脉搏78次/min。神志清，精神可，呼吸平稳，颈静脉充盈，双侧颈动脉未闻及血管杂音。双肺呼吸音清，未闻及干湿啰音。心界略大，心率78次/min，心律齐，各瓣膜区未闻及杂音。腹软，无压痛及反跳痛，肝脾肋下未及，未闻及腹主动脉及肾动脉血管杂音。双侧小腿及足部中度凹陷性水肿，双足背动脉搏动正常。四肢肌肉无萎缩、压痛，肌力5级。膝反射正常，巴宾斯基征（-）。

综合评估（A）

诊断：射血分数保留的心力衰竭（NYHA Ⅲ级），高血压2级，极高危，脑出血。

诊断依据：患者老年男性，慢性病程。主要临床表现为双下肢水肿，活动耐量下降，日常活动即感喘憋，夜间阵发性呼吸困难，端坐呼吸，腹胀。既往高血压病史。查体：颈静脉充盈，双侧小腿及足部中度凹陷性水肿，符合全心力衰竭临床表现。结合辅助检查示NT-proBNP升高，心脏超声提示双房增大，左心室收缩功能轻度减低（LVEF 52%），支持射血分数保留的心力衰竭。

目前患者状态评估：

1. 根据患者临床症状，即活动后喘憋、夜间阵发性呼吸困难、端坐呼吸等左心衰竭表现和双下肢水肿、腹胀等右心衰竭表现，诊断为NYHA心功能分级Ⅲ级。

2. 危险因素和相关疾病评估　包括年龄、超重、向心性肥胖和高血压病史，应积极纠正可逆因素，适当锻炼，控制体重；规律降压治疗，预防脑出血等。

3. 患者遵医嘱、依从性可，家庭和睦，经济状况一般。

处置计划（P）

1. 监测心率、心律，复查电解质、BNP等，进一步完善心脑血管病危险因素、高血压靶器官损害检查，包括血糖、血脂、糖化血红蛋白、肾功能、尿常规、尿微量白蛋白、眼底检查、心电图、胸部X线、颈动脉超声、肾动脉超声等。

2. 心力衰竭治疗方面，可考虑药物利尿+控制心室率+改善心室肥厚治疗。

（1）利尿剂：予利尿剂呋塞米20mg、每日一次，螺内酯20mg、每日一次，教会患者记录出入量监测日记卡、监测体重，建议初期入量限制1 500ml/d以内、零平衡或负平衡300ml、体重减轻0.5kg/d，至水肿缓解后调整为正平衡约300ml，坚持小口缓慢饮水。

（2）心室率控制+改善心室肥厚：水肿缓解后，从小剂量开始加用口服美托洛尔、沙库巴曲缬沙坦改善心室肥厚，每2周调整药物剂量逐渐滴定至目标剂量。教会患者及家属监测心率及血压（目标：静息心率在60次/min左右，血压<130/80mmHg）。

3. 合并症方面，高血压史，美托洛尔+沙库巴曲缬沙坦可控制血压治疗，定期随诊。

4. 了解患者及家属对疾病的认知情况，解释病情，家庭医生签约、建立健康档案。

5. 针对性健康宣教，鼓励继续戒烟戒酒，规律作息，保持大便通畅，避免劳累、感染等诱因。逐渐调整饮食结构，低盐低脂饮食，适当增加蔬菜、水果、蛋白质摄入量；病情稳定后，适当康复锻炼减轻体重，目标为BMI<24kg/m^2，腰围<85cm。鼓励患者进行力所能及的运动训练或规律的体力活动。

6. 关注心理健康状态，予综合性情感干预，心理疏导，帮助患者保持积极乐观心态。

7. 教会患者及家属观察症状，发现病情变化及时就诊。预约下一次随访，随访过程中评估疗效，评价治疗依从性和药物不良反应，必要时转诊专科。

（沙　悦）

第八节　慢性阻塞性肺疾病

> 周先生，62岁，退休职员，因"反复咳嗽、咳痰10年，活动后气喘2年，加重3日"至某社区卫生服务中心就诊。否认既往肺结核、哮喘等慢性呼吸系统疾病史；有吸烟史20余年，平均20支/d，2年前戒烟；否认饮酒史。根据上述资料，是否考虑该患者为慢性阻塞性肺疾病？

一、慢性阻塞性肺疾病定义及分型

（一）定义

慢性阻塞性肺疾病（chronic obstructive pulmonary disease，COPD）是一种常见的可预防和可治疗的疾病，以持续的呼吸道症状和气流受限为特征，通常由长期暴露于有害颗粒或气体所引起气道和/或肺泡异常所致。危险因素包括环境暴露（吸烟、生物燃料暴露、空气污染等）及宿主因素（基因异常、肺发育异常和衰老等）。

肺功能检查对明确是否存在气流受限有重要诊断意义。吸入支气管舒张剂后，第1秒用力呼气容积（forced expiratory volume in one second，FEV_1）占用力肺活量（forced vital capacity，FVC）的百分比<70%，可以确定为持续存在气流受限。

（二）分级与分期

1. COPD分级　根据气流受限的程度进行肺功能评估（GOLD分级），即以FEV_1占预计值百分比作为分级标准，COPD患者气流受限的肺功能分为4级（表5-8-1）。

表5-8-1　COPD分级

分级	气流受限程度	FEV_1占预计值百分比/%
GOLD 1级（轻度）	轻度	≥80%
GOLD 2级（中度）	中度	50%~79%

分级	气流受限程度	FEV$_1$占预计值百分比/%
GOLD 3级（重度）	重度	30%~49%
GOLD 4级（极重度）	极重度	<30%

2. COPD分期

（1）稳定期：患者咳嗽、咳痰、气短等症状稳定或症状较轻。在稳定期，可根据患者的肺功能分级、临床症状、急性加重风险及慢性合并症进行综合评估，目的是确定疾病的严重程度，指导治疗。

1）症状评估：采用改良版英国医学研究委员会呼吸问卷（modified British medical research council，mMRC）对呼吸困难严重程度进行评估（表5-8-2），或采用COPD患者自我评估测试（CAT）问卷进行评估。前者反映呼吸困难程度，0～1分为症状少，2分以上为症状多；后者为综合症状评分（表5-8-3），分值范围0～40分（0～10分：轻微影响；11～20分：中等影响；21～30分：严重影响；31～40分：非常严重影响），10分以上为症状多。

表5-8-2　呼吸困难严重程度评估表（mMRC）

评价等级	严重程度
mMRC 0级	只在剧烈活动时感到呼吸困难
mMRC 1级	在快走或上缓坡时感到呼吸困难
mMRC 2级	由于呼吸困难比同龄人走得慢，或者以自己的速度在平地上行走时需要停下来呼吸
mMRC 3级	在平地上步行100m或数分钟需要停下来呼吸
mMRC 4级	因为明显呼吸困难而不能离开房屋或者换衣服时也感到气短

表5-8-3　COPD患者自我评估测试问卷

症状	评分						症状
我从不咳嗽	0	1	2	3	4	5	我总是在咳嗽
我一点痰也没有	0	1	2	3	4	5	我有很多很多痰
我没有任何胸闷的感觉	0	1	2	3	4	5	我有很严重的胸闷感觉
当我爬坡或上1层楼梯时，没有气喘的感觉	0	1	2	3	4	5	当我爬坡或上1层楼梯时，感觉严重喘不过气来
我在家里面能够做任何事情	0	1	2	3	4	5	我在家里做任何事情都很受影响

症状		评分				症状
有肺部疾病，外出很有信心	0	1	2	3	4 5	由于我有肺部疾病，对离开家一点信心都没有
我的睡眠非常好		0	1	2	3 4 5	由于我有肺部疾病，睡眠相当差
我精力旺盛		0	1	2	3 4 5	我一点精力都没有

2）急性加重风险评估

高风险患者具有下列特征：症状多，mMRC≥2级或CAT评分≥10分；FEV$_1$占预计值百分比<50%；过去1年中重度急性加重≥2次或因急性加重住院≥1次。

在COPD综合评估方案中，以肺功能评估气流受限的严重程度；以mMRC和CAT评分分别评估呼吸困难程度和健康状况，并与中、重度急性加重病史（包括住院治疗史）共同评估恶化风险（图5-8-1）。医师可基于ABCD分组快速启动治疗方案。

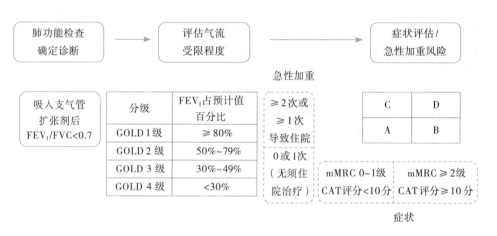

图5-8-1　COPD恶化风险评估

3）慢性合并症的评估：COPD常合并其他疾病，对预后产生显著影响，基层医院可根据条件选择相应的检查进行COPD合并症评估（表5-8-4）。COPD的存在不应影响合并症的常规治疗标准。

表5-8-4　COPD合并症评估

检查项目	合并症或并发症	检查频次
测血压	高血压	定期
血生化检查	糖尿病/血脂异常/高尿酸血症	每年一次
BNP和NT-proBNP	心功能不全	必要时或按需

第五章　慢性非传染性疾病基层管理

检查项目	合并症或并发症	检查频次
血气分析	呼吸衰竭	必要时或按需
D-二聚体	肺栓塞/静脉血栓栓塞症	必要时或按需
CT肺动脉造影	肺栓塞	必要时或按需
下肢静脉超声	肺栓塞/静脉血栓栓塞症	必要时或按需
心电图	心律失常	每年一次或按需
心脏超声	心血管疾病	每年一次
胸部X线片、胸部CT	肺炎、肺癌、支气管扩张症、肺结核等	每年一次
焦虑抑郁量表	焦虑抑郁	每年一次
骨密度	骨质疏松	每年一次

（2）急性加重期：病情出现超越日常状况的持续恶化，需要改变治疗方案。患者呼吸道症状急性加重，通常表现为短期内咳嗽、咳痰、气短和/或喘息加重，痰量增多，呈脓性或黏脓性，可伴发热等。当临床考虑为COPD急性加重时，应注意完善相关检查排除以下疾病：

①肺炎：完善C反应蛋白、降钙素原、胸部X线片或胸部CT检查；②气胸、胸腔积液：完善胸部X线片、胸腔超声检查；③肺栓塞：完善D-二聚体、下肢静脉超声、肺动脉增强CT；④心源性肺水肿：完善心电图、心脏超声和心肌酶谱检查；⑤心律失常：完善心电图检查。

二、慢性阻塞性肺疾病筛查

（一）筛查对象

具有以下危险因素者为重点筛查对象：

1. 年龄≥35岁，

2. 吸烟和被动吸烟。

3. 患有某些特定疾病，支气管哮喘、过敏性鼻炎、慢性支气管炎、肺气肿。

4. 直系亲属中有COPD家族史。

5. 居住在空气污染严重地区，尤其二氧化硫等有害气体污染的地区。

6. 长期接触粉尘和有毒有害化学气体、重金属颗粒等。

7. 婴幼儿时期反复患下呼吸道感染。

8. 居住在气候寒冷、潮湿地区以及使用燃煤、木柴取暖。

9. 维生素A缺乏或胎儿时期肺发育不良。

10. 其他，如遗传因素（α_1-抗胰蛋白酶缺乏等）、营养状况差、BMI较低。

（二）筛查途径

1. 健康档案中的登记信息。

2. 门诊接诊中发现患者。

3. 经上级医院诊治后转回基层医疗卫生服务机构的患者。

（三）筛查方法

COPD确诊主要依靠肺功能检查，基层医疗卫生机构缺乏相应的检测手段，因此病史采集、体格检查对全科医生早期发现和诊断COPD非常重要。

因咳嗽、咳痰、气喘症状就诊于基层医疗卫生机构的患者，全科医生首先应通过详细询问病史、体格检查，初步判断是否为COPD；对疑似患者及时转诊至上级医院进一步明确诊断。

1. 病史采集

（1）COPD症状特点：①慢性咳嗽，常为首发症状。早期为间断性咳嗽，晨起为重，病情发展后表现为早晚或整日咳嗽，夜间咳嗽不明显。②咳痰，咳少量黏液性痰，清晨较多。合并感染时痰量增多，伴有脓性痰。③气短或呼吸困难，早期仅出现于活动量增加时，随着病情进展，日常活动甚至休息时也出现症状。④喘息和胸闷，重度患者可出现喘息或胸闷症状。⑤全身症状，体重下降、食欲减退、外周肌肉萎缩和功能障碍、精神抑郁和/或焦虑等。

（2）COPD病史。

（3）慢性咳嗽、咳痰、气喘或呼吸困难病史。

（4）是否存在COPD相关危险因素。

（5）COPD家族史。

2. 体格检查

（1）一般情况：口唇发绀，严重时呈前倾坐位，球结膜水肿，颈静脉充盈或怒张。

（2）呼吸系统：桶状胸，肋间隙增宽，剑突下胸骨下角增宽；双侧语颤减弱；肺部叩诊呈过清音；两肺呼吸音减低，呼气相延长，可闻及干啰音和/或湿啰音。

（3）心脏：心脏浊音界缩小，心音遥远；合并肺动脉高压和肺心病时 $P_2 > A_2$，三尖瓣区可闻及收缩期杂音。

（4）腹部：肝浊音界下移，右心功能不全时肝-颈静脉回流征阳性。

（5）其他：可见杵状指/趾、双下肢可凹陷性水肿等。

3. 实验室检查

（1）血常规检查：血红蛋白、红细胞计数和红细胞比容可增高。合并细菌感染时白细胞可升高，中性粒细胞百分比增加。

（2）胸部X线片检查：可有肺纹理增多、紊乱等非特异性改变。发生肺气肿时可见：胸廓前后径增宽，肋骨走行变平，肋间隙增宽，横膈低平；双肺透明度增加，可见肺大疱，肺纹理分布稀疏、变细，肺中外带肺纹理可消失，近肺门处的肺纹理增粗；心影狭长。合并肺动脉高压和肺源性心脏病时，除右心增大的X线征象外，可见肺动脉圆锥膨隆，肺门血管影扩大，右下肺动脉增宽等。

（3）其他检查：转至上级医院后行血气分析检查有无酸碱平衡失调；痰涂片及痰培养有助于明确病原菌；通气功能检查对COPD诊断及评估病情严重程度具有重要意义；胸部CT检查有助于肺部或纵隔疾病的鉴别诊断。

三、慢性阻塞性肺疾病高危人群及患者管理

（一）三级预防

1. 一级预防　针对尚未发生COPD的高危人群，减少和消除COPD的危险因素，旨在预防和降低COPD的发生。

（1）戒烟：制定控制烟草的政策和计划；采取相应措施建立无烟环境；倡导戒烟。电子烟作为戒烟辅助手段的有效性和安全性仍存在争议。

（2）减少职业性暴露：加强劳动保护，降低或清除工作场所中各种粉尘和化学物质的暴露；对危险因素进行监控，早期发现、及时处理。

（3）控制和减少室内外空气污染：采取措施控制和减少空气污染；随时注意空气质量报告，避免在空气污染较重时进行户外锻炼，改善室内通风环境，减少或避免来自生物燃料、烹饪和取暖燃料等带来的空气污染。

（4）减少呼吸道感染：接种流感疫苗和肺炎链球菌疫苗可减少下呼吸道感染发生。

（5）其他：预防过敏反应；冬季注意保暖防寒；多摄取维生素E、蔬菜和水果；加强锻炼增强体质。

2. 二级预防　对COPD患者早发现、早诊断、早治疗，预防病情进展、并发症发生。主要措施包括：

（1）筛查高危人群：对COPD危险因素（吸烟、接触粉尘、室内空气污染、慢性咳嗽、咳痰、气短等呼吸道症状者）进行筛查，早期发现COPD患者。

（2）药物治疗：控制和预防症状，降低发作的频率和严重程度，改善健康状况，增加活动耐力。

（3）非药物治疗：包括康复治疗、氧疗和外科治疗等。

3. 三级预防　针对发病后期的COPD患者，指导患者进行规范的药物和适当的康复治疗，延缓病情恶化，减少急性发作的频率，降低致残率和死亡率。主要措施包括肺康复锻炼、规律用药、定期随访等。

（二）慢性阻塞性肺疾病患者管理

COPD患者社区管理流程图见图5-8-2。

1. 建立健康档案

（1）主观资料（S）

1）现病史：①诊治过程，既往症状、既往检查和治疗；既往是否确诊；有无急性加重和住院病史。②目前生活状态、体力耐量等；是否存在危急情况，如意识障碍、喘息、胸闷等；有无其他症状如体重下降、食欲减退、活动力降低、抑郁或焦虑等。③目前治

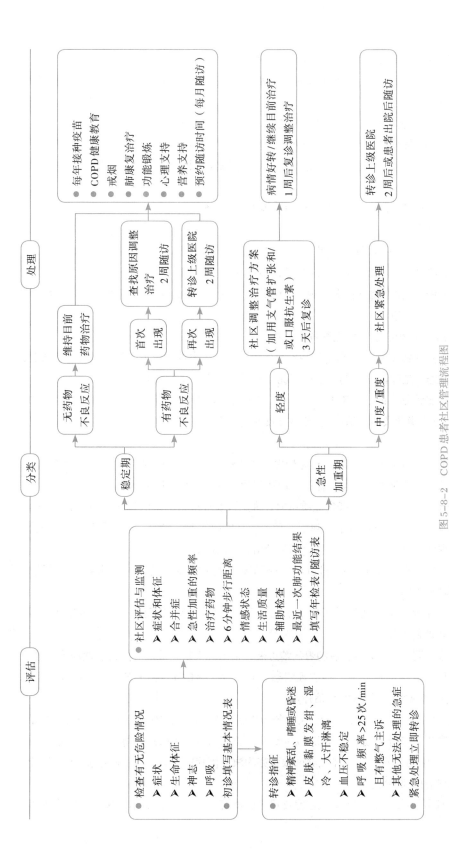

图5-8-2 COPD患者社区管理流程图

疗方案，其疗效、耐受程度如何，有无副作用等。

2）既往史：①是否存在COPD的危险因素，如吸烟，粉尘、毒物接触史；危险因素的控制情况。②出生时有无低体重；童年有无哮喘、变态反应性疾病、感染及其他呼吸道疾病如肺结核等。③有无高血压、冠心病、外周血管疾病等及治疗情况。

3）个人史及生活方式：①吸烟、饮酒史；②从事的职业；③患病后情绪、工作、生活状况；④患者对疾病了解程度、危险因素控制情况、治疗依从性、家庭支持状况等。

4）家族史：有无COPD及其他疾病家族史。

（2）客观资料（O）

1）体格检查：除常规查体外，重点观察患者精神状况、营养状况、生命体征（呼吸、血压、心率等），球结膜，皮肤黏膜，心肺体征，杵状指/趾，双下肢有无水肿。

2）实验室及辅助检查：血常规、血气分析、生化指标、尿常规、胸部X线片和其他伴随疾病的相关检查。

3）酌情采用相应量表判定患者心理状况。

（3）综合评估（A）：根据主客观资料作出诊断，提出诊断依据，评估患者目前状况，包括疾病状态、危险因素控制、治疗情况、患者心理状态及家庭资源等。

（4）处置计划（P）：针对目前存在的问题提出处理计划，包括诊断计划、治疗策略（包括生活方式指导及药物治疗）、健康宣教等。

2. 生活方式干预

（1）消除诱发因素：戒烟；避免粉尘、刺激性气体、冷空气吸入；改变不良的生活方式；有条件者改善生活环境，保持室内适宜的温度、湿度，加强通风。

（2）合理膳食：多进食富含优质蛋白、维生素及纤维素，易消化的食物；细嚼慢咽，避免憋喘加重；避免进食汽水、啤酒、豆类、马铃薯等产气食品；防止便秘、腹胀而影响呼吸；保证充足水分，以稀释痰液利于排出；控制钠盐摄入。

（3）睡眠：保证充足的睡眠时间；选择舒适的体位；对于心力衰竭患者，宜采用半卧位以减轻呼吸困难。

（4）工作及日常生活：对于病情平稳者可在医生指导下恢复工作，从事日常生活，避免过度紧张和疲劳。

（5）心理调节：COPD患者随着病情进展，常出现失望、抑郁、焦虑、烦躁等心理反应。全科医生应主动观察患者的心理状态，向患者介绍COPD相关知识，尽量减轻患者对疾病的焦虑和恐惧，积极配合治疗。

3. 康复治疗 康复治疗适用于大部分COPD患者，并且在中重度患者中获益最明显。包括体能锻炼（步行、慢跑、体操、游泳等）、正确咳嗽、呼吸肌锻炼（腹式呼吸、缩唇呼吸等），科学的营养支持与加强健康教育亦为康复治疗的重要内容。肺康复治疗可以改善患者的焦虑抑郁症状。

（1）肌肉训练：包括全身性运动及呼吸肌锻炼，如步行、踏车、腹式呼吸锻炼等。

可在康复科医生的指导下制定适宜的运动处方。

（2）正确咳嗽：①取坐位或立位，深吸气后屏气，身体前倾，两臂交叉放于两侧腹部约2秒，然后张口连咳两声，咳嗽时收缩腹肌，腹壁内收，双手持续按压腹部帮助咳嗽；停止咳嗽后缩唇将余气尽量呼出，身体回位。休息数分钟后再重复以上动作2～3次。②爆发性咳嗽，先深吸气后声门关闭，随后胸膜骤然收缩，咳嗽一声将气流冲出。③发声性咳嗽，先深吸气而后张口，保持声门开放后咳嗽。

（3）缩唇呼吸：闭嘴经鼻吸气，呼气时腹部内陷，胸部前倾，缩口唇吹口哨样缓慢呼气，尽量将气呼出，延长呼气时间，吸与呼的时间之比为1：3～1：2，使肺内气体尽量呼出，呼吸频率每分钟7～8次；每次训练15～30分钟，每日训练3次。

（4）腹式呼吸：患者半坐位或坐位，用鼻缓慢吸气，闭口唇，腹部在吸气过程中缓慢鼓起；呼气时模拟吹口哨的姿势，鼓腮缩唇吹气。呼吸时可让患者两手置于肋弓下，呼气时感觉肋弓下沉变小，吸气时感觉肋弓向外扩展。呼吸频率每分钟7～8次，每次训练10分钟，每日训练30～40分钟。可选择缩唇呼吸与腹式呼吸相结合。

（5）排痰方法：鼓励患者经常变换体位，做刺激性咳嗽、协助患者拍背、体位引流和配合雾化吸入等。体位引流可根据病变部位采取不同姿势：如病变在下叶、舌叶或中叶者，取头低足高略向健侧卧位；如病变在上叶者则采取坐位或其他适当姿势。引流时，嘱患者间歇深呼吸后用力咳嗽，护理人员用手（手心屈曲呈半握拳）轻拍患者胸或背部，自背下部向上进行，直到痰液排尽，每日3～4次，每次15～30分钟。

4. 家庭氧疗　长期氧疗对COPD合并慢性呼吸衰竭患者的血流动力学、呼吸生理、运动耐力和精神状态产生有益影响，可改善患者生活质量，提高生存率，提倡在全科医生指导下施行长期家庭氧疗。具体指征为：$PaO_2 \leqslant 55mmHg$或动脉血氧饱和度（SaO_2）$\leqslant 88\%$，有或无高碳酸血症；PaO_2为55～60mmHg或$SaO_2 < 89\%$，并有肺动脉高压、右心衰竭或红细胞增多症（血细胞比容>0.55）。一般采用鼻导管吸氧，氧流量1.0～2.0L/min，吸氧时间>15h/d，使患者在海平面水平静息状态下达到$PaO_2 \geqslant 60mmHg$和/或使SaO_2升至90%以上。

5. 药物治疗

（1）常用药物

①β_2受体激动剂：包括短效和长效剂型。短效β_2受体激动剂（SABA）适用于各级COPD患者，按需使用，缓解症状；主要有沙丁胺醇（万托林）、特布他林（博利康尼）等定量雾化吸入剂，每次1～2喷，数分钟内起效，作用持续4～5小时。长效β_2受体激动剂（LABA）适用于中度以上患者，可预防和减轻症状，增加运动耐力；主要有沙美特罗、福莫特罗等，作用持续12小时以上，每日吸入2次。

②抗胆碱能药物：起效较沙丁胺醇慢，但作用温和，副作用小，尤其适合老年患者使用。短效抗胆碱能药（SAMA）主要有异丙托溴铵（爱全乐）定量雾化吸入剂，作用持续6～8小时，每日3～4次；长效抗胆碱能药（LAMA）主要有噻托溴铵，作用持续时间长达24小时以上，每日吸入1次。联合应用抗胆碱能药物和β_2受体激动剂可提高疗效。

③甲基黄嘌呤：包括短效和长效剂型。短效剂型如氨茶碱，常用剂量为每次100～200mg，每日3次；长效剂型如缓释茶碱（舒氟美），常用剂量为每次200～300mg，每12小时1次。使用剂量不能过大，以免引起副作用。应监测茶碱血药浓度。

④糖皮质激素：不推荐所有COPD患者长期口服、肌内注射或静脉应用糖皮质激素治疗。以下情况支持使用吸入型糖皮质激素（ICS）：急性加重住院史（已经接受了恰当的长效支气管舒张剂维持治疗仍有急性加重）；每年中度急性加重次数≥2次（已经接受了恰当的长效支气管舒张剂维持治疗仍有急性加重）；嗜酸性粒细胞>300个/μl；哮喘史或现症哮喘。下述情况则反对使用：反复肺炎；嗜酸性粒细胞<100个/μl；分枝杆菌感染。

（2）其他药物

1）疫苗：COPD患者接种流感疫苗可降低严重肺部感染的发病率及死亡率。23价肺炎球菌多糖疫苗（PPSV23）已被证明可以降低存在并发症且FEV_1占预计值百分比<40%的<65岁COPD患者的社区获得性肺炎发生率；13价结合型肺炎球菌疫苗（PCV13）可降低>65岁人群菌血症和严重侵袭性肺炎球菌肺炎的风险。目前推荐所有>65岁的患者接种肺炎球菌疫苗，即PCV13和PPSV23；PPSV23也推荐患有严重并存疾病（慢性心脏病或肺病）年轻患者。

2）抗生素：COPD合并感染选用抗生素治疗，稳定期患者不推荐常规使用。

3）祛痰药：常用药物有盐酸氨溴索、乙酰半胱氨酸、羧甲司坦、桉柠蒎等，能促进痰液排出，可用于反复急性发作患者，对稳定型患者不推荐常规应用。

4）镇咳药：禁忌在稳定期患者常规应用。

6. 随访　建议对重度以上COPD患者（FEV_1占预计值百分比<50%）每6个月检查一次，对轻度/中度COPD（FEV_1占预计值百分比≥50%）每年检查一次。

（1）了解并记录患者症状、体征、生活方式干预、危险因素控制等。

（2）制定社区康复计划，提供健康指导和正确的生活方式。

（3）观察病情变化，了解急性加重频率，指导患者自我管理。

（4）指导吸入剂使用方法和规范的药物治疗：了解患者药物使用情况，评价药物治疗效果、副作用等。

（5）督促患者定期完善相关检查和判断有无转诊指征。

7. 转诊指征　对符合下列指征之一者需要转诊：

（1）COPD患者出现中重度急性加重，经过紧急处理后症状无明显缓解。

（2）经过规范化治疗症状控制不理想，仍有频繁急性加重者。

（3）随访过程中出现肺源性心脏病等并发症或原有并发症加重者。

（4）随访过程中出现mMRC呼吸困难分级3级或以上者。

（5）为评价COPD合并症或并发症，需要做进一步检查者。

（6）因确诊或随访需要，需要至上级医院做肺功能等检查者。

（7）稳定期出现药物不良反应或对治疗反应不佳等。

8. 急性加重患者的处理原则　　超过80%的急性加重患者可在门诊接受药物治疗，包括使用支气管扩张剂、糖皮质激素和抗生素。如果初始治疗效果不佳，症状进一步加重，需及时转诊。

（1）评估患者病情的严重程度。

（2）氧疗，监测动脉血气或血氧饱和度。

（3）紧急处理

1）给予支气管扩张剂：适当增加以往所用短效支气管扩张剂的剂量及次数；联合应用短效 β_2 受体激动剂和抗胆碱能药物雾化吸入；或支气管舒张剂与吸入型糖皮质激素联合雾化吸入治疗。

2）糖皮质激素：全身使用糖皮质激素对急性加重期患者病情缓解和肺功能改善有益。如患者的基础 FEV_1 占预计值百分比<50%，除应用支气管舒张剂外，可考虑口服糖皮质激素，如泼尼松每日 30 ~ 40mg，连用 5 ~ 7 日。

3）抗菌药物：患者具备呼吸困难加重、痰量增加和脓痰 3 个必要症状；或脓痰在内的 2 个必要症状；或需要有创或无创机械通气治疗时，应给予敏感的抗菌药物治疗。

四、慢性阻塞性肺疾病患者管理评价指标

1. 患者COPD相关知识水平。

2. 行为危害因素的改变　　①戒烟率；②营养状况改善率；③粉尘、化学物质等有害物质的控制率。

3. 临床效果指标　　①COPD危险因素的控制；②生活质量改善；③管理的COPD患者病情复发、加重及住院率；④管理的COPD患者死亡率。

....

【案例分析】

周先生，62岁，退休职员。

主观资料（S）

反复咳嗽、咳痰10年，活动后气喘2年，加重3日。

10年前患者无明显诱因下反复出现咳嗽、咳痰，痰多为白色泡沫样或黄色脓痰，症状常于秋末冬初或春季发作，每次发作持续2周至3个月不等，无发热、气促，予抗炎、化痰治疗后症状可缓解。近2年自觉咳嗽、咳痰较前加重，偶伴活动后气促、喘憋，2年前至三级医院呼吸科门诊就诊，经肺功能检查，明确诊断"慢性阻塞性肺疾病"（具体报告不详），间断使用万托林吸入治疗。半年前因咳嗽、咳痰加重伴呼吸困难住院治疗，出院后规律使用噻托溴铵，每日一次，一次一吸。3日前患者受凉后再次出现咳嗽、咳黄脓痰，痰量较前明显增多，易咳出，晨起为著，每日10余口，伴活动后（平地快步行走或上一层楼梯）气促。无发热，无胸闷、胸痛，无夜间阵发性呼吸困难，无尿量减少，无下肢水肿。

发病至今，精神、胃纳可，睡眠良好，大小便如常。

既往史：否认肺结核、哮喘等慢性呼吸系统疾病史。否认高血压、糖尿病、冠心病等病

史。否认粉尘、毒物接触史。

生活方式：吸烟史20余年，平均20支/d，2年前戒烟。否认饮酒史。患者爱好旅游，目前能独自外出，生活完全自理，情绪稳定。对COPD的发病及危害有一定程度的认识。家庭经济状况良好，居住环境宽敞，家人关系和睦。

家族史：父亲有COPD史。

客观资料（O）

体温36.5℃，脉搏80次/min，呼吸20次/min，血压130/84mmHg。神志清楚，自主体位，呼吸平稳。球结膜无水肿，口唇无发绀。浅表淋巴结未及肿大。颈软，气管居中，无颈静脉怒张，肝-颈静脉反流征（-）。桶状胸，肋间隙增宽，双肺叩诊过清音，触觉语颤减弱，双肺呼吸音减低，未闻及干湿。心脏浊音界缩小，心率80次/min，律齐，心音遥远，未闻及病理性杂音。腹平软，肝脾肋下未触及。可见杵状指。双下肢不肿。

半年前住院期间检查结果：

（1）血糖、血脂、肝肾功能、电解质正常。

（2）心电图：正常。

（3）胸部CT：两肺纤维条索状改变，右上肺可见肺大疱。

（4）肺功能：FEV_1/FVC为65%；FEV_1占预计值百分比60%。

（5）超声心动图：左心房增大，主动脉瓣钙化，EF65%。

此次社区卫生服务中心门诊检查结果：

（1）血常规：白细胞计数$5.0 \times 10^9/L$，中性粒细胞百分比75%，淋巴细胞百分比8%，血红蛋白148g/L。

（2）超敏C反应蛋白：32mg/L。

（3）指氧饱和度（未吸氧）：96%。

（4）胸部X线片：肺气肿，两下肺纹理增粗。

采用相关心理量表对患者进行评估，未发现焦虑、抑郁等心理问题。

综合评估（A）

1. 诊断：COPD急性加重期。

诊断依据：患者既往有长期大量吸烟史，有慢性咳嗽、咳痰及活动后气喘症状，结合肺功能检查结果：FEV_1/FVC小于70%；FEV_1占预计值百分比60%，故COPD诊断明确。患者此次发病系受凉后，再次出现咳嗽、咳黄脓痰，痰量明显增多，活动后气促较前加重，故诊断为COPD急性加重期。

2. 存在的危险因素与健康问题

（1）患者有大量吸烟史，2年前戒烟；有COPD家族史。

（2）过去一年曾因COPD急性加重住院治疗，为高风险患者，以后频繁发生急性加重的风险较大。目前正处于COPD急性加重期。

（3）根据患者症状、体征、检查结果及心理量表评测，目前无肺部感染、心功能不全、呼吸衰竭、焦虑和/或抑郁等合并症。

（4）患者对COPD的认识仍存在一定不足，但依从性较好，可配合各项检查、治疗及定期随访。

3. 患者目前无并发症或其他临床情况。

4. 患者家庭关系和睦，家庭资源利用度良好。

处置计划（P）

（1）纳入COPD社区管理：定期随访，了解患者症状变化、药物治疗及康复锻炼措施的落实情况等。每年复查血生化指标、肺功能、心电图、胸部X线片或胸部CT、超声心动图、骨密度等检查。

（2）药物治疗

1）支气管扩张剂：复方异丙托溴铵，2.5ml，3次/d，雾化吸入，或联合应用短效β_2激动剂和抗胆碱能药物雾化吸入，一日3~4次。

2）ICS：可联合应用ICS，如布地奈德，2mg，3次/d，雾化吸入，疗程10~14日。

3）抗菌药物：病情较轻者推荐使用青霉素、阿莫西林或阿莫西林克拉维酸钾、大环内酯类、氟喹诺酮类、第一代或第二代头孢菌素类抗生素口服给药；病情较重者可用β内酰胺类/酶抑制剂、第二代头孢菌素、氟喹诺酮和第三代头孢菌素静脉给药；静脉用药3日以上，如症状改善可改为口服，抗菌药物的推荐疗程为5~10日。

4）祛痰药：选用盐酸氨溴索、乙酰半胱氨酸、羧甲司坦或桉柠蒎等祛痰药。

5）联合使用ICS+LABA：急性加重期联合使用ICS+LABA吸入治疗，在改善肺功能、健康状况和减少急性加重方面比单独使用任何一类药物均有效。

长期吸入激素可能导致较高的口腔念珠菌感染、声音嘶哑、皮肤瘀斑和骨质疏松的发生率，故应教导患者使用药物后及时漱口，必要时补充钙剂，发现问题及时就诊。

（3）非药物治疗

1）健康教育：介绍COPD相关知识及注意事项，加强患者自我管理。接种流感疫苗和肺炎链球菌疫苗可减少下呼吸道感染的发生。

2）肺康复指导：指导患者进行正确的运动训练、呼吸肌锻炼、呼吸生理治疗（控制呼吸技术、排痰方法和体位引流等），对患者进行吸氧、雾化器和吸入器的使用技术指导和训练。

3）营养支持：注重营养，控制盐的摄入量，保证热量、蛋白质的供给。

4）心理疏导：关心患者的意愿和情绪，鼓励患者保持良好的心态和治疗的信心，坚持肺功能训练。

（4）转诊与随访：3~5日至社区卫生服务中心门诊复诊，其间出现咳嗽、咳痰、活动后气促加重或上述症状无明显好转，立即转诊上级医院。

（寿　涓）

第九节　血脂异常和高尿酸血症

【血脂异常】

一、定义及分型

（一）定义

血脂异常通常指血清中总胆固醇（total cholesterol，TC）和/或甘油三酯（triglyceride，TG）水平升高，因为脂质不溶或微溶于水，必须与蛋白质结合以脂蛋白形式存在才能在血液中循环，所以是通过高脂蛋白血症表现出来的，统称为高脂蛋白血症（hyperlipoproteinemia），简称为高脂血症（hyperlipidemia）。实际上血脂异常也泛指TC、TG、高密度脂蛋白胆固醇（high-density lipoprotein，HDL-C）和低密度脂蛋白胆固醇（low-density lipoprotein，LDL-C）等异常。

影响血TC、TG、HDL-C和LDL-C水平的因素包括遗传、年龄、性别和饮食等因素。其中TG水平受饮食和不同时间等因素的影响较大。LDL-C增高是动脉粥样硬化发生、发展的主要脂质危险因素，因此，目前临床采用LDL-C取代TC作为对动脉粥样硬化性心血管疾病（atherosclerotic cardiovascular disease，ASCVD）及其他动脉粥样硬化性疾病的危险性评估，也是调脂药物首要干预指标。

（二）血脂异常的临床分类

血脂异常患者通常没有临床表现，因此，血脂异常的临床分类常根据病因或实验室检查结果分类。

1. 血脂异常的病因分类

（1）原发性高脂血症：是由于单一基因或多个基因突变所致，又称家族性高脂血症。多有明显的遗传倾向，有家族聚集性，如家族性高胆固醇血症。临床上少见。

（2）继发性高脂血症：是指由于其他疾病所引起的血脂异常。部分疾病和应用某些药物可引起继发性血脂异常。影响脂蛋白代谢异常的因素见表5-9-1。

2. 以实验室结果分类

（1）高胆固醇血症：单纯胆固醇升高。

（2）高TG血症：单纯TG升高。

（3）混合型高脂血症：胆固醇和TG均有升高。

（4）低HDL-C血症：HDL-C偏低。

二、血脂异常筛查

（一）检测项目

临床上血脂的基本检测项目为TC、TG、HDL-C和LDL-C，一般采用空腹血脂全套检查，尤其是超重患者、糖尿病患者，或者正在使用有升高TG水平的药物（例如类固

表 5-9-1　影响脂蛋白代谢异常的因素

因素		TC、LDL-C 水平升高	TG 升高，HDL-C 降低
疾病	甲减		糖尿病严重控制不佳
	梗阻性肝脏疾病		酒精性肝炎、酒精中毒
	肾病综合征、直立性蛋白尿		严重代谢应激（心肌梗死、脑血管意外）
	异常蛋白血症（如骨髓瘤）		甲减
	急性间歇性卟啉病		梗阻性肝脏疾病、急性肝炎
	神经性厌食症		尿毒症
	库欣综合征		异常蛋白血症，系统性红斑狼疮
饮食	过量饱和脂肪和胆固醇		过量酒精（可同时升高 TG 和 HDL-C）
药物	肾上腺皮质激素		肾上腺皮质激素
	孕激素		雌激素，口服避孕药
	噻嗪类利尿剂		尼古丁
			β 受体阻滞剂
			雄激素

醇）的患者，对这些患者进行血脂评估更有意义。

（二）筛查对象

对于任何需要进行心血管危险性评价和给予调脂药物治疗的个体都应进行四项血脂检测。

根据《血脂异常基层诊疗指南（2019年）》建议血脂检测的重点对象为：

1. 有 ASCVD 病史者。

2. 存在多项 ASCVD 危险因素（如高血压、糖尿病、肥胖、吸烟）的人群。

3. 有早发性心血管病家族史者（指男性一级直系亲属在 55 岁前或女性一级直系亲属在 65 岁前患缺血性心血管疾病），或有家族性高脂血症患者。

4. 皮肤或肌腱黄色瘤及跟腱增厚者。

（三）筛查的频率

1. 20 ~ 40 岁成年人至少每 5 年检测 1 次血脂。

2. 40 岁以上男性和绝经期后女性每年检测 1 次血脂。

3. ASCVD 患者及其高危人群，应每 3 ~ 6 个月检测 1 次血脂。

4. 因 ASCVD 住院患者，应在住院时或入院 24 小时内检测血脂。

（四）筛查内容

1. 病史采集

（1）既往有无心脑血管病史（冠心病及缺血性卒中）和其他外周动脉粥样硬化性疾

病，如周围动脉疾病、腹主动脉瘤和症状性颈动脉病（如短暂性脑缺血发作）等。

（2）是否存在心血管疾病危险因素：高血压、高血糖、吸烟、肥胖。

（3）家族史：父母及直系亲属早发冠心病或其他动脉粥样硬化性疾病史。

（4）个人史：女性月经史。

2. 体格检查　收缩压、舒张压、身高、体重（计算BMI）。

3. 血脂检出异常和其他必要实验室检查

（1）空腹采血测定血脂四项：TC、TG、HDL-C、LDL-C。

（2）空腹采血测定血糖、糖化血红蛋白、肌酐，必要时测定葡萄糖耐量试验。

（3）服用调脂药物前及服药过程中与他汀类药物相关的副作用实验室检查：包括转氨酶（ALT）、胆红素、肌酸激酶。

4. 动脉粥样硬化检查

（1）颈动脉和/或下肢动脉超声以发现动脉粥样硬化性斑块和测量动脉内中膜厚度。

（2）踝肱指数（ankle brachial index，ABI）测定：是评价下肢动脉开放情况的检查，可采用专门设备测定或手工测定（水银柱血压计测量双上肢肱动脉和双下肢胫后动脉血压，下肢血压/上肢血压=ABI值，记录双侧ABI值，取最低一侧的值）。

ABI值在0.9～1.3为正常；ABI≥1.3考虑有动脉硬化；ABI<0.9提示下肢动脉闭塞，ABI值越低，下肢动脉闭塞越严重。

三、患者管理

（一）血脂异常的ASCVD危险评估

血脂异常的干预主要是预防ASCVD。因此，评估全面评价ASCVD的危险分级是治疗血脂异常的必要前提。

血脂异常的分级诊断：

（1）极高危：ASCVD患者，包括急性冠脉综合征、稳定性冠心病、血运重建术后、缺血性心肌病、缺血性卒中、短暂性脑缺血发作、外周动脉粥样硬化病等。

（2）高危

1）符合以下2条者可直接列为高危：①LDL-C≥4.9mmol/L或TC≥7.2mmol/L；②糖尿病患者，1.8mmol/L≤LDL-C<4.9mmol/L，3.1mmol/L≤TC<7.2mmol/L，且年龄≥40岁。

2）对不符合上述2条件者，进一步评估10年ASCVD的发病风险。ASCVD 10年发病危险为中危且年龄<55岁者，评估余生危险，具有以下任意2项及以上危险因素者，定义为高危：①收缩压≥160mmHg（1mmHg=0.133kPa）或舒张压≥100mmHg；②非HDL-C≥5.2mmol/L（200mg/dl）；③HDL-C<1.0mmol/L（40mg/dl），MI≥28kg/m²；④吸烟。

10年ASCVD发病风险评估方法见表5-9-2。

（二）血脂异常的诊治流程图

血脂异常的诊治流程见图5-9-1。

表5-9-2　10年ASCVD发病风险评估方法

危险因素/个	血清胆固醇水平分层/（mmol·L⁻¹）		
	3.1<TC<4.1 或 1.8≤LDL-C<2.6	4.1≤TC<5.2 或 2.6≤LDL-C<3.4	5.2≤TC<7.2 或 3.4≤LDL-C<4.9
无高血压　0~1	低危	低危	低危
2	低危	低危	中危
3	低危	中危	中危
有高血压　0	低危	低危	低危
1	低危	中危	低危
2	中危	高危	高危
3	高危	高危	高危

注：包括吸烟、低HDL-C及男性>45岁或女性≥55岁；低危<5%；中危5%~9%；高危≥10%。ASCVD.动脉粥样硬化性心血管疾病。

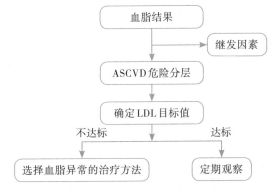

图5-9-1　血脂异常的诊治流程

ASCVD.动脉粥样硬化性心血管疾病。

（三）血脂异常的治疗目标

由于血脂异常尤其是LDL-C升高是导致ASCVD发生、发展的关键因素。因此血脂治疗的目标也以LDL-C为中心。

1. LDL-C目标值　极高危者LDL-C的控制目标是<1.8mmol/L；高危者LDL-C<2.6mmol/L，中危和低危者LDL-C的控制目标是<3.4mmol/L。

2. 非HDL-C目标值　非HDL-C是指除HDL-C以外其他脂蛋白中含有的胆固醇总和，计算公式如下：非HDL-C=TC−HDL-C。非HDL-C作为ASCVD及其高危人群防治时调脂治疗的次要目标，适用于TG水平在2.3~5.6mmol/L（200~500mg/dl）时，LDL-C不高或已达治疗目标的个体。建议非HDL-C达目标水平：LDL-C目标值+0.8mmol/L。

3. 对于HDL-C<1.0mmol/L（40mg/dl）者，主张控制饮食和改善生活方式，部分患者建议药物治疗。

血脂异常危险分层以及目标值见表5-9-3。

表5-9-3 血脂异常危险分层以及目标值

危险分层	疾病或危险因素	LDL 目标值
极高危	ASCVD 患者	<1.8mmol/L
高危	LDL-C ≥ 4.9mmol/L 或 TC ≥ 7.2mmol/L	<2.6mmol/L
	糖尿病患者 1.8mmol/L ≤ LDL-C<4.9mmol/L 或 3.1mmol/L ≤ TC<7.2mmol/L 且年龄 ≥ 40 岁	
	高血压+2项及以上危险因素	
中危	无高血压+2项及以上危险因素	<3.4mmol/L
	高血压+1项危险因素	
低危	无高血压，0～1项危险因素	<3.4mmol/L
	高血压，无危险因素	

注：动脉粥样硬化性心血管疾病（ASCVD）包括急性冠脉综合征（ACS）、稳定性冠心病、血管重建术后、缺血性心肌病、缺血性卒中、短暂性脑缺血发作、外周动脉粥样硬化病等；危险因素：吸烟，年龄（男性>45岁、女性>55岁），HDL-C<1.0mmol/L（40mg/dl）。

（四）血脂异常的治疗

1. 一般治疗 尽量避免使用影响血脂的药物。

2. 生活方式改变 血脂异常的治疗非常强调饮食和生活方式的改变。生活方式的改变是血脂异常患者最基本也最重要的治疗措施，因此，生活方式的改变应始终贯穿血脂异常治疗的始终。在生活方式改变的基础上，如果调脂效果不理想，再考虑加用药物治疗。无论任何年龄、无论是否进行药物治疗，都必须坚持控制饮食和健康的生活方式。

健康的生活方式可以降低血脂，也降低所有年龄段人群的ASCVD风险，延缓年轻人群危险因素发展的进程，也是代谢综合征的一级预防治疗策略。健康的生活方式包括抗动脉粥样硬化饮食、控制体重、规律锻炼、戒烟等。

《中国居民膳食指南（2016）》对居民膳食主要推荐如下：

（1）食物多样，以谷类为主。

（2）坚持体育锻炼，保持健康体重：每日坚持规律的中等强度代谢运动，如每日步行6 000步。建议每周5～7日、每次30分钟（ASCVD患者应先进行运动负荷试验，充分评估安全性），维持健康体重（BMI达20.0～23.9kg/m²）。

（3）多吃蔬果、奶类、大豆：保证每日摄入300～500g蔬菜（其中深色蔬菜应占1/2）、200～350g新鲜水果和液态奶300g（或其他奶制品）。

（4）适量吃鱼、禽、蛋、瘦肉：每周食用鱼类280～525g、畜禽肉280～525g、蛋类

280～350g，优先选择鱼和禽类。

（5）少盐少油，控糖限酒：培养清淡饮食习惯，少吃高盐和油炸食品。建议成人摄入食盐不超过6g/d、胆固醇不超过300mg/d（尤其是ASCVD等高危患者）、反式脂肪酸摄入量不超过2g/d。脂肪摄入不应超过总能量的20%～30%，应优先选择富含ω多不饱和脂肪酸的食物（如深海鱼、鱼油、植物油）。糖摄入量不超过50g/d（最好控制在25g/d以下）。成人每日饮酒的酒精量，男性不超过25g，女性不超过15g。提倡足量饮水，成年人每日7～8杯（1 500～1 700ml），提倡饮用白开水和茶水，不喝或少喝含糖饮料。

3. 调脂药物　临床上调脂药物主要分为7类：他汀类药物、胆固醇吸收抑制剂、贝特类药物、高纯度鱼油制剂、普罗布考、胆酸螯合剂、PCSK9抑制剂。

（1）他汀类药物：亦称3-羟基-3-甲基戊二酰辅酶A（3-hydroxy-3-methylglutaryl-coenzyme A，HMG-CoA）还原酶抑制剂，能够抑制胆固醇合成限速酶HMG-CoA还原酶，减少胆固醇合成，继而上调细胞表面LDL受体，加速血清LDL分解代谢。此外，还可抑制VLDL合成。因此，他汀类药物能显著降低血清TC、LDL-C和Apo B水平，也能降低血清TG水平和轻度升高HDL-C水平。他汀类药物应用是血脂异常治疗基石。

将中等强度的他汀类药物作为我国血脂异常人群的常用药物。药物和每日的剂量推荐如下：阿托伐他汀10～20mg，瑞舒伐他汀5～10mg，氟伐他汀80mg；洛伐他汀40mg，匹伐他汀2～4mg，普伐他汀40mg，辛伐他汀20～40mg，血脂康1.2g。建议晚上服用，每日一次。

他汀类药物需要长期应用，避免停用。

不同种类与剂量的他汀类药物降胆固醇幅度有较大差别，但任何一种他汀剂量倍增时，LDL-C进一步降低幅度仅约6%，即所谓"他汀的6原则"。对他汀类药物不耐受或疗效不理想，LDL-C水平不达标者应考虑与非他汀类调脂药物的联合应用，如依折麦布等。

大部分患者接受他汀类药物治疗都是安全的，只有少部分患者会出现与他汀类药物相关的不良反应，多见于接受大剂量他汀类药物治疗者。他汀类药物的常见不良反应包括：

1）肝功能异常：主要表现为转氨酶升高。因此，他汀类药物治疗开始后每4～8周复查肝功能，如无异常，则逐步调整为每6～12个月复查1次。

他汀类药物相关的不同程度肝功能异常的处理如下：①出现血清转氨酶轻度升高，无明显临床表现以及肝脏损害的其他证据者，无须减量或者停药，建议每4～8周复查肝功能。②肝酶升高达正常值上限3倍以上及合并总胆红素升高患者，应减量或停药，且仍需每周复查肝功能，直至恢复正常。对于ASCVD高危和极高危患者应重新开始小剂量他汀类药物的治疗，并注意监测。③活动性肝病、不明原因转氨酶持续升高和任何原因导致肝酶升高超过3倍正常上限、失代偿性肝硬化及急性肝衰竭患者禁用他汀类药物。非酒精性脂肪肝病或非酒精性脂肪性肝炎患者可安全应用他汀类药物。慢性肝脏疾病或代偿性肝硬化不属于他汀类药物应用的禁忌证。

2）肌肉不良反应：包括肌痛、肌炎和横纹肌溶解，表现为肌肉不适和/或无力，且连续监测肌酸激酶呈进行性升高时，此时应减少他汀类药物剂量或停药。肌炎及严重的横纹肌溶解较罕见，往往发生于合并多种疾病和/或联合使用多种药物的患者。如果发生肌病，可以考虑一下处理措施：①更改他汀类药物的种类；②调整药物剂量，适当减少他汀类药物用量；③间断给药，可选择瑞舒伐他汀和阿托伐他汀间断给药，因为两者血浆半衰期相对较长；④药物联合治疗，在他汀类药物的基础上加用其他调脂药（如依折麦布等）；⑤补充辅酶Q治疗。

3）增加新发糖尿病的危险：多见于长期服用他汀类药物的患者，发生率9%~12%。但他汀类药物对糖尿病高危人群、糖尿病患者或ASCVD患者的心血管疾病的总益处远大于新发糖尿病危险，因此，有他汀类药物治疗适应证都应坚持服用此类药物。

4）认知功能减退：少见，且多为一过性。

5）其他：少见，多为头痛、失眠、腹痛、恶心等。

（2）胆固醇吸收抑制剂：他汀类药物与胆固醇吸收抑制剂联合应用可产生良好的协同作用，可使血清LDL-C在他汀类药物治疗的基础上再下降18%左右，且不增加他汀类药物的不良反应。依折麦布的推荐剂量为10mg/d，安全性和耐受性良好。对于中等强度他汀类药物治疗后胆固醇水平不达标或不耐受者，考虑中等强度他汀类药物与依折麦布联合治疗。

（3）贝特类药物：常用药物有非诺贝特片、苯扎贝特。可降低血清TG水平和升高HDL-C水平。常见不良反应与他汀类药物相似。

（4）高纯度鱼油制剂：鱼油主要成分为ω-3脂肪酸。主要用于治疗高TG血症。降低TG的剂量为每次1.0g，3次/d。

（5）普罗布考：主要适用于高胆固醇血症，尤其是家族性高胆固醇血症及黄色瘤患者，有减轻皮肤黄色瘤的作用。其作用机制是通过渗入LDL颗粒核心中，影响脂蛋白代谢，使LDL易通过非受体途径被清除。常用剂量为每次0.5g，2次/d。极为少见严重不良反应为Q-T间期延长。室性心律失常、Q-T间期延长、血钾过低者禁用。

（6）胆酸螯合剂：常用药物有考来烯胺、考来替泊和考来维仑。常用剂量为：考来烯胺每次5g，3次/d；考来替泊每次5g，3次/d；考来维仑每次1.875g，2次/d。胆酸螯合剂为碱性阴离子交换树脂，可阻断肠道内胆汁酸中胆固醇的重吸收。此类药物的绝对禁忌证为异常β脂蛋白血症和血清TG>4.5mmol/L（400mg/dl）。

（7）PCSK9抑制剂：包括阿莫罗布单抗（alirocumab）、依洛尤单抗（evolocumab），是最新的血脂异常治疗药物。PCSK9是肝脏合成的分泌型丝氨酸蛋白酶，可与LDL受体结合并使其降解，从而减少LDL受体对血清LDL-C的清除。PCSK9抑制剂通过抑制PCSK9，可阻止LDL受体降解，促进LDL-C的清除。PCSK9抑制剂具有强大的降胆固醇作用，可降低LDL-C 50%~70%。PCSK9抑制剂可用于经大剂量强效他汀治疗后LDL-C仍不能达标的极高危心血管患者和家族性高胆固醇血症（FH）患者、不能耐受他汀类药物的极高危心血管患者和FH患者。对于纯合型家族性高胆固醇血症（HoFH）患者，PCSK9抑制剂仍是目前有效且安全的药物。

4. 脂蛋白血浆置换　脂蛋白血浆置换是FH患者，尤其是HoFH患者，重要的辅助治疗措施，可使LDL-C水平降低55%～70%，长期治疗可使皮肤黄色瘤消退。最佳的治疗频率是每周1次。妊娠期间脂蛋白血浆置换可以持续进行。

5. 血脂异常治疗后的复查和随访　血脂异常药物治疗开始后4～8周复查血脂、肝功能、肌酸激酶，若无特殊情况且血脂达标后可改为每6～12个月复查1次；长期达标者可每年复查1次。每当调整调脂药种类或剂量时，都应在治疗6周内复查。

血脂异常的患者都应该都要随访，血脂异常患者的随访流程见图5-9-2。

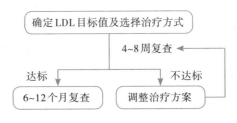

图5-9-2　血脂异常治疗随访流程

（五）血脂异常患者的转诊
反复调整调脂治疗方案，效果不佳者，建议向上级医院心内科转诊。

【案例分析】

李某，男，52岁，管理人员。

主观资料（S）

发现总胆固醇、低密度脂蛋白胆固醇、甘油三酯升高2年。

2年前体检时发现TC、LDL-C、TG水平升高，但无明显的不适，在某社区卫生服务中心予以饮食、运动等非药物治疗半年后血脂水平未见明显下降，在饮食控制和生活方式改变的基础上，加用辛伐他汀调脂治疗。干预半年后，患者未按照医嘱定期运动，不规律服药，复查TC、LDL-C水平仍升高明显。睡眠及二便正常。

既往史：既往体健，否认糖尿病、冠心病、高血压、脑血管病史。否认外伤、手术史。

家族史：母亲有高血压病史，父亲冠心病、卒中病史。一兄一姐均有高血压病史。

生活方式：吸烟史20年，20支/d，饮食欠规律，嗜咸，喜食肉类，常有暴饮、暴食。工作压力较大，长期久坐不运动。家庭和睦。

客观资料（O）

身高170cm，体重85kg，BMI 29.4kg/m^2，腰围94cm，血压140/80mmHg。体型肥胖。双侧甲状腺未触及肿大，颈动脉未闻及血管杂音。心率72次/min，律齐，心脏各瓣膜听诊区未闻及杂音。腹稍膨隆，腹软，无压痛及反跳痛，肝、脾肋下未及。双下肢不肿。

综合评估（A）

诊断：血脂异常。

目前存在的健康问题：

（1）年龄>45岁。

（2）TC、LDL-C控制不佳。

（3）有吸烟史，且肥胖、缺乏运动、饮食、服药不规律。

（4）健康意识差，缺乏健康知识。

（5）长期久坐，运动依从性较差，工作压力大。

处置计划（P）

1. 诊疗计划　复查血压2次（非同一日血压），1周内在社区卫生服务中心完成血脂四项、血糖、肝肾功能、尿微量白蛋白及心电图检查，半年内完善颈动脉血管超声。

2. 治疗策略　先了解血脂水平，评估危险分级，虽然患者目前无高血压、冠心病、糖尿病等合并症，但存在年龄、吸烟这两项危险因素，目前TC 6.22mmol/L，LDL-C 4.14mmol/L，初步评价为中危患者。

3. 药物治疗　患者是中危患者，控制的目标是要求LDL-C<3.4mmol/L，已经接受非药物治疗，如改变饮食习惯和生活方式等，并加用辛伐他汀治疗，但是疗效不理想。所以，需进一步予以改变生活方式的指导，如加强运动。药物治疗在每日口服辛伐他汀40mg的基础上联合依折麦布口服，10mg，每日1次，4～6周进行随访。

4. 健康教育　包括血脂异常的基本知识、血脂控制不达标可能带来的后果；详细的饮食治疗、运动、减重和血脂、肌酸激酶、肝肾功能等监测方案。发放相关的健康处方、宣传资料，邀请其参加社区卫生中心（站）举办的血脂异常知识讲座及血脂异常俱乐部的活动。

5. 获得家庭支持　与家属沟通取得其支持，协助患者进行药物、非药物治疗、生活方式干预等。

6. 进行心理疏导　帮助患者缓解工作压力，劝其戒烟，控制体重。

7. 鼓励其进行家庭医生签约，由家庭医生进行长期跟踪与随访。

【高尿酸血症】

临床诊疗和健康体检中经常发现单次的血尿酸增高。大部分无症状高尿酸血症者终身都不会出现尿酸盐结晶沉积病，但是小部分的无症状高尿酸血症患者（约<1/3）会出现痛风发作、痛风石性痛风、急性或慢性高尿酸血症性肾病或者尿酸性肾结石等临床表现，严重影响患者的健康和生活质量。因此，高尿酸血症患者需要定期评估，必要时给予治疗。

一、定义及病因

（一）定义

高尿酸血症是指在正常嘌呤饮食状态下，非同日两次空腹血尿酸水平男性高于420μmol/L（7.0mg/dl），女性高于360μmol/L（6mg/dl），但没有出现尿酸盐结晶沉积病（如痛风和尿酸性肾病）的症状和体征。

目前，临床上普遍认为血尿酸盐水平持续>480μmol/L（8mg/dl）是无症状高尿酸血症需要干预的阈值。因为血尿酸盐水平为420～480μmol/L（7～8mg/dl）的高尿酸血症患者未来发生新发尿酸盐结晶沉积的相关疾病较少，不需要给予药物干预。

（二）流行病学

临床诊疗和健康体检偶尔发现无症状高尿酸血症常见。男性一般青春期就可能出现高尿酸血症，并持续整个成年期；而女性无症状高尿酸血症出现得相对较晚，因为雌激素通过抑制近端肾小管阴离子转运体重吸收尿酸而加强肾脏对尿酸的清除。因此，女性通常在绝经后才会出现无症状高尿酸血症。

血尿酸水平随着年龄的增加而逐渐升高，痛风的发病率也随着高尿酸血症的持续时间和血尿酸的增高程度逐渐升高，男性痛风的发病率明显升高是在30岁以后，女性较晚，大约在50岁以后。这就意味着，男性和女性都是在血清尿酸盐浓度生理性升高后平均20年左右才出现高尿酸血症致尿酸盐结晶沉积的相关表现。因此，发生痛风前，无症状高尿酸血症会持续很长一段时间。如在痛风发生之前就对高尿酸血症进行干预，可能降低痛风的发病率和改善痛风的严重程度。

（三）病因

血清高尿酸血症是由于嘌呤合成、尿酸盐生成过多和/或肾脏对尿酸的清除相对或绝对减少导致的。因此，高尿酸血症的病因分为两部分：嘌呤合成/尿酸生成过多和尿酸清除的相对或绝对减少。大多数高尿酸血症患者有一个或多个病因。

1. 尿酸盐生成过多

（1）遗传酶缺陷（罕见的基因疾病）：导致嘌呤合成过多，主要是次黄嘌呤鸟嘌呤磷酸核糖转移酶缺乏、磷酸核糖焦磷酸盐合成酶活性亢进和葡萄糖-6-磷酸酶的缺陷（糖原贮积症 I 型）。

（2）部分临床疾病：导致嘌呤合成和/或尿酸盐生成过多的疾病包括骨髓增生性疾病、多发性骨髓瘤、淋巴瘤、红细胞增多症、溶血性贫血、恶性肿瘤、银屑病、肥胖、组织缺氧、唐氏综合征、糖原贮积症（Ⅲ、Ⅴ、Ⅶ型）等。

（3）药物、饮食或毒素：包括酒精、摄入膳食中嘌呤过量、果糖、维生素 B_{12} 缺乏症、乙基氨基-1,3,4-噻二唑、4-氨基-5-咪唑甲酰胺、细胞毒性药物。

2. 尿酸清除绝对或相对减少

（1）临床疾病：包括慢性肾功能不全、铅中毒（铅中毒性痛风）、有效循环血量不足（如体液丢失过多、心力衰竭）、糖尿病酮症酸中毒、乳酸性酸中毒、先兆子痫、肥胖、甲状旁腺功能亢进症、甲减、结节病、慢性铍病。

（2）罕见的单基因疾病：UMOD 突变导致的常染色体显性遗传性肾小管间质肾病、肾小球细胞性肾病。

（3）调节肾肠道对尿酸清除的转运子基因：常见变异型有很多，包括 SLC2A9、ABCG2、SLC17A1、SLC22A11、PDZK1、SLC16A9、SLC22A12 等。

（4）药物或食物：包括利尿剂（噻嗪类利尿剂和袢利尿剂）、环孢菌素和他克莫司、小剂量水杨酸盐、乙胺乙醇、吡嗪酰胺、酒精、左旋多巴、甲氧氟烷、泻药滥用（碱中毒）、限盐、烟酸。

二、与高尿酸血症相关的疾病

（一）与高尿酸血症有关的尿酸结晶沉积相关疾病

与高尿酸血症有关的尿酸结晶沉积相关疾病主要有痛风、尿石症和尿酸性肾病，最常见的是痛风。但只有不到1/3的持续性高尿酸血症患者可能会发生尿酸结晶沉积相关疾病，后者的发病率随高尿酸血症持续时间延长和高尿酸血症的严重程度增加而升高。

1. 痛风　痛风的发生与高尿酸血症的严重程度相关。痛风发生的危险因素包括大量饮酒（特别是啤酒和蒸馏酒）、摄入大量肉类和海鲜、使用某些药物（噻嗪类利尿剂及袢利尿剂、血管紧张素转换酶抑制剂、除氯沙坦之外的血管紧张素受体阻滞剂和β受体阻滞剂）、高血压及肥胖。痛风患者的超声、关节镜检查以及双能CT可见关节和肌腱上的单钠尿酸结晶沉积。

2. 尿石症　尿液中尿酸排泄增加会使形成尿酸结石的风险增高。每日尿液中尿酸排泄量超过1 100mg（6.5μmol）时，尿石症的发生率接近50%。

3. 尿酸性肾病　高尿酸血症与急、慢性尿酸性肾病有关。几乎所有的慢性肾病患者都伴有高尿酸血症，是由于慢性肾病时尿酸排泄率明显降低所致。

（二）与高尿酸血症相关的非尿酸结晶沉积性疾病

虽然高尿酸血症与高血压、慢性肾病、心血管疾病和胰岛素抵抗综合征有明确相关性，但其具体机制仍不明确。

三、高尿酸血症的评估

（一）评估对象

需要全面评估以明确病因的高尿酸血症患者包括：

1. 有尿酸盐结晶沉积相关表现的高尿酸血症患者。

2. 血尿酸盐水平>480μmol/L（8mg/dl）的无症状高尿酸血症患者应至少间隔1周复查血尿酸盐水平。如果复查的血尿酸盐水平仍>480μmol/L（8mg/dl），则需要进一步评估以确定病因。

3. 血尿酸盐水平为420～480μmol/L（7～8mg/dl）的无症状高尿酸血症患者给予观察，6～12个月复查血尿酸盐水平。

（1）如果复查后血尿酸盐水平>480μmol/L（8mg/dl），需要进一步详细评估以确定病因。

（2）如果复查后的血尿酸盐水平仍介于420～480μmol/L（7～8mg/dl），无症状者继续观察，并6～12个月复查血尿酸；如果观察期间出现尿酸盐结晶沉积的相关表现，即便复查血尿酸盐水平仍为420～480μmol/L（7～8mg/dl），也需要进一步评估以明确病因。

血尿酸盐水平<420μmol/L（7mg/dl）无症状高尿酸血症患者不需要进一步评估和复查。

（二）评估的目的

血尿酸盐水平>480μmol/L（8mg/dl）的无症状高尿酸血症患者给予全面评估的目的

是明确病因。筛选出可以通过尽早干预，降低血尿酸盐水平，预防高尿酸血症相关的疾病或减轻其严重程度。

1. 找出需要接受降尿酸治疗的高风险患者。

2. 找出与药物或毒物有关病因，通过停用或替代治疗，缓解或减轻高尿酸血症的程度。

3. 找出需要针对性治疗的因相关基础疾病或环境暴露导致的高尿酸血症患者。

以上高尿酸血症患者可以通过尽早干预，降低血尿酸盐水平，预防高尿酸血症相关的疾病，或减轻其严重程度。

（三）初步评估

对于血尿酸盐水平>480μmol/L（8mg/dl）的无症状高尿酸血症患者应全面评估。初始评估可确定80%～90%的高尿酸血症患者一个或多个病因。

1. 初始评估

（1）现病史：尤其注意有无尿酸盐结晶沉积相关疾病的临床表现，如关节红、肿、痛，有无腰痛、腰酸胀等症状，有无发热等；关注高尿酸血症持续期有无发生其他疾病；注意询问饮食习惯、生活方式和生活工作环境有无导致高尿酸血症的暴露情况等。

（2）既往史：关注过去的疾病史和药物治疗情况。

（3）个人史：关注有无毒素暴露，有无可能导致高尿酸血症的已知家族遗传病。

（4）体格检查：关注关节的形状和有无痛风石等。

（5）实验室检查：包括全血细胞计数和白细胞分类计数，血尿酸，肝肾功能，血电解质、钙，以及尿液分析。

（6）适当的影像学检查如超声、CT、X线片和/或病理、基因检测。

2. 进一步评估

（1）尿尿酸排泄分数（fractional excretion of uric acid，FEur）：如果男性小于25岁或绝经女性，其肾功能正常，初始评估不能明确高尿酸血症的病因，则应测定FEur。

FEur是指每单位肾小球滤过率中尿酸排泄百分比。测定FEur有助于鉴别血尿酸升高是由于尿酸盐生成过多还是尿酸清除减少所导致。

FEur的测定采用上午10点左右随机尿或24小时尿的尿酸盐和肌酐浓度以及血清尿酸盐和肌酐浓度即可算出FEur。FEur>10%提示高尿酸血症是由于尿酸盐生成过多，FEur<6%提示尿酸清除减少。

（2）24小时尿尿酸量：在正常饮食且不摄入酒精和已知影响尿酸代谢的药物5日后，收集24小时尿液进行尿尿酸测定。24小时尿尿酸量>800mg/d（4.8mmol/d）或12mg/（kg·d）[71μmol/（kg·d）]即可诊断为高尿酸尿症，而每日排泄量低于该水平则提示尿酸清除减少（尿尿酸排泄正常或减少）。

80%～90%高尿酸血症患者的病因是膳食嘌呤或嘌呤前体摄入过量和/或尿酸排泄不足。其余患者表现为内源性病因引起的尿酸盐生成过量。因此，FEur>10%的高尿酸尿症患者可以进一步测定24小时尿尿酸量，来鉴别为内源性还是外源性（膳食性）尿酸盐生成过多。具体方法为：

高尿酸尿症患者首先接受 3～5 日的等热量低嘌呤饮食（等热量低嘌呤膳食方案包括每日提供 1g/kg 蛋白质的乳制品，且不摄入酒精、肉类、海鲜和已知会影响尿酸盐代谢的药物），然后采集 24 小时尿样，测定尿尿酸量。

1）尿酸排泄量 >670mg/d（4mmol/d），则应考虑遗传性原因导致尿酸盐生成过多（如各种酶缺陷、ATP 代谢紊乱或导致细胞更新加速的疾病）。

2）尿酸排泄量和血清尿酸盐降至正常水平［<670mg/d（4mmol·d）］，则提示高尿酸尿症的病因为膳食嘌呤摄入过多。

膳食性（外源性）高尿酸血症患者首先选择改变膳食习惯和生活方式干预。

四、患者治疗

（一）非药物治疗

包括饮食习惯的改善、生活方式的干预和患者教育。

所有持续存在的高尿酸血症患者都应进行非药物治疗，包括饮食习惯的改善、生活方式干预和有关高尿酸血症预防及相关预后的健康教育，并密切随访。

（二）降尿酸药物治疗

在非药物治疗的基础上，评估药物治疗的获益/风险以决定是否需要药物治疗。降血尿酸盐治疗的药物包括黄嘌呤氧化酶抑制剂（如别嘌醇、非布司他等）和促尿酸排泄药物（如苯溴马隆、丙磺舒等）。

降血尿酸药物首选黄嘌呤氧化酶抑制剂，常用的包括别嘌醇和非布司他。推荐用法为：别嘌醇口服，初始剂量 50g/次，1～2 次/d，每周递增 50～100mg/d，至 200～300mg/d，分 2～3 次口服。最大量不超过 600mg/d。非布司他片的起始剂量为 40mg，1 次/d；如果 2 周后，血尿酸水平仍不低于 360μmol/L（6mg/dl），增至 80mg，1 次/d。

（三）不同高尿酸血症的治疗措施

1. 无症状高尿酸血症

（1）生活方式干预，改善饮食习惯：包括通过减少食量和调整饮食结构，减轻体重至理想体重、避免饮酒和含糖饮料以及规律锻炼，以降低血尿酸盐水平。

（2）祛除或治疗导致高尿酸血症的病因。

（3）慎用诱发高尿酸血症的药物、添加剂：如噻嗪类利尿剂及袢利尿剂、血管紧张素转换酶抑制剂、除氯沙坦之外的血管紧张素受体阻滞剂和β受体阻滞剂，而选择非诺贝特、氯沙坦或钙通道阻滞剂。

（4）血清尿酸盐水平处于正常上限的患者、无症状高尿酸血症患者和仅影像学显示单尿酸钠（MSU）结晶沉积的无症状高尿酸血症患者，都不需要应用降尿酸药物治疗。

（5）有尿酸性尿路结石的无症状高尿酸血症患者，主要治疗方式为补液（每日液体摄入量 >2L）以及使用碳酸氢钾或枸橼酸钾碱化尿液，不需要应用降尿酸药物。

2. 持续显著高尿酸血症

包括因嘌呤、糖或 ATP 代谢途径存在遗传性单基因缺陷、由细胞更新加速和编码尿酸盐转运蛋白的基因多态性导致肾脏尿酸清除严重受损造成高尿酸血症和高尿酸尿症者。在改善饮食习惯、生活方式干预以及治疗共存疾病的基础上，给予降尿酸药物治疗（如别嘌醇或非布司他）。

慢性心力衰竭患者伴显著高尿酸血症是由于心输出量减少导致肾灌注不足和尿酸排泄减少导致的，不建议给予降尿酸药物治疗。

3. 显著的无症状高尿酸尿症　在每日尿酸排泄量超过1 100mg（6.5mmol）的少数痛风患者中，尿石病的发生率为50%。降尿酸治疗可显著降低高尿酸尿症性痛风患者的结石风险，碱化尿液也可降低结石风险。

对于每日尿尿酸排泄量超过1 100mg（6.5mmol）、因持续无症状高尿酸血症而接受评估的患者，应予如下治疗：

（1）限制膳食嘌呤和嘌呤前体摄入，使每日肾脏尿酸排泄量降至<1 000mg（6.0mmol），降低尿尿酸水平。

（2）未达到该目标或患者拒绝上述干预，以下方案二者选一预防结石：

1）补液（每日>2L液体）碱化尿液（目标为每日至少有数小时尿液pH ≥ 6.5）。

2）补液并给予别嘌醇治疗。

如果患者在接受第一种方案后仍出现了尿石病，则采用第二种治疗方案。治疗的目标为：降低血清尿酸盐水平（<6mg/dl）和尿尿酸排泄量（<800mg/d）。

4. 复发性尿酸性尿石病　高尿酸血症和/或高尿酸尿症患者进行充分补液和尿液碱化治疗后仍然反复出现尿酸性尿石病，都应使用黄嘌呤氧化酶抑制剂（如别嘌醇或非布司他）进行降尿酸的药物治疗。

5. 肿瘤溶解综合征　如果肿瘤患者即将接受可能导致广泛性肿瘤细胞溶解的放疗或化疗，则应采取措施预防急性尿酸性肾病和肿瘤溶解综合征的其他表现。

治疗前血尿酸水平未升高［即<480μmol/L（8mg/dl）］，化疗前24小时开始给予别嘌醇，每8小时100mg/m^2（最大剂量为800mg/d），持续用药1 ~ 2日。此后给予别嘌醇，每8小时100mg口服。需要立即抢救的患者，给予相同剂量的别嘌醇，并碱化尿液，静脉滴注含0.4%碳酸氢钠的溶液和利尿剂，使尿量维持在100 ~ 150ml/h。对于儿童，别嘌醇的剂量为每8小时50 ~ 100mg/m^2（最大剂量为每日300mg/m^2）或每日10mg/kg，分为每8小时1次。

治疗前血尿酸水平已升高［即>8mg/dl（480μmol/L）］、肾或心脏功能受损的肿瘤溶解综合征高危患者和儿童患者，给予拉布立酶0.2mg/kg，每日1次，持续5 ~ 7日。同时碱化尿液、利尿。儿童酌情减少剂量。

6. 高尿酸血症相关的非结晶沉积相关疾病　包括高血压、心血管疾病、慢性肾病，主要采用生活方式干预或优化其他疾病的药物治疗，不建议给予降血尿酸药物治疗。

【案例分析】

张某，男，47岁，管理人员。

主观资料（S）

发现高尿酸血症7年。

7年前体检发现血尿酸增高（588μmol/L），但无关节肿痛，无发热，无腰痛，无血便。起病后，诊断为高尿酸血症，予低嘌呤饮食，戒酒，加强运动，减轻体重等非药物治疗1年，复查血尿酸无明显下降，500μmol/L左右。

患者体重无明显减轻，睡眠可，大小便无特殊。

既往史：既往体健，否认高血压、糖尿病病史，否认外伤、手术史。

家族史：父亲痛风史，伴痛风石和慢性肾衰竭，规律血透治疗。母亲和哥哥体健。

生活方式：吸烟史20年，20支/d，饮食欠规律。戒酒不成功，经常喝白酒，100ml/d。应酬较多，难以坚持低嘌呤饮食。工作压力较大。长期久坐不运动。家庭关系和睦。

客观资料（O）

查体：身高178cm，体重85kg，BMI 29.4kg/m^2，腰围94cm。血压140/80mmHg，体型肥胖，心肺无特殊。腹软，无压痛及反跳痛，肝、脾肋下未及。双下肢不肿。

综合评估（A）

诊断：高尿酸血症

目前存在的健康问题：

（1）年龄>45岁。

（2）血尿酸控制不佳。

（3）非药物治疗依从性差，低嘌呤饮食、戒酒、加强运动、减轻体重等没有按照医嘱进行，血尿酸控制不理想。

（4）健康意识差，缺乏健康知识。

（5）工作压力大，久坐不运动。

处置计划（P）

治疗计划：

1. 进一步强调非药物治疗的依从性，并请家属进行监督。

（1）进一步改善饮食习惯：清淡、低盐、低嘌呤饮食，减少食量。

（2）干预生活方式，戒酒、避免含糖饮料，加强规律锻炼，减轻体重至理想体重。

2. 6～12个月复查血尿酸。

3. 进行健康教育，包括高尿酸血症的基本知识、血尿酸不达标可能带来的后果；详细的饮食治疗、运动、减重和血尿酸监测方案。发放相关的健康处方、宣传资料，邀请其参加社区卫生服务中心（站）举办的高尿酸血脂知识讲座及高尿酸血症患者俱乐部的活动。

4. 与家属沟通取得其支持，协助患者进行非药物治疗、生活方式干预等。

5. 进行心理疏导，帮助患者缓解工作压力，劝其戒烟，控制体重。

6. 鼓励其进行家庭医生签约，由家庭医生进行长期跟踪与随访。

（蔡华波）

第十节　胃食管反流病

> 吴先生，44岁，反酸伴胸骨后烧灼感2个月。患者近2个月来经常反酸、嗳气，伴有胸骨后烧灼感，多发生于饱餐以后，有时夜间伴咳嗽，影响睡眠。今日就诊于某社区卫生服务中心，询问自己患了什么疾病，应该如何进一步检查和治疗。

一、定义与分类

（一）定义

胃食管反流病（gastroesophageal reflux disease，GERD）是一种由胃、十二指肠内容物反流入食管引起不适症状和/或并发症的疾病。胃食管反流主要由于食管下端括约肌（lower esophageal sphincter，LES）松弛，引起胃内容物反流进入食管下段，损伤食管下段的黏膜，可导致食管炎，甚至食管溃疡、狭窄。

GERD是一种常见病，患病率随着年龄增长而增加，男女患病率无明显差异。欧美国家的患病率10%～20%，而亚洲地区患病率约5%。

（二）分类

1. 按病因分类

（1）胃酸分泌过多：消化性溃疡。

（2）胃排空延迟：幽门梗阻及其他原因引起的胃排空延迟，如胃扩张、胃黏膜脱垂、十二指肠淤滞（肠系膜上动脉压迫）、迷走神经切断术后、各种原因所致高位肠梗阻。

（3）胃肠功能紊乱：非溃疡性消化不良、肠易激综合征。

（4）全身性疾病：糖尿病神经病变、进行性系统性硬化症。

（5）其他原因：药物（如β受体激动剂、α受体阻滞剂）、腹压增加、饮食因素。

2. 按有无食管黏膜糜烂、溃疡分类

（1）胃镜检查有食管黏膜糜烂、溃疡：反流性食管炎（reflux esophagitis，RE）。

（2）胃镜检查无食管黏膜糜烂、溃疡：非糜烂性胃食管反流病（non-erosive reflux disease，NERD）。

（三）临床表现

GERD主要表现在食管症状、食管外症状及并发症。

1. 食管症状　烧心和反流是GERD最常见的典型症状，常发生于餐后1小时，卧位、弯腰或腹压增高时可加重，部分患者也可发生于夜间睡眠时。非典型症状包括上腹痛、上腹烧灼感、嗳气、胸骨后疼痛，胸痛严重时表现为剧烈疼痛，可反射至心前区、后背、肩部、颈部、耳后；还有部分患者有吞咽困难或胸骨后异物感。GERD是非心源性胸痛的常见病因之一，对于不伴典型反流和烧心的胸痛患者，应先排除心脏疾病后再进行GERD的评估。

2. 食管外症状　由反流物刺激或损伤食管以外的组织或器官引起，如咽喉炎、慢性咳嗽、哮喘、牙蚀症。严重者可发生吸入性肺炎，甚至出现肺间质纤维化。

3. 并发症　如上消化道出血、食管狭窄、Barrett 食管。

二、胃食管反流病筛查

（一）筛查对象

本病的确切原因尚不清楚，重点筛查以下高危因素：

1. 年龄　目前研究未给出明确年龄界限，本病患病率随年龄增长而增加。

2. 性别　按病因，其中反流性食管炎的发病率男:女为（2～3）:1；十二指肠溃疡（duodenal ulcer，DU）的发病率男:女为（4.4～6.8）:1；胃溃疡（gastric ulcer，GU）的发病率男:女为（3.6～4.7）:1；功能性消化不良的发病率无性别差别。

3. 有抗反流屏障结构与功能异常的情况　如食管裂孔疝、腹压增高（如妊娠、肥胖、腹水、便秘、呕吐、负重劳动等）及长期胃内压增高（胃排空延迟、胃扩张）。进食某些食物（如高脂肪食物、巧克力、咖啡）、药物（如钙通道阻滞剂、地西泮）。

4. 有使食管清除作用降低的病史　如干燥综合征、食管裂孔疝等。

5. 有使食管黏膜屏障功能降低的生活习惯　如长期饮酒、吸烟、喜食刺激性食物，可使食管黏膜抵御反流物损害的屏障功能降低。

（二）筛查途径

1. 健康档案中的登记信息。

2. 门诊接诊中发现患者。

3. 上级医院转回的患者。

4. 社区收集的信息。

（三）筛查方法

由于基层医疗卫生机构检查设备的限制，因此病史采集对 GERD 的识别至关重要。

1. 病史采集

（1）确定是否为食管反流：食管反流需要与食管性反食及呕吐相鉴别。食管反流患者主诉胸骨后烧灼感，多在饱餐后、弯腰或平卧时发生，常伴有胃内容物反流入口，因此具有酸味。食管梗阻所致的食管性反食无酸味，食管反流无恶心及呕吐动作，借此可与呕吐鉴别。不典型的食管反流患者可表现胸骨后隐痛、咳嗽、哮喘等，需与冠心病、支气管炎、肺炎、支气管哮喘等鉴别。

（2）诱发因素：某些药物（如β受体激动剂、α受体阻滞剂、胆碱受体阻断药、稀盐酸、咖啡因、多巴胺、钙通道阻滞剂等）、某些激素（如缩胆囊素、胰高血糖素、血管活性肠肽等）可导致 LES 压力降低，引起食管反流；饮酒、吸烟、高脂饮食、巧克力、薄荷、留兰香等香料也可诱发食管反流。

（3）伴随症状：消化性溃疡除食管反流外尚有慢性、周期性、节律性上腹部疼痛或不适；幽门梗阻者常伴有恶心、呕吐宿食，吐后症状缓解。

2. 体格检查　多数患者无特殊体征，部分患者可有中上腹饱满，轻度压痛等。

3. 实验室及辅助检查

诊断性治疗：对拟诊或疑有反流相关食管外症状的患者，尤其是上消化道内镜检查阴性时，可采用诊断性治疗。质子泵抑制剂（proton pump inhibitor，PPI）诊断性治疗（PPI试验）已被证实是行之有效的方法。建议服用标准剂量PPI，一日两次，疗程1～2周。服药后如症状明显改善，则支持反酸相关GERD的诊断；如症状改善不明显，则可能有反酸以外的因素参与或不支持诊断。PPI试验不仅有助于诊断GERD，同时还启动了治疗。

基层医疗机构如果没有条件，可将患者转诊至上级医院完善以下检查：

（1）内镜检查：是诊断GERD的首选方法，也是诊断反流性食管炎最准确的方法。反流性食管炎表现为食管黏膜充血、糜烂，甚至溃疡等。NERD食管黏膜正常。

内镜下可发现Barrett食管，表现为橘红色黏膜分布于胃食管连接处的齿状线近端，当岛状、舌形、环形病变≥1cm时，食管黏膜活检发现有肠化生应考虑为Barrett食管。

（2）24小时食管pH监测：是确诊酸反流的重要手段。能反映昼夜酸反流的情况，尤其在症状不典型或有典型症状而治疗无效时更具有诊断价值。

（3）核素检查：口服核素标记液体300ml后平卧位，行核素扫描，10分钟后食管出现放射性活性，提示存在胃食管反流。如肺内显示核素增强，表明有反流物进入肺部。

（4）食管吞钡检查：可提供食管蠕动情况，对食管裂孔疝有较高的诊断价值。但不推荐为GRED的诊断方法。

三、高危人群及患者管理

（一）三级预防

1. 一级预防　针对健康人群和高危人群，以健康教育为主，宣传胃食管反流疾病防治知识，提高对胃食管反流疾病及其危险因素的认知，重点强化健康的生活方式，包括合理膳食、不吸烟、经常运动、控制体重和良好的社会支持环境等。

2. 二级预防　针对肥胖、老龄等高危人群定期社区筛查，对危险人群进行监管；对胃食管反流疾病患者早发现、早诊断、早治疗，采用非药物和药物等手段缓解症状，治愈食管炎、提高生活质量。具体措施包括：①抑酸治疗；②促胃动力治疗；③控制体重，戒烟；④控制饮食，避免睡前饱食。

3. 三级预防　积极进行治疗性生活干预，坚持长期合理使用抑酸药物和促动力药物，有效控制反流症状，预防并发症发生，改善疾病的预后，提高患者生活质量。对伴有Barrett食管等并发症者，应定期接受内镜检查。

（二）胃食管反流病患者管理

1. 管理对象　慢性GERD患者。

2. 建立健康档案

（1）主观资料（S）

1）现病史：①起病过程，起病诱因、时间，不适部位、程度、持续时间、缓解因素；②诊治过程，何时、因何症状做何检查，做过哪些治疗，是否存在并发症，治疗有无效果；③目前的治疗方案，其疗效、有无副作用等；④目前的生活状态，是否有不适症状等。

2）既往史及家族史：是否存在GERD的危险因素，危险因素控制情况，是否合并其他疾病及治疗情况。直系亲属中类似疾病情况及发病的年龄等；有无过敏史等。

3）生活方式：①膳食中主食、脂肪、盐、酒摄入量，吸烟支数，是否喜食降低LES压力的食物，如高脂肪、巧克力、咖啡、浓茶等；是否使用降低LES压力的药物及引起胃排空延迟的药物，如硝酸甘油、钙通道阻滞剂、抗胆碱能药物等。②体力活动量以及体重变化等。③患病后患者情绪、工作及生活状况等有无变化。④患者对疾病的了解程度、对诊疗的依从性、可获得的家庭资源等。

（2）客观资料（O）

1）体格检查：除了常规体格检查外，需要测定BMI，腹部查体尤为重要。

2）实验室、辅助检查（基层医疗机构如果没有条件，可将患者转诊至上级医院完善以下检查）：①内镜检查是诊断GERD的首选方法；②24小时食管pH监测是确诊酸反流的重要手段；③食管钡剂造影用于不愿意或不能耐受胃镜检查者，有助于排除食管癌等其他食管疾病；④食管测压可了解食管动力状态，用于术前评估。

（3）综合评估（A）

1）疾病状况评估：患者GERD诊断是否成立，根据胃镜检查进一步明确是反流性食管炎还是NERD。

2）健康问题评估：患者目前存在的健康问题，同时对患者的心理状态、对疾病的认知度、治疗的依从性、家庭资源的利用度等进行评估，以了解患者的生理问题、心理问题、社会问题等。

（4）处置计划（P）：针对患者目前存在问题制定相应的处理计划，包括进一步的检查项目、非药物和药物治疗策略、治疗的目标值、随访的时间、内容及是否需要转诊等。治疗推荐流程见图5-10-1。

3. 非药物治疗

（1）改变生活方式：抬高床头15°～20°、睡前3小时内不进食、避免高脂肪食物、戒烟酒、减少摄入可以降低食管下段括约肌压力的食物（如巧克力、薄荷、咖啡、洋葱、大蒜、咖啡、浓茶等）。体重超重是GERD的危险因素，减轻体重可减少GERD患者反流症状。

（2）生活规律：每日作息规律，进行适度的工作、运动及娱乐等活动，保证充足睡眠，避免过度紧张、疲劳。

（3）心理调节：患者长期患病影响生活质量后多有焦虑、紧张、担心等心理表现。负性心理因素影响药物疗效，诱发病情加重。全科医生应及时了解患者的心理状态，通过健康教育、健康指导等方式安抚患者情绪，减轻其心理压力。

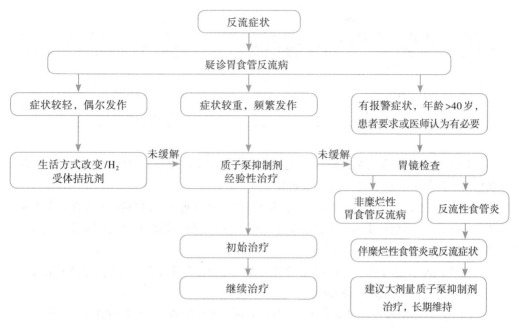

图 5-10-1 胃食管反流病治疗推荐流程图

4. 药物治疗

（1）抑酸药：抑制胃酸的药物包括 PPI 和 H_2 受体拮抗剂（H_2RA）等。

1）PPI：抑酸能力强，是 GERD 治疗中最常用的药物，通常疗程 4～8 周。PPI 包括奥美拉唑、兰索拉唑、泮托拉唑、雷贝拉唑和埃索美拉唑等。在标准剂量下，新一代 PPI 具有更强的抑酸作用，常用 PPI 见表 5-10-1。

表 5-10-1 常见 PPI 的用法和用量

药物	用法及用量	疗程
奥美拉唑	20mg，1次/d	4～8周
兰索拉唑	30mg，1次/d	6～8周
泮托拉唑	40mg，1次/d	4～8周
雷贝拉唑	20mg，1次/d	4～8周
埃索美拉唑	RE：40mg，1次/d	4～8周
	NERD：20mg，1次/d	4周

注：RE.反流性食管炎；NERD.非糜烂性胃食管反流病。

2）H_2RA：抑酸能力较 PPI 弱，适用于轻至中度 GERD 治疗。H_2RA 包括西咪替丁、雷尼替丁、法莫替丁等（表 5-10-2），4～6 周后大部分患者出现药物耐受，长期疗效不佳。通常疗程 8～12 周。

表5-10-2　常见H₂RA的用法和用量

药物	用法及用量
西咪替丁	0.4g，2次/d
雷尼替丁	0.15g，2次/d
法莫替丁	20mg，2次/d

3）伴有食管炎的GERD治疗：首选PPI，推荐采用标准剂量，疗程8周。部分患者症状控制不满意时可加大剂量或换一种PPI。

4）具有烧心、反流等典型症状者：如无报警症状即可予以PPI进行经验性治疗。对年龄>40岁，发病后体重显著减轻或伴有出血、吞咽困难等症状时，应首先行胃镜检查，明确诊断后再进行治疗。

5）Barrett食管的治疗：Barrett食管伴有糜烂性食管炎及反流症状者，建议采用大剂量PPI治疗，并提倡长期维持治疗。

（2）促胃肠动力药：如多潘立酮、莫沙必利、依托比利等，在GERD的治疗中，抑酸药物治疗效果不佳时，考虑联合应用促动力药物，特别是对于伴有胃排空延迟的患者。

（3）维持治疗：GERD是一种慢性疾病，停药后半年的食管炎与症状复发率分别为80%和90%，维持治疗是巩固疗效、预防复发的重要措施，维持治疗的剂量因人而异，以调整至患者无症状的最低剂量为宜。目前维持治疗的方法有三种：维持原剂量或减量、间歇用药和按需治疗。对于停药后症状很快复发且持续、重度食管炎、食管狭窄、Barrett食管患者，严重的反流性食管炎需足量维持治疗，非糜烂性胃食管反流病（NERD）可采用按需治疗。H₂RA长期使用会产生耐受性，一般不适合作为长期维持治疗的药物。

1）原剂量或减量维持：原剂量或减量使用PPI，每日1次，长期使用以维持症状持久缓解，预防食管炎复发。

2）间歇治疗：PPI剂量不变，但延长用药周期，最常用的是隔日疗法。在维持治疗过程中，若症状出现反复，应增至足量PPI维持。

3）按需治疗：NERD和轻度食管炎按需治疗仅在出现症状时用药，症状缓解后即停药。

（4）夜间酸突破：控制夜间酸突破是GERD治疗的措施之一。夜间酸突破是指在每日早晚餐前服用PPI治疗的情况下，夜间胃内pH<4持续时间大于1小时时，治疗方法包括调整PPI用量、睡前加用H₂RA、应用血浆半衰期更长的PPI等。

（5）抗抑郁或焦虑治疗：食管对酸的高敏感性，是难治性GERD的重要发病机制之一，对久治不愈或反复发作者，应考虑精神心理因素可能，治疗药物包括三环类抗抑郁药和选择性5-羟色胺再摄取抑制剂等，可用于伴有抑郁或焦虑症状的GERD患者的治疗。

5. 随访　随访内容包括症状、治疗情况、不良反应、生活方式干预及危险因素控制、体格检查、辅助检查等，每6～12个月复查胃镜，评估患者目前的状态及存在的问题，制定相应的措施。以SOAP形式建立随访和管理档案。

6. 转诊指征　对符合下列指征之一的患者，需要向上级医院转诊：

（1）有明显的报警征象发生时，如进行性吞咽困难、吞咽疼痛、体重减轻、贫血、呕血或黑便时。

（2）怀疑有并发症（如食管狭窄或Barrett食管）的患者。

（3）对经验性治疗反应不佳，如给予PPI治疗8～12周后，并没有得到明显改善的难治性GERD。

（4）需考虑内镜检查来帮助诊断，如肿瘤或感染等。

（5）需行内镜微创治疗或外科手术治疗。

（6）症状不典型，需进一步与冠心病、肺炎、支气管炎等鉴别。

四、管理评价指标

1. 胃食管反流病相关知识水平　①GERD危险因素知晓率；②GERD症状等相关知识知晓率。

2. 行为危害因素的改变　①戒烟率、饮食改善率和规律运动率；②超重和肥胖者的体重控制率。

3. 临床效果指标　①危险因素的控制情况；②缓解症状、治愈食管炎；③改善生活质量；④预防复发和并发症。

【案例分析】

吴某，男性，44岁，公司职员。

主观资料（S）

反酸伴胸骨后烧灼感2个月。

患者近2个月来经常反酸、嗳气，伴有胸骨后烧灼感，多发生于饱餐及饮用果汁以后，有时夜间伴咳嗽，影响睡眠。高枕休息后感症状缓解。否认胸闷、胸痛、气短。近1年来监测血压、肝肾功能、血糖正常，总胆固醇、低密度脂蛋白胆固醇水平升高。食欲可，二便正常。

否认高血压、糖尿病病史。

母亲有高血压病史，直系亲属中无卒中、消化道肿瘤、糖尿病患者。

生活方式：口味偏重，每日食盐量约15g，主食250～300g，油脂约40g，肉蛋类约150g。吸烟史20年，每日10支。喜饮咖啡、浓茶。平素缺乏运动，工作关系每日久坐时间超过4小时，生活不规律，睡眠较差。家庭经济条件一般，夫妻关系和睦。

客观资料（O）

体温36.3℃，呼吸19次/min，脉搏76次/min，血压120/70mmHg，BMI 26.2kg/m²。发育正常，营养中等，体型偏胖，自主体位，神清语利，查体合作。浅表淋巴结未及肿大，巩膜无黄染。无颈静脉怒张，无颈动脉异常搏动。双肺呼吸音清，未闻及干、湿啰音。叩诊心界不大，心率76次/min，律齐，心音有力，未闻及杂音。腹壁无膨隆，腹软，无压痛、反跳痛，肝脾未触及。双下肢不肿。

社区卫生服务中心 C^{14} 呼气试验：Hp（－）。

心理测试：采用GAD-7量表评定，患者可能有轻微焦虑症。

诊断性治疗2周后患者反酸、胸骨后烧灼感明显好转。患者出于对健康的关注，自行在上级医院体检时完善胃食管内镜检查：反流性食管炎LA-A级、慢性浅表性胃炎。

综合评估（A）

诊断：反流性食管炎LA-A级、慢性浅表性胃炎、高脂血症。

目前存在的健康问题、轻重程度及预后：

（1）不良生活方式：如食盐量、食油量过多，吸烟、喜浓茶、缺乏运动等。

（2）偏胖，血脂异常。

（3）工作压力大，睡眠不佳，对病情比较紧张，心理评定存在轻微焦虑。

处置计划（P）

（1）建议纳入社区管理，规范治疗，定期随访及复查，注意随访患者体重、BMI值、血脂情况，建议其上级医院定期复查胃镜。

（2）调整药物治疗：患者在使用PPI（雷贝拉唑20mg，1次/d）2周后感反酸、烧心症状明显好转，未诉夜间咳嗽，后给予调整为间歇治疗口服雷贝拉唑20mg，隔日一次，视患者症状予以调整用药，以维持至患者无症状的最低剂量为宜。

（3）健康教育：向患者交代生活方式与GERD的关系，建议患者戒烟、禁酒、减重，发放减轻体重的健康教育资料并指导患者实施减重计划；避免使用可能诱发反流症状的食物，如咖啡、巧克力、浓茶、辛辣或酸性食物、高脂饮食。睡前2小时内避免进食，睡前可将床头抬高15～20cm。

（4）患者已习惯长期久坐办公，运动少。建议其进行规律的体育锻炼，为低中强度有氧运动，如快走、慢跑、骑自行车，每周5次，每次30～40分钟。

（5）进行心理疏导，帮助其缓解工作、生活压力。

重 要 提 示

（1）老年人反流性食管炎检出率高于青年人。

（2）男性GERD患者比例明显高于女性。

（3）肥胖、高脂肪饮食、吸烟、饮酒、喝浓茶等因素与发病呈正相关。

（4）体育锻炼和高纤维饮食可能为GERD的保护因素。

（5）GERD特点是病情慢性迁延反复，容易使患者思想负担加重，遵医行为差。通过积极交流沟通，消除患者顾虑和心理障碍，建立起战胜疾病的信心。

（赵光斌）

第十一节 慢性肾脏病

> 赵某，女性，74岁，退休教师，因"间断尿中泡沫增多2年，血肌酐增高2个月"到某社区卫生服务中心就诊。既往2型糖尿病病史15年，血脂异常病史10余年。是否考虑该患者为慢性肾脏病？

一、定义及分期

（一）定义

慢性肾脏病（chronic kidney disease，CKD）指肾脏结构或功能异常，持续存在3个月以上。表5-11-1中任意一项异常持续存在3个月以上即诊断CKD。

表5-11-1 慢性肾脏病定义

项目	指标
肾损伤指标（一条及以上）	白蛋白尿（尿白蛋白定量≥30mg/24h或尿白蛋白/肌酐比值≥30mg/g） 尿沉渣异常 由于肾小管疾病导致的电解质和其他异常 影像学发现的结构异常 肾移植
肾小球滤过率（GFR）下降	eGFR<60ml/（min·1.73m^2）

（二）分期

基于估算肾小球滤过率（eGFR）水平分期（表5-11-2）：最初评估建议使用血肌酐和eGFR公式，当使用公式不准确的情况下（如素食、长期卧床、肢体残缺等），建议使用其他检查（如肌酐清除率）。

表5-11-2 慢性肾脏病患者分期

分期	描述	eGFR/[ml/（min·1.73m^2）]
G1	肾损伤指标（+），eGFR正常或增高	≥90
G2	肾损伤指标（+），eGFR轻度下降	60~89
G3	eGFR轻到中重度下降	30~59
G4	eGFR严重下降	15~29
G5	肾衰竭	<15或需要透析

白蛋白尿分期：采用尿白蛋白/肌酐，也可使用尿白蛋白排泄率（ACR）评估白蛋白尿程度。如果为非白蛋白的蛋白尿（如本周蛋白），应进行特种蛋白检测。表5-11-3为CKD患者根据白蛋白尿程度进行分期。

表5-11-3　慢性肾脏病白蛋白尿分期

分期	尿白蛋白定量/（mg·24h^{-1}）	尿白蛋白/肌酐/（mg·g^{-1}）	意义
A1	<30	<30	正常~轻度升高
A2	30~300	30~300	中度升高
A3	>300	>300	显著升高

二、慢性肾脏病筛查

（一）筛查对象

1. 年龄60岁以上。

2. 患有高血压、糖尿病、心血管疾病、代谢性疾病（肥胖、血脂异常、高尿酸等）、自身免疫性疾病（系统性红斑狼疮、皮肌炎、硬皮病等）、系统性感染、尿路感染、泌尿系结石，肾脏质量下降（如肾部分切除、肾脏供体和移植受体）。

3. 长期使用肾毒性药物（如非甾体抗炎药、抗生素、含马兜铃酸的中药等），服用与急性肾功能下降有关的药物。

4. 有肾脏疾病家族史。

5. 低出生体重儿。

（二）筛查途径

1. 门诊就诊时。

2. 人群健康体检中。

3. 在建立健康档案过程时。

4. 其他途径机会性筛查如流行病学调查和社区卫生诊断时。

（三）筛查方法

1. 病史采集　详细询问病史，了解有无CKD的临床表现以及已有的实验室检查结果，了解患者服药史、既往史、家族史、个人史，进行高危因素筛查。

2. 尿常规　有无蛋白、红细胞、白细胞。

3. 尿白蛋白/肌酐　尿标本最好为晨尿。

4. 肾功能　血尿素氮和肌酐，并根据公式计算eGFR。

5. 超声　了解双肾结构、大小、形态。

三、高危人群及患者管理

（一）三级预防

1. 一级预防　针对未发生CKD的高危人群，减少和消除CKD的危险因素，旨在预防和降低CKD的发生。包括低盐、清淡饮食，平衡膳食；适当多饮水，不憋尿；坚持体育锻炼，控制体重；避免感染；戒烟，避免酗酒；避免滥用药物；积极治疗可能导致CKD发生的原发疾病等。

2. 二级预防　早期诊断，有效治疗原发疾病，祛除导致肾功能恶化的因素，也是保护肾功能和延缓CKD进展的关键。提高对CKD的警觉，重视询问病史、查体和肾功能检查，即使对正常人群，也需要每年筛查一次，做到早期诊断。对于CKD高危人群每年定期检查以早期发现异常。应完善病史，寻找能够区分急慢性肾脏病的证据。病史欠详时，可借助影像学检查（超声、CT等）进行分析，如双肾明显缩小，则支持CKD的诊断。

3. 三级预防　对于确诊的CKD患者，应防止或逆转CKD的发展，积极治疗原发疾病，避免增加肾脏负担的药物及诊治手段，减缓肾功能恶化，延缓并发症的发生。

（二）慢性肾脏病患者管理（图5-11-1）

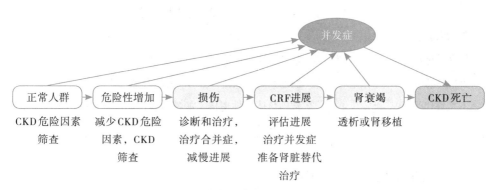

图5-11-1　慢性肾脏病发生及干预治疗模式图

CKD.慢性肾脏病；CRF.慢性肾衰竭。

以上模式图展示了CKD各期控制目标及工作内容。由于CKD患者为心血管疾病的高危人群，心血管疾病是CKD患者的主要死亡原因，因此各期CKD患者都应重视心血管疾病的防治。

1. 建立健康档案

主观资料（S）

（1）现病史

1）病史及诊治过程：CKD通常隐匿起病，仔细询问病史对作出正确的诊断有非常重要的作用（表5-11-4）。

2）如eGFR分期达3～5期，特别是4～5期，询问肾衰竭的相关症状。

3）目前的药物治疗。

4）是否存在急性加重因素，如未控制的高血压、感染、使用肾毒性药物等。

表5-11-4　慢性肾脏病的诊断线索

线索	可能的诊断
系统回顾	
尿路刺激症状	通常提示尿路异常，如感染、梗阻或结石
近期感染	感染后肾小球肾炎或HIV相关肾病
皮疹或关节炎	自身免疫性病、系统性红斑狼疮或冷球蛋白血症
血性传播疾病的危险因素	HIV、乙型肝炎、丙型肝炎及相关的肾病
慢性疾病	
心力衰竭、肝硬化或体液丢失	肾灌注减少（肾前性因素）
糖尿病	糖尿病肾病起病后常有临床过程，微量白蛋白尿，进展为显性蛋白尿、高血压和eGFR下降
高血压	高血压肾小动脉硬化，除肾病外常伴靶器官受损
常规体检	可揭示儿童期、妊娠期、入学体检或入保险体检的高血压、蛋白尿病史或影像学检查异常
肾脏病家族史	
男女易患性相同	常染色体显性遗传，如多囊肾
男性易感	性连锁隐性遗传，如Alport综合征
不是每代受累	常染色体隐性遗传，如髓质囊性病或常染色体隐性遗传的多囊肾

5）是否存在急危重症，如急性肺水肿。

（2）既往史：有无其他疾病及其治疗。询问用药史包括处方和非处方药、中药以及药物滥用有助于诊断。

（3）家族史：家族成员中有无肾脏病。

客观资料（O）

（1）体格检查：包括测量双上肢血压；BMI、心率；观察有无贫血、皮疹、面部及下肢水肿、淋巴结肿大；听诊颈动脉、胸主动脉、腹部动脉、肾动脉和股动脉有无杂音；心肺检查；腹部有无肾脏增大（多囊肾）或肿块，有无腹水，检查四肢动脉搏动和神经系统，有无关节肿痛。

（2）实验室检查：尿常规，血常规，肾功能（主要是肾小球滤过功能），血糖，血脂，电解质，血尿酸，24小时尿蛋白定量，尿白蛋白/肌酐比值，甲状旁腺激素（iPTH），肾脏超声等。

综合评估（A）

包括诊断、鉴别诊断、目前存在的健康问题、健康问题轻重程度和预后等。

处置计划（P）

全科医生应开展个体和群体的健康教育与生活方式指导。群体教育一般采取讲座或发放宣传资料等形式，主要包括以下内容：什么是CKD？哪些人是CKD的高危人群？CKD的常见症状；CKD的筛查；CKD的预防；CKD药物治疗和非药物治疗；CKD并发症如肾性贫血、肾性骨病的防治等。

个体健康教育主要在全科门诊进行，包括健康生活方式指导，如优质低蛋白饮食指导、盐的控制等。①限制蛋白饮食，避免高蛋白饮食，eGFR<60ml/（min·1.73m²）的糖尿病或无糖尿病患者，应限制蛋白摄入在0.8g/（kg·d）以下，避免高蛋白摄入［>1.3g/（kg·d）］；②减少钠盐摄入，每人食盐量逐步降至<5g/d；③当患者出现高磷血症、高钾血症、水肿等，饮食需根据病情调整时转诊至肾内科；④运动：进行与心血管健康状况和耐受力相当的运动（目标至少每周5次，每次30分钟以上），达到理想体重（BMI 20～25kg/m²）；⑤戒烟；⑥心理支持。

2. 随访监测内容

（1）询问：每次复诊了解患者进食情况，如为高血压、糖尿病患者了解血压、血糖监测情况，生活方式干预结果，患者服药情况、有无药物副作用等。

（2）重点物理检查：血压、心率、有无水肿。每年至少检查一次血常规、尿常规、24小时尿蛋白定量或尿白蛋白/肌酐比值，肾功能，血钾、钙、磷、二氧化碳结合力，血白蛋白，血脂。CKD患者每年根据eGFR分期和白蛋白尿程度建议的监测频率见表5-11-5。

表5-11-5　慢性肾脏病监测频率（根据eGFR分期和白蛋白尿程度）

eGFR/[ml/（min·1.73m²）]	每年监测的次数		
	A₁ 正常到轻度升高 <30mg/g	A₂ 中度升高 30～300mg/g	A₃ 严重升高 >300mg/g
G₁，正常或增高，≥90	1	1	2
G₂，轻度下降，60～89	1	1	2
G₃，轻到中重度下降，30～59	1	2	3
G₄，严重下降，15～29	2	3	3
G₅，肾衰竭，<15	4+	4+	4+

（3）阶段评价治疗效果，修订治疗方案或转诊。

3. 治疗

（1）常用药物

1）糖皮质激素：具有抗炎、免疫抑制等药理作用。常用药物为泼尼松，足量使用为1mg/（kg·d），一般需要缓慢减药，长期维持。副作用包括感染、药物性糖尿病、骨质疏松等，需要加强监测和及时处理。

2）免疫抑制剂：多与糖皮质激素联合用于治疗各种原发性和继发性肾脏疾病。常用药物有环磷酰胺、盐酸氮芥、吗替麦考酚酯、来氟米特等，每种药物药理作用、疗效和副作用不同，在使用前应进行充分了解。

3）雷公藤：雷公藤具有抗炎、免疫抑制、抗肿瘤、减少蛋白尿和影响生殖等多种功能。使用方法和剂量：口服，每日每千克体重1～1.5mg，分3次饭后服。一般首次应给足量，控制症状后逐渐减量。主要不良反应有胃肠反应，转氨酶升高，对性腺的影响可致月经紊乱及精子活力降低，白细胞下降等。

（2）延缓肾功能进展

1）限制蛋白摄入：见非药物治疗。

2）控制血压：对于高血压合并CKD的成人患者，如耐受，以SBP<120mmHg为血压控制目标，同时强调仍应结合患者的特征、耐受性和偏好制定个体化的降压目标。对于伴中重度蛋白尿者，不管是否合并糖尿病，均建议起始使用ACEI或ARB类药物。

3）控制血糖：HbA1c水平在7.0%以下，eGFR≥45ml/（min·1.73m^2）的患者可以使用二甲双胍，eGFR 30～44ml/（min·1.73m^2）患者使用二甲双胍应注意监测，eGFR<30ml/（min·1.73m^2）应停用。

4）控制血脂：降低心血管疾病的危险。

5）避免肾脏损伤因素的发生：如血容量不足、肾毒性药物使用等。

6）常用药物：①复方α-酮酸，为复方制剂，使用方法：一日3次，一次4～8片，餐中整片吞服；副作用：可能发生高钙血症，如出现高钙血症，建议停药，并减少或停用维生素D和钙剂的使用。②冬虫夏草，百令胶囊、金水宝等为人工虫草，用于治疗急慢性肾衰竭。③大黄制剂，包括尿毒清、肾衰宁，具有通腑降浊，健脾利湿，活血化瘀功效，用于CKD 3～5期患者；副作用轻微，治疗中可有轻泻。④包醛氧化淀粉，饭后口服，一日2～3次，每次8～16粒，无明显不良反应。

4. 转诊指征　①eGFR急剧下降；②eGFR<30ml/（min·1.73m^2）；③持续明显的蛋白尿（尿白蛋白/肌酐比值≥300mg/g或尿白蛋白定量≥300mg/24h，24小时尿蛋白定量≥500mg/24h）；④伴有高血压使用4种及以上降压药物难以控制；⑤持续血钾异常、水肿等；⑥肾性贫血或肾性骨病。

四、管理评价指标

1. CKD患者社区管理覆盖率　计算公式：管理覆盖率=管理患者 ×100%

2. 管理效果评估　CKD防治知识知晓率；计算公式：CKD防治知识知晓率=掌握防治知识的患者 ×100%。

【案例分析】

赵某，女性，74岁，退休教师。

主观资料（S）

血糖升高15年，泡沫尿2年，血肌酐高2个月。

15年前发现空腹血糖8.6mmol/L，OGTT检查餐后2小时血糖14.3mmol/L，诊断为"2型糖尿病"，予生活方式干预及口服"盐酸二甲双胍0.5g，3次/d，格列美脲2mg，1次/d"降糖治疗，空腹血糖控制于7～9mmol/L，餐后血糖控制于9～11mmol/L。2年前尿中泡沫增多，就诊于某三级医院，尿蛋白（+++），未行24小时尿蛋白定量检查，血肌酐90μmol/L，未诊治。1年前常规体检，尿蛋白（++），血肌酐96μmol/L，未诊治。2个月前双下肢水肿，尿蛋白（+++），尿ACR：320mg/g，血肌酐172μmol/L，眼底糖尿病视网膜病变Ⅲ期。目前偶有乏力，无尿急、尿频、尿痛，无发热睡眠可，二便正常，近期未监测体重。

既往史：血脂异常10余年，规律口服"辛伐他汀20mg，每晚1次"，血脂控制达标。否认高血压、冠心病、慢性肾病史。

生活方式：否认吸烟、饮酒史。每日主食200～250g，鸡蛋1个，肉类100g，油约30g，食盐约8g。平日做家务，无运动。对慢性肾病危害有一定认识。经济状况好，家庭关系和睦。

客观资料（O）

体格检查：体温36.3℃，呼吸15次/min，脉搏72次/min，血压116/70mmHg，BMI 21.3kg/m²。发育正常，营养中等，体型适中，自主体位，神志清。浅表淋巴结未及肿大，皮肤、巩膜无黄染。双肺呼吸音清。心界不大，心率72次/min，律齐，未闻及病理性杂音。腹平软，肝脾未及。双下肢轻度水肿。

辅助检查（2个月前检查报告）：

血常规：血红蛋白108g/L，白细胞计数4.9×10⁹/L，红细胞计数3.58×10¹²/L，血小板计数166×10⁹/L。血生化：空腹血糖7.2mmol/L，白蛋白58.6g/L，球蛋白21.6g/L，总胆固醇4.11mmol/L，低密度脂蛋白胆固醇2.43mmol/L，甘油三酯1.07mmol/L，高密度脂蛋白胆固醇1.36mmol/L，BUN7.8mmol/L，Cr 172μmol/L，ALT 17U/L，AST 21U/L。尿常规：尿蛋白（+++），尿白细胞（−），红细胞（−）。尿ACR：320mg/g。腹部超声：未见明显异常。

采用相关心理量表对患者进行评估，未发现焦虑、抑郁等心理问题。

综合评估（A）

1. 诊断　2型糖尿病、糖尿病肾病、糖尿病视网膜病变、血脂异常。

诊断依据：糖尿病病史15年，尿蛋白阳性2年，血肌酐升高2个月，糖尿病视网膜病变等糖尿病微血管病变证据，考虑糖尿病肾病。根据患者年龄及血肌酐水平估算肾小球滤过率（eGFR）为28.1ml/（min·1.73m²），为慢性肾脏病Ⅳ期。进一步完善骨密度，血清钙、磷、iPTH等检查除外肾性骨病等并发症。

2. 目前存在的健康问题

（1）老年女性，慢性病程，急性起病，糖尿病病史明确，血糖控制欠佳。

（2）饮食偏油，食盐量较多，无运动。

（3）家庭和睦，心态良好。对疾病重视，遵医行为待改善。具有较好的社会、家庭支持。

处置计划（P）

1. 纳入慢性肾病社区管理　定期随访，监测患者食盐量、低蛋白、运动措施的落实，监测血糖、血脂。每3个月复查糖化血红蛋白、血常规、尿常规及24小时尿蛋白定量或尿ACR，每半年复查生化（包括血钾、钙、磷、二氧化碳结合力、血白蛋白、血脂等）、iPTH、眼底、心电图、腹部超声、颈动脉超声等。

2. 药物治疗　积极控制原发病，控制血糖，停用二甲双胍，改为阿卡波糖50mg，3次/d，并逐渐增加为100mg，3次/d；控制血脂，将辛伐他汀改为阿托伐他汀20mg，每晚一次；改善微循环，加用胰激肽原酶240U，3次/d治疗。

3. 非药物干预　①蛋白饮食：限制蛋白摄入在0.8g/（kg·d）以下；②减少钠盐摄入，食盐量逐步降至<5g/d；③出现高磷血症、高钾血症、水肿及时转诊；④运动：进行与心血管健康状况和耐受力相当的运动（目标每周5次，每次30分钟以上）；⑤心理疏导：鼓励其保持良好心态和治疗的信心。

（杜雪平）

第十二节　骨 关 节 炎

　　汪某，女，67岁，退休文员，以"反复右膝关节疼痛4年，加重2个月伴活动受限"来社区卫生服务中心就诊。患者于4年前出现右膝关节反复疼痛，为持续性非放射性钝痛，可因体位改变诱发或劳累时加重，休息后可缓解。2个月前右膝关节疼痛加重，伴右下肢放射痛、乏力及右膝关节活动受限，休息不能缓解，并出现静息痛，伴膝关节晨僵，少于30分钟，活动后关节僵硬改善。作为基层全科医生，应如何诊断及处理？

一、定义及分类

（一）定义

骨关节炎是指由多种因素引起关节软骨纤维化、皲裂、溃疡及脱失而导致的以关节疼痛为主要症状的退行性疾病，好发于负重大且活动多的关节，如膝关节、髋关节、脊柱和手、踝等关节。主要临床表现：①关节疼痛；②关节活动受限；③关节畸形。

（二）分类

1. 按病因分类　骨关节炎分为原发性和继发性两类。原发性骨关节炎多见于中老年人群，无明确的全身或局部诱因，发病与遗传、体质因素有一定关系。继发性骨关节炎可发生于青壮年，继发于创伤、炎症、关节不稳定及积累性劳损或先天性疾病。常见因素有：①外伤性，如关节内骨折、脱位、半月板损伤；②先天性或遗传性，如髋臼发育不良，膝内、外翻畸形等；③炎症性关节疾患，如化脓性关节炎、结核等。

2. 按病变范围分类　可分为局限性和全身性骨关节炎。骨关节炎累及的常是一组或多组的关节：远端指间关节、近端指间关节和手指第一掌指关节；颈椎和腰椎的骨突关节；足的第一跖趾关节；膝关节及髋关节。3个或3个以上的关节组受累为全身性骨关节炎，但几乎均累及小关节。

3. 按有无临床症状分类　分为症状性骨关节炎和放射学骨关节炎。若仅有放射影像学的改变而无症状表现则为放射学骨关节炎。

二、骨关节炎筛查

（一）筛查对象

本病的确切原因尚不清楚，其发病与以下因素有关，是重点筛查的高危因素。

1. 年龄　本病好发于中老年人，患病率随年龄增长而增加。

2. 性别　女性患病率高于男性。

3. 肥胖　体重与下肢大关节骨关节炎（如膝骨关节炎、髋骨关节炎）的发病具有相关性，主要是因为肥胖造成负重关节过度压力负荷。

4. 遗传　骨关节炎的发病存在遗传性，尤其是手部远端指间关节骨关节炎（Heberden结节）发生与遗传相关。

5. 关节创伤史　关节创伤时即便关节软骨没有损伤，但若存在关节不稳定等情况，关节软骨也会发生退变，逐渐演变为骨关节炎。

6. 其他关节炎症病史　炎症性关节病（如类风湿关节炎、结核性关节炎、化脓性关节炎等）可继发骨关节炎。

7. 关节过度应力负荷　本病与长期职业性及运动应力过度有关。如矿工的膝关节、举重运动员的脊柱关节、常用跪姿人群的膝关节等。

（二）筛查途径

1. 健康档案信息。

2. 门诊发现的患者。

3. 医院转回的患者。

4. 体检发现的患者。

5. 社区收集的信息。

（三）筛查方法

1. 症状和体征

（1）关节疼痛及压痛：初期为轻度或中度间断性隐痛，休息后好转，活动后加重，疼痛常与天气变化有关，在寒冷、潮湿环境下症状加重；晚期可出现持续性疼痛或夜间痛。关节局部可有压痛，伴有关节肿胀时更为明显。

（2）关节活动受限：晨起时关节僵硬及发紧感，俗称晨僵，活动后可缓解，常见于髋、膝关节。晨僵时间持续时间一般较短，通常为几至十几分钟，很少超过半小时。随着疾病进入中期，可出现关节交锁，晚期关节活动受限进一步加重，最终导致残疾。

（3）关节畸形：指间关节骨关节炎引起的关节肿大最为常见和明显，可出现Heberden结节和Bouchard结节。膝关节也可因骨赘形成或滑膜炎症积液而造成关节肿大。

（4）骨摩擦音（感）：由于关节软骨破坏导致关节面不平整，关节活动时可出现骨摩擦音（感），以膝关节多见。

（5）肌肉萎缩：关节无力、活动障碍：关节疼痛、活动能力下降可以导致受累关节周围肌肉萎缩和关节无力，常见于膝关节。

2. 实验室检查　血常规、蛋白电泳、免疫复合物及血清补体等指标通常在正常范围内，伴有滑膜炎的患者可出现轻度C反应蛋白升高和红细胞沉降率增高。继发性骨关节炎患者可出现与原发疾病相关的实验室检查指标异常。

3. 影像学检查

（1）X线检查：是骨关节炎临床诊断的"金标准"，首选是影像学检查。骨关节炎在X线片上有三大典型表现：受累关节非对称性关节间隙变窄；软骨下骨硬化和/或囊性变；关节边缘骨赘形成。部分患者可有不同程度的关节肿胀，关节内可见游离体，甚至关节变形。

（2）MRI：表现为受累关节的软骨厚度变薄、缺损，骨髓水肿、半月板损伤及变性、关节积液及腘窝囊肿，对骨关节炎的早期临床诊断有一定价值，还可用于骨关节炎的鉴别诊断。

（3）CT：常表现为受累关节间隙狭窄、软骨下骨硬化、囊性变和骨赘增生等，多用于骨关节炎的鉴别诊断。

三、高危人群及患者管理

（一）三级预防

1. 一级预防　针对有一项或多项高危因素但尚未发生骨关节炎者：年龄>40岁、直系亲属中有骨关节炎患者、有关节外伤（髋、膝）或手术史、肥胖及关节过度负荷。高危因素与骨关节炎的发生风险呈倍数递增关系，具备两项及以上危险因素者为易患人群。其中肥胖、关节外伤或手术史和关节过度负荷是可干预因素，减轻体重可明显减少症状性膝骨关节炎的发生。对于关节手术或外伤史患者酌情使用关节辅助器具可减少关节进一步损伤而降低骨关节炎发生。若关节过度负荷与职业性质相关，建议其改变工作方式，若为非职业因素引起，应改变其生活方式，避免关节高强度、高耐力、高负荷的运动，改为适度合理比较舒缓的运动方式，如有氧步行、游泳等。对于绝经期妇女可酌情使用雌激素替代治疗，增加富含维生素C、维生素D、维生素E及钙等的食物，均有益于预防骨关节炎的发生。

2. 二级预防　即早发现、早诊断、早治疗。建议骨关节炎早期患者及时就诊，以获得有效治疗，避免骨关节炎进一步发展，对于已出现影像学改变或关节软骨损伤更应重视，这类人群中有相当部分症状进行性加重的可能性较大。

3. 三级预防　针对确诊为骨关节炎的患者。治疗目的是缓解疼痛，延缓疾病进展，矫正畸形，改善或恢复关节功能，提高患者生活质量。治疗原则是依据患者年龄、性别、体重、自身危险因素、病变部位及程度等选择阶梯化及个体化治疗，指导患者进行非药物治疗和药物治疗。非药物治疗主要包括健康教育、体重管理、运动疗法、物理治疗、矫形支具和定期随访等。若经非药物治疗症状改善不明显，可根据关节疼痛情况选择外用和/或口服药物治疗。如效果仍不佳，可考虑短期单次关节腔注射糖皮质激素治疗。对保守治疗无效的严重骨关节炎患者，在疼痛明显、功能受限时，经过评估可行外科手术治疗。

（二）骨关节炎患者管理

1. 建立健康档案

（1）主观资料（S）：包括患者主诉、现病史、既往史、个人史、家族史和社会生活史等。

1）现病史：①起病过程，起病诱因、时间，疼痛部位（累及单关节或多关节）、程度、持续时间、缓解因素及是否与活动或负重有关，有无肿胀、晨僵、骨摩擦音等；②诊治过程，既往及目前的治疗方案、治疗有无效果、是否耐受药物及是否存在药物副作用等；③目前情况，近期关节疼痛及患者的活动情况等。

2）既往史：了解有无骨关节炎的高危因素存在，如肥胖、关节外伤及手术史、炎性关节病史等；有无其他系统疾病史、外伤手术史；有无过敏史等。

3）个人史：职业性质及日常运动情况，是否从事重体力工作，有无关节过度应力负荷等；饮食习惯，有无吸烟、酗酒、大量摄入碳酸饮料；家庭情况、情绪及心理状态、患者对疾病的认知、是否接受相关健康教育、是否接受并长期坚持康复治疗等；女性要注意月经史。

4）家族史：直系亲属中是否有骨关节炎疾病病史者。

（2）客观资料（O）：包括体格检查、实验室检查和影像学检查等。

1）体格检查：除了常规体格检查外，需要测定BMI，以及关节的视、触、动、量四诊。视：看关节外观有无红肿、畸形，看步态；触：触诊受累关节；动：了解关节活动度；量：关节畸形程度，量步长等；动触结合了解关节摩擦感等。

2）实验室检查：血常规、尿常规、便常规及隐血试验、C反应蛋白、红细胞沉降率、肝肾功能及其他伴随疾病的相关实验室检查等。

3）影像学检查：受累关节的X线片、CT、MRI等。

（3）综合评估（A）：包括患者的诊断、鉴别诊断、目前疼痛及功能状态等。诊断与评估流程见图5-12-1。

1）根据患者症状、查体、影像学检查等结果是否能确诊为骨关节炎。

2）评估患者疼痛程度及受累关节功能。

3）评估患者高危因素。

4）评估患者合并心脑血管系统及胃肠道系统等疾病的治疗风险。

5）评估患者的情绪状况及社会生活影响情况。

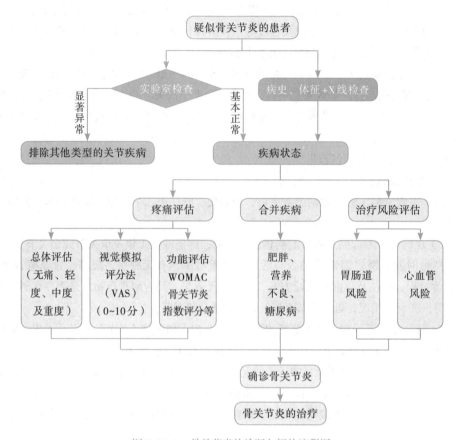

图5-12-1 骨关节炎的诊断与评估流程图

疼痛评估：通常使用评分量表量化疼痛性质。临床常用疼痛视觉模拟评分法（VAS）对骨关节炎疼痛进行评分与分级：采用一条10cm的尺，两端标明0和10的字样，"0"表示无痛，"10"表示难以忍受的剧痛，让患者在直尺上标出疼痛的相应位置。VAS评分1～3分为轻度疼痛，患者能忍受；4～6分为中度疼痛，患者疼痛并影响睡眠，尚能忍受；7～10分为重度疼痛，患者有强烈的疼痛。

关节功能评估：WOMAC骨关节炎指数评分表是根据患者相关症状和体征（包括疼痛、僵硬和日常活动功能），用24个参数评价膝关节炎严重程度（表5-12-1）。每一个参数按照VAS评分，累计各项评分后总分为WOMAC骨关节炎指数评分。WOMAC骨关节炎指数评分越高即骨关节炎越重。轻度<80分，中度80～120分，重度>120分。

（4）处置计划（P）：根据评估结果制定治疗计划，包括非药物治疗及药物治疗。

2. 骨关节炎的治疗 骨关节炎的治疗目的是减轻或消除疼痛，矫正畸形，改善或恢复关节功能，改善生活质量。总体治疗原则是非药物与药物治疗相结合，必要时手术治

表 5-12-1 WOMAC 骨关节炎指数

疼痛	僵硬	进行日常活动的难度	
1. 平坦地面行走	6. 早晨醒来时	8. 下楼梯	16. 穿袜子
2. 上、下楼梯	7. 坐、卧或休息之后	9. 上楼梯	17. 起床
3. 睡眠时		10. 坐位变站位	18. 脱袜子
4. 坐位或平卧		11. 站位	19. 平卧
5. 直立时		12. 弯腰	20. 进出浴缸
		13. 平坦地面行走	21. 坐位
		14. 上下汽车	22. 如厕蹲下或站立
		15. 出门购物	23. 做繁重家务
			24. 做轻松家务

疗,治疗应个体化。

(1)非药物治疗:是骨关节炎的基础治疗,是药物治疗及手术治疗等的基础和首选治疗方式。目的是减轻疼痛、改善功能。

1)患者教育:仔细倾听患者诉求,让患者了解疾病的自然病程,消除心理负担。包括向患者讲述疼痛的来源和起因,介绍疼痛管理的方法和目标,疾病的发生发展及预后、高危因素及控制、生活方式及饮食习惯的改变,运动方式、频率及强度的调整和治疗目的、计划等,为增强患者自我管理能力打下基础。

2)自我管理

①体重管理:针对累及下肢大关节的骨关节炎患者有必要进行体重管理,具体包括调整饮食模式、控制进食总量、增加能量消耗、提高高强度运动占比、结合无氧运动等。

②运动管理:无论患者的年龄和疾病严重程度,均应推荐运动治疗,力量训练和有氧运动有利于缓解膝关节骨关节炎疼痛。根据累及的关节类型不同、患者的偏好等选择具体的运动治疗方案,如低强度有氧运动(如酌情选择游泳、快走等方式)、肌力训练(如下肢肌群的力量练习,推荐非负重下股四头肌多角度收缩练习,也可仰卧位直腿抬高运动等)以及关节活动训练(常用方法包括关节被动活动、牵拉、关节助力运动和主动运动,如膝关节在非负重位下屈伸活动),也可根据自身情况尝试太极和瑜伽。同时改变不良的生活及工作习惯,减少不合理的运动,避免不良姿势,避免长时间跑、跳、蹲,同时减少或避免爬楼梯、登山等。运动应个体化,循序渐进,以增加依从性。建议运动频率最终能达到每周 3 次,持续 8~11 周或 12~15 周,并随访运动效果,3 个月根据效果调整运动处方或者治疗方案。

③随着互联网+医疗、移动健康日益普及,探讨以家庭、社区及互联网为基础的自我干预,以便患者更好地参与自我管理。

3)物理治疗:可有效缓解膝关节骨关节炎疼痛症状,包括脉冲超声疗法和干扰电流电刺激疗法等。

4）行动辅助：减少受累关节负重来减轻疼痛和提高患者体验，但不同患者的临床收益存在一定差异。应在医生指导下选择合适的行动辅助器械，如手杖、拐杖、助行器、关节支具等，也可选择平底、厚实、柔软、宽松的鞋具辅助行走。

（2）药物治疗

1）局部药物治疗：外用非甾体抗炎药（NSAID）作为浅表关节骨关节炎的一线首选药物，可作为控制骨关节炎疼痛的基础药物。局部外用药物可迅速、有效缓解关节的轻、中度疼痛，因其不良反应轻微，尤适用于合并胃肠疾病、心血管疾病或身体虚弱的患者，但需注意局部皮肤不良反应的发生。对中重度疼痛可在局部外用药物基础上联合口服NSAID类药物。

2）全身镇痛药物：依据给药途径，分为口服药物、针剂以及栓剂，最为常用的是口服药物。

用药原则：①用药前进行风险评估，关注潜在疾病风险（表5-12-2）；②根据患者个体情况，剂量个体化；③尽量使用最低有效剂量，避免过量用药及同类药物重复或叠加使用；④用药3个月后，根据病情选择相应的实验室检查。

表5-12-2　NSAID类药物治疗的危险因素评估

分类	危险因素
上消化道不良反应高危患者	高龄（年龄>65岁） 长期应用 口服糖皮质激素 上消化道溃疡、出血病史 使用抗凝药 酗酒史
心、脑、肾不良反应高危患者	高龄（年龄>65岁） 脑血管病史（卒中史或目前有一过性脑缺血发作） 心血管病史 肾脏病史 同时用血管紧张素转换酶抑制剂及利尿剂 冠状动脉旁路移植术围手术期（慎用NSAID类药物）

用药方法：对于疼痛症状持续存在或中重度疼痛的骨关节炎患者，在安全性前提下，可以选择口服NSAID药物，常用于外用NSAID效果不理想或多关节受累的情况。选择口服NSAID时需要临床医生权衡用药的利弊，通常建议针对没有胃肠道和心血管相关伴随疾病的患者使用。对于有可能出现胃肠道反应的患者，建议联合应用胃黏膜保护剂或质子泵抑制剂。骨关节炎疼痛症状持续存在或中重度疼痛患者可以口服NSAID，但需警惕胃肠道和心血管不良事件。《中国骨关节炎疼痛管理临床实践指南（2020年版）》不推荐

阿片类药物（含曲马多）作为缓解骨关节炎患者疼痛的一线药物，仅在严重性疼痛或其他干预措施镇痛无效时，方可谨慎选择。常用于骨关节炎治疗的镇痛药物见表5-12-3。

表5-12-3　常用于骨关节炎治疗的镇痛药物

类别	药物名称	特点	用法用量	常见不良反应及注意事项
解热镇痛药	对乙酰氨基酚	镇痛弱，无抗炎作用	0.3～0.6g，2～3次/d，不超过4g/d	偶致恶心、呕吐，少数过敏性皮炎、粒细胞缺乏、血小板缺少、贫血、肝功能损害；可用于NSAID类无效不耐受者
NSAID	布洛芬	短效，半衰期1.8小时	0.4～0.6g，每日3次，总量不超过2.4g/d	消化不良，胃、十二脂肠溃疡及并发症
	吲哚美辛	肛塞制剂	25～50mg，3次/d，总量不超过150mg/d	肝脏：转氨酶升高　血液：血细胞数量减少
	美洛昔康	长效，半衰期20小时	7.5～15mg，1次/d，总量不超过15mg/d	过敏：皮肤过敏、哮喘　循环系统：高血压
	塞来昔布	选择性COX-2抑制剂	0.1～0.2g，2次/d，总量不超过0.4g/d	增加心血管事件发生率磺胺药过敏者禁用
弱阿片类	曲马多	与非阿片类药联用效果好	50～100mg，2～3次/d，不超过400mg/d	偶见出汗、恶心、呕吐、头晕、罕见皮疹、心悸、直立性低血压，无成瘾性，无呼吸抑制
阿片类	阿片控释片	镇痛效果好，无剂量限制	每次10～20mg，每12小时1次开始	成瘾性；胃肠道反应常见，老年人注意呼吸抑制

3）关节腔注射：①糖皮质激素，重度疼痛或经治疗后无缓解甚至持续加重的骨关节炎患者，可关节腔内注射糖皮质激素以短期缓解疼痛，但不宜多次注射，同一关节注射间隔不应短于4～6个月。②透明质酸钠，轻中度疼痛或经治疗后无缓解甚至持续加重的骨关节炎患者，可以关节腔内注射透明质酸，需要参考经济因素和患者偏好，注射前应抽吸关节液。

4）缓解骨关节炎症状的慢作用药物：①双醋瑞因，需要长期给药的骨关节炎慢性疼痛患者可以口服双醋瑞因镇痛，双醋瑞因是白介素-1抑制剂，通过抑制软骨降解、促进软骨合成并抑制滑膜炎症缓解疼痛。②氨基葡萄糖或硫酸软骨素，这些药物对骨关节炎的临床疗效尚存争议，对有症状的骨关节炎患者可选择性使用，但不建议将氨基葡萄糖或硫酸软骨素作为以镇痛为主要目标的骨关节炎治疗一线用药。

5）抗焦虑药物：长期、慢性、顽固性全身广泛性疼痛或伴有抑郁的骨关节炎疼痛患者可以使用度洛西汀。

6）中医药治疗：必要时可在中医药专业人员指导下，合理应用针灸和中药等干预控制骨关节炎疼痛。

（3）外科治疗：对非手术治疗无效的骨关节炎或严重骨关节炎患者，应考虑外科治疗，必要时转诊。

3. 定期随访　询问患者体重、运动、用药情况、有无不良反应及关节疼痛和功能情况，继续强化患者教育的内容，帮助患者提高自我管理能力，持续增强自我管理的主动性，从而进一步增强疗效、减轻疼痛、改善功能。还需对骨关节炎患者定期行WOMAC骨关节炎指数评分及高危因素评估，根据结果适时调整治疗方案，必要时转诊行手术治疗。

四、管理评价指标

1. 社区人群骨关节炎的认知水平　①对骨关节炎诊断标准的认知；②对骨关节炎高危因素的认知。

2. 社区人群骨关节炎高危因素的干预情况　①饮食改善率、有氧运动率和体重控制率；②关节应力过度负荷等生活方式改善率。

3. 临床疗效等指标　①骨关节炎高危因素的控制；②骨关节炎的发病率；③骨关节炎患者症状控制及功能情况；④骨关节炎患者的生活质量。

【案例分析】

汪某，女，67岁，退休文员。

主观资料（S）

反复右膝关节疼痛4年，加重2个月伴活动受限。

患者于4年前开始出现右膝关节反复疼痛，为持续性非放射性钝痛，可因体位改变而诱发或劳累时加重，休息后可缓解而未予重视。2个月前右膝关节疼痛加重，伴右下肢放射痛、乏力及右膝关节活动受限，休息不能缓解，并出现静息痛，伴右膝关节晨僵，少于30分钟，活动后关节僵硬改善，遂至社区卫生服务中心门诊就诊。患者发病以来无畏寒、发热，无午后潮热、消瘦，无游走性关节疼痛，无间歇性跛行，无头痛、头晕、恶心、呕吐、抽搐，无胸闷、气促、呼吸困难，精神食欲可，睡眠差，大小便正常。

既往史：平素体健，否认高血压、冠心病、糖尿病、慢性肾炎、消化性溃疡等慢性疾病史；否认肝炎、肺结核等传染病史；无外伤、手术史；无特殊用药及输血史；否认药物、食物过敏。

个人史：生于上海，长期工作生活在上海，工作期间久坐少动。退休前、后均未到外地久居，否认烟酒等不良嗜好。

月经婚育史：14岁初潮，月经规律，无痛经，51岁绝经。24岁结婚，夫妻和睦，育有1子体健，丈夫患糖尿病多年，经服药血糖控制尚可。

家族史：无家族遗传病史及骨质疏松家族史。

生活方式：生活规律，口味适中，爱吃点心面食，每日主食300～350g，油脂30g，肉蛋类约100g。会游泳，平时缺乏规律运动，仅旅游时偶尔游泳。家住5楼，尚未加装电梯。2个月以来，右膝关节疼痛逐渐加重且伴活动受限，担心关节疼痛加重生活不能自理，影响睡眠和心情，畏惧出门。

客观资料（O）

体温36.2℃，脉搏85次/min，呼吸19次/min，血压114/70mmHg。身高154cm，体重68kg，BMI 28.67kg/m²。双肺呼吸音清，心率85次/min，律齐，未闻及病理性杂音。腹软，无压痛，肝脾肋下未触及，双下肢不肿。右膝关节皮肤无红肿及窦道，局部皮肤温度无明显升高，右膝关节局部压痛，右膝关节活动疼痛，右膝关节研磨试验（＋）、浮髌试验（－）、前后抽屉试验及侧方应力试验（－）。双侧脐踝线以及双侧大腿、小腿周径无异常。VAS评分：6分。WOMAC骨关节炎指数评分93分。

右膝关节正侧位片：右膝关节间隙变窄，关节边缘有骨赘形成，关节面不平。

综合评估（A）

诊断：右膝关节骨性关节炎

目前患者状况评估：

（1）根据患者典型的右膝关节疼痛症状，结合体格检查和X线片结果，患者骨关节炎诊断明确，遵医嘱依从性较好。

（2）评估患者疼痛程度及受累关节功能：根据视觉模拟评分法（VAS）评分，患者主诉为6分，为中度疼痛。通过WOMAC骨关节炎指数评分对患膝进行评估，按照24项参数逐个询问患者，计算出目前患者WOMAC骨关节炎指数评分：93分，膝骨关节炎程度为中度。

（3）目前存在的高危因素：①老年女性；②肥胖；③每日上下楼增加关节软骨磨损。其肥胖与爱吃点心面食、每日热量摄入过多以及缺乏运动有关。

（4）评估患者合并心脑血管系统及胃肠道系统等疾病的治疗风险：患者为大于65岁的高龄女性，虽无心、脑、肾、消化道基础疾病，服用镇痛药时仍需注意监测。

（5）评估患者的情绪状况及社会生活影响情况：患者担心关节疼痛加重生活不能自理，影响睡眠和心情，畏惧出门，因对疾病不了解以及对预后的不确定性产生了畏惧、焦虑、紧张的心理。

处置计划（P）

1. 非药物治疗　①患者教育：告知患者该疾病的自然病程，疼痛相关知识及自我管理要求，进行心理疏导，消除不必要的思想负担，帮助患者树立正确的治疗目标、缓解精神压力，提高治疗依从性并养成健康的生活行为方式。②自我管理：合理膳食，控制摄入量，维持营养均衡；结合运动治疗，逐步减轻体重，减少关节负荷，减轻关节磨损；推荐有氧运动、肌力锻炼和膝关节活动度锻炼，注意运动在非负重位下进行，可进行如游泳、骑自行车等有氧运动、非负重位下膝关节屈伸活动及股四头肌训练，避免登山，减少爬楼，上下楼可以借助手杖，如居住小区启动加装电梯工作应积极支持。③物理治疗：局部脉冲超声疗法两周。

2. 药物治疗　①外用药物：双氯酚酸钠乳剂外用，使药物渗透皮肤，每日3～4次；②镇痛药物：美洛昔康片，15mg，1次/d；③如患者疼痛进一步加重，可关节腔内注射糖皮质激素以短期缓解疼痛，但不宜多次注射。

3. 定期随访　电话随访或门诊随访。①患者用药情况及病情变化；②患者自我管理效果；③监测用药治疗的有效性和安全性，如出现消化道、心血管等用药不良事件，应及时发现处理，必要时转诊。

（李　婷）

第十三节　骨质疏松症

张某，女性，63岁，体重51kg，退休工人。7年前无明显诱因腰背疼痛，症状逐渐加重。近年身高缩短5cm。6个月前晾晒被子时出现腰背剧烈疼痛，致L_2椎体压缩性骨折，行腰椎骨折内固定术，经治疗可自由行走。平素少有外出，基本无体育锻炼，目前久坐及站立做家务时腰背酸痛明显。今至社区卫生服务中心，是否考虑患有骨质疏松症？应进行哪些检查？如何进一步处理？

一、定义与分类

（一）定义

骨质疏松症以骨量低、骨组织微结构损坏，导致骨脆性增加、易发生骨折为特征，是一种常见的全身性代谢性骨病。

（二）发病情况

骨质疏松症是一种与增龄相关的骨骼疾病。2018年中国居民骨质疏松症流行病学调查显示：50岁以上居民骨质疏松症患病率为19.2%，其中男性为6.0%、女性为32.1%；65岁以上居民骨质疏松症患病率达到32.0%，其中男性为10.7%、女性为51.6%。中国第七次人口普查结果提示：60岁及以上人口达2.64亿，其中65岁及以上人口约1.91亿。随着人口老龄化日益严重，骨质疏松症已成为我国面临的重要的公共健康问题。

（三）分类

骨质疏松症分为原发性和继发性两大类。原发性骨质疏松症最为常见，占90%，其中遗传因素占70%，后天因素占20%～30%。原发性骨质疏松症又分为绝经后骨质疏松症（Ⅰ型）、老年性骨质疏松症（Ⅱ型）和特发性骨质疏松症（包括青少年型）。继发性骨质疏松症则是由于内分泌代谢疾病、结缔组织病、多种慢性肾脏疾病、胃肠疾病、血液系统疾病、神经系统疾病、神经肌肉病等疾病或服用某些药物、毒物等所引起。

（四）临床表现

骨质疏松症起初通常没有明显的临床表现，但随着病情进展，患者会出现骨痛、脊柱变形，甚至发生骨质疏松性骨折。随着病情进展，部分患者出现恐惧、焦虑、抑郁、自信心丧失等心理异常表现，影响患者的生命质量。

1. **骨痛及乏力**　轻症患者可无症状，随病情发展出现腰背疼痛、乏力或全身骨骼疼痛。骨痛通常无固定部位，乏力常于劳累或活动后加重，负荷增加时疼痛加重或活动受限，严重时翻身、起坐及行走有困难。

2. **脊柱变形、身高缩短**　常见于椎体压缩性骨折，严重时可出现身高缩短和驼背等脊柱畸形。多发性胸椎压缩性骨折会导致胸廓畸形，影响心肺功能；严重的腰椎压缩性骨折可能会改变腹部解剖结构，导致便秘、腹痛、腹胀、食欲减低和过早饱胀感等。

3. **骨折**　骨质疏松性骨折又称脆性骨折，指在日常生活中受到轻微外力时发生的骨折。骨质疏松脆性骨折的常见部位为胸腰椎、髋部、桡尺骨远端和肱骨近端。发生一次脆性骨折后，再次发生脆性骨折的风险明显增加。

二、骨质疏松症筛查

（一）筛查对象

辖区居民及门诊就诊者。

（二）筛查途径

1. 健康档案中的登记信息。

2. 门诊接诊中发现的患者。

3. 上级医院转回的患者。

4. 定期到居委会收集的信息。

5. 体检人群中发现的患者。

（三）筛查方法

全科医生首诊的患者，应通过详细的病史采集和临床表现鉴别是否为骨质疏松症，辅助以X线片、超声骨密度检查等，做到早发现、早诊断、早治疗。

1. 病史采集

（1）既往有无骨质疏松症或脆性骨折的病史。

（2）是否存在骨质疏松症的危险因素。骨质疏松症的危险因素如下。

1）不可改变的危险因素：①种族，白种人和黄种人患骨质疏松症的风险高于黑人。②年龄。老年人，随着年龄的增加，发生骨质疏松的风险升高。③性别，女性（尤其较早绝经、既往有闭经史、原发性闭经、卵巢切除等）发病率高。④遗传因素和家族史，脆性骨折家族史。

2）可以改变的危险因素：①体重，瘦小体型或低体重者；②嗜好，吸烟、过度饮酒、饮过多咖啡及碳酸饮料；③运动，体力活动缺乏、制动；④营养因素，营养失衡、营养不良、蛋白质摄入过多或不足、钙摄入过少、高钠饮食；⑤光照，户外活动过少或缺少日光照射；⑥伴有影响骨代谢的疾病，甲亢、性腺功能减退症、糖尿病、类风湿关节炎、系统性红斑狼疮、慢性腹泻、吸收不良、多发性骨髓瘤、淋巴瘤、卒中，以及慢性心、肺、肾疾病等；⑦服用影响骨代谢的药物，长期服用糖皮质激素、抗癫痫药物、肿瘤化疗药物和过量甲状腺激素等。

（3）风险评估及风险预测

1）国际骨质疏松症基金会（IOF）骨质疏松症风险一分钟测试题：见表5-13-1。

表5-13-1　IOF骨质疏松症风险一分钟测试题

1. 父母曾被诊断有骨质疏松或曾在轻摔后骨折
2. 父母中一人有驼背
3. 实际年龄超过60岁
4. 是否成年后因为轻摔后发生骨折
5. 是否经常摔倒（去年超过一次），或因为身体较虚弱而担心摔倒
6. 40岁后的身高是否减少超过3cm以上
7. 是否体重过轻（BMI ≤ 19kg/m²）
8. 是否曾服用类固醇激素连续超过3个月
9. 是否患有类风湿关节炎
10. 是否被诊断有甲亢或是甲旁亢、1型糖尿病、克罗恩病或乳糜泻等胃肠疾病或营养不良
11. 女士回答：是否在45岁或以前就停经
12. 女士回答：除了妊娠、绝经或子宫切除外，是否曾停经超过12个月
13. 女士回答：是否在50岁前切除卵巢又没有服用雌/孕激素补充剂
14. 男性回答：是否出现过勃起功能障碍、性欲减退或其他雄激素过低的相关症状
15. 是否经常大量饮酒（每日饮用超过两单位的酒精，相当于啤酒500ml、葡萄酒150ml或烈性酒50ml）
16. 目前习惯吸烟，或曾经吸烟
17. 每日运动量少于30min（包括做家务、走路和跑步等）
18. 是否不能食用乳制品，又没有服用钙片
19. 每日从事户外活动时间是否少于10min，又没有服用维生素D

注：只要其中有一题回答结果为"是"，即为阳性，提示存在骨质疏松症的风险，并建议进行骨密度检查。

2）亚洲人骨质疏松自我筛查工具（osteoporosis self-assessment tool for Asians，OSTA）

OSTA指数计算方法是：OSTA指数＝［体重（kg）－年龄（岁）］×0.2，结果评定见OSTA指数与风险级别（表5-13-2）。

表5-13-2　OSTA指数与风险级别

风险级别	OSTA指数
低	>-1
中	-1 ~ -4
高	<-4

也可以根据年龄和体重进行快速评估，见图5-13-1。

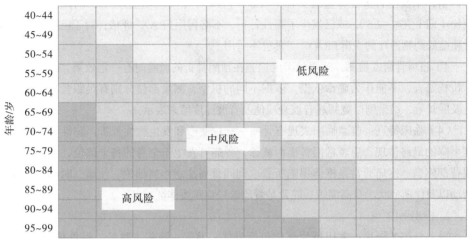

图5-13-1　年龄、体重与骨质疏松风险级别的关系（OSTA）

高风险：罹患概率60%以上；中风险：罹患概率15%；低风险：罹患概率约3%。

3）骨质疏松骨折的风险预测：WHO推荐应用骨折风险预测简易工具（FRAX$^®$），用于计算受试者未来10年发生主要骨质疏松性骨折及髋部骨折的概率。对于FRAX$^®$评估阈值为骨折高风险者，建议进行骨密度测量，并考虑给予治疗。在FRAX$^®$中明确的骨折常见危险因素见表5-13-3。

表5-13-3　FRAX$^®$中明确的骨折常见危险因素

---

1. 年龄　骨折风险随年龄增加而增加

2. 性别

3. 低骨密度

4. 低BMI：≤ 19kg/m^2

5. 既往脆性骨折史尤其是髋部、尺桡骨远端及椎体骨折史

6. 父母髋骨骨折

7. 接受糖皮质激素治疗：任何剂量，口服3个月或更长时间

8. 吸烟

9. 过量饮酒

10. 合并其他引起继发性骨质疏松的疾病

11. 类风湿关节炎

结果判读：FRAX$^®$预测的髋部骨折风险≥3%或主要骨质疏松性骨折风险≥20%时，为骨质疏松性骨折高风险；FRAX$^®$预测的主要骨质疏松性骨折风险为10%～20%时，为

骨质疏松性骨折中风险；FRAX® 预测的任何主要骨质疏松性骨折风险<10%时，为骨质疏松性骨折低风险。

FRAX® 应用中应注意的问题：①适用人群，具有一个或多个骨质疏松性骨折临床危险因素，未发生骨折且骨量减少者（–2.5<T值≤–1）；②不适用人群，临床已诊断骨质疏松（即T值≤–2.5），或已发生了脆性骨折，不必再用FRAX® 评估；对于已接受有效抗骨质疏松药物治疗的人群FRAX® 工具也不适用。

4）超声骨密度检测：超声骨密度检测在预测骨折的风险时有一定效果，适合基层医疗机构筛查，不能作为确诊依据。依据不同的机型，测量部位分别有足跟骨、指骨、桡骨及胫骨等，结果则以宽频超音波衰减值及音波速度值来表示。

（4）临床特点：典型临床表现有骨痛、脊柱变形和发生脆性骨折，脆性骨折是骨强度下降的最终体现。患者常因骨痛而就诊，骨痛可发生于全身的各个部位，最常见的为腰背部疼痛。疼痛通常是椎体塌陷所致。询问骨痛注意疼痛部位、性质、时间、体位与活动以及伴随症状。身高缩短、驼背是骨质疏松症重要体征。

2. 检出手段

（1）骨骼X线片：常用摄片部位包括椎体、髋部、腕部、掌骨、跟骨和管状骨等。该方法敏感度和准确性低，对骨质疏松症早期诊断价值不大，当骨量下降30%才可看出，但对于发现有无骨折及与骨肿瘤、关节病变鉴别有较大价值。

（2）基于骨密度测定的诊断

1）基于骨密度测定的诊断：双能X线吸收测定法（DXA）测量的骨密度是目前通用的骨质疏松症诊断指标，其测量值可作为骨质疏松症诊断金标准。对于绝经后女性、50岁及以上男性，建议参照WHO推荐的诊断标准基于DXA测量的中轴骨（腰椎1～4、股骨颈或全髋）骨密度或桡骨远端1/3骨密度对骨质疏松的争端标准是T值≤–2.5。

儿童、绝经前女性和50岁以下男性，骨密度水平判断建议用同种族的Z值表示，Z值=（骨密度测定值–同种族同性别同龄人骨密度均值）/同种族同性别同龄人骨密度标准差。将Z值≤–2.0视为"低于同年龄段预期范围"或低骨量。

骨密度测量的临床指征：①女性65岁以上和男性70岁以上，无论是否有其他骨质疏松危险因素；②女性65岁以下和男性70岁以下，有≥1个骨质疏松危险因素；③有脆性骨折史的成年人；④各种原因引起性激素水平低下的成年人；⑤X线影像已有骨质疏松改变者；⑥接受骨质疏松治疗、进行疗效监测者；⑦有影响骨代谢疾病或使用影响骨代谢药物史；⑧IOF骨质疏松风险一分钟测试题回答结果阳性者；⑨OSTA指数≤–1。

结果判定：基于DXA测量结果，骨密度通常用T值表示，T值=（实测值–同种族同性别健康青年人峰值骨密度）/同种族同性别健康青年人峰值骨密度的标准差。参照WHO推荐的诊断标准，基于DXA测量的骨密度分类诊断标准见表5-13-4。符合骨质疏松症诊断标准同时伴有一处或多处骨折时为严重骨质疏松症。

表5-13-4　基于双能X线吸收测定法骨密度分类诊断标准

诊断	T值
正常	≥ –1
骨量低下	–1 ～ –2.5
骨质疏松	<–2.5
严重骨质疏松	<–2.5伴脆性骨折

2）基于脆性骨折的诊断

符合以下两条之一者可诊断为骨质疏松症：①髋部或椎体脆性骨折；②骨密度测量符合低骨量（–2.5<T值<–1.0），合并肱骨近端、骨盆或前臂远端脆性骨折。

（3）实验室检查：骨质疏松可由多种病因所致，在诊断原发性骨质疏松症之前，一定要重视排除其他影响骨代谢的疾病，以免发生漏诊和误诊。需要鉴别的疾病，如影响骨代谢的内分泌疾病（性腺、肾上腺、甲状旁腺及甲状腺疾病等）、类风湿关节炎等免疫性疾病、影响钙和维生素D的吸收和调节的肠道和肾脏疾病、多发性骨髓瘤等恶性疾病、长期服用糖皮质激素或其他影响骨代谢的药物，以及各种先天和获得性的骨代谢异常疾病。

1）基本检查项目：血、尿常规，肝、肾功能，血钙、磷、碱性磷酸酶，血清蛋白电泳等。原发性骨质疏松患者通常血钙、磷、碱性磷酸酶值在正常范围，当有骨折时血碱性磷酸酶值水平有轻度升高。如以上检查发现异常，需要进一步检查或转至相关专科进一步鉴别诊断。

2）选择性检查项目：为进一步鉴别诊断的需要，可酌情选择性地进行以下检查，红细胞沉降率、性腺激素、25-羟维生素D、甲状旁腺激素、尿钙、尿磷、甲状腺功能、皮质醇、血气分析、血尿轻链、肿瘤标志物，甚至放射性核素骨扫描、骨髓穿刺或骨活检等检查。

3）骨转换生化标志物：分为骨形成标志物和骨吸收标志物。前者代表成骨细胞活动和骨形成时的骨代谢产物，后者代表破骨细胞活动和骨吸收时的代谢产物，特别是骨基质降解产物。这些指标的测定有助于判断骨转换的类型、骨丢失速率，并有助于评估骨折风险、了解病情进展、选择干预措施以及监测疗效等。IOF推荐Ⅰ型原胶原N-端前肽（CINP）和血清Ⅰ型胶原C末端肽（S-CTX）是敏感性相对较好的骨转换生化标志物。

三、高危人群及患者管理

（一）高危人群管理

强调一级预防，以健康教育为主，提高对骨质疏松症的认知，对可控危险因素采取积极措施，防治或延缓其发展为骨质疏松症并避免第一次骨折。

1. 教育与宣传　健康教育的内容包括：正确认识骨质疏松；提倡合理的膳食结构及

运动；改变不良生活习惯；不滥用药物；积极预防本病的发生和发展；坚持定期体检、早期发现和治疗等。

2. 心理疏导　生活及工作中保持良好的心情，减少心理压力，压力过重会导致酸性物质的沉积，影响代谢的正常进行。适当的调节心情和自身减压可以保持弱碱性体质，从而预防骨质疏松的发生。

3. 纠正不良的生活方式

（1）戒烟：吸烟者骨量丢失是正常人的 1.5～2 倍，对于老年人，吸烟可加快股骨颈和全身骨量的丢失。

（2）限酒：酗酒可减少肠钙的吸收，使尿钙的排泄增多。

（3）避免饮用过多咖啡因：每日数杯咖啡或十杯以上的茶可使尿钙和内源性粪钙丢失，髋部骨质疏松发生率增加，因此应该避免过量饮用咖啡及碳酸饮料。

（4）避免体重过低（BMI ≤ 19kg/m²）：在成人和老年人，超重是骨质疏松的保护因素。

（5）避免长时间制动和卧床：保持适当的运动负荷能较好地改善和维持骨结构，并保持正常的骨量；长期卧床及制动会引起负钙平衡，成骨细胞活性减弱，破骨细胞活性增强，导致骨量丧失。

（6）避免摔跤跌倒：预防骨折的关键即防跌倒。适当运动有助于减少老年人跌倒的机会，或将跌倒造成的损害降到较低的水平。

（7）多进行户外活动和日照，有助于骨健康的体育锻炼和康复治疗。建议上午 11:00 到下午 3:00 间，尽可能多地暴露皮肤于阳光下晒 15～30 分钟，每周 2 次，以促进体内维生素 D 的合成，防晒霜会影响日照效果，但需注意避免强烈阳光照射灼伤皮肤。

（8）加强营养，均衡膳食：骨骼的代谢需要蛋白质、维生素 D、维生素 K、维生素 C 以及矿物质（Ca、P、Mg、Zn、Mn、Cu）等。补充蛋白质可以改善营养状况，但蛋白质过多则增加尿钙排出；钠可使尿钙排泄增加，应避免高钠饮食，适当补钾；含钙多的食物首选牛乳及乳制品，黄豆、黑豆及豆制品含钙亦较多，虾皮、海带、芝麻含钙均很丰富。建议摄入富含钙、低盐和适量蛋白质均衡膳食，推荐每日蛋白质摄入量为 0.8～1.0g/kg，每日摄入牛奶 300ml 或相当量的奶制品。

（9）慎用影响骨代谢药物：如糖皮质激素、抗癫痫药物、糖皮质激素、肿瘤化疗药物和过量甲状腺激素等。

4. 骨健康基本补充剂

（1）钙剂：我国营养学会制定成人每日钙摄入推荐量 800mg（元素钙）是获得理想骨峰值、维护骨骼健康的适宜剂量。如果饮食中钙供给不足可选用钙剂补充，绝经后妇女和老年人每日钙摄入推荐量为 1 000mg。目前的膳食营养调查显示我国老年人平均每日从饮食中获得钙 400mg，故平均每日应补充钙剂 500～600mg。钙摄入可减缓骨的丢失，改善骨矿化，用于治疗骨质疏松症时，应与其他药物联合应用。目前尚无充分的证据表明单纯补钙可替代其他抗骨质疏松症的药物治疗，钙剂选择要考虑其有效性和安全性。

（2）维生素D：促进钙在胃肠道的吸收，对维护骨骼健康、维持肌力、改善身体稳定性和降低骨折风险有益。维生素D缺乏会引起继发性甲状旁腺功能亢进，增加骨吸收，从而引起和加重骨质疏松。成年人推荐剂量为200U/d；老年人因缺乏日照以及摄入和吸收障碍，故推荐剂量为400～800U/d。维生素D用于治疗骨质疏松时，剂量应该为800～1 200U/d，还可与其他药物联合使用。有条件的医院还可检测25-（OH）-D血浓度，以了解患者维生素D的营养状态，适当补充维生素D。IOF建议老年人血清25-（OH）-D水平应等于或高于30μg/L（75nmol/L）以降低跌倒和骨折的风险。

（二）骨质疏松症患者管理

1. 建立健康档案

（1）主观资料（S）：包括主诉、现病史、既往史、个人史、月经婚育史、家族史。

1）现病史：①诊治过程，何时、何种症状诊断为骨质疏松症，已做检查和治疗；②治疗方案及疗效、耐受程度、副作用等；③目前生活状态、体力活动，是否有不适症状等；④是否存在危急情况，如骨折、呼吸困难等。

2）既往史、月经婚育史及家族史：询问既往是否患有垂体功能减退、类风湿关节炎等疾病或服用糖皮质激素等情况，女性月经情况，亲属患病情况。

3）个人生活方式：①膳食、吸烟情况、体力活动及体重变化；②情绪、工作及生活状况；③对疾病了解程度、依从性、危险因素的控制、家庭资源等。

（2）客观资料（O）：包括体格检查、X线检查、实验室检查、骨密度检查、心理行为测量等。

1）体格检查：身高、体重、血压、脉搏、精神状况、甲状腺、心肺及肝脏情况，有无水肿、脊柱畸形、椎骨及椎旁压痛等。

2）X线检查：有无骨皮质变薄、骨小梁数量减少，有无骨折，骨折的部位、类型、移位方向和程度，椎体骨折的表现等。

3）骨密度检查：如行骨密度检查应记录结果。

4）实验室检查：心电图，血常规、尿常规、红细胞沉降率、性激素、甲状旁腺激素水平、生化指标（血糖，血脂，肝肾功能，尿酸，血钙、磷、碱性磷酸酶等）及其他伴随疾病相关检查。

5）必要时行心理量表测定。

（3）综合评估（A）：根据主观资料和客观资料作出诊断及评估。

（4）处置计划（P）：根据评估结果制定处理计划。

1）骨质疏松症患者纳入社区慢性病管理，参加社区骨质疏松症的健康教育活动，加强与其他骨质疏松症患者间的沟通，增强对骨质疏松症相关知识的了解。

2）定期随访。

3）基础措施：调整生活方式，给予骨健康基础补充剂。

4）药物治疗方案及注意事项。

5）预防跌倒。

2. 非药物治疗 非药物治疗包括心理疏导、纠正不良生活方式、补充钙和维生素 D、预防跌倒、运动疗法等内容。其中心理疏导、纠正不良生活方式、补充钙和维生素 D 同高危人群管理，不再赘述。

（1）预防跌倒：跌倒是骨质疏松症患者出现骨折的常见诱因，大多数骨质疏松症患者在受到强外力的作用下会发生骨折，导致身体功能下降，影响患者的生活质量，加重社会负担，甚至可能导致残疾、死亡。因此，采取防止跌倒的各种措施，预防跌倒是骨质疏松症非药物治疗的一项重要内容。

1）跌倒危险因素的筛查：跌倒有许多危险因素，全科医生应对具体危险因素进行筛查，采取相应措施减少跌倒的发生。

2）预防跌倒的具体措施：如房间和楼梯应提供足够光线，安装使用便利的开关，晚上使用夜灯照亮房间通道；使用防滑地板蜡，在湿滑地面使用防滑垫；卫生间安装扶手，淋浴或澡盆旁放置椅子；除去家中小地毯或卷边的地毯、突出的家具；穿低跟鞋以得到良好支撑行走；行走时注意凸凹不平的地面、人行道、地板及注意脚下的宠物；注意保养楼梯，两边安装扶手，清理楼道上的杂物；注意有些药物可能引起跌倒的风险增加，比如降压药、催眠药、H_2 受体拮抗剂等药物；注意体育锻炼，增加肌肉力量和平衡训练，有助于减少行走时跌倒可能。

（2）运动疗法：运动是保持骨骼健康的重要措施之一，适量规律的运动可以从提高骨密度和预防跌倒两个方面预防脆性骨折。运动方式主要分为负重运动和抗阻运动，如快步走、哑铃操、举重、划船运动等。合理安排运动量，并要求全程都为有氧运动。运动量大小通常可根据心率来判断，如老年人运动时适宜心率为最大耐受心率的 60% ~ 80%［最大耐受心率为"（220–年龄）次 /min"］。运动量应该由小到大逐渐增加，应注重持之以恒，每周 3 ~ 5 次，每次 30 ~ 40 分钟，运动前有准备活动，运动后有整理运动。

3. 药物治疗及适应证

（1）确诊骨质疏松者（骨密度：T ≤ –2.5 者），无论是否有过骨折。

（2）骨量低下患者（骨密度：–2.5<T ≤ –1.0）并存在一项以上骨质疏松危险因素，无论是否有过骨折。

（3）无骨密度测定条件时，具备以下情况之一者，也需考虑药物治疗：①已发生过脆性骨折；②OSTA 筛查为"高风险"；③FRAX® 工具计算出髋部骨折概率 ≥ 3%，或任何重要的骨质疏松性骨折发生概率 ≥ 20% 时。

抗骨质疏松症的药物有多种，作用机制也有所不同，或以抑制骨吸收为主，或以促进骨形成为主。临床上抗骨质疏松药物的疗效判断包括是否能提高骨量和骨质量，最终降低骨折风险。国内已经批准上市的抗骨质疏松药物的规范应用见表 5–13–5。

4. 对脆性骨折的处理 一旦发生脆性骨折，建议立即转诊。

5. 继发性骨质疏松的诊治 基础药物治疗参考原发性骨质疏松的治疗，常见几种特殊的继发性骨质疏松治疗如下：

（1）糖皮质激素性骨质疏松症：即使生理剂量的糖皮质激素也可以引起骨丢失，绝

表5-13-5　常用抗骨质疏松药物

种类	作用机制	常用药物举例	用法	注意事项
双膦酸盐类	抑制破骨细胞功能，抑制骨吸收	阿仑膦酸钠	口服，片剂，70mg，每周1次或10mg，每日1次	空腹，白开水服，30分钟不要平卧、不进食。胃及十二指肠溃疡、反流性食管炎者慎用
降钙素类	抑制破骨细胞活性，减少破骨细胞数量，减少骨量丢失并增加骨量	鲑鱼降钙素	鼻喷剂：200U/d；注射剂：50U/次，皮下或肌内注射，每周2~7次	少数有面部潮红、恶心，偶有过敏，可按药品说明书确定做过敏试验
雌激素类	抑制骨转换，阻止骨丢失	7-甲异炔诺酮	口服，片剂，1.25~2.5mg/d	妇科评估；应用最低剂量；治疗方案个体化；每年随访和安全性检测（尤其是乳腺和子宫）；疗程不超过5年
甲状旁腺激素（PTH）	促进骨形成	rhPTH（1-34）	注射剂，20g/d，皮下注射	用药期间监测血钙水平，防止高钙血症发生。治疗时间不宜超过2年
选择性雌激素受体调节剂	有类雌激素的活性，抑制骨吸收	雷洛昔芬	口服，片剂，60mg/d	少数潮热和下肢痉挛。潮热症状严重的围绝经期妇女暂不宜用
活性维生素D及类似物	促进骨形成和矿化，抑制骨吸收	骨化三醇	口服，0.25~0.5μg/d	长期使用应监测血钙和尿钙水平

经后妇女和50岁以上男性为高危人群，于用药6~12个月骨量下降最明显。酌情补充钙剂、维生素D制剂和双膦酸盐类抗骨质疏松药物，有助于防止发生糖皮质激素性骨质疏松。对于骨痛明显的患者，可以加用降钙素类药物。

（2）制动性（失用性）骨质疏松症：一般性治疗和药物治疗同原发性骨质疏松症，但要特别注意制动部位的功能锻炼和康复治疗。

（3）长期肠外营养支持导致的骨质疏松症：一般性治疗和药物治疗同原发性骨质疏松症，由于本症易合并佝偻症（或骨软化症），除使用无铝营养支持液外，要积极补充维生素D制剂。

（4）糖尿病性骨质疏松症：主要是要严格控制高血糖，同时应用抗骨质疏松药物治疗。

（5）器官移植后骨质疏松症：同原发性骨质疏松症。

（6）血液透析性骨质疏松症：防治方法同原发性骨质疏松症，避免使用含铝透析液和低磷透析液。

6. 随访 随访内容包括：了解患者目前的症状、治疗情况，有无不良反应，生活方式干预及危险因素控制情况，定期进行体格检查、实验室检查，明确有无需要转诊的情况。

（1）依从性监测：除了药物规范使用情况，还应包括生活方式、营养和运动情况，以及防跌倒措施等，建立有效的医患沟通便于及早发现问题。

（2）骨密度监测：DXA检测是目前最常用的疗效监测方法，治疗开始后可每年检测1次，经治疗骨密度稳定后可适当延长，如每2年检测一次。

（3）随访骨转换指标：应用促骨形成药物治疗后3个月或应用抑制骨吸收药物治疗后3 ~ 6个月时进行检测。

（4）血钙、尿钙监测：避免发生高钙血症及肾结石等情况。

（5）骨质疏松症患者经规范治疗后症状无明显改善或出现需上级医院诊疗的新情况，重度骨质疏松症者或伴全身疼痛症状明显者，或伴有严重并发症，以及病因和分类不能明确者或疑似继发性骨质疏松症者，应转上级医院明确诊断、确定治疗方案和随访要求等。每年进行精确的身高测定对于骨质疏松症的疗效评估非常重要，当患者身高缩短 > 2cm，均应建议转上级医院进行脊椎影像学检查，以明确是否有新骨折发生。

四、管理评价指标

1. 医务人员骨质疏松症相关知识知晓率。

2. 患者骨质疏松症相关知识知晓率。

3. 健康行为采纳率，包括戒烟率、戒酒率、规范治疗率、规律运动率等。

4. 骨量减少者管理率，骨质疏松症患者管理率。

【案例分析】

张某，女性，63岁，退休工人，为社区家庭医生签约居民。

主观资料（S）

反复腰背疼痛7年，腰椎压缩性骨折术后6个月。

患者7年前无明显诱因下出现腰背部疼痛，呈非放射性钝痛，多于活动后加重，腰椎X线片考虑"骨质疏松并椎体退行性改变"，自行口服消炎镇痛药物等对症治疗。患者症状逐渐加重，近年身高缩短5cm。6个月前晾晒被子时，出现腰背部剧烈疼痛、活动受限，送上级医院腰椎正侧位X线片提示"L_2椎体压缩性骨折，腰椎退变、骨质疏松"。完善骨密度检查提示"股骨颈T值-3.7，腰椎T值-4.3"。完善术前检查后，行腰椎骨折内固定术。经治疗可自由行走。平素少有外出，基本无体育锻炼。目前久坐及站立做家务时腰背酸痛明显，服用碳酸钙D_3片每日1粒，阿法骨化醇胶丸0.25μg每日1次，阿仑膦酸钠70mg每周1粒，目前体力活动无明显受限，无明显胃肠道反应、皮肤过敏等不良反应，胃纳可，睡眠差，二便正常，体重无明显变化。

既往史：否认高血压、糖尿病、血脂异常史，否认慢支、胃炎、慢性肾脏病史。无特殊药物服用史。

月经及婚育史：15岁初潮，月经规律，无痛经，50岁绝经。26岁结婚，育1女，女儿及家人均体健。

家族史：父母年老亡故，否认骨质疏松家族史和脆性骨折史。

生活方式：口味偏咸，每日食盐量约10g、主食200～300g、油脂30g、肉蛋类约150g，不喜欢喝牛奶。不吸烟。平素缺乏运动，生活规律，夫妻关系和睦。自腰椎骨折发病以来，自觉身体状况差，担心再次骨折，夜间睡眠较差。

客观资料（O）

体温36.7℃，脉搏82次/min，呼吸18次/min，血压126/80mmHg，体重51kg，身高158cm，BMI 20.4kg/m²。双肺呼吸音清，心率82次/min，律齐，未闻及病理性杂音。腹软，无压痛，肝脾肋下未触及，双下肢不肿。脊柱胸段向左侧弯曲，腰后部可见纵向陈旧性手术瘢痕形成，长约13cm，局部无红肿，无压痛。四肢肌力、肌张力正常，双下肢深浅感觉无异常，双侧巴宾斯基征（-）。

本次就诊骨代谢及生化指标为：血糖5.8mmol/L，BUN 5.8mmol/L，Cr 64μmol/L，TG 1.81mmol/L，TC 3.7mmol/L，LDL-C 2.54mmol/L，ALT 32U/L，AST 28U/L，GGT 19U/L，AKP 70U/L，CRP 6.8mg/L。血清骨钙素17.66μg/L，25-羟维生素D 48.51nmol/L，甲状旁腺激素5.38pmol/L，I型胶原羟基端106.1μg/L，β胶原降解产物681.9μg/L，钙2.23mmol/L，磷1.42mmol/L。

近期骨密度检查提示：股骨颈T值-3.7，腰椎T值-4.3。

腰椎X线片：L_2椎体压缩性骨折。

综合评估（A）

诊断：严重骨质疏松症，腰椎压缩性骨折术后。

目前患者状况评估：

（1）骨质疏松症诊断明确，遵医嘱依从性较好。

（2）不良生活方式：如奶制品摄入不足，缺乏运动及食盐、食油量过多等。

（3）担心再次发生骨折风险，对骨质疏松症产生畏惧、焦虑、紧张心理。

处置计划（P）

1. 纳入骨质疏松症社区管理，定期随访。

2. 药物治疗

（1）继续目前服药治疗。①骨健康补充剂：碳酸钙D_3片1粒，口服，1次/d；维生素D（骨化三醇软胶囊）0.25μg，口服，1次/d；②抗骨质疏松症治疗：阿仑磷酸钠70mg，口服，每周1次。服用碳酸钙D_3片，应注意有无便秘；服用骨化三醇及阿仑膦酸钠，应注意有无胃肠道反应及过敏反应，需定期复查血钙、尿钙、25-羟维生素D水平，根据检查结果调整治疗方案。

（2）若腰背痛症状顽固，可补充钙剂和维生素D基础上加用降钙素对症。

3. 非药物干预

（1）加强营养，均衡膳食：向患者交代生活方式与骨质疏松症的关系，建议富含钙、低盐和适量蛋白质的均衡膳食。每日摄盐量控制在6g左右，肉类每日50~100g，食油量在20~25g，每日摄入牛奶300ml或相当量的奶制品，确保每日蔬菜、水果摄入量，并建议患者经常接受日光照射。

（2）教育患者适当增加锻炼时间和频次，指导其进行桥式运动、直腿抬高等提升腰背核心肌肉力量的康复训练。保持室内物品存放有序，避免弯腰负重、外出穿防滑鞋，防跌倒，防止再次发生骨折。

（3）目前患者锻炼少，对骨质疏松性骨折产生恐惧，首先帮助患者及其家属认识骨质疏松的基本知识，告知骨质疏松可防可治，经过积极控制危险因素、规律用药、定期随访，遵医嘱调整抗骨质疏松治疗，选择合适的运动方式等综合治疗，骨密度会有提高，再次发生骨质疏松性骨折的风险会降低。

（李　婷）

第十四节　恶性肿瘤

苏某，男，55岁，上腹部胀痛、反酸、烧心5年余，进餐后明显，自行服用抑酸药物后症状可缓解，5个月前突发呕血、黑便，就诊于社区卫生服务中心。全科医生仔细询问病史，体格检查上腹部扪及压痛性肿块，高度怀疑胃恶性肿瘤，转诊至上级医院，胃镜检查后诊断为"胃窦低分化腺癌"。予手术、化疗等治疗后病情稳定。对于这类患者，全科医生该如何早期筛查及进行后续管理？

一、定义及分期

（一）定义

恶性肿瘤是指由控制细胞分裂增殖机制失常而引起的疾病。肿瘤细胞除了分裂失控外，还会局部侵入周围正常组织（浸润），甚至经体内循环系统或淋巴系统转移到身体其他部分（远端转移）。

恶性肿瘤是严重威胁人类生命和健康的疾病之一，近年来其死亡率呈明显上升趋势。据国家卫生健康委员会《中国卫生健康统计年鉴（2020）》，截至2019年底，恶性肿瘤居城市居民疾病死亡原因首位、乡村居民疾病死亡原因第二位，城乡恶性肿瘤死亡率分别为161.56/10万人、160.96/10万人，死亡构成比分别为25.73%、23.27%。据《2019中国肿瘤登记年报》统计，男性恶性肿瘤发病率由高到低依次为肺癌、胃癌、肝癌、结直肠癌、食管癌，女性依次为乳腺癌、肺癌、结直肠癌、甲状腺癌、胃癌。

（二）临床表现

由于肿瘤细胞不断增殖，恶性肿瘤常出现以下几种表现：

1. 表面隆起、破溃、渗血，肉眼可以发现或手可触及，如皮肤癌、乳腺癌、甲状腺癌等。

2. 肿瘤压迫管腔，引发梗阻，导致吞咽困难、呼吸受阻、大小便不畅，如食管癌、肠癌等。

3. 癌细胞侵蚀神经引起疼痛，如脑肿瘤压迫血管导致血流不畅，引发头痛、呕吐等。

（三）临床分期

目前广为采用的分期方法是美国癌症联合委员会（American Joint Committee on Cancer，AJCC）制定的TNM分期系统。主要依据：①肿瘤产生的部位；②肿瘤的大小以及数目；③淋巴结是否侵及；④是否有远处转移。

TNM分期中，T（tumor，T）代表肿瘤原发灶的情况，可分为：T_x，原发肿瘤情况无法评估，T_0，没有原发性肿瘤的存在，T_{is}，原位癌，$T_1 \sim T_4$，根据肿瘤大小及生长扩散情况分期。N（lymph node，N）代表区域淋巴结受累情况：N_x，区域淋巴结情况无法评估，N_0，无局部淋巴结转移，$N_1 \sim N_3$，根据淋巴结转移的情况分期。M（metastasis，M）代表远处转移：M_x，远端转移情况无法评估，M_0，没有远处转移，M_1，已有远处转移。

二、患者筛查

（一）筛查对象

恶性肿瘤的普查是指在某一自然人群中，通过某种检测手段寻找出恶性肿瘤的可疑患者。但是，普查需要花费大量的人力、物力，更为现实的方法是选择肿瘤的高危人群进行筛查。可以筛检的肿瘤应符合以下几个条件：

1. 该肿瘤有一定的发病率和死亡率。

2. 该肿瘤有较长的可以被检测的临床前期。

3. 该肿瘤早期发现后，对其治疗能有效改善患者预后。

4. 该肿瘤有较高特异度和敏感度的筛检手段。

适合在基层医疗卫生机构筛查的肿瘤包括乳腺癌、结直肠癌、胃癌、肝癌、宫颈癌等。

（二）筛查方法

1. 乳腺癌　有效的筛检方法是乳房临床检查加X线片。为早期发现病情，应采取以下措施：①20岁以上妇女每月进行1次乳房自我检查；②20～40岁妇女每3年进行1次乳房健康体检（视诊＋触诊），40岁以上妇女每年进行1次乳房健康体检；③50岁以上妇女每年接受1次乳腺X线片，40～49岁妇女每2年接受1次乳腺X线片。

2. 结直肠癌　直肠指检→粪便隐血试验（免疫法）→乙状结肠镜的序贯检查，结肠镜检查是发现结直肠癌的有效途径。我国结直肠癌以45岁以上人群高发。为早期发现结直肠癌，应采取以下措施：①40岁以上人群应每年1次直肠指检；②50岁以上人群每年1次粪便隐血试验；③50岁以上人群连续2次乙状结肠镜检查（2次之间相隔1年）阴性后每3～5年1次乙状结肠镜检查。目前国内部分城市已将大肠癌作为重大公共卫生服务项目，开展免费筛查。

3. 胃癌　胃癌高危人群为：①幽门螺杆菌（Hp）感染的患者；②出现原因不明的上消化道症状的中年以上的患者；③长期饮食不规律、食用含硝酸盐过多或化学污染的食物的患者；④有胃癌家族史。对上述高危人群可先进行粪便隐血试验筛检，或上级医院行纤维胃镜检查。

4. 肝癌　甲胎蛋白（alpha-fetoprotein，AFP）定量测定和肝脏超声检查是早期发现原发性肝癌最敏感的手段。AFP是诊断肝细胞癌特异性的标志物，临床上尚未出现症状的原发性肝癌AFP就可升高，检测AFP异质体有助于提高诊断率；超声能检查出肝内直径>1cm的占位性病变，利用多普勒效应或超声造影剂，了解病灶的血供状态，并有助于引导肝穿刺活检。对高危人群每年进行两次AFP检测和超声检查是最好的肝癌筛检方法。

5. 宫颈癌　详细的全身检查、妇科三合诊、宫颈刮片细胞学检查是主要的早期筛查手段，能早期发现宫颈癌、有效降低死亡率。因此，已婚妇女，尤其是围绝经期的妇女有月经异常或性交后出血者，应警惕生殖道癌症的可能，及早就医。每1～2年进行一次宫颈癌普查普治，可做到早发现、早诊断、早治疗。凡30岁以上妇女至妇科门诊就诊者，建议常规做宫颈刮片检查，有异常者进一步处理。

（三）筛查结果处理

阳性患者尽快转入上级医院诊断及治疗，同时将患者资料记录在健康档案。

三、患者管理

（一）建立健康档案

1. 主观资料（S）

（1）疾病情况：疾病的症状、诊断、确诊依据；治疗经过等。

（2）目前情况：目前治疗、生活质量、心理状况等。

（3）既往疾病史、生活方式；相关的肿瘤家族史；家庭资源等。

2. 客观资料（O）

（1）除常规体格检查外，重点观察患者一般状况（有无恶病质、贫血等），有无淋巴结及全身其他器官转移等。

（2）血、尿、便常规，肝肾功能及肿瘤相应的检查指标。

（3）患者生活质量、心理状态测评。

3. 综合评估（A）

（1）患者目前疾病情况、状态等。

（2）患者家庭资源、生活质量等。

（3）患者对此疾病的了解程度及治疗依存性。

（4）患者存在的危险因素，饮食、不良习惯等。

（5）患者疾病的预后评估等。

生活质量可参考卡氏评分（KPS评分）标准进行评估，见表5-14-1。

表5-14-1　卡氏评分（KPS评分）标准

评分 / 分	患者生活质量
100	一切正常，无不适病症
90	能进行正常活动，有轻微病症
80	勉强正常活动，有一些症状和体征
70	生活可自理，但不能维持正常活动或工作
60	生活偶需帮助，但能照顾大部分需求
50	经常需要帮助和医疗护理
40	失去活动自理能力，特别需要照顾和帮助
30	严重失去生活自理能力，需要住院，暂无死亡威胁
20	病重，需住院及积极支持治疗
10	垂危，临近死亡
0	死亡

4. 处置计划（P）

（1）制定完善的检查项目。

（2）制定药物和非药物治疗方案。

（3）定期随访，必要时转诊上级医院治疗。

（二）沟通技巧

目前恶性肿瘤治疗法主要以传统手术治疗、放化疗、药物靶向治疗及免疫治疗等手段，治疗过程复杂且痛苦，有一定程度不良预后，患者易产生较大精神压力和心理障碍。全科医生与患者沟通时更需要技巧，使患者易于接受全科医生的指导和建议，以便及早发现肿瘤转移或复发征兆，提高患者生活质量和改善预后。

与患者沟通前，要明确患者对自身病情知晓情况，先与患者家属取得联系了解情况。如果第一次接电话的是患者本人，全科医生不应主动提及肿瘤的字眼，而可以问"最近有什么不舒服、到什么地方就诊过、现在情况怎么样"等问题来探知患者对自身疾病的知情情况。如果确认患者不知情，应在后续随访的过程中避免对病情的泄露。

肿瘤患者可能存在焦虑、抑郁症状，全科医生与患者沟通时要准确判断患者的心理反应，科学运用沟通的技巧，使患者易于接受。问诊时采用诱导询问式方法了解患者目前用药及治疗康复情况，耐心倾听患者的诉说，记录每个细节。沟通时可将"效果差"

说成"不够满意""无法治疗"说成"好得慢些"。同时,根据患者的心理承受能力、性格、文化涵养、受教育程度、病情轻重等区别对待:对心理承受能力好、性格开朗、病情较轻者可直接告知病情及治疗方案;对心理承受能力较差、性格内向、病情严重者,应注意分次、逐步将病情和治疗信息传递给患者。

除语言沟通技巧外,还要注意非语言沟通技巧,全科医生的着装、表情、动作、眼神均可直接或间接影响患者。全科医生与患者交流时应注意目光交流,不可左顾右盼;要注意聆听,不可心不在焉;要设身处地地为患者着想、理解患者的感受,体谅患者,对患者的需要及时作出反应。全科医生应以饱满的热情、充沛的精神面貌,使患者通过医生的每一个非语言信息,获得勇气、信心和安全感。

全科医生对患者出院后的访视亦需选择合适的时机,访视时间以上午9~10点或下午2~4点为宜,以充分考虑患者的休息及餐饮时间,避免打扰患者生活节奏,体现对患者的人文关怀,利于进行交流。

（三）康复指导

基层医疗卫生服务机构不仅应该有效管理恶性肿瘤患者,还应该为患者提供切实、有效的康复指导。

1. 康复指导目的

（1）尽早发现肿瘤的复发及转移,及时去上级医院调整治疗方案,延长患者生存期。

（2）减轻患者身心不适,帮助其较好融入社会生活,提高生活质量。

（3）通过健康教育,促使患者及家属形成健康的生活方式。

2. 康复指导措施

（1）随访康复指导:对患者进行面对面或电话随访,仔细询问患者近期的症状及不适感,及时发现肿瘤复发征象,督促患者定期复查,检测功能状态及生活质量评价。

（2）健康教育:定期举行健康教育宣教,发放肿瘤防治宣传手册,开展肿瘤宣传周活动,邀请专家进行专题肿瘤讲座。

（3）心理康复指导:可与心理医师一起对患者予以心理指导,适时组织同病种康复的志愿者和新发患者交流经验,树立抗癌信心,促进患者尽快康复。

（四）随访

1. 随访目的及间隔　随访主要目的是提供治疗和护理等信息,指导患者康复,尽早发现疾病复发或转移征兆,转诊上级医院。

随访间隔依据卡氏评分确定。卡氏评分为80分以上者,至少12个月随访一次;50分以上者,至少6个月随访一次;50分以下者每月至少随访一次;死亡患者撤销随访。

2. 随访内容

（1）患者目前状况:肿瘤有无转移、复发日期、生活质量评分或死亡日期。

（2）患者医疗照顾需求:目前进行治疗项目、晚期患者医护照顾的需求等。

（3）目前一般状况,危险因素控制情况等。

（4）康复指导:指导用药、健康宣教等,关注心理康复。

（五）临终关怀

临终关怀是一种特殊的卫生保健服务，其工作内容是为临终患者及家属提供生理、心理、社会、精神等方面的全面支持与照护。建立居家临终关怀病床可以满足社区肿瘤患者和家属的需求。居家临终关怀是全科医生以社区居民为服务对象，在建立家庭病床的基础上为生命即将结束的患者及其家属提供全面的心身治疗、护理与支持。对于不适宜居家临终关怀的对象，由全科医生协助联系社区内医疗机构或养老机构，实施机构临终关怀。

1. 提供基础性医疗服务，有效控制疼痛　全科医生指导患者及家属开展各项治疗护理工作，充分利用社区及家庭资源，减少因各项操作给患者带来的痛苦。采用数字 $0 \sim 10$ 评价癌症疼痛程度，采用简明疼痛量表法（BPI），即活动能力、情绪、行走能力、工作状况、与他人的关系、睡眠、对生活的乐趣等评价疼痛对生活质量的影响，按 WHO 癌症疼痛止痛治疗指南合理选用疼痛治疗药物，以缓解或减轻患者的疼痛。

2. 推行心理护理　列出心理护理诊断或护理问题，制定心理护理目标，在整体护理过程中，运用心理学的理论与方法解决患者的心理问题，促进患者和家属的心理健康。

3. 实施多元文化健康教育　关注文化问题（教育语言、宗教信仰、饮食禁忌、风俗习惯等），确定多元文化护理健康教育的条目内容框架，教育内容包括死亡观、疾病知识等，帮助患者和照顾者正确认识和面对死亡，提高自护能力和生活质量。

4. 向家属提供支持　向临终患者家属提供心理疏导及社会支持，协助家属适应新生活。

【案例分析】

苏某，男，55岁，某企业市场部高管。

主观资料（S）

患者上腹部胀痛、反酸、烧心5年余，进餐后明显，自行服用抑酸药物后症状可缓解，5个月前突发呕血、黑便，就诊于社区卫生服务中心。全科医生仔细询问病史，体格检查发现上腹部扪及压痛性肿块，高度怀疑胃恶性肿瘤，转诊至上级医院行胃镜示：胃窦部侧纵行凹陷性溃疡，占位侵及胃壁肌层，浆膜面中断，局部突破；病理报告：胃窦小弯侧浸润性腺癌、低分化，间质伴部分淋巴细胞、浆细胞、中性粒细胞浸润，溃疡型，大小 $3.5cm \times 3cm \times 2.5cm$，癌组织侵及浆膜层，未见明显神经侵犯。胃小弯侧检及淋巴结（＋）4/10；胃大弯侧检及淋巴结（－）0/9枚。病理分期：$cT_4N_1M_0$ 低分化腺癌。确诊为"胃窦低分化腺癌（$cT_4N_1M_0$）"。全麻下行胃大部切除＋胃−空肠Y型吻合＋粘连松解术，手术顺利。术后定期去上级医院化疗。现患者无呕血、黑便，无咳嗽、咳痰，无胸闷、胸痛，无一过性黑矇，无恶心、呕吐。心情低落，乏力明显，面色萎黄。生活尚能自理。

既往史：胃溃疡病史5年，间断性服用奥美拉唑肠溶片不规律治疗，血压控制情况不详。否认甲状腺、胰腺、肝脏和肾脏疾病史。否认血脂异常、冠心病、脑血管病病史。否认外伤、手术史。

家族史：父亲胃癌去世，母亲体健，兄妹2人，妹妹体健。

生活方式：长期饮食不规律，饮食辛辣油腻，长期饮酒，每日约100ml，有抽烟嗜好，一天20支，运动量少，因工作原因作息不规律，工作压力大，家庭和睦，无经济压力。

客观资料（O）

体温36.7℃，血压100/60mmHg，BMI 20.4kg/m^2；患者精神状态可，体型偏瘦，面色萎黄，呼吸平稳，全身浅表淋巴结未触及肿大，贫血貌；巩膜无黄染，口唇无发绀，气管居中，甲状腺不大；双肺呼吸音清，心界不大，心率70次/min，律齐，各瓣膜听诊区未闻及杂音；腹软，肝脾未及，未触及腹部包块，脊柱四肢正常。

综合评估（A）

诊断：胃窦低分化腺癌（$cT_4N_1M_0$）。

1. 患者血压100/60mmHg，心律齐，BMI 20.4kg/m^2，患者精神状态可，体型偏瘦，面色萎黄，呼吸平稳，全身浅表淋巴结未触及肿大，贫血貌。

2. 家庭和睦，无经济压力，生活尚能自理。

3. 患者术后情绪低落，面色萎黄，形体消瘦。

4. 饮食作息不规律，饮食辛辣油腻，有长期饮酒、吸烟嗜好，长期工作压力，运动量少。

5. 生活基本能自理，卡氏评分70分。

处置计划（P）

1. 定期去上级医院化疗。

2. 定期复查血常规、粪便常规及隐血、肝肾功能、Hp检测，定期复查癌胚抗原、胃镜、腹部CT等。

3. 注意饮食卫生，建议进食易消化、营养丰富的均衡饮食，减少高脂肪、刺激性食物摄入，增加纤维类新鲜蔬菜、水果和全谷食物。尽量不吃冷饮、生食及霉变食物，少食熏制、腌制、富含硝酸盐和亚硝酸盐的食物；避免服用难消化的食物；尽量避免饮用含酒精类饮料；禁忌烟酒。

4. 养成良好的生活习惯，规律作息，避免熬夜。

5. 继续进行适当的体育锻炼，以增加机体抵抗力。

6. 发放有关预防消化道肿瘤的知识手册；时刻关注患者心理状况，与其沟通酌情鼓励并邀请其参加社会活动，或联系社区周边肿瘤康复志愿者，进行抗癌经验交流，帮助其恢复抗癌信心。

7. 在合适时机向患者或其家属交代病情，使其正确认识疾病及树立抗癌成功信心。也可联合心理咨询门诊医师共同诊治患者，解决其心理隐患。

8. 建议其直系亲属定期体检，将胃肠镜检查纳入常规体检。

（陈　晨）

第十五节　精神心理障碍

> 　　郭某，女，43岁，患者8年前因与人争执，发生肢体冲突，虽未造成明显伤害，但一直耿耿于怀，心情低落，害怕、紧张，继而头部出现紧绷感。近期因生意资金周转不理想，压力增大，病情加重，情绪低落明显，不愿外出，自觉乏力、颈背部不适，经常紧张、易哭，记忆力下降，失眠多梦。就诊于某社区卫生服务中心，全科医生仔细询问后转诊至精神卫生中心专科医疗机构诊疗，诊断为"抑郁症"，经治疗后症状好转出院。现患者情绪稳定，口服药物治疗。对于这类患者，全科医生应该如何管理？

一、定义和分类

（一）定义

精神障碍的定义：一类具有诊断意义的精神方面的问题，其特征为情绪、认知、行为等方面的改变，伴有痛苦体验和/或功能损害。按照心理活动的不同及心理过程的异常特征，应用医学概念可以将它们概括为感知障碍、记忆障碍、思维障碍、情感障碍和意志障碍等类别。这些不同特点的各种障碍又分别有各自特殊的临床表现，称之为某种精神（或心理）症状。例如，幻觉是知觉障碍的一种精神症状，妄想是思维障碍的一种精神症状，记忆减退是记忆障碍的一种症状。

（二）常见病因

精神障碍的病因可根据研究的角度不同进行如下分类：

1. **遗传因素和环境因素**　遗传学家认为，任何精神障碍都是个体的遗传因素与环境因素共同作用的结果。但并非任何精神障碍的病因中，遗传因素和环境因素都起同等重要的作用。

2. **素质因素、诱发因素和附加因素**　在精神障碍发生、发展的过程中，可能有多种因素在起作用，通常可分为以下三大类。素质因素：指决定精神障碍易感性的个体因素，表现为个体对其他有害因素的承受能力；诱发因素：指在精神障碍发生前作用于个体，促使精神障碍发生的因素，可以是躯体的（如颅脑损伤、感染、化学药品等）、心理的（如亲人亡故、婚恋挫折、考试失败等）或社会的（如战争影响、迷信活动、迁徙等）；附加因素：指在精神障碍发生之后附加于个体，使精神障碍加剧或使精神障碍持续下去的因素。

3. **致病因素和条件因素**　导致精神障碍发生所必需的因素称为致病因素，如21号染色体异常是唐氏综合征的致病因素。条件因素指为致病因素发挥作用提供必要条件的因素，其本身并无致病作用，如老龄本身并非致病因素，但其为老年痴呆的发病提供了必要条件。

4. **生物因素、心理因素和社会因素**　生物、心理、社会因素分别反映个体从三个不同的层面接受各种因素的影响。生物因素主要包括遗传、感染、化学物质、各脏器疾病、年龄、性别等，心理因素主要包括心理素质、心理应激等，社会因素主要包括社会文化、社会变迁、社会压力、社会支持等。

临床实践中经常可以遇到同一原因不同的个体可以产生不同的精神障碍；相同的精神障碍可以由不同的原因引起。精神障碍的产生往往由多种原因引起，各类因素之间可能存在着相互作用。在具体判断精神障碍产生原因时，需要从外因与内因、远因与近因、主因与次因、原发因素与继发因素等方面进行综合考量。

（三）常见类型

目前我国对于精神障碍的分类采用国际疾病分类（ICD）-10 "第五章 精神和行为障碍"的分类，分别是：①器质性，包括症状性、精神障碍；②使用精神活性物质所致的精神和行为障碍；③精神分裂症、分裂型障碍和妄想性障碍；④心境（情感性）障碍；⑤神经症性、应激相关的及躯体形式障碍；⑥伴有生理紊乱及躯体因素的行为综合征；⑦成人人格与行为障碍；⑧精神发育迟缓；⑨心理发育障碍；⑩通常起病于童年与少年期的行为与情绪障碍；⑪精神障碍等。

二、患者筛查

（一）精神分裂症

精神分裂症是一种常见的病因尚未完全阐明的精神病。多起病于青壮年，常缓慢起病，具有认知、思维、情感、行为等多方面的障碍和精神活动与环境的不协调。患者失去对自我和现实的检验能力，对疾病没有自知力。一般无意识障碍，智能尚好，可出现认知功能损害。自然病程多迁延，呈反复加重或恶化。

1. 临床表现　精神分裂症患者50%～60%在发病前具有某种特殊的个性，其主要表现为孤僻、内向、怕羞、多疑、敏感、思考问题缺乏逻辑性，想入非非等。有学者把这种个性特征称为"分裂性人格"，根据这一现象，一般认为精神分裂症的发病与病前个性特征有一定关联。

（1）思维联想障碍：思维联想过程中缺乏连贯性及逻辑性，也是本病的特征性症状。其特点是患者在意识清楚的情况下，思维联想散漫或分裂，缺乏具体性和现实性。交谈时可表现为对问题回答的不切题，对事物叙述的不中肯，使人不易理解，称"思维松弛"。

（2）情感障碍：情感淡漠，情感反应及思维内容与外界刺激不配合，是其重要特征。对周围事物情感反应变得迟钝，如：对亲人欠体贴，对同事欠关心、同情等。

（3）意识行为障碍：社会活动减少，缺乏主动性，行为变得孤僻、被动、退缩，即意识活动减退。严重时行为极端，部分患者行为与环境完全不配合，如吃一些不能吃的东西（如肥皂、污水等），伤害自己的身体等，称意向倒错。

（4）感知觉障碍：幻觉见于半数以上的精神分裂患者，其特点是内容荒谬，脱离现实。最常见的是言语幻听。如：听见几个声音在争吵，或以第三人称评论患者等。

（5）妄想：在精神分裂患者中，妄想主要特点是内容离奇，逻辑荒谬；妄想涉及的范围人一举一动都是针对他的，有的患者坚信某种特殊仪器或电波在控制他等。

2. 诊断标准 根据《中国精神障碍分类与诊断标准》（第3版）（CCMD-3）的精神分裂症诊断标准如下：

症状标准：

（1）反复出现的言语性幻听。

（2）明显思维松弛、思维破裂、言语不连贯，思维贫乏或思维内容贫乏。

（3）思维被截断、逻辑失衡、思维中断，或强制性思维。

（4）被动、被控制，或被洞悉体验。

（5）原发性妄想（包括妄想知觉、妄想心境），或其他荒谬的妄想。

（6）思维逻辑倒错、病理性象征性思维，或语词新作。

（7）情感倒错或明显的情感淡漠。

（8）紧张综合征，怪异行为，或愚蠢行为。

（9）明显的意志减退或缺乏。

严重标准：自知力障碍，并有社会功能严重受损，或无法进行有效交谈。

符合症状标准2项以上和严重标准至少已持续1个月以上可诊断为分裂症。

排除标准：排除器质性精神障碍、精神活性物质和非成瘾物质所致精神障碍。

3. 辅助检查 阳性和阴性精神症状评定量表（positive and negative syndrome scale，PANSS）是为评定不同类型精神分裂症症状的严重程度而设计和标准化的评定量表，由简明精神病量表和精神病理评定量表合并改编而成。主要用于评定精神症状的有无及各项症状的严重程度，但需要专业人员评定。

（二）抑郁发作

1. 临床表现 患者通常有心境低落、兴趣和愉快感丧失，导致劳累感增加和活动减少。常见的症状还有稍做事情即觉明显的倦怠。其他常见症状是：①集中注意和注意能力的降低；②自我评价和自信降低；③自罪观念和无价值感；④认为前途黯淡悲观；⑤自伤或自杀的观念或行为；⑥睡眠障碍；⑦食欲下降。

2. 辅助检查 评估量表测评用于帮助判断是否存在抑郁症、抑郁症的严重程度及观察患者的病情变化、疗效判定及精神药理学研究。量表分为自评量表与他评量表两类，前者常用的是抑郁自评量表（self-rating depression scale，SDS），后者常用的是汉密尔顿抑郁量表（Hamilton depression scale，HAMD）。汉密尔顿抑郁量表是临床上应用最为广泛的评定量表，具有良好的信度，能较好地反映疾病的严重程度，但需要专业人员评定。

抑郁症的诊断标准可参考ICD-10。

（三）广泛性焦虑障碍

基本特征为泛化且持续的焦虑，不局限于甚至不主要见于任何特定的外部环境。其占优势的临床症状高度变异，但以下主诉常见：总感到神经紧张、发抖、肌肉紧张、出汗、头重脚轻、心悸、头晕、上腹不适。患者常诉及自己或亲人很快会有疾病或灾祸临头。女性更为多见，并常与应激有关。病程长短不定，但趋于波动，并成为慢性。

1. 临床表现　广泛性焦虑障碍的诊断要求，患者必须在至少数周（通常为数月）内的大多数时间存在焦虑的原发症状。这些症状通常应包含以下要素：①恐慌（为将来的不幸烦恼，感到"忐忑不安"，注意力集中困难等）；②运动性紧张（坐卧不宁、紧张性头痛、颤抖、无法放松）；③自主神经活动亢进（头重脚轻、出汗、心动过速或呼吸急促、上腹不适、头晕、口干等）。

2. 辅助检查　焦虑评价量表帮助判断是否存在焦虑症状及焦虑的严重程度。焦虑自评量表（self-rating anxiety scale，SAS）临床上常用，主要用于评定焦虑患者的主观感受。汉密尔顿焦虑量表（Hamilton anxiety scale，HAMA）由 Hamilton 于1959年编制（表5-15-1），是精神科临床中应用较为广泛的由医生评定的量表之一，包括14个条目，主要用于评定神经症及其他患者的焦虑症状的严重程度。

表5-15-1　汉密尔顿焦虑量表（HAMA）

项目	表现
焦虑心境	担心、担忧，感到有最坏的事情将要发生，容易激惹
紧张	紧张感、易疲劳、不能放松，情绪反应，易哭，颤抖，感到不安
害怕	害怕黑暗、陌生人、一人独处、动物、乘车或旅行及人多的场合
失眠	难以入睡、易醒、睡得不深、多梦、夜惊、醒后感疲倦
认知功能	注意力不能集中，记忆力差，或称记忆、注意障碍
抑郁心境	丧失兴趣、对以往爱好缺乏快感、抑郁、早醒、昼重夜轻
躯体性焦虑/肌肉系统症状	肌肉酸痛、活动不灵活、肌肉抽动、肢体抽动、牙齿打战、声音发抖
躯体性焦虑/感觉系统症状	视物模糊、发冷发热、软弱无力感、浑身刺痛
心血管系统症状	心动过速、心悸、胸痛、血管跳动感、昏倒感、心搏脱漏
呼吸系统症状	胸闷、窒息感、叹息、呼吸困难
胃肠道症状	吞咽困难、嗳气、消化不良（进食后腹痛、腹胀、恶心、胃部饱感）、肠动感、肠鸣、腹泻、体重减轻、便秘
生殖泌尿系统症状	尿意频数、尿急、停经、性冷淡、早泄、阳痿
自主神经系统症状	口干、潮红、苍白、易出汗、易起"鸡皮疙瘩"、紧张性头痛、毛发竖起
会谈时行为表现	一般表现：紧张、不能松弛、忐忑不安、咬手指、紧紧握拳等 生理表现：吞咽、呃逆，安静时心率快，呼吸快（20次/min以上）等

注：上述所有项目均采用0~4分的5级评分法。各级标准为：0分，无症状；1分，轻；2分，中等；3分，重；4分，极重。总分超过29分，可能为严重焦虑；超过21分，肯定有明显焦虑；超过14分，肯定有焦虑；超过7分，可能有焦虑；如小于7分，没有焦虑症状。

（四）躯体形式障碍

躯体形式障碍的主要特征是患者反复陈述躯体症状，不断要求给予医学检查，无视反复检查的阴性结果，无视医生关于其症状并无躯体疾病基础的再三保证。即使患者有时存在某种躯体障碍，其所患躯体障碍不能解释症状的性质和程度或患者的痛苦与先占观念。对患者来说，即使症状的出现和持续与不愉快的生活事件、困难或冲突密切相关，他们也拒绝探讨心理病因的可能，甚至存在有明显的抑郁和焦虑时同样如此。无论是从生理还是心理方面了解症状的起因，其结果往往使医生和患者都感到失望和受挫。

1. 临床表现

（1）躯体化障碍：主要特征为多种多样、反复出现、时常变化的躯体症状。症状往往存在数年。多数患者已有过同医疗保健机构长期接触的复杂经历，其间曾进行过许多没有阳性发现的检查。常见症状有胃肠道症状、异常的皮肤感觉、皮肤斑点，性生活及月经方面的主诉也很常见。

（2）疑病障碍：基本特征是持续存在的先占观念，认为可能患有一种或多种严重进行性的躯体障碍。患者有持续的躯体主诉或有关躯体外观的先占观念。正常或普通的感觉与外观常被患者视为异常和令人苦恼的。常存在抑郁和焦虑。

（3）躯体形式的自主功能紊乱：表现为运动不安与多种躯体症状。常见于心血管系统、胃肠道系统、呼吸系统等。如心跳加速、气短、呼吸困难、肌肉酸痛紧张、紧张性头痛、皮肤潮红或苍白、便秘或腹泻、出汗、尿意频繁等症状。

（4）持续的躯体形式的疼痛障碍：患者主诉持续、严重、令人痛苦的疼痛，不能用生理过程或躯体障碍加以解释。情绪冲突或心理社会问题与疼痛的发生有关，且是主要致病原因。

2. 辅助检查　躯体形式障碍没有特异性检查。当实验室和辅助检查没有器质性损伤的证据，或者神经系统体格检查发现与患者临床表现不符时，就要考虑可能合并有躯体化障碍。

（五）非器质性睡眠障碍

非器质性睡眠障碍：指各种心理社会因素引起的睡眠与觉醒障碍，包括睡眠的发动和维持困难（失眠）、白天过度睡眠（嗜睡）、24小时睡眠－觉醒周期紊乱（睡眠－觉醒节律障碍）和某些发作性睡眠异常情况（睡行症、夜惊、梦魇等）。

1. 失眠症（insomnia）　是指睡眠的始发和维持发生障碍，导致睡眠的质量处于长时间的不满意状况，其他症状均继发于失眠。

（1）原因：①急性应激，为失眠主要原因，主要为一过性兴奋、思虑、精神紧张、躯体不适、睡眠环境改变、时差反应等。②药物，兴奋性药物可引起失眠，如咖啡因、茶碱、甲状腺素、可卡因、皮质激素及抗震颤麻痹药物等；镇静药物可导致睡眠觉醒周期紊乱，撤药后引起反跳性失眠。③心理性，约占失眠的30%，由于过分关注自己的入睡困难，担忧以至于思虑过度、焦虑烦恼，难以入睡。④精神疾病，如躁狂症因昼夜兴奋不安而少眠或不眠，抑郁症的早醒等。

（2）诊断：①主诉或是入睡困难，或是难以维持睡眠，或是睡眠质量差；②这种睡眠紊乱每周至少发生3次并持续1个月以上；③日夜专注于失眠，过分担心失眠的后果；④睡眠量和/或质的不满意引起了明显的苦恼或影响了社会及职业功能等。

（3）辅助检查：匹兹堡睡眠质量指数问卷（PSQI）是常用的睡眠评定量表（表5-15-2），用于评定被试者最近一个月的主观睡眠质量。

2. 嗜睡症　被定义为白昼睡眠过度及睡眠发作（并非由于睡眠量的不足）或醒来时达到完全觉醒状态的过渡时间延长的一种状况。如果没有肯定的证据表明存在器质性病因，这一状况通常与精神障碍有关。目前病因不明，临床上少见。

临床表现：患者在安静或单调环境下，经常困乏思睡，有时不分场合甚至在需要十分清醒的情况下，也出现不同程度、不可抗拒的入睡。睡眠觉醒后可出现短暂的意识模糊状态，心率及呼吸节律增快。过多的睡眠常引起患者显著的痛苦或社交、职业等其他重要功能受损。患者可出现认知和记忆功能下降，表现为记忆减退，思维能力下降，学习

表5-15-2　匹兹堡睡眠质量指数问卷（PSQI）

1. 近1个月，晚上上床睡觉时间通常是____点钟

2. 近1个月，从上床到入睡通常需要____分钟

3. 近1个月，通常早上____点起床

4. 近1个月，每夜通常实际睡眠时间____小时（不等于卧床时间）

对下列问题请从①、②、③、④四项中选择一个最适合您的答案，在下面画"√"

5. 近1个月，您有没有因下列情况影响睡眠而烦恼

a. 入睡困难（30分钟内不能入睡）　①无；②<1次/周；③1~2次/周；④≥3次/周

b. 夜间易醒或早醒　①无；②<1次/周；③1~2次/周；④≥3次/周

c. 夜间去厕所　①无；②<1次/周；③1~2次/周；④≥3次/周

d. 呼吸不畅　①无；②<1次/周；③1~2次/周；④≥3次/周

e. 咳嗽或鼾声高　①无；②<1次/周；③1~2次/周；④≥3次/周

f. 感觉冷　①无；②<1次/周；③1~2次/周；④≥3次/周

g. 感觉热　①无；②<1次/周；③1~2次/周；④≥3次/周

h. 做噩梦　①无；②<1次/周；③1~2次/周；④≥3次/周

i. 疼痛不适　①无；②<1次/周；③1~2次/周；④≥3次/周

j. 其他影响睡眠的事情_____

①无；②<1次/周；③1~2次/周；④≥3次/周

如果有，请说明：

6. 近1个月，总的来说，您认为自己的睡眠质量　①很好；②较好；③较差；④很差

7. 近1个月，您用催眠药物的情况　①无；②<1次/周；③1~2次/周；④≥3次/周

8. 近1个月，您感到困倦吗　①无；②<1次/周；③1~2次/周；④≥3次/周

9. 近1个月，您感到做事的精力不足吗　①没有；②偶尔有；③有时有；④经常有

注：PSQI由19个自评和5个他评项目组成，参与记分的18个条目组成睡眠质量、入睡时间、睡眠时间、睡眠效率、睡眠障碍、药物及日间功能7个因子，每因子0~3分，总分范围为0~21分，得分越高，表示睡眠质量越差。

新鲜事物困难，甚至意外事故发生率增多等。

诊断需注意排除睡眠不足、药物、躯体疾病、乙醇等因素，每日出现睡眠紊乱，超过1个月，患者为此明显感到痛苦及情绪低落，或影响了社会或职业功能。

3. 睡眠觉醒节律障碍　指人体睡眠觉醒节律与环境所允许的睡眠觉醒节律之间不同步，从而导致患者主诉失眠或嗜睡。本病多见于成年人，儿童期和青少年期发病者少见。

（1）病因：①生活节律失常，常见于夜间工作和生活无规律的人群，因生物钟的改变而导致紊乱；②心理社会压力，约有1/3的患者患病前存在生活事件，如人际关系、学习负担、求职、环境变化等。

（2）临床表现：睡眠觉醒节律紊乱、反常，有时睡眠时相延迟，如睡眠延迟综合征、睡眠提前综合征；或者患者常在凌晨入睡，下午醒来，有时整个睡眠时间提前，过于早睡和过于早醒，多伴有焦虑或恐惧的心理障碍等。

4. 睡行症及夜惊症　睡行症是睡眠和觉醒现象同时存在的一种意识改变状态。发作时，个体通常在夜间睡眠的前三分之一段起床，走动，呈现出低水平的注意力、反应性及运动技能。无论是在睡行症的发作中还是在次日清晨醒来，个体通常都无法回忆事情经过。可发生在儿童的任何时期，但以5~7岁多见，持续数年，进入青春期后多能自行消失。夜惊症是一种常见于儿童的睡眠障碍，是出现于夜间的极度恐惧和惊恐的发作，伴有强烈的语言、运动形式及自主神经系统的高度兴奋。表现为反复出现从睡眠中突然醒来并惊叫的症状，以强烈的焦虑、躯体运动及自主神经系统的亢进为特点，醒后对发作通常不能回忆。发作的典型持续时间是1~10分钟，通常发生于夜间睡眠的前三分之一阶段。

三、患者管理

（一）精神分裂症管理

1. 明确诊断　精神分裂症的诊断主要依据临床特点，即建立在临床观察和描述性精神病理学的基础上，当前国际上常用的诊断标准是世界卫生组织制定的ICD-10、《精神障碍诊断与统计手册》第4版（DSM-IV），目前我国采用的诊断标准为ICD-10。

2. 抗精神病药治疗　精神分裂症的治疗中，抗精神病药起着重要作用。

（1）急性期系统治疗：首次发病或缓解后复发的患者，抗精神病药治疗力求系统和充分，以求得到较好的临床症状的缓解。药物的选择上应考虑到临床症状特点以及患者的躯体状况特点。第一代抗精神病药主要有以氯丙嗪为代表的吩噻嗪类药物，以氟哌啶醇为代表的丁酰苯类，以及以氯普噻吨（泰尔登）为代表的硫杂蒽类药物等。此类药物的抗幻觉、妄想作用较突出，锥体外系副作用较严重。

为减轻上述抗精神病药的副作用，出现了第二代抗精神病药，又称新型抗精神病药或非典型抗精神病药，以氯氮平为代表。其共同特点是对中枢多种受体有亲和力，锥体外系副反应较小，作用广泛，对阳性、阴性和认知缺陷症状均有效，基本不影响催乳素水平或影响很小，如利培酮、奥氮平等。氯氮平有明显镇静和抗精神病症状的作用，而锥体外系副作用甚轻，主要副作用是可出现粒细胞减少甚至缺乏。

（2）恢复期治疗和长期维持治疗：在急性期精神症状得到控制后，宜继续用抗精神病药继续治疗，以期使病情获得进一步缓解。然后逐渐减量进行维持治疗，旨在减少复发或因症状波动而再住院。维持治疗的时间一般在症状缓解后不少于2年，如患者系复发，维持治疗的时间要求更长。

3. 休克治疗　紧张型精神分裂症、精神分裂症伴有明显抑郁症状者及某些精神分裂症患者经多种抗精神病药治疗无效，或疗效不佳者可选择电休克治疗、胰岛素休克治疗或低血糖治疗等。

4. 环境、心理治疗和社会支持

（1）支持性心理治疗：由专业人员根据理论定向，与患者建立某种特殊职业关系，向患者灌输某种理论和生活态度，采用某些特殊心理学技术或程序，帮助患者解决某些心理障碍，达到消除、减轻或防止症状，调节紊乱的认知和行为模式，促进正向人格成长或发展。

（2）森田疗法：我国学者对森田疗法进行了改良，改良后的森田疗法具有以下特点。①治疗分为三期，静卧期、作业期和康复期；②由于分裂症患者不易产生无聊感和烦躁情绪，故可将静卧期适当延长；③作业期延长至8～12周，以培养工作能力和生活自理能力，提高对工作、生活的忍耐力，增强自信心；④康复期允许短暂出院回归社会，适应家庭、社会生活。

（3）信念矫正：通过言语挑战和行为假设两种认知干预措施来抵御妄想信念和/或幻觉。

（4）家庭治疗：是一种将家庭成员纳入治疗过程的心理治疗形式，它可以由两个或多个治疗师组织开展。多数情况下，治疗师通常由男女两位组成，用来治疗性别相关问题，或者作为家庭成员的角色楷模，这种治疗将家庭成员作为一个治疗整体，强调家庭成员之间的互动关系。帮助家庭成员对问题有更深的领悟，使家庭内部沟通改善，改善家庭固化行为模式。

（5）技能训练：包括生活技能训练和社会技能训练。

（6）文体活动训练：重点在于培养社会活动能力，提高生活情趣，促进身心健康。

（7）职业康复：是一个职业康复和职业安置过程。

这些措施有利于预防复发，促使慢性精神病患者及早回归社会。

（二）抑郁发作与广泛性焦虑障碍管理

1. 明确诊断　根据患者临床表现、辅助检查及有关抑郁、焦虑量表的评分，并排除任何潜在的器质性病变，可明确诊断，并进一步明确其患病原因。

2. 药物治疗　调节生活方式及情绪，患者症状仍不见好转，应考虑药物治疗。

（1）传统抗抑郁药物：三环类抗抑郁药，其药理作用与阻断脑内去甲肾上腺素及5-羟色胺再摄取有关，可抑制神经末梢突触前膜对去甲肾上腺素和5-羟色胺的再摄取，从而提高受体部位递质浓度，发挥抗抑郁作用。主要药物有丙米嗪、阿米替林、多塞平、氯米帕明、地昔帕明等。单胺氧化酶抑制剂，其药理作用为抑制单胺氧化酶，减少去甲肾上腺素、5-羟色胺及多巴胺的降解，使脑内儿茶酚胺含量升高而发挥抗抑郁作用。其分为可逆性和非可逆性两种，前者以吗氯贝胺为代表，后者以苯乙肼为代表，由于该类药毒性较大，现已少用。传统抗抑郁药物因其副反应较大，目前临床上已经不多用。

（2）新型抗抑郁药物：主要是选择性5-羟色胺再摄取抑制剂，其药理作用为选择性阻滞神经末梢突触前膜对5-羟色胺的再摄取，从而提高突触间隙5-羟色胺水平，而发挥其较强的抗抑郁作用，包括氟西汀、舍曲林、帕罗西汀、西酞普兰等。由于该类药物的高度选择性、副作用较少、患者依从性高，临床上较多选用。多从小剂量开始，逐渐加量，以减少药物的不良反应。

3. 心理辅导　最常用的心理治疗有人际关系疗法、认知疗法、行为治疗或认知行为治疗等。人际关系疗法的技术包括心理教育、澄清、交流模式分析、审视人际事件、情感反应技术、角色扮演、问题解决、家庭作业、对治疗关系的利用等。认知疗法包括向患者宣教焦虑、抑郁相关知识，帮助患者分析发病的病因、诱因、影响因素，学习控制焦虑抑郁情绪的简便方法等。行为治疗包括放松训练、系统脱敏、生物反馈训练等，处理焦虑引起的躯体症状，使患者情绪得到缓解。

（三）睡眠障碍管理

1. 失眠症

（1）健康教育与心理辅导：是治疗失眠的基础。一些患者的失眠源于伴有焦虑或抑郁的神经症，相应的心理疏导十分重要。健康教育帮助养成良好的睡眠习惯，消除对失眠症状的恐惧和关注。

（2）临床中排除和治疗任何潜在的问题：包括不规律的作息时间、白天频繁小睡、喝咖啡或浓茶、睡前运动、睡前进食过多、睡前喝酒、在床上工作、和宠物一起睡觉、睡眠环境不适宜（太热、太冷、太亮、太吵等）。药物包括咖啡因、酒精、受体阻滞剂、尼古丁、抗组胺药、抗抑郁药、皮质类固醇、减充血剂等。精神问题如焦虑、抑郁、精神分裂症、人格障碍、创伤后应激障碍等。

（3）健康睡眠习惯建议：①只有在想睡觉或过性生活时上床睡觉；②床上躺下超过半小时还没有入睡，做一些让自己放松的活动，等有睡意时再回到床上；③创造一个适宜的睡眠环境；④避免在床上看手机或电视，晚上避免兴奋中枢（如喝咖啡或浓茶、运动等）；⑤白天多做户外运动；⑥睡前喝热牛奶有助于睡眠。

（4）放松技巧：①形成规律、放松的睡前习惯，包括阅读、编织衣服、听轻音乐等，将光线调暗。②腹式呼吸，上床后闭上眼睛，深、慢呼吸，每一次呼吸都比之前的呼吸更深些，用鼻子吸入，用嘴呼出，尽量呼气的时间长于吸气。③肌肉放松技巧，舒适地躺下，从脚开始，尽可能地将肌肉拉紧，默数10个数后放松；这样有意识地自下而上、从脚到头逐一地收缩、放松每一部位。

（5）治疗睡眠障碍的心理、行为治疗方法：包括刺激控制治疗、睡眠限制治疗、认知疗法、放松治疗、矛盾意向法、时相时间疗法和肌肉放松脱敏法。

（6）药物治疗：分为苯二氮䓬类（地西泮）、非苯二氮䓬类（吡唑嘧啶类、GABA受体激动剂及其再摄取抑制剂等）以及其他有助于睡眠的药物（如抗抑郁药物）。对于入睡困难者，选用半衰期短的药物，如唑吡坦、三唑仑、水合氯醛；维持睡眠困难者，选用延长非快速眼动睡眠，第3、4期和快速眼动睡眠期的药物；上半夜易醒者选用三唑仑、阿普唑仑等；下半夜易醒者可选用艾司唑仑、氯硝西泮、氟西泮等。合并抑郁症的患者可选用能增加睡眠的抗抑郁药物，如米氮平，同时结合中医中药辅助治疗。应用药物时要注意避免药物依赖及停药后症状的反弹，遵守按需给药和个体化用药的原则，小剂量、短期、间断给药，有长期用药史者应注意逐渐停药。

2. 嗜睡症

（1）明确病因，对因治疗。

（2）行为治疗：严格遵守作息时间，每日准时入睡和起床，白天可定时小睡。白天增加活动以克服过度嗜睡，从而改善夜间睡眠。

（3）药物治疗：白天嗜睡可采用小剂量中枢兴奋剂，如哌甲酯、苯丙胺等，应用兴奋剂可能会加重夜间睡眠障碍，可适当加服短效催眠药。药物应用应遵循个体化原则，产生耐药后及时更换药物。

3. 睡眠觉醒节律障碍　调整患者入睡和觉醒的时间，以恢复正常的节律，逐步调整或一次性调整，并且坚持、巩固。

4. 睡行症及夜惊症

（1）睡行症：当患者发生梦游时，应该引导他回到床上睡觉，不要试图立即唤醒他，卧室内避免存放危险性物品。对于发作频繁的患者，给予苯二氮䓬类药物如阿普唑仑睡前口服。

（2）夜惊症：治疗与睡行症相似，主要减少引起夜惊的相关社会心理因素。

【案例分析】

郭某，女，43岁，患者8年前因与人发生争执厮扭，未造成明显伤害，但一直耿耿于怀，心情低落，害怕、紧张，常觉不开心，自述丈夫对其不好，继而头部出现紧绷感。近期因生意资金周转不理想，压力增大，病情加重，情绪低落明显，不愿外出，以前喜欢绘画也不愿再画，自觉乏力，四肢"发软"，颈背部不适，经常紧张，易哭，记忆力下降，失眠多梦，无法集中注意力，感觉病情严重，无法医治，自觉生活了然无趣，活着没有意义。精神卫生中心诊断为"抑郁症"，经住院治疗后患者病情好转，现情绪稳定，门诊随访服药治疗。

主观资料（S）

1. 女性，43岁，心情低落、害怕、紧张、易哭、记忆力下降、失眠多梦8年。

2. 患者8年前心情低落，常觉不开心，自觉丈夫对其不好，不愿外出社交，以往兴趣爱好变得乏味，以前喜欢绘画也不愿再画，全身乏力，四肢"发软"，颈项部出现不适，头部紧绷感，记忆力下降，易哭，失眠多梦，无法集中注意力，自觉生活了然无趣，活着没有意义。

3. 否认高血压、糖尿病等慢性疾病史。无手术外伤史。无烟酒嗜好。家族成员中无明确精神类疾病史。

4. 能按时服药治疗，门诊随访。

客观资料（O）

1. 精神检查　患者意识清，注意力集中，对答切题，人物定向准确，内心体验与情感表达协调，表情略愁苦，无思维障碍，情绪尚稳定，自我评价可，生活态度欠积极，能长期遵医嘱按时服药治疗。

2. 体格检查　神志清，精神可，血压140/80mmHg，心率80次/min，律齐，各瓣膜听诊区未闻及杂音。双肺呼吸音清，未闻及干湿啰音。腹平软，无压痛，未及包块。肝脾肋下未触及。双下肢无水肿。四肢肌力、肌张力、腱反射正常，病理征未引出。

3. 辅助检查　血常规、肝功能、肾功能、心电图、脑电图等检查大致正常。

综合评估（A）

诊断：抑郁症。目前为缓解期，情绪较稳定，无明显消极观念，饮食正常，无体重下降，偶有失眠，自我评价可，可长期门诊随访服药，患者对疾病有部分自知力，同时患者能较好配合治疗，家属能给予相应的支持，具备社区随访资格。

处置计划（P）

患者8年的症状表现符合"抑郁症"诊断标准，存在心情低落、紧张、害怕、兴趣和愉快感丧失，全身乏力，颈项部不适感，头部紧绷感，同时伴有注意力降低、睡眠障碍、对生活觉得无趣，活着没有意义等症状。社区卫生服务中心的全科医生在初步判断患者病情后，认为患者病情已超过社区卫生服务中心所能提供的诊疗服务能力，及时将患者转诊至精神卫生中心进一步诊治。经过住院治疗症状好转后，患者转回社区进行康复治疗。

抑郁症在社区居民中较为常见，属于精神障碍中的心境（情感）障碍，因为其具有临床表现复杂多样、需要专业机构进行诊断治疗、部分症状表现可能与其他躯体疾病混淆等特点，极有可能被全科医生误诊或因诊断不明确而无法得到有效治疗，可能会引起患者病情加重甚至自伤、自杀的严重结果。所以当患者出现疑似症状时应尽快将其转至专科医疗机构诊治，以免耽误病情而产生严重后果。

由于抑郁的复发概率大，所以在经过抗抑郁药物治疗后，在症状缓解阶段，患者仍需要在较长时间内进行康复维持治疗。此阶段可能由于药物副作用或不良反应、病耻感等因素，患者服药依从性降低，若在此阶段减少服药甚至停止服药，极易引发患者病情波动。全科医生应将抑郁的发病、康复特点告知患者，辅以认知干预，调整患者"服药损伤身体"或"别人可能因为自己患病而看不起自己"等非理性认知，以此提升患者在康复阶段的服药依从性。同时在定期门诊随访时，应对患者精神康复情况进行评估，当患者抑郁发作症状重现时，应及时将患者转诊至精神卫生专科医疗机构诊治。

对于抑郁症康复阶段，病情稳定的患者，可以鼓励其进行轻负荷运动，以提升其躯体活动能力以及集中注意的能力，同时也可鼓励患者重新培养原先既有的兴趣爱好，以增加患者的生活兴趣以及自我价值感。

（陈　晨）

第六章　重点人群保健

第一节　0～6岁儿童健康管理

一、0～6岁儿童健康管理服务规范

按照《国家基本公共卫生服务规范（第三版）》要求，0～6岁儿童健康管理包括新生儿家庭访视、新生儿满月健康管理、婴幼儿健康管理以及学龄前儿童健康管理，共4个项目13次随访服务（图6-1-1）。每次检查要点见表6-1-1。

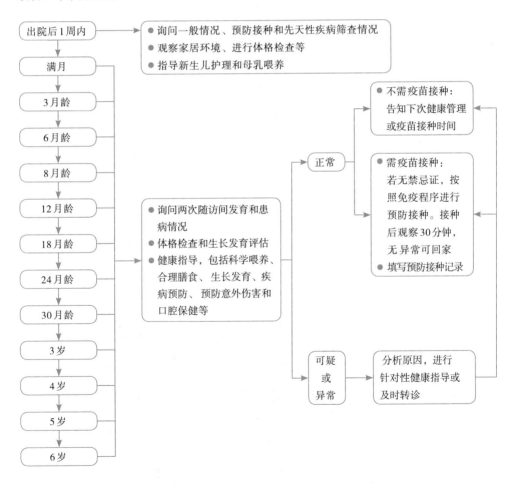

图6-1-1　0～6岁儿童健康管理随访流程图

表6-1-1　0～6岁儿童检查要点流程表

		出院7日内	满月	3月龄	6月龄	8月龄	1岁	1.5岁	2岁	2.5岁	3岁	4岁	5岁	6岁
体格检查与评估	皮肤	是否有胎记、色素异常、苍白、黄疸、皮疹、湿疹、增大淋巴结				面色是否红润						每年一次血常规检查		
	四肢	检查上下肢活动是否良好且对称					观察步态是否正常						
	头部	检查头围、囟门及颅缝				12月龄肉要测量头围。佝偻病的乒乓颅可在5～6月龄出现，方囟多在7～8月龄。囟门多在1.5岁闭合							
	口腔	是否有唇腭裂、高腭弓、诞生牙和新生牙、口腔炎症和鹅口疮		查口腔炎症、出牙数、诞生牙，进行口腔卫生教育		查口腔炎症、出牙数、龋齿数，进行口腔卫生教育							
	眼睛	眼外观、对光反射		眼外观、眼位、瞬目反射、球试验	眼外观、视物行为观察、眼位检查		眼外观、眼位、视物行为观察			眼外观、眼位、眼球运动检查、视物行为		眼外观、视力检查、眼位检查、眼球运动检查	
	听觉	新生儿听力筛查及复查			6、12、24、36月龄各做一次听力筛查							
	胸部	畸形、心音异常及心脏杂音		畸形、佝偻病体征（肋骨串珠、肋软骨沟、鸡胸、漏斗胸）、心音异常及心脏杂音								
	脐部	脐带是否脱落、是否感染、脐疝		是否有脐疝								
	腹部	肝脾大、包块										
	外生殖器及肛门	畸形、小阴唇粘连、阴囊水肿、隐睾症、腹股沟疝等，即转诊										
	手及足部	检查手指、足趾数目，是否有赘肉；畸形足		活动性佝偻病征（手镯征、O形腿及X形腿）								
	脊柱	是否有脊膜膨出		是否有脊柱侧弯								
	体格发育评估		体格发育评估为营养不良或超重、肥胖者，进行干预或转诊									
	大运动发育评估	—		抬头	翻身、坐	坐好	站	走、上楼梯	上楼梯	跑	双脚跳	—	

（一）新生儿家庭访视

1. 服务对象 辖区内新生儿。

2. 时间地点 新生儿出院后1周内，医务人员到新生儿家中进行访视，同时进行的还有产后访视。正常足月新生儿访视一次。

3. 内容要点

（1）询问和观察要点：主要了解新生儿出生情况［分娩方式、是否双（多）胎、早产等］，预防接种（卡介苗和乙肝疫苗接种），新生儿疾病（先天性甲减、苯丙酮尿症等）筛查，新生儿眼病高危因素及听力检查。重点询问和观察新生儿喂养、睡眠、大小便等情况。观察家居环境，如居室卫生、室温、通风情况，新生儿的衣被、尿布是否符合卫生要求等。

（2）检查和评估要点：重点对新生儿黄疸、脐部、口腔发育、髋关节发育等情况进行检查。为新生儿测量体温；测量体重并评价生理性体重下降或恢复情况。

（3）指导要点：主要对居住环境、母乳喂养、日常护理、预防感染、疾病预防、伤害预防、母婴交流和慎用药物等方面给予针对性的指导。

（4）转诊要点：若发现不能通过喂养指导和对症处理解决问题，建议转诊。出现以下情况立即转诊：①呕吐频繁，持续性加重或腹泻；②呼吸频率<20次/min或>30次/min；③呼吸困难（鼻翼扇动、呼吸性呻吟、胸凹陷）；④呼吸暂停伴发绀者；⑤累及四肢黄疸，或黄疸退而复现者；⑥皮肤苍白、发绀和厥冷，有出血点和瘀斑；⑦皮肤硬肿，皮肤脓疱达到5个或无法处理；⑧角膜混浊、瞳孔发白。

（二）新生儿满月健康管理

1. 服务对象 辖区内出生满28日的新生儿。

2. 时间地点 新生儿满28日后，结合接种乙肝疫苗第二针，在乡镇卫生院、社区卫生服务中心进行随访。

3. 内容要点

（1）问询和观察要点：重点询问和观察喂养、睡眠、大小便、黄疸等情况。

（2）检查和评估要点：对其进行体重、身长测量、体格检查，按照"儿童生长发育监测图"（附件6-1-1）进行生长发育评估。可将婴儿竖抱或俯卧位练习抬头，锻炼头颈部的运动和控制能力。进行眼外观检查、对光反射检查等。

（3）指导要点：提供新生儿喂养、护理和疾病防治等健康指导。鼓励纯母乳喂养。满月增重不足600g婴儿，应分析原因，提出干预措施，纳入体弱儿管理。

（三）婴幼儿健康管理

1. 服务对象 辖区内满月后至3岁的儿童。

2. 时间地点 时间分别在3月龄、6月龄、8月龄，1岁、1.5岁、2岁、2.5岁、3岁时，共8次。随访服务均应在乡镇卫生院、社区卫生服务中心进行，偏远地区在村卫生室、社区卫生服务站进行。有条件的地区，建议结合儿童预防接种时间增加随访次数。

3. 内容要点

（1）询问和观察要点：询问上次随访到本次随访间婴幼儿喂养、患病等情况。

（2）检查和评估要点：进行体格检查，按照"儿童生长发育监测图"（附件6-1-1）的大运动发育指标和"儿童神经精神发育进程"（表6-1-2）进行生长发育和心理行为发育评估，若发现发育落后者分析原因，进行指导，适时转诊。在婴幼儿6～8月龄，1.5岁、2.5岁时分别进行1次血常规检测。在6月龄，1岁，2岁，3岁时使用听性行为观察法分别进行1次听力筛查。在3月龄，6月龄，1岁，2岁，3岁时进行眼外观检查和相应的其他眼部疾病筛查和视力评估。在每次进行预防接种前均要注意疫苗接种安全，检查有无禁忌证，若无，体检结束后接受疫苗接种。

（3）指导要点：进行母乳喂养、辅食添加、心理行为发育、意外伤害预防、口腔保健、用眼卫生、中医保健、常见疾病防治等健康指导。

表6-1-2 儿童神经精神发育进程

年龄	粗、细动作	语言	适应周围人物的能力与行为
新生儿	无规律、不协调动作；紧握拳	能哭叫	铃声使全身活动减少
2月龄	直立及俯卧位时能抬头	发出和谐的喉音	能微笑，有面部表情；眼随物转动
3月龄	仰卧位变为侧卧；用手摸东西	咿呀发音	头可随看到的物品或听到的声音转动180°；注意自己的手
4月龄	扶髋部能坐；俯卧位时用两手支撑抬起胸部	笑出声	抓面前物体；自己玩手；见食物表示喜悦
5月龄	扶腋下能站得直；两手各握一玩具	能喃喃地发出单词音节	伸手取物；能辨别人声；望镜中人笑
6月龄	能独坐一会；用手摇玩具	能听懂自己的名字	能认识熟人和陌生人；自拉衣服；自握足玩
7月龄	会翻身；自己独坐很久；将玩具从一手换入另一手	能发"爸爸""妈妈"等复音，但无意识	能听懂自己名字；自握饼干吃
8月龄	会爬；会自己坐起来、躺下去；会扶着栏杆站起来；会拍手	重复大人所发简单音节	注意观察大人的行动；开始认识物体；两手会传递玩具
9月龄	试独站；会从抽屉中取出玩具	能懂几个较复杂的词句，如"再见"等	看见熟人会手伸出来要人抱；或与人合作游戏
10～11月龄	能独站片刻；扶椅或推车能走几步；拇、示指对指拿东西	开始用单词，一个单词表示很多意义	能模仿成人的动作；招手、"再见"；抱奶瓶自食

年龄	粗、细动作	语言	适应周围人物的能力与行为
12月龄	独走；弯腰拾东西；会将圆圈套在木棍上	能叫出物品的名字，如灯、碗；指出自己的手、眼	对人和事物有喜憎之分；穿衣能合作，用杯喝水
15月龄	走得好；能蹲着玩；能叠一块方木	能说出几个词和自己的名字	能表示同意、不同意
18月龄	能爬台阶；有目标地扔皮球	能认识和指出身体各部分	会表示大小便；懂命令；会自己进食
2岁	能双脚跳；手的动作更准确；会用勺子吃饭	会说2~3个字构成的句子	能完成简单的动作，如拾起地上的物品；能表达喜、怒、怕、懂
3岁	能跑；会骑三轮车；会洗手、洗脸；脱、穿简单衣服	能说短歌谣，数几个数	能认识画上的东西；认识男、女；自称"我"；表现自尊心、同情心、害羞
4岁	能爬梯子；会穿鞋	能唱歌	能画人像；初步思考问题；记忆力强、好发问
5岁	能单足跳；会系鞋带	开始识字	能分辨颜色；数10个数；知物品用途及性能
6~7岁	参加简单劳动，如扫地、擦桌子、剪纸、泥塑、结绳等	能讲故事；开始写字	能数几十个数；可简单加减；喜独立自主

（四）学龄前儿童健康管理

1. 服务对象　辖区内4~6岁儿童。

2. 时间地点　每年提供一次健康管理服务。散居儿童的健康管理服务应在乡镇卫生院、社区卫生服务中心进行，集体儿童可在托幼机构进行。

3. 内容要点

（1）询问和观察要点：询问上次随访到本次随访之间的膳食、患病等情况。

（2）检查和评估要点：进行体格检查，生长发育和心理行为发育评估，血常规检测和视力筛查。

（3）指导要点：进行合理膳食、心理行为发育、意外伤害预防、口腔保健、用眼卫生、中医保健、常见疾病防治等健康指导。指导时应嘱家长建立均衡饮食的观念，防止孩子营养不良或营养过剩，指导体格锻炼方法。若家长发现孩子常揉眼睛，有畏光、流泪等症状，看电视及图画时距离过近、歪头视物等，及时就诊。注意用眼、口腔卫生，预防意外伤害。

二、常用儿童健康管理技能

（一）体格检查技能

1. 测量体重

（1）测量前准备：每次测量时应除去鞋帽、减去衣服的重量。

（2）体重计：应为落地式、50kg杠杆秤，使用杠杆式体重秤/电子体重秤进行检查，灵敏度最多不得超过50g，测量结果取小数点后两位。

（3）结果复核：测得结果与前次比较，有明显差异时立即进行复查核实；对测量体重连续两次不增或下降者应列入体弱儿管理。

2. 测量身长/身高

（1）2岁以下小儿：测量时取卧位，脱去鞋袜，仅穿单裤。仰卧于量床底板中线上。测量者位于小儿右侧，左手握住其双膝，使两下肢互相接触并贴紧底板，右手移足板，使其接触两侧足跟。

（2）2岁以上小儿和青少年：测量身高时被测者取立正姿势，两眼视线向前，手指并拢，脚跟靠拢。脚尖分开约60°，脚跟、臀部和两肩胛角间几个点同时接触立柱。测量者手扶滑测板使之轻轻向下移动，直到板底与颅顶点恰好相接触，注意测量者的眼睛要与滑测板在一个水平面上读数。

3.体格发育评价 根据测得的体重、身长/身高，对每次体检结果进行生长发育评价。一般使用世界卫生组织（WHO）2006年儿童体格发育评价标准，各地可依据当地儿童的生长发育情况制定当地标准作为参考。

（1）3岁以下儿童的评价方法：在"儿童生长发育监测图"中，月龄为横坐标，身长/身高、体重为纵坐标，曲线表示该月龄儿童的P_{97}、P_{85}、P_{50}、P_{15}、P_3值，在该月龄找到该儿童的身长/身高、体重，与曲线相比，评价该儿童的身长/身高别体重为上（>P_{97}）/中（$P_3 \sim P_{97}$）/下（<P_3）。

（2）5岁以下儿童生长状况判定：参照世界卫生组织2006年生长标准数值（WS 423—2013），使用评分来评价儿童生长迟缓、低体重、超重/肥胖、消瘦情况。评分指实测值与参考人群中位数之间的差值和参考人群标准差相比所得比值。按照表6-1-3对5岁以下儿童生长状况进行判定。对于低体重、消瘦儿童，1岁以内每月随访1次，1岁及以上每3个月随访1次。

（3）5岁以上儿童超重、肥胖判定：根据BMI（2007年世界卫生组织标准）诊断。

表6-1-3 5岁以下儿童生长状况判定的评分界值

评分/分	年龄别身长/身高	年龄别体重	身长/高身别体重	年龄别BMI
>3			肥胖	肥胖
>2			超重	超重
<-2	生长迟缓	低体重	消瘦	消瘦
<-3	重度生长迟缓	重度低体重	重度消瘦	重度消瘦

（二）髋关节发育不良筛查

髋关节发育不良筛查在新生儿初访及1月龄~3岁儿童的定期体格检查中进行。髋关节发育不良又称先天性髋关节脱位，是髋关节发育过程中一大类疾病的名称，在不同年龄段有不同的表现。

1. 3月龄以内及新生儿筛查方法

（1）询问家长：了解患儿有无髋关节发育不良的高危因素，如有家族史、臀位产、羊水过少、女婴、产后采用襁褓包等。

（2）观察：大腿、腹股沟和臀部的皮纹是否对称，如有不对称（数量、位置和长度）现象，应进一步检查；臀部是否一侧增宽；双侧下肢是否等长；一侧下肢处于外旋位置；一侧肢体活动受限。

（3）Ortolani–Barlow试验：让患儿仰卧并屈髋屈膝至90°，检查者将拇指放在患儿大腿内侧，示指和中指放在大旋子处，将两侧大腿逐渐外展，内旋。如有脱位，可感到弹响或跳动声，髋部才能外展、外旋至90°，如将大腿内收、内旋，拇指向外推，股骨头可再脱位，再次有弹响或跳动声，为试验阳性，建议转诊。

2. 婴儿期筛查方法

（1）观察：同3月龄以内及新生儿筛查方法。

（2）检查手法：婴儿仰卧，检查者扶持婴儿两侧膝部，将双侧髋，膝关节均屈曲90°，再作双髋外展外旋动作，呈蛙式位，如一侧或双侧大腿不能平落于床面即为阳性，说明髋关节外展受限，建议转诊。

3. 学步期儿童　若发现步态、站姿异常，建议转诊。

4. 转诊　发现下述可疑征象，需要及时转诊：①大腿、腹股沟和臀部的皮纹不对称；②臀部不等宽；③双下肢不等长；④外展试验阳性；⑤有弹响；⑥步态异常；⑦站稳异常。

（三）DDST量表解读

美国丹佛学者设计的丹佛发育筛查测验（DDST），帮助保健工作者早期发现小儿发育方面潜在的问题。一般可在儿童1、2、3岁时开展，我国各地使用的DDST量表在绘制上有差异，本书介绍丹佛发育筛查测验Ⅱ（DDSTⅡ）上海市的修订版本，适用于出生至6岁儿童的发育筛查。

1. DDST工具箱　红色绒线团（直径约10cm）；类似葡萄干大小的小丸若干粒；细柄拨浪鼓；11块每边2.5cm长的方木（红色8块，蓝、黄、绿各1块）；无色透明玻璃小瓶（瓶口直径1.5cm）；小铃；花皮球两个（直径7cm一个，直径10cm一个）；红蓝铅笔1支。

2. 筛查记录　发育筛查记录是由125个项目组成，这些项目排列于出生至6岁半年龄的范围里，并分别安排在4个区：

（1）个人社会：表明小儿对周围人们应答能力和料理自己生活能力。

（2）细动作适应性：表明小儿看的能力和用手取物和画图的能力。

（3）言语：表明小儿听、理解和用语言的能力。

（4）粗动作：表明小儿坐、行步和跳跃的能力。

125个测查项目，每个用一横条代表，排列在年龄刻度间，表明该年龄组的正常儿童中有25%、50%、75%及90%的人通过该项目。某些项目左端写一注释号码，对应测试表反面的测试指导序号。凡项目条左端印有一个"R"者，允许询问家长，根据家长报告通过与否。但是检查者应认真仔细观察小儿该项目的情况。

对于最小年龄的某些项目，没有百分位数，这些项目极少有小儿不能做，但列入检查以引起警惕。

3. 筛查方法说明

（1）小儿舒适体位。

（2）向家长说明：第一，本测查中小儿做的项目不是智商测验，而是发育筛查；第二，在测查中让小儿做的项目并不要求他全部完成。

（3）划出年龄线、填明测查日期。

（4）在年龄线顶端记录早产或过期产。对于早产2周以上，且年龄又小于2岁的儿童，必须进行年龄矫正。

（5）测查项目数：是按照小儿的年龄和能力有些不同，每个区首先测查的项目应全部挑选在小儿年龄线的左侧，每个能区至少测三项，然后向右侧项目测查，直至测到年龄线通过的所有项目，因项目的难度是越向右侧越难，所以不需要再向右测查。

（6）项目评定：每项评定记在测查项目条上，评定标记"P"表示通过，"F"表示失败，"R"为拒绝尝试，"NO"为无机会表演（"NO"仅用于可以由家长报告的项目）。

（7）项目测查次数：在记录小儿"F"失败前，每个项目可给予尝试三次。

（8）每个项目筛查的评定可分为超常、正常、警告、延迟、无机会五种，"警告"项目指年龄线通过蓝色区域（75%～90%的同龄小儿能通过）的项目评定为"F"失败，可在该项目条右端用红笔标记"C"。"延迟"项目指小儿对完全位于年龄线左侧的项目"F"失败或"R"拒绝，在项目条的右端用红笔重点描出。"超常""正常""无机会"项目不纳入测试结果的计算。

4. 测试结果解释和随访　计算"警告"和"延迟"项目数量，根据以下方法解释和随访，测试结果分为三种：正常、可疑和异常。

（1）正常：没有迟缓项目或最多一项警告。

（2）可疑：①1项延迟和/或两项或更多项"警告"；②提供家长建议以促进小儿在延迟或警告项目方面的知识与技能。1～3个月后或下次回访时再做筛查。若再查的结论仍为可疑或变为异常，转诊做诊断性评价。

（3）异常：①2项或更多项延迟；②转诊做诊断性评价。

（四）儿童听力筛查

开展儿童听力筛查工作，早期发现听力障碍儿童，早期诊断、早期治疗、对有言语障碍的儿童早期进行听觉言语训练，让听力障碍儿童经过治疗、听觉言语训练，能与听力正常孩子一起学习，健康成长。

1. 新生儿听力筛查　新生儿听力筛查在出生或满月访视时进行。主要采取耳声发射和观察听性反射技术进行筛查。

（1）耳声发射：是一种产生于耳蜗，经过听骨链及鼓膜传导释放入人外耳道的音频能量。这项技术有几个特点：客观性，敏感性，无创性。运用此种技术筛查的时间和方法：出生72小时，新生儿安静状态或睡眠时进行。环境噪声的控制<50dB。将探头密闭放置在外耳道外1/3处，其尖端小孔要正对着鼓膜。在测试期间注意调整噪声水平。判定结果时注意：新生儿的听损伤在测试频率之外或部分在测试频率之外，可出现假阳性的结果。

（2）观察听性反射：小儿取平卧位，检查者在相对安静的房间内，在小儿浅睡眠或安静状态下检查，避开小儿的视线，按听力筛查仪器说明要求的距离分别左右耳给予声音刺激，观察听性反射。如果没有反应，间隔一分钟重复一次。两次中有一次有反应即通过，频率为1 000 ~ 2 000Hz，强度70 ~ 90dB。

2. 儿童听力筛查　6月龄、1岁、2岁、3岁时用行为测听法进行1次听力筛查。

（1）行为观察测听：即观察受试儿与声刺激一致的行为反应变化。环境噪声控制<45dB（A）。判定结果时要注意几个方面：受试者状态，声音的频率，测试者的主观偏见。

（2）听性反射：①MORO反射，是一种明显的惊跳反射，表现全身抖动，两手握拳，前臂急速屈曲；②眼睑反射，表现为睑肌收缩；③觉醒（睁眼）反射，婴儿欲睡时，听到声音后睁眼或将半闭的眼睛睁大；④吸吮反射，听到声音小儿嘴呈吸吮状或在婴儿吸吮时给声音，婴儿停止吸吮；⑤哭叫反射，婴儿活动或哭闹时，听到声音后立即停止；⑥闭目反射，婴儿听到声音后突然闭目。

（五）儿童眼及视力保健技术

开展儿童眼病筛查和视力检查，早期发现影响儿童视觉发育的眼病，预防儿童可控制性眼病的发生发展，保护和促进儿童视功能的正常发育。

1. 指导时间及内容　在儿童出生后28 ~ 30日、3月龄、6月龄，以及1岁、2岁、3岁、4岁、5岁、6岁，健康检查的同时进行阶段性眼病筛查和视力检查（图6-1-2）。眼病筛查首先进行眼外观检查，4岁及以上儿童增加视力检查。有条件的地区可增加与儿童年龄相应的其他眼部疾病筛查和视力评估：满月访视时进行光照反应检查；3月龄婴儿进行瞬目反射检查和红球试验；6月龄婴儿进行视物行为观察和眼位检查（角膜映光加遮盖试验）；1 ~ 3岁儿童进行眼球运动检查。

2. 儿童眼病筛查方法

（1）眼外观：观察眼睑有无下垂、缺损、炎症、肿物，眼睫毛有无内翻，两眼大小是否对称，眼裂大小是否正常；结膜有无充血，结膜囊有无分泌物、持续溢泪；角膜是否透明呈圆形，直径是否正常，有无混浊；两眼是否对称、黑白眼球外观是否正常，虹膜有无缺损。瞳孔检查：瞳孔形状是否圆形，是否居中、等大，对光反射是否存在。

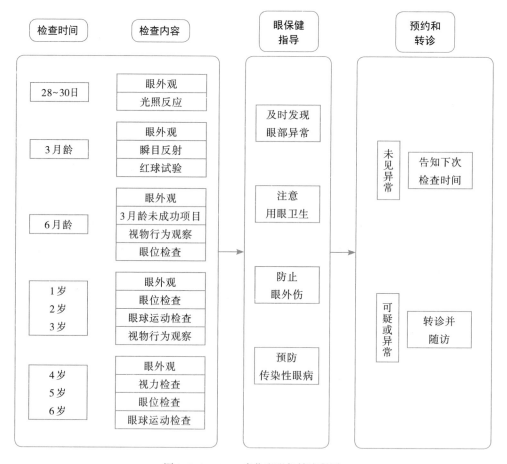

图6-1-2　0～6岁儿童眼保健流程图

（2）光照反应：检查者将手电灯快速移至婴儿眼前照亮瞳孔区，重复多次，两眼分别进行。婴儿出现反射性闭目动作为正常。

（3）瞬目反射：受检者取顺光方向，检查者以手或大物体在受检者眼前快速移动，不接触到受检者。婴儿立刻出现反射性防御性的眨眼动作为正常。如3月龄未能完成，6月龄继续此项检查。

（4）红球试验：用直径5cm左右色彩鲜艳的红球在婴儿眼前20～33cm距离缓慢移动，可以重复检查2～3次。婴儿出现短暂寻找或追随注视红球的表现为正常。如3月龄未能完成，6月龄继续此项检查。

（5）眼位检查（角膜映光加遮盖试验）：将手电灯放至儿童眼正前方33cm处，吸引儿童注视光源；用遮眼板分别遮盖儿童的左、右眼，观察眼球有无水平或上下的移动。正常儿童两眼注视光源时，瞳孔中心各有一反光点，分别遮盖左右眼时没有明显的眼球移动。

（6）眼球运动：儿童正前方，分别向上、下、左、右慢速移动手电灯。正常儿两眼注视光源时，两眼能够同时同方向平稳移动，反光点保持在两眼瞳孔中央。

（7）视物行为观察：询问家长儿童在视物时是否有异常的行为表现，例如不会与家人对视或对外界反应差，对前方障碍避让迟缓，暗处行走困难，视物明显歪头或距离近，畏光或眯眼、眼球震颤等。

（8）视力检查：采用标准对数视力表检查儿童视力，规定远视力表的标准（检查）距离为5m，或2.6m处，需在该距离立一面垂直的镜子，以确保经反射后的总距离为5m。远视力表5.0行视标与被检眼等高。采用人工照明，照度不低于300LX，如用后照法（视力表灯箱或屏幕显示），则视力表白底的亮度应不低于200cd/m²，视力表应避免阳光或强光直射。检查时，一眼遮挡，但勿压迫眼球，按照先右后左顺序，单眼进行检查。自上而下辨认视标，直到不能辨认的一行时为止，测出被检眼所能辨认的最小行视标（辨认正确的视标数应超过该行视标总数的一半），记下该行视标的视力记录值，即为该眼的视力。不能理解E字视力表的儿童，可选用国际标准图形视力表进行评估，或者采用视力筛查仪进行视力检查。4～5岁<4.8（标准对数视力表）/0.6（国际标准视力表）、6岁及以上视力<4.9（标准对数视力表）/0.8（国际标准视力表）的视力低常儿童，或两眼视力相差两行及以上的儿童，都应当在1个月内复查一次。

3. 眼及视力保健指导

（1）早期发现，及时就诊：尽早识别儿童常见眼部疾病，儿童若出现眼红、畏光、流泪、分泌物多、瞳孔区发白、眼位偏斜或歪头视物、眼球震颤、不能追视、视物距离过近或眯眼、暗处行走困难等异常情况，应当及时到医院检查。儿童应当定期接受眼病筛查和视力评估。

（2）注意用眼卫生：经常到户外活动，每日不少于2小时，幼儿园儿童建议每日达3小时以上。培养良好的用眼卫生习惯，包括培养正确的看书姿势（身离桌一拳，眼距书本一尺以上），在良好的照明环境下读书、游戏，不在晃动的车厢里看书。2岁以下儿童尽量避免操作各种电子视频产品。2岁以上儿童持续近距离注视时间每次不宜超过30分钟，操作各种电子视频产品时间每次不宜超过20分钟，每日累计时间建议不超过1小时。眼睛与各种电子产品荧光屏的距离一般为屏面对角线的5～7倍，屏面略低于眼高。保证充足睡眠，合理营养，平衡膳食，不要盲目使用眼保健产品，要在专业医师指导下合理、适度使用。

（3）防止眼外伤：远离烟花爆竹、锐利器械、有害物质，不在具有危险的场所活动，防范宠物对眼的伤害。注意儿童活动场所、器械、玩具的安全性。儿童眼进异物，或眼球扎伤、撞伤，要及时到设有眼科的医疗机构就诊。

（4）预防传染性眼病：教育和督促儿童经常洗手，不揉眼睛。不要带领患有传染性眼病的儿童到人群聚集的场所活动。隔离患有传染性眼病的儿童，防止疾病传播蔓延。

（六）儿童中医保健适宜技术

小儿具有生机旺盛而又稚嫩柔软的生理特点，一方面生机蓬勃，发育旺盛；另一方面脏腑娇嫩，形气未充。其"发病容易，传变迅速"而又"脏气清灵，易趋康复"。0～3岁儿童中医药健康管理服务主要是针对小儿的生理病理特点和主要健康问题，通过对家长开展中医饮食起居指导、传授中医穴位按揉方法，改善儿童健康状况，促进儿童生长发育。

1. 指导时间及内容　在儿童6月龄、1岁、1.5岁、2岁、2.5岁、3岁时对儿童家长进行儿童中医药健康指导。具体内容包括：向家长提供儿童中医饮食调养、起居活动指导；在儿童6月龄、12月龄给家长传授摩腹和捏脊方法；在1.5岁、2岁传授按揉迎香穴、足三里穴的方法；在2.5岁、3岁传授按揉四神聪穴的方法。

2. 儿童中医保健方法和技术

（1）饮食调养：①养成良好的哺乳习惯，尽量延长夜间喂奶的间隔时间；②养成良好饮食习惯，避免偏食，节制零食，按时进食，提倡"三分饥"，防止乳食无度；③食物宜细、软、烂、碎，品种多样；④严格控制冷饮，寒凉食物适度。

（2）起居调整：①保证充足睡眠时间，养成夜间睡眠、白天活动的作息方式。②养成良好的小便习惯，适时把尿；培养每日定时大便的习惯。③衣着要宽松，不可紧束而妨碍气血流通，影响骨骼生长发育。④春季注意保暖，正确理解"春捂"；夏季纳凉要适度，避免直吹电风扇。⑤空调温度不宜过低；秋季避免保暖过度，提倡"三分寒"，正确理解"秋冻"；冬季室内不宜过度密闭保暖，应适当通风，保持空气新鲜。⑥经常到户外活动，多见风日，以增强体质。

（3）推拿及方法

1）摩腹：具有改善脾胃功能，促进消化吸收的作用。操作者用手掌掌面或示指、中指、环指的指面附着于小儿腹部，以腕关节连同前臂反复做环形有节律的移动，每次1～3分钟。

2）捏脊：具有消食积、健脾胃、通经络的作用。位置在背脊正中，督脉两侧的大椎至尾骨末端处。操作者用双手的中指、环指和小指握成空拳状，示指半屈，拇指伸直并对准示指的前半段（图6-1-3）。施术从长强穴开始，操作用双手示指与拇指合作，在示指向前轻推患儿皮肤的基础上与拇指一起将长强穴的皮肤捏拿起来，然后沿督脉两侧，自下而上，左右两手交替合作，按照推、捏、捻、放、提的前后顺序，自长强穴向前捏拿至脊背上端的大椎穴捏一遍。如此循环，根据病情及体质可捏拿4～6遍。从第2遍开始的任何一遍中，操作者可根据不同脏腑出现的症状，采用"重提"的手法，有针对性地刺激背部的脏腑俞穴，以便加强疗效。在第5遍捏拿儿童脊背时，在儿童督脉两旁的脏腑俞穴处，用双手的拇指与示指合作分别将脏腑俞穴的皮肤，用较重的力量在捏拿的基础上，提拉一下。捏拿第6遍结束后，用双手拇指指腹在儿童腰部的肾俞穴处，在原处揉动的动作中，用拇指适当地向下施以一定的压力，揉按结合（图6-1-4）。

3）按揉足三里穴：具有健脾益胃、强壮体质的作用。足三里穴位置在小腿前外侧，当犊鼻下3寸（1寸=3.33cm），距胫骨前缘一横指处（图6-1-5）。操作者用拇指端按揉，每次1～3分钟。

4）按揉迎香穴：宣通鼻窍，迎香穴在鼻翼外缘中点旁，当鼻唇沟中（图6-1-6），双手拇指分别按于同侧下颌部，中指分别按于同侧迎香穴，其余3指则向手心方向弯曲，然后使中指在迎香穴处做顺时针方向按揉，每次1～3分钟。

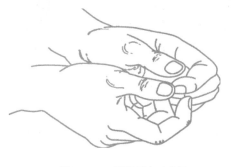
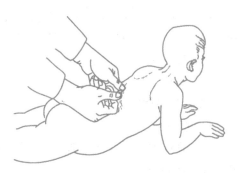

图6-1-3 捏脊手法示意图　　　　　　　　图6-1-4 捏脊操作示意图

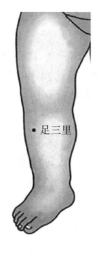
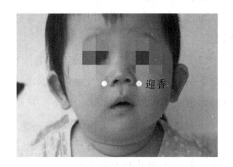

图6-1-5 足三里穴位置示意图　　　　　　图6-1-6 迎香穴位置示意图

5）按揉四神聪穴：醒神益智作用。四神聪穴在头顶部，百会穴前后左右各旁开1寸处，共4穴（图6-1-7）。用手指逐一按揉，先按左右神聪穴，再按前后神聪穴，每次1～3分钟。

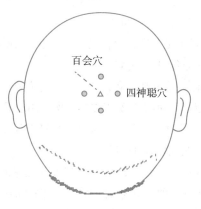

图6-1-7 四神聪穴位置示意图

6）注意事项：①根据需要准备滑石粉、爽身粉或冬青膏等介质；②操作者应双手保持清洁，指甲修剪圆润，防止操作时划伤小儿皮肤；③天气寒冷时，要保持双手温暖，可搓热后再操作，以免凉手刺激小儿，造成紧张，影响推拿；④手法应柔和，争取小儿配合；⑤局部皮肤破损、骨折不宜按揉。

（七）喂养指导

1. 母乳喂养

（1）哺乳方法：每次哺喂保证一侧乳房乳汁被吸空后再换另一侧乳房，吸空乳房有利于乳汁的分泌。

溢奶：新生儿溢奶多数由新生儿特殊的胃肠道结构所致，溢奶频繁者多伴有不当的喂养方式。竖抱婴儿轻轻拍背就可以减轻或避免。溢奶时宜及时清理，不宜让溢出物流到耳道里，避免耳部感染的发生。

（2）次数：一天内，婴儿胃排空需要的时间可以1～4小时不等，多数婴儿1个月内将建立合理规则的"日程表"。生后第1周结束时，多数健康婴儿24小时需要哺乳6～9次，每次80～90ml。婴儿喂足后可维持2～4小时。母乳喂养可坚持到孩子2岁及2岁以上。

（3）哺乳量：根据婴儿的体重增长和小便次数帮助母亲判断哺乳量是否充分，若具备以下两点，则表示哺乳充足。①体重每周增长150g及以上；②每日排尿6次以上，尿液呈无色或淡黄色，且无味。

（4）母乳喂养的建立和技巧

建立良好的母乳喂养有三个条件：①乳母能分泌充足的乳汁；②哺乳时出现有效的射乳反射；③婴儿有力地吸吮。

技巧主要包括以下几点：①有规则地完全吸空乳房是乳汁分泌的有利因素；②正确处理乳头皲裂和疼痛；③愉快心情对成功建立母乳喂养最重要；④乳母合理膳食。

（5）母乳喂养禁忌：母亲患有严重疾病、HIV感染、急性传染病急性传染期；母亲患乳腺炎；甲亢母亲服用大量甲状腺药或用碘治疗；母亲正在服用抗癫痫药和抗抑郁药；母亲化疗、放疗；母亲滥用毒品和严重神经症或精神病。婴儿患先天性疾病，如遗传代谢病苯丙酮尿症、半乳糖血症等不能喂母乳。

2. 混合喂养　因母乳量不足需进行混合喂养时，母乳喂哺次数一般不变，每次先喂母乳，将乳房吸空，婴儿未吃饱可再补授配方奶粉。

3. 人工喂养　确实无法以母乳喂养者，使用婴儿配方奶。需严格按照配方奶粉包装说明进行冲调，水温40℃为宜。奶瓶和奶嘴在第一次使用前需要煮沸10分钟消毒，平时使用定期消毒。若奶粉冲调后没有哺喂，及时放入冰箱冷藏并尽快食用。避免奶瓶压迫其上下颌，不宜养成含着奶瓶或含着乳头睡觉的习惯。

4. 补充食物和食物转换　6月龄的婴儿在每次180ml奶量的基础上开始添加非乳类食物，添加的原则遵循由一种到多种、由少量到多量，逐渐增加；由稀到稠、由细到粗，循序渐进。当婴儿消化不良或生病时，应暂停添加，待婴儿身体恢复健康后再添加。通常由不易产生过敏的谷类食物开始到动物性食物的引入。婴儿食物引入时间及种类见表6-1-4。

表6-1-4　婴儿食物引入时间及种类

种类	6月龄	7～9月龄	10～12月龄
粮食类	含铁米粉	粥、烂面、饼干、馒头片、熟土豆	稠粥、软饭、面条、带馅食品
蔬菜、水果类	菜泥、果泥	碎菜、碎果	碎菜、碎果
动物类、豆类	—	鱼、肉泥、肝泥、豆腐、蛋黄	全蛋、碎肉、碎鱼、豆制品

食物的添加不应影响原有乳类的摄入量。婴儿接受一种新食物一般需尝试8～10次，3～5日。待婴儿愿意接受并且大便正常后，食物量方可逐渐增多。菜泥中无须加盐、油；水果泥不加糖或水。

5. 幼儿饮食　每日应摄入350～500ml乳类，不能继续母乳喂养的2岁以内幼儿建议选择配方奶。注意膳食品种多样化，提倡自然食品、均衡饮食，每日应摄入1个鸡蛋、50g动物性食物、100～150g谷物、150～200g蔬菜、150～200g水果、20～25g植物油。幼儿应进食体积适宜、质地稍软、少盐易消化的家常食物，避免给幼儿吃油炸食品，少吃快餐，少吃甜饮料，包括乳酸饮料。

12月龄的幼儿应该开始练习自己用餐具进食，培养幼儿的独立能力和正确反应能力。1～2岁幼儿应分餐进食，鼓励自己进食，2岁后儿童应独立进食。应定时、定点、定量进餐，每次进餐时间为20～30分钟。

避免给3岁以下儿童提供容易引起窒息和伤害的食物，如小圆形糖果和水果、坚果、果冻、爆米花、口香糖，以及带骨刺的鱼和肉等。

婴幼儿食物的制备与保存过程需保证食物、食具、水的清洁卫生。

6. 补充维生素D　为预防维生素D缺乏性佝偻病，新生儿出生后2周即可开始口服维生素D，从小剂量开始，逐渐增加，1～2周后达到常规补充剂量每日400～500U。早产儿、双多胎生后即加服维生素D，每日800～1 000U，3个月后改为400～500U。

三、常见儿童健康问题防治要点

（一）发热

婴幼儿由于神经系统发育不完善，容易出现发热或服药退热后体温又回升的情况。全科医生需要准确判定婴幼儿的病情，及时给予对症处理或转诊。

1. 常见伴有发热的疾病及处理措施

（1）单纯发热，患儿精神状态尚可。处理措施：明确发热原因，尤其要询问近2周是否有疫苗接种史。对于疫苗引起的单纯发热，如果体温未超过38℃，只需物理降温。如果超过38℃，可给予布洛芬、对乙酰氨基酚类退热药物口服或肌内注射。高热惊厥者应给予抗惊厥治疗，必要时及时转儿童专科医院治疗。

（2）发热伴有流涕，可能原因为感冒（普通感冒或流行性感冒）。处理措施：感冒多为病毒感染引起，可用些抗病毒药物或清热解毒的中药，但不可滥用抗生素。主要是对症治疗，减轻症状。一般要等患儿自身产生足以对付病毒的抗体，通常病程在1～2周。鼻塞以生理盐水棉签清除鼻腔分泌物。

（3）发热伴有咽喉痛，可能原因为咽喉炎、扁桃体炎。处理措施：保持居室温度20～22℃，相对湿度50%～60%，充分休息，合理饮食，加强口、鼻、眼、外耳、口腔的清洁护理。咽喉痛明显者可给予解表清热中药，如银黄含片等。

（4）发热伴腮腺肿胀、张口或咬合疼痛，可能为流行性腮腺炎。处理措施：卧床休息，对症治疗至腺肿完全消失为止。可给予抗病毒治疗或中医的清热解毒药物治疗。抗菌药无效。局部也可用中药外敷治疗。并发睾丸炎时，可暂时用棉花及丁字带将睾丸托起，局部冷敷以减轻疼痛，并应及时转儿童专科医院及时治疗，报《传染病报告卡》。

（5）发热伴咳嗽，气促，嘴唇发紫，可能原因为肺炎。处理措施：抗感染，对症治疗，及时转诊至上级医院。

（6）发热伴呕吐，抽搐，前囟门突起，可能原因为脑膜炎。脑膜炎的症状多为发热，呕吐，抽搐及颈部僵硬，而新生儿吐奶，精神不振，腹泻，哭闹不休。处理措施：立即转诊至上级医院。

2. 发热护理要点

（1）正确测量体温：根据测量部位的不同，体温可以分为额温、耳温、口温、腋温、肛温。正常人的体温保持在相对恒定的状态，其正常波动范围为：口温36～37℃，肛温比口温高0.3～0.5℃，腋温比口温低0.3～0.5℃。测量体温的不同方法见表6-1-5。

表6-1-5 体温测量方法与影响因素

种类	测量方法	测量时间	发热判定	影响因素
口温	放置舌下	3～5min	37.5℃	易受口中食物的影响（不安全，不可取）
腋温	放入腋下	5～10min	37℃	易受流汗影响（多采用）
肛温	深入肛门3～5cm	3～5min	38℃	需注意交叉使用造成的感染
耳温	深入耳内，将外耳翼向上拉或向后拉	数秒	38℃	1. 耳道是否净空、拉直 2. 使用前，是否更换新的保护套 3. 依保护套不同，使用前需矫正
额温	在休息状态下，数秒保持干燥	数秒	37℃	额头保持干燥

（2）衣物的选择与更换：婴儿包不要太紧，穿衣服不能太厚；高热身体发烫时，衣服或被子可比平时少，当患儿手脚凉时，可多穿一层。刚开始退热时可能会出汗，要及

时给患儿换干净衣服。

（3）食物的选择：嘱家长让患儿食富含水分的食物，发热时口渴，身体也容易排出水分，所以要多给孩子补充水分。非乳性食品要选择口味好的，如豆腐、鸡蛋羹、苹果等。

（二）抽搐

儿童抽搐可根据有无发热分为两类：抽搐或惊厥伴有发热见于感染性疾病，如病毒性感染、病毒性脑炎、细菌性脑膜炎等；无发热者则多见于代谢性疾病或神经系统疾病，如低钙、低血糖、颅内肿瘤或占位、出血等疾病。

临床上常见的有惊厥、强直性痉挛、肌阵挛、震颤、舞蹈样动作、手足徐动、扭转痉挛、肌束颤动、习惯性抽搐等。高热惊厥在儿童中最常见，一般发生在6月龄～6岁的患儿中，6月龄～2岁期间更容易发生。

1. 常见伴有抽搐的疾病及处理措施

（1）高热同时抽搐，持续1～3分钟恢复正常为高热惊厥，一般不留后遗症。

（2）患儿哭得最凶的时候发生抽搐，为愤怒性痉挛，很快恢复意识。

（3）单纯性肢体抽搐，不伴有发热，考虑由癫痫、低血钙或低血糖等引起。

（4）高热伴抽搐持续10分钟以上，消失之后意识仍不恢复，考虑脑炎、急性脑病、脑膜炎等可能。

处理措施：对于高热惊厥和愤怒性惊厥，给予对症处理即可。对于抽搐持续长或抽搐不伴发热，意识未恢复，以及高热惊厥1日内发生2次以上者，全科医生应及时转诊。

2. 抽搐护理要点

（1）将患儿脸朝侧面，手掌心贴到患儿下颌，稍抬起头脸朝侧面，抬起下颌可以使气管通畅，注意不要让呕吐物进入气管而导致窒息。

（2）不要摇晃和拍打患儿，不要大声叫名字来刺激患儿，让患儿安静休息。

（3）将患儿衣服解开，尽量把衣服松开。

（4）患儿也会咬舌头，可以把筷子、勺子柄、压舌板等包裹纱布或布物放进嘴里的上下磨牙之间，以防患儿咬舌损伤。

（三）腹泻

婴幼儿生长发育快，对营养需要量多，消化道负担重，消化系统发育不完善，易发生消化不良和营养紊乱。同时免疫系统发育不成熟，对病原体抵御能力差，易发生肠道感染。

1. 常见伴有腹泻的疾病及处理措施

（1）急性水样便腹泻，可能为感染性腹泻。多为轮状病毒或产毒素性细菌感染，2岁以内婴幼儿多见。常发生在秋冬季，以轮状病毒性肠炎常见；发生在夏季以产毒素性大肠埃希菌性肠炎可能性大。

（2）水样便或米汤样便，腹泻不止伴呕吐，迅速出现严重脱水，结合流行病学史，可考虑霍乱。

（3）黏脓或脓血便，为细菌性痢疾；血多脓少，呈果酱样，为阿米巴痢疾。

（4）由进食过多、过少、成分不合适、突然改变饮食习惯，对食物成分（如牛奶蛋白）过敏或不耐受（如乳糖酶缺乏）等引起的非感染性腹泻。一般粪便中可见未消化的食物，对于过敏或不耐受腹泻，停止接触引起腹泻的食物，腹泻症状即可逐步痊愈。

处理措施：不论何种原因引起的腹泻，治疗原则均为合理补液、预防和纠正脱水，调整饮食，合理用药。腹泻不是严重的疾病，问题在于因腹泻而使体内迅速失去水分，引起脱水。对于全科医生来说，判断是否脱水及其程度至关重要。判别脱水的要点如下：①精神状态和四肢末端温度；②嘴唇或口部干燥；③皮肤弹性，眼泪多少；④尿量。中度及以上的严重脱水的患儿需及时转诊治疗。

2. 腹泻护理要点

（1）非母乳性食品应选择易消化、符合患儿口味的食物，不要选择较长时间才能消化的食物，如蛋白质；宜选择以米粥或菜粥等淀粉类为主的食物。

（2）采用患儿喜欢饮品补充水分。因腹泻而失水时，补充充足水分非常重要。当腹泻严重并伴有呕吐时应及时地补充水分和电解质。

（四）呕吐

1. 常见伴有呕吐的疾病及处理措施

（1）生理性呕吐：婴儿月龄越小，越易吐奶。呃逆或轻咳使婴儿吐奶，俗称溢奶现象，属于正常现象。可在喂奶后抱起婴儿，使婴儿把嗝打完或上身抬高，脸朝侧面，避免呕吐物吸入气管。月龄稍大些，吐奶症状会逐步减轻。

（2）呕吐同时伴有咳嗽等感冒症状，引起呕吐可能为感冒。

（3）呕吐并发腹泻、发热等，引起呕吐可能原因为急性胃肠炎，食物中毒。

（4）出生第二周开始，激烈地呕吐，可能为肥厚性幽门狭窄症。

（5）喂奶后经常呕吐，可能为贲门失弛缓症。

（6）呕吐伴有便血，同时有阵发性哭吵史，可能为肠套叠。

（7）持续呕吐伴有意识不清，可能是脑炎、头颅外伤等。

（8）呕吐伴前囟饱满，烦躁，患儿头痛，可能是脑膜炎、头颅外伤等。

处理措施：在以上引起呕吐原因中，除生理性呕吐及感冒引起呕吐外，其他情况都需及时转诊至儿童医院。

2. 呕吐护理要点

（1）让患儿少量多次摄取水分：婴儿一次饮水太多会出现呕吐，因此需用小勺或小杯子少量多次给患儿喝水。

（2）选择易消化松软食物：应进食牛奶或汤。食欲好转时，选择松软、易消化的食物。

（3）抬高患儿上身：呕吐剧烈，应抱起患儿或坐起，避免呕吐物吸入气管。

（4）保持患儿身体、衣服及被单清洁。

（五）咳嗽

1. 常见伴有咳嗽的疾病处理措施

（1）晚上咳嗽加重，且咽喉处有异常感，可能原因是喘息性支气管炎。

（2）咳嗽，呼吸困难，喘气或呼吸时肋骨下陷，不伴发热，可能为哮喘。

（3）高热，同时伴呼吸困难，可能是肺炎、脓胸、支原体肺炎。

（4）呼吸困难，咳嗽似犬吠，可能是急性喉炎。

（5）咳嗽突然加重，难以止住，咽部异常，吸气困难，痛苦呻吟，可能原因是呼吸道被异物堵住。

（6）咳嗽伴有发热、流涕等症状，可能原因为感冒、咽喉炎、扁桃体炎。

（7）久咳不愈，持续咳嗽，伴呼吸不畅，并有深度呼吸，可能原因为百日咳。

处理措施：针对引起咳嗽主要疾病进行治疗。如为肺炎、百日咳、异物堵塞呼吸道，迅速转诊至上级医院。

2. 咳嗽护理要点

（1）咳嗽气短：抱患儿揉背或抬起上身坐立，让患儿感到舒服。伴有呕吐且平卧时，为避免呕吐物吸入呼吸道，脸朝侧面。

（2）婴儿平卧时，上身稍抬高，咳嗽重时，可以缓解呼吸困难。

（3）痰堵喉咙时，给患儿喝凉开水，每次少量，分多次喂服，有利于消痰。

（4）保持室温，增减湿度：室温突然变化，或空气干燥，咳嗽或咽部异样或更严重。室内温度保持一致，如果干燥使用加湿器。

（5）湿式扫除，不要起灰尘，婴儿房内禁吸烟。

（6）选择易于消化的食物。

（六）便秘

便秘是指大肠内积存过多或过久的废物，或大便干硬。出生后1周内新生儿，平均每日排便4次，哺喂母乳婴儿可多至6~7次；1岁幼儿每日约2次。4岁应和成人相同。患儿多日不能通便，大肠内的废物发酵，易造成肚腹鼓起。由于腹部不适，患儿会烦躁，食欲减退，从而影响身体发育，体重骤减。严重时，肠中积存过久的废物产生毒素，经血液吸收伤害身体。

1. 便秘原因和处理

（1）患儿饮食少，糖量不足，大便量少。饮食中蛋白质含量过高使大便呈碱性，干燥，次数减少。食物中含钙多也会引起便秘，如牛奶含钙比母乳多，因此牛奶喂养儿比母乳喂养儿发生便秘多。处理措施是饮食调整，牛奶喂养婴儿便秘，可将牛奶糖量增加到8%，并增加水果汁，较大婴儿可添加蜂蜜。适当减少蛋白质类饮食，增加谷类、蔬菜、水果等含渣食物。

（2）生活无规律或缺乏定时排便训练，或环境突然改变均可出现便秘。处理措施主要是养成定时排便习惯。3月龄以上婴儿训练定时排便，幼儿可在清晨或进食后几小时后坐便盆以养成每日定时排便习惯。

（3）疾病和服药因素：由疾病因素，如佝偻病、营养不良、甲减、先天性巨结肠等均可引起便秘。服用抗生素等药物较多，肠道内益生菌减少，腐败菌繁殖产生大量肠毒素，肠蠕动减慢，pH增高，肠功能紊乱导致便秘。

2. 便秘护理要点 除了调节饮食和排便习惯，可适当使用开塞露和缓泻药。但不能常用开塞露、肥皂水通便，因为一旦形成依赖，正常的"排便反射"消失，便秘更难纠正。不要经常服缓泻药。

（七）皮疹

常见有幼儿急疹、湿疹、尿布疹、荨麻疹等。

1. 幼儿急疹 是由病毒感染而引起的突发性皮疹，一年四季都可以发生，尤以春秋两季较为普遍，也叫玫瑰疹或热疹。

（1）症状特点：常见于出生6月龄至1岁患儿。患儿首先持续3～4日高热，体温在39～40℃之间，热退后周身迅速出现皮疹，并且皮疹很快消退，没有脱屑，没有色素沉着。需要注意：患儿皮疹前发热，但感冒症状不明显，精神、食欲尚可，咽喉红、颈部、枕部淋巴结可触及，但无触痛感。当体温将退或已退时，全身出现玫瑰红色皮疹。幼儿急疹对婴儿健康并无影响，出过一次后不会再出。

（2）处理措施及护理要点：①让患儿休息，室内安静，空气要新鲜，被子不能覆盖太厚；②保持皮肤清洁卫生，经常给患儿擦拭身体；③多饮开水，以利于出汗和排尿，促进毒物排出；④以物理降温为主，可以温水浴，体温过高，可以适量应用布洛芬或对乙酰氨基酚退热，防止患儿出现热性惊厥。

2. 湿疹 湿疹是一种皮肤炎症，小儿皮肤柔嫩细薄，抵抗力弱，容易受外界环境刺激，也易受细菌感染，因此发生湿疹的机会甚多。湿疹不会传染，但若不给予适当治疗，患部会蔓延扩大，导致严重病变。

（1）症状特点：湿疹类别大致分为四种。

1）接触性皮炎：多出现在脸颊，患部鲜红色疹，皮肤肿胀。由于患儿，尤其婴幼儿皮肤嫩薄，脸颊沾上食物或果汁等，都会因刺激发生瘙痒，进而出现湿疹。患儿常以患部摩擦衣服、床单、被褥等，因而病菌会传染到手脚，以致全身。

2）脂溢性皮炎：患儿多为6周至3月龄，皮肤呈油性，出现红斑，多在眉毛上方、颈、大腿内侧以及脸颊周围。患儿头顶有较厚黄色癣屑黏着，形成一层疮痂发出臭味。

3）间擦疹：当患儿皮肤潮湿，体温升高且汗流积滞，头部、腋下、肛门附近及腹股沟等处较薄弱的皮肤，常因水分及汗水刺激，皮肤在身体活动时互相摩擦产生间擦疹，皮肤皱褶间更易发疹。患上间擦疹，患部呈红色，继而充血、糜烂，细菌会迅速繁殖蔓延。

4）异位性皮炎：病因不明多有遗传倾向，患儿大多为3月龄以上，脸颊、颈部及手脚皮肤潮红，水肿或剧痒，并有水疱形成，患处渗出脓液后结痂。因患儿搔抓摩擦，皮肤会变得像轻度苔藓般硬厚。

（2）处理措施及护理要点

1）保持皮肤清洁干爽：给患儿洗澡时，宜用温水和不含碱性的沐浴剂清洁患儿身体。患有间擦疹患儿，要特别注意清洁皮肤皱褶处。洗澡时沐浴剂须冲净。对于脂溢性皮炎患儿，头部已形成疮痂，可在患处涂上橄榄油，过一会再清洗。

2）避免受外界刺激：留意患儿周围温度、湿度变化。患接触性皮炎患儿，尤其要避免皮肤暴露在冷风或强烈日晒下。除此之外，不要给患儿穿易刺激皮肤的衣服，如羊毛、丝或尼龙等。

3）修短指甲，减少抓伤机会。

3. 尿布疹　主要由患儿皮肤所沾尿液或残留于尿布上的肥皂、清洁剂所致。

（1）症状特点：患儿阴部至臀部皆会生出如栗子一般大小的疙瘩。情况严重时，疙瘩增大并出现小水疱。真菌性尿布疹，是由肠道中白念珠菌过度生长或母体带有念珠菌，使患儿出生后受感染，皮肤出现红疹。

（2）处理措施及护理要点：勤换尿布，保持臀部清洁干爽。涂擦护臀膏能起到较好的保护作用。如果发生腹泻，臀部抵抗力会变弱，每次换尿布时，用水冲洗臀部，或将臀部浸入温水中洗净。如果臀部溃烂，可于每次清洗后用台灯照射溃烂部位数分钟，以保持干爽。

4. 荨麻疹　荨麻疹俗称"风团""风疹块"，可能与饮食、药物、虫咬、花粉、肠道寄生虫等有关。对于患儿，常见诱因为添加新的辅食及接种疫苗时易于出现。

（1）症状特点：皮肤瘙痒，随之出现大小不等的红斑，红色或苍白色或接近肤色的风团，圆形、椭圆形或不规则形，开始为散在，逐步扩大，融合成片；真皮乳头水肿使毛囊口向下凹陷，皮肤凹凸不平，呈橘皮样外观。病情严重者可伴有心慌、气闷、烦躁、恶心、呕吐甚至血压降低等休克表现，部分患儿可出现胃肠黏膜水肿而腹痛、腹泻，剧烈时类似急腹症；如果伴有高热、寒战、白细胞升高等全身中毒表现，应考虑有感染可能。

（2）处理措施及护理要点：基本原则为祛除病因，制止瘙痒，消除皮损和伴发症状。可以抗组胺、抗感染、降低血管通透性及对症治疗，可结合局部外用药治疗。必要时转诊。

[案例分析]

王某，男，24月龄，由母亲带到社区卫生服务机构进行儿童健康随访。询问上次随访到此次随访之间状况。

喂养情况：18月龄断母乳，目前配方奶2～3次/d、每次180ml。每日进食3餐主食，膳食均衡、饮食清淡。至少有2次加餐，上、下午各一次，如晚餐时间比较早时，会在睡前2小时安排一次加餐。加餐以奶类、水果为主，配以少量松软面点。每日户外活动1小时。每日排便1～2次。

体格检查：体重12.50kg，身长90.0cm，头围49.5cm，前囟闭合；心肺听诊和腹部触诊无异常，无佝偻病体征，维生素D用量400U/d。血红蛋白120g/L。尿常规正常。听力筛查未见异常。智力筛查：足月顺产儿，24月龄对照"儿童神经发育进程检查"，通过相应测试项目。眼病筛查未见异常。指导家长注意言语发育、防意外伤害、养成口腔卫生习惯等。传授穴位按摩方法。接种乙脑疫苗第二剂和甲肝疫苗第二剂，观察30分钟。

1. 喂养指导　全科医生需要掌握不同年龄阶段儿童喂养基本原则和注意事项。科学添加辅食；培养良好的膳食行为；保证奶量，适量饮水，正确选择零食；平衡膳食，重在参与；合理安排户外活动。儿童饮食偏嗜者，注意给予家长科学指导。

2. 生长发育评价 全科医生需要通过筛检和比对评价标准，综合分析每个儿童发育情况并给出指导和建议。

3. 听力筛查 听力筛查仪筛查；受试者听到声音每次都要转头。正确开机进入测试状态（强度40dB、频率1 000Hz）。测试时刺激声给声方向为耳后方45°角、刺激声给声距离50cm，扩音器正对测试耳，按照1 000Hz→2 000Hz→3 000Hz→4 000Hz→5 000Hz顺序测试。幼儿均能作出听性反应行为。

4. 智力筛查 观察小儿对周围人们应答能力，看的能力，用手取物能力，画图能力，听、理解和用语言能力，坐、行步和跳跃的能力等，指导家长对儿童社交、精细动作、语言和大运动等方面进行训练。此案例中对照"儿童神经发育进程检查"，24月龄能知道自己的性别、名字、年龄，识别主要的颜色（红、黄、蓝）；会按吩咐做简单事情；会用勺子吃饭；会扶栏上楼梯/台阶。若有不通过的项目，注意引导、加强锻炼，严重落后需转诊。使用DDST工具和记录表进行发育筛查。

5. 眼病筛查 该幼儿无眼病高危因素，眼睑无下垂、缺损、炎症、肿物，眼睫毛无内翻，两眼大小对称，眼裂大小正常；结膜无充血，结膜囊无分泌物、持续溢泪；角膜透明呈圆形，直径正常，无混浊；两眼对称、虹膜无缺损。瞳孔居中、等大，对光反射存在。眼位检查：幼儿两眼注视光源瞳孔中心各有一反光点，分别遮盖左右眼时无眼球移动。眼球运动：幼儿两眼注视光源时，两眼同时同方向平稳移动，反光点在两眼瞳孔中央。根据视物行为自评无异常行为表现。

6. 环境指导 防止事故，尤其要关注如坠落、烧烫伤、吞食异物等。特别要留意居家环境安全隐患，如幼儿在阳台栏杆坠落，桌布被幼儿拉掉致使汤洒烫伤，幼儿开抽屉吃掉里面药品等。检查玩具，防止伤到手指。

7. 疾病防治 对于儿童常见健康问题需要注意几个方面：

（1）2周以内疫苗接种史：疫苗是外源性抗原，接种入患儿体内后，仍有患儿会发热、皮疹、接种部位硬结、腹泻，问诊时不可忽略接种疫苗不良反应。

（2）传染病接触史：由于患儿自身抵抗力弱，易受传染性疾病的侵袭；同时，患儿在幼儿园、学校等有机会接触到传染源，幼儿期易感染水痘－带状疱疹病毒、柯萨奇病毒、麻疹病毒等。

（3）密切观察儿童精神状态、食欲、体重改变、睡眠及大小便情况。

（4）掌握发病特点：起病时间、季节、起病情况（缓急）、病程、程度、频度（间歇性或持续性）、诱因等。

（5）中医保健技术：向家长提供儿童中医饮食调养、起居活动指导；在儿童6月龄、12月龄给家长传授摩腹和捏脊方法；在18月龄、24月龄传授按揉迎香穴、足三里穴方法；30月龄、36月龄传授按揉四神聪穴的方法。

（缪栋蕾）

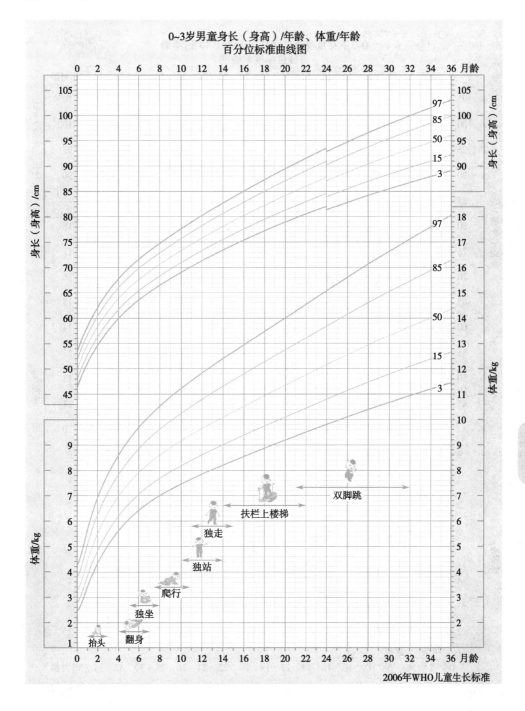

0~3岁男童身长（身高）/年龄、体重/年龄
百分位标准曲线图

2006年WHO儿童生长标准

第六章　重点人群保健

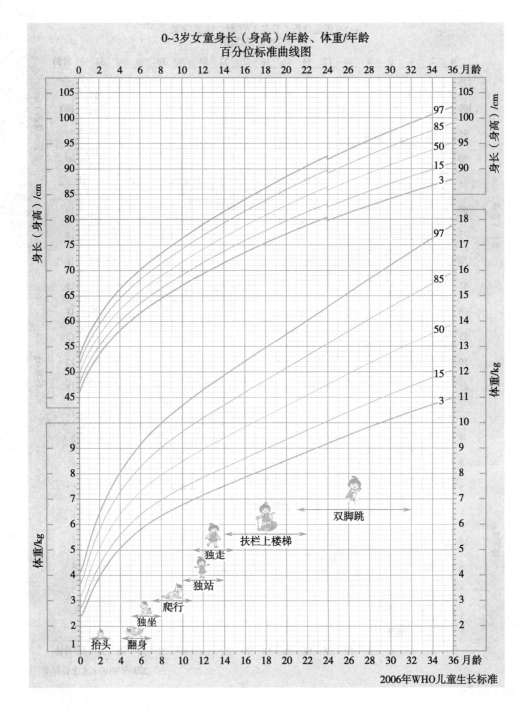

0~3岁女童身长（身高）/年龄、体重/年龄
百分位标准曲线图

2006年WHO儿童生长标准

第二节　妇　女　保　健

妇女保健是以维护和促进妇女健康为目的，预防为主，以健康保健为中心，基层为重点、社区妇女为服务对象，防治结合，开展以生殖健康为核心的妇女保健工作。社区妇女保健是妇女保健工作的重要组成部分，是以妇女健康为中心，以家庭为单位，社区为范围，以女性一生中不同时期的生理、心理、社会特点及保健需求为导向，以解决社区妇女的主要卫生问题、满足基本卫生服务需求为目的，融预防、医疗、保健、康复、健康教育及生殖适宜技术等为一体的有效、经济、方便、综合、连续的妇女保健服务。

一、社区妇女保健内容

社区妇女保健工作的主要内容包括：通过调查研究掌握服务对象的基本情况，建立妇女个人健康档案，分析总结社区妇女主要健康问题和保健需求；在进行社区卫生诊断的基础上，制定能满足当地妇女基本卫生服务需求的保健服务内容和工作计划；通过基层保健服务网络，结合社区动员和参与，指定服务团队进行实施的妇女生命全程保健相关工作内容。

女性从胎儿期到老年期的整个生命周期，都离不开妇女保健。胎儿保健属于孕期保健的重要内容，女童期保健属于儿童保健的一部分，社区妇女保健主要涵盖从青春期到老年期这段时间。重点为育龄期和更年期/绝经后期，育龄期妇女根据有无生育要求及是否处于妊娠期，又分为孕前期、孕期和节育期，不同阶段保健重点不同。但无论是哪个阶段，妇女保健都是预防保健和临床医疗工作的结合。在各期保健过程中，都涵盖了健康管理和女性常见疾病的诊疗与预防。本节主要介绍育龄期妇女健康管理、孕产妇健康管理、更年期妇女健康管理以及妇女常见病防治。

二、育龄期妇女健康管理

（一）服务内容

1. 为育龄期妇女建立社区妇女健康管理档案。

2. 通过询问主观资料和客观检查为育龄期妇女进行健康状况的初步评估。主观资料包括妇女月经史、婚育史、既往病史和手术史及目前健康状况，重点询问有无育龄期妇女常见疾病的典型症状，如乳房异常感觉、月经量或月经周期的改变、异常阴道出血、白带异常、下腹部疼痛或包块等。客观检查包括一般检查、乳腺检查、妇科超声、血生化检查等。

3. 发现紧急情况，如大量阴道流血、剧烈下腹痛、内外科相关急诊等，立即转诊至上级医院，并在2周内随访转诊结果。

4. 妊娠者纳入孕产妇健康管理。

5. 半年内有生育要求者给予孕前保健指导。

6. 未发现异常的育龄期妇女给予一般保健指导，包括计划生育、乳房自检、卫生保健和疾病筛查指导。择期转诊至妇科门诊进行妇科检查、宫颈癌筛查等。

7. 有相关危险因素妇女，针对不同危险因素制定相应健康促进方案。

8. 有症状者妇科门诊治疗，全科医生追访治疗结果并记录；合并慢性病者，纳入慢性病规范管理。

9. 每年进行一次健康评估并记录于妇女健康档案。

（二）服务流程

服务流程见图6-2-1。

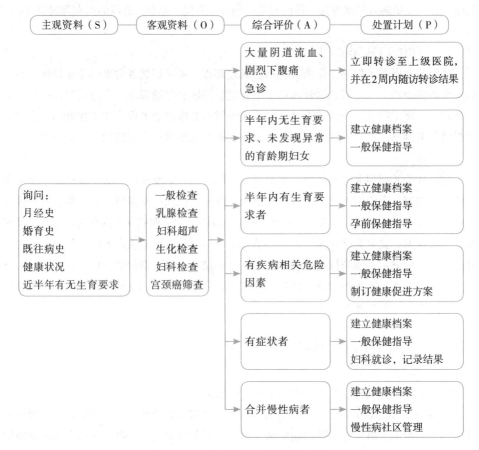

图6-2-1 育龄期妇女健康管理流程图

（三）服务要求

1. 开展育龄期妇女健康管理的乡镇卫生院和社区卫生服务中心应当具备服务所需的基本设备和条件，如实验室检查、超声检查等。

2. 从事育龄期妇女健康管理人员应取得相应医师资格，并接受妇女保健知识的培训，掌握生育适宜技术、妇女卫生保健、乳腺触诊等知识技能。

3. 每次服务信息及检查结果准确、完整地记录在《社区妇女健康管理档案》和检查随访记录上，并纳入健康档案管理。

三、孕产妇健康管理

（一）服务内容

1. 孕早期　孕13周前为孕妇建立《母子健康手册》，并进行第1次产前检查。

（1）孕13周前居住地乡镇卫生院、社区卫生服务机构建立《母子健康手册》。

（2）孕妇健康状况评估：询问既往史、家族史、个人史等，观察体态、精神等，并进行一般体格检查、妇科检查，血常规、尿常规、血型、肝功能、肾功能、乙肝检查，有条件的地区建议进行血糖、阴道分泌物、梅毒血清学试验、HIV抗体检测等实验室检查。

（3）开展孕早期生活方式、心理和营养保健指导，特别要强调避免致畸因素和疾病对胚胎的不良影响，同时告知和督促孕妇进行产前筛查和产前诊断。

（4）根据检查结果填写第1次产前随访服务记录表，对具有妊娠危险因素和可能有妊娠禁忌证或严重并发症的孕妇，及时转诊到上级医疗卫生机构，并在2周内随访转诊结果。

2. 孕中期　孕16～20周、21～24周各进行健康教育和指导1次，对孕妇的健康状况和胎儿的生长发育进行评估和指导。

（1）孕妇健康状况评估：通过询问、观察、体格检查、产科和实验室检查对孕妇健康和胎儿生长发育状况评估，识别需做产前诊断和转诊的高危重点孕妇。

（2）对未发现异常的孕妇，除了进行孕期的个人卫生、心理、运动和营养指导外，还要对预防出生缺陷的产前筛查和产前诊断做宣传告知。

（3）对发现异常的孕妇，要及时转至上级医疗卫生机构。出现危急征象的孕妇要立即转至上级医疗卫生机构，并在2周内随访转诊结果。

3. 孕晚期

（1）对孕产妇在孕28～36周、37～40周各进行健康教育和指导1次。

（2）开展孕产妇自我监护、促进自然分娩、母乳喂养及孕期并发症、合并症防治指导。

（3）高危孕妇应根据就诊医疗卫生机构的建议督促其酌情增加随访次数。若发现有意外情况，建议及时转诊。

4. 产后访视　乡镇卫生院/村卫生室和社区卫生服务中心/站应于产妇出院后1周内到产妇家中进行产后访视，产褥期健康管理，加强母乳喂养和新生儿护理指导，同时进行新生儿访视。

（1）了解产妇乳房、子宫、恶露、会阴及腹部伤口恢复情况。

（2）对产妇进行产褥期保健指导，对母乳喂养困难、产后便秘、痔疮、会阴或腹部伤口等问题进行相应处理。

（3）发现有产褥感染、产后出血、子宫复旧不佳、妊娠合并症未恢复者以及产后抑郁的产妇，及时转至上级医疗卫生机构。

（4）通过观察、询问和检查了解新生儿健康状况。

5. 产后42日健康检查

（1）乡镇卫生院、社区卫生服务机构为正常产妇做产后健康检查，异常产妇到原分娩医疗卫生机构检查。

（2）通过询问、观察、和妇科检查，必要时对产妇进行评估。

（3）对产妇应进行性保健、避孕、预防生殖道感染、纯母乳喂养6个月、婴幼营养等方面的指导。

（4）坚持纯母乳喂养6个月。

（二）服务流程

服务流程见图6-2-2。

（三）服务要求

1. 开展孕产妇健康管理的乡镇卫生院和社区卫生服务中心应当具备服务所需的基本设备和条件。

2. 从事孕产妇健康管理服务工作的人员应取得相应的执业资格，并接受过孕产妇保健专业技术培训，按照国家孕产妇保健有关规范要求，进行孕产妇全程追踪与管理工作。

3. 加强与村（居）委会、妇联、计生等相关部门的联系，掌握辖区内孕产妇人口信息。

4. 加强宣传，在基层医疗卫生机构公示免费服务内容，使更多的育龄妇女愿意接受服务，提高早孕建册率。

5. 每次保健服务后及时记录相关信息，纳入孕产妇健康档案管理。

6. 运用中医药适宜技术（如饮食起居、情志调摄、食疗药膳、产后康复等），开展孕期、产褥期、哺乳期保健服务。

7. 有助产技术服务资质的基层医疗卫生机构在孕中期和孕晚期对孕产妇各进行2次随访。没有助产技术服务资质的基层医疗卫生机构督促孕产妇前往有资质的机构进行相关随访。

（四）考核指标

1. 早孕建册率=辖区内孕13周前建册人数/该地该时间段内活产数×100%。

2. 产后访视率=辖区内产后28日内访视人数/该地该时间内活产数×100%。

四、更年期妇女健康管理

（一）服务内容

1. 建立社区妇女健康管理档案，记录月经史、孕产史、避孕措施选择、更年期症状评分、妇科检查、乳腺检查、女性激素检查、骨密度检测等资料。

2. 通过询问主观资料和进行客观检查对更年期妇女进行健康状况初步评估，根据评估结果进行分类和处理。

3. 发现紧急情况　大量阴道流血，剧烈下腹痛，内、外科相关急诊等，立即转诊至上级医院，并在2周内随访转诊结果。

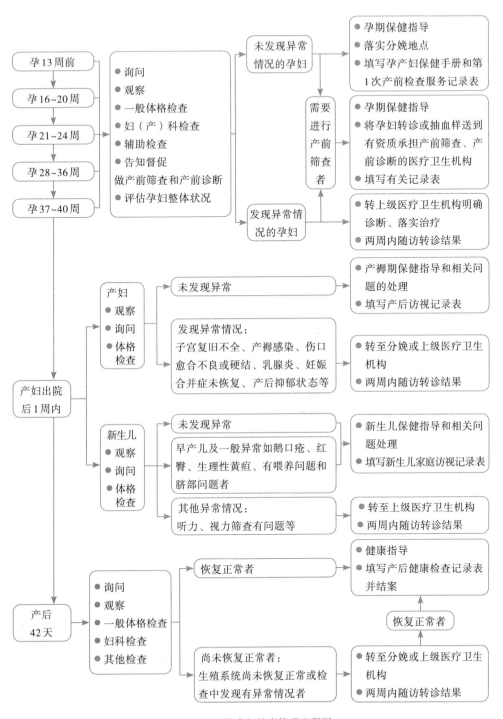

图 6-2-2 孕产妇健康管理流程图

4. 择期转诊至妇科门诊进行妇科检查、宫颈癌筛查。

5. 根据检查结果填写社区妇女健康档案，每年进行一次健康评估。

6. 未发现异常的更年期妇女给予健康保健指导，包括心理保健、饮食、运动、乳房自检指导、卫生保健、疾病筛查指导等。

7. 更年期症状妇女，除一般保健指导外，应配合药物治疗，必要时转诊。

8. 患有其他慢性病妇女，除一般保健指导外，应进行慢性病规范管理。必要时转专科医生处理。

9. 患有其他妇科问题者，除一般保健指导外，应按照相关疾病规范诊疗，或转妇科专科医生处理。

（二）服务流程

服务流程见图6-2-3。

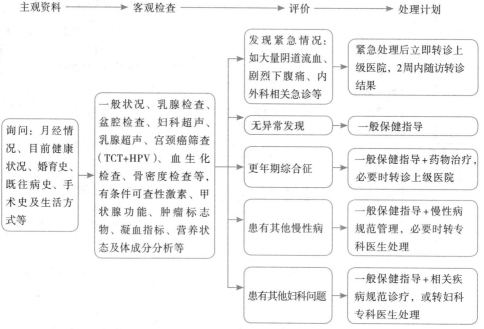

图6-2-3　更年期妇女健康管理流程图

TCT.液基薄层细胞检测；HPV.人乳头瘤病毒。

（三）服务要求

1. 开展更年期妇女健康管理的乡镇卫生院和社区卫生服务机构应当具备服务所需的基本设备和条件，如实验室检查设备、超声检查设备等。

2. 从事更年期妇女健康管理服务工作的人员应取得全科医生资格，并接受妇女保健知识培训，掌握更年期妇女保健指导、乳腺触诊等知识和技能。

3. 将每次保健服务信息及检查结果准确、完整地记录在《社区妇女健康管理档案》

随访记录上，并纳入健康档案管理。对于转诊者及时追访并记录在健康档案，有条件的基层医疗机构可进行信息化管理。

五、妇女常见病防治

（一）常见女性疾病

1. 滴虫性阴道炎

（1）症状：阴道分泌物增多，稀薄泡沫样白带，脓性或黄绿色，伴外阴瘙痒，间或有灼痛、疼痛、性交痛。

（2）检查：阴道黏膜充血，严重者有散在出血点，宫颈可有出血斑点，形成"草莓样宫颈"。

（3）诊断：根据临床表现和辅助检查，阴道分泌物中找到滴虫即可确诊。

（4）处理

全身用药：甲硝唑片 2 000mg，单次顿服；或替硝唑片 2g，单次顿服；或甲硝唑片 400mg，每日 2～3次，7日为一个疗程。

局部用药：甲硝唑片 200mg，每晚置入阴道内，7～10次为一个疗程；局部用药前可用 1∶5 000高锰酸钾溶液或 1% 乳酸液清洗外阴。

（5）注意事项：治疗中避免性生活；性伴侣应同时治疗；治疗失败应转诊至上级医院。

2. 外阴阴道念珠菌病

（1）症状：外阴瘙痒、灼痛；阴道分泌物多为白色稠厚，凝乳或豆腐渣样。

（2）检查：外阴或阴道黏膜红斑、水肿，阴道分泌物如豆腐渣样。

（3）诊断：典型病例根据临床表现和检查体征诊断。若在分泌物中找到假丝酵母菌的芽孢或菌丝即可确诊。

（4）处理

1）一般治疗：①勤换内裤，患者内裤、毛巾开水烫洗；②若有糖尿病，给予原发病治疗；③停用广谱抗生素、雌激素、糖皮质激素；④治疗期避免性生活。

2）药物治疗

局部用药可选用以下任一种：①硝酸咪康唑霜（5g），阴道用药，每晚1次，连续7日。②硝酸咪康唑栓200mg，每晚阴道内放置，连续7日；或400mg每晚1粒，连续3日。③克霉唑霜5g，阴道内放置，每晚1次，连续7～14日。④克霉唑片100mg，阴道内用，每晚1次，连续7日；或200mg，每晚1次，连续3日。⑤制霉菌素栓剂10万单位，阴道内用，每晚1粒，连续10～14日。

全身用药：对不能耐受局部用药或无性生活者可全身用药，选用以下任一种。①伊曲康唑200mg口服，每日1次，连续3～5日；或1日疗法，400mg，1日内分2次服用。②氟康唑150mg，单次顿服。

（5）注意事项：局部用药前，可用4%碳酸氢钠溶液清洗外阴；复发性外阴阴道念珠菌病建议转诊。

3. 细菌性阴道病

（1）症状：白带增多、稀薄、乳白色或灰白色、有鱼腥味或恶臭。

（2）检查：分泌物如同牛奶倒入阴道中，阴道黏膜无红肿或充血。

（3）诊断：确定有下面四条中三条即可诊断。①白带的性状；②线索细胞阳性，取少许分泌物放在玻片上，加一滴生理盐水混合，高倍显微镜下寻找线索细胞；③阴道分泌物pH>4.5；④胺试验阳性，取阴道分泌物少许放在玻片上，加入10%氢氧化钾1～2滴，可闻及挥发腥臭气味。

（4）处理

1）全身用药：选用以下任一种。①甲硝唑片400mg，每日2～3次，连用7日；②甲硝唑片2 000mg，单次顿服；③克林霉素300mg，每日2次，连用7日。

2）局部用药：选用以下任一种。①2%克林霉素软膏阴道涂抹，每次5g，每晚1次，连续7日；②0.75%甲硝唑膏（5g），阴道内，每晚1次，连续7日；③甲硝唑阴道泡腾片200mg，阴道内，每晚1次，连续7～10日。

（5）注意事项：性伴侣不需常规治疗，治疗后无症状者不需随诊。

4. 老年性阴道炎

（1）症状：绝经前后妇女，有阴道灼热感、外阴瘙痒、外阴灼热感等症，伴或不伴阴道分泌物增多，分泌物呈水样。

（2）检查：阴道黏膜萎缩，皱襞消失，上皮菲薄，阴道黏膜充血，有点状出血，严重时形成表浅溃疡。

（3）诊断：根据患者年龄、症状和检查所见即可诊断。

（4）处理：保持外阴清洁和干燥，分泌物多时可用1%乳酸或0.5%乙酸坐浴。阴道局部用药：①甲硝唑栓剂，1支，每日1次，连续7～10日；②保妇康栓，1枚，每日1次，连续7～10日；③同时加用雌激素制剂，雌三醇乳膏，外用，0.5～1g/d，连续7日，以后每周1～2次维持。

（5）注意事项：用雌激素制剂之前需检查乳腺及子宫内膜，如有乳腺增生或乳腺癌，子宫内膜增生或子宫内膜癌者禁用。

5. 盆腔炎

（1）症状：下腹疼痛伴发热、寒战、恶心、呕吐等，如有脓肿形成，可有下腹包块及局部压迫刺激症状，如尿频、尿痛、排尿困难、里急后重、排便困难。

（2）检查：患者呈急病面容，体温高、脉搏快、下腹压痛明显，有腹膜炎时下腹有压痛和反跳痛。查体子宫压痛或复旧不良，双侧附件可有增厚或形成包块，有脓肿时可触及波动感。患者白细胞计数升高，特别是中性粒细胞。

（3）诊断：必备条件包括子宫压痛、附件压痛、宫颈举痛。附加条件包括口测体温>38.3℃、异常宫颈或阴道分泌物、宫颈有淋菌和/或沙眼衣原体感染、红细胞沉降率增快、C反应蛋白增高等，这些可增加盆腔炎诊断的特异性。对某些特殊病例可通过子宫内膜病理、影像学、腹腔镜等方法确诊。

（4）处理

支持疗法：卧床休息取半卧位。注意营养及液体摄入，提高机体免疫力。纠正水电解质及酸碱平衡。高热时物理降温，缓慢滴注5%葡萄糖生理盐水。避免不必要的盆腔检查及阴道灌洗。

抗生素治疗：根据病原及药敏试验选用抗生素。治疗需在得到细菌培养结果前开始，多采用抗生素联合用药，如：青霉素或红霉素与氨基糖苷类药物及甲硝唑联合。

（5）随诊：在治疗开始24～48小时进行疗效评价。病情无改善或加重时，首先应重新评估诊断，而不是增加或更换抗生素及时转诊，进行超声或腹腔镜检查等诊治。如果患者用宫内节育器避孕，在抗生素治疗开始后应摘除。需要对患者性伴侣进行检查，至少应按无并发症淋病及沙眼衣原体感染对患者伴侣进行治疗。

（二）妇女常见病筛查管理

妇女常见病筛查是妇女常见病防治的重要内容，是以筛查宫颈癌、乳腺癌为重点的保障妇女健康的重要公共卫生服务。通过妇女常见病筛查，达到早期发现、早期诊断、早期治疗宫颈癌和乳腺癌，以及防治其他妇女常见病的目的。

1. 筛查对象与筛查时间　妇女常见病筛查对象为20～69岁妇女，重点是35～65岁妇女。目前国内妇女常见病筛查管理工作中，多数建议宫颈筛查在性生活开始1年后进行，每位妇女每1～3年进行1次妇女常见病筛查，具体筛查时间如下：

（1）宫颈筛查：筛查起始时间在经济发达地区为25～30岁，经济欠发达地区在35～40岁，高危人群适当提前；终止时间为65岁，25～34岁妇女每2～3年进行1次宫颈细胞学筛查；35～64岁妇女每年进行1次宫颈细胞学筛查；因子宫良性疾病而行子宫全切者无须再进行宫颈细胞学筛查。目前不推荐单独使用人乳头瘤病毒（HPV）DNA检测方法作为宫颈癌初筛方法，建议与细胞学联合使用。

（2）乳腺筛查：40岁以下妇女筛查方法以临床触诊和乳腺超声为主，每1～2年做1次乳腺超声检查；40岁及40岁以上的妇女以乳腺X线（钼靶）为主要筛查手段，每年1次乳腺超声检查，每2年1次乳腺X线检查。

2. 筛查疾病内容　目前我国妇女常见病筛查疾病主要包括以下几种：

（1）宫颈疾病：包括宫颈上皮内瘤变（CIN）、宫颈癌。

（2）乳腺疾病：包括乳腺导管或小叶原位癌、乳腺非典型增生等癌前病变、乳腺癌、乳腺良性疾病。

（3）生殖道感染：外阴、阴道炎症、宫颈感染性疾病、盆腔炎性疾病等。

（4）其他：子宫肌瘤、卵巢肿瘤、子宫脱垂/阴道前后壁膨出等。

筛查项目可分为基本筛查项目和推荐筛查项目，分别适用于不同经济情况及个人需求的妇女。

（1）基本筛查项目：为保证妇女常见病筛查的质量，对每一位筛查对象必须提供的检查项目。包括妇科检查、阴道分泌物常规检查、宫颈细胞学涂片检查、醋酸目视检查及鲁氏碘液目视检查、乳腺检查（视诊和触诊）、乳腺超声及乳腺钼靶（40岁以上）等。

（2）推荐筛查项目：推荐筛查项目指根据筛查对象要求或检查需要，可在基本检查项目的基础上增加或替换的项目。包括宫颈液基细胞学检查、人乳头瘤病毒（HPV）DNA检测、盆腔超声检查、宫颈和/或阴道分泌物特殊检查等。

3. 筛查工作内容

（1）筛查前准备：筛查前，医疗保健机构应为所有接受筛查的妇女，提供妇女常见病防治的健康教育，并告知常见病筛查的意义、目的、内容及注意事项。根据筛查人数和筛查项目配置检查物品，以及相关登记和表格等，以便收集信息。

（2）医学检查：

采集病史：询问与妇女常见病相关的病史。主要包括月经史、性生活史、避孕史、孕产史、既往病史及家族史等。

妇科检查：包括外阴检查、阴道窥器检查、双合诊检查及三合诊检查（必要时），此外，可根据需要同时进行以下检查项目：宫颈细胞学的取材、人乳头瘤病毒（HPV）DNA检测的取材、醋酸目视检查（VIA）及鲁氏碘液目视检查（VILI）等。

乳腺检查：受检者可采取仰卧姿和坐姿，进行乳房的视诊和触诊检查。

专项检查：包括阴道及宫颈分泌物检查、宫颈细胞学检查、乳腺超声。对于不具备宫颈细胞学检查设备及阅片人员的地区，可采用醋酸目视检查（VIA）及鲁氏碘液目视检查（VILI）。对于体检中盆腔检查有异常发现的可行盆腔超声检查，以协助诊断。40岁以上女性可以做乳腺X线（钼靶）检查。

（刘翠中）

第三节　老年人健康管理

我国已经快速进入老龄化社会，人口老龄化带来的影响主要包括社会负担加重、社会医疗保障费用增加、现有产业结构需要调整、传统养老模式受到影响、老年保健服务需求增加等。建立和完善适合我国国情的养老保障体系，完善相关政策和法律体系等努力实现"健康老龄化"。

一、老年人健康管理概述

（一）老龄化的现状

1. 老年人与老龄化社会划分的标准　世界卫生组织建议亚太地区和发展中国家用60岁作为老年人的标准。我国将老年人不同年龄阶段分为：45～59岁为老年前期（中老年人）、60～79岁为老年期（老年人）、80岁以上为高龄期（高龄老人）、90岁以上为长寿期（长寿老人）、100岁以上为百岁老人。联合国划分人口老龄化程度的标准基本内涵是：总人口数中60岁以上人口所占比例超过10%或65岁以上人口所占比例超过7%。

2. 中国人口老龄化特点　我国老龄化社会呈现5个突出特点：老年人口绝对数量大、高龄化趋势显著、"未富先老"、"空巢"老人迅速增加、农村养老问题严重。

（1）老年人口绝对数量大：我国老龄人口绝对数量为世界之冠，2020年我国第七次人口普查结果显示，60岁及以上人口从2010年的1.78亿增加到2.64亿，占总人口数的18.70%；65岁及以上老年人已达1.90亿，占总人口数的13.50%。我国由轻度老龄化进入中度老龄化社会，面临着严峻挑战。

（2）高龄化趋势显著：随着我国经济持续发展和人民生活水平的提高，我国人均预期寿命大大延长。我国人口老龄化已经表现出明显的高龄化趋势。

（3）"未富先老"：发达国家在进入老龄化社会时，人均国内生产总值基本在5 000美元至10 000美元，目前平均达到20 000美元左右。我国在进入老龄化社会时，人均国内生产总值尚不足1 000美元，但随着我国经济发展，目前人均国内生产总值已突破10 000美元。

（4）"空巢"老人（即独居老人和仅与配偶居住在一起的老年人）迅速增加：全国老龄工作委员会办公室在大中城市进行的老年人居住情况调查结果显示，"三代同堂"式的传统家庭越来越少，"四二一"/"四二二"的人口结构（一对夫妇同时赡养4个老人甚至6～8个老人和1个/2个小孩）愈加明显。

（5）农村养老问题严重：随着城市化进程的加快和人口的迁移流动，加快了农村人口老龄化的步伐，农村出现了大量的"留守老人"。

（二）健康老龄化的含义

健康老龄化是当今国际社会关注的热点，有"两个含义、三个外延"。

1. 两个含义　①个体的健康老龄化表现为老年人健康时期延长，生命晚期的持续时间很短，老年人生存质量的提高，晚年生活更加有意义；②群体的健康老龄化即老年人群中健康者的比例越来越大，老年人口的健康预期寿命延长。健康预期寿命与一般的预期寿命不同，前者以日常生活自理能力的丧失为终点，后者以死亡为终点。

2. 三个外延　①老年人个体健康表现为身心健康和良好适应能力；②老年群体整体健康为健康预期寿命延长；③人文环境健康表现为人口老龄化的社会氛围良好，发展持续、有序、符合规律。

（三）健康老龄化的策略

1. 健康老龄化　1992年联合国第47届大会通过的《2001年全球解决老龄问题的奋斗目标》提出"健康老龄化"的概念，强调长寿和健康并重，生存质和量统一，并将此作为全社会的奋斗目标。"健康老龄化"是要从整体上促进老年人的健康，使老年人在身体、社会、情感、精神等多方面得到平衡发展。

2. 随着我国人口老龄化进程加快，所带来的医疗卫生保健问题也日渐突出。发展老年卫生事业，迎接人口老龄化挑战，必须大力发展社区卫生服务。2009年，国家基本公共卫生服务项目涵盖了老年人健康管理服务的内容，在城乡基层医疗卫生机构普遍开展取得了一定成效。为进一步规范管理，原卫生部在《国家基本公共卫生服务规范》（2009版）基础上修订和完善，形成了《国家基本公共卫生服务规范》（2011版），其中对老年人健康管理的服务对象、服务内容、流程、要求、考核指标及健康评估等内容进行规定，2017年2月发布《国家基本公共卫生服务规范（第三版）》，再次修订为城乡基层医疗卫生机构为老年人提供基本公共卫生服务提供了参考依据。

二、老年人健康管理服务内容及服务流程

（一）服务对象

辖区内65岁及以上常住居民。

（二）服务内容

每年为老年人提供1次健康管理服务，包括生活方式和健康状况评估、体格检查、辅助检查和健康指导。

1. 生活方式和健康状况评估　通过问诊及老年人健康状态自评了解其基本健康状况、体育锻炼、饮食、吸烟、饮酒、慢性疾病常见症状、既往所患疾病、治疗及目前用药和生活自理能力等。

2. 体格检查　包括体温、脉搏、呼吸、血压、身高、体重、腰围、皮肤、浅表淋巴结、心脏、肺部、腹部等常规体格检查，并对口腔、视力、听力和运动功能等进行粗测判断。

3. 辅助检查　包括血常规、尿常规、肝功能（血清谷草转氨酶、血清谷丙转氨酶和总胆红素）、肾功能（血清肌酐和血尿素氮）、空腹血糖、血脂和心电图检测。

4. 健康指导　告知健康体检结果并进行相应健康指导。

（1）高血压、2型糖尿病患者纳入相应的慢性病患者健康管理。

（2）患有其他疾病（非高血压或糖尿病），应及时治疗或转诊。

（3）发现有异常的老年人建议定期复查或向上级医疗机构转诊。

（4）进行健康生活方式以及疫苗接种、骨质疏松预防、防跌倒措施、意外伤害预防和自救、认知和情感等健康指导。

（5）告知或预约下一次健康管理服务的时间。

（三）服务流程

服务流程见图6-3-1。

（四）服务要求

1. 开展老年人健康管理服务的乡镇卫生院和社区卫生服务机构应具备基本设备和条件。

2. 加强与村（居）委会、派出所等相关部门的联系，掌握辖区内老年人口信息变化。加强宣传，告知服务内容，使更多的老年人愿意接受服务。

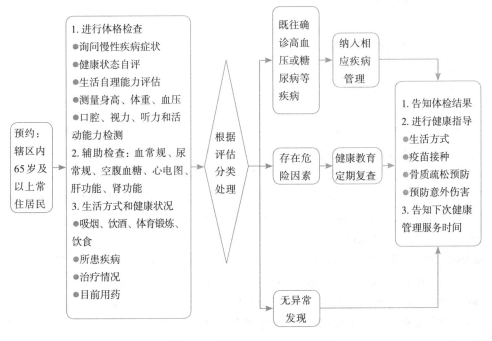

图 6-3-1　老年人健康管理流程图

3. 每次健康检查后及时将相关信息记入健康档案。对已纳入相应慢性病健康管理的老年人，本次健康管理服务可作为一次随访服务。

4. 用中医药方法为老年人提供养生保健、疾病防治等健康指导。

（五）考核指标

老年人健康管理率=接受健康管理人数/年内辖区内65岁及以上常住居民数×100%（接受健康管理是指建立健康档案，接受健康体检、健康指导，健康体检表填写完整）。

三、老年人健康状况评估

（一）老年健康标准

中华医学会老年医学分会根据中国国情，提出了中国老年人健康十项标准：

1. 躯干无明显畸形、驼背等不良体型，骨关节活动基本正常。

2. 神经系统无偏瘫、老年性痴呆及其他神经系统疾病，神经系统检查基本正常。

3. 心脏基本正常，无高血压、冠心病（心绞痛、冠状动脉供血不足、陈旧性心肌梗死）及其他器质性心脏病。

4. 无慢性肺部疾病，无明显肺功能不全。

5. 无肝肾疾病、内分泌代谢疾病、恶性肿瘤及影响生理功能的严重器质性疾病。

6. 有一定的视听功能。

7. 无精神障碍，性格健全，情绪稳定。

8. 能恰当地对待家庭和社会人际关系。

9. 能适应环境，具有一定的社会交往能力。

10. 具有一定的学习、记忆能力。

（二）老年综合评估

老年综合评估（comprehensive geriatric assessment，CGA）是指通过多学科方法对老年人的躯体功能状态、心理健康状态、社会支持和环境状况进行综合评估，制定维护老年人健康和功能为目的的防治计划，最大程度地提高老年人的生活质量。CGA评估方法有两种：一种是先通过各维度单项测量工具进行测量，然后根据测量结果进行综合评估，包括一般医学评估、躯体功能评估、精神心理评估、社会功能评估、生活环境评估5个维度（图6-3-2）。另一种是通过涵盖各维度、简单易行的综合评估量表，直接进行综合评价，如美国老年人资源与服务评价量表（older American resources and services，OARS）、居民评估工具（resident assessment instrument，RAI）、综合评价量表（comprehensive assessment and referral evaluation，CARE）等。社区老年保健的重点人群主要是高龄老年人、独居老年人、丧偶老年人、近期出院需要家庭康复和健康指导的老年人，应对此人群进行老年综合评估。

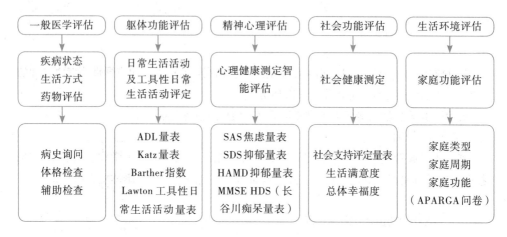

图6-3-2　老年综合评估图

（三）一般医学评估

通过病史询问、体格检查、实验室检查及影像学检查方法，了解老年人急慢性疾病，并对疾病进行诊断评估，关注老年人整体健康状况，确定主要的医疗问题。老年人由于生理功能减退，机体的抗病能力和对疾病的反应性出现不同程度降低，因此老年人的疾病谱和中青年不同，老年人易患高血压、心脏病、动脉硬化、脑血管疾病、糖尿病、老年性痴呆、骨关节病、骨质疏松、慢性支气管炎、恶性肿瘤、听力减退、视力减退等慢性疾病；对于同一种疾病，老年人和中青年的临床表现也不尽相同。

老年人疾病特点主要包括：临床症状及体征不典型；多病共存；病情重，变化快；易发生意识障碍；并发症多，如水、电解质和酸碱平衡紊乱，多器官功能衰竭，感染，血栓和栓塞等；病程长，康复慢；药物不良反应多；对治疗的反应不同。

药物评估是对老人接受的治疗药物进行评估，包括处方药品、非处方药品、中药、保健品等。由于老年人的生理变化，老年状态下药物吸收、分布、代谢、排泄均会发生变化。药效学方面会表现出药物不良反应增多，合并用药耐受性降低，对中枢神经系统抑制药物、中枢性镇痛药物、抗凝药物、抗利尿剂、抗高血压药敏感性增高，对有肝功能损伤的药物耐受性下降；抗胆碱能药物可导致记忆力损伤，抗精神病药可引起精神失常等。因此老年人用药前需权衡利弊，避免多重用药，用药前制定个体化的给药剂量，出现药物不良反应时及时停药，并联合临床药师对老年人处方进行质量控制。

（四）躯体功能评估

功能评估包括日常生活活动（ADL）评定和工具性日常生活活动（IADL）评定。

1. ADL评定　是最基本的自理能力。国际常用评定量表有ADL量表、Katz日常生活功能指数量表（Katz量表）等（表6-3-1、表6-3-2）。

表6-3-1　日常生活活动（ADL）量表

量表	项目/分
躯体生活自理量表	1. 使用公共车辆　1　2　3　4
	2. 行走　1　2　3　4
	3. 做饭菜　1　2　3　4
	4. 做家务　1　2　3　4
	5. 服药　1　2　3　4
	6. 吃饭　1　2　3　4
工具性日常生活自理量表	1. 穿衣　1　2　3　4
	2. 梳头、刷牙等　1　2　3　4
	3. 洗衣　1　2　3　4
	4. 洗澡　1　2　3　4
	5. 购物　1　2　3　4
	6. 定时如厕　1　2　3　4
	7. 打电话　1　2　3　4
	8. 处理自己财务　1　2　3　4

注：1. 总分14分为正常，14～56分为功能下降，其中单项1分为正常，2～4分为功能下降。

　　2. 如果有2项或2项以上3分，或总分22分，为明显功能障碍。

表6-3-2　Katz日常生活功能指数量表

姓名：　　　　　评价日期：

每个功能项目中，帮助是指监护、指导、亲自协助。评估下列各项功能，在相应的地方打"√"

项目		分值/分
1. 沐浴	擦浴、盆浴或淋浴	
	①独立完成（洗盆浴时进出浴缸自如）	2
	②仅需部分帮助 （或背部或一条腿）	1
	③需要帮助 （不能自行洗浴）	0
2. 更衣	从衣橱或抽屉取衣穿衣（内衣、外套），以及扣扣、系带	
	①取衣、穿衣完全独立完成	2
	②只需要帮助系鞋带	1
	③取衣、穿衣要协助	0
3. 如厕	进厕所排尿、排便自如，排泄后能自洁及整理衣裤	
	①无须帮助，或能借助辅助器具进出厕所	2
	②进出厕所需帮助（需帮助便后清洁或整理衣裤，或夜间用便桶或尿壶）	1
	③不能自行进出厕所完成排泄过程	0
4. 移动	起床，卧床；从椅子上站立或坐下	
	①自如（包括使用手杖等辅助器具）	2
	②需要帮助1分	1
	③不能起床	0
5. 控制大、小便	①完全能自控	2
	②偶尔有失禁	1
	③大小便需别人观察控制，需使用导尿管或失禁	0
6. 进食	①自理无须帮助	2
	②需帮助备餐，能自己吃食物	1
	③需帮助进食，部分或全部通过胃管喂食，或需静脉输液	0

《老年健康管理规范（2011）》中老年人生活自理能力评估表采用老年躯体健康自评表，根据表6-3-3中5个方面进行评估，将各方面判断评分汇总后，0～3分者为可自理；4～8分者为轻度依赖；9～18分者为中度依赖；19分者为不能自理。

表6-3-3 老年人生活自理能力评估表（老年躯体健康自评表）

评估事项、内容与评分	程度等级				判断评分
	可自理	轻度依赖	中度依赖	不能自理	
（1）进餐：使用餐具将饭菜送入口、咀嚼、吞咽等活动	独立完成	—	需要协助，如切碎、搅拌食物等	完全需要帮助	
评分/分	0	0	3	5	
（2）梳洗：梳头、洗脸、刷牙、剃须洗澡等活动	独立完成	能独立洗头、梳头、洗脸、刷牙、剃须等；洗澡需要协助	在协助下和适当的时间内，能完成部分梳洗活动	完全需要帮助	
评分/分	0	1	3	7	
（3）穿衣：穿衣裤、袜子、鞋子等活动	独立完成	—	需要协助，在适当的时间内完成部分穿衣	完全需要帮助	
评分/分	0	0	3	5	
（4）如厕：小便、大便等活动	不需协助，可自控	偶尔失禁，但基本上能如厕或使用便具	经常失禁，在很多提示和协助下尚能如厕或使用便具	完全失禁，完全需要帮助	
评分/分	0	1	5	10	
（5）活动：站立、室内行走、上下楼梯、户外活动	独立完成所有活动	借助较小的外力或辅助装置能完成站立、行走、上下楼梯等	借助较大的外力才能完成站立、行走，不能上下楼梯	卧床不起，活动完全需要帮助	
评分/分	0	1	5	10	
总评分/分					

2. IADL量表　IADL反映老年人能否独立生活并具备良好的日常生活功能。常用量表有Lawton工具性日常生活活动量表、Barthel指数等（表6-3-4、表6-3-5）。

表6-3-4　Lawton工具性日常生活活动量表

生活能力	项目	分值/分
1. 你能自己做饭吗	无须帮助	2
	需要一些帮助	1
	自己完全不能做饭	0
2. 你能自己做家务或勤杂工作吗	无须帮助	2
	需要一些帮助	1
	自己完全不能做家务	0
3. 你能自己服药吗	无须帮助（能准时、准量服药）	2
	需要一些帮助（别人帮助备药和/或提醒服药）	1
	没有帮助自己完全不能服药	0
4. 你能去超过步行距离的地方吗	无须帮助	2
	需要一些帮助	1
	除非做特别安排，否则自己完全不能旅行	0
5. 你能去购物吗	无须帮助	2
	需要一些帮助	1
	自己完全不能出去购物	0
6. 你能自己理财吗	无须帮助	2
	需要一些帮助	1
	自己完全不能理财	0
7. 你能打电话吗	无须帮助	2
	需要一些帮助	1
	自己完全不能打电话	0

表6-3-5　Barthel指数评分

ADL 项目	评分/分			
	自理	稍依赖	较大依赖	完全依赖
1. 进食	10	5	0	0
2. 洗澡	5	0		
3. 修饰（洗脸、梳头、刷牙、刮脸）	5	0		
4. 穿衣（包括系鞋带）	10	5（偶尔能控制）	0	
5. 控制大便	10	5	0	
6. 控制小便	10	5	0	
7. 用厕所（包括擦浴、穿衣、冲洗）	10	5	0	

ADL 项目	评分 / 分			
	自理	稍依赖	较大依赖	完全依赖
8. 床椅转移	15	10	5	0
9. 平地走	15	10	5（用轮椅）	0
10. 上下楼梯	15	10	0	

（五）精神心理评估

1. 中国老年医学学会提出的老年心理健康评估标准

（1）认知方面：感知觉尚好，视、听、嗅和触觉均正常；记忆力强，能记住重要的事情，不需要经常提醒；思维能力和表达能力比较强，分析解决问题清楚明了；有比较丰富的想象力，善于为自己设计一个愉快的奋斗目标，并鼓励自己为之努力。

（2）情感方面：情绪反应迅速，不轻易冲动，不常忧郁，不事事紧张，不麻木不仁，能常乐，能制怒。

（3）意志方面：能坚持学习一种以上新的知识和技能，坚持性强，不服老。

（4）个性方面：能保持个性的完整与和谐，不压抑自我，心情舒畅。

（5）人际关系方面：人际关系和谐，严以律己，宽以待人，关心和热爱集体，力所能及地参加社会活动，在处理人际关系时充满愉快满意的心情。

2. 心理健康评估　常用量表有焦虑自评量表、抑郁自评量表、HAMD 等。

3. 认知评估　认知评估常用筛查量表有中国修改版简易精神状态检查（MMSE），见表6-3-6。

表6-3-6　简易精神状态检查（MMSE）

请仔细阅读，选择最能合适地反映其活动能力的评定，每一个问题只选择一个评定，不要重复评定，也不要遗漏。

1. 使用各种票证（正确使用，不过期）	0	1	2	9
2. 按时支付各种票据（如房租、水电费）	0	1	2	9
3. 自行购物（如购买衣服、食品及家庭用品）	0	1	2	9
4. 参加需要技巧性的游戏或活动（下棋、打麻将、绘画、摄影）	0	1	2	9
5. 使用炉子（包括生、灭炉子）	0	1	2	9
6. 准备和烧一顿饭（包括饭、菜和汤）	0	1	2	9
7. 关心和了解新鲜事物（国家大事或邻居中发生的大事）	0	1	2	9

8. 持续1小时以上注意力集中地看电视或小说，或收听收音机，并整理、评论或讨论其内容	0	1	2	9
9. 记得重要的约定（如领退休金、朋友约会或接送幼儿等）	0	1	2	9
10. 独自外出活动或走亲访友（至较远距离，如相当于3站公共汽车行驶距离）	0	1	2	9

（六）社会功能评估

社会功能评估是对老年人社会适应能力、经济状况、社会角色等方面进行评估，了解患者经济收入状况及社会支持系统，明确可以照顾和支持老年人的人员，了解照料者的心理和经济负担情况。社会功能评估对于了解老年人是否能得到合理的医疗及生活安排至关重要。

（七）生活环境评估·

主要是对老年人的居住环境进行评估，包括居住环境的安全性、清洁、采光、通风、潮湿度等，以及周围的配套设施和提供生活和医疗服务的情况。进行居住环境的评估对于预防跌倒尤其重要，需要重点评估居住地方是否有容易引起摔倒的物品，卫生间及浴室是否有专门的把手，有无台阶等设置。其他环境评估还包括老年人生活的物理、社会、精神和文化环境评估等内容。

四、老年人常见健康问题的防治

（一）心脑血管疾病

老年人群的慢性疾病中以心脑血管疾病位居首位，其危险因素主要包括遗传因素、年龄、高盐饮食、血脂异常、超重或肥胖、缺乏运动、吸烟等。老年人心脑血管疾病的防治应当从合理膳食、适量运动、心理健康等多方面着手，提倡健康的生活方式。

1. 均衡营养、合理膳食

（1）限盐：每人每日钠盐摄入量在6g以下。

（2）均衡摄入三大营养物质：老年人蛋白质合成能力降低、蛋白质利用率低，应选用优质蛋白质，保证每日蛋白摄入量；老年人消化脂肪的功能下降，故摄入的脂肪能量比应以20%为宜，避免高脂肪、高热量食物的摄入，并以植物油为主，减少含饱和脂肪较多的肥肉或肉类食品；老年人糖耐量低，胰岛素分泌减少，且血糖调节作用减少，易发生高血糖，故不宜多用蔗糖。

（3）适量摄入维生素：维生素A可减少老人皮肤干燥和上皮角化；胡萝卜素能清除过氧化物，增强免疫功能；维生素E有抗氧化作用，能减少体内脂质过氧化物，消除脂褐质，降低血胆固醇浓度；维生素C对老人有防止血管硬化的作用。因此，老年人应经常食用富含各类维生素的食物。

（4）食物宜粗细搭配：膳食纤维尤其是可溶性纤维对血糖、血脂代谢都起着改善作用，利于心脑血管疾病的预防，还有调节肠道菌群、预防便秘、防癌等作用。因此食物不宜过精，应强调粗细搭配。

2. 适量运动　老年人应有适当体力活动，建议进行规律的有氧运动，如散步、慢跑、快走、广播操等锻炼，可视个人身体状况循序渐进，达到每周3次以上，每次运动30分钟以上。但部分老年人因高龄、严重骨关节病、心肺功能衰竭等原因无法达到上述运动要求，可选择适合自己的运动方式，例如在室内适当活动，或在家属帮助下进行肢体康复锻炼。

3. 维持理想体重　BMI控制在$18.5 \sim 24kg/m^2$之间。

4. 戒烟限酒。

5. 心理指导　保持心态平衡和情绪稳定，及时缓解心理压力，开展有益于身心健康的各种活动，如音乐欣赏、种花养草、书法等。

（二）骨质疏松症

骨质疏松症是一种以骨量减少、骨组织的微细结构破坏，导致骨骼的强度降低和骨折危险性增加为特征的一种全身代谢性疾病。老年性骨质疏松症多见于60岁以上的老年人，女性的发病率为男性的2倍以上。骨质疏松症预防的三要素包括：

1. 运动　运动是增加骨密度、降低骨丢失的重要措施。因此，要鼓励老年人多参加户外活动。行动不便的老人尽量多晒太阳，适当室内活动。

2. 合理营养　老年人应多进食含钙高的食物，如奶制品、海产品、深绿色蔬菜、核桃、花生、大豆制品等。部分老人因肠道缺乏乳酸酶者较多，喝牛奶后可能有产气、腹胀、腹泻等不适，可建议这类老年人饮用酸奶。

3. 指导钙剂的服用　老年人每日至少需摄入钙800mg，饮食中的钙量往往不足，需补充钙剂，选用可咀嚼的钙制剂，以促进吸收。常用的钙剂可分为无机钙和有机钙两类。无机钙（氯化钙、碳酸钙）含钙高，作用快，但对胃肠道刺激大。有机钙（葡萄糖酸钙、乳酸钙、活性钙等）含量低、吸收较好，刺激性较小。一天的钙量最好分次服用，且饭后1小时或睡前服用较好。钙剂与维生素D同时服用，可促进钙的吸收。

（三）跌倒

跌倒是老年人最常见的问题之一，老年人跌倒易出现软组织损伤、骨折、关节脱臼等，跌倒后的长期卧床还易引发压疮、肺部感染、尿路感染等，可能导致肢体瘫痪、意识障碍，甚至丧失生命。另外跌倒还可能导致老年人产生恐惧心理而限制他们的日常活动，诱发跌倒后综合征。

1. 跌倒的原因

（1）内在原因

1）步态异常：如神经系统疾病、精神因素、骨关节病（尤其累及髋关节和膝关节）、肌病或者其他肌病导致的肌力或肌张力下降。

2）药物：如镇静类药物、抗抑郁药物、某些抗高血压药物、麻醉类药物等。

3）平衡功能减退，凡能影响视觉、听觉、触觉、前庭功能和本体感觉等功能的任何因素都能使平衡功能减退而发生跌倒。

4）周围神经增龄性变化或疾病（糖尿病、维生素B缺乏、颈椎病）等引起感觉功能障碍，使老年人易发生跌倒。

5）心肌梗死、心肌缺血、心律失常、直立性低血压等心血管系统疾病；低血糖、甲减、贫血、电解质紊乱等代谢系统肌病；痴呆等认知功能障碍等。

（2）外在原因：约有1/3跌倒与环境因素有关，70%以上的跌倒发生在家中。常见的环境危险因素：①物体绊倒、地面光滑、光线晦暗、携带较重物品等；②穿拖鞋或不合适的鞋、裤；③家具摆设不当、床铺过高过低、座椅过软过低等因素使老年人使用困难而跌倒。

2. 跌倒的预防

（1）改善居住环境

①布局：房间布局简洁，家具稳定、摆放适当，卫生间靠近卧室，紧急用的电话机或警报器方便易取。②地面：平坦、无水、不滑、避免打蜡，卫生间洗手盆、浴缸、坐厕周围及厨房水池附近铺设防滑砖、防滑胶布或防滑垫。③通道：走廊宽阔，无障碍物。④楼梯：设置扶手，台阶平整无破损、高度合适。⑤照明：开关方便、易触及，室内光线充足且分布均匀、不闪烁。⑥卫生间：安设高度适宜、有扶手的坐便器。⑦睡床：床的高度和床垫的松软度适宜。

（2）指导日常生活：穿着上选择大小合适的鞋，鞋底防滑，裤腿或裙摆长度适中。使用坐便器时把住扶手后再缓慢下蹲身体。跌倒后起身的正确方法：先从仰卧位转为俯卧位，再匍匐向前爬行，慢慢移到坚实、可支撑的平面再向上引伸。夜间安全防范，老人卧房备手电筒、开夜灯等。

（3）运动锻炼：规律的运动锻炼（特别是平衡训练）可减少10%的跌倒发生率。运动锻炼形式可根据老年人的年龄、活动能力和个人兴趣选取，如散步、慢跑、太极拳、平衡操、运动操等。

（4）重视相关疾病的防治：积极防治可诱发跌倒的疾病，如控制高血压、心律失常和癫痫发作，以减少和防止跌倒的发生。

（5）合理用药：避免给老年人使用易引起跌倒危险的药物。若必须使用，尽量减少用药的种类和剂量，缩短疗程，并在用药前做好宣教，如告诉服用镇静催眠药的老年人，未完全清醒时不要下床。

（四）心理健康问题

1. 老年人常见精神心理问题　老年人情感和意志过程随社会地位、生活环境、文化素质的不同有极大差异，可出现情绪不稳、易激动、忧郁悲观、意志消沉等表现，突出表现为失落感、自卑感、孤独感。老年人对健康和经济的关注和担心可产生不安、焦虑、保守、孤独、任性，出现怀旧与发牢骚等情况。此外，老年人的记忆能力下降，尤其是近期记忆，此为大脑细胞衰老、退变的常见现象。

2. 预防措施

（1）老年人自我调适：老年人应参与社会，积极而适量地参加各种力所能及的有益于社会和家人的活动。在活动中扩大社会交往，做到老有所为，既可消除孤独与寂寞，更从心理上获得生活价值感的满足，增添生活乐趣；也可以通过参加老年大学学习等途径消除孤独，培养广泛的兴趣爱好，挖掘潜力，增强幸福感和生存的价值。

（2）子女的关心照顾：从内心深处诚恳地关心父母，充分认识到空巢老人在心理上可能遭遇的危机，与父母房子的距离最好不要太远；身在异地的子女，除了托人照顾父母，更要注重对父母的精神赡养，尽量常回家看看老人，或经常与父母通过电话等进行感情和思想的交流。丧偶的老年人独自生活感到寂寞，子女应该支持老年人的再婚需求。

（3）借助社会力量满足老年人的多种需求：在社区中兴建服务设施；对行动不方便或日常生活有困难的老年人提供有偿的家庭服务（如保姆、小时工等），包括代购生活用品、代做饭食、清理卫生、生病护理、陪同聊天等；辅助老年人按照自己的兴趣爱好建立老年文化组织，为老年人提供更多的活动场所，丰富老年人的精神生活，把居家养老和规范化的社区服务相结合，把社区服务引入家庭，以弥补家庭养老的不足，提高老年人的生活质量。开办老人心理健康咨询门诊，根据老年人的心理特点，通过开展个案心理健康咨询，解答老人在实际生活和工作中碰到的心理难题，帮助他们走出心理困境。

（五）睡眠障碍

睡眠障碍可导致免疫功能低下、神经内分泌功能紊乱，增加慢性疾病的风险，加重原有基础疾病，影响老年人的生活质量以及其他伴随疾病的恢复。导致睡眠障碍的因素包括年龄、疾病因素、行为习惯、环境因素、心理及家庭因素、药物因素等。老年人睡眠障碍的形式包括入睡困难，不能熟睡、多梦，早醒或睡眠维持障碍，睡眠时间缩短，日间残留头昏、精神不振、嗜睡、乏力等症状。睡眠障碍的治疗包括非药物治疗及药物治疗。

1. 非药物治疗

（1）健康教育及行为指导：引导老年人起居生活规律化，指导其纠正不利于睡眠的生活习惯，如过量饮酒、吸烟、饮用过浓的咖啡或茶、暴饮暴食等。创造安静、舒适的睡眠环境，避免睡前过度兴奋。

（2）行为疗法和业务疗法：如放松治疗、限制睡眠时间等。

2. 药物治疗　药物治疗的总体原则是使用最低有效剂量进行治疗，尽量单药治疗，停药过程中应逐步缓慢停药，避免失眠反弹，主要治疗药物包括苯二氮䓬类药物、非苯二氮䓬类药物、褪黑素受体激动剂等。

（刘翠中）

第四节 严重精神障碍患者健康管理

张某，男，32岁，未婚，某单位职员，因"言行怪异，妄见妄闻"送入医院治疗。诊断：偏执型精神分裂症。出院后病情反复，多次入院治疗。对此病例，全科医生应该如何对其进行健康管理服务？

一、严重精神障碍患者健康管理服务概述

（一）精神疾病概述

当代精神疾病的概念已经超过传统精神病学所涵盖的范畴，其服务及研究对象也已明显拓宽。现代精神病学的服务模式从封闭式管理转变为开放或半开放式管理。另外，由于新型抗精神病药物的出现以及对精神疾病康复和预防的重视，社区严重精神障碍管理日益完善，精神疾病患者的预后已大为改观。严重精神障碍的管理已成为社区卫生服务的一项基础性工作。

1. 精神疾病定义　精神疾病是一个临床概念，世界卫生组织（WHO）推荐称之为"精神障碍"，所指"表现出思维、情绪、行为等方面的异常，导致个人主观痛苦或社会功能损害，并达到临床诊断标准"的任何精神方面的问题。其中严重者有精神分裂症等，轻型者如神经症、人格障碍，乃至严重的失眠症等，都属于精神疾病的范畴。

2. 精神疾病病因　多数精神疾病的病因不明。所谓"遗传"和"精神刺激"，是重要的发病基础或诱发因素，不是明确的病因，也就是说，遗传和精神刺激与精神疾病没有必然的因果关系。

遗传因素、精神刺激、个人性格是精神疾病发病的重要影响因素。在不能改变遗传因素时，锻炼个人性格对精神刺激的承受能力有利于减少发病的可能性。

3. 严重精神障碍　严重精神障碍是指临床表现有幻觉、妄想、严重思维障碍、行为紊乱等精神病性症状，且患者社会生活能力严重受损的一组精神疾病，主要包括精神分裂症、双相情感障碍、偏执性精神病（持久妄想性障碍）、分裂情感性障碍、癫痫所致精神障碍、精神发育迟滞伴发精神障碍等。发病时，患者丧失对疾病的自知力或者对行为的控制力，并可能导致危害公共安全和他人人身财产安全的行为，长期患病者可以造成社会功能严重损害及重度残疾。

（二）服务对象

1. 辖区内诊断明确、在家居住的严重精神障碍患者。

2. 报告病种　目前在社区，严重精神障碍患者健康管理服务对象包括以下六种精神疾病患者：精神分裂症、双相情感障碍、偏执性精神病（持久妄想性障碍）、分裂情感性障碍、癫痫所致精神障碍、精神发育迟滞伴发精神障碍。

二、严重精神障碍患者健康管理服务内容

（一）严重精神障碍患者信息管理

1. **社区严重精神障碍患者信息筛查来源** 主要来源于公安部门记录、居委会（村委会）、各级精神专科医院的患者出院报告等线索调查。患者家属、公安部门、居委会（村委会）人员发现患者后及时报告所在各区（县）精神卫生中心和社区卫生服务机构、乡镇卫生院。

2. **建立严重精神障碍患者健康档案** 在将严重精神障碍患者纳入管理时，需由家属提供或直接转自原承担治疗任务的专业医疗机构（如精神专科医院和综合医院精神科住院及门诊患者、社区人群中排查登记的患者）提供疾病诊疗相关信息，同时为患者进行全面评估，为其建立居民健康档案，并按照要求填写严重精神障碍患者个人信息补充表、随访服务记录表（表6-4-1、表6-4-2）。

（二）严重精神障碍患者随访及分类干预

纳入健康管理的患者，根据病情评估进行分类随访，每年至少随访4次。随访的主要目的是提供精神卫生、用药和家庭护理等方面的信息，督导患者服药，防止复发，及时发现疾病复发或加重征兆，给予相应处置或转诊，进行紧急处理。

1. **严重精神障碍患者危害行为分级** 危险性评估分为6级：

0级：无符合以下1～5级中的任何行为。

1级：口头威胁，喊叫，但没有打砸行为。

2级：打砸行为，局限在家里，针对财物。能被劝说制止。

3级：明显打砸行为，不分场合，针对财物。不能接受劝说而停止。

4级：持续的打砸行为，不分场合，针对财物或人。不能接受劝说而停止。包括自伤、自杀。

5级：持管制性危险武器针对人的任何暴力行为，或者纵火、爆炸等行为。无论在家里还是公共场合。

2. **严重精神障碍危险因素**

（1）既往有攻击、冲动行为或犯罪史；有严重自伤、自杀行为史；有药物、乙醇滥用史。

（2）有明显与被害有关的幻觉、妄想、猜疑、激越、兴奋等精神病性症状；有攻击性、威胁性语言或行为；有明显的社会心理刺激；有药物、乙醇滥用史。

（3）缺乏较好的社会支持系统。

（4）具有冲动、判断力差、不成熟、情绪不稳、自控力差性格特征，或反社会型、冲动型人格障碍。

（5）早年不良家庭环境，遭受父母虐待。

3. 对患者原有的病情进行评估，检查患者的精神状况，包括感觉、知觉、思维、情感和意志行为、自知力等；询问患者的躯体疾病、社会功能、服药情况及各项实验室检查结果等；并根据患者的危险性评估分级、社会功能状况、精神症状评估、自知力判断

表6-4-1 严重精神障碍患者个人信息补充表

姓名：＿＿＿＿＿　　　　　　　　　　　　　　编号□□□－□□□□□

监护人姓名		与患者关系	
监护人住址		监护人电话	
辖区村（居）委会联系人、电话			
户别	1 城镇　2 农村		
就业情况	1 在岗工人　2 在岗管理者　3 农民　4 下岗或无业　5 在校学生 6 退休　7 专业技术人员　8 其他　9 不详		□
知情同意	1 同意参加管理 0 不同意参加管理 签字：＿＿＿＿＿＿＿＿＿＿＿ 签字时间 ＿＿＿＿年＿＿＿＿月＿＿＿＿日		□
初次发病时间	＿＿＿＿年＿＿＿＿月＿＿＿＿日		
既往主要症状	1 幻觉　2 交流困难　3 猜疑　4 喜怒无常　5 行为怪异　6 兴奋话多 7 毁人伤物　8 悲观厌世　9 无故外走　10 自语自笑　11 孤僻懒散 12 其他＿＿＿＿＿ 　　　　　　　　　　□/□/□/□/□/□/□/□/□/□/□/		
既往关锁情况	1 无关锁　2 关锁　3 关锁已解除		□
既往治疗情况	门诊	1 未治　2 间断门诊治疗　3 连续门诊治疗 首次抗精神病药物治疗时间 ＿＿＿＿年＿＿＿＿月＿＿＿＿日	□
	住院	曾住精神专科医院/综合医院精神专科＿＿＿＿次	
目前诊断情况	诊断＿＿＿＿＿＿＿＿　确诊医院＿＿＿＿＿＿＿＿　确诊日期＿＿＿＿		
最近一次治疗效果	1 临床痊愈　2 好转　3 无变化　4 加重		□
危险行为	1 轻度滋事＿＿＿次　2 肇事＿＿＿次 3 肇祸＿＿＿次　　　4 其他危害行为＿＿＿次 5 自伤＿＿＿次　　　6 自杀未遂＿＿＿次 7 无	□/□/□/□/□/□/□/	
经济状况	1 贫困，在当地贫困线标准以下　2 非贫困		□
专科医生的意见 （如果有请记录）			
填表日期	年　月　日	医生签字	

表6-4-2 严重精神障碍患者随访服务记录表

姓名：　　　　　　　　　　　　　　　　　　　　　　　编号□□□-□□□□□

随访日期	年　　月　　日	
本次随访形式	1 门诊　2 家庭访视　3 电话	□
若失访，原因	1 外出打工　2 迁居他处　3 走失　4 连续3次未到访　5 其他	□
如死亡，日期和原因	死亡日期　　　　　　年　　　月　　　日	
	死亡原因 1 躯体疾病 ①传染病和寄生虫病　②肿瘤　③心脏病　④脑血管病 ⑤呼吸系统疾病　⑥消化系统疾病　⑦其他疾病　⑧不详	□
	2 自杀　3 他杀　4 意外　5 精神疾病相关并发症　6 其他	□
危险性评估	0（0级）　1（1级）　2（2级）　3（3级）　4（4级）　5（5级）	□
目前症状	1 幻觉　2 交流困难　3 猜疑　4 喜怒无常　5 行为怪异　6 兴奋话多 7 伤人毁物　8 悲观厌世　9 无故外走　10 自语自笑　11 孤僻懒散 12 其他_____ □/□/□/□/□/□/□	
自知力	1 自知力完全　2 自知力不全　3 自知力缺失	□
睡眠情况	1 良好　2 一般　3 较差	□
饮食情况	1 良好　2 一般　3 较差	□
社会功能情况	个人生活料理　　　1 良好　2 一般　3 较差	□
	家务劳动　　　　　1 良好　2 一般　3 较差	□
	生产劳动及工作　　1 良好　2 一般　3 较差　9此项不适用	□
	学习能力　　　　　1 良好　2 一般　3 较差	□
	社会人际交往　　　1 良好　2 一般　3 较差	□
危险行为	1 轻度滋事____次　2 肇事____次　3 肇祸____次　4 其他危害行为____次 5 自伤____次　6 自杀未遂____次　7 无	□
两次随访期间关锁情况	1 无关锁　2 关锁　3 关锁已解除	□
两次随访期间住院情况	0 未住院　1 目前正在住院　3 曾住院，现未住院	□
	末次出院时间_____年____月____日	
实验室检查	1 无　2 有_____	□
用药依从性	1 按医嘱规律用药　2 间断用药　3 不用药　4 医嘱无需用药	□
药物不良反应	1 无　2 有_____　9此项不适用	□
治疗效果	1 痊愈　2 好转　3 无变化　4 加重　9此项不适用	□
是否转诊	1 否　2 是 转诊原因：_____ 转诊至机构及科室：_____	□
用药情况	药物1：　　　　用法：每日（月）　　次　　每次剂量　　　mg	
	药物2：　　　　用法：每日（月）　　次　　每次剂量　　　mg	
	药物3：　　　　用法：每日（月）　　次　　每次剂量　　　mg	
用药指导	药物1：　　　　用法：每日（月）　　次　　每次剂量　　　mg	
	药物2：　　　　用法：每日（月）　　次　　每次剂量　　　mg	
	药物3：　　　　用法：每日（月）　　次　　每次剂量　　　mg	
康复措施	1 生活劳动能力　2 职业训练　3 学习能力　4 社会交往　5 其他____ □/□/□/□	
本次随访分类	1 不稳定　2 基本稳定　3 稳定	□
下次随访日期	_____年____月____日　随访医生签名	

以及患者是否存在药物不良反应或躯体疾病情况，对患者进行以下分类干预（图6-4-1）。

（1）病情不稳定者的随访：若危险性为3～5级或精神病症状明显、自知力缺乏、有急性药物不良反应或严重躯体疾病的患者，建议对症处理后立即转诊到上级医院；必要时，报告当地公安部门，协助送上级医院治疗。对于未住院的患者，在精神专科医生、居委会人员、民警的共同协助下，2周内随访。

（2）病情基本稳定者的随访：若危险性为1～2级，或精神症状、自知力、社会功能至少有一方面较差，首先应判断是病情波动或药物疗效不佳，还是伴有药物不良反应或躯体症状恶化，分别采取在规定剂量范围内调整现用药物剂量和查找原因；必要时与患者原主管医生取得联系，或在精神专科医生指导下治疗，经初步处理后观察2周，若情况趋于稳定，可维持目前治疗方案，3个月时随访；若初步处理无效，则建议转诊到上级医院，2周内随访转诊结果。

（3）病情稳定者的随访：若危险性为0级，且精神症状基本消失，自知力基本恢复，社会功能处于一般或良好，无严重药物不良反应，躯体疾病稳定，无其他异常，继续执行上级医院制定的治疗方案，3个月随访。

每次随访根据患者病情的控制情况，对患者及其家属进行有针对性的健康教育和生活技能训练等方面的康复指导，对家属提供心理支持和帮助。建议有条件的地区增加对患者的服务次数。

（三）相关健康体检

在患者病情许可，征得监护人和/或患者本人同意后，每年进行1次健康检查，内容包括一般体格检查、血压、体重、血常规、肝功能、血糖、心电图等。

根据严重精神障碍患者健康管理服务内容，在患者多次住院后，全科医生根据家属、居委会及相关医院就诊资料为其建立了个人信息健康档案，并录入全国网络系统。同时为其进行了病情评估（目前分级为1级），处于基本稳定者的随访级别，并每年进行相关体检。在了解相关的严重精神障碍患者健康管理服务内容后，应有效地将这些内容落实到每一位患者，建立一整套服务流程和规范。

三、严重精神障碍患者健康管理服务流程

（一）严重精神障碍患者管理服务流程

以精神专科医院和综合医院精神科住院及门诊患者、社区人群中排查登记的患者为重点人群，符合6种严重精神障碍诊断，有肇事肇祸倾向的患者，录入全国网络系统。

1. 患者家属、公安部门、居委会（村委会）人员发现患者后，及时报告所在各区（县）精神卫生中心和社区卫生服务中心、乡镇卫生院。

2. 各区（县）精神卫生中心进行复核诊断和风险评估后上报各区（县）疾病预防控制中心相关精神卫生部门。

3. 区（县）疾病预防控制中心相关精神卫生部门进行复核诊断和风险评估后，报相关社区卫生服务机构或乡镇卫生院核实、上网登记（为辖区内新发现的严重精神障碍患

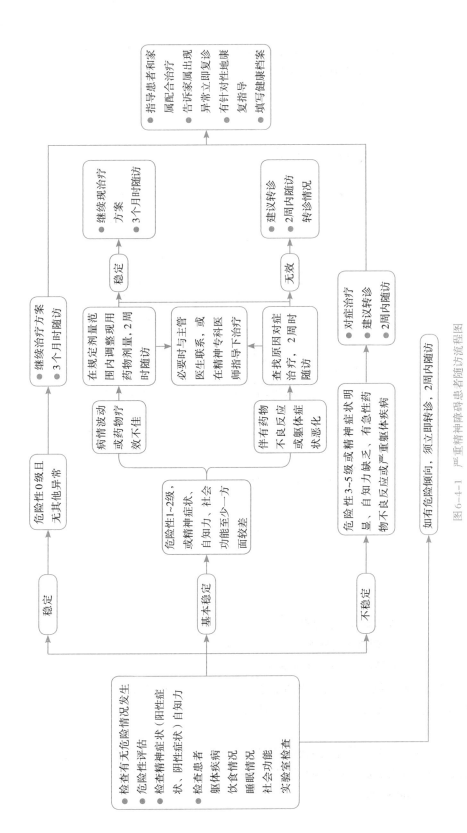

图 6-4-1 严重精神障碍患者随访流程图

者建立健康档案）。相关部门间加强联系，对有肇事肇祸行为、危险性行为（危险评估为3～5级）、急性药物不良反应的患者重点随访。

4. 有危险性行为或急性药物不良反应的患者，建议应急处置后送院治疗。对于未住院的患者，在精神专科医生、居委会人员、民警的共同协助下，予社区随访，并及时将随访信息上传至全国网络系统。

5. 对符合条件的贫困人员可纳入免费服药管理（图6-4-2）。

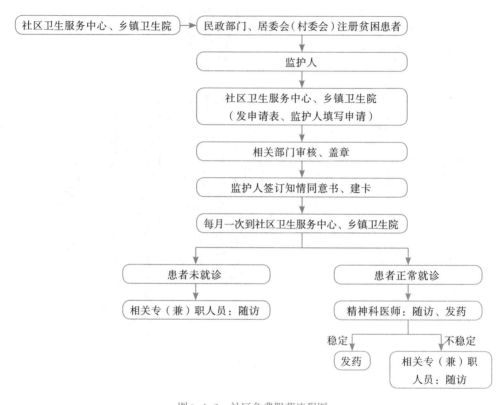

图6-4-2　社区免费服药流程图

（二）严重精神障碍基础用药

1. 严重精神障碍急性期处理　除需要紧急转上级专科医院治疗外还需了解有关抗精神病药。常用的抗精神病药及其特点如下：

（1）氯丙嗪：氯丙嗪具有良好的镇静、控制兴奋躁动和抗幻觉妄想作用。适用于具有精神运动性兴奋和幻觉妄想状态的各种急性精神分裂症患者。治疗剂量为每日300～600mg。

（2）奋乃静：除镇静作用小于氯丙嗪外，适应证基本同氯丙嗪。本药副反应较少，尤其对心血管系统、肝脏和造血系统的副作用较氯丙嗪为轻，适用于年老、躯体较弱者。治疗剂量每日40～60mg。

（3）三氟拉嗪：此药不但没有镇静作用，而且有振奋、激活作用，除有明显的抗幻觉妄想作用外，对淡漠、退缩等症状有较好的疗效。适用于偏执型精神分裂症和慢性精神分裂症。锥体外系反应较为严重。治疗剂量每日10～30mg。

（4）氟哌啶醇：氟哌啶醇锥体外系反应较重，对控制伴有兴奋躁动的幻觉、妄想的急性精神分裂症有良好的效果。对行为孤僻、退缩、情感淡漠的慢性精神分裂症有促使精神活跃的作用。治疗剂量每日30～60mg。

（5）硫利达嗪：有明显的镇静作用，其抗幻觉、妄想的作用不亚于氯丙嗪。对兴奋躁动患者和慢性精神分裂均有较好的疗效。治疗剂量每日250～600mg，最大量不宜超过800mg。

（6）舒必利：为新型抗精神病药，主要适用于精神分裂症偏执型、紧张型，对慢性精神分裂症的孤僻、退缩、淡漠有效，可以改善情绪和接触。锥体外系反应轻。治疗剂量每日300～1 200mg。

（7）氯氮平：非典型广谱抗精神病药，具有较强的镇静作用，锥体外系反应少见，有低血压和自主神经系统的副作用；可引起白细胞或粒细胞减少。对精神分裂症幻觉、妄想、思维障碍、行为紊乱、青春型兴奋等阳性症状有较好的效果，对淡漠、退缩等阴性症状也有效，甚至对难治性精神分裂症亦可显示满意效果，治疗剂量每日300～600mg，本药可引起癫痫发作。

（8）利培酮：新型非典型抗精神病药。用于治疗急性和慢性精神分裂症及其他各种精神病性状态的阳性症状（如幻觉、妄想、思维紊乱、敌视、怀疑）和阴性症状（如反应迟钝、情感淡漠、少语、社交困难），也可减轻与精神分裂症有关的情感症状（如抑郁、负罪感、焦虑）。成人起始剂量每次1mg，每日1～2次，治疗剂量4～6mg。

2. 与抗精神病药相关的副作用及处理

（1）常见的副反应：失眠、焦虑、激越、头痛，偶有嗜睡、疲劳、头晕、呆滞、注意力下降、消化不良或恶心、呕吐、腹痛、勃起困难、性欲淡漠、皮疹、鼻炎等。处理：一般多为观察，必要时减少用药剂量或停换药。

（2）锥体外系反应：①急性肌张力障碍；②静坐不能；③帕金森综合征。处理：盐酸苯海索（安坦），每次1mg，每日1～2次。也可试用地西泮，每次2.5～5mg，每日1～2次。

（3）直立性低血压：主要表现为眩晕、无力、出汗等血压过低的表现。处理：减少体位变化，必要时减少用药剂量或停换药。

（4）过量中毒：过量服用抗精神病药而引起的意识改变，血压、呼吸等出现异常的急症。

（5）恶性综合征：是抗精神病药引起的最严重副反应。主要是指发病7日之内应用抗精神病药（长效注射抗精神病药4周之内）；高热，体温≥38℃；肌肉强直；具有下述症状之中的3项或3项以上：①意识改变；②心动过速；③血压上升或降低；④呼吸急促或缺氧；⑤肌酸磷酸激酶（CPK）增高或肌红蛋白尿；⑥血白细胞增高；⑦代谢性酸中毒。

3. 抗精神病药中毒的处理 在做好支持疗法和对症处理的情况下及时转上级专业医疗机构。

(三) 严重精神障碍患者的社区康复管理策略

社区康复是以社区为基础，启用和开发社区资源，将严重精神障碍患者及其家庭和社区视为一个整体，对严重精神障碍患者的康复和预防所采取的一切措施。

1. 社区康复相关措施

（1）生活行为技能的训练：由居委会及全科医生指导，家属或监护人辅助患者进行日常生活技能训练，如打扫卫生、做饭、购物等。

（2）学习行为的技能训练：定期到精神患者社区康复中心（在政府的扶持下由当地街道、乡镇负责组建）参加相应课程，学会交流和沟通技巧等。

（3）就业行为的技能训练：针对长期病情平稳的患者，由居委会及街道负责进行相关职业培训，争取参加工作。

2. 非药物治疗方法

（1）心理治疗：个别、集体、行为、认知、精神分析、催眠、咨询等。

（2）工娱治疗：阅读和影视治疗、体育活动、作业训练、工艺制作训练等。

（3）物理治疗：激光治疗、音乐治疗等。

（4）职业训练：评估、适应性、职业技能、庇护性就业、过渡性就业、工作安置、社会技能训练等。

3. 健康教育 由于客观条件的限制和社会不良旧习的形成，很多有严重精神障碍患者的家庭不愿意照料患者，长期滞留在医院或其他机构。随着时间的推移，这些患者长期脱离家庭与社会，导致人格衰退，出现残疾。因此，对于此类患者的健康教育不仅涉及患者本人，还有家庭成员、社区管理人员等。

（1）设置健康教育专区：健康教育专区设置在健康教育室、精神卫生科、预防保健等科室，发放健康教育折页、健康教育处方和健康教育手册等印刷资料；定期举行健康讲座，加强精神卫生知识的普及和宣教；提供心理咨询；采取心理干预措施，提供心理宣泄途径。

（2）开展个性化健康教育：全科医生在提供门诊医疗、家庭访视、电话随访等卫生服务时，要对患者开展针对性、个体化的医疗服务，指导家庭成员为患者制定生活计划，努力解决患者的心理健康问题和日常生活中的实际问题。

4. 目前社区康复形式

（1）基层精神卫生科或社区心理咨询中心。

（2）精神患者社区康复中心与职业康复中心。

（3）家庭病床与随访服务。

（4）家庭看护及社区自助社团。

（5）家庭教育及其他心理社会干预。

社区严重精神障碍患者健康管理服务流程不仅包括了建立患者健康信息档案、病情评估、分类随访、药物维持治疗等，还有社区康复（包括技能训练、心理治疗、健康教育等）。社区严重精神障碍患者健康管理服务流程见图6-4-3。

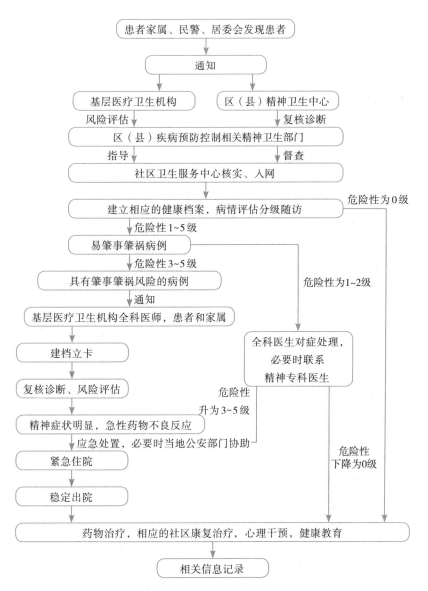

图6-4-3　社区严重精神障碍患者健康管理服务流程图

四、严重精神障碍患者健康管理服务要求

（一）人员配置

针对社区严重精神障碍患者，相关的健康管理必须要求配备接受过严重精神障碍管理相关培训的专（兼）职人员，由各区（县）精神卫生中心进行相关技术的培训，开展相关健康管理工作。

（二）信息沟通

基层医疗卫生机构要加强与相关部门的信息沟通，及时发现新发病例及有肇事肇祸、冲动行为的患者，第一时间进行有效管理。针对各自管辖范围内的随访患者要及时更新相关信息，做好随访记录。

（三）社区随访

社区随访包括预约患者到门诊就诊、电话追踪和家庭访视等方式，内容包括患者具体信息、住院治疗、服用药物剂量、有无副作用、相关精神检查等。随访目的是提供精神卫生、用药和家庭护理等方面的信息，督导患者服药，防止复发，及时发现疾病复发或加重的征兆，给予相应处置或转诊。

（四）定期体检

严重精神障碍患者的健康体检工作，每年一次。

（五）康复训练

1. 预防精神残疾的发生　早期发现患者给予及时充分治疗，结合全面康复措施，达到最好的治疗效果，使多数患者治愈和缓解，巩固治疗防止复发并防止精神残疾的发生。

2. 尽可能减轻精神残疾程度　对难以治愈患者，尽可能防止其人格衰退。对已出现精神残疾者，也应逐步提高其生活自理能力，以减轻精神残疾的程度。

3. 提高精神残疾者的社会适应能力　康复的过程就是使患者适应社会生活的过程，同时也减少对社会的不良影响。

4. 恢复劳动能力　通过各种康复训练，使患者具有代偿性生活和工作技能，使其尚存能力充分发挥。

五、严重精神障碍患者健康管理考核指标

严重精神障碍患者健康管理考核指标包括患者数、管理率及稳定率等，每年各区（县）精神卫生中心及疾病预防控制中心相关精神卫生部门依据相应的数据进行考核。

1. 严重精神障碍患者管理率　所有登记在册的严重精神障碍患者数/（辖区内15岁及以上人口总数 × 患病率）×100%。

2. 严重精神障碍患者规范管理率　每年按照规范要求进行管理的严重精神障碍患者数/所有登记在册的严重精神障碍患者数 ×100%。

3. 严重精神障碍患者稳定率　最近一次随访分类为病情稳定的严重精神障碍患者数/所有登记在册的严重精神障碍患者数 ×100%。

4. 登记在册严重精神障碍患者数　已建并录入严重精神障碍网络直报信息系统严重精神障碍患者数。

【案例分析】

张某，男，32岁，未婚，某单位职员。患者几年前因父亲病故又失恋开始出现失眠、呆滞、郁郁不乐，总是念念有词"我有罪，我活不了几天了，他们都认为是我让那些人犯罪

的"，拒绝就医。听到汽笛声就害怕，认为"要天下大乱了"，不愿出门，独处一隅，喃喃自语。家属带其就医后医院诊断为"偏执型精神分裂症"，经治疗10日后家属要求出院。在出院途中患者突然凝视前方，返身惊恐而逃，说"前面有一道白光太厉害了，狗叫得厉害"，家属均未看见听见其所讲，遂再次拨打救护车，待救护车赶到，患者嘴里念念有词"要来抓我了，我有罪，怎么我在屋里也能看见天"等。再次入院长期治疗之后好转出院。

主观资料（S）

诊断：偏执型精神分裂症

（1）患者32岁首次发病，患者父亲去世加失恋开始出现言行怪异，妄言妄语，行为孤僻，不愿出门，独处一隅，喃喃自语，行为症状反复无常。出现幻视症状，如在出院返家途中看到厉害的白光，听到狗叫声，但家属均未听到看到他所讲，听到汽笛声就害怕，认为"要天下大乱了"；见到救护车就认为"要来抓我了"，"在屋里也能看到天空"等。

（2）患者既往体健，无高血压、糖尿病等慢性疾病史，否认外伤、手术史，无重大躯体疾病报告。

（3）家族中父母两系三代无精神神经疾病史。

（4）患者排行老二，家庭成员和睦，幼年发育良好，少年时学习成绩优异，大学毕业后工作积极努力。平素不运动，性格内向，少言寡语，敏感不善社交，脾气有时暴躁，爱看书，无特殊嗜好。

（5）父母兄长平素对其比较宠溺，凡事多包容他。

客观资料（O）

（1）精神检查：患者意识清，定向力良好，注意力无障碍，对答被动，回答能切题。唯孤僻离群，生活多懒散，时而恐惧，时而激愤，时而自语自笑，时而凝神倾听，若有所闻。听到水声及汽笛声惊慌害怕，有明显的言语性幻听，呈评论性质。有关系性妄想，妄想对象不确定。情感平淡，有部分自知力。

（2）体格检查：神志清，精神佳，呼吸平稳，血压120/70mmHg，心率72次/min，心律齐，双肺未闻及干湿啰音，腹平软，无压痛，未及包块。肝脾肋下未触及。四肢肌力、肌张力、腱反射正常，病理征未引出。双下肢无水肿。

（3）辅助检查：血常规、肝功能、肾功能、心电图、脑电图检查大致正常。

综合评估（A）

初步印象：偏执型精神分裂症。目前为缓解期，但仍存在部分阳性症状，阴性症状也较明显。患者对疾病有部分自知力，同时家属能较好配合患者治疗，具备社区随访资格。

处置计划（P）

为患者建立社区信息卡，进行分级评估，目前为1级。针对患者经济情况帮助其申请免费服用利培酮，每日4mg，分两次服用。制定社区康复计划：在居委会及全科医生指导下对患者进行相应的生活行为技能的训练如购物、打扫卫生等；学习行为的技能训练如音乐、体育活动、认知疗法、沟通技能等；就业行为的技能训练如职业技能、社会技能训练、过渡性就业等。同时协助患者家属制定相应的生活计划，全科医生定期进行随访，给予相应评价，及时将信息网上记录。

全科医生通过对患者建立信息卡、健康评估、申请免费用药，对患者及其家庭进行健康教育及管理，使患者病情逐渐缓解、稳定，1个月内患者精神症状基本稳定，部分缓解；2个月内养成按时服药的习惯；3个月后可以认识到自身疾病，服药依从性良好；4个月后主动打电话联系朋友，定期到精神病人社区康复中心参加活动。

患者的个案管理整合了社区、家庭资源：全科医生每周对患者作危险性评估，防止发生幻听支配下的冲动行为，通过药物自我管理培训、症状自我监控培训等方法；为了进一步监测患者规范地治疗及综合管理，患者家属督促其每日定时服药，并做服药情况记录，陪同其定期复诊，了解病情及药物副作用；居委会干部、精神病人社区康复中心工作人员提供相关活动信息和建议，鼓励其参与相应的社区活动；患者定期参加社区康复中心工作，争取早日回归社会，参加应聘。通过共同管理，建立综合预防和控制严重精神障碍患者肇事肇祸行为的有效机制，提高了治疗率，降低了肇事肇祸率，也提高了基层规范开展严重精神障碍患者管理的执行能力。

沟通技巧：由于精神疾病的特殊性，良好的沟通是建立牢固医患关系的基础，在对精神疾病患者的随访中尤为重要，包括观察、倾听及提问。在某些紧急情况中，敏锐的观察不仅有助于迅速判断病情，而且是防范暴力行为的重要技能。良好的倾听是建立相互信任和理解的医患关系的重要基础，也是高效率提问的前提。而提问的目的是澄清症状和引导谈话。通过观察和倾听，全科医生形成对症状的初步判断。通过良好的沟通可以获得诊治病情的重要资料，也能得到患者对问题的共识和处理问题计划的认同，从而建立信任度高、依从性好的医患关系。

（陈　晨）

第五节　肺结核患者健康管理

张某，女，28岁，3个月前患者"感冒"后开始出现咳嗽，咳少量痰，持续3个月不愈，偶有午后低热，无咯血。2个月前开始出现乏力、盗汗、胸痛，呈针刺样，随咳嗽及呼吸加重，食欲减退，体重近期开始减轻，近3个月以来月经不规律，服用解热镇痛及止咳类药物效果不佳，症状反复。近日患者症状加重就诊于社区卫生服务中心，全科医生仔细询问病史及体格检查，查胸部X线检查后，疑似肺结核，转诊至结核防治定点医院确诊为"肺结核"，予抗结核治疗。面对肺结核患者，全科医生应如何进行防治和管理？

一、肺结核概况

（一）病原菌

结核病病原体为结核分枝杆菌复合群，包括结核分枝杆菌、牛分枝杆菌、非洲分枝杆菌和田鼠分枝杆菌。人肺结核的致病菌90%以上为结核分枝杆菌。结核分枝杆菌由德国科学家罗伯特·科赫（Robert Koch）于1882年首先在结核患者痰中发现。结核分枝杆菌形态细长，稍弯曲，长1～4μm，宽0.3～0.5μm，显微镜下需经抗酸染色观察发现，故称抗酸杆菌。

（二）传播途径

肺结核是一种经呼吸道传播的慢性传染病，主要由结核患者咳嗽、打喷嚏或大声说话时喷出的飞沫进行传播。飞沫传播是肺结核最重要的传播途径。

（三）常见症状

1. 呼吸系统症状　咳嗽、咳痰两周以上或痰中带血是肺结核的常见可疑症状。咳嗽较轻，干咳或少量黏液痰。有空洞形成时，痰量增多，合并感染时，痰可呈脓性。合并支气管结核时，表现为刺激性干咳。约1/3的患者出现咯血症状。结核累及胸膜时可出现胸痛等。

2. 全身症状　发热最为常见，多为长期午后低热，下午或傍晚体温升高，晨起正常。部分患者有倦怠、乏力、盗汗、食欲减退和体重减轻等。育龄期女性可出现月经不调等。

（四）诊断及分类

1. 诊断肺结核最有效的方法是痰细菌学的检查。在痰涂片中找到结核分枝杆菌，即为菌阳结核患者，具有传染性。其次可通过胸部X线检查和其他的一些辅助诊断方法诊断，如结核菌素（PPD）皮肤试验、血清结核抗体检测等。

2. 结核病分类　按照2001年《中华人民共和国卫生行业标准》，结核病分为以下5类：①原发型结核（简写为Ⅰ）；②血行播散型结核（简写为Ⅱ）；③继发型结核（简写为Ⅲ）；④结核性胸膜炎（简写为Ⅳ）；⑤肺外结核（简写为Ⅴ）。

（五）治疗

结核病治疗遵循五大原则：早期、联合、规律、适量、全程。

1. 早期　结核病一旦诊断就应及时、早期给予抗结核药物治疗。

2. 联合　结核病的治疗应采取几种抗结核药物联合用药。

3. 规律　结核病的治疗要坚持规律用药，即结核病治疗一旦开始，就应严格按照规定的抗结核治疗方案，包括药品种类、剂量、服药方法、服药时间等均有规律，不能随意更改化疗方案或间断服药甚至中断治疗。

4. 适量　在制定个体的抗结核药物的化疗方案中，对每一个抗结核药物的剂量选择适当。

5. 全程　在制定一个有效的抗结核病的化疗方案后，就应按照化疗方案连续不间断的治疗直至完成所规定的疗程。

（六）抗结核药物用法及主要副反应（表6-5-1）

表6-5-1 抗结核药物用法和主要副反应

药名	每日疗法			间歇疗法		用法	主要的副反应
	成人一日量/g		儿童	成人/g			
	<50kg	>50kg	mg/kg	<50kg	>50kg		
异烟肼 INH（H）	0.3	0.3	10～20	0.5	0.6	一次顿服	末梢神经炎、肝功能损害
利福平 RFP（R）	0.45	0.6	10～20	0.6	0.6	空腹顿服	肝功能损害、胃肠道反应
利福喷丁 RFT（L）	0.45	0.6		0.45	0.6	空腹顿服	同上
吡嗪酰胺 PZA（Z）	1.5	1.5	20～25	2.0	2.0	一日三次	痛风样关节疼痛、肝损害
链霉素 SM（S）	0.75	0.75	15～25	0.75	0.75	肌内注射	眩晕、听力障碍
乙胺丁醇 EMB（E）	0.75	1.0	15	1.0	1.25	一次顿服	视力受损、过敏性皮炎

二、肺结核患者健康管理工作

（一）病例发现工作

1. 发现报告　全科医生在临床工作中发现肺结核可疑患者后要按照一定流程进行处置，见图6-5-1。

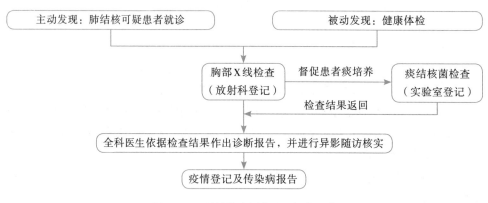

图6-5-1　肺结核病例发现及报告流程

2. 因症推荐　对辖区内前来就诊的居民或患者，如发现有慢性咳嗽、咳痰2周，咯血，血痰，或发热、盗汗、胸痛或不明原因消瘦等肺结核可疑症状者，医务人员在鉴别诊断基础上，填写"双向转诊单"，推荐其到结核病定点医疗机构进行肺结核检查。1周内进行电话随访，了解是否前去就诊，督促其及时就医。

3. 接触者检查　对涂阳结核患者的家庭成员、同学、同事和邻居等有肺结核可疑症状的密切接触者进行结核病检查。

4. 处置原则

（1）全科门诊

1）接诊：对前来就诊患者具有可疑肺结核症状者，给予X线检查（胸部透视或摄片）并转诊。

2）转诊：对疑似或确诊肺结核患者当即准确、完整地填写《传染病报告卡》、转诊三联单，转诊三联单第一联交患者，将患者转到区结核病定点医院诊治，《传染病报告卡》、转诊三联单二联和三联及时交疫情管理人员。

（2）放射科：建立胸部透视、摄片登记记录，对X线检查筛选出的异影病例进行专册登记（重点为患者联系方式），详细记录诊断结果；对疑似肺结核患者及时告知临床医生、结核病管理人员。

（3）预防保健科（或承担疫情报告管理科室）

1）传报：对各科室报告《传染病报告卡》、转诊三联单登记入肺结核登记专册，24小时内进行传染病网络直报（痰菌阳性患者选择实验室诊断病例，其他均选择疑似病例）和传报。

2）追踪：对于医疗卫生机构疫情报告（转诊）的肺结核和疑似肺结核患者，未按时到结核病防治机构就诊，由社区卫生服务中心预防保健科医生进行追踪登记，督促其到结核病防治机构接受检查。

3）登记：指定一名病例发现管理人员，建立与放射科相对应的《异影随访落实登记本》，落实最终诊治结果。建立与相关科室联系制度，对临床各科（门诊、住院）、放射科、实验室等定期核对肺部异常阴影及疑似、确诊结核患者登记及转诊情况，并有自查记录。

（二）病例落实工作

前述患者张某，持社区卫生服务中心全科医生开出的转诊单至结核病防治定点医院进一步进行痰检等检查后，确诊为肺结核。

预防保健科相关医生接到病例报告后进行落实、督导管理工作。

1. 落实对象　居住在本地区或户籍在本地区的疑似、确诊肺结核患者。

2. 落实要求　接到疫情信息后72小时内完成，落实患者户籍、住址、联系电话等信息，对患者进行宣教，要求患者到定点医院诊治；1个月内必须反馈患者的诊治信息。

（三）督导管理工作

1. 督导管理对象　居住在本地区的（户籍或流动人口）确诊肺结核患者。

2. 督导管理目的　确保患者按期配药、查痰、全程规律服药，以获得治愈。

3. 督导管理要求

（1）每日登录结核病专报系统，获取本社区确诊肺结核患者信息，对于非住院患者，2个工作日内落实确诊后的首次面对面访视管理，实际访视时间不少于30分钟，住院患者出院后2个工作日内完成。对患者和家属进行肺结核防治知识的宣传教育；介绍治疗方案、药物剂量、用药方法、可能的不良反应及处置方法，规律服药及痰液检查的重要性；宣传政府减免治疗相关政策，签订减免治疗协议书；培训家庭督导员（附件6-5-1、附件6-5-2）；督促菌阳患者的家庭密切接触者去医疗机构检查。

（2）按照随访管理要求及时开展访视管理，强化期每月随访管理2次，巩固期每月1次，治疗依从性差等特殊情况增加管理次数及时处理，菌阳患者2个月末查痰率>95%，5个月末查痰率>95%，疗程末查痰率100%，新涂阳患者治愈率>85%，涂阴肺结核患者完成疗程率>90%，系统管理率>95%，肺结核患者HIV筛查率>80%。信息及时录入本区结核病信息平台。家庭督导员培训率100%。

（3）涂阳患者密切接触者（涂阴有肺结核可疑症状者）筛查率100%。

（4）工作指标

1）肺结核患者管理率=已管理的肺结核患者人数/辖区同期内经上级定点医疗机构确诊并通知基层医疗卫生机构管理的肺结核患者人数×100%。

2）肺结核患者规律服药率=按照要求规律服药的肺结核患者人数/同期辖区内已完成治疗的肺结核患者人数×100%。

（5）复访要求

1）访视频率：治疗强化期每月不少于2次，巩固期每月不少于1次。

2）访视内容：了解、掌握患者治疗、痰检情况；对使用含利福平方案患者全疗程尿测不少于3次；督促患者定期服药、定期复查，重点是落实关键月份痰检（初治患者2、5、6月末痰，复治患者2、6、8月末痰）；掌握患者用药后的各种副反应，遇特殊情况及时向区疾病预防控制中心报告；查看患者服药卡记录是否完整；对发现的漏服药患者，应及时帮助患者分析漏服药的原因，针对原因提出改进方法，并再次提醒患者规律服药的重要性。

（6）登记记录：管理医生将每次访视情况填写入《肺结核患者实用手册》和有关档案中。

（7）减免报销：在减免对象完成疗程1个月内，全科医生将《疾病诊断证明书》《协议书》《检查记录卡》《取药记录卡》及治疗、检查收费单据整理、核实后到区疾病预防控制中心进行减免报销，并将费用交付患者。

（四）健康教育、培训

1. 健康教育

（1）对象：肺结核患者及其家属、高危人群、一般人群等。

（2）内容：围绕预防控制肺结核核心教育信息，根据不同的人群，适时适宜地开展各项健康教育和健康促进。内容包括：①肺结核治疗疗程；②不规律服药的危害；

③服药方法及药品存放；④服药后不良反应及处理；⑤治疗期间复诊查痰；⑥外出期间如何坚持服药；⑦日常良好的生活习惯及注意事项；⑧密切接触者的范畴及筛查检查。

（3）方法形式：在对患者进行家访时，开展肺结核防治知识宣传。利用各种渠道（如健康教育画廊、专栏、板报、广播、滚动电子屏幕等）提高广大社区人群对肺结核的认知水平；积极参与"世界防治结核病日"主题宣传活动。

2. 培训

（1）培训对象：本中心各科室其余相关医务人员。

（2）培训内容：上级部门及本地区工作需要的各类肺结核防治相关知识。

（五）资料管理

患者转健或完成疗程后材料归档率100%，资料均为原始材料，包含《肺结核患者实用手册》、转健证明（死亡证明可复印件）、减免治疗协议书（第二联）、复报单、家庭督导卡，以上材料按顺序装订留档，长期保存。做好各项工作资料、数据的收集、整理、归档工作，充分利用信息化技术进行资料管理、分析。

[案例分析]

张某，女，28岁，既往体健。2周前因"咳嗽、咳痰、乏力、盗汗、胸痛"到社区卫生服务机构就诊。

主观资料（S）

患者3个月前"感冒"后开始出现咳嗽，咳少量痰，持续3个月不愈，偶有午后低热，无咯血。2个月前开始出现乏力、盗汗、胸痛，呈针刺样，随咳嗽及呼吸加重，食欲减退，体重近期开始减轻，近3个月以来月经不规律，服用解热镇痛及止咳类药物效果不佳，症状反复。全科医生仔细询问病史及体格检查，查胸部X线检查后，疑似肺结核，转诊至定点医院确诊为"肺结核"，予抗结核治疗。

客观资料（O）

（1）体格检查：体温36.9℃，血压120/70mmHg，未吸氧血氧饱和度99%，精神倦怠，体型偏瘦，面色萎黄，皮肤、巩膜无黄染，无皮疹、出血点及蜘蛛痣，全身浅表淋巴结未触及肿大，心脏听诊各瓣膜未闻及明显杂音，两肺呼吸音粗，以左肺上叶进肺尖部为甚，腹软，无压痛及反跳痛，肝脾未及，腹水征阴性，生理反射正常引出，病理反射阴性，双下肢无水肿。

（2）实验室检查：红细胞沉降率50mm/h。结核分枝杆菌核酸检测（+），结核分枝杆菌抗体（+）。胸部X线片示左肺锁骨上下小片云絮状影，密度较淡。

综合评估（A）

诊断：肺结核。

根据症状，疑似肺结核患者，转诊至结核防治定点医院后确诊为"肺结核"，定点医院实验室检查结果，结核病诊断明确。

处置计划（P）

（1）全科/预防保健科相关医生接到病例报告后进行落实、督导管理工作。肺结核病程较长、易复发且具有传染性，必须督促管理患者长期随访。掌握患者从发病、治疗到痊愈全过程。

（2）若患者家中有未成年儿童，建议进行卡介苗接种，预防肺结核。

（3）对患者进行健康教育及生活指导：全科/预防保健科相关医生应对患者及家属提供相应的健康教育，并指导在传染期尽量减少外出，必须外出或与健康人密切接触时应戴外科口罩；注意个人卫生，不随地吐痰等；饮食应高热量、高维生素、高蛋白进食，不吸烟，不饮酒。

附件6-5-1

肺结核患者居家治疗家庭督导员协议书

为了您的家人早日康复，特邀请您成为服药的家庭督导员，请您按照医生制定的治疗方案督促他/她进行规范治疗。您需要做到：

1. 在他/她服药期间，每月督促他/她去辖区结核病定点医院及时复诊，配取抗结核药物，并妥善保管药品。在治疗满2个月、5个月、6个月（复治8个月）时，督促他/她到结核病定点医院门诊查痰。

2. 每日直接观察督促他/她正确服用抗结核药物，并在治疗记录卡上正确记录他/她的服药情况。

3. 发现可能出现的药物副作用，及时联系社区督导医师，必要时让他/她去结核病定点医院就诊。

4. 支持鼓励他/她尽量克服治疗中出现的各种困难，坚持服药。

5. 当他/她出现漏服药物时，督促其及时补服，坚持治疗。一旦发现漏服抗结核药，应及时补上，第二天的药物仍按照原有服药要求服用。

6. 在督导患者服药期间，请您务必落实消毒隔离措施。如果出现结核可疑症状，请立即就诊。

本人已知晓上述内容，同意成为家庭督导员，承诺并切实担负起家庭督导员的责任和义务。

家庭督导员签名：　　　年　　月　　日

社区医师签名：　　　年　　月　　日

肺结核患者居家治疗家庭督导员结核病防治知识培训效果考核题

督导员姓名　　　　　年龄　　　　文化程度

联系电话　　　　　　与患者关系及居住情况

督导患者管理编号

一、单选题

1. 人感染结核分枝杆菌，导致发病的主要途径是（　　　）

A. 土壤接触　　B. 随食物进入　C. 皮肤接触　　D. 飞沫传播

2. 结核病患者从呼吸道排出结核分枝杆菌的方式有（　　　）

A. 咳嗽　　　　B. 打喷嚏　　　C. 大声说话　　D. 用力吐痰　　E. 以上都是

3. 在督导患者服药程中，如有一般的药物不良反应，您的处理方式是（　　　）

A. 立即停药　　B. 立即减量　　C. 立即改药　　D. 立即住院　　E. 立即报告

4. 结核病患者的管理重点是（　　　）

A. 督导患者休息

B. 督导患者按时复查、规律足量用药

C. 指导患者消毒

5. 怀疑得了结核病，下列四种检查方法中最应该做的是（　　　）

A. 血液化验　　　　　　　　　B. 结核菌素试验

C. 肺功能测定　　　　　　　　D. 肺部X线检查

二、判断题

1. 结核病是由结核分枝杆菌感染引起的慢性呼吸道传染病。（　　　）

2. 与传染性患者密切接触者要接受症状筛查，有症状者要进一步临床检查。（　　　）

3. 只要是结核病，到任何医院治疗的费用都能享受政府减免政策。（　　　）

4. 听从医生嘱咐，坚持规范治疗，绝大多数结核患者是可以治好的。（　　　）

5. 不规律治疗会使结核分枝杆菌耐药，后果很严重。（　　　）

督导员申明： 本测试题由本人完成并承认其真实性，未正确答题相关内容全科医生已反复讲解，本人已知晓并熟练掌握考核题中全部内容。

督导员（签字）

年　　月　　日

（陈　晨）

第六节　残疾人健康管理

> 　　梁某，男，20岁，从高处跌落双脚着地后，未及时就医出现双下肢运动功能障碍，生活不能自理，乘坐轮椅，在家人陪同下来社区卫生服务中心就诊。对于此患者，全科医生该如何判断和管理？

一、定义及分级分类

（一）残疾人定义

　　残疾人是指在精神、生理、人体结构上，某种组织、功能丧失或障碍，全部或部分丧失从事某种活动能力的人。

（二）残疾分级

　　各类残疾按残疾程度分为四级。残疾一级为极重度，残疾二级为重度，残疾三级为中度，残疾四级为轻度。

（三）残疾分类

　　按不同残疾分为视力残疾、听力残疾、言语残疾、肢体残疾、智力残疾、精神残疾和多重残疾。

　　1. 视力残疾　各种原因导致双眼视力低下并且不能矫正或双眼视野缩小，以致影响其日常生活和社会参与。视力残疾包括盲及低视力。

　　2. 听力残疾　各种原因导致双耳不同程度的永久性听力障碍，听不到或听不清周围环境声及言语声，以致影响其日常生活和社会参与。

　　3. 言语残疾　各种原因导致的不同程度的言语障碍，经治疗一年以上不愈或病程超过两年，而不能或难以进行正常的言语交流活动，以致影响其日常生活和社会参与。包括：失语、运动性构音障碍、器质性构音障碍、发声障碍、儿童言语发育迟滞、听力障碍所致的言语障碍、口吃等（注：3岁以下不定残）。

　　4. 肢体残疾　人体运动系统结构、功能损伤造成的四肢残缺或四肢、躯干麻痹（瘫痪）、畸形导致人体运动功能不同程度丧失以及活动受限或参与的局限。

　　肢体残疾主要包括3类：上肢或下肢因伤、病或发育异常所致的缺失、畸形或功能障碍；脊柱因伤、病或发育异常所致的畸形或功能障碍；中枢、周围神经因伤、病或发育异常造成躯干或四肢的功能障碍。

　　5. 智力残疾　智力显著低于一般人水平，并伴有适应行为的障碍。此类残疾是由于神经系统结构、功能障碍，使个体活动和参与受到限制，需要环境提供全面、广泛、有限和间歇的支持。

　　智力残疾包括在智力发育期间（18岁之前），由于各种有害因素导致的精神发育不全或智力迟滞；或者智力发育成熟以后，由于各种有害因素导致智力损害或智力明显衰退。

6. 精神残疾　各类精神障碍持续一年以上未痊愈，由于存在认知、情感和行为障碍，以致影响其日常生活和社会参与。

7. 多重残疾　同时存在视力残疾、听力残疾、言语残疾、肢体残疾、智力残疾、精神残疾中的两种或两种以上残疾。

（四）残疾人基本情况

1. 残疾人口数量　根据2011年中国残疾人联合会网站公布数据，全国残疾人总数为8 502万人。各类残疾人的人数分别为：视力残疾1 263万人、听力残疾2 054万人、言语残疾130万人、肢体残疾2 472万人、智力残疾568万人、精神残疾629万人、多重残疾1 386万人。各残疾等级人数分别为：重度残疾2 518万人、中度和轻度残疾人5 984万人。

2. 主要致残因素　致残因素分三类：一是遗传与发育因素；二是环境与行为因素；三是疾病与伤害因素。这三类因素交互作用造成残疾，前两种交互作用导致先天性残疾；后两种交互作用导致后天性残疾，也称获得性残疾；第一种与第三种交互作用又导致先天性残疾；三种共同作用则既导致先天性残疾，又导致后天性残疾（表6-6-1）。

表6-6-1　我国残疾人的主要致残因素

分类	致残因素
遗传与发育因素	（1）致盲遗传病：如先天性白内障、视网膜母细胞瘤 （2）致聋遗传病：如先天性耳聋 （3）运动障碍遗传病：如软骨发育不全、成骨不全、进行性肌肉营养不良、抗维生素D佝偻病、重症肌无力 （4）神经精神系统遗传病：如小头畸形、脊柱裂、癫痫、精神分裂 （5）内分泌系统遗传病：如克汀病 （6）血液系统遗传病：如血友病A、地中海贫血 （7）先天性代谢病：如苯丙酮尿症、半乳糖血症、白化病 （8）心血管系统疾病：如先天性心脏病、肥厚型心脏病 （9）性染色体异常综合征：如先天睾丸或卵巢发育不全综合征 （10）常染色体异常综合征：如唐氏综合征
环境与行为因素	（1）食源性化学中毒：如甲醛中毒导致永久性失明 （2）药物中毒：如链霉素中毒引起耳聋、农药中毒引起四肢肌肉性萎缩 （3）煤气中毒：急性一氧化碳中毒迟发脑病导致大脑功能障碍，偏瘫、失语、失明和继发性癫痫等 （4）光学致盲：如电光性眼炎导致严重视力障碍，甚至失明 （5）寄生虫致盲：如脑囊虫病引发癫痫、脊髓灰质炎、流行性乙型脑炎等 （6）其他：高压电致残、慢性铅中毒导致肢体瘫痪或智力低下等
疾病与伤害因素	颅脑损伤、脊髓损伤、关节炎、尘肺、麻风病、地方性碘缺乏病、糖尿病、冠心病、卒中等疾病 意外伤害致残包括交通事故、烧伤、烫伤、化学品灼伤、中毒、运动创伤等

（五）残疾人社区管理流程

《中国残疾人事业"十二五"发展纲要》正式提出总目标：建立起残疾人社会保障体系和服务体系基本框架，保障水平和服务能力明显提高，系统开展残疾预防，有效控制残疾的发生和发展。残疾人最主要的生活场所是家庭和社区，在社区开展残疾人服务并进行规范管理是刻不容缓的任务（图6-6-1）。

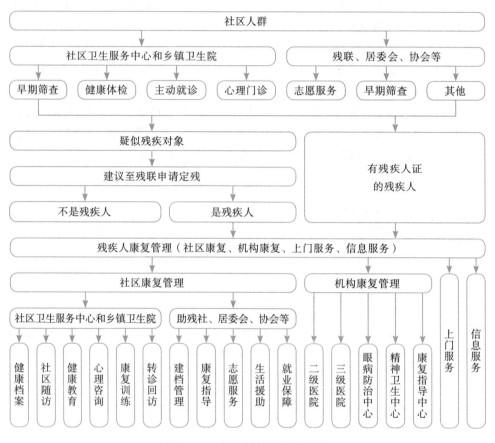

图6-6-1　残疾人社区管理流程图

二、识别和评估

残疾人具备生理和心理特征，通过这些特征可以轻易发现残疾人或者疑似残疾人，其识别方法有两种：第一是残疾人证，有此证表明持证人目前属于残疾人；第二是没有申领残疾人证，但是其客观检查指标或形体表现已构成残疾事实。

（一）残疾人生理特征

1. 主观信息　不同残疾人主观感受各异，视力残疾主要的感受是看不见、视野缩小、视力模糊，对外界事物甚难或无法作视觉性的辨认；听力残疾是听不见或者只能听到极其微弱的声音；言语残疾主要的感受是完全不能说话或者不能流畅、正确表达；肢体残疾是行动不便甚至生活不能自理，或需要辅助器具支持；智力残疾者智力明显低于一般人水平，伴有适应性行为障碍；精神残疾者存在认知、情感、行为障碍，影响其日常生活和社会参与等。

2. 客观指标　中华人民共和国国家标准《残疾人残疾分类和分级》（GB/T 26341—2010）中明确规定了各类残疾分级的指标标准，分别有视力残疾分级指标（表6-6-2）、听力残疾分级指标（表6-6-3）、言语残疾分级指标（表6-6-4）、智力残疾分级指标（表6-6-5）、肢体残疾分级指标（表6-6-6）。

表6-6-2　视力残疾分级指标

级别	双眼最好眼视力、视野
一级	无光感 ~ 0.02；或视野半径 <5°
二级	0.02 ~ 0.05；或视野半径 <10°
三级	0.05 ~ 0.1
四级	0.1 ~ 0.3

表6-6-3　听力残疾分级指标

级别	听觉损伤和听力损失
一级	极重度损伤，较好耳平均听力损失 >90dB HL
二级	重度损伤，较好耳平均听力损失 81 ~ 90dB HL
三级	中重度损伤，较好耳平均听力损失 61 ~ 80dB HL
四级	中度损伤，较好耳平均听力损失 41 ~ 60dB HL

注：3岁以内儿童，残疾程度一、二、三级的定为残疾人。

表6-6-4　言语残疾分级指标

级别	脑和发音器官结构、功能损伤程度	言语功能	语音清晰度	言语表达能力测试	社会活动参与
一级	极重度	无	≤10%	一级	极严重障碍
二级	重度	极少	11% ~ 25%	二级	严重障碍
三级	中毒	有部分	26% ~ 45%	三级	中毒障碍
四级	轻度	简单会话	46% ~ 65%	四级	轻度障碍

表6-6-5 智力残疾分级指标

级别	智力发育水平		社会适应能力	
	发育商（DQ） 0~6岁	智商（IQ） 7岁及以上	适应行为（AB）	WHO-DAS Ⅱ分值 18岁及以上
一级	≤25	<20	极重度	≥116分
二级	26~39	20~34	重度	106~115分
三级	40~54	35~49	中度	96~105分
四级	55~75	50~69	轻度	52~95分

表6-6-6 肢体残疾分级指标

级别	不能独立实现日常生活活动，并具备下列状况之一
一级	四肢瘫：四肢运动功能重度丧失 截瘫：双下肢运动功能完全丧失 偏瘫：一侧肢体运动功能完全丧失 单全上肢和双小腿缺失 单全下肢和双前臂缺失 双上臂和单大腿（或单小腿）缺失 双全上肢或双全下肢缺失 四肢在手指掌指关节（含）和足踝跖关节（含）以上不同部位缺失 双上肢功能极重度障碍或三肢功能重度障碍
二级	偏瘫或截瘫，残肢保留少许功能（不能独立行走） 双上臂或双前臂缺失 双大腿缺失 单全上肢和单大腿缺失 单全下肢和单上臂缺失 三肢在手指掌指关节（含）和足踝跖关节（含）以上不同部位缺失（一级中的情况除外） 二肢功能重度障碍或三肢功能中度障碍
三级	双小腿缺失 单前臂及其以上缺失 单大腿及其以上缺失 双手拇指或双手拇指以外其他手指全缺失 二肢在手指掌指关节（含）和足踝跖关节（含）以上不同部位缺失（二级中的情况除外） 一肢功能重度障碍或二肢功能中度障碍

级别	不能独立实现日常生活活动，并具备下列状况之一
四级	单小腿缺失
	双下肢不等长，差距≥50mm
	脊柱强（僵）直
	脊柱畸形，后凸>70°或侧凸>45°
	单手拇指以外其他四指全缺失
	单手拇指全缺失
	单足跗跖关节以上缺失
	双足趾完全缺失或失去功能
	侏儒症（身高≤1 300mm的成年人）
	一肢功能中度障碍或两肢功能轻度障碍
	类似上述的其他肢体功能障碍

（二）残疾人心理特征

1. 自卑和孤独心理　这是残疾人普遍存在的心理特点，由于生理或心理上的缺陷，使他们在学习、生活和就业方面遇到诸多困难，得不到足够的支持和帮助，甚至遭到厌弃或歧视，因此产生自卑心理。生理或心理上的缺陷，还导致他们活动受限，无法进行正常的交流，缺少朋友而产生孤独感。

2. 敏感、多疑、自尊心强　残疾状态会导致残疾人注意力过度集中，过多地注意别人对自己的态度，对别人的评价极为敏感。如果他们的自尊心受到损害就会流露出愤怒情绪或采取自卫的手段。

3. 抱怨心理　可能产生抱怨父母、抱怨领导、抱怨命运的情绪。人海茫茫，唯我多余。

4. 情绪不稳定但富有同情心　残疾人对外界的情绪反应强烈，容易与人发生冲突。而残疾人对残疾人有特别深厚的同情心，却较少与非残疾人交流，除了"话不投机"的原因外，还与交流不方便有关。

5. 不同残疾人的性格差异　如盲人性格内向、温文尔雅，有丰富的内心世界，情感体验深沉而含蓄，爱思考，抽象思维和逻辑思维、言语听觉能力较发达，记忆力比较好，促成语言能力强的特点。

聋哑人与盲人不同，聋哑人多性格外向，情感反应强烈，频度高但持续时间短，性格豪爽耿直，通过兴趣、具体行动和情感表达来分析生活，观察问题只看表象，不太注意内在联系。

肢体残疾者性格特点主要表现为倔强和自我克制。

（三）残疾评定

通过早期筛查、就诊等多种途径发现的疑似残疾对象，可以申请残疾评定，根据定级情况向残联申领残疾证，依据《中华人民共和国残疾人保障法》《中华人民共和国残疾人证管理办法》等法律法规，享受医疗、就业、教育等服务。

第六章　重点人群保健

申领人需要到当地残联领取"中华人民共和国残疾人证申请表"和"中华人民共和国残疾评定表"，经过评定审核签发才能领取残疾人证。

（四）残疾人卫生需求

残疾人基本康复服务需求率与性别、年龄、残疾类型、残疾等级、文化程度、就业情况均相关。在基本康复服务需求中，残疾人的康复需求不仅是生理上的，而更多的是心理上的，渴望融入社会，渴望被社会接受。残疾人康复服务工作需加强心理辅导：一是加强心理辅导的提供能力；二是加强心理辅导者的专业培训；三是加强心理辅导机构的建设。比如在社区中增设心理咨询室，通过劝说、鼓励、指导帮助残疾人树立信心，同时也要注重康复医疗与康复知识宣传方面的服务。

三、残疾人社区康复

康复领域有医疗康复、教育康复、职业康复、社会康复，其途径有社区康复、机构康复、上门服务、信息服务。

（一）社区康复定义

社区康复是社区建设的重要组成部分，是指在政府领导下，相关部门密切配合，社会力量广泛支持，残疾人及其亲友积极参与，采取社会化方式，使广大残疾人得到全面康复服务，以实现机会均等、充分参与社会生活的目标。社区卫生服务中心或乡镇卫生院作为基层医疗卫生机构，通过康复服务帮助残疾人恢复或补偿功能、提高生存质量、增强社会参与能力。

（二）工作原则

残疾人社区康复服务目标应是：使所有的康复对象享受康复服务，使残疾人与健全人机会均等，充分参与社会生活。

（三）残疾预防

1. 残疾预防的意义 残疾预防工作是全社会共同参与，国家与社会组织提供预防保障，卫生部门提供预防服务，团体、家庭配合实施，积极采取各种有效措施、途径、控制或延缓残疾的发生。通常把残疾预防划分三个层面，成为三级预防系统。

2. 一级预防 一级预防的目的是增进人群的健康，保护人群不受伤害，不要罹患疾病，避免常见、重大出生缺陷（图6-6-2）。这是三级预防中的最高目标，也是人类的理想境界，需要采取特殊措施并且落到实处。

3. 二级预防 二级预防是在发生伤病之后防止出现残疾，通常被称为"五早"——早发现、早诊断、早治疗，以及专门针对传染病的早报告、早隔离（图6-6-3）。这是继一级预防失败后的补救措施，分四步进行。

4. 三级预防 三级预防是指在残疾后防止功能障碍或合并新的残疾，促进残疾者恢复生活自理能力与劳动能力（图6-6-4）。这是在上两级预防失败之后的最后一道预防措施。对于残疾个体来说，重点是功能训练与辅助用具的使用，有的人还需要进行手术，家庭和公共场所还需要一定的环境改造。

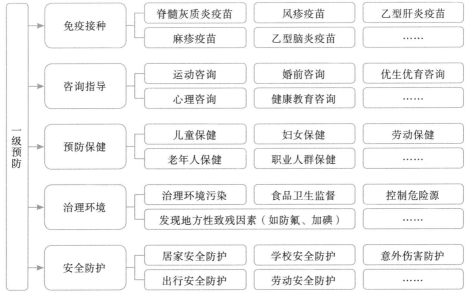

图 6-6-2　残疾一级预防

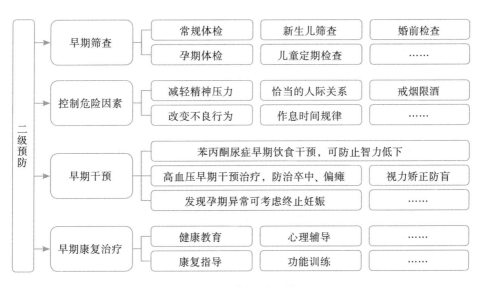

图 6-6-3　残疾二级预防

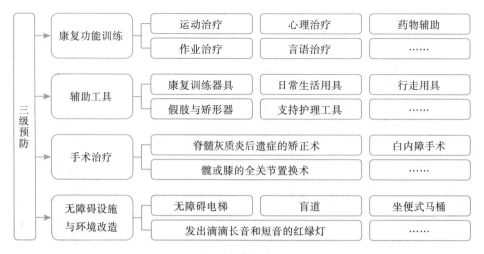

图6-6-4 残疾三级预防

（四）早期筛查

早期筛查是发现残疾和预防残疾的重要手段，基层医疗卫生服务机构应协助街道（镇）残联、妇幼保健所、眼病防治所等部门，开展定项早期筛查；要从各种健康体检筛查，如保健门诊（儿童保健门诊、婚前检查、孕期保健）、儿科门诊、产科门诊等，及早发现与遗传、发育有关的问题，及时干预；全科门诊应对可引起残疾的慢性病予以高度警惕，定期检查。

（五）建立健康档案

1. 对象　在基层医疗卫生服务机构就诊的残疾或疑似残疾人建立健康档案。

2. 方法　依托基层医疗卫生服务机构健康档案、儿童保健档案、康复档案，通过纸质或电子档案保存数据，对已有健康档案补充残疾相关信息，及时建档。

3. 档案组成

（1）核心档案：核心档案信息包括姓名、性别、年龄、身份证号码、家庭地址、联系方式。其他基本信息包括户口性质、职业、婚姻、教育情况等。

（2）专项档案：主要指残疾相关疾病情况，如卒中后肢体功能康复档案、精神残疾人专项档案等。

4. 档案更新

（1）新建档案：医生在接诊疑似残疾或确诊残疾人时，通过本社区健康档案信息系统比对是否有患者信息，若没有，新建健康档案或专项档案。

（2）更新档案：若患者已建健康档案或专项档案，医生根据本次就诊信息与原档案对比，有变化的部分如实记录。

（六）医学康复治疗

根据康复需求调查表，对残疾人的残疾状况进行评估，采取科学有效的康复治疗方案、康复训练方法或辅助用具训练。对视力、听力、智力障碍者进行早期筛查、诊断。

对符合复明条件的视力障碍者，尽早动员其到医院手术治疗，对于视力在0.05～0.3的低视力患者，可由眼科医生为其佩戴低视力助视器，同时辅导患者学会使用助视器；对听力障碍者，早期佩戴助听器，早期进行听力语言训练；对肢体障碍者，采取多种方式进行功能训练，最大限度地恢复运动功能、日常生活自理能力和社会生活能力；指导精神障碍患者合理用药；协助聋儿家长听力语言康复训练；组织社区内盲人开展定向行走训练。对病情复杂的或未开展的项目可转至二、三级医院进行专项康复训练或手术治疗。

（七）健康教育

1. 社区人群

（1）健康教育讲座：配合街（镇）残联、居委会等部门，定期组织残疾相关疾病健康教育讲座，向社区人群广泛宣传疾病预防知识。如举办糖尿病防治知识讲座，易引起肢体残疾的高血压、糖尿病、冠心病、卒中防治知识讲座，因不同原因引起精神残疾的精神疾病防治知识讲座，因婚前检查不全面而导致儿童智力残疾的唐氏综合征相关内容的健康教育讲座等。

（2）健康教育宣传：利用全国各大宣传日开展宣传活动，设立咨询点，发放宣传资料，主动向人群传播关爱残疾人、帮扶残疾人的理念及残疾相关的健康知识。与残疾相关的主要宣传日如下：

1）全国爱耳日：每年3月3日。

2）全国爱眼日：每年6月6日。

3）世界精神卫生日：每年10月10日。

4）全国助残日：每年5月第3个星期日。

5）国际残疾人日：每年12月3日。

2. 残疾人及其家属或监护人　除了医疗康复外，针对残疾人心理特点，开展个体化的健康教育，尤其是心理健康教育，树立残疾人回归社会的信心。健康教育的内容包括：残疾人功能康复知识教育，了解必要的康复知识、辅助用具使用知识；残疾人的自我安全保护措施；对已发生残损者，要进行早期康复训练教育，以预防残疾的进一步恶化。只有残疾人积极配合康复技术人员，主动参与训练，才能取得理想的效果。

开展家属或监护人的教育，使其从感情上对残疾人予以支持和理解，帮助残疾人增强战胜残疾的信心和勇气；同时帮助家属了解一定的康复知识和技能，只有在健康、良好的心理状况下进行康复训练或使用辅助用具训练，效果才最理想、最有效。

（八）随访

为残疾人建立健康档案，制定随访计划，关注影响其健康的因素加以干预，并及时更新健康档案内容，充分体现全科医疗连续性、综合性服务的特点。

（九）转诊

对于不能处理的残疾人病情或突发危重者，转诊至上级医院，开具转诊单。

1. 询问病史和体格检查时发现视力、听力、运动功能、言语功能、心理行为有异常

（可能或已经达到残疾的标准），而现有诊疗条件不能作出明确诊断的，应当向被检查告知并开具转诊单，追踪转诊结果。未成年人、老年人、智力障碍患者、精神障碍患者应同时告知其监护人或家属。

2. 在进行早期疾病筛查时，对于低视力患者发放告知书和开具转诊单，建议做进一步检查，明确诊断。

3. 儿童保健门诊，发现听力异常、视力不良、智力低下，应立即告知家长，建议转诊至上级医院明确诊断，同时追踪转诊结果。

（十）转介

转介服务是指通过对残疾人的康复需求、经济能力以及社区康复资源进行评估，将其转介至相应康复机构接受服务，包括转出服务和转入服务。转出服务是基层医疗卫生机构不能满足残疾人康复需求时，将其介绍/转诊到相关康复机构的行为。转入服务是残疾人在相关康复机构接受康复服务后，转回基层医疗卫生机构，继续为其提供服务的行为。

基层医疗卫生机构收集残疾人康复需求信息，协调社区（村）残疾人专职委员，根据本地残疾人康复服务流程，转介至康复机构。康复服务后，康复机构通知社区（村）残疾人专职委员将残疾人转回基层医疗卫生机构继续提供服务。

【案例分析】

梁某，男，20岁，从高处跌落双脚着地后，未及时就医出现双下肢运动功能障碍，生活不能自理，乘坐轮椅，在家人陪同下来社区卫生服务中心就诊。

主观资料（S）

梁某，18岁时从树上跌落，双脚着地，跌落后当时双下肢有酸胀麻木感，无明显疼痛，因未出现明显运动障碍而未去就医，1日后患者出现小便失禁，双脚走路不稳，步行拖拽。自觉双下肢乏力，使不上劲儿，在家卧床休息，症状进行性加重，父母因出差在外不知情而未能及时带其就诊。2日后父母回来后带其去医院就诊，医院做相关检查后发现脊髓神经损伤，经治疗后小便失禁症状好转，双下肢运动功能部分丧失，不能行走，经各大医院走访治疗症状恢复不佳，乘坐轮椅。患者自觉正值青春年华，生活无望，焦虑抑郁，生活态度悲观失望，情绪不稳。

客观资料（O）

（1）体格检查：血压120/72mmHg，意识清楚，呼吸平稳，心率70次/min，心律齐，双肺未闻及干湿啰音，腹平软，无压痛，未及包块。肝脾肋下未触及。上肢肌力正常，下肢肌力1级。双下肢无水肿。

（2）辅助检查：①血常规、肝功能、肾功能、心电图检查大致正常。肌电图检查双下肢神经源性损害，累及双下肢部分肌肉。②Barthel指数为35分，评级为重度残疾。③汉密尔顿焦虑量表评分30分，为严重焦虑。

综合评估（A）

患者刚成年，瘫痪2年，血压正常。Barthel指数评级为重度残疾。患者已达到肢体残疾一级标准，但未申领残疾人证。

处置计划（P）

（1）为患者建立健康档案，完成基本信息的录入。

（2）患者教育：康复治疗重要性，也是生活能自理或半自理和减轻父母负担最好的办法，建议抓紧康复时机，到社区卫生服务中心康复科进行康复训练。

（3）对患者进行沟通及心理疏导，对其父母进行心理疏导技能的指导和培训，必要时可求助心理医师治疗。

（4）融入社会，正常进行社交生活，继续技能、学业的学习。

（5）告知患者家属，可以申领残疾人证，享受政府在就业、医疗、生活等保障政策，具体申领流程向社区助残社或居委会咨询。

（6）定期随访，根据患者情况随时调整康复治疗方案。

（7）如果患者病情变化，立即转诊至上级医院，及时追踪转诊结果并回访。

（陈　晨）

第七章　疾病的预防与控制

第一节　传染病的预防控制

传染病具有传染的属性，因此易在人群中导致流行，尤其是烈性传染病，一旦在人群中发生，就有可能迅速传播，导致大范围的人群健康受到损害。各级疾病预防控制机构及各级医疗机构共同构成我国的传染病防控体系。

一、传染病预防控制概述

（一）传染病的概念

传染病是指由传染性病原微生物或它们的毒性产物所引起的一类疾病。这类病原体可以通过被感染的人、动物或储存宿主直接或间接传染给易感者。

（二）传染病预防控制体系

1989年2月21日，我国通过《中华人民共和国传染病防治法》（以下简称《传染病防治法》）。2004年8月，在经历了严重急性呼吸综合征（SARS）疫情之后，我国对该法进行了修订。《传染病防治法》规定：国务院卫生行政部门主管全国传染病防治及其监督管理工作。县级以上地方人民政府卫生行政部门负责本行政区域内的传染病防治及其监督管理工作。各级疾病预防控制机构承担传染病监测、预测、流行病学调查、疫情报告以及其他预防、控制工作。医疗机构承担与医疗救治有关的传染病防治工作和责任区域内的传染病预防工作。城市社区和农村基层医疗机构在疾病预防控制机构的指导下，承担城市社区、农村基层相应的传染病防治工作。

2020年10月，国家卫生健康委发布《传染病防治法》修订征求意见稿中提出，任何单位和个人发现传染病病人或者疑似传染病病人时，应当及时向附近的疾病预防控制机构或者医疗机构报告，可按照国家有关规定予以奖励；对经确认排除传染病疫情的，不予追究相关单位和个人责任。

（三）传染病信息报告

传染病疫情发生时，及时报告是控制和消除传染病，预防和控制其流行的重要措施。

1. 法定传染病的分类　2004年8月28日修订通过的《传染病防治法》规定，法定报告传染病分为甲、乙、丙三类，共37种。此后由于我国部分地区先后发生手足口病疫情，个别地方甚至出现因中枢神经系统、呼吸系统损害导致的少数患儿死亡，引起社会的广泛关注。2008年，卫生部根据《传染病防治法》有关规定，将手足口病列入《传染病防治法》规定的丙类传染病进行管理。2009年，甲型H1N1流感大流行，卫生部根据《传染病防治法》有关规定，将其纳入了《传染病防治法》规定的乙类传染病进行管理，《传染病防治法》中法定报告传染病变为39种。2020年10月《传染病防治法》修订征求意见稿中，新增人感染H7N9禽流感和新型冠状病毒感染两种乙类传染病。

2. 三类传染病的特征

甲类传染病：是指对人体健康和生命安全危害特别严重，可能造成重大经济损失和社会影响，需要采取强制管理、强制隔离治疗、强制卫生检疫，控制疫情蔓延的传染病，包括鼠疫、霍乱。

乙类传染病：是指对人体健康和生命安全危害严重，可能造成较大经济损失和社会影响，需要采取严格管理，落实各项防控措施，降低发病率，减少危害的传染病。包括严重急性呼吸综合征、艾滋病、病毒性肝炎、脊髓灰质炎、人感染高致病性禽流感、麻疹、流行性出血热、狂犬病、流行性乙型脑炎、登革热、炭疽、细菌性和阿米巴痢疾、肺结核、伤寒和副伤寒、流行性脑脊髓膜炎、百日咳、白喉、新生儿破伤风、猩红热、布鲁氏菌病、淋病、梅毒、钩端螺旋体病、血吸虫病、疟疾、人感染H7N9禽流感、新型冠状病毒感染。

丙类传染病：是指常见、多发，对人体健康和生命安全造成危害，可能造成一定程度的经济损失和社会影响，需要监测管理，关注流行趋势，控制暴发流行的传染病。包括流行性感冒、流行性腮腺炎、风疹、急性出血性结膜炎、麻风病、流行性和地方性斑疹伤寒、黑热病、包虫病、丝虫病、手足口病，除霍乱、细菌性和阿米巴痢疾、伤寒和副伤寒以外的感染性腹泻病。

国务院卫生健康主管部门根据传染病暴发、流行情况和危害程度，及时确定和调整各类传染病名录予以公布。其中，甲类传染病名录须报国务院批准。

3. 法定传染病上报时限及流程

疾病预防控制机构、各级各类医疗机构、采供血机构均为传染病责任报告单位，在这些单位执行职务的人员和乡村医生、个体开业医生均为责任疫情报告人，当责任单位及责任报告人发现法定报告传染病疫情时必须按照传染病防治法的规定进行疫情报告，履行法律规定的义务。疫情报告按照属地管理原则及时上报，甲、乙、丙三类传染病的信息上报时限及流程有不同的规定（图7-1-1），要特别关注乙类中部分传染病的报告时限和方法同甲类传染病。2003年严重急性呼吸综合征流行之后，各地按照2005年国家颁布的《突发公共卫生事件与传染病疫情监测信息报告管理办法》建立了网络直报系统。2006年8月23日颁布了修订后的《突发公共卫生事件与传染病疫情监测信息报告管理办法》。该办法规定：责任报告人在首次诊断传染病病人后，应立即填写《传染病报告卡》，并规定《传染病报告卡》由录卡单位保留三年。

（四）传染病预防控制措施

传染病疫情发生后，在及时上报传染病疫情信息的同时，应该针对该传染病的传染源、传播途径和易感人群采取相应的预防控制措施。

1. 针对传染源的措施

传染源是指体内存在病原体并能排出病原体的人和动物。因此，传染源包括病人、病原携带者、受感染的动物。

针对传染病病人或疑似病人的措施主要是"五早"，早发现、早诊断、早报告、早隔

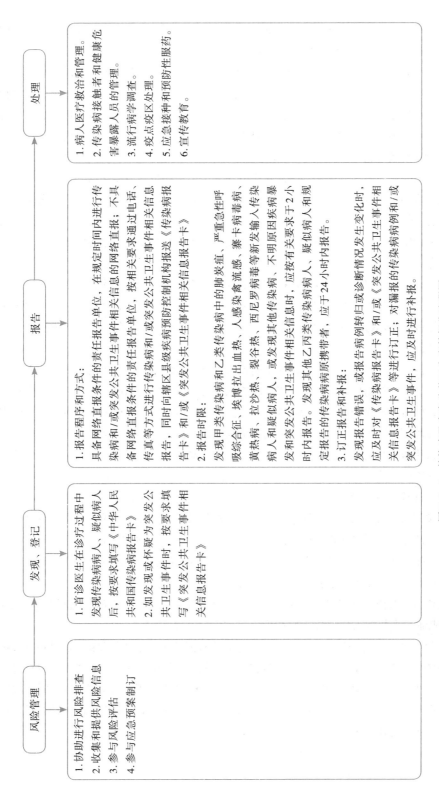

图 7-1-1　传染病及突发公共卫生事件报告流程图

离、早治疗。作为传染病法定报告人的全科医生，应该履行早发现、早诊断、早报告的责任，并协助做好传染病病人在社区、家庭的隔离、治疗工作。

2. 针对传播途径的措施　传播途径是指病原体从传染源排出，侵入新的易感宿主之前，在外环境中经历的全过程。常见的传播途径包括：经空气传播、经水传播、经食物传播、接触传播、经媒介节肢动物传播、经土壤传播、医源性传播、血液传播、垂直传播等。针对大多数传播途径的措施主要是消毒，如果为经虫媒传播的传染病，杀虫是控制此类传染病传播的有效措施。无论消毒还是杀虫，均包括化学、物理、生物等方法，在疫情发生时，对疫源地消毒多采用化学方法。当传染病疫情发生之后，作为全科医生应该在疾病预防控制专业机构人员的指导下，协助开展疫源地范围的评估，并根据所发生传染病的传播途径，协助开展对传染源污染环境的处理。常用的环境处理措施是消毒，包括对室内空气、传染源污染场所、污染物品的消毒，也包括对传染源的排泄物、分泌物的消毒。

（1）室内空气消毒：可以采用适宜的消毒剂，例如过氧乙酸溶液，在密闭房屋内熏蒸消毒的方法，也可以结合室内墙壁、地面、门窗等污染表面的处理，用过氧乙酸溶液进行气溶胶喷雾消毒。除化学消毒，也可以采用紫外线消毒及自然通风换气方法进行室内空气消毒。

（2）污染场所消毒：主要采用化学消毒剂喷雾消毒的方法，对污染场所的地面、墙体、门窗、家具等物体表面消毒。消毒时应该遵循减少污染的原则，地面消毒先由外向内喷雾，同时对沿途的物体进行喷雾消毒，当室内消毒完毕，再由内向外对地面及所有物体重复喷雾一次退出。对家具或室内其他物品也可以采用消毒剂擦拭的方式消毒。消毒剂的选用根据传染病的种类及污染场所、污染物品的性状而不同，一般采用过氧乙酸溶液或含氯消毒剂。

（3）日常用品消毒：日常用品包括衣物、被褥、床单、餐具等。耐热的纺织品可以采用煮沸消毒，或含氯消毒剂浸泡消毒，不耐热的可采用过氧乙酸熏蒸消毒。餐具可洗净、蒸煮消毒，也可用过氧乙酸溶液或含氯消毒剂等浸泡、清水洗净。

（4）排泄物、分泌物的消毒：在有排泄物、分泌物的容器内加入漂白粉乳液或干粉搅匀，放置2小时以上。也可以加入含氯消毒剂处理。

全科医生在协助开展对传染源污染环境的处理时，适宜的消毒剂种类及用量可在疾病预防控制专业机构人员的指导下选用。

3. 针对易感人群的措施　保护易感人群应该从传染病发生之前做起，通过免疫接种提高易感人群特异性的免疫水平，从而有效预防相应传染病。在传染病发生及流行过程中，可以采用应急预防接种，对某些有特效防治药物的传染病，也可以采用药物预防。通过人群健康教育，提高对传染病的防治知识，采取一些针对性的个人防护措施也是保护易感人群的有效方法。

二、感染性腹泻的基层管理

广义的感染性腹泻（infectious diarrhea）是指由病原微生物及其产物或寄生虫所引起的以腹泻为主要临床表现的一组急性肠道传染病。感染性腹泻的病原至少有50余种，受感染的人或动物是主要的传染源，粪口途径为主要传播途径，人群普遍易感。我国《传染病防治法》将除霍乱（甲类传染病）、痢疾、伤寒和副伤害（乙类传染病）以外的微生物引起的腹泻，称为"感染性腹泻病"，列为丙类传染病。感染性腹泻为一组广泛存在并流行于世界各地的胃肠道传染病，也是当今全球性重要公共卫生问题之一。在我国，感染性腹泻发病率居所有传染病之首。

基层医疗卫生机构的职责主要是普通病例的临床诊断、报告和治疗，对感染性腹泻病人的随访管理和协助腹泻病的监测和暴发调查处置。

【案例分析】

病人，男性，45岁，销售人员，因"发热、腹痛、脓血便2日"来诊。2日前（6月20日）突然发热，体温38.2℃，畏冷，无寒战，下腹部阵发性疼痛，腹泻，大便每日10余次，为少量脓血便，伴里急后重，无恶心和呕吐，自服小檗碱和退热药无好转。发病以来进食少，睡眠稍差，小便正常。既往体健，无慢性腹痛、腹泻史，无药物过敏史。无疫区接触史，有在外食生冷熟食经历，但同餐者2人无发病。

查体：体温38.5℃，呼吸20次/min，脉搏92次/min，血压130/80mmHg。无皮疹和出血点，浅表淋巴结未触及，巩膜无黄染，咽不红。心肺未见异常，腹软，左下腹压痛，无肌紧张和反跳痛，未触及肿块，肝脾肋下未触及，无移动性浊音，肠鸣音5次/min。

实验室检查：Hb 124g/L，WBC $16.4×10^9$/L，N 88%，L 12%，PLT $200×10^9$/L；粪便常规：黏液脓性便，WBC多个/HP，RBC 3～5/HP；尿常规未见异常。临床诊断为急性细菌性痢疾。送检粪便细菌培养。24小时内填《传染病报告卡》上报。病人居家隔离治疗，口服诺氟沙星400mg，每日2次，疗程7日。病人症状消失，大便次数和外观均正常，停药3日后粪便镜检连续两次WBC<3个/HP。密切接触者2人，医学观察1周，无续发病例。

（一）感染性腹泻的临床诊断

1. 根据流行病学史初步判断是否为感染性腹泻　感染性腹泻一年四季均可发病，一般夏秋季多发。常有不洁饮食（水）和/或与腹泻病人接触史，或有去不发达地区旅游史，共进可疑食物者有集体发病的可能。因此，全科医生对于临床接诊的腹泻病人，首先应询问其腹泻前饮食、饮水、起居与用药情况；了解病人既往疾病、大便习惯、工作及环境；病人所在地和同饮食者发病情况等，结合季节因素综合判断是否为感染性腹泻。

案例中的病人有在外食生冷熟食经历，虽然同餐者2人尚未发病，但6月下旬已是夏季，为感染性腹泻多发季节，可初步判断为感染性腹泻。

2. 根据临床症状、体征作出初步诊断　不同病原体感染的临床表现不同，全科医生可根据病人临床表现，结合腹泻粪便性状及辅助检查作出初步的临床诊断。

应重点把握的临床表现包括：腹泻的起病方式；腹泻的次数、频率；是否有发热、腹痛腹泻、里急后重等；腹部体征，包括压痛、反跳痛、肠鸣音；病人全身状况，包括尿量、意识状态、血压、脉搏、皮肤弹性及末梢循环等。一般情况下，发热、左下腹痛、里急后重伴有脓血或黏液脓血便，是急性细菌性痢疾的典型表现；霍乱大多先泻后吐，黄水样或清水样为多见，少数为米泔样或洗肉水样（血性），多数为无痛性腹泻，常不伴发热；典型阿米巴痢疾表现为右下腹痛伴暗红色果酱样便有腥臭，量多。

从大便的性状可初步判断腹泻的病原类型。水样便多见于病毒性、弧菌性、毒素性、大肠埃希菌及多数细菌性食物中毒；洗肉水样、淘米水样、量多，不伴发热与腹痛，以霍乱类疾病多见；黏液脓血便，伴发热、腹痛，以志贺菌、空肠弯曲菌、沙门菌感染多见。

辅助检查一般包括粪便常规检查、血常规、电解质、肾功能检查等。粪便常规检查：粪便可为稀便、水样便、黏液便、血便或脓血便。镜检可有多量红细胞、白细胞、吞噬细胞，也可仅有少量红细胞、白细胞或无细胞。

案例中病人有发热，下腹部阵发性疼痛，大便每日10余次，少量脓血便，无特殊恶臭味，伴里急后重。查体：左下腹压痛，无肌紧张和反跳痛；粪便常规黏液脓性便，WBC多个/HP，RBC 3～5个/HP，因此临床诊断为急性细菌性痢疾。

全科医生需注意：腹泻病情严重者，会因大量丢失水分引起脱水、电解质紊乱甚至休克。因此对于症状不典型或病情严重的病人，全科医生应掌握转诊指征，及时转诊。

3. 通过病原学检查可确诊　有条件的基层医疗机构应尽可能送检粪便涂片或培养，根据检出的致病性微生物，或检出特异性抗原、核酸，或从血清中检出特异性抗体等可确诊。

（二）感染性腹泻的治疗

包括对症处理、纠正脱水与电解质紊乱、适当应用抗菌药物。

1. 对症治疗　止泻药有蒙脱石制剂、鞣酸蛋白、氢氧化铝凝胶等；解痉镇痛可选用阿托品、山莨菪碱等。可应用微生态制剂（如益生菌、益生元等）调节胃肠道功能，但要注意不应与抗生素同时服用。腹泻病人不需禁食，给予易消化饮食和适当的营养支持。

2. 纠正脱水与电解质紊乱　感染性腹泻病人因吐泻导致不同程度的脱水和电解质紊乱，因此合理补液十分重要。补液的原则是丢多少补多少，先盐后糖，先浓后淡，先快后慢，及时补碱，补钙镁，见尿补钾。

根据临床表现估计失水量：①轻度脱水，失水量约为体重的5%；皮肤弹性稍低，眼窝、前囟稍凹陷，口渴，尿量稍减少。②中度脱水，失水量占体重的5%～10%；精神萎靡，皮肤弹性差，眼窝和前囟明显凹陷，口渴、口干，四肢稍凉，尿量减少。③重度脱水，失水量约为体重的10%以上；精神极度萎靡，昏睡或昏迷；皮肤明显干燥、弹性极差，眼窝和前囟深陷，哭时无泪，口腔黏膜极干燥，四肢冰凉。

口服补液适用于轻度脱水病人，中重度脱水病人经静脉补液，病情稳定后亦可以口服补液为主。世界卫生组织推荐使用口服补液盐（ORS）的配方：氯化钠（普通食盐）3.5g，葡萄糖20g（或用普通食糖，量加倍），碳酸氢钠（小苏打）2.5g，氯化钾1.5g，使用时溶于1L温开水中即可。需要指出的是，由于口服量只能吸收80%，故应比静脉补液增加20%，口服量约为病人腹泻量的1.5倍，ORS应少量多次给予。

静脉输液适用对象：因重度脱水及循环衰竭需要补液维持循环血容量的病人；频繁呕吐者或经口摄入不能维持液体生理需要者；严重电解质紊乱或代谢性酸中毒的病人。确定补液量：有脱水者，成人2 000～4 000ml，儿童按每千克体重60～100ml；重度脱水者儿童按每千克体重100～120ml计算，成人4 000～6 000ml；60岁以上老年人减少1/5液体量。输液速度是有效治疗的关键。液体量要求在4～6小时内完成，小于1岁婴儿6小时内完成，大于1岁儿童5小时内完成。输液过程中监测血压、心率、尿量等，必要时及时调整输液量和速度。重度脱水病人及时转诊至上级医院。

3. 抗菌药物的应用　对炎症性腹泻（病人有发热、脓血黏液便、里急后重等表现），成人可选择氟喹诺酮类药物，儿童可选择复方磺胺甲噁唑治疗。

如确诊为痢疾、侵袭性大肠埃希菌性肠炎、空肠弯曲菌型肠炎、沙门菌属性肠炎等，必须使用抗生素治疗，否则肠道吸收内毒素后会导致病情进一步加重。选择病原敏感的抗生素，如氟喹诺酮类（如诺氟沙星）、氨基糖苷类及第三代头孢菌素等口服剂型治疗即可，疗程5～7日。甲硝唑对溶组织内阿米巴、鞭毛虫感染有效。有关细菌耐药主要集中在志贺菌属和沙门菌，必要时通过病原培养、药敏来选择敏感抗生素。

（三）感染性腹泻的随访管理

全科医生应对感染性腹泻病人给予随访管理，直至病人恢复健康，同时需对密切接触者实施医学观察，发现疑似病人应尽早明确诊断和治疗。

上述案例中，对病人采取了居家隔离治疗，病人症状消失，大便次数和外观均正常后停药3日，进行了两次连续性的粪便镜检。对共餐的2名密切接触者，医学观察1周，确定无续发病例。

在对感染性腹泻病人的随访管理中还应重视饮食、生活、消毒等指导。

1. 感染性腹泻病人的饮食指导　腹泻治疗期间的饮食应以稀软易消化的食物为主，可吃些稀饭、软面条等少渣食物。忌食污染食物；忌食肉类浓汁、动物内脏、粗纤维及易胀气食物：忌食刺激类食物如煎炸及腌熏的大块鱼肉；忌食性寒滑肠食物如荸荠、甲鱼、生梨、花生等；忌食辛热刺激食物如韭菜、羊肉、辣椒、鲜辣椒粉和浓茶、酒、各种咖啡饮料等。腹泻病人应补充比平时更多的水分，腹泻和呕吐不仅丢失了体内的水分，也丢失了体内的盐分、糖分等，所以最好服用糖盐水。有些病人为了减少腹泻量，不吃饭、不喝水，这是完全错误的。

2. 感染性腹泻病人的生活指导　饭前便后要洗手，生吃瓜果一定要洗净或消毒；不吃腐败、变质的食物；不吃未经处理的剩饭剩菜；生熟食品在储存、加工过程中要分开；冰箱内长时间储存的食物吃之前要热透；适当地锻炼身体，增强抵御疾病的能力。

3. 感染性腹泻病人的消毒指导　腹泻病人用过的餐具、便器、卧具都应该消毒，避免疾病的传播和流行等。细菌性痢疾病人的粪便，可用漂白粉搅拌消毒，100g稀粪便加漂白粉20g充分搅拌，加盖放置2小时，再倒入下水道或公共厕所。搞好环境卫生，防止蝇蛆滋生。

4. 重点职业人员的管理　重点职业人员指从事托幼机构、餐饮食品行业、食堂炊事工作、给水服务等人员。在患细菌性痢疾期间，应建议暂时调离易使传染病扩散的岗位，对经粪检阴性、完全治愈并解除管理期的，应凭医疗机构出具的复工证明，方可从事原工作。

（四）感染性腹泻的监测和暴发调查处置

1. 腹泻暴发监测报告　腹泻暴发监测报告的途径是"全国突发公共卫生事件报告管理信息系统"。2005年传染病事件占全部突发公共卫生事件的63%，肠道传染病事件占传染病事件的25%～30%。肠道传染病事件中，65%～70%发生在学校。学校发现具有腹泻、呕吐等相似症状或有共同进餐、饮水史的聚集性病例，学校疫情报告人应在24小时内报出相关信息，由当地基层医疗卫生机构和疾病预防控制机构进行核实，进一步做好对暴发疫情的早期发现与识别。

2. 监测点监测　肠道传染病国家级监测点监测从2005年启动，监测的疾病有5种，包括霍乱、细菌性痢疾、伤寒、副伤寒、肠出血性大肠埃希菌O157：H7、小肠结肠炎耶尔森菌病。监测点分布于25个省份的84个县区。监测内容是以县区为单位，采集腹泻病例和腹泻暴发病例标本，以及食品、水产品、媒介生物、动物和海（江河）水等标本，进行实验室检测，包括病原分离培养和鉴定、血清学分型、基因分型、毒力和耐药性等。

3. 几种常见腹泻病暴发的特点　感染性腹泻中，病毒性肠炎以轮状病毒性肠炎最为常见，普通轮状病毒主要侵犯婴幼儿，发病高峰在秋冬寒冷季节；成人腹泻轮状病毒则可引起青壮年胃肠炎的暴发流行，多发生于4～7月。

诺如病毒是成人急性暴发性胃肠炎的重要病原体，是集体机构暴发急性胃肠炎的首要病原，全年均可发病，以秋冬春季多。细菌性痢疾一直为我国夏秋季的重要传染病，是国内所有腹泻病中发病率最高、影响最广的病种之一。该病一般呈散发，但在饮食卫生条件不良的情况下可发生流行。致腹泻性大肠埃希菌性肠炎感染多因污染的水体、食品、牛奶、饮料等所致，可散发或暴发流行，常常表现为"旅游者腹泻"或食物中毒。

（五）诺如病毒感染性腹泻聚集性疫情的处置

诺如病毒感染性腹泻，是由诺如病毒引起的病毒性胃肠道疾病。发病具有明显的季节性，被称为"冬季呕吐病"，具有发病急、传播速度快、涉及范围广等特点。感染诺如病毒后主要症状是腹泻、呕吐、发热等。通常表现为自限性疾病，预后良好。诺如病毒传播途径包括人传人、经食物和经水传播。

【案例分析】

2018年11月某社区卫生服务中心辖区内，某小学报告2日内有多位学生出现呕吐或腹泻症状。经调查核实符合"呕吐≥2次或腹泻≥3次者"的共8人。其中7名学生曾前往市儿童医院等就诊，均诊断为胃肠炎。首发病例马某，女，9岁，三（2）班，24小时内出现呕吐5次，腹泻3次，无发热，由市儿童医院确诊为诺如病毒感染。8例病例集中在三（2）班：其中男性2例，女性6例；年龄在7～8岁；11月15日首发病例发病，11月16日7人发病。该校于发病前1周未进行任何集体活动。发病的病例均否认有类似病例接触史。社区共采集6份肛拭子/咽拭子标本，共检测出5例诺如病毒GⅡ型。此次聚集性感染性腹泻事件由诺如病毒所致。指导学校采取控制措施：①加强全校全日医学观察，对因病缺勤缺课学生进行排摸，及时发现有呕吐、腹泻、发热的学生或教师、食堂工作人员，嘱其尽快就诊治疗，并跟踪就诊情况；所有病例须在症状消失后至少72小时方可返校、返工。②进一步做好消毒工作，包括各班级桌椅、地面、门窗把手、楼梯扶手、走廊、卫生间、食堂、餐具、饮用水等。③暂停校内集体性活动。④开展"手卫生"的专题健康教育。

1. 诺如病毒感染性腹泻的诊断　急性胃肠炎病例24小时腹泻次数≥3次且有性状改变（呈稀水样便），和/或24小时呕吐次数≥2次者为疑似病例。在诺如病毒感染引起的聚集性或暴发疫情中，满足疑似病例定义，且与实验室诊断病例有流行病学关联的病例，为临床确诊病例。疑似病例或临床诊断病例中，粪便、肛拭子或呕吐物标本经诺如病毒核酸检测阳性，或抗原检测阳性者为实验室确诊病例。

2. 诺如病毒感染性腹泻的监测报告　诺如病毒感染性腹泻聚集性疫情是指学校、托幼等集体单位同一班级或宿舍1日发生3例或以上，连续3日发生5例及以上，流行病学关联的疑似病例，由疫情发生地社区卫生服务中心调查处置。诺如病毒感染性腹泻暴发疫情是指学校、托幼等集体单位1周20例及以上，流行病学关联的疑似病例，至少10例实验室确诊病例，由疫情发生地疾病预防控制中心会同社区卫生服务中心调查处置。

3. 诺如病毒感染性腹泻的处置　目前，针对诺如病毒尚无特异性的抗病毒药和疫苗，主要采用非药物性预防措施，包括病例管理、手卫生、环境消毒、食品和水安全管理、风险评估和健康教育。发生聚集性或暴发疫情的集体单位观察期内停止各类集体活动，如公用活动教室、春秋游等；病人症状消失72小时后方可复工、复课；重点人员症状消失72小时后，须连续2日粪便或肛拭子诺如病毒核酸检测阴性后方可复工；妥善处理吐泻物、终末消毒；加强晨检、健康巡查。

三、流行性感冒的基层管理

流行性感冒（influenza）简称流感，是一种由流感病毒引起的急性呼吸道传染病，是我国法定报告管理的丙类传染病。流感病人和隐性感染者是主要传染源，主要在人与人之间经飞沫直接传播，人群普遍易感。流感流行的特点为突然发生和迅速传播。

根据流感病毒感染的对象，可分为人、猪、马以及禽流感病毒等，其中人类流感病毒根据其核蛋白的抗原性可分为甲（A）、乙（B）和丙（C）三型，三型间无交叉免疫；根据流感病毒包膜中血凝素和神经氨酸酶的抗原性又分为不同的亚型，至今甲型流感病毒已发现的血凝素有16个亚型（H1～H16），神经氨酸酶有9个亚型（N1～N9）。国际通用的流感毒株的命名包括6个要素：核蛋白抗原型别（用A、B、C表示）；宿主来源（若宿主非人类来源）；发现地区；毒株编号；分离年份；如是甲型流感，还需在括号内注明亚型，表示为HnNn，其中H代表血凝素，N代表神经氨酸酶，数字n为亚型代号。例如，

1997年在我国香港从鸡和人体内分离到的两种HN型流感病毒，分别表示为A/Chicken/Hongkong/220/1997（H5N1）和A/Hongkong/156/1997（H5N1）。

抗原变异是流感病毒独特和显著的特征。在感染人类的三种流感病毒中，甲型流感病毒变异性极强，常引起流感大流行，一般每隔10～15年就会发生一次抗原性转变，产生一个新的亚型，可引发世界性大流行；每隔2～3年，甲型流感亚型内部会发生抗原漂移，常引起季节性或地方性流行，好发于冬春季。乙型流感病毒只有抗原漂移，无抗原转变，以局部流行为主，相隔5～6年发生一次。丙型流感病毒的抗原性非常稳定，一般为散发病例。

基层医疗卫生机构的职责主要是流感病例的早期识别、临床诊断和治疗，在疾病预防控制机构和其他专业机构指导下，按照要求做好流感发现、登记、信息报告和疫情处置工作。协助学校、托幼机构或其他集体单位等易感人群集中单位进行聚集性病例的监测报告和处置。

（一）流感病例的诊断和治疗

1. 流感病例的临床诊断　急性呼吸道感染病例（acute respiratory infections，ARI）是指急性起病，伴有咳嗽、咽痛、流涕和气促中至少一项呼吸道症状，并由感染引起，可伴或不伴发热者；流感样病例（influenza-like illness，ILI）是指发热（体温38℃），伴咳嗽或咽痛之一者。全科医生在门诊如果发现1～2日内有大量急性呼吸道感染病例或流感样病例出现，特别是在冬春流行季节期间，可结合流行病学及临床表现初步作出流感病例诊断。

流感病人的症状主要表现为发冷、发热，持续一段时间后体温上升，严重的会出现头痛、全身无力、全身酸痛等表现。流感与一般的普通感冒有所不同，鼻塞流涕、咳嗽、发热等呼吸道症状普遍并不太严重，最主要的是发病突然，大多群体发病，许多人同时或者是接连先后发病，就可更加肯定诊断。

2. 流感病例的治疗

（1）一般治疗：将病人隔离至少1周或主要症状消失；卧床休息，多饮温水，注意营养，密切观察和监测并发症。室内的环境应注意保持较高的湿度，有利于病人呼吸以及恢复。

（2）对症治疗：高热者予以解热镇痛药；持续性的严重咳嗽可使用止咳祛痰药物；若无充分证据提示继发细菌感染无须使用抗生素。儿童忌服含阿司匹林成分的药物。

（3）抗病毒治疗：流感病毒感染高危人群容易引发重症流感，尽早抗病毒治疗可减轻症状，减少并发症，缩短病程，降低病死率。神经氨酸酶抑制剂（NAI）对甲型、乙型流感均有效。

磷酸奥司他韦（达菲）是一种非常有效的流感治疗用药，并且可以减少并发症（主要是气管与支气管炎、肺炎、咽炎等）的发生和抗生素的使用，是目前治疗流感的最常用药物之一，也是公认的抗禽流感、甲型H1N1病毒最有效的药物之一。成人推荐用量75mg，每日2次，5日为一个疗程。1岁及以上年龄的儿童病人应根据体重给药。

（4）中医辨证论治：中医将流感分为三种类型，即卫分证、气分证、营血证，需辨证施治，对症下药。

3. 流感病人的生活指导　轻症流感病人居家休息和隔离治疗时最好能单独居住一个房间，减少不必要的外出（包括上学、工作和其他社会活动），尤其是避免到人群聚集的场所或参加公众活动，尽可能减少与家人的密切接触，如需接触或外出（包括就医）时，必须戴口罩。无特殊情况，正规的药房或商店销售的外科口罩即可满足个人防护需求。口罩必须按照正确的佩戴方法使用，大小应完全遮盖住口鼻，佩戴时尽可能缩小面部与口罩之间的缝隙。保持口罩干燥，潮湿后更换。用普通洗衣粉洗涤可重复利用的布质口罩。提倡勤洗手，尤其是在咳嗽或打喷嚏后要洗手。使用过的毛巾、手绢和纸巾等要妥善处理。建议使用消毒液擦拭家具、日用品和玩具等物体表面。家庭成员可共用清洗后的餐具。使用肥皂清洗脏衣物，并及时晾干，有条件的家庭可以加热烘干。注意保持家庭环境卫生，居室每日开窗通风2~3次，每次不少于30分钟。

（二）流感样聚集性病例监测报告和处置

【案例分析】

2019年12月30日8点，某社区卫生服务中心接到辖区一所小学（A校）电话报告，称该校一年级4班6名学生出现发热、咳嗽等不适症状。经流行病学调查，报告的6名学生均符合流感样病例定义，即"发热（体温≥38℃），伴咳嗽或咽痛之一者"。首发病例沈某，女，7岁，一年级4班学生，12月23日19时30分出现咳嗽、发热症状，体温最高达39.1℃，市儿童医院诊断为乙型流感。家庭成员中没有出现类似病人。6例病例均在市儿童医院就诊病毒分离确诊为2例甲型流感，4例乙型流感，症状均较轻、病情稳定，无留观、重症和死亡病例。发病2周内均无外出史，无发热病人接触史，无禽类接触史，未接种流感疫苗。6例病例集中在一年级4班。其中男性4例，女性2例，男女性别比2∶1；年龄在7~8岁；12月23日首发病例发病、12月24日至29日又有5人陆续发病，7日内共计发病6例。6名病例在同一个班级，教室位于该校教学楼1楼。

此次聚集性流感样病例事件系由甲、乙型流感病毒所致。指导学校采取控制措施：①所有病例居家隔离治疗，直至体温正常、全部症状消失后48小时方可返校上课。②学校加强晨检，对发热或身体不适者做好个人防护前往医疗机构就诊。③教室、寝室应保持良好通风（每日开窗通风时间累计不少于2小时）；活动或教学后，要做好消毒、洗手等个人防护措施的落实工作。④利用多种形式开展健康教育宣传工作，让学生了解流感危害与防治知识，及时疏导恐慌情绪，做好个人预防和个人卫生，重点掌握"勤洗手、吃熟食、喝开水、勤通风、晒太阳"15字防病知识要领。⑤近期校内不得并班，不得组织集体活动。⑥密切关注校内学生发病状况，每日将前一日发病情况报区疾病预防控制中心。

1. 流感样聚集性病例的监测报告　全科医生在门诊接诊中，或辖区内同一学校、托幼机构或集体单位，短时期内出现流感样病例异常增多，要高度重视，及时报告基层医疗卫生机构预防保健科（室）核实调查，及早采取预防措施。

2. 流感样聚集性病例疫情的定义　指一个地区或单位短时间出现异常增多的流感样病例。1周内在同一学校、托幼机构或其他集体单位发生5例以上且10例以下的流感样病例聚集性疫情时，由疫情发生地社区卫生服务中心开展调查处置。1周内，出现10例及以上流感样病例，及时报告疫情发生地疾病预防控制中心。由当地疾病预防控制中心核实疫情，确认后，通过"中国流感监测信息系统"报告疫情事件的相关信息，并调查处置疫情。1周内，在同一学校、幼儿园或其他集体单位发生30例及以上流感样病例，或发生5例及以上因流感样症状住院的病例（不包括门诊留观病例），或发生2例以上有流行病学关联的死亡病例，经当地疾病预防控制中心核实确认后，应当在2小时内通过"突发公共卫生事件管理信息系统"进行报告，由省级疾病预防控制中心介入处置。

本案例中，A校此次聚集性流感样病例为6例，均为轻症，事件未达到暴发报告的标准，社区卫生服务中心接到学校报告后，及时对该校开展流行病学调查和指导处置并报当地疾病预防控制中心。

3. 国家流感监测网络　按照覆盖全国所有地市及重点县的原则，设立有国家级流感样病例监测哨点医院和流感监测网络实验室，全年开展流感样病例监测。监测点医院每周将监测数据统一录入到"中国流感监测信息系统"，并开展流感样病例咽拭子、鼻拭子、鼻咽拭子的标本采集送检。

（三）流感的预防

预防流感最基本的措施是疫苗接种。世界卫生组织根据全球流感监测网络的运行结果，每年定期对南半球和北半球的当年流行毒株类型进行确定和发布，并公布新的流感疫苗组成成分。流感疫苗分为流感灭活疫苗和流感减毒活疫苗。我国批准上市的季节性流感疫苗均为灭活疫苗。对于≥6月龄且无禁忌证的人群均可接种流感疫苗。推荐以下人群为优先接种对象：医务人员，包括临床救治人员、公共卫生人员、卫生检疫人员等；养老机构、长期护理机构、福利院等人群聚集场所脆弱人群及员工；重点场所人群，如托幼机构、中小学校的教师和学生，监所机构的在押人员及工作人员等；其他流感高风险人群，包括60岁及以上的居家老年人、6月龄～5岁儿童、慢性病病人、6月龄以下婴儿的家庭成员和看护人员以及孕妇或准备在流感季节怀孕的女性等。成年人接种流感疫苗2周后，即可产生具有保护水平的抗体，因此在流感活动高峰之前和整个高发季节均可进行疫苗接种。在我国大多数地区，流感高发季节一般在10月初到次年3月底。

四、手足口病的基层管理

手足口病（hand-foot-mouth disease）是由多种人肠道病毒引起的一种急性传染病，多发生于学龄前儿童，是我国法定报告管理的丙类传染病。病人和隐性感染者均为本病的传染源，可经粪口途径传播，也可经呼吸道（飞沫、咳嗽、打喷嚏等）传播，亦可因密切接触传播，人群普遍易感，以3岁及以下儿童感染发病率最高。全年均可发生，一般5～7月份为发病高峰。托幼机构等易感人群集中单位可发生暴发。肠道病毒传染性强、隐性感染比例大、传播途径复杂、传播速度快，控制难度大，容易出现暴发和短时间内较大范围流行。

基层医疗卫生服务机构的职责主要是普通病例的初步诊断、转诊、现场调查和报告，社区患儿的随访以及托幼机构等易感人群集中单位聚集性病例的监测报告和处置。

（一）普通病例的诊断和治疗

【案例分析】

患儿李某，男，2岁10个月，社区某幼儿园小班，现住地址在本社区。就诊当天幼儿园晨检中发现手背、足后有散在的2～3个红色皮疹，口腔内左侧黏膜有1针尖大小的溃疡，无发热。幼儿园保健老师请家长携患儿至社区卫生服务中心就诊，全科医生临床诊断为手足口病并进行传染病报告；社区卫生服务中心给患儿采集咽拭子、肛拭子、粪便或疱疹液标本送疾病预防控制（检验）机构进行病原学检查和血清学检查，进一步明确病原学诊断。患儿居家隔离治疗1周，密切观察病情。对幼儿园续发情况进行追踪，患儿所在的班级在1周内陆续又有2例手足口病患儿发病，指导园方加强晨检和消毒措施，未造成暴发。

1. **手足口病的临床诊断**　全科医生在接诊中，如果发现学龄前儿童，婴幼儿手、足、臀部出现斑丘疹，口腔黏膜出现疱疹，应警惕手足口病的可能性。首先要仔细询问病史，着重询问周边有无类似病例以及接触史、治疗经过。体格检查时注意皮疹，需要与其他儿童发疹性疾病鉴别，如疱疹性荨麻疹、水痘、不典型麻疹、幼儿急疹以及风疹等，主要从流行病学特点、皮疹形态、部位、出疹时间以及有无淋巴结肿大等方面加以鉴别，以皮疹形态及部位最为重要。患儿可伴有发热、咳嗽、流涕、食欲缺乏等症状。

2. **手足口病的报告**　全科医生对临床诊断的病例，应按照丙类传染病报告要求，在24小时内填报《传染病报告卡》，在全科门诊日志中做好登记，并及时通知基层医疗机构预防保健部门核实登记，上报当地疾病预防控制机构和网络直报。

3. **手足口病的治疗**　主要是隔离、对症治疗和观察。患儿应居家隔离，管理时限为自患儿被发现起至症状消失后1周。目前无特异性治疗方法，绝大多数病人可自愈。适当休息，清淡饮食，做好口腔和皮肤护理，必要时可用抗病毒药（如利巴韦林），口腔溃疡可服维生素B，如患儿有发热等症状可采用中西医结合治疗。密切观察患儿的病情变化，如发现患儿出现持续发热、精神差、呕吐、嗜睡、易惊、烦躁不安、抽搐、肌阵挛、无力或瘫痪、呼吸浅促、困难等症状时，应立即转诊上级医疗机构积极救治。

4. **手足口病的生活指导**　指导家长掌握"勤洗手、吃熟食、喝开水、勤通风、晒太阳"15字的预防知识。①注意保持家庭环境卫生，居室每日开窗通风2～3次，每次不少于30分钟，勤晒衣被；②婴幼儿使用的奶瓶、奶嘴及儿童使用的餐具使用前后应充分清洗，婴儿奶嘴、奶瓶煮沸消毒20分钟后使用；③不要让儿童喝生水、吃生冷食物；④看护人接触儿童前、替幼童更换尿布、处理粪便后均要洗手，对患儿粪便及时进行消毒处理；⑤家庭地面和桌、椅、床、柜、门把手等各种物体表面应做好清洁卫生；⑥居家治疗的患儿避免与其他儿童接触，以减少交叉感染；⑦家庭成员回家后应及时洗手、更衣，有客来访后，对相关物品进行清洁处理，必要时进行消毒。

（二）聚集性病例的监测报告和处置

1. **聚集性病例的定义**　1周内，同一托幼机构或学校等集体单位发生5例及以上手足口病病例；或同一班级（或宿舍）发生2例及以上手足口病病例；或同一自然村发生3例及以上手足口病病例；或同一家庭发生2例及以上手足口病病例称之为聚集性病例。1周内，同一托幼机构或学校等集体单位发生10例及以上手足口病临床病例为暴发疫情。

案例中同一托幼机构非同一班级1周内发生3例手足口病病例，按照定义尚不属于聚集性病例。

2. **聚集性病例的监测报告**　全科医生在门诊接诊中，对同一托幼机构短时期内出现几例手足口病患儿，要高度重视，及时报告基层医疗机构预防保健部门核实调查，及早采取预防措施。如出现聚集性病例或暴发疫情，应立即报告当地疾病预防控制机构开展流行病学调查和现场处置。

3. **聚集性病例的处置**　对于发生聚集性病例的托幼机构，全科医生和公共卫生医师应指导采取预防措施，积极进行疫情追踪，持续到事件结束后1周。①加强每日晨检，发现可疑患儿时，要采取立即送诊、居家观察等措施；②食饮具每日煮沸消毒20分钟或用二星级消毒碗柜消毒；③玩具、儿童个人卫生用具（如毛巾）等物品用含有效氯1 000mg/L的消毒液擦拭或浸泡，作用30分钟后用清水擦拭、冲洗干净；④活动室、教室、宿舍等地面、墙壁（墙壁可只消毒至2m高），门把手、桌、椅等各种物体表面每日用含有效氯1 000mg/L消毒液拖地或擦拭消毒，作用30分钟；⑤对厕所进行清扫，坐便器表面用含有效氯1 000mg/L的消毒液喷雾、擦拭消毒，作用30分钟；⑥厕所、卫生间使用的拖把采用有效氯1 000mg/L消毒液浸泡30分钟后再用清水清洗，厕所、卫生间的拖把应专用；⑦保持良好通风，无法自然通风的可采用空调等机械通风措施，无人条件下还可用紫外线对空气消毒。

（三）手足口病病人管理中应注意的问题

1. **手足口病的实验室检测**　实验室检测能进一步明确引起手足口病的人肠道病毒分型，对于病原学诊断和监测具有重要意义，也是手足口病确诊的依据。对于分离出人肠道病毒（指包括柯萨奇病毒A组16型和肠道病毒71型等有明确证据表明可以导致手足口病的人肠道病毒）的，检测到人肠道病毒特异性核酸的，血清标本人肠道病毒型特异性中和抗体滴度≥1∶256，或急性期与恢复期血清肠道病毒特异性中和抗体有4倍或4倍以上的升高的，可确诊为手足口病并明确血清学分型。

在社区管理中，要采集样本送检实验室需要得到家长的理解和配合，因此全科医生要重视和做好解释工作，尽可能动员儿童家长，采集患儿发病3日内的咽拭子、粪便或肛拭子、疱疹液和血清样本送疾病预防控制机构或指定的检测机构检测。

2. **手足口病的免疫**　显性感染和隐性感染后均可获得特异性免疫力，产生的中和抗体可在体内存留较长时间，对同血清型病毒产生比较牢固的免疫力，但不同血清型间鲜有交叉免疫。引起手足口病的病毒属于小RNA病毒科肠道病毒属，包括柯萨奇病毒A组（CVA）的2、4、5、7、9、10、16型等，B组（CVB）的1、2、3、4、5型等；肠道病毒71型（EV71）；埃可病毒等。其中以EV71及CVA16型较为常见。目前有中国自主研发的EV71手足口病灭活疫苗，可预防手足口病病毒中危害最大的EV71型病毒感染，保护效力达90%以上。

3. 托幼机构停班或关园　出现重症或死亡病例，或1周内同一班级出现2例及以上病例，建议病例所在班级停班10日；1周内累计出现10例及以上或3个班级分别出现2例及以上病例时，经风险评估后，可建议托幼机构关园10日。停班或关园对于托幼机构和家长都是较为重大的事件，全科医生要配合疾病预防控制机构和妇幼保健机构等部门做好宣传和解释工作，对实行停班、关园未发生手足口病的幼儿进行居家医学观察，内容包括体温、手足口是否有疱疹及斑丘疹等，观察时间1周。

4. 清洁与消毒　手足口病传播途径复杂、传播速度快，无论是患儿居家还是托幼机构的随时消毒和终末消毒对疾病的控制都至关重要。许多家长或托幼机构的老师认为平时家里、教室等场所都打扫得很干净，桌椅、玩具都一尘不染，这里有认识上的误区。清洁和消毒不是同概念，消毒有一定的方法和要求，包括适合的消毒剂、浓度、消毒方法和作用时间等。例如引起手足口病的肠道病毒对75%酒精不敏感，玩具用酒精擦拭达不到消毒效果；使用含氯消毒剂时要注意作用不少于30分钟，即便是擦拭多遍，没有达到足够的作用时间也是无效的消毒。有时表面上看起来很干净，消毒措施也都在执行，其实消毒没有达到效果不能阻断病毒的传播，全科医生在指导家长和托幼机构采取消毒措施时要特别注意说明。

五、艾滋病的基层管理

艾滋病，即"获得性免疫缺陷综合征（acquired immunodeficiency syndrome，AIDS）"，是由人类免疫缺陷病毒（HIV）引起的一种病死率高的恶性传染病。HIV病毒侵入人体，能破坏人体的免疫系统，令感染者逐渐丧失对各种疾病的抵抗能力，最后导致死亡。目前还没有疫苗可以预防，也没有治愈这种疾病的有效药物或方法。艾滋病于1982年定名，1983年发现其病原体，是当前最棘手的医学难题之一。

国内HIV的感染率不断上升，是死亡人数最高的传染病。随着疫情的愈发严重，社区全科医生也有机会遇到疑似艾滋病感染者，成为艾滋病管理工作的一份子。

基层医疗卫生机构的职责是提供艾滋病检测咨询，对社区艾滋病感染者和艾滋病病人进行随访，对社区艾滋病高危人群和重点人群开展干预。

（一）艾滋病检测咨询

艾滋病检测咨询（HIV testing and counseling，HTC）是艾滋病防治工作重要的干预策略之一。通过推广艾滋病检测咨询，包括开展艾滋病自愿咨询检测、医疗机构的医务人员主动提供艾滋病检测咨询及外展场所的艾滋病检测咨询，可有效扩大艾滋病检测咨询覆盖面，预防HIV新感染的发生，控制艾滋病的流行，促使更多的病人及早了解自己的 HIV 感染状况，及时接受抗病毒治疗、关怀救助、预防、转介等服务，并得到情感和心理上的支持与行为指导，改变危险行为。

【案例分析】

张女士，26岁，孕10周，至社区卫生服务中心妇女保健门诊建立孕产妇母子保健卡。在常规的检查中全科医生向其说明了将开展免费的艾滋病自愿咨询和检测，在同张女士的交流过程中了解到她的担忧，通过咨询和解释使得她对防治艾滋病知识有了更多的了解，也帮助和指导她做好孕期的各项保健和防病措施。

1. 艾滋病检测咨询基本原则　艾滋病检测咨询工作的基本目的是维护个人与社会公共卫生利益，因此艾滋病检测咨询服务应遵循的原则包括知情同意和知情不拒绝原则、保密原则、尊重不评判原则、受益不伤害原则、保持职业关系原则等。这里强调知情和保密两大基本原则。

（1）知情同意和知情不拒绝："知情同意"是指服务对象在获得并充分理解了有关艾滋病检测信息后，明确作出是否接受检测的表态。"知情不拒绝"是指服务对象在接受了检测前的信息提供后，如果不对检测"提出拒绝"，则视为同意接受HIV抗体检测。这与医疗机构中一些普通检查（如X线检查，血、尿常规检查，或其他检查）相似，即医务人员在病人没有提出拒绝的前提下按照常规为其做检测。此案例中孕产妇的HIV抗体检测就属于此类。

（2）保密：提供艾滋病检测咨询服务的医疗、卫生保健机构和社会组织，在检测报告、结果告知、转介服务、资料记录保存等各个服务环节与服务过程的管理中，应注意保护服务对象的隐私。未经本人或者其监护人同意，任何单位及个人不得公开HIV感染者、艾滋病病人及其家属的姓名、住址、工作单位、肖像、病史资料以及其他可能推断出其具体身份的个人信息。全科医生在服务过程中要注意提供私密的咨询环境，保密原则体现在个人身份信息安全、咨询内容、检测结果、资料保存等各个环节。

2. 主动提供艾滋病检测咨询的对象

（1）具有不明原因的长期发热、慢性腹泻、复发性上呼吸道感染、肺部感染、体重下降以及出现口腔念珠菌病、带状疱疹、单纯疱疹、口腔毛状黏膜白斑等临床症状需警惕艾滋病的就诊者。

（2）发育迟缓或营养不良，且对治疗不敏感的儿童。

（3）女性HIV感染者所生的婴儿。

（4）HIV感染者和艾滋病病人的配偶或性伴侣。

（5）有吸毒、多性伴侣、卖淫嫖娼、男男性行为等高危行为的就诊者。

（6）性病病人。

（7）结核病病人。

（8）既往有偿供血史及不洁受血史的就诊者。

（9）孕产妇。

（10）婚前体检者。

（11）术前、住院及有创伤检查的病人等。

3. 艾滋病检测前咨询　提供检测相关信息，包括艾滋病检测的目的和意义、艾滋病传播和预防的基本知识以及检测后可以获得哪些支持等。

（1）检测的目的和意义：了解自身HIV血清学状态，是及时接受治疗和关怀救助的先决条件，有利于对个人计划作出安排（结婚、生育、哺乳等），以及提高治疗效果和生活质量，并预防传染他人。

（2）检测的过程：首先做的检测是血中HIV抗体初筛试验，如果检测呈阳性反应，采集第二份血样待复检，送艾滋病检测确证实验室进一步做复核试验和确证试验。

（3）检测结果的解释：HIV抗体确证试验阳性，表示检测对象感染了HIV（婴儿除外），可以是病毒携带者，并不一定是艾滋病病人。HIV抗体检测阳性无法确定感染HIV的具体时间。如果没有度过"窗口期"（一般为3个月），检测结果阴性时，必须待"窗口期"度过后再重复检测。具体解释检测机构如何实施保密措施。

（4）防治知识的宣传：无论HIV抗体检测结果是阳性还是阴性都需要改变危险行为，因为对阳性者来说，可保护自己不再感染其他类型的HIV和因危险行为而导致的其他疾病，并保护别人免受HIV感染；对阴性者来说，可继续保持阴性。

（5）可获得的支持：如果检测结果阳性，可提供的具体服务与帮助，包括接受复查、确证试验和CD4细胞检测及检测时间、地点，提供免费抗病毒治疗等相关服务。分析检测和检测结果可能给咨询检测者及其家人带来的影响，以及可以得到的家庭与社会支持。

4. 艾滋病检测后咨询　提供咨询与结果告知，必要时提供转介与后续服务等。

（1）结果告知：①检测结果是阴性，首先要确定其是否已度过"窗口期"；如已过，则清楚地告知检测结果为阴性；如尚未度过"窗口期"，应该在"窗口期"后再进行一次检测才能确定，并告知在此期间应采取安全措施，预防感染他人，也要保护自身免受其他感染。②检测结果是阳性（确证试验），必须非常明确无误地告知本次检测结果是阳性，并再次强调咨询的保密性；给检测对象充分的时间面对阳性结果的事实，宣泄自己的感情，待其平静后，同其一起讨论应对策略。③检测结果是不确定（确证试验），首先解释什么是不确定的结果，可能是抗体水平未达到检测要求或受到其他相似抗体的干扰造成不足以诊断为阳性的结果，一般建议3个月后复查。

（2）转介服务：在艾滋病检测咨询服务中，服务对象的需求是多方面的，尤其是检测阳性者需要更多的心理、医疗和社会服务等多方面支持。这种多方面的支持在某一个专业单位难以全部承担，因此须将服务对象转介到相关服务机构，使之获得更专业的服务。

（二）社区HIV感染者和艾滋病病人的随访管理

加强对HIV感染者和艾滋病病人的随访和管理，是控制艾滋病毒传播，保护广大人群免受感染的一项重要措施。

随访内容包括随访个案的基本情况、发病情况、临床症状、行为危险因素、行为干预措施、是否治疗等，采集信息统一录入"中国疾病预防控制信息系统"中"艾滋病综合防治信息系统"内，严格遵循保密原则。HIV感染者半年一次，艾滋病病人每季度一次。

（三）对艾滋病高危人群和重点人群开展干预

基层医疗卫生机构要摸清社区内各种高危场所和人群的规模，掌握高危人群的基本特征和危险因素，开展高危人群需求调查，通过形式多样的宣传教育、健康教育和行为干预，不断提高高危人群（特别是娱乐场所从业人员、男男性行为者等）的预防艾滋病知识知晓率，积极宣传和采取行为干预措施。

行为干预措施，是指能够有效减少艾滋病传播的各种措施，包括：针对经注射吸毒传播艾滋病的美沙酮维持治疗措施；针对经性传播艾滋病的安全套推广使用措施；以及规范、方便的性病诊疗措施；针对垂直传播的抗病毒药物预防和人工代乳品喂养措施；早期发现感染者和有助于危险行为改变的检测咨询措施；提高个人防范意识及减少危险行为的针对性的同伴教育措施等。

（四）艾滋病防治的法律责任

2006年1月18日国务院第122次常务会议通过，2006年3月1日起实施的《艾滋病防治条例》规定了各级政府防治艾滋病的责任，并明确了艾滋病感染者和艾滋病病人的权利和义务。基层医疗卫生机构的医务人员有告知病人本人患有艾滋病的义务，不得以"保护性医疗"为理由，对病人隐瞒其患病信息；未经本人或其监护人同意，任何单位或个人不得公开艾滋病感染者和艾滋病病人及其家属的姓名、住址、工作单位、肖像、病史资料及其他可能推断其具体身份的信息，对其配偶或性伴侣除外；未履行艾滋病相关监测职责的，未采取有效卫生防护措施和医疗保健措施的，未对艾滋病感染者和艾滋病病人进行医学随访等情况的都将承担相应的法律责任。

六、新型冠状病毒感染的基层防控

新型冠状病毒感染疫情是近百年来全球发生的最严重的传染病大流行，也是新中国成立以来我国遭遇的传播速度最快、感染范围最广、防控难度最大的重大传染病疫情。新型冠状病毒感染疫情发生以来，各地基层医疗卫生机构坚决贯彻党中央、国务院决策部署，落实国家卫生健康委和地方各级卫生健康行政部门工作要求，履职尽责，全力参与疫情防控工作，为有效遏制疫情在城乡社区的扩散和蔓延，发挥重要的基础性作用。在新型冠状病毒感染疫情防控的各个阶段，全科医生根据差异化、精准化的要求推进相关防控措施，把基层卫生健康服务的"网底"兜实、兜牢。

1. 在社区卫生服务机构发热哨点或发热门诊，加强门诊预检分诊筛查，做好对发热病人的监测、发现、报告和转诊。

2. 按规定做好新型冠状病毒感染治愈出院病人健康管理工作。

3. 协助落实对重点地区和高风险地区返回人员管理措施。

4. 协助落实对辖区病例或者疑似病例密切接触者的追踪排查，配合疾病预防控制部门开展流行病学调查。

5. 做好社区密切接触者、集中隔离对象的医学观察。

6. 全力参与社区综合防控，满足社区老年人、孕产妇、慢性病病人等人群基本卫生健康和用药需求。

7. 加强公众健康宣教，引导做好个人防护。

8. 分阶段做好新型冠状病毒疫苗接种工作，严格进行受种对象核实、健康状况询问、接种禁忌核查、知情同意、规范接种和留观，以及疑似接种后不良反应的处置等工作。

（缪栋蕾）

第二节　预防接种服务

预防接种是泛指人工制备的疫苗类制剂（抗原）或免疫血清类制剂（抗体），通过适宜的途径接种到机体，使个体和群体产生对某种疾病的自动免疫或被动免疫。就广义而言，预防接种包括了所有疫苗的人群使用。

基层医疗卫生机构主要承担儿童预防接种、成人常规接种、群体性接种、应急接种工作。

一、国家免疫规划制度

国家实行免疫规划制度。居住在中国境内的居民，依法享有接种免疫规划疫苗的权利，履行接种免疫规划疫苗的义务。政府免费向居民提供免疫规划疫苗。

（一）免疫规划疫苗与非免疫规划疫苗

2019年12月1日起施行的《中华人民共和国疫苗法》将疫苗分为免疫规划疫苗和非免疫规划疫苗。

免疫规划疫苗是指居民应当按照政府的规定接种的疫苗，包括国家免疫规划确定的疫苗，省、自治区、直辖市人民政府在执行国家免疫规划时增加的疫苗，县级以上人民政府或者其卫生健康主管部门组织的应急接种或者群体性预防接种所使用的疫苗。目前，国家免疫规划疫苗包括乙肝疫苗、卡介苗、脊髓灰质炎灭活疫苗、口服脊髓灰质炎减毒活疫苗、无细胞百白破疫苗、白破疫苗、麻腮风减毒活疫苗、A群流脑多糖疫苗、乙脑减毒活疫苗、甲肝减毒活疫苗、A群C群脑膜炎球菌多糖疫苗；还包括在重点发病地区对重点人群进行出血热疫苗接种；发生炭疽、钩端螺旋体病疫情或发生洪涝灾害可能导致钩端螺旋体病暴发流行时，对重点人群进行炭疽疫苗和钩端螺旋体疫苗应急接种。

非免疫规划疫苗是指由居民自愿接种的其他疫苗。目前，非免疫规划疫苗有无细胞百白破灭活脊髓灰质炎和B型流感嗜血杆菌联合疫苗（以下简称为五联疫苗）、A群C群脑膜炎球菌多糖结合疫苗、13价肺炎球菌多糖结合疫苗、无细胞百白破B型流感嗜血杆菌联合疫苗（以下简称为四联疫苗）、23价肺炎球菌多糖疫苗、B型流感嗜血杆菌疫苗、乙脑灭活疫苗、水痘减毒活疫苗、口服轮状病毒减毒活疫苗、肠道病毒71型灭活疫苗、季节性流感疫苗、人乳头瘤病毒疫苗等。

（二）儿童预防接种

国家对儿童实行预防接种证制度。县级以上人民政府及其有关部门保障适龄儿童接种免疫规划疫苗。基层医疗卫生机构要及时收集适龄儿童信息，为适龄儿童建立预防接种证和预防接种卡等儿童预防接种档案，并纳入儿童预防接种信息管理系统，实现以个案为基础的预防接种信息管理。监护人依法保证适龄儿童按时接种免疫规划疫苗。预防接种证是预防接种的记录凭证，由儿童监护人或受种者长期保管，儿童每次接种疫苗时交予接种人员记录，体现了儿童监护人对儿童实施国家免疫规划的责任。预防接种信息由负责接种的基层医疗卫生机构负责维护和保存，在儿童满6岁后再保存不少于15年，其他预防接种记录保存时间不少于5年。儿童入托、入园、入学或出境时须查验接种证，未按规定接种的儿童应及时补种。

（三）成人预防接种

随着扩大免疫规划的成功实施，传统的传染病流行模式也在发生着变化，有发病年龄后移的趋势。对某些年龄、职业、环境和生活方式的人群应予以接种；对疫苗可预防的传染病（如乙肝、狂犬病、流感和肺炎球菌病等）有较大危险的人群应予以接种；对参与国际交流、出国留学旅游的人群可能接触到一些疫苗可预防的传染病应予以接种。成人是否接种疫苗取决于免疫学和经济基础，即发病危险性和接种疫苗的效益。

二、预防接种的实施

（一）预防接种的形式

1. 按组织形式不同分类　疫苗接种按组织形式不同可以分为常规接种、临时接种、群体性预防接种、应急接种。

（1）常规接种：是指接种单位按照国家免疫规划疫苗儿童免疫程序、疫苗使用指导原则、疫苗使用说明书，在相对固定的接种服务周期时间内，为接种对象提供的预防接种服务。常规接种可分基础免疫（或初种）和加强免疫（或复种），例如按照接种程序，8月龄接种1剂次麻疹风疹疫苗为初种，18月龄接种1剂次麻腮风疫苗为复种。如仅进行初种，未按程序完成复种不足以保护目标人群。全科医生要熟悉常规免疫程序，在预防接种服务中要强调全程接种。

（2）临时接种：临时接种主要是在出现自然灾害、控制传染病流行等情况下组织开展应急接种、补充免疫或其他群体性预防接种时，为目标人群提供的临时性接种服务。全科医生在不同的服务形式下要熟悉接种流程，确保接种安全。

（3）群体性预防接种：是指在特定范围和时间内，针对可能受某种传染病威胁的特定人群，有组织地集中实施预防接种活动。补充免疫（原称为"强化免疫"）是较为常见的一种群体性预防接种形式。目前最常见的补充免疫有脊髓灰质炎疫苗补充免疫和麻疹疫苗补充免疫。根据疾病流行特征和控制目标，每年补充免疫活动实施的地区、年龄范围不同，包括新入学的大学生接种乙肝疫苗、麻疹疫苗，新入职职员（工人）接种麻疹疫苗、在我国部分省份对重点人群接种出血热疫苗等。全科医生要了解群体性预防接种适宜人群、实施方法和现场处置等。

（4）应急接种：在传染病流行开始或有流行趋势时，为控制疫情蔓延，对易感人群开展的预防接种活动。一般要求在传染病流行早期，易感人群感染前或在传染病潜伏期的最初几天实施，在2~3日内完成，最长不能超过1周，目标人群要达到较高的接种率，从而得到控制疫情蔓延的目的。在我国一些重点地区对高危人群实施过炭疽疫苗、钩端螺旋体疫苗的应急接种。全科医生要了解应急接种的范围、目标人群和时效等要求。

2. 按服务形式不同分类　疫苗接种按服务形式不同可分为定点接种、入户接种等几种常见形式。定点接种又可分为预防接种门诊、村级接种单位和产科接种单位等形式。

（二）预防接种的流程

1. 接种前的工作　确定受种对象，包括本次应受种者、既往延迟接种者或漏种者，流动儿童等；采取预约、通知单、电话、手机短信、网络等适宜方式，通知儿童监护人，告知接种疫苗的种类、时间、地点和相关要求。对儿童接种前应说明接种疫苗的目的、对象、接种后注意事项及有关知识，查验儿童预防接种证、卡或电子档案，核对受种者姓名、性别、出生日期及接种记录，再次确定本次受种对象、接种疫苗的品种。

询问受种者的健康状况以及是否有接种禁忌等，必要时测量体温或进行体检，以确定本次能否接种。如儿童有过敏史或绝对禁忌证，应在接种证和信息系统上记录。对符合本次接种的对象发放并签署知情同意书。筛检禁忌证和慎用证时，可以通过以下问题进行询问：

（1）您的孩子今天身体好吗？有没有发热的情况？（问现病史）

问题提示：体温超过37.5℃，有腋下或淋巴结肿大者，或同时伴有其他症状，应查明病因治愈后再接种。婴幼儿严重湿疹者不宜接种，须待皮肤病痊愈后方可进行接种。有肛周脓肿的儿童应暂缓口服脊髓灰质炎糖丸或滴剂。

（2）对食品或药物有过敏吗？（问过敏史）

问题提示：过敏体质的儿童；如了解到对将接种的疫苗成分有过敏，则不宜接种；如对鸡蛋、新霉素、甲醛等过敏者不宜接种流感疫苗；对酵母过敏者不宜接种乙肝疫苗。

（3）上次接种（该疫苗）后有什么问题吗？（问接种史）

问题提示：需要连续接种的疫苗如前次接种后出现严重反应（如超敏反应、虚脱或休克、惊厥等），不能继续接种。

（4）是否有免疫系统的疾病？（问既往史）

问题提示：免疫缺陷、白血病、淋巴瘤、恶性肿瘤等较严重的免疫功能不全者不宜接种活疫苗。

（5）最近有使用过血液制剂（如输血等）和免疫抑制剂吗？

问题提示：如使用过，则不宜接种活疫苗。肺炎疫苗应在3个月后接种。

（6）对于育龄妇女接种询问：最近（准备）妊娠吗？

问题提示：活疫苗不要用于孕妇。

（7）是否已经进食？

问题提示：空腹饥饿时不宜接种，可进食后再接种。

2. 接种时的工作　在接种操作时要再次查验核对受种者姓名、预防接种证、接种凭证和本次接种的疫苗品种，核对无误后严格按照《预防接种工作规范》规定的接种年（月）龄、接种部位、接种途径、安全接种等要求予以接种。接种工作人员在接种时再次进行"三查七对"，无误后予以预防接种。三查：检查受种者健康状况和接种禁忌证，查对预防接种卡（簿）与儿童预防接种证，检查疫苗、注射器外观与批号、效期。七对：核对受种对象姓名、年龄、疫苗品种、规格、计量、接种部位、接种途径。

幼龄儿童接种时应指导家长采取正确的姿势以固定儿童，以免接种时儿童吵闹乱动发生危险。家长取坐位，儿童应坐于家长左腿上，将儿童的双腿夹在家长双腿间；家长左臂抱紧儿童，使儿童头部靠在家长左肩部，将儿童右臂置于家长身后，左手扶住儿童左肘部；家长用右臂压于儿童双腿上，右手握住儿童左手。大年龄儿童可取坐位或立位，注射侧的手叉腰。

3. 接种后的工作　接种后应告知儿童监护人，受种者在接种后应再留观30分钟。接种后及时在预防接种证、卡或电子档案上记录，与儿童监护人预约下次接种疫苗的种类、时间和地点。对于接种后可能出现不良反应向家长提供接种服务咨询电话，主动监测和指导处置。

（三）预防接种的方法

卡介苗（BCG）采用皮内接种法，接种部位在上臂三角肌外下缘皮内，注射完毕勿用乙醇棉球或干棉球按摩注射部位。

麻风疫苗（MR）、麻腮风疫苗（MMR）、乙脑减毒活疫苗（JE-L）、乙脑灭活疫苗（JE-I）、A群流脑多糖疫苗（MPSV-A）、A群C群流脑多糖疫苗（MPSV-AC）、甲肝减毒活疫苗（HepA-L）等采用皮下接种法，接种部位一般为上臂外侧三角肌下缘附着处（凹陷处），应注意针头与皮肤成30°～40°角，进针深度1/2～2/3，若有回血应更换注射部位。

乙肝疫苗（HepB）、百白破疫苗（DTaP）、白破疫苗（DT）、脊灰灭活疫苗（IPV）、甲肝灭活疫苗（HepA-I）等采用肌内接种法，接种部位为上臂外侧三角肌、大腿前外侧中部肌肉，注射器与皮肤呈90°角，将针头快速垂直刺入肌肉，进针深度约为针头的2/3。

口服脊灰减毒活疫苗（OPV）采用口服法，半小时内不得喂奶或喝热水（≥37℃）。

未纳入国家免疫规划的疫苗，其接种部位、途径和剂量参见疫苗使用说明书。

（四）预防接种程序

免疫程序的内容包括免疫起始年（月）龄、接种剂次和剂量、剂次之间的时间间隔，以及几种疫苗联合免疫等问题。国家免疫规划疫苗儿童免疫程序，见表7-2-1。

（五）安全接种

安全接种是指免疫接种实施过程中各方面的安全性，应达到"三个安全"的标准：①对受种者安全，使用安全的注射器材和合格的疫苗，采用正确的注射途径，技术操作规范；②对实施接种者安全，操作过程中避免刺伤；③对环境安全，正确处理使用过的注射器材。不安全接种可引起感染性（传播血源性疾病，造成化脓性或细菌性感染）和非感染性（创伤性麻痹、中毒、过敏性休克等）疾病危害。

三、预防接种风险权衡

禁忌或需要延迟接种的情况在实际工作中经常会遇到，并且是较难以把握的问题，全科医生需要树立风险衡量的理念，掌握基本原则和沟通技巧。首先，正确认识禁忌，相对于健康人群而言，禁忌者接种后发生负面影响的风险更大，但如果因禁忌而不接种，则存在患病风险，且禁忌者得病后往往比健康者的预后更差。其次，正确认识风险，接种与不接种都存在风险，风险客观存在，不以专家或权威的担保而消失；对待禁忌的正确态度应该是帮助受种者进行风险分析，权衡接种与不接种的风险，并由受种者自己作出决策。

在实际工作中对于特殊人群接种疫苗的把握，应结合疫苗使用说明书，制定科学、合理、有效的接种方案。

1. 早产儿和低出生体重儿　我国目前暂定出生体重<2 500g的早产儿暂缓接种卡介苗，其他疫苗的接种可按照常规进行。

2. 妊娠妇女　接种灭活疫苗对孕妇和新生儿都是安全的，个别减毒活疫苗孕妇可接种。

3. 免疫损害者　患有白血病、淋巴瘤、恶性肿瘤或进行免疫抑制治疗的儿童或成人，接种灭活疫苗无危险，但免疫应答不如正常人，常需接种大剂量或多次加强。一般不接种活疫苗。

四、疑似预防接种异常反应监测与处理

疑似预防接种异常反应（adverse event following immunization，AEFI）是指在预防接种后发生的怀疑与预防接种有关的反应或事件。着重于发现和处理与预防接种有关的一般不良反应、异常反应、事故、心因性反应或群体性反应等。

（一）预防接种一般反应及处置原则

预防接种的一般反应是指在预防接种后发生的，由疫苗本身所固有的特性引起的，对机体只会造成一过性生理功能障碍的反应，主要有发热和局部红肿，同时可能伴有全身不适、倦怠、食欲缺乏、乏力等症状。

表7-2-1 国家免疫规划疫苗儿童免疫程序表（2021年版）

可预防疾病	疫苗种类	接种途径	剂量	英文缩写	接种年（月）龄														
					出生时	1月	2月	3月	4月	5月	6月	8月	9月	18月	2岁	3岁	4岁	5岁	6岁
乙肝	乙肝疫苗	肌内注射	10或20μg	HepB	1	2					3								
结核病	卡介苗	皮内注射	0.1ml	BCG	1														
脊髓灰质炎	脊灰灭活疫苗	肌内注射	0.5ml	IPV			1	2											
	脊灰减毒活疫苗	口服	1粒或2滴	bOPV					3								4		
百日咳、白喉、破伤风	百白破疫苗	肌内注射	0.5ml	DTaP				1	2	3				4					
	白破疫苗	肌内注射	0.5ml	DT															5
麻疹、风疹、流行性腮腺炎	麻腮风疫苗	皮下注射	0.5ml	MMR								1		2					
流行性乙型脑炎（乙脑）	乙脑减毒活疫苗	皮下注射	0.5ml	JE-L								1			2				
	乙脑灭活疫苗	皮下注射	0.5ml	JE-I								1、2			3				4
流行性脑脊髓膜炎（流脑）	A群流脑多糖疫苗	皮下注射	0.5ml	MPSV-A							1		2					
	A群C群流脑多糖疫苗	皮下注射	0.5ml	MPSV-AC												3			4
甲肝	甲肝减毒活疫苗	皮下注射	0.5或1.0ml	HepA-L										1					
	甲肝灭活疫苗	肌内注射	0.5ml	HepA-I										1	2				

注：1. 结核病主要指结核性脑膜炎、血行播散型肺结核等。

2. 选择乙脑减毒活疫苗接种时，采用两剂次接种程序。选择乙脑灭活疫苗接种时，采用四剂次接种程序；乙脑灭活疫苗第1、2剂间隔7～10日。

3. 选择甲肝减毒活疫苗接种时，采用一剂次接种程序。选择甲肝灭活疫苗接种时，采用两剂次接种程序。

1. 局部反应 主要是注射部位的红肿、疼痛、硬结等。皮下接种的疫苗如麻腮风疫苗、流脑疫苗、甲肝疫苗等在注射后数小时至24小时或稍后，少数受种者出现局部红肿、伴疼痛，红肿范围一般不大，在24～48小时逐步消退。接种含吸附剂的疫苗如无细胞百白破疫苗，部分受种者会出现因注射部位吸附剂不易吸收，刺激结缔组织增生形成硬结。红肿直径和硬结<15mm的局部反应一般不需要任何处理；15～30mm的可指导家长用干净的毛巾局部热敷，每日数次，每次15分钟左右；>30mm的应及时就诊局部用药消肿。接种卡介苗出现的局部红肿不能热敷，一般在8～12周后结痂形成瘢痕。

2. 全身反应 主要有发热、头痛、头晕、乏力、全身不适等。接种灭活疫苗（如乙脑疫苗、甲肝疫苗等），少数受种者24小时内可能出现发热、一般持续1～2日；接种减毒活疫苗后，出现发热的时间比接种灭活疫苗稍晚，如注射麻疹疫苗后6～10日内可能会出现发热。按腋温分为弱反应（37.1～37.5℃）、中反应（37.6～38.5℃）和强反应（≥38.6℃）。弱反应者应注意观察，适当休息，多饮水；如中反应以上，或伴有其他全身症状、异常哭闹等情况应及时就医进一步诊治，防止继发其他疾病。

（二）预防接种异常反应及处置原则

预防接种异常反应是指合格疫苗在实施规范接种过程中或实施规范接种后造成受种者机体组织器官、功能损害，相关各方均无过错的药物不良反应。常见的预防接种异常反应有无菌性脓肿、热性惊厥、过敏性休克、过敏性皮疹、过敏性紫癜、血小板减少性紫癜、血管性水肿、多发性神经炎、臂丛神经炎、癫痫、脑病、脑炎和脑膜炎等。

全科医生应掌握常见预防接种异常反应的识别和现场处置。如一般在接种百白破疫苗等含有吸附剂的疫苗时，由于接种部位不当、注射过浅、剂量过大、使用前未充分摇匀疫苗等引起的无菌性脓肿，局部有较大红晕，持续多天，肿胀疼痛，有波动感，一般不破溃，可采取干热敷、用注射器抽取脓液等方法治疗。如儿童在接种后发热，体温一般在38℃以上，后有惊厥，应考虑热性惊厥，可止痉、降温、退热治疗。

接种时或接种后数分钟，受种者突然昏迷、晕厥等急危重症，全科医生应考虑过敏性休克、低血糖休克、心因性反应导致的晕厥等可能，立即使受种者平卧，头部放低，保持安静和空气新鲜，注意保暖，通过皮肤、呼吸、血压等表现作出初步判断，晕厥轻者一般不需要处理，给予喝热开水或热糖水，短时间内即可恢复，休克应按照急危重症管理的救治和转诊。

异常反应的诊断和鉴定必须由省级、市级和县级疾病预防机构依照《预防接种异常反应鉴定办法》规定成立的预防接种异常反应调查诊断专家组负责调查诊断，任何医疗单位或个人均不得作出预防接种异常反应的诊断。

（三）其他疑似预防接种异常反应

其他疑似预防接种异常反应包括：①不良反应（一般反应和异常反应）；②疫苗质量事故；③接种事故；④偶合症；⑤心因性反应。全科医生要重视心因性反应的识别和心理干预，特别是群体性心因性反应事件。

（四）预防接种纠纷的法律问题

预防接种纠纷是指儿童或成人在接种疫苗后，接种效果不理想，甚至发生人身损害后果，受种者与接种单位对是否存在过失、如何赔偿等问题产生分歧，由此发生纠纷，预防接种异常反应和非异常反应均可引发预防接种纠纷。随着国家法治建设不断发展和健全，公民维权意识不断增强，全科医生应了解一些基本法律知识，尽可能避免和妥善应对预防接种纠纷。

预防接种行为中，接种免疫规划疫苗是履行政府职能，即公共服务职能，是一种单务法律行为（是指当事人一方仅负担义务而另一方仅享有权利的法律行为）；接种非免疫规划疫苗是服务行为，即防病服务，是一种双务法律行为（是指当事人双方均负担相应义务的法律行为，一方的义务也就是另一方的权利）。两类疫苗接种所形成的法律关系是不同的，前者主要为行政法律关系，后者则是纯粹的民事法律关系。

五、群体应急接种应注意的问题

【案例分析】

2005年4月5日，A市某小学三年级学生赵某，因发热出疹被诊断为疑似麻疹收治于市传染病总院，市疾病预防控制中心接到疫情后，及时展开了流行病学调查并建议赵某所在的学校采取群体麻疹应急接种措施，接种对象为全校学生和35岁以下的教师，该校共有在册学生540名，35岁以下的教师共计21名。学校以及所在社区卫生服务中心立即拟发了"告家长书"通知学生家长在知情同意情况下实施麻疹应急接种工作，其中禁忌接种者5名，因发热需缓种者2名。4月7日，在学校小礼堂设置临时接种点，各班学生在老师的组织下以班级为单位依次实施接种，接种过程中二年级某班1名女同学出现晕针症状，另有2名学生先后反映出现头痛、腹痛的情况，接种现场全科医生将有反应的学生安置在学校卫生室平卧休息，并给予热糖水饮用，症状均明显好转。校方老师对此情况十分紧张，反复到各班询问已实施接种过的学生有无不良反应，共有30名学生反映出现不同程度的头痛、腹痛情况。当时，已完成5个班191人接种工作。接种医生迅速报告所在单位领导和当地疾病预防控制中心，将有症状学生分别疏散到通风教室进行留观，由全科医生进行心理疏导，老师安排一些娱乐活动，1小时后自觉有反应的学生症状全部消失。实施接种后未有疑似异常反应的报告。

全科医生对群体应急接种中遇到的常见问题要能够正确应对，特别是接种现场对适应证和不良反应的判断和处置，应关注的要点如下：

（一）应急接种时间

接种时间宜早，应在首代病例出现后疫情尚未蔓延之前接种完毕。例如：麻疹的潜伏期一般为7～14日，最长可达21日。接种疫苗后7～12日就可产生抗体，比感染后产生抗体的时间短，因此对易感者进行应急接种可控制疫情蔓延或终止流行。对麻疹潜伏期的儿童接种疫苗后一般没有不良反应，在麻疹感染后前3日内接种疫苗可阻止病毒血症的产生，使感染者的临床症状减轻。水痘潜伏期一般为12~21日，对出疹后3日内密切接触者接种水痘疫苗可有效预防和减轻症状。

（二）应急接种对象

接种对象是病人活动范围内的易感者，如病人所居住楼内的居民，以及同一小区内相邻门牌号楼内的居民，或为共用电梯的楼内居民；学校、托幼机构、单位等与病人共同学习、工作的群体。接种的年龄范围根据当地人群免疫水平和发病年龄确定。一般应急接种人群年龄为8月龄~35岁，麻疹高发地区可提早到6月龄，如病人年龄在35岁以上，接种对象可扩大到40岁。

（三）应急接种知情同意

知情同意是医学伦理学中一条重要原则。根据《疫苗流通和预防接种管理条例》第二十五条规定，医疗卫生人员在实施接种前，应告知受种者或者其监护人所接种疫苗的品种、作用、禁忌、不良反应以及注意事项，询问受种者的健康状况以及是否有接种禁忌等情况，并如实记录告知和询问情况。预防接种告知制度可以说是"知情同意"的雏形。所有疫苗接种必须"知情、同意"，不可未经本人或监护人允许，而"强制"为受种者接种疫苗。签署书面形式的知情同意书已经成为预防接种的一个重要步骤，所有受种者都应该在预防接种前仔细阅读知情同意书，把握好知情权和选择权，作出正确的选择。对于国家规定应接种的疫苗，所有公民如果没有禁忌证，应配合接种，这与"知情同意"其实并不矛盾。从控制、消除传染病角度讲，每个人都有权利让自己和孩子得到预防疾病的机会，同时也有义务为建立人群免疫屏障、阻断疾病传播和流行作出贡献。

（四）应急接种禁忌证的把握

接种前应确认是否为本次应急接种的对象，详细询问接种对象的过敏史、患病情况，对可疑发热的接种对象测量体温。已知对疫苗所含任何成分（包括辅料及抗生素）过敏者；患急性疾病、严重慢性疾病、慢性疾病急性发作期或发热者；免疫缺陷、免疫功能低下或正在接受免疫抑制剂治疗者；患脑病、未控制的癫痫和其他进行性神经系统疾病者都是疫苗接种的禁忌证。如接种对象在3个月内接种过免疫蛋白、近期接种过减毒活疫苗者、有发热等症状者，应对其提出医学建议，考虑缓种。

（五）应急接种临时接种点的设立

临时接种点的设立须经当地卫生行政部门指定许可，设在人口相对集中的地方，如学校可设在医务室、办公室、空教室等地，禁止在进行教学活动的教室开展接种。接种室要求宽敞清洁、光线明亮、通风保暖，接种实施前后进行消毒。接种点应划分候种区、登记区、接种区、留观区等功能分区，并有内容明显标志。接种点需公示接种禁忌、接种后注意事项等。接种点应具备与接种对象数量相适应的疫苗储备（疫苗、冷链包、冰排、温度计等）、消毒器材（75%乙醇、镊子、消毒棉球或棉签等）、体检器材（体温计、听诊器、血压计、压舌板等）、急救药品和器械（1∶1 000肾上腺素针剂、地塞米松、5%葡萄糖液体、抗过敏药物、常规急救药品、治疗盘、输液器、注射器、氧气等）、安全注射器材（锐器盒、医疗废弃物专用袋、无菌巾等）。

（六）应急接种率的要求

实践证明，当易感人群应急接种率在95%以上时，在半个月内可以终止疾病流行。在实施应急接种时，对应接种对象要做一预估，并尽可能动员适宜接种的对象都能接种，提高接种率，达到保护易感人群的目的。

（七）群体性心因性反应的预防

群体反应易造成较大的影响，特别是新媒体时代到来，信息传播速度快、范围广、影响也大，处理不当甚至可能上升为突发公共卫生事件。做好预防接种前深入细致的宣传工作是重要的预防措施。应急预防接种工作的对象主要是青少年，青少年生长发育尚未成熟，神经系统也处于泛化时期，对事物的承受力较差，当应激因素出现，容易发生群体性心因性反应事件。在接种前主动做好宣传工作，能有效避免类似事件的发生。在实施应急接种时，要避免饥饿，早上接种应询问是否吃过早餐，临近中午可在接种前安排学生吃些饼干、巧克力等；避免疲劳，建议不要在体育课（剧烈运动）后接种；如遇到对接种特别紧张的学生，应个别做好疏导，再单独进行接种。

（八）群体性心因性反应的处置

当发生群体性心因性反应，应及时报告、妥善处理。全科医生应掌握群体性心因性反应主要的判断依据：①群体性心因性反应常有引发的诱因，如出现晕针；②发病时间、地点集中，发病症状极为相似，有很强的暗示性，而且临床症状与体征不相符，无阳性体征；③同批次、同期接种该疫苗只有该学校发生，其他接种地方均没有发病情况；④分散隔离观察后，症状迅速消失，无后遗症及并发症发生。

在处置中，出现反应者应脱离接种现场，不宜集中处置，避免相互感应，造成连锁反应，尽量缩小反应面；避免医疗行为的刺激，造成恐惧和顾虑；正面疏导，稳定情绪，仔细观察病情变化，针对个体差异适度处理，如需转诊医疗机构进一步诊治，建议最好不要用120急救车转运病人，以免造成恐慌。

（缪栋蕾）

第三节　健康教育服务

一、健康教育概述

健康是人类永恒的追求，随着经济的发展，人们的基本需求得到满足之后，健康有了更高的需求。原有的以生物医学为指导的"没有疾病就是健康"的观念已经不能满足人们的需求。尤其是威胁人群健康的疾病从以生物学病原为主的传染性疾病转变为直接病原不明、以多种危险因素共同作用导致的慢性非传染性疾病为主，仅仅以医生诊断的有病或没有病去判断健康不利于对疾病的预防及控制，不利于保护人群的健康，更不利于促进人群健康水平的提高。因此，整体医学模式下的健康观认为，"健康不仅是没有疾病和虚弱现象，而且是一种躯体上、心理上和社会适应方面的完好状态。"

现代医学模式及健康观认为，人群健康不仅受到生物学因素的影响，人类生存的自然环境及社会环境因素、人们自身的生活方式及行为也是人群健康的重要影响因素，对于目前威胁人群健康的慢性非传染性疾病来说甚至是主要的危险因素。社区开展健康教育的主要目的就是要通过提高人们的健康知识及疾病预防的技能、改善生存环境、改变有害健康的行为，促进健康水平的提高。

（一）健康教育的概念

健康教育（health education）是利用适当的方法和手段传播健康知识和技术，帮助个体和群体树立正确的健康观念，改善健康相关行为的系列活动。

从上述概念可以看出，健康教育不仅仅是健康宣教，它的重点是行为改变，促使人们养成有利于健康的行为生活方式；避免或减少行为危险因素的危害，而健康宣教是健康教育中向人们传播健康知识和技能的手段之一。

（二）健康教育与健康促进

健康教育与健康促进经常同时被提及，两者有密切联系，但也有一定的区别。

世界卫生组织（World Health Organization，WHO）对健康促进（health promotion）的定义为：是促使人们维护和提高他们自身健康的过程，是协调人类与环境的战略，它规定个人与社会对健康各自所负的责任。从这一定义可以看出，健康促进是维护人类健康的一种战略。而1995年，WHO西太平洋地区办事处发表的《健康新视野》中认为：健康促进指个人与其家庭、社区和国家一起采取措施，鼓励健康的行为，增强人们改进和处理自身健康问题的能力。这一定义将健康促进落脚到改变人的行为，这与健康教育的重点一致。但健康促进是一项综合的社会活动过程，它不仅包括一些直接增强个体健康的活动，更包括一些改变与健康密切相关的社会、经济和环境条件的活动。因此，健康促进框架包含了健康教育，并且健康教育是健康促进战略中的主要手段。

（三）社区开展健康教育的意义

1. 健康教育是预防和控制慢性非传染性疾病的最佳手段　随着生物医学科学技术的发展，曾经严重威胁人群健康及生命的传染性疾病得到较好的控制。在我国，导致人们死亡的主要原因已经转变为慢性非传染性疾病（表7-3-1、表7-3-2）。

在目前的医学科学技术水平下，对于慢性非传染性疾病尚缺乏类似针对急性传染病的生物学预防手段及治愈方法。原因在于慢性非传染性疾病是多因素作用的结果，其病因复杂，几乎很少有明确的病原，多是危险因素，并且主要是环境、人们行为生活方式所致的危险因素。通过健康教育活动，提高人群的健康素养，是减少这些危险因素，尤其是行为危险因素危害，预防和控制慢性非传染性疾病的最佳手段。

2. 健康教育是成本效益最佳的卫生保健策略　慢性非传染性疾病是多种危险因素较长时间作用的结果，一旦出现明显的临床症状及体征，很少有治愈的可能。目前的医疗

表 7-3-1 我国城市居民前五位死因变化趋势

	1957 年		1975 年		1985 年		2001 年		2019 年	
死因	死亡率/(1/10万)	构成比/%	死因	死亡率/(1/10万)	构成比/%	死因	死亡率/(1/10万)	构成比/%	死因	死亡率/(1/10万)

死因	死亡率/(1/10万)	构成比/%	死因	死亡率/(1/10万)	构成比/%	死因	死亡率/(1/10万)	构成比/%	死因	死亡率/(1/10万)	构成比/%
呼吸系统疾病	120.3	16.9	脑血管病	127.1	21.6	心脏病	131.04	23.39	恶性肿瘤	135.6	24.9	恶性肿瘤	161.56	25.73
传染病	111.2	15.4	恶性肿瘤	111.5	18.8	脑血管病	117.52	20.98	脑血管病	111.0	20.4	心脏病	148.51	23.65
消化系统疾病	52.1	7.3	呼吸系统疾病	100.8	18.6	恶性肿瘤	113.86	20.32	心脏病	95.8	17.6	脑血管病	129.41	20.61
心脏病	47.2	6.6	心脏病	69.2	11.7	呼吸系统疾病	50.85	9.08	呼吸系统疾病	72.6	13.4	呼吸系统疾病	65.02	10.36
脑血管病	39.0	5.5	传染病	34.3	5.8	消化系统疾病	23.34	4.17	损伤和中毒	31.9	5.9	损伤和中毒	36.06	5.74

表 7-3-2 2019年我国城乡居民前五位死因顺位、死亡率和构成比

顺位	城市			农村		
	死因	死亡率/(1/10万)	构成比/%	死因	死亡率/(1/10万)	构成比/%
1	恶性肿瘤	161.56	25.73	心脏病	164.66	23.81
2	心脏病	148.51	23.65	恶性肿瘤	160.96	23.27
3	脑血管病	129.41	20.61	脑血管病	158.63	22.94
4	呼吸系统疾病	65.02	10.36	呼吸系统疾病	74.61	10.79
5	损伤和中毒	36.06	5.74	损伤和中毒	51.08	7.39

技术仅能使症状缓解、病情好转或延长生存期，在给病人带来长期痛苦的同时，也增加了医疗费用负担。如果能够使人们认识到疾病的危险因素，主动消除或降低危险因素的危害，可以减少慢性非传染性疾病的发生。当疾病发生之后，通过健康教育，改变病人的行为危险因素，将有利于疾病症状及并发症的控制，从而有利于医疗费用的控制。

3. 健康教育是提高公民健康素养的重要手段　在社区通过各种健康教育形式为公众提供健康信息、教育和帮助人们提高作出健康选择的能力，促进公众形成有益于健康的行为，维护健康的生存环境，提高公民整体健康素养。

（四）健康教育的方式

健康教育的最终目的是改变人的行为，包括减少或消除危害健康的行为，促进有利于健康的行为，强化已有的健康行为。要使人们愿意改变自身行为，首先要使他们认识到危险行为的危害及严重性，并且有意愿改变行为，最终的行为改变才能实现。因此健康知识的传播是健康教育的基础工作，也是社区开展健康教育的主要内容。

健康知识的传播形式可以分为语言传播和非语言传播。前者包括咨询、讲座、大众宣传等；后者主要是通过文字资料进行健康知识的传播，形式可以是宣传栏、宣传单、宣传册页、报纸杂志等。根据传播的规模，也可以将健康知识传播活动分为人际传播、群体传播、大众传播等类型。

1. 人际传播　是指个体与个体之间直接进行信息的交流。在社区的健康教育中开展的个体化的健康教育咨询就属于人际传播，在各种健康主题日开展的公众健康咨询活动中进行的面对面、一对一交流也是一种人际传播。

2. 群体传播　是针对一定范围的人群或某一特殊群体进行的健康知识传播。在社区开展的各种健康教育讲座、健康教育宣传活动，甚至在社区卫生服务机构候诊区、观察室等播放音像资料等均是对社区所有人群或特殊人群（慢性病患病人群、老年人）的健康知识群体传播。

3. 大众传播　是指专业传播机构采用各种大众传媒方式对社会广泛人群传播健康知识。包括利用报纸、杂志、书籍、广播、电视等传播健康知识。

在实践中也发现，并不是当人们有了相应的健康知识后就一定会改变自己的行为，也即是存在知识与行为脱节的现象。原因在于人的行为是长期培养形成，并固化的，行为改变需要很强的动机促成。并且影响人们行为改变的因素很多，只有当对需要干预的行为及影响因素有明确的认识，健康教育活动才能达到相应目标。因此，在社区开展健康教育首先应该收集相关资料，对目标人群的健康教育需求进行评估；在评估的基础上制定相应的健康教育计划；按照计划通过相应的语言和非语言的健康知识传播方式对社区人群传播健康知识，开展行为干预；计划执行的过程中要有相应工作记录，以便进行计划执行情况评价、考核、计划完成应该有效果评估。

社区开展健康教育服务对象是全社区的人群，因此人群的需求多种多样，健康教育的内容也就很广泛。从针对的人群来分，既包括对全社区居民开展的宣传普及《中国公民健康素养——基本知识与技能（2015年版）》，配合有关部门开展公民健康素养促进行动，也包括对社区青少年、妇女、老年人、残疾人、0～6岁儿童家长、农民工等特殊人群进行健康教育。从健康教育的内容来看，既包括针对行为生活方式（合理膳食、控制体重、适量运动、心理平衡、改善睡眠、限盐、控烟、限酒、控制药物依赖、戒毒等）和可干预危险因素的健康教育，也包括对食品安全、职业卫生、放射卫生、环境卫生、饮水卫生、计划生育、学校卫生等公共卫生问题的健康教育；既包括对高血压、糖尿病、冠心病、哮喘、乳腺癌、宫颈癌、结核病、肝炎、艾滋病、流感、手足口病和狂犬病、布鲁氏菌病等重点疾病的健康教育，也包括对突发公共卫生事件应急处置、防灾减灾、家庭急救等健康教育，以及宣传普及医疗卫生法律法规及相关政策。

虽然健康教育的内容很广泛，但总体来看，主要分为针对群体的健康教育及针对个体的健康教育两类。

二、群体健康教育实施步骤及技巧

社区开展针对群体的健康教育实施步骤主要包括对健康教育需求评估、制定健康教育计划、计划实施及评估。

【案例分析】

为了解某社区人群的健康教育需求，某社区卫生服务机构在2010年对该社区人群进行了抽样调查，对调查资料进行了分析。

结果发现：调查人群中，两周患病率为139.2‰，低于2008年国家第四次卫生服务调查全国城市平均水平（222.0‰）。两周患病按病种计，前三位依次是感冒、胃炎和急性支气管炎，其中感冒占所有患病的36.6%，与国家第四次卫生服务调查结果有一定差异，其城市两周患病按病种顺位为高血压、糖尿病、普通感冒（分别占所有患病的27.4%、7.0%、6.2%）。患一种及以上慢性病的患病率为23%，低于第四次全国卫生服务调查全国城市平均水平（28.28%）。该社区慢性病患病率较高的前三种疾病依次是高血压、糖尿病和慢性胃炎，前两种疾病与第四次全国卫生服务调查的城市慢性病顺位一致，全国城市排在第三位的病种为缺血性心脏病。该社区高血压患病为9.91%，与第四次全国卫生服务调查的城市平均水平（10.08%）相差不大；糖尿病患病率为3.65%，高于全国城市平均水平（2.75%）；慢性胃炎患病率为1.71%，同样高于全国城市平均水平（0.79%）。

该社区被调查对象中，女性高血压患病率高于男性；糖尿病患病率无性别差异；慢性胃炎患病率也是女性高于男性。慢性病患病率随着年龄增大而增加，65岁及以上人群慢性病患病率最高，达到56.7%，其中，高血压患病率为31.2%，糖尿病患病率为10.8%，慢性胃炎患病率3.4%。在18岁及以上的调查对象中，不同文化程度者慢性病患病率不同。无论是慢性病总患病率还是前三位慢性病患病率，均呈现随着文化程度的提高患病率下降的趋势。

该社区18岁及以上成年人的吸烟率为26.9%，高于2008年第四次全国卫生服务调查全国城市平均水平（22.5%），其中男性吸烟率为52.6%，女性吸烟率为4.0%，有24.6%的家长经常或偶尔在孩子面前吸烟；经常饮酒者占被调查成年居民人数的6.6%，与全国城市平均水平

（6.8%）差异不大；被调查的成年居民中，经常参加体育锻炼者占51.6%，每次锻炼时间平均为66.5分钟，均略高于全国城市平均水平（49.6%、47分钟左右）。

被调查成年居民中，有16.2%的人口味重，喜欢吃比较咸的食物；16.6%的人喜欢吃腌腊食品。被调查的0～6岁儿童家长中，未经医生允许经常或偶尔给孩子吃保健品的占24.5%；未经医生允许经常或偶尔给孩子吃"中西药"的占21.7%。

被调查的成年居民中，90%以上的人知晓身高值和体重值，但知道血压值的人仅为42.1%。对基本健康知识的知晓情况也不容乐观。对成人每日食盐量、高血压危险因素、糖尿病常见症状、艾滋病传播途径完全知晓的人所占比例分别仅为3.4%、0.8%、5.6%、9.2%（表7-3-3）。

表7-3-3　被调查社区成年居民基本健康知识知晓率　　　　　　　　单位：%

基本健康知识	完全知晓	部分知晓	完全不知晓
成人每日食盐量	3.4	3.9	92.7
高血压危险因素	0.8	32.7	66.5
高血压药物治疗	39.8	13.8	46.4
糖尿病常见症状	5.6	20.5	73.9
感冒治疗	49.2	7.0	43.8
艾滋病传播途径	9.2	25.7	65.1

被调查的成年居民中，仅有35.3%的人主动获取保健知识。获取途径主要是通过观看电视节目及医生的教育和宣传，以及阅读报刊书籍。

（一）健康教育需求评估

健康教育需求评估又称健康教育诊断，它是通过系统地调查，收集各种相关资料，对收集到的资料进行整理、分析，确定或推论被调查人群与健康相关的行为及影响因素的过程。通过健康教育需求评估，结合对社区开展健康教育资源情况的分析，可以为确定健康教育干预目标、策略和措施提供依据。

1. 收集健康教育需求评估资料　可以与社区诊断结合同时收集资料（具体收集资料方法参见社区诊断部分）；也可以单独做健康教育需求评估专项调查，调查样本量的估计、抽样方法应根据流行病学调查要求进行；也可以参考社区诊断的方法进行。进行专项调查的优势在于调查可以聚焦在某一时段社区的关注点（健康问题），对关注点相关的健康行为及与行为相关的因素进行深入的调查，如果结合社区诊断进行，由于调查内容庞杂，可能导致深入度不够。并且社区诊断一般仅要求每3年一次，而健康教育重点或许每年不同，因此需要进行一些专项调查。

2. 判断主要健康问题　从上述案例已经获得的资料及分析结果，可以认为该社区主要的健康问题是高血压、糖尿病；胃炎也是一个不容忽视的问题，在常见病中占第二位，慢性病中占第三位；感冒占两周所有患病的1/3以上，也应该给予关注。

3. 拟出可改变的行为危险因素　一般认为与高血压及糖尿病相关危险因素包括性别、年龄、家族史、吸烟、过量饮酒、缺乏体育锻炼、高盐、高脂饮食。在所有因素中一些属于行为危险因素，是可以通过教育、行为干预改变的，称为可改变因素，如吸烟、过量饮酒、体育锻炼、饮食等。而年龄、性别、遗传因素等几乎不可改变或较难改变，称为不可改变因素。健康教育需求评估就是要找出可以改变的行为危险因素，为进一步的行为干预计划提供依据。

上述案例中的行为危险因素包括：吸烟率较高，有近一半的人没有经常进行体育锻炼，有16.2%的人口味重、喜欢吃比较咸的食物；16.6%的人喜欢吃腌腊食品；6岁以下儿童被动吸烟；在没有医生允许及指导的情况下被家长给予保健品、"中西药"者均占20%以上。

4. 分析与行为相关的影响因素　包括人们健康保健知识的掌握状况、健康意识（如何看待健康、对自己健康的关注程度等）、人们生活的环境氛围（是否有利于形成健康行为或相反）等。上述案例中被调查的成年人一半以上不知道自己的血压情况，相关的健康知识知晓情况也不容乐观。并且，近2/3的人并不主动去获取健康保健知识。

（二）制定健康教育计划

计划是指人们为了达到一定目的，对未来一段时期的活动所作的部署和安排。计划根据使用时间的长短，可以分为长期计划（远景规划，10年或更长）、中期计划（3～5年）、短期计划（1年或更短，1年的计划也称年度计划）。一般来说，社区健康教育计划主要是年度计划。

1. 确定需要优先开展的健康教育工作　通过健康教育需求评估，会发现影响某一社区人群健康的问题及相关危险因素很多，不可能一次全部解决，因此需要对发现的问题及相关危险因素排出一个优先解决顺序，按顺序安排健康教育活动。

在确定优先解决的健康问题时，主要根据问题的发生频率、问题的严重性（如病死率、对居民生命质量的影响、对经济发展、对社区和谐的影响等）来确定。当优先问题确定后，进一步对导致这些问题的危险因素进行分析，以确定优先干预的危险因素。优先干预危险因素的确定一般要考虑：是否属于可以改变的危险因素；是否为当地社区存在的主要危险因素；是否与要解决的健康问题关系密切；当时当地社区拥有的资源（人、财、物、技术、政策环境、人文氛围等）是否能满足干预需要。

要注意：在确定社区优先解决问题及相关危险因素时，不能仅由社区卫生服务机构人员确定，还需要社区各相关人员参与，包括社区群众代表、社区领导机构人员、社区相关部门人员等。各方人员在共同讨论的基础上，最终优先顺序的确定可以通过简单的投票方式，也可以通过无记名打分、排序的方式（选题小组方法）进行。

针对上述案例，高血压和糖尿病是社区人群中主要的慢性病（患病率最高），此两种疾病对健康的影响比普通感冒严重，可以确定为该社区开展健康教育的重点问题。与此两种疾病有关的危险因素中，体育锻炼、吸烟、饮食习惯可以考虑为优先干预的危险因素。因为三者均是人们的行为，属于可改变的危险因素；在该社区人群中有此三种危险因素的人较多；大量研究已经证明三种危险因素与高血压、糖尿病有密切关系。至于三种危险因素干预的条件是否具备可以通过与参与决策的社区各相关人员讨论确定，包括三种危险因素本身干预的优先顺序。

所谓行为干预是对导致行为的因素进行干预，在上述案例中我们可以发现该社区人群对自己的健康重视不够（一半以上的人不知道自己的血压值、近2/3的人不会主动去获取保健知识）、缺乏对行为危险因素的认识，这或许是导致该社区人群存在上述主要三种危险因素的原因之一。

2. 确定计划目标　计划的目标包括总目标（目的）与具体目标。总目标是指执行某项计划后预期要达到的最终结果；具体目标是对总目标的细化，要具有可操作性、可以量化，一般用指标描述。

通过对上述案例优先问题及危险因素的确定，决定年度内健康教育的重点是提高人们的保健意识、增加健康知识、促进体育锻炼的参与。因此，该社区年度健康教育计划的总目标是提高社区人群的相关健康保健知识及健康意识，促进社区人群有利于健康的行为形成，从而降低高血压及糖尿病的发生率。具体目标：①年度内主动获取保健知识的人达到50%；②人群中对糖尿病和高血压相关危险因素的完全知晓率达到30%；③经常进行体育锻炼的人在现有基础上增加20%。

3. 制定相应策略及措施　策略是为实现既定目标而采取一系列措施的原则，而措施是为达到目标必须开展的具体工作。措施越具体越容易落实。健康教育计划中的每一项措施都应该包括健康教育的重点对象、内容、方法；开展工作的时间、次数、场所；由谁负责等。

在上述案例中，健康教育需求评估发现该社区老年人、文化程度较低人群高血压和糖尿病患病率较高，他们应该是干预的重点对象，但其他人群也应该给予适当的健康教育。健康教育的内容包括提高人群的健康意识，让他们认识到健康是自己的权利，也是义务，每个人都应该对自己的健康负责；传授相关健康知识；促进人群参与体育锻炼。健康教育方法：前两项内容主要通过健康宣教，包括提供健康教育资料（包括印刷资料、影音资料等）、设置健康教育宣传栏、开展公众健康咨询活动、举办健康知识讲座等；后一项内容除了健康宣教，更重要的是促进行为的改变。包括创造体育锻炼的环境和氛围、组织锻炼、开展趣味体育锻炼比赛等。每一项内容都应该有具体的时间安排，例如：每日早晚各组织一次集体锻炼，以方便不同对象的时间、半年组织一次比赛等。健康宣教的次数至少应达到《国家基本公共卫生服务规范（第三版）》的要求。每一项活动的场所在计划中要有预安排，并有专人负责。

4. 明确评价指标及评价方法　健康教育计划中应该包括目标是否达到的评价指标及评价方法。评价的目的是确定计划的先进性及合理性，促进计划更好地执行，保证达到项目的预期目标。根据评价的内容及时间不同可以将评价分为形成评价、过程评价及结果评价。

（1）形成评价：是对项目计划的评价，应该在计划执行之前进行，包括对项目目标是否合适、策略和措施是否可行等，可以通过社区各相关机构、人员代表的参与确定。

（2）过程评价：是在计划实施的过程中进行的评价，目的是及时发现计划执行过程中的问题、偏差，通过反馈、修正，保证计划最终能达到目的。过程评价的考核指标主要是一些评价工作开展情况、工作数量及质量的指标，如《国家基本公共卫生服务规范（第三版）》中对健康教育的考核指标。包括：①发放健康教育印刷资料的种类和数量；②播放健康教育音像资料的种类、次数和时间；③健康教育宣传栏设置和内容更新情况；④举办健康教育讲座和健康教育咨询活动的次数和参加人数。

（3）结果评价：主要是对健康教育项目结束后所达到效果的评估，是对目标是否达到的评价。评价指标包括短期效果指标及长期效果指标，也可以包括成本效益指标。短期效果指标主要是评价项目结束时就可以显现的效果，长期效果指标评价的是项目的最终目标，疾病发生的减少、人群健康的提高。在上述案例中，具体目标所提出的年度内主动获取保健知识的人达到50%；人群中对糖尿病和高血压相关危险因素的完全知晓率达到30%；经常进行体育锻炼的人在现有基础上增加20%，均属于短期目标，在一年的健康教育项目结束是可以显现的效果。而人群高血压和糖尿病发生率的降低可能通过一年的工作较难达到，需要较长的时间效果才能显现，所以属于长期效果指标。

5. 费用及人力资本预算　开展任何一项工作都需要经费及人力，如果在计划中不考虑，会使计划无法进行或中途夭折。

（三）计划实施及评估

计划制定并通过形成评价后就应该按照计划执行，不能任意改变。在计划的执行过程中通过监测、督导进行过程评价，项目结束之后应该进行效果评估，并对评估结果给予总结，形成报告。

三、个体健康教育实施步骤及技巧

个体健康教育的对象包括社区的一般个体（自愿寻求健康咨询者）、高危个体及病人（主要是慢性病病人）。针对个体的健康教育主要通过对其进行健康危险因素评价，找出其主要的、可以改变的危险因素；让其认识到危险因素的危害；并分析与危险因素相关的因素；与干预对象共同制定行为改变计划；督促干预对象执行计划；评估干预效果并反馈。

【案例分析】

张女士，58岁，身高160cm，体重76kg。退休在家，未再从事任何工作，平时仅做一些简单的家务，较需要体力的家务均由子女或钟点工承担。喜欢静坐，基本不参加体育活动；不吸烟；偶尔少量饮酒，饮食不节制，口味较重，认为清淡食物难以下咽。除偶尔感冒，平时较少患病，几乎不去医院。近5年未做全面体检。家人认为其太胖，应该控制体重，但本人不愿意。

（一）健康危险因素评估

根据案例描述，女性、年龄大于50岁，属于心脑血管疾病高发个体；根据其身高、体重计算 BMI 为 29.69kg/m²，属于超重，并且嗜咸，喜欢静坐，不参加体育活动，都是心脑血管疾病和糖尿病的危险因素。

该个体对健康的认识限于"不生病就是健康"的传统健康观念，忽视健康体检。由于近年来都未进行过体检，因此不知晓本人血压、血糖、血脂值。

（二）健康状况评估

在确定干预对象的行为危险因素，准备制定健康教育计划之前，应该对干预对象的实际健康状况进行客观地评估，发现其存在的健康问题，以使制定的健康教育计划更适合干预对象。针对上述案例的情况，首先应对其进行一次全面体检，体检的结果发现病人的血压为 150/100mmHg，血脂高于正常值，建议其到上级医院检查、确诊，诊断为原发性高血压。

如果是已经纳入规范管理的病人，全科医生对其健康状况已有全面的了解，可不进行这一步。但要注意：即使是纳入规范管理的个体或慢性病病人，也应该定期进行全面健康体检及健康状况评估，一般至少每年一次。

（三）制定健康教育计划

与针对群体的健康教育计划一样，首先要确定优先干预的问题及行为；明确干预要达到的目的及具体目标；干预策略及措施；评估指标及方法。

针对上述案例，其主要的问题是健康知识不足、健康观念差、对健康重视不够、对健康相关危险因素的危害没有认识，因此导致其存在较多危害健康的、可以通过自身努力改变的行为危险因素。并且，这些危险因素已经对其健康产生了危害，患了高血压。

1. 健康教育的目的　提高其健康认知，改变主要行为危险因素，控制血压，改善预后。具体目标：①改变原有健康观、提高健康知识；②进行定期的体育锻炼；③减少食盐摄入，逐渐控制在 6g 以下；④遵医嘱服用降压药；⑤血压控制在 140/90mmHg 以下。

2. 干预策略与措施

（1）根据该个体存在的危险因素，结合已经对其健康造成的损害，有针对性地灌输相关健康知识，提高其健康意识。要使其认识到没有病不等于健康；超重、高盐是高血压的危险因素。告知血压如果不能很好控制后果的严重性，使其重视高血压的危害，最终使其愿意为自己的健康改变行为。

（2）根据该个体的年龄、身体状况制定适合的体育锻炼计划（运动处方）。因为该个体从来不锻炼，年龄又偏高，因此锻炼应该循序渐进，开始量不能太大，随着锻炼的进行逐渐加量。

（3）提供控盐勺，制定控盐计划，逐渐减少食盐摄入量。

（4）告知服用降压药、定期监测血压的健康知识，并提供相应服务。教会病人自己测量血压的技能。

由于一个人的行为习惯是长期养成的，较难改变，因此从策略来说，对个体的健康教育需要家人、朋友的配合和支持。上述案例的家人有促使其改变行为的意愿（建议其控制体重），应该了解其家人的健康相关知识、健康意识，在为该个体制定计划时请其家人共同参与，并共同接受健康教育。请他们配合督促病人行为的改变，例如：陪同病人锻炼、做饭时少放盐等，并提醒病人按时按量服药及监测血压。

（四）执行计划及效果评估

当计划制定之后，要求个体按制定的计划执行。在执行的过程中应定期进行评估，了解计划执行情况，表扬执行好之处，对执行差的问题与个体共同分析、找原因，必要情况下可以适当调整计划。评估的指标根据具体目标确定，例如上述案例，评估指标主要是体育锻炼坚持情况、食盐使用量、血压值是否达到目标。

（尹德卢　李宁秀）

第四节　卫生监督协管服务

一、卫生监督概述

（一）卫生监督概念

卫生监督属于国家行政监督的范畴，是卫生健康行政部门根据卫生法律、法规的授权对公共卫生及健康相关产品，以及从事这些产品生产和从事与人群健康相关活动的组织或个人按照相关卫生法律、法规进行监督检查，对违反卫生法律、法规，危害人群健康的行为依法追究责任的卫生健康行政执法行为。

卫生监督工作可以保障社会经济的有序发展、保护公民的健康权益、预防和控制传染性疾病的发生和流行。

（二）卫生监督机构

卫生监督是国家卫生行政管理的重要环节，因此卫生健康行政部门是从事卫生监督的主体，但在实际工作中，一些具体的卫生监督工作由卫生健康行政部门授权卫生监督机构承担。根据2005年卫生部《关于卫生监督体系建设的若干规定》，"卫生监督工作实行分级管理。中央、省、设区的市、县级人民政府卫生行政部门内设卫生监督机构并下设卫生监督执行机构（以下统称卫生监督机构），负责辖区内卫生监督工作"，我国逐渐建立和完善了各级卫生监督机构。2013年，卫生部又印发了《卫生监督机构建设指导意见》，进一步强调落实《关于卫生监督体系建设的若干规定》的内容，强调各级卫生监督机构的房屋、设备配置，以有利于更好地开展卫生监督工作。

（三）开展卫生监督协管的意义

卫生监督属于卫生健康行政执法行为，各级卫生监督部门在卫生健康行政部门的授权下开展卫生监督工作，但是基层医疗卫生机构并没有开展卫生监督的权利。由于社会生活中有许多部门、组织机构从事与人群健康相关的活动或生产健康相关产品，甚至公民在日常活动中也有可能涉及与公共卫生相关的活动，因此卫生监督执法的具体任务非常广泛，除卫生标准管理、卫生许可受理与评审外，还包括对食品、化妆品、饮用水及涉水产品等的安全监管，也包括对职业卫生、学校卫生、传染病防治、医疗服务、计划生育服务、公共场所的卫生监督。仅靠现有各级卫生监督机构较难满足城乡整体卫生监督管理工作的需要。充分利用城乡基层医疗卫生机构的前哨作用，开展卫生监督协管服务，是解决基层卫生监督相对薄弱问题，有效维护公民健康权益的重要举措。

二、卫生监督协管服务内容

作为政府免费提供的公共卫生产品，卫生监督协管服务被纳入了国家基本公共卫生服务项目。《国家基本公共卫生服务规范（第三版）》对卫生监督协管服务内容进行了规定：

（一）食源性疾病及相关信息报告

发现或怀疑食源性疾病、食物污染等对人体健康造成危害或可能造成危害的线索和事件，及时报告。

【相关提示】

1. 食源性疾病是指通过摄食而进入人体的有毒有害物质（包括生物性病原体）等致病因子所造成的疾病。诱发因素有很多，大致可以分为中毒性、感染性。

2. 线索和事件信息来源包括日常巡访发现、就诊病例发现、群众反映情况等。

（二）饮用水卫生安全巡查

1. 协助卫生监督执法机构对农村集中式供水、城市二次供水和学校供水进行巡查，发现异常情况及时报告，此部分内容详见后文"巡查要点"。

2. 协助开展饮用水水质抽检服务，发现异常情况及时报告。此部分内容可根据实际情况，在专业机构的现场指导下进行。

3. 协助有关专业机构对供水单位从业人员开展业务培训。

【相关提示】

1. 法律法规依据 《生活饮用水卫生监督管理办法》《生活饮用水集中式供水单位卫生规范》《生活饮用水二次供水卫生规范》《村镇供水单位资质标准》（SL 308-2004）。

2. 巡查要点（供参考）

（1）农村集中供水

1）查阅书面资料：①有效的供水单位卫生许可证、配备专职卫生管理员从事生活饮用水卫生管理工作、直接从事供、管水人员能提供有效健康体检证明。②卫生管理档案（卫生管理制度和预案、卫生管理人员配备、水质检测记录、设备设施维护保养情况、从业人员健康体检和培训考核记录等）。③定期向卫生健康部门上报水质检测资料。④水处理、水消毒相关产品有索证（生产企业卫生许可证、产品卫生安全评价报告、产品卫生安全评价报告备案凭证）。

2）现场巡查：①饮用水水源保护区设置保护区范围的告示牌；无有碍水源水质卫生的活动；未修建可能危害水源水质卫生的设施。②划定生产区，生产区外围30米范围内保持良好卫生状况。③输水、蓄水和配水设施密封，不与排水设施及非生活饮用水管连接。④水处理剂和消毒剂的投加和贮存间通风良好，备有安全防范和事故的应急处理设施。

（2）城市二次供水

1）查阅书面资料：①卫生管理制度（包括配备专兼职卫生管理人员）、突发性饮用水卫生应急预案及工作记录资料。二次供水水箱卫生管理档案（清洗台账、清洗消毒后水质检测报告、人员健康证、消毒剂相关索证、清洗单位卫生备案证明）。②与水接触的材料有涉水产品卫生许可批件。③二次供水设施日常巡检制度和巡检记录。④一年至少一次的水质化验报告。

2）现场巡查：①高位水箱包括水箱加盖密封性良好的盖板，上锁；溢水管加网，不与污水管直接相连；分别设置进水管、出水管、溢流管、排泥管；与消防用水不混用，2m范围内无污水管线。②低位蓄水池包括水箱加盖密封性良好的盖板，上锁；溢水管加网，不与污水管直接相连；水箱设置进水管、出水管、溢流管、排泥管；周围环境整洁，半径10米内无渗水坑、化粪池、污水沟，未堆放垃圾。

（3）学校供水：根据供水方式，分别参考农村集中供水与城市二次供水日常巡查内容。

（三）学校卫生服务

1. 协助卫生监督执法机构定期对学校传染病防控开展巡访，发现问题隐患及时报告，此部分内容详见后文"巡查要点"。

2. 指导学校设立卫生宣传栏，协助开展学生健康教育。此部分内容可根据实际情况，在专业机构的现场指导下进行。

3. 协助有关专业机构对校医（保健教师）开展业务培训。此部分内容可根据实际情况，在专业机构的现场指导下进行。

[相关提示]

1. 法律法规依据 《学校卫生工作条例》。

2. 巡查要点（供参考）

（1）巡查地点：学校卫生室或医务室。

（2）查阅书面资料。

1）设置学校传染病防治管理部门和传染病疫情登记报告人员，明确学校主要领导为传染病防控工作负责人。

2）学生档案建立制度、在校学生健康体检记录及传染病防治宣传教育记录。

3）新生入学预防接种证查验登记与预防接种补漏种补证登记资料。

4）传染病疫情登记与传染病痊愈返校情况登记资料。

5）学生晨检记录资料、学生因病缺课病因追查登记资料。

（四）非法行医和非法采供血信息报告

1. 协助定期对辖区内非法行医、非法采供血开展巡访，此部分内容详见后。

2. 发现相关信息及时向卫生监督执法机构报告。

1. 法律法规依据 《医疗机构管理条例》《采供血机构和血液管理办法》。

2. 巡查要点（供参考）

（1）巡查开展医疗诊疗服务的机构，是否取得《医疗机构执业许可证》。

（2）巡查开展采供血服务的机构，是否取得《采供血机构执业许可证》或《采供血许可证》。

（五）计划生育相关信息报告

1. 协助卫生监督执法机构定期对辖区内计划生育工作机构进行巡查。

2. 协助对辖区内与计划生育相关的活动开展巡访。

3. 发现相关信息及时报告。

1. 法律法规依据 《中华人民共和国母婴保健法》《中华人民共和国人口与计划生育法》。

2. 巡查要点（供参考）

巡查辖区内是否有医疗机构或个人存在以下非法行为：

（1）利用超声技术和其他技术手段进行非医学需要的胎儿性别鉴定。

（2）利用超声技术和其他技术手段进行非医学需要选择性别人工终止妊娠。

三、卫生监督协管服务流程

服务流程见图7-4-1。

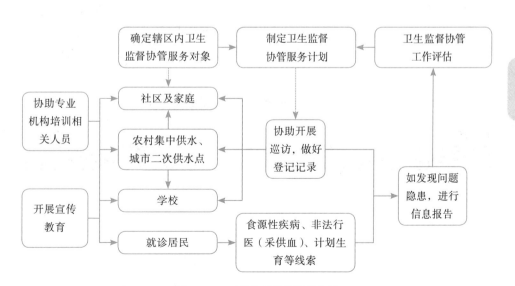

图7-4-1 卫生监督协管服务流程

（一）明确辖区内卫生监督协管服务对象

原则上，辖区内所有居民都是社区卫生监督协管的服务对象，但具体卫生监督协管的对象为国家基本公共卫生服务项目卫生监督协管服务内容相关的个人、组织、机构。基层医疗卫生机构首先应该通过调查，明确本辖区内具有的农村集中供水、城市二次供水点有多少、处于什么位置；有多少学校，学校的环境、师生人数、校医的配置情况、日常开展健康教育的情况等；社区内的生产机构情况，包括生产性质、是否存在职业危害因素等。

（二）制定卫生监督协管服务计划

在明确辖区内卫生监督协管服务对象的基础上，由当地卫生监督机构指导社区卫生服务机构人员制定社区卫生监督协管计划。计划目的要明确、目标要可量化、策略和措施要具体并有针对性。

（三）实施卫生监督协管工作

根据计划开展公共卫生问题发生之前的预防性卫生监督协管服务，要对所有开展的服务做好登记记录。社区全科医生要有卫生监督协管的意识，要从社区就诊居民中发现可能存在的食品安全、职业安全、传染病发生和流行情况，甚至医疗安全问题及计划生育服务问题，并及时上报卫生监督机构，协助卫生监督机构开展工作。

（四）卫生监督协管工作评估

社区卫生服务机构应该定期根据计划对卫生监督协管工作进行评估，在发生各种安全问题，并协助卫生监督机构工作后要及时评估，找出出现安全问题的原因，总结经验和教训，及时补充、完善计划。除社区卫生服务机构自身评估，也要重视当地卫生监督机构的督导及评估。

（五）信息登记

1. 填写卫生监督协管信息报告登记表　此表为信息报告记录资料，反映卫生监督协管服务信息报告情况，即仅填写需要向卫生监督执法机构报告的相关信息（表7-4-1）。

（1）机构名称、发现时间、报告时间、报告人等信息，按照实际情况如实填写。序号从1开始逐条依次填写。

表7-4-1　卫生监督协管信息报告登记表

机构名称：

序号	发现时间	信息类别	信息内容	报告时间	报告人

（2）信息类别：根据信息内容，在"食源性疾病、饮用水卫生、学校卫生、非法行医（采供血）、计划生育"中选一个最符合的填写。

（3）信息内容：注明发现问题（隐患）的地点、内容等有关情况简单描述。

2. 填写卫生监督协管巡查登记表　此表为巡查工作记录资料，反映卫生监督协管服务巡查工作开展情况，即只要开展巡查，无论是否发现问题，均应填写（表7-4-2）。

表7-4-2　卫生监督协管巡查登记表

机构名称：＿＿＿＿＿＿＿＿＿＿＿＿＿＿＿＿＿＿年度

序号	巡查地点与内容	发现的主要问题	巡查日期	巡查人	备注

（1）机构名称、年度、巡查日期、巡查人等信息，按照实际情况如实填写。序号从1开始逐条依次填写。

（2）巡查地点与内容：巡查地点为实际巡查地点或片区名称。巡查内容包括食源性疾病、饮用水卫生、学校卫生、非法行医（采供血）、计划生育。如果一次巡查同时进行多项内容，比如某工作人员某日在某片区同时开展非法行医（采供血）和计划生育的巡查工作，则需分条逐一填写，即一条巡查记录对应一项巡查内容。

（3）发现的主要问题：按照实际情况详细描述发现的主要问题。如未发现问题，填写"无"。

（4）备注：填写发现问题后的处置方式，如报告卫生监督执法机构或帮助整改等。如未发现问题，填写"/"。

四、卫生监督协管服务要求及工作指标

（一）服务要求及责任分工

《国家基本公共卫生服务规范（第三版）》对卫生监督协管服务县（区）卫生监督协管机构及基层医疗卫生机构，从职责分工、规章制度、人员、开展工作时应注意的问题等方面提出了具体要求。

1. 县（区）级卫生健康行政部门要建立健全各项协管工作制度和管理规定，为基层医疗卫生机构开展卫生监督协管工作创造良好的条件。

2. 县（区）卫生监督机构要采用在乡镇、社区设派出机构或派出人员等多种方式，加强对基层医疗卫生机构开展卫生监督协管的指导、培训并参与考核评估。

3. 乡镇卫生院、社区卫生服务中心要建立健全卫生监督协管服务有关工作制度，配备专（兼）职人员负责卫生监督协管服务工作，明确责任分工。有条件的地区可以实行零报告制度。即从初次上报报表到本次上报报表之间的时间段内，即使没有出现新情况也要将报表填上"0"上报，目的是掌握某时段内的最新情况。

4. 要按照国家法律、法规及有关管理规范的要求提供卫生监督协管服务，及时做好相关工作记录，记录内容应齐全完整、真实准确、书写规范。

（二）工作指标

《国家基本公共卫生服务规范（第三版）》主要从工作数量上对卫生监督协管服务进行要求，具体工作指标如下：

1. 卫生监督协管信息报告率

卫生监督协管信息报告率＝报告的事件或线索次数/发现的事件或线索次数×100%。

报告事件或线索内容包括食源性疾病、饮用水卫生安全、学校卫生、非法行医和非法采供血、计划生育。

【相关提示】

①卫生监督协管信息报告率是指在卫生监督协管服务中，某一周期中报告的事件或线索次数占全部发现的事件或线索次数的百分比。重点考核发现的事件或线索的上报率。

②分子"报告的事件或线索次数"是指：某一周期内已上报的食源性疾病事件次数和线索次数＋饮用水卫生安全事件次数和线索次数＋学校卫生事件次数和线索次数＋非法行医和非法采供血事件次数和线索次数＋计划生育事件次数和线索次数之和。

③分母"发现的事件或线索次数"是指：同一周期内发现的食源性疾病事件次数和线索次数＋饮用水卫生安全事件次数和线索次数＋学校卫生事件次数和线索次数＋非法行医和非法采供血事件次数和线索次数＋计划生育事件次数和线索次数之和。

2. 协助开展的实地巡查次数

计算方法：某一周期内本辖区实际开展的食源性疾病巡查次数＋饮用水卫生安全巡查次数＋学校卫生巡查次数＋非法行医和非法采供血巡查次数＋计划生育巡查次数之和。

【相关提示】

巡查次数是指对巡查对象完成巡查的次数总和，其中：

①饮用水卫生安全巡查对象为辖区内农村集中式供水设施、城市二次供水设施和学校供水设施之和。

②学校卫生巡查对象为辖区内所有学校。

③计划生育巡查对象为辖区内计划生育机构以及与计划生育相关的活动。

④食源性疾病和非法行医（非法采供血）巡查以辖区内街面全覆盖为单次完成标准。

（丁小燕）

第五节　中医药健康管理服务

一、中医药健康管理服务概述

（一）健康管理概述

健康管理活动最早起源于美国、加拿大等西方国家开展的临床预防性服务，它伴随着一系列健康风险评估技术与方法的开发和运用而逐步发展起来。经过近20年的研究与应用，相关理论和实践活动不断得到拓展。在多领域和多部门的重视及参与下，健康管理正逐步向产业化方向发展。

健康管理产生之初，主要是指通过对个人行为、生活方式等相关健康影响因素的评价，筛检出影响个人疾病发生、发展和预后的各种健康危险因素，然后对这些危险因素实施有针对性的个性化的干预，以达到预防和控制慢性病发生和发展的目的。

随着现代医学技术和管理信息技术的发展，健康管理成为建立在现代医学和信息数字化管理技术基础上的，从生理、心理、社会等多维度对个人和群体进行全面健康管理的健康保障服务。健康管理从对病人的管理发展到了对"健康人"的管理，从对个人的管理发展到对全人群的管理。因此，从健康管理的实施过程来界定：健康管理就是对个人或人群的健康危险因素进行全面管理的过程，其目的是：通过健康管理调动个人及群体积极性；有效利用有限资源，达到最大健康效果；控制危险因素、防止高危演变成病；促进慢性病"早发现、早诊断、早治疗"的"三早"预防。

（二）中医药健康管理概念

中医药健康管理的概念最早见于2009年7月发起的"中医健康管理工程"，其定义为："根据人的不同体质，进行防治、维护的全过程，中医调理的过程，也就是依据不同体质来调动人这一复杂、开放系统的自我组织能力，进行康复"。其后一些学者从不同角度对中医药健康管理进行阐释，有学者结合现代健康管理的概念、方法提出，"中医药健康管理是基于中医整体观念与辨证论治等核心理念，结合健康管理学理论体系，对影响健康的危险因素以及社会个体或群体的健康状况进行系统的信息采集、科学评估和及时干预，形成具有中医特色的全新健康管理模式"。也有学者认为，中医药健康管理是在参考健康管理检测结果的基础上，主要运用中医望、闻、问、切的手段与方法以及相应的检测设备，对个体或群体健康进行全面监测、分析与评估，从而提供中医养生与辅导，并对健康风险因素进行中医干预的全面过程。

二、老年人中医药健康管理服务

（一）服务对象

辖区内65岁及以上常住居民。

（二）服务内容

每年为65岁及以上老年人提供1次中医药健康管理服务，内容包括中医体质辨识和中医药保健指导。

1. 中医体质辨识　按照老年人中医药健康管理服务记录表前33项问题采集信息，根据体质判定标准进行体质辨识，并将辨识结果告知服务对象。

2. 中医药保健指导　根据不同体质从情志调摄、饮食调养、起居调摄、运动保健、穴位保健等方面进行相应的中医药保健指导。

（三）服务流程

服务流程见图7-5-1。

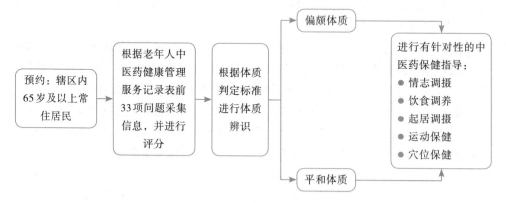

图7-5-1　老年人中医药健康管理服务流程图

（四）服务要求

1. 开展老年人中医药健康管理服务可结合老年人健康体检和慢性病病人管理及日常诊疗时间。

2. 开展老年人中医药健康管理服务的乡镇卫生院、村卫生室和社区卫生服务中心（站）应具备相应的设备和条件。有条件地区应利用信息化手段开展老年人中医药健康管理服务。

3. 开展老年人中医体质辨识工作的人员应当为接受过老年人中医药知识和技能培训的卫生技术人员。开展老年人中医药保健指导工作的人员应当为中医类别执业（助理）医师或接受过中医药知识和技能专门培训，能够提供上述服务的其他类别医师（含乡村医生）。

4. 服务机构要加强与村（居）委会、派出所等相关部门的联系，掌握辖区内老年人口信息变化。

5. 服务机构要加强宣传，告知服务内容，使更多的老年人愿意接受服务。

6. 每次服务后要及时、完整记录相关信息，纳入老年人健康档案。

（五）工作指标

老年人中医药健康管理率=年内接受中医药健康管理服务的65岁及以上居民数/年内辖区内65岁及以上常住居民数×100%。

注：接受中医药健康管理是指建立了健康档案、接受了中医体质辨识、中医药保健指导、服务记录表填写完整。

（六）中医药保健指导

中医体质辨识是以人的体质为认知对象，从体质状态及不同体质分类的特性，把握其健康与疾病的整体要素与个体差异，进而有针对性地制定防治策略，选择相应的治疗、预防、养生方法，进行"因人制宜"的干预措施。

中医药健康管理服务推荐使用《中医体质分类与判定》量表进行中医体质辨识，将中医体质分为9类，分别是：平和质、气虚质、阳虚质、阴虚质、痰湿质、湿热质、血瘀质、气郁质、特禀质。老年人中医药健康管理服务记录表（表7-5-1），即中医体质评定量表，共33个条目，每个条目5个答案，分别记为1～5分。评定时每个被评老年人根据自己近一年来平时的感受（而不是即时的感受），选择每一条目的合适答案，医务人员根据体质判定标准表（表7-5-2），累加属于每一类体质的条目得分，再根据每一类体质条目所得总分判断被评价老年人所属体质类型。有时会出现数种以上的体质结果，应在中医执业医师的指导下复核问卷结果，或2周后重新问卷。9种体质的具体表现和健康管理方法见第四章第五节。

随着人体的老化，老年人机体的器官组织形态和功能都发生了退行性变化，脏腑气血生理功能自然衰退，多有阴阳失衡表现。同时，社会角色和地位的改变，会带来一些心理上的变化，老年人易产生被社会及家人抛弃的失落感，容易出现孤独寂寞、焦虑、忧郁、多疑、烦躁易怒等不良情绪。因此，老年人的中医药保健指导应遵循顺其自然，顺应四时，强调天人合一的原则，从情志调摄、饮食调养、起居调摄、运动保健等4方面进行。

1. 情志调摄　在日常生活中保持平和的心态。可根据个人爱好，选择能放松心情的一些活动，如弹琴、下棋、书法、绘画、听音乐、阅读、旅游、种植花草等。

2. 饮食调养　饮食规律、节制，不宜过饥过饱；不要进食过冷过烫或不干净食物；食物宜粗细粮食合理搭配，多吃五谷杂粮、蔬菜瓜果，少食过于油腻及辛辣食品；注意戒烟限酒。适当注意根据季节变化饮食调养，例如：夏季宜多食清凉生津食品，以清热祛暑；冬季可选用一些温补之品。

3. 起居调摄　起居应有规律；保证充足的睡眠，注意劳逸结合，穿戴宜自然。

4. 运动保健　老年人应该根据自身的健康状况选择适合自己的运动健身项目。在项目选择时，可以结合个人的爱好，这样会有利于坚持，并形成良好的运动健身习惯。

三、0～36月龄儿童中医药健康管理服务

（一）服务对象

辖区内常住的0～36月龄常住儿童。

（二）服务内容

在儿童6、12、18、24、30、36月龄时，对儿童家长进行儿童中医药健康指导：

表7-5-1 老年人中医药健康管理服务记录表

编号□□□-□□□□□

姓名：

请根据近一年的体验和感觉，回答以下问题	没有（根本不/从来没有）	很少（有一点/偶尔）	有时（有些/少数时间）	经常（相当/多数时间）	总是（非常/每日）
（1）您精力充沛吗？（指精神头足，乐于做事）	1	2	3	4	5
（2）您容易疲乏吗？（指体力如何，是否稍微活动一下或做一点家务劳动就感到累）	1	2	3	4	5
（3）您容易气短，呼吸短促，接不上气吗？	1	2	3	4	5
（4）您说话声音低弱无力吗？（指说话没有力气）	1	2	3	4	5
（5）您感到闷闷不乐、情绪低沉吗？（指心情不愉快，情绪低落）	1	2	3	4	5
（6）您容易精神紧张、焦虑不安吗？（指遇事是否心情紧张）	1	2	3	4	5
（7）您因为生活状态改变而感到孤独、失落吗？	1	2	3	4	5
（8）您容易感到害怕或受到惊吓吗？	1	2	3	4	5
（9）您感到身体超重不轻松吗？（感觉身体沉重）[BMI=体重（kg）/身高（m²）]	1（BMI<24）	2（24≤BMI<25）	3（25≤BMI<26）	4（26≤BMI<28）	5（BMI≥28）
（10）您眼睛干涩吗？	1	2	3	4	5
（11）您手脚发凉吗？（不包含因周围温度低或穿少导致多得的手脚发冷）	1	2	3	4	5
（12）您胃脘部、背部或腰膝部怕冷吗？（指上腹部、背部、腰部或膝关节等，有一处或多处怕冷）	1	2	3	4	5
（13）您比一般人耐受不了寒冷吗？（指比别人容易害怕冬天或是夏天的冷空调、电扇等）	1	2	3	4	5

请根据近一年的体验和感觉，回答以下问题	没有（根本不/从来没有）1	很少（有一点/偶尔）2	有时（有些/少数时间）3	经常（相当/多数时间）4	总是（非常/每日）5
（14）您容易患感冒吗？（指每年感冒的次数）	一年<2次 1	一年2~4次 2	一年5~6次 3	一年8次以上 4	几乎每月 5
（15）您没有感冒时也会鼻塞，流鼻涕吗？	1	2	3	4	5
（16）您有口黏口腻，或睡眠打鼾吗？	1	2	3	4	5
（17）您容易过敏（对药物、食物、气味、花粉或在季节交替、气候变化时）吗？	从来没有 1	一年1~2次 2	一年3~4次 3	一年5~6次 4	每次遇到上述原因都过敏 5
（18）您的皮肤容易起荨麻疹吗？（包括风团、风疹块、风疙瘩）	1	2	3	4	5
（19）您的皮肤在不知不觉中会出现青紫瘀斑，皮下出血吗？（指皮肤在没有外伤的情况下出现青一块紫一块的情况）	1	2	3	4	5
（20）您的皮肤一抓就红，并出现抓痕吗？（指被指甲或钝物划过皮肤的反应）	1	2	3	4	5
（21）您皮肤或口唇干吗？	1	2	3	4	5
（22）您的肢体麻木或固定部位疼痛的感觉吗？	1	2	3	4	5
（23）您面部或鼻部有油腻感或者油亮发光吗？（指脸上或鼻子）	1	2	3	4	5
（24）您面色或目眶晦暗，或出现褐色斑块/斑点吗？	1	2	3	4	5
（25）您有皮肤湿疹、疮疖吗？	1	2	3	4	5
（26）您感到口干咽燥、总想喝水吗？	1	2	3	4	5

第七章 疾病的预防与控制

请根据近一年的体验和感觉，回答以下问题	没有（根本不/从来没有）	很少（有一点/偶尔）	有时（有些/少数时间）	经常（相当/多数时间）	总是（非常/每日）
（27）您感到口苦或嘴里有异味吗？（指口苦或口臭）	1	2	3	4	5
（28）您腹部肥大吗？（指腹部脂肪肥厚）	1（腹围<80cm，相当于2.4尺以下）	2（腹围80~85cm，相当于2.4~2.55尺）	3（腹围86~90cm，相当于2.56~2.7尺）	4（腹围91~105cm，相当于2.7~3.15尺）	5（腹围>105cm，相当于3.15尺以上）
（29）您吃（喝）凉的东西会感到不舒服或者怕吃（喝）凉的东西吗？（指不喜欢吃凉的食物，或吃了凉的食物后会不舒服）	1	2	3	4	5
（30）您有大便黏滞不爽、解不尽的感觉吗？（大便容易黏在马桶或便坑壁上）	1	2	3	4	5
（31）您容易大便干燥吗？	1	2	3	4	5
（32）您舌苔厚腻或有舌苔很厚的感觉吗？（如果自我感觉不清楚可由调查员观察后填写）	1	2	3	4	5
（33）您舌下静脉瘀紫或增粗吗？（可由调查员辅助观察后填写）	1	2	3	4	5

体质类型	气虚质	阳虚质	阴虚质	痰湿质	湿热质	血瘀质	气郁质	特禀质	平和质
体质辨识	1.得分 2.是 3.倾向是	1.得分 2.是 3.倾向是	1.得分 2.是 3.倾向是	1.得分 2.是 3.倾向是	1.得分 2.是 3.倾向是	1.得分 2.是 3.倾向是	1.得分 2.是 3.倾向是	1.得分 2.是 3.倾向是	1.得分 2.是 3.基本是
中医药保健指导	1.情志调摄 2.饮食调养 3.起居调摄 4.运动保健 5.穴位保健 6.其他：	1.情志调摄 2.饮食调养 3.起居调摄 4.运动保健 5.穴位保健 6.其他：	1.情志调摄 2.饮食调养 3.起居调摄 4.运动保健 5.穴位保健 6.其他：	1.情志调摄 2.饮食调养 3.起居调摄 4.运动保健 5.穴位保健 6.其他：	1.情志调摄 2.饮食调养 3.起居调摄 4.运动保健 5.穴位保健 6.其他：	1.情志调摄 2.饮食调养 3.起居调摄 4.运动保健 5.穴位保健 6.其他：	1.情志调摄 2.饮食调养 3.起居调摄 4.运动保健 5.穴位保健 6.其他：	1.情志调摄 2.饮食调养 3.起居调摄 4.运动保健 5.穴位保健 6.其他：	1.情志调摄 2.饮食调养 3.起居调摄 4.运动保健 5.穴位保健 6.其他：

填表日期：　　　年　　月　　日　　　　医生签名

填表说明：

(1) 该表采集信息时要能够反映老年人近1年平时的感受，避免采集老年人的即时感受。

(2) 采集信息时要避免主观引导老年人的选择。

(3) 记录表所列问题不能空项，须全部询问填写。

(4) 询问结果应在相应分值内画"√"，并将计算得分填写在相应空格内。

(5) 体质辨识：医务人员应根据体质判定标准表进行辨识结果判定，偏颇体质为"是""倾向是"，平和质为"是""基本是"，并在相应选项上画"√"。

(6) 中医药保健指导：请在所提供指导对应的选项上画"√"可多选。其他指导请注明。

另：其他人员做的体质辨识不用出现在健康档案中。

表7-5-2 体质判定标准表

姓名：　　　　　　　　　　　　　　　　　　　　　编号□□□－□□□□□

体质类型及对应条目	条件	判定结果
气虚质（2）（3）（4）（14）	各条目得分相加≥11分	是
阳虚质（11）（12）（13）（29）	各条目得分相加9～10分	倾向是
阴虚质（10）（21）（26）（31）	各条目得分相加≤8分	否
痰湿质（9）（16）（28）（32）		
湿热质（23）（25）（27）（30）		
血瘀质（19）（22）（24）（33）		
气郁质（5）（6）（7）（8）		
特禀质（15）（17）（18）（20）		
平和质（1）（2）（4）（5）（13） 其中，（2）（4）（5）（13）反向计分，即 1→5，2→4，3→3，4→2，5→1	各条目得分相加≥17分，同时 其他8种体质得分都≤8分	是
	各条目得分相加≥17分，同时 其他8种体质得分都≤10分	基本是
	不满足上述条件者	否

填表说明：

1. 该表不用纳入居民的健康档案。

2. 体质辨识结果的准确性取决于接受服务者回答问题准确程度，如果出现自相矛盾的问题回答，则会出现自相矛盾的辨识结果，需要提供服务者核对其问题回答的准确性。处理方案有以下几种：

（1）在回答问题过程中及时提醒接受服务者理解所提问题。

（2）出现两种及以上判定结果即兼夹体质是正常的，比如气阴两虚，则两个体质都如实记录，以分数高的为主要体质进行指导。

（3）如果出现判定结果分数一致，则由中医师依据专业知识判定，然后进行指导。

（4）如果出现既是阴虚又是阳虚这样的矛盾判定结果，要返回查找原因，帮助老年人准确采集信息，必要时候由中医师进行辅助判定。

（5）如果出现每种体质都不是或者无法判断体质类型等情况，则返回查找原因，或需2周后重新采集填写。

　　1. 向家长提供儿童中医饮食调养、起居活动指导。

　　2. 在儿童6、12月龄给家长传授摩腹和捏脊方法；在18、24月龄传授按揉迎香穴、足三里穴的方法；在30、36月龄传授按揉四神聪穴的方法。

（三）服务流程

服务流程见图7-5-2。

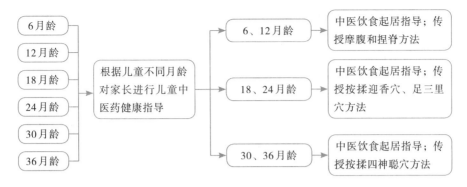

图7-5-2　0~36月龄儿童中医药健康管理服务流程图

（四）服务要求

1. 开展儿童中医药健康管理服务应当结合儿童健康体检和预防接种的时间。

2. 开展儿童中医药健康管理服务的乡镇卫生院、村卫生室和社区卫生服务中心（站）应当具备相应的设备和条件。

3. 开展儿童中医药健康管理服务的人员应当为中医类别执业（助理）医师，或接受过儿童中医药保健知识和技能培训能够提供上述服务的其他类别医师（含乡村医生）。

4. 服务机构要加强宣传，告知服务内容，提高服务质量，使更多的儿童家长愿意接受服务。

5. 每次服务后要及时记录相关信息，纳入儿童健康档案。

（五）工作指标

0~36月龄儿童中医药健康管理服务率=年度辖区内按照月龄接受中医药健康管理服务的0~36月龄儿童数/年度辖区内应管理的0~36月龄儿童数×100%。

（六）中医药保健指导

0~36月龄的儿童处于生长发育旺盛时期，但各器官组织尚在发育完善之中，免疫功能尚未健全，用中医的表述为"五脏六腑成而未全……全而未壮"，因此导致在病理上表现为"发病容易，传变迅速"；若调治得当，又"脏气清灵，易趋康复"。在此阶段发挥中医优势，从治未病的角度开展儿童中医药健康管理服务，有利于保护儿童健康。

1. 中医饮食起居指导　随着社会经济的发展，父母及家中长辈较娇宠孩子，但孩子吃得过饱、过好，穿得太暖的结果反致患病不断。元代著名儿科医家曾世荣就在《活幼心书》中云："四时欲得小儿安，常要三分饥与寒；但愿人皆依此法，自然诸疾不相干。"因此，向家长提供饮食起居指导很有必要。

（1）饮食调养：对婴儿应注意养成良好的哺乳习惯，尽量延长夜间喂奶的间隔时间。对儿童应养成良好饮食习惯，避免偏食。注意控制孩子的零食摄入，培养孩子养成按时进食的习惯。并且提倡"三分饥"，防止乳食无度。由于婴幼儿的脾胃功能较薄弱，食物宜细、软、烂、碎，而且应品种多样，严格控制冷饮，寒凉食物要适度。

（2）起居指导：充足的睡眠有利于儿童的生长发育，因此要养成良好的睡眠习惯，保证充足的睡眠时间。逐步养成夜间睡眠、白天活动的作息习惯。培养良好的大小便习惯。婴幼儿衣着应宽松，避免妨碍气血流通，影响骨骼生长发育。

2. 中医揉捏调养

（1）摩腹：对6、12月龄儿童提供的服务，教会家长用手掌掌面或示指、中指、环指的指面附着于小儿腹部，以腕关节连同前臂反复做环形有节律的移动，每次1～3分钟。此法具有改善脾胃功能，促进消化吸收的作用。

（2）捏脊：操作位置在背脊正中，督脉两侧的大椎至尾骨末端处。操作者用双手的中指、环指和小指握成空拳状，示指半屈，拇指伸直并对准示指的前半段从长强穴开始，用双手示指与拇指合作，在示指向前轻推患儿皮肤的基础上与拇指一起将长强穴的皮肤捏拿起来，然后沿督脉两侧，自下而上，左右两手交替合作，按照推、捏、捻、放、提的前后顺序，自长强穴向前捏拿至脊背上端的大椎穴捏一遍。如此循环，此法具有消食积、健脾胃、通经络的作用。

（3）按揉足三里：足三里穴在小腿前外侧，当犊鼻下3寸（1寸=3.33cm），距胫骨前缘一横指处。操作者用拇指端按揉，每次1～3分钟。按揉足三里具有健脾益胃、强壮体质的作用。

（4）按揉迎香穴：迎香穴位于鼻翼外缘，操作时，双手拇指分别按于同侧下颌部，中指分别按于同侧迎香穴，其余3指则向手心方向弯曲，然后使中指在迎香穴处做顺时针方向按揉，每次1～3分钟。按揉迎香穴具有宣通鼻窍的作用。

（5）按揉四神聪穴：四神聪穴位于头顶部，百会穴前后左右各旁开1寸处，共4穴。操作时用手指逐一按揉，先按左右神聪穴，再按前后神聪穴，每次1～3分钟。其具有醒神益智的作用。

3. 注意事项

（1）根据需要准备滑石粉、爽身粉或冬青膏等介质。

（2）操作者应双手保持清洁，指甲修剪圆润，防止操作时划伤小儿皮肤。

（3）天气寒冷时，要保持双手温暖，可搓热后再操作，以免凉手刺激小儿，造成紧张，影响推拿。

（4）手法应柔和，争取小儿配合。

（5）局部皮肤破损、骨折不宜按揉。

（丁小燕）

第八章　突发公共卫生事件基层管理

第一节　突发公共卫生事件概述

一、突发公共卫生事件概念

近50年来全球新发和再发传染病不断涌现，不仅造成严重的健康损害，还带来巨大的经济损失，严重干扰正常生产生活。公共卫生事件对公共卫生安全乃至国家安全构成严重威胁，具有健康危害大、经济损失重、社会关注度高等特点。

根据2003年我国印发的《突发公共卫生事件应急条例》，突发公共卫生事件是指"突然发生，造成或者可能造成社会公众健康严重损害的重大传染病疫情、群体性不明原因疾病、重大食物和职业中毒以及其他严重影响公众健康的事件"。根据2006年发布的《国家突发公共卫生事件应急预案》，突发公共卫生事件表述为"突然发生，造成或者可能造成社会公众身心健康严重损害的重大传染病、群体性不明原因疾病、重大食物和职业中毒以及因自然灾害、事故灾难或社会安全等事件引起的严重影响公众身心健康的公共卫生事件"。因此，最终可能引发公众身心健康危害的事件都可以归于突发公共卫生事件，具有突发性、危害性、紧迫性、复杂性和处理难度大等特征。

二、突发公共卫生事件分类分级标准

按照《国家突发公共卫生事件应急预案》规定，根据公共卫生事件性质、危害程度、涉及范围，将事件划分为特别重大（级）、重大（Ⅱ级）、较大（Ⅲ级）和一般（Ｖ级）四级，分别由国家、省级、地市级、县区级政府分级反映。《国家突发公共卫生事件应急预案》规定的分类分级标准进一步细化，主要类别包括传染病、食物中毒、职业中毒、其他中毒、环境因素事件、意外辐射照射事件、传染病菌种和毒种丢失、预防接种和预防服药群体性不良反应事件、医源性感染事件、群体性不明原因疾病暴发以及各级人民政府卫生健康行政部门认定的其他突发公共卫生事件等11类。

其中，特别重大突发公共卫生事件主要包括：①肺鼠疫、肺炭疽在大中城市发生并有扩散趋势，或肺鼠疫、肺炭疽疫情波及2个以上的省份，并有进一步扩散趋势；②发生严重急性呼吸综合征（SARS）、人感染高致病性禽流感病例，并有扩散趋势；③涉及多个省份的群体性不明原因疾病，并有扩散趋势；④发生新传染病或我国尚未发现的传染病发生或传入，并有扩散趋势，或发现我国已消灭的传染病重新流行；⑤发生烈性病菌株、毒株、致病因子等丢失事件；⑥周边以及与我国通航的国家和地区发生特大传染病疫情，并出现输入性病例，严重危及我国公共卫生安全的事件；⑦国务院卫生健康行政部门认定的其他特别重大突发公共卫生事件。

三、突发公共卫生事件报告与处置

2004年起我国建立了覆盖全国的、法定报告的公共卫生事件监测系统，按照《国家突发公共卫生事件应急预案》分类分级标准进行报告。2005年，我国印发《国家突发公共卫生事件相关信息报告管理工作规范（试行）》，要求未达到事件标准但需要予以关注的"苗头事件"，也要及时报告和处置，提高事件发现和处置的敏感性。

卫生健康部门主要负责公共卫生事件中传染病事件、群体性不明原因疾病、突发中毒事件、医源性感染事件的管理，在自然灾害、事故灾难、社会安全事件应急处置中，卫生健康部门配合其他主责部门主要承担紧急医学救援、卫生学处置等工作，同时负责其衍生的公共卫生事件的处置工作。

四、基层医疗卫生机构在应对突发公共卫生事件中的不可替代作用

据统计，2004年以来，我国平均每年报告各类公共卫生事件1 722起，定级事件多为一般事件，重大或特别重大事件极少，另平均每年报告1 745起"苗头事件"。我国大部分公共卫生事件含"苗头事件"，在基层较早被发现和处置，未转化为更严重的事件，这说明基层医疗卫生机构发挥了重要的"守门人"作用。

新型冠状病毒感染疫情是新中国成立后发生传播速度最快、感染范围最广、防控难度最大的一次突发公共卫生事件。基层医疗卫生机构是应对突发公共卫生事件的最基层医疗单位，在辖区范围内的传染病疫情监测、防控知识普及、流行病学调查、医学观察、预防性服务以及协助疾病预防控制部门调查处理暴发疫情和突发公共卫生事件等工作中，发挥着不可或缺的重要作用。2020年1月以来，国家卫生健康行政部门先后印发《关于加强基层医疗卫生机构新型冠状病毒感染的肺炎疫情防控工作的通知》《关于进一步做好基层医疗卫生机构防控新型冠状病毒感染的肺炎疫情工作的通知》《关于基层医疗卫生机构在新冠肺炎疫情防控中分类精准做好工作的通知》等系列政策，指导基层医疗卫生机构做好疫情防控工作。

2021年1月22日，国家卫生健康委提出要充分发挥基层医疗卫生机构"哨点"作用，要求"各地要严格落实'四早'要求，兜住、兜实城乡社区防控'网底'；要按照国务院联防联控机制综合组印发《关于加强基层医疗卫生机构发热诊室设置的通知》要求，加强工作统筹和政策、资金、项目衔接，加快推进在有条件的乡镇卫生院和社区卫生服务中心设置发热诊室"。此外，文件还要求基层医疗卫生机构积极做好新冠病毒疫苗接种工作，要求"各地要对承担新冠病毒疫苗接种任务的基层医疗卫生机构加强工作指导和支持，及时完善接种环境条件，充实加强接种人员力量，做好与常规疫苗接种资源分配和时间衔接，确保工作有序开展"。

控制传染源、切断传播途径、保护易感人群是传染病防控的治本之策。社区是疫情联防联控的第一线，也是外防输入、内防扩散最有效的防线。本次疫情处置中，社区防控和患者救治是两个关键环节。各地基层医疗卫生机构坚决贯彻党中央、国务院决策部署，落实国家卫生健康委和地方各级卫生健康行政部门工作要求，履职尽责，全力参与

疫情防控工作，承担预检分诊、筛查、转运、发热哨点、疫苗接种等基层管理任务，为有效遏制疫情在城乡社区扩散和蔓延，筑牢疫情防线，发挥了重要基础性作用。

我国新型冠状病毒感染疫情防控经验显示，要充分重视并发挥基层医疗卫生机构在突发公共卫生事件应对中的基础管理作用。要确立"发现在早，控制在小"的原则，建立起灵敏的、以基层为触角的危机响应体系是基层医疗卫生机构应对突发公共卫生事件的重要保障。

第二节　突发公共卫生事件分类与分级

一、突发公共卫生事件的分类

（一）根据事件的表现形式分类

1. 在一定时间、一定范围、一定人群中病例数累计达到规定预警值时所形成的事件。例如传染病、不明原因疾病、食物中毒、职业中毒、预防接种反应等。

2. 在一定时间、一定范围，当环境危害因素达到规定预警值时形成的事件，病例为事后发生，也可能无病例。例如：传染病菌种、毒株丢失；病媒生物、宿主相关事件；化学物泄漏事件、放射源丢失、受照、核污染辐射及其他严重影响公众健康事件（尚未出现病例或病例事后发生）。

3. 县以上卫生行政部门认定的其他突发公共卫生事件。

（二）根据事件的成因和性质分类

1. **重大传染病疫情**　是指某种传染病在短时间内发生、波及范围广泛，出现大量的患者或死亡病例，其发病率远远超过常年的发病率水平。重大传染病一定是传播速度很快，相对来说疾病临床结局比较严重，且大部分人都可能会感染，在人群或区域范围内波及比较广。例如新型冠状病毒感染，是2020年的一个重大传染病疫情；2009年的甲型流感是一个重大传染病疫情。

2. **群体性不明原因疾病**　是指在短时间内，某个相对集中的区域，同时或者相继出现具有共同临床表现患者，且病例不断增加，范围不断扩大，又暂时不能明确诊断的疾病。如2003年发生的严重急性呼吸综合征（SARS）疫情是群体性不明原因疾病的典型案例。

3. **重大食物中毒和职业中毒**　是指由于食品污染和职业危害的原因造成人数众多或者伤亡较重的中毒事件。如2002年9月南京市汤山镇发生的特大投毒案，造成395人因食用有毒食品而中毒，死亡42人。

4. **新发传染性疾病**　是过去30年间全球首次发现的人类传染病，指一个国家或地区新发生的、新变异的或新传入的传染病，造成地区性或国际性公共卫生问题。某些疾病早已存在，但未被认为是传染病或未证实病原体，因诊断技术的发展进步，发现并证实这些疾病的病原体，如莱姆病、军团菌等。某些疾病过去可能确实不存在，由于微生物发生变异和进化，以及病原体来自动物的传染病，如O139霍乱、SARS等。

5. 群体性预防接种反应和群体性药物反应　群体性预防接种反应是短时间内同一接种单位的受种者中，发生的2例及以上相同或类似临床症状的严重疑似预防接种异常反应；或短时间内同一接种单位的同种疫苗受种者中，发生相同或类似临床症状的严重疑似预防接种异常反应明显增多。群体性药物反应，是指在同一个预防服药点一次预防服药活动中出现不良反应（或心因性反应）10例及以上，或死亡1例及以上。

6. 重大环境污染事故　是指在化学品的生产、运输、储存、使用和废弃处置过程中，由于各种原因引起化学品从其包装容器、运送管道、生产和使用环节中泄漏，造成空气、水源和土壤等周围环境的污染，严重危害或影响公众健康的事件。如2004年4月发生在重庆江北区某企业的氯气储气罐泄漏事件，造成7人死亡，15万人被迫疏散。

7. 核事故和放射事故　是指由于放射性物质或其他放射源造成或可能造成公众健康严重影响或严重损害的突发事件。如1992年，山西忻州钴放射源丢失，造成3人死亡、数人住院治疗、百余人受到过量辐射的惨痛结局。

8. 生物、化学、核辐射恐怖事件　是指恐怖组织为了达到其政治、经济、宗教、民族等目的，通过实际使用或威胁使用放射性物质、化学毒剂或生物制剂，或通过袭击或威胁袭击化工（核）设施（包括化工厂、核设施、化学品仓库、实验室、运输槽车等）引起有毒有害物质或致病性微生物释放，导致人员伤亡，或造成公众心理恐慌，从而破坏国家和谐安定，妨碍经济发展的事件。如1995年，发生在日本东京地铁的沙林毒气事件，造成5 510人中毒，12人死亡。

9. 自然灾害导致的人员伤亡和疾病流行　是指自然力引起的设施破坏、经济严重损失、人员伤亡、人的健康状况及社会卫生服务条件恶化超过了发生地区所能承受能力的状况。主要有水灾、旱灾、地震、火灾等。如2008年"5·12"汶川大地震造成6.9万人遇难。

10. 其他影响公众健康的事件　在定义中提到的"造成或可能造成"，即使现在没有对人群造成健康损害，但是如果产生威胁可能严重影响公众健康也属于突发公共卫生事件。

二、突发公共卫生事件的分级

根据突发公共卫生事件性质、危害程度、涉及范围，将突发公共卫生事件划分为特别重大（Ⅰ级）、重大（Ⅱ级）、较大（Ⅲ级）和一般（Ⅳ级）四级。

1. 特别重大突发公共卫生事件（Ⅰ级）　有下列情形之一可归为此级：

（1）肺鼠疫、肺炭疽在大、中城市发生并有扩散趋势，或肺鼠疫、肺炭疽疫情波及2个以上的省份，并有进一步扩散趋势。

（2）SARS、人感染高致病性禽流感病例，并有扩散趋势。

（3）涉及多个省份的群体性不明原因疾病，并有扩散趋势。

（4）新传染病或我国尚未发现的传染病发生或传入，并有扩散趋势，或发现我国已消灭的传染病重新流行。

（5）发生烈性病菌株、毒株、致病因子等丢失事件。

（6）周边以及与我国通航的国家和地区发生特大传染病疫情，并出现输入性病例，严重危及我国公共卫生安全的事件。

（7）国务院卫生行政部门认定的其他特别重大突发公共卫生事件。

2. 重大突发公共卫生事件（Ⅱ级）　有下列情形之一可归为此级：

（1）在一个县（市）行政区域内，一个平均潜伏期内（6日）发生5例以上肺鼠疫、肺炭疽病例，或者相关联的疫情波及2个以上的县（市）。

（2）发生SARS、人感染高致病性禽流感疑似病例。

（3）腺鼠疫流行，在一个市（地）行政区域内，一个平均潜伏期内多点连续发病20例以上，或流行范围波及2个以上市（地）。

（4）霍乱在一个市（地）行政区域内流行，1周内发病30例以上，或波及2个以上市（地），有扩散趋势。

（5）乙类、丙类传染病波及2个以上县（市），1周内发病水平超过前5年同期平均发病水平2倍以上。

（6）我国尚未发现的传染病发生或传入，尚未造成扩散。

（7）发生群体性不明原因疾病，扩散到县（市）以外的地区。

（8）发生重大医源性感染事件。

（9）预防接种或群体预防性服药出现人员死亡。

（10）一次食物中毒人数超过100人并出现死亡病例，或出现10例以上死亡病例。一次发生急性职业中毒50人以上，或死亡5人以上。

（11）境内外隐匿运输、邮寄烈性生物病原体、生物毒素造成我境内人员感染或死亡的。

（12）省级以上人民政府卫生行政部门认定的其他重大突发公共卫生事件。

3. 较大突发公共卫生事件（Ⅲ级）　主要包括下列情形：

（1）发生肺鼠疫、肺炭疽病例，一个平均潜伏期内病例数未超过5例，流行范围在一个县（市）行政区域以内。

（2）腺鼠疫发生流行，在一个县（市）行政区域内，一个平均潜伏期内连续发病10例以上，或波及2个以上县（市）。

（3）霍乱在一个县（市）行政区域内发生，1周内发病10～29例，或波及2个以上县（市），或市（地）级以上城市的市区首次发生。

（4）一周内在一个县（市）行政区域内，乙、丙类传染病发病水平超过前5年同期平均发病水平1倍以上。

（5）一个县（市）行政区域内发现群体性不明原因疾病。

（6）一次食物中毒人数超过100人，或出现死亡病例。

（7）预防接种或群体预防性服药出现群体性心因性反应或不良反应。

（8）一次发生急性职业中毒10～49人，或死亡4人以下。

（9）市（地）级以上人民政府卫生行政部门认定的其他较大突发公共卫生事件。

4. 一般突发公共卫生事件（Ⅳ级）　有下列情形之一的归为此类：

（1）腺鼠疫在一个县（市）行政区域内发生，一个平均潜伏期内病例数未超过10例。

（2）霍乱在一个县（市）行政区域内发生，1周内发病9例以下。

（3）一次食物中毒人数30～99人，未出现死亡病例。

（4）一次发生急性职业中毒9人以下，未出现死亡病例。

（5）县级以上人民政府卫生行政部门认定的其他一般突发公共卫生事件。

（缪栋蕾）

第三节　突发公共卫生事件的监测、报告与预警

一、突发公共卫生事件的监测

突发公共卫生事件监测是指长期、连续、系统地收集疾病与健康相关事件、危险因素的信息资料，包括突发的、直接关系公众健康和社会安全的公共卫生相关事件信息。

1. 公共卫生信息监测体系　国家建立公共卫生信息监测体系，构建覆盖国家、省、市（地）、县（区）疾病预防控制机构、医疗卫生机构和卫生行政部门的信息网络系统，并向乡（镇）、村和城市社区延伸。各级医疗、疾病预防控制、卫生监督和出入境检疫机构负责开展突发公共卫生事件的日常监测工作。

2. 突发公共卫生事件监测　公共卫生事件监测方式以突发公共卫生事件报告管理信息系统和互联网来源事件信息监测为主。突发公共卫生事件报告管理系统于2004年在全国范围内正式启动，其基本性质为法定报告、被动报告、覆盖全国、网络直报，凡是达到报告标准的事件均应通过系统进行报告。互联网来源事件信息监测利用信息技术对互联网上公开的信息进行检索、过滤和分析，是传统事件监测的重要补充。此外，国际机构及国内部门监测信息交流通报、法定传染病监测系统、各类疾病及健康危险因素监测系统、全国统一举报电话等也是突发公共卫生事件监测信息的辅助来源。

突发公共卫生事件监测内容包括：法定传染病监测；职业卫生、放射卫生、食品卫生、环境卫生、社会因素、行为因素等卫生监测；一些重大传染病、不明原因疾病及可能引起暴发流行的疾病及其相关症状监测；重大传染病病原体、传播疾病的媒介生物、菌株耐药性、环境中有毒有害物质等实验室监测；境外传染病、传播疾病的媒介生物和染疫动物、污染食品等卫生检疫监测等。

3. 基层医疗卫生机构职责　基层医疗卫生机构应主动利用网络收集和监测本社区的

突发公共卫生事件苗头，收集和反馈本省、市以至全国的最新疫情信息，对本辖区内的突发公共卫生事件进行监控和处理。全科医生在日常工作中要牢固树立对传染病的综合征及病例监测的意识。常见的传染病的综合征监测包括：发热伴急性出血、皮疹症候群、发热伴急性腹泻症候群、发热伴急性呼吸道感染症候群等，要结合流行病学史进行甄别。当接诊病例呈现聚集性，如病例出现在同一家庭、单位等，病例间有流行病学联系，短时间内病例数异常增加等情况，要主动报告，进一步开展调查。

突发公共卫生事件监测分为被动监测（例如法定传染病报告）、主动监测（例如专项调查等）和哨点监测等。哨点监测是传染病早期发现的有效手段和技术。在新型冠状病毒感染疫情防控中，国务院联防联控机制综合组印发了《关于发挥医疗机构哨点作用做好常态化疫情防控工作的通知》指出要充分发挥基层医疗卫生机构的"哨点"作用。乡镇卫生院、村卫生室、社区卫生服务中心（站）、诊所、门诊部等基层医疗卫生机构，要落实首诊负责制。各地按照《关于加强基层医疗卫生机构发热诊室设置的通知》，按照"平战结合"的原则运行，并依据突发公共卫生事件应急响应级别进行及时调整。在日常期间，对有明确原因（常见病、多发病）引起的发热，由基层医疗卫生机构予以对症治疗；对原因不明引起的发热，或超出社区诊疗能力的，由基层医疗卫生机构转诊患者至就近医疗机构的发热门诊诊断治疗。在常态化疫情防控下，基层发热哨点门诊实现对发热患者进行登记、筛查、隔离、报告、治疗、转诊等。加强新发传染病哨点监测工作，构筑重大疫情第一道防线，对于及时发现患者、缩短传播窗口期和提高传染病防控效果至关重要。

二、突发公共卫生事件的报告

突发公共卫生事件相关信息报告管理遵循依法报告、统一规范、属地管理、准确及时、分级分类的原则。各级卫生行政部门负责对突发公共卫生事件相关信息报告工作进行监督和管理。各级各类医疗卫生机构负责报告发现的突发公共卫生事件相关信息。

1. 报告范围与标准　突发公共卫生事件相关信息报告范围，包括可能构成或已发生的突发公共卫生事件相关信息，其报告标准不完全等同于《国家突发公共卫生事件应急预案》的判定标准。突发公共卫生事件的确认、分级由卫生行政部门组织实施，包括了传染病、食物中毒、职业中毒、其他中毒、环境因素事件、意外照射事件、传染病菌毒种丢失、预防接种和预防服药群体性不良反应、医源性感染事件、群体性不明原因疾病和各级人民政府卫生行政部门认定的其他突发公共卫生事件。

2. 报告内容　报告内容主要分为事件信息和事件发生、发展、控制过程信息。事件信息报告主要内容包括：事件名称、事件类别、发生时间、地点、涉及的地域范围、人数、发患者数、死亡人数、主要症状与体征、可能的原因、已经采取的措施、事件的发展趋势、下步工作计划、报告单位、报告人员及通信方式等。具体内容见《突发公共卫生事件相关信息报告卡》。事件发生、发展、控制过程信息分为初次报告、进程报告、结案报告。

3. 报告方式、时限和程序　信息报告的时限要求，获得突发公共卫生事件相关信息的责任报告单位和责任报告人，应当在2小时内以电话或传真等方式向属地卫生行政部门指定的专业机构报告，具备网络直报条件的同时进行网络直报，直报的信息由指定的专业机构审核后进入国家数据库。不具备网络直报条件的责任报告单位和责任报告人，应采用最快的通信方式将《突发公共卫生事件相关信息报告卡》报送属地卫生行政部门指定的专业机构，接到《突发公共卫生事件相关信息报告卡》的专业机构，应对信息进行审核，确定真实性，2小时内进行网络直报，同时以电话或传真等方式报告同级卫生行政部门。接到突发公共卫生事件相关信息报告的卫生行政部门应当尽快组织有关专家进行现场调查，如确认为实际发生突发公共卫生事件，应根据不同的级别，及时组织采取相应的措施，并在2小时内向本级人民政府报告，同时向上一级人民政府卫生行政部门报告。如尚未达到突发公共卫生事件标准的，由专业防治机构密切跟踪事态发展，随时报告事态变化情况。

全科医生应严格执行首诊负责制，严格门诊工作日志制度，对于可能上升为突发公共卫生事件的线索应增强报告意识，及时上报基层医疗卫生机构相关的管理部门核实情况并按照规定时限，以最快通信方式向发病地疾病预防控制机构和卫生行政部门进行报告。

三、突发公共卫生事件的预警

1. 突发公共卫生事件预警　是指各级人民政府、卫生健康行政部门根据医疗机构、疾病预防控制机构、卫生监督机构提供的监测信息，按照公共卫生事件发生、发展规律和特点，及时分析其对公众身心健康的危害程度、可能的发展趋势，在突发公共卫生事件发生之前或早期，及时向相关部门、群体或个人发出警报，以便相关责任部门及事件影响的目标人群据此及时作出反应，预防或减少事件的危害。突发公共卫生事件预警的实现有赖于有价值信息收集与交互，科学实用的预警技术与指标和高效的预警决策系统。

2. 突发公共卫生事件预警信息来源　突发公共卫生事件预警信息来源广泛。中国疾病预防控制中心疾病监测报告管理系统中，我国现行的传染病报告系统、突发公共卫生事件报告系统、重大传染病专项监测和公共卫生监督监测等都是突发公共卫生事件预警的主要信息来源。另外、气象、水利、农业、林业、检疫等相关部门信息往往为突发公共卫生事件预警提供线索，比如水质恶化、食品污染、大气污染等都是常见的影响健康的因素。再者，大众媒体分布广泛，反应迅速，特别是新媒体的信息捕获，通过甄别和核实很多时候也成为预警信息来源的补充。

3. 基层医疗卫生机构是突发公共卫生事件预警敏锐的"侦察兵"　社区是一个综合的共同体，有可能演化发展为突发公共卫生事件的苗子、征兆、线索等或许就隐藏在全科医生日常的工作中。全科医生预警的意识，发现、排摸、捕获、甄别的能力保障了预警信息被及时准确收集，是做好突发公共卫生事件预警非常重要的要素之一。突发公共卫生事件预警包括了征兆预警和早期预警，如公共卫生状况恶化预警、传染病流行因素异常预警、突发公共卫生事件后的次生公共卫生事件预警、综合征预警和类似事件预警等。突发公共卫生事件预警需要选择兼顾灵敏度与特异度的预警方式和预警界值，能够结合基层医疗卫生机构的日常工作实际，便于全科医生掌握和应用。

目前我国包括公共卫生风险评估在内的监测预警能力建设仍处于起步阶段，加强风险评估、强化预防是当前卫生应急工作的重点。自2012年3月开始，各地已逐步启动月度日常风险评估和根据需要开展的专项风险评估，使风险评估成为卫生健康系统的一项制度性工作。通过对监测发现的重大公共卫生风险进行快速评估和判断，确认为重特大突发公共卫生事件的或判断存在重特大突发公共卫生事件隐患的，要及时报告、及时处置，并依法做好相关信息发布和风险沟通工作。

（缪栋蕾）

第四节　突发公共卫生事件基层应急处理

一、突发公共卫生事件基层应急处理原则

《突发公共卫生事件应急条例》第五条明确提出，突发事件应急工作应当遵循预防为主、常备不懈的方针，贯彻统一领导、分级负责、反应及时、措施果断、依靠科学、加强合作的原则。

乡镇卫生院、村卫生室和社区卫生服务中心（站）（以下简称"基层医疗卫生机构"）在突发公共卫生事件的应急处理上应遵照以下几个原则。

1. 高度重视，照章执行。发生突发公共卫生事件时，基层医疗卫生机构应充分发挥疫情防控的网底作用，要高度重视疫情动态，严格落实突发公共卫生事件应急处理的文件精神，依据相关法律法规来规范基层应急处理队伍的行为，严格依法办事。

2. 建立基层医疗卫生机构突发公共卫生事件的应急预案，明确基层应急队伍的职责和分工，做到组织健全、责任明确、反应迅速、决策快捷、落实有效。

3. 熟悉掌握基层医疗卫生机构在公共卫生事件应急处理职责范围内的相关法规及其技术方案、操作规程，通过平时检查和演练、应急规范的培训，为现场处理的合法性、有效性打下良好的基础。

4. 建立有效沟通、通力协作的机制，处理公共卫生事件往往涉及多部门、多单位，因此必须明确分工、各司其职、通力协作、共同完成。

二、突发公共卫生事件基层防控重点

基层医疗卫生机构是卫生健康服务体系的网底，对做好突发公共卫生事件疫情的社区防控和关口前移具有重要基础作用。根据突发公共卫生事件疫情防控工作总体部署和要求，基层医疗卫生机构积极参与疫情防控工作。

1. 做好发热患者筛查工作　基层医疗卫生机构应做好预检分诊和门诊登记，发现不明原因发热、咳嗽等可能造成传染的患者，询问其旅行史或可疑的暴露史，按照疾病登记的规范要求进行全面完整信息登记，并就近转诊至设有发热门诊的上级医院，及时上报信息。

2. 加强对密切接触人员管理　根据区域疫情防控工作需要协助落实对来自疫情发生地区人员和确诊病例、疑似病例密切接触者的医学观察措施，监测健康状况，开展健康管理，发生异常情况及时报告。配合上级疾病健康控制机构按照要求开展病例流行病学调查。

3. 广泛动员和宣传　各基层医疗卫生机构依据疫情防控文件及上级机构提供的规范、准确信息，科学开展宣传教育工作，及时向辖区居民宣传疫情防控核心知识，科学指导辖区居民认识和预防疾病，引导居民树立正确的防控观念，规范防控行为，出现症状及时就诊，提高自我防范意识和个人防护能力。

三、传染病及突发公共卫生事件基层报告和处理服务规范

（一）服务对象

辖区内居民，无论是户籍人口、流动人口或者常住人口都属于服务对象。

（二）服务内容

1. 传染病疫情和突发公共卫生事件风险管理　在疾病预防控制机构和其他专业机构指导下，基层医疗卫生机构协助开展传染病疫情和突发公共卫生事件风险排查、收集和提供风险信息，参与风险评估和应急预案制（修）订。

2. 传染病和突发公共卫生事件的发现、登记　基层医疗卫生机构应规范填写分诊记录、门诊日志、入/出院登记、X线检查和实验室检测结果登记本，或由电子病历、电子健康档案自动生成规范的分诊记录、门诊日志、入/出院登记、检测检验和放射登记。

（1）建立首诊医生责任制：第一位接诊医师（首诊医师）应对其所接诊病人的检查、诊断、治疗、会诊、转诊、转科、转院、病情告知等医疗工作要负责到底。

（2）相关病历文书记录项目

1）分诊记录。项目包括：就诊日期、姓名、性别、年龄、人群分类、现住址、发病日期、流行病学史、职业史、主诉、病史、症状和体征。

2）门诊日志。项目包括：就诊日期、姓名、性别、年龄、人群分类、有效证件号码、现住址、初步诊断病名、发病日期、初诊或复诊。

3）入/出院登记。项目包括：姓名、性别、年龄、人群分类、有效证件号码、现住

址、入院日期、入院诊断、出院日期、出院诊断、转归情况。

4）X线检查登记。项目包括：开单科室/开单医师、病人姓名、检查结果、检查日期。

5）实验室检测结果登记。项目包括：送检科室/送检医师、病人姓名、检验结果、检验日期。

3. 传染病和突发公共卫生事件相关信息报告 首诊医生在诊疗过程中发现传染病病人或疑似病人后，按要求填写《传染病报告卡》或通过电子病历、电子健康档案自动抽取符合要求的电子《传染病报告卡》；如果发现或怀疑为突发公共卫生事件时，按要求填写《突发公共卫生事件相关信息报告卡》。

（1）报告程序与方式：具备网络直报条件的机构，在规定时间内进行传染病和/或突发公共卫生事件相关信息的网络直报；不具备网络直报条件的，按相关要求通过电话、传真等方式进行报告，同时向辖区县级疾病预防控制机构报送《传染病报告卡》和/或《突发公共卫生事件相关信息报告卡》。

（2）报告时限：发现甲类传染病和乙类传染病中的肺炭疽、严重急性呼吸综合征、埃博拉出血热、人感染禽流感、寨卡病毒病、黄热病、拉沙热、裂谷热、西尼罗病毒等新发输入传染病病人和疑似病人，或发现其他传染病、不明原因疾病暴发和突发公共卫生事件相关信息时，应按有关要求于2小时内报告。发现其他乙类、丙类传染病病人、疑似病人和规定报告的传染病病原携带者，应于24小时内报告。

（3）订正报告和补报：发现报告错误，或报告病例转归或诊断情况发生变化时，应及时对《传染病报告卡》和/或《突发公共卫生事件相关信息报告卡》等进行订正；对漏报的传染病病例和突发公共卫生事件，应及时进行补报。

通常以下几种情况需要进行订正报告：

1）病例发生诊断变更、已报告病例因该病死亡，或填卡错误时，应由单位及时进行订正报告，并重新填写《传染病报告卡》，卡片类别选择订正项，并注明预案报告病名。同时按照报告时限要求在网络直报系统中完成系统订正。

2）对报告的疑似病例，应及时进行排除或确诊。如由疑似病例订正为确诊病例、一种传染病订正为另一种传染病，或传染病的一个病种订正为另一个病种（如肺结核由"未痰检"订正为"菌阳"时），需要填写确诊日期。同一病种由临床诊断订正为实验室诊断时，仍填写初诊日期。

（4）相关报告卡

中华人民共和国传染病报告卡

卡片编号：_____　　　　　　报卡类别：1.初次报告　2.订正报告

姓名*：_____（患儿家长姓名：　　　　　　　　　）
有效证件号*：□□□□□□□□□□□□□□□□□□　性别*：□男　□女
出生日期*：__年__月__日（如出生日期不详，实足年龄：__年龄单位：□岁□月□天）
工作单位（学校）：_____联系电话：_____
户籍属于*：□本县区　□本市其他县区　□本省其他地市　□外省　□港澳台　□外籍
现住址（详填）*：__省__市__县__（区）__乡（镇、街道）__村____（门牌号）
人群分类*：
□托幼儿童、□散居儿童、□学生（大中小学）、□教师、□保育员及保姆、□餐饮食品业、□商业服务、□医务人员、□工人、□民工、□农民、□牧民、□渔（船）民、□干部职员、□离退人员、□家务及待业、□其他（　　　　　　　　　）、□不详
病例分类*：（1）□疑似病例　□临床诊断病例　□确诊病例　□病原携带者
（2）□急性、□慢性（乙型肝炎*、血吸虫病*、丙肝）
发病日期*：_____年_____月_____日
诊断日期*：_____年_____月_____日
死亡日期*：_____年_____月_____日

甲类传染病*：　　　　　　　　　　　　　　　　　□鼠疫　□霍乱

乙类传染病*：
□严重急性呼吸综合征、艾滋病（□艾滋病病人、□HIV）、病毒性肝炎（□甲型、□乙型、□丙型、□戊型、□未分型）、□脊髓灰质炎、□人感染高致病性禽流感、□甲型H1N1流感、□麻疹、□流行性出血热、□狂犬病、□流行性乙型脑炎、□登革热、炭疽（□肺炭疽、□皮肤炭疽、□未分型）、痢疾（□细菌性、□阿米巴性）、肺结核（□涂阳、□仅培阳、□菌阴、□未痰检）、伤寒（□伤寒、□副伤寒）、□流行性脑脊髓膜炎、□百日咳、□白喉、□新生儿破伤风、□猩红热、□布鲁氏菌病、□淋病、梅毒（□Ⅰ期、□Ⅱ期、□Ⅲ期、□胎传、□隐性）、钩端螺旋体病、□血吸虫病、疟疾（□间日疟、□恶性疟、□未分型）、□人感染H7N9禽流感

丙类传染病*：
□流行性感冒、□流行性腮腺炎、□风疹、□急性出血性结膜炎、□麻风病、□流行性和地方性斑疹伤寒、□黑热病、□包虫病、□丝虫病、□除霍乱、细菌性和阿米巴性痢疾、伤寒和副伤寒以外的感染性腹泻病、□手足口病

其他法定管理以及重点监测传染病：

订正病名：	退卡原因：
报告单位：	联系电话：
填卡医生*：	填卡日期*：＿＿年＿＿月＿＿日

备注：

注：带*部分为必填项目。

突发公共卫生事件相关信息报告卡

初步报告　□进程报告（次）　□结案报告

单位（盖章）＿＿＿＿＿＿＿＿＿＿＿＿　填报日期：＿＿年＿＿月＿＿日

报告人：＿＿＿＿＿＿＿＿＿　联系电话：＿＿＿＿＿＿＿＿

事件名称：＿＿＿＿＿＿＿＿＿＿＿＿＿

信息类别：1.传染病；2.食物中毒；3.职业中毒；4.其他中毒事件；5.环境卫生；6.免疫接种；7.群体性不明原因疾病；8.医疗机构内感染；9.放射性卫生；10.其他

公共卫生突发事件等级：1.特别重大；2.重大；3.较大；4.一般；5.未分级；6.非突发事件

初步诊断：＿＿＿＿＿＿＿＿＿　初步诊断时间：＿＿年＿＿月＿＿日

订正诊断：＿＿＿＿＿＿＿＿＿　订正诊断时间：＿＿年＿＿月＿＿日

确诊分级时间：＿＿年＿＿月＿＿日　订正分级时间：＿＿年＿＿月＿＿日

报告地区：＿＿省＿＿市＿县（区）发生地区：＿＿省＿＿市＿县（区）乡（镇）

详细地点：＿＿＿＿＿＿＿＿＿＿＿＿＿＿＿＿＿＿＿

事件发生场所：1.学校；2.医疗卫生机构；3.家庭；4.宾馆饭店写字楼；5.餐饮服务单位；6.交通运输工具；7.菜场、商场或超市；8.车站、码头或机场；9.党政机关办公场所；10.企事业单位办公场所；11.大型厂矿企业生产场所；12.中小型厂矿企业生产场所；13.城市住宅小区；14.城市其他公共场所；15.农村村庄；16.农村农田野外；17.其他重要公共场所；18.如是医疗卫生机构，则：（1）类别：①公办医疗机构；②疾病预防控制机构；③采供血机构；④检验检疫机构；⑤其他及私立机构；（2）感染部门：①病房；②手术室；③门诊；④化验室；⑤药房；⑥办公室；⑦治疗室；⑧特殊检查室；⑨其他场所；19.如是学校：则类别：（1）托幼机构；（2）小学；（3）中学；（4）大、中专院校；（5）综合类学校；（6）其他

事件信息来源：1.属地医疗机构；2.外地医疗机构；3.报纸；4.电视；5.特服号电话95120；6.互联网；7.市民电话报告；8.上门直接报告；9.本系统自动预警产生；10.广播；11.填报单位人员目睹；12.其他

事件信息来源详细：＿＿＿＿＿＿＿＿＿＿＿＿＿＿＿＿＿

事件波及的地域范围：＿＿＿＿＿＿＿＿＿＿＿＿＿＿＿＿

新报告病例数：＿＿＿＿＿　新报告死亡数：＿＿＿＿＿　排除病例数：＿＿＿＿＿

累计报告病例数：＿＿＿＿＿　累计报告死亡数：＿＿＿＿＿

事件发生时间：_____年_____月_____日_____时_____分

接到报告时间：_____年_____月_____日_____时_____分

首例病人发病时间：_____年_____月_____日_____时_____分

末例病人发病时间：_____年_____月_____日_____时_____分

主要症状：1.呼吸道症状；2.胃肠道症状；3.神经系统症状；4.皮肤黏膜症状；5.精神症状；6.其他（对症状的详细描述详填）

主要体征：

主要措施与效果：

4. 传染病和突发公共卫生事件的处理

（1）病人医疗救治和管理：按照有关规范要求，对传染病病人、疑似病人采取隔离、医学观察等措施，对突发公共卫生事件伤者进行急救，及时转诊，书写医学记录及其他有关资料并妥善保管，尤其是要按规定做好个人防护和感染控制，严防疫情传播。

（2）传染病密切接触者和健康危害暴露人员的管理：协助开展传染病接触者或其他健康危害暴露人员的追踪、查找，对集中或居家医学观察者提供必要的基本医疗和预防服务。

（3）流行病学调查：协助对辖区病人、疑似病人和突发公共卫生事件开展流行病学调查，收集和提供病人、密切接触者、其他健康危害暴露人员相关信息。

（4）疫点疫区处理：做好医疗机构内现场控制、消毒隔离、个人防护、医疗垃圾和污水的处理工作。协助对被污染场所卫生处理，开展杀虫、灭鼠等工作。

（5）应急接种和预防性服药：协助开展应急接种、预防性服药、应急药品和防护用品分发等工作，并提供指导。

（6）宣传教育：根据辖区传染病和突发公共卫生事件的性质和特点，开展相关知识技能和法律法规的宣传教育。

5. 协助上级专业防治机构做好结核病和艾滋病病人的宣传、指导服务以及非住院病人的治疗管理工作，相关技术要求参照有关规定。

（三）服务流程

服务流程见图7-1-1。

（四）服务要求

1. 基层医疗卫生机构应按照《传染病防治法》《突发公共卫生事件应急条例》《国家

突发公共卫生事件应急预案》等法律法规要求，建立健全传染病和突发公共卫生事件报告管理制度，协助开展传染病和突发公共卫生事件的报告和处置。

2. 基层医疗卫生机构要配备专（兼）职人员负责传染病疫情及突发公共卫生报告管理工作，定期对工作人员进行相关知识和技能的培训。

3. 基层医疗卫生机构要做好相关服务记录，《传染病报告卡》和《突发公共卫生事件相关信息报告卡》应至少保留3年。

4. 填报工作要求

1）网络直报管理人员应保证疫情信息报告的及时、准确与真实，接到报告后及时检查报告卡内容，发现填写不完整、不准确或有错误、漏项等情况，应及时与保卡人进行核对，及时订正，并完成传染病的网络直报。

2）执行首诊负责制、疫情报告先行原则，责任报告单位或责任报告人发现传染病病人、疑似病人或病原携带者，以及症状监控的异常情况等，必须首先填写《传染病报告卡》，并完成传染病网络直报信息管理系统的填报。之后再根据相关规定进行信息收集、流调、随访、诊治、隔离观察、疫源地处理、转归处置工作。

3）开展报告卡填报工作自查，应定期对本单位传染病和突发公共卫生事件的报告工作开展自查，发现问题及时订正。

（五）工作指标

1. 传染病疫情报告率 = 网报传染病病例数/登记传染病病例数 × 100%

2. 传染病疫情报告及时率 = 报告及时的病例数/报告传染病病例数 × 100%

3. 突发公共卫生事件相关信息报告率 = 及时报告的突发公共卫生事件相关信息数/报告突发公共卫生事件相关信息数 × 100%

四、突发公共卫生事件基层应急预案

（一）总则

1. 编制目的　为了有效预防、及时控制和消除突发公共卫生事件及其危害，规范基层社区卫生服务机构突发公共卫生事件的应急处理工作，充分发挥基层医疗卫生机构突发公共卫生事件应急处理的网底防控作用，建立灵敏的防控系统，提高快速处理能力，保障公众身心健康与生命安全。

2. 制定依据　依据《中华人民共和国传染病防治法》《中华人民共和国食品卫生法》《中华人民共和国职业病防治法》《中华人民共和国国境卫生检疫法》《突发公共卫生事件应急条例》《国内交通卫生检疫条例》和《国家突发公共卫生事件应急预案》，制定本预案。

3. 工作原则　基层突发公共卫生事件应急处理工作，应遵循预防为主、常备不懈的方针，贯彻政府领导、部门配合、依法管理、科学防治、快速反应、长效防控的原则。

（二）应急组织分工职责

1. 成立应急领导小组　基层医疗卫生机构突发公共卫生事件应急处理领导小组要结合本单位的工作分工，部门职责，开展专业技术人员处理突发公共卫生事件能力培训，提高快速应对能力和技术水平，在发生突发公共卫生事件时，要服从卫生行政部门的统一指挥和安排，开展应急处理工作。

2. 分工职责

（1）管理部门

1）在各级部门领导下，制定并完善突发公共卫生事件应急处理工作制度和方案，规范突发公共卫生事件应急处理工作，督导检查各项防控措施的落实实施。

2）建立健全工作责任制度，落实岗位责任，密切关注疫情形势，提升基层应急处置能力，加强值班值守，严格执行"日报告"和"零报告"制度，确保发生疫情后第一时间启动应急处置。

3）建立舆情监测及网络宣传队伍，做好自媒体管理监控，及突发事件的媒体应对及舆论引导的应急处理。

（2）业务部门

1）开展培训，强化学习，配合各级专业指导部门，及时对专业技术人员进行疫情防控培训，组织应急演练，特别是加强消毒隔离和个人防护措施的演练，提高防控能力。

2）根据疫情形势的变化和评估结果，及时更新各级部门最新文件、方案、培训课件等疫情应急知识储备，及时组织专业技术人员学习，落实执行疫情防控的实时要求。

3）监督检查专业技术人员对疫情防控相关知识的掌握情况，做到全员培训、全员掌握，不留死角。

4）基层医疗卫生机构工作人员落实传染病及突发公共卫生事件基层报告和处理服务规范的工作要求，做好传染病及突发公共卫生事件的发现、登记、报告、处理等工作，严格执行首诊负责制。

5）基层医疗卫生机构预防保健工作人员在上级行政部门、疾病预防控制机构的专业指导下，协助开展传染病接触者或其他健康危害暴露人员的追踪、医学观察、流行病学调查、应急接种、预防性服药等工作。

（3）保障部门

1）药械管理科室负责相关医用耗材、药品、应急物资等疫情防控物资的采购、储备、供应。

2）保障部门负责后勤物资供应、应急处置安全疏散、应急资金、交通运输等财力、物力保障工作，确保疫情防控所需房屋、场地、物资等及时到位，并按要求做好医疗废物的转运工作。

3）信息技术支持部门负责协调疫情防控相关信息系统运行所需的信息化终端设备、网络安全、运行安全、数据安全等技术支持工作。

4）信息统计部门负责突发事件过程中相关数据及时准确地收集整理和上报。

（三）防控及应急措施

1. 病人医疗救治和管理　基层医疗卫生机构发现传染病及突发公共卫生事件相关的患者，首先要严格执行首诊负责制，按照流程填报报告卡进行报告。有救治条件的机构积极开展救治、及时转诊，并做好个人防护和感染控制，严防疫情传播；没有救治条件的机构，按照有关规范要求，立即采取隔离、医学观察措施，做好病人转运工作。

2. 传染病接触者或其他健康危害暴露人员的管理　基层医疗卫生机构在上级行政部门、疾病预防控制机构的专业指导下，严格按照疫情防控要求，协助疾病预防控制机构做好密切接触者及相关人员的流行病学调查、医学观察、应急接种、预防性服药等工作，并严格做好个人防护和感染控制，严防疫情传播。

3. 严格执行预检分诊　基层医疗卫生机构应依据疫情防控文件精神，制定本机构预检分诊制度，并落实预检分诊流程的执行。各机构应按要求设立"预检分诊台"，实行专人负责制。负责预检分诊的人员要佩戴外科口罩、帽子等，做好个人防护。预检分诊时严格把关，对每一个病人或陪同人员都要进行体温监测、询问流行性病学史，做好信息登记。不设发热门诊的机构，应在醒目处张贴"不设发热门诊"的标识，并告知病人开设发热门诊的医疗机构信息。对转诊病人进行个人防护指导。

4. 院内感染防控　基层医疗卫生机构要重视消毒隔离和防护工作，严格按照《医疗机构消毒技术规范》，做好医疗器械、污染物品、物体表面、地面等的清洁与消毒；按照《医院空气净化管理规范》要求进行空气消毒；按照《医疗废物处理条例》和《医疗卫生机构医疗废物管理办法》的有关规定进行处置和管理；做好消毒隔离登记等院内感染防控工作；医务人员要重视并做好个人防护。

5. 加强宣传，提高公众防控意识　基层医疗卫生机构要充分利用各种多媒体媒介等途径，加强对服务人群的疫情防控知识宣传，广泛开展多种形式的健康教育，指导广大居民树立健康生活方式（戴口罩、勤洗手、常通风、少出行、少聚集），特别是老年人、儿童、慢性病病人等重点人群提高自我防护意识和能力，稳定社会情绪。

（四）基层医疗卫生机构发热病人处置流程

1. 发现发热病人，无论有无流行病学史，若本机构不设发热门诊，告知病人本机构不设发热门诊，需要就地隔离，引导病人到临时隔离点，并疏散其他病人离开。联系120或急救站，就近转往有发热门诊的医疗机构就诊，并做好登记。

2. 发现发热病人，无论有无流行病学史，若本机构设发热门诊，进一步完善检查，进行专家会诊，如初步诊断为传染病病例或疑似病例，应及时转运到传染病专门治疗机构，如初步诊断排除了传染病病例或疑似病例，应相对隔离、严密观察。

3. 发热病人转运后，用消毒液（含1 000mg/L的有效氯）对病人所接触过的区域（桌面、椅子、地面、临时隔离帐篷）进行喷洒、擦拭消毒，体温计用消毒液（含1 000mg/L的有效氯）浸泡30分钟，机构内紫外线灯照射1小时，室内通风。

4. 医务人员按照规范清洁双手，更换防护设备。

（五）传染病密切接触者和健康危害暴露人员基层管理方案

1. 管理原则　在上级行政部门、疾病预防控制机构的专业指导下，严格按照疫情防控要求，落实"早发现、早报告、早隔离、早诊断、早治疗"原则，协助疾病预防控制机构做好密切接触者和健康危害暴露人员的管理。

2. 管理流程

（1）知情告知：实施医学观察时，应当书面或口头告知医学观察的缘由、期限、法律依据、注意事项和疾病相关知识，以及负责医学观察的医疗卫生机构及联系人和联系方式。

（2）健康指标检测：密切接触者在集中隔离医学观察期间进行健康指标的检测。解除隔离后按要求再次开展健康指标检测。密接的密接在集中隔离医学观察期间，根据疫情防控需要进行健康指标检测。

（3）健康监测：每日早晚对密切接触者和密接的密接各进行一次体温测量，并询问其健康状况，给予必要的帮助和指导。

（4）异常症状处理：医学观察和健康监测期间，密切接触者和密接的密接一旦出现任何症状，如发热、干咳、乏力、咽痛、嗅（味）觉减退、腹泻等，须立即向当地疾病预防控制机构报告，并按规定送定点医疗机构诊治，采集标本开展实验室检测与排查工作。如排查结果为疑似病例、确诊病例，应当对其密切接触的人员进行调查和医学观察。

（5）医学观察隔离解除：医学观察期满时，如无异常情况，应当按时解除医学观察。疑似病例在排除后，其密切接触者和密接的密接即可解除医学观察。

3. 管理要求

（1）对于密切接触者管理，充分发挥社区预防保健医生、家庭签约医生、社区干部等网格管理员的作用，对传染病密切接触者和健康危害暴露人员开展排查并实施居家或集中医学观察，督导密切接触者进行健康观察指标的检测，有条件的应明确集中观察场所。

（2）基层医疗卫生机构开展居家或集中隔离的医学观察工作，需在疾病预防控制机构的指导下进行。医学观察是对密切接触者和健康危害暴露人员按照传染病最长潜伏期或健康危害因素最长危害期限进行观察和检查，及时发现其感染或疾病状态，一旦发现感染或发病，立即采取措施。观察期限为自最后一次与病例发生无有效防护的接触或可疑暴露后最长潜伏期的天数，并根据政策文件要求实时调整医学观察期限。

（3）做好病人的隔离控制和转送定点医院等准备工作。

（4）实施密切接触者医学观察的医疗卫生机构应当填写《密切接触者医学观察健康状况监测表》，做好登记和统计汇总，及时将密切接触者医学观察健康状况信息进行上报，并做好质量审核。

（5）在实施医学观察时，应当书面或口头告知被观察对象进行医学观察的缘由、期限、法律依据、注意事项和疾病相关知识，以及负责医学观察的联系人和联系方式。

（6）在医学观察期间，应指定具体负责人员每日早晚对被观察对象各进行一次体温测量，并询问其健康状况，督促其进行健康指标检测，填写密切接触者医学观察记录表。

（7）在医学观察期间，如果发现出现了发热、咳嗽、气促等可疑感染症状者，负责人应立即向上级管理部门及疾病预防控制机构报告。

（8）医学观察期满时，如未出现可疑感染症状，健康监测指标正常，可解除医学观察。基层医务人员需要在疾病预防控制机构的指导下开展解除医学观察的告知工作。

（9）按照文件要求或疾病预防控制机构工作部署开展健康告知工作。对可疑暴露者和密切接触者开展健康告知工作时，应告知对方若出现发热、咳嗽等传染病感染症状时要及时就医，并告知居家医学观察对象应相对独立居住，尽可能减少与共同居住人员的接触。医学观察期间原则上不得外出，如必须外出，经医学观察管理人员批准后方可，并要佩戴一次性外科口罩，避免去人群密集场所。

（10）配合相关部门做好集疫情集中医学观察管理相关工作。

五、隔离医学观察工作指南

依据《传染病防治法》在中国境内的一切单位和个人，必须接受疾病预防控制机构、医疗机构等有关传染病的调查、检验、采集样本、隔离治疗等防控措施。其中，对甲类传染病病人，应予以隔离治疗，隔离期限根据医学检查结果确定；对疑似病人，确诊前在指定场所单独隔离治疗，或者根据传染病的潜伏期将其留验。对乙类或丙类传染病病人，根据病情采取必要的治疗和控制传播措施。《传染病防治法》特别规定，对拒绝隔离治疗或者隔离期未满擅自脱离隔离治疗的，可以由公安机关协助医疗机构采取强制隔离治疗措施。

隔离医学观察分为两种形式：集中隔离医学观察和居家隔离医学观察。

（一）集中隔离医学观察

1. 管理对象　确诊病例、疑似病例、无症状感染者的密切接触者，以及其他根据防控工作需要应隔尽隔人员。

2. 场所要求

（1）选址：合理利用现有的资源，遵循影响面小、安全性高的原则。

1）应当相对独立，与人口密集居住与活动区域保持一定防护距离，远离污染源，远离易燃易爆产品生产、储存区域，以及存在卫生污染风险的生产加工区域，不得在医疗机构设置集中隔离场所。

2）集中隔离场所应具有较完备的城市基础设施，为合法建筑，其基础设施必须符合国家现行的建筑安全、消防安全、抗震防灾、城市建设、环境保护等标准要求，配备有保证集中隔离人员正常生活的基础设施。优先选择楼层较低的建筑作为隔离场所，确保室内各类设施的安全，尤其高楼层窗户、阳台、天井等应当加强封闭式安全防护。

（2）设置：集中医学观察场所内部根据需要合理分区和设置通道，设"三区两通道"。

1）"三区"：指生活区、医学观察区和物资保障供应区等，不同区域之间应有严格分界，需采取物理隔断方式进行隔离，并设置明显标识。

2）"两通道"：应包括工作人员通道和隔离人员通道。两通道不能交叉，尽量分布在场所两端，并设置明显标识。具备条件的观察点，可根据实际情况将垃圾清运通道与隔离人员进出的通道分开。

3）医疗废弃物暂存点：应在观察点设置医疗废弃物暂存点，由专人管理，有明确警示标识。按《医疗废弃物管理条例》和《医疗卫生机构医疗废物管理办法》的规定，每日及时清运。

（3）设施与条件要求

1）应当具备通风条件，能够为集中隔离医学观察对象提供独立房间和独立卫生间，满足日常消毒措施的落实。

2）房间内及楼层的卫生间均配备肥皂或洗手液、流动水和手消毒液。每个房间在卫生间和生活区各放置一个垃圾桶，桶内均套上医疗废物包装袋。

3）最好具有独立化粪池。污水在进入市政排水管网前，进行消毒处理，消毒后污水应当符合《医疗机构水污染物排放标准》（GB 18466—2005）；如无独立化粪池，则用专门容器收集排泄物，消毒处理后再排放，消毒方式参照特定场所消毒技术方案中粪便与污水消毒方法。

3. 管理要求　集中隔离医学观察场所由所属市、县（市、区）政府和社区负责统一管理，当地公安部门、卫生健康行政部门、疾病预防控制机构、社区等共同开展集中隔离医学观察场所的具体工作。

（1）卫生防疫要求

1）原则上集中隔离医学观察对象应当单人单间居住。14岁及以下儿童，孕产妇、患有基础性疾病、半自理及无自理能力等不适宜单独居住者，由集中观察点工作人员评估确认后，根据观察点情况安排居住。居住期间，应当尽可能减少直接接触，近距离接触时需做好佩戴口罩等个人防护措施。

2）所有观察对象在观察期间不允许与其他观察对象接触。除工作人员外，严格限制人员进出。如确需前往集中观察点公共区域活动，应当佩戴医用外科口罩，彼此间保持1m以上距离，减少驻留时间，尽量不触碰公共区域物品及设施。

3）每日对房间、卫生间、走道、楼梯等场所进行1次消毒，至少清理1次垃圾，必要时及时清理。隔离对象解除观察或转出后，及时对其房间进行消毒。对临时设置的集中隔离医学观察场所，要进一步强化消毒措施，增加消毒频次。

4）加强隔离医学观察点食品卫生安全管理，做好生活保障。

5）严格按照标准做好隔离场所医疗废弃物的处置和粪便污水的消毒处理，有效降低疾病的传播风险。

6）物品、家具表面等可能被污染的表面每日消毒2次，受唾液、痰液等污染随时消毒。消毒时用有效氯为500～1 000mg/L含氯消毒液、75%酒精或其他可用于表面消毒的消毒剂擦拭消毒，作用30分钟后清水擦净。

7）餐具首选煮沸消毒15分钟，也可用250～500mg/L含氯消毒液溶液浸泡15分钟后再用清水洗净。

8）拖布和抹布等卫生用具应当按房间分区专用，使用后以含有效氯1 000mg/L消毒液进行浸泡消毒，作用30分钟后用清水冲净，晾干存放。

9）单人隔离使用的厕所每日消毒一次。便池及周边可用含有效氯2 000mg/L消毒液擦拭消毒，作用30分钟。厕所门把手、水龙头等手经常接触的部位，可用有效氯为

500mg/L的含氯消毒液或其他可用于表面消毒的消毒剂擦拭消毒，作用30分钟后清水擦净。

10）隔离场所所有垃圾均应当装入黄色医用垃圾处理袋内，按医疗垃圾要求，每日定期集中回收处理。隔离场所贮存垃圾可根据实际贮存量每2～3日由医疗废物处置单位用专车进行回收处置，并做好日期、数量、交接双方签名登记工作。

（2）工作人员要求

1）集中观察点管理人员应当穿戴一次性工作帽、医用外科口罩、工作服、一次性手套，与被隔离对象保持1m以上距离。如转运病人或因其他工作需要与被隔离对象近距离接触时，应当佩戴N95医用防护口罩。

2）医护人员要加强对现场消毒人员培训，确保现场消毒人员能够正确进行个人防护、消毒剂配制、手卫生，规范开展消毒操作。

3）保洁或消毒人员在配制消毒液时，应当穿戴医用外科口罩、橡胶手套、护目镜或防护面屏、工作服等。

4）所有人员工作后应当注意洗手和消毒。

（3）健康监测要求

1）医护人员要登记所有隔离对象基本情况，全面落实集中隔离人员健康监测工作，特别要了解其是否有基础疾患，保障隔离期间的正常用药。每日早晚各进行一次健康状况监测，包括测量体温、询问健康状况等，并记录监测情况。

2）在监测过程中发现隔离对象出现发热、干咳、乏力、腹泻等症状时，应当及时向当地卫生健康行政部门和辖区疾病预防控制机构报告，并按规定立即转至定点医疗机构。

3）医护人员要随时观察隔离人员的心理精神状况，发现隔离人员可能有精神情绪问题时，及时向上级部门反馈。

（4）心理援助与社会工作服务要求：隔离场所主管部门要成立心理疏导和社会工作服务领导小组，指定专人统筹协调相关工作。同时，设立心理援助热线，向社会公布热线电话号码，向隔离人员提供心理支持、心理疏导等服务，缓解隔离人员的负面情绪，预防与减轻疫情所致的心理困顿，防范心理压力引发的极端事件。发现隔离人员可能有精神卫生问题时，及时向对口精神卫生医疗机构转介。

4. 保障要求

（1）组织保障：在集中隔离观察点设立临时办公室，下设防控消毒组、健康观察组、信息联络组、安全保卫组、后勤保障组、病例转运组、人文关怀组。

（2）人员保障：根据隔离对象的数量，设置足够数量的医护人员、公安人员和服务人员等，落实重要岗位24小时值班制度，及时发现问题，督促解决问题，坚决堵塞漏洞。

（3）物资保障：集中医学观察场所应当配备体温计、听诊器等医疗器材，以及口罩、消毒剂等个人防护用品和消毒产品。储备足够的防护物资（包括一次性医用外科口罩、N95医用防护口罩、医用手套、医用防护服、医用防护眼罩等）、消杀设施和消毒药品、急救设施和药品，做好集中隔离医学观察点应急处置预案。

（4）安全保障：要将集中隔离点安全保障工作统筹纳入当地疫情防控总体工作部署，建立严格的管理制度，落实安全管理责任。要加强对隔离点的安全保护，安排专人负责安全巡查。加强隔离点不稳定因素摸排，扎实做好治安秩序维护和应急处置准备。深入排查和整改隔离点各类安全隐患，严密人防、物防、技防措施。对新建或改建的隔离点，加强建筑施工安全和建筑材料防火安全指导服务，落实消防安全措施，防范发生次生问题和安全事件。

（二）居家隔离医学观察

1. 管理对象

（1）确诊病例、无症状感染者的密切接触者以及其他根据防控工作需要应尽隔人员中的特殊人群。如家庭成员中仅14岁及以下儿童或孕产妇为密切接触者或密接的密接；患有基础性疾病或为半自理及无自理能力特殊人群。

（2）出院后的病人和解除隔离后的无症状感染者。

（3）其他经专业人员评估无法进行集中隔离医学观察的人员。

（4）疫情防控指挥部门规定的其他需居家隔离医学观察的人员。

2. 管理期限　居家隔离人员的隔离医学观察期限执行传染病疫情防控规定的时限，一般为7~14日。

3. 场所要求

（1）居家隔离医学观察者最好单独居住。如果条件不允许，选择一套房屋里通风较好的房间作为隔离室，保持相对独立。

（2）在相对独立的隔离室放置桌凳，作为非接触式传递物品的交接处。

（3）房间不应使用空调，尤其不能使用和其他房间共通的中央空调。

（4）条件允许的情况下，尽量使用单独卫生间，避免与其他家庭成员共用卫生间。

（5）房间内应当配备体温计、纸巾、口罩、一次性手套、消毒剂等个人防护用品和消毒产品及带盖的垃圾桶。

4. 管理要求

（1）居家隔离医学观察者管理要求

1）应在社区医务人员指导下进行居家隔离医学观察。

2）居家隔离医学观察期间，日常生活、用餐尽量限制在隔离房间内，拒绝一切探访，其他人员尽量不进入隔离房间。

3）离开隔离房间时要戴口罩，尽量减少与其他家庭成员接触，必须接触时保持1m以上距离，戴好口罩，做好个人防护。

4）居家隔离医学观察期间不得外出，如果必须外出，经所在社区医学观察管理人员批准后方可，并要佩戴一次性外科口罩，避免去人群密集场所。

5）如居家隔离医学观察者为哺乳期母亲，做好个人防护的基础上可继续母乳喂养婴儿。

6）孕产妇可进行正常产检，应当提前预约，避免集中候诊，做好防护，尽量缩短就医时间，回家后及时洗手。

7）患有基础疾病的居家隔离医学观察者应当按时服药，不宜擅自停药，药物储备不足时，可在就近的基层医疗卫生机构开药，也可由家属代取药物，就医时做好自身防护。

（2）健康监测要求

1）社区工作人员应当对本辖区内的居家隔离医学观察人员做好登记。

2）居家隔离医学观察者应当每日早晚各进行一次体温测量和自我健康监测，并将监测结果主动报告社区医学观察管理人员。

3）医学观察期间，如居家隔离医学观察者出现发热、干咳、乏力、腹泻等症状时，社区管理人员应当及时向当地卫生健康行政部门和辖区疾病预防控制机构报告，按规定将其转至定点医疗机构排查诊治，实行闭环管理。

（3）卫生防疫要求

1）保持家居通风，每日开门窗通风，不能自然通风的用排气扇等机械通风。

2）做好卫生间、浴室等共享区域的通风和消毒。

3）做好个人卫生，餐前、便后、戴口罩前后，均应当洗手或手消毒。

4）咳嗽或打喷嚏时用纸巾遮盖口鼻或用手肘内侧遮挡口鼻，将用过的纸巾丢到垃圾桶，如接触呼吸道分泌物立即洗手或消毒。

5）不与家庭内其他成员共用生活用品，餐具使用后应当进行清洗和消毒。餐具首选煮沸消毒15分钟，也可用含有效氯250～500mg/L含氯消毒液浸泡15分钟后再用清水洗净。

6）台面、门把手、电话机、开关、热水壶、洗手盆、坐便器等日常可能接触使用的物品表面，用含有效氯250～500mg/L的含氯消毒液擦拭，再用清水洗净，每日至少一次。每日用含有效氯250～500mg/L的含氯消毒液进行湿式拖地。

7）居家隔离医学观察者的毛巾、衣物、被罩等需清洗时，要单独放置，用250～500mg/L的含氯消毒剂浸泡30分钟，或采用煮沸15分钟消毒后用清水漂洗干净。

8）如家庭共用卫生间，居家隔离医学观察者每次用完厕所应当消毒一次；若居家隔离医学观察者使用单独卫生间，厕所可每日消毒一次。便池及周边可用含有效氯2 000mg/L的含氯消毒液擦拭消毒，作用30分钟。厕所门把手、水龙头等手经常接触的部位，可用含有效氯500mg/L的含氯消毒液或其他可用于表面消毒的消毒剂擦拭消毒，作用30分钟后清水擦净。

9）用过的纸巾、口罩、一次性手套以及其他生活垃圾装入塑料袋，放置到专用垃圾桶，每日清理，清理前用含有效氯500～1 000mg/L的含氯消毒液或75%酒精喷洒消毒至完全湿润，然后扎紧塑料口袋，再和家里其他垃圾一起丢弃。

10）被唾液、痰液等污染的物品随时消毒，消毒时用含有效氯500～1 000mg/L含氯消毒液、75%酒精或其他可用于表面消毒的消毒剂擦拭消毒，作用30分钟后清水擦净。大量污染物，应当使用一次性吸水材料（干毛巾）完全覆盖后用足量的含有效氯5 000～10 000mg/L含氯消毒液浇在吸水材料上消毒，作用30分钟以上，小心清除干净。再用含有效氯500～1 000mg/L含氯消毒液擦（拖）被污染表面及其周围2m。处理污染物应当戴手套与口罩，处理完毕后应沐浴、更换衣服。

（4）心理援助与社会工作服务要求

1）告知居家隔离医学观察者心理援助热线电话号码，提供心理支持、心理疏导等服务，缓解隔离人员的负面情绪，预防与减轻疫情所致的心理困顿，防范心理压力引发的极端事件。

2）发现居家隔离医学观察者出现精神卫生问题时，及时向对口精神卫生医疗机构转介。

（5）工作人员或陪护人员要求

1）社区医学观察管理人员应当向居家隔离医学观察者及其共同居住的人员进行日常卫生与防护知识及隔离期间相关要求等培训。

2）社区医学观察管理人员对居家隔离医学观察人员情况进行摸底，如其为单独居住或孤寡老人等脆弱群体，应当对其提供生活上必要的帮助。

3）社区医学观察管理人员或陪护人员与居家隔离医学观察者接触时，处理其污染物及污染物体表面时，应当做好自我防护，穿戴一次性工作帽、医用外科口罩、工作服、一次性手套，与其保持1m以上距离。如转运病人或因其他工作需要与隔离者近距离接触时，应当佩戴N95医用防护口罩。

4）与居家隔离医学观察者任何直接接触，或离开其居住空间后，准备食物、饭前便后、戴手套前、脱手套后要进行双手清洁及消毒。

5）每日对居家隔离医学观察人员居住楼层走道、楼梯等场所进行1次消毒，至少清理1次垃圾，必要时及时清理。

6）有基础疾病的人员和老年人不能是儿童、孕产妇、半自理及无自理人员的陪护人员。

5. 保障要求

（1）组织保障：居家隔离医学观察者所在社区指定专人承担社区医学观察管理服务，明确职责，落实24小时值班制度，及时发现问题，及时解决问题。

（2）物资储备：社区应储备足够防护物资（一次性医用外科口罩、N95医用防护口罩、医用手套、医用防护服、医用防护眼罩等）、消杀设施和消毒药品等。

六、基层突发公共卫生事件应急处理的个人防护

基层医疗卫生机构工作人员在对突发公共卫生事件病人救治，协助对传染病病人、疑似病人和密切接触者进行流行病学调查，对集中或居家医学观察者提供必要的基本医疗和预防服务，协助对医学观察者进行健康告知、转运等工作中，不可避免地会接触到传染源或隐性感染者，做好疫情防控期间医务人员防护工作，是预防和减少医务人员感染的关键举措。

（一）医护人员防护原则

1. 高度重视医务人员防护工作　各基层医疗卫生机构要高度重视医务人员防护工作，

针对医护人员个人防护工作中的短板弱项，加强管理，落实疫情防控相关的防护要求，最大程度减少医务人员感染，切实维护医务人员健康。

2. 严格落实感染防控各项要求　加大感染防控相关规章制度、标准指南的落实力度，规范消毒、隔离、防护工作标准，加强医务人员防护，正确选择和佩戴口罩、实施手卫生。针对发热门诊和隔离病区，特别是临时应急启用的集中隔离观察区域，要严格落实院内感染防控技术要求，严格执行预检分诊制度，督导检查各岗位所有医务人员对感染控制和防护工作的落实情况。

3. 指导医务人员科学实施防护　开展全员感染控制培训，不仅针对门急诊预检分诊、发热门诊等高风险部门，还要针对普通门诊、临时接种点、医技科室、职能部门开展培训。科学指导医务人员正确合理使用防护用品。

4. 落实相关支持保障措施　合理调配参与疫情防控的医务人员，加强医用防护用品等相关物资储备，根据疫情防控级别的要求及时保障防护物资的供应，防护物资不足时，应当及时向主管部门报告。

5. 加强医务人员健康监测及感染报告　要设立专门部门和人员负责医务人员健康监测，每日收集掌握医务人员体温、暴露情况，监测是否有发热、咳嗽等感染的早期症状，以及是否存在皮肤损伤、腹泻等其他可能导致感染的情形。对于有临床症状、有可能感染者，要立即进行病原学检测。

6. 做好医务人员的感染防治工作　医务人员在疫情防控中如发生疑似感染或职业暴露应立即进行隔离，及时开展有关检验检查，进行排查诊断，开展医疗救治工作。

（二）医护人员分级防护流程

1. 基层医疗卫生机构要根据疫情防控工作中可能的暴露风险选择适当的防护用品。

（1）可能接触病人的血液、体液、分泌物、排泄物、呕吐物及污染物品时，要戴清洁手套，脱手套后洗手消毒。

（2）可能受到血液、体液、分泌物等喷溅时，戴护目镜/防护面屏、穿防渗透隔离衣。

（3）可能出现呼吸道暴露时，戴医用外科口罩。

（4）若是病例或疑似病例可能通过接触传播、飞沫传播和/或空气传播等造成快速传播的感染防控，要严格落实戴医用外科口罩/N95医用防护口罩、戴乳胶手套、穿隔离衣等隔离要求。

（5）按照突发公共卫生事件疫情防控相关文件要求，选择个人防护用品。

2. 在重大呼吸道传染病（如SARS、H7N9禽流感等）的疫情防控工作中，根据不同工作岗位暴露风险的差异以及有关文件要求选择防护用品，并根据风险评估和疫情防控级别的变化调整采取的防护级别。

（1）一级防护：适用于预检分诊点、门诊、普通急诊留观区、普通病区、密切接触者医学观察点、隔离病区的医学观察区和潜在污染区工作人员，发热门诊及隔离病区外的安保、保洁、医疗废弃物运转等工作人员。一级防护用品主要包括医用外科口罩、一次性工作帽、工作服、一次性橡胶或丁腈手套等。

（2）二级防护：发热门诊、隔离病区，疑似及确诊病人检验检查、回收清洗疑似及确诊病人的物品、疑似及确诊病人运转等工作人员。二级防护用品包括医用防护口罩、护目镜或防护面屏、一次性工作帽、防渗透隔离衣或防护服、一次性橡胶手套或丁腈手套、鞋套等。

（3）三级防护：针对为疑似或确认病例实施可产生气溶胶操作、手术等特殊治疗的医务工作人员。三级防护主要用品包括正压头套或全面防护型呼吸防护器、防渗透隔离衣或防护服、一次性橡胶手套或丁腈手套及鞋套等。基层医疗卫生机构医务人员一般情况下不涉及三级防护措施的工作内容。

（三）医务人员个人防护措施

1. 手卫生

（1）参与疫情防控工作的所有人员均应加强手卫生措施，可选用含醇速干手消毒剂或醇类复配速干手消毒剂，或直接用75%乙醇进行擦拭消毒；醇类过敏者，可选择季铵盐类等有效的非醇类手消毒剂；特殊条件下，也可使用3%过氧化氢消毒剂、0.5%碘伏或0.05%含氯消毒剂等擦拭或浸泡双手，并适当延长消毒作用时间。

（2）有肉眼可见污染物时应先使用洗手液在流动水下洗手，然后按上述方法消毒。在日常工作中应严格采取手卫生措施，尤其是戴手套和穿个人防护装备前，对病人进行无菌操作前，有可能接触病人血、体液及其污染物品或污染环境表面之后，脱去个人防护装备过程中，需特别注意执行手卫生措施。

2. 戴手套　进入污染区域或进行接触病人的血液、体液、分泌物、排泄物或污染物操作时，必须佩戴一次性使用橡胶或丁腈手套，接触不同病人或手套破损及时消毒，更换手套并进行手卫生。

3. 医用防护口罩护目镜及防护面屏的使用　为避免吸入和防止病人的血液、体液等传染性物质溅入医务人员的眼睛、口腔及鼻腔内，医务人员须戴口罩、面罩及护目镜。口罩应遮住口鼻部，且只能使用一次，潮湿后隔离效果差，要及时更换。重复使用的护目镜每次使用后，及时进行清洗消毒，备用。

4. 穿脱隔离衣　进入隔离区或在进行有可能接触有传染性的分泌物、渗出物时必须穿隔离衣。穿清洁隔离衣的步骤：认真洗手后依次戴一次性帽子、医用防护口罩、穿隔离衣、戴护目镜或防护面屏、戴手套、鞋套。离开污染区时，清洁手卫生后，依次脱摘防护面屏或护目镜、隔离衣、鞋套、手套，之后再次手卫生。脱卸防护用品时注意尽量少接触污染面，污染面向里，脱下的物品放入黄色医疗垃圾收集袋中。

5. 物品、标本及废弃物处理　对可能被污染的所有锐利器械、物品进行处理时应特别注意防止被刺伤，用过后的针头等锐器要及时放入专门的容器中。其他医疗废弃物应放在黄色医疗废弃物收集袋或容器内，送往医疗垃圾处理处进行集中处理。处理过程中注意随时进行手卫生。

（王　芳）

第五节 突发公共卫生事件的心理危机干预

危机是指远远超过一个人的应对能力或者应对机制、难以忍耐的事件或者处境。突发公共卫生事件可以引发大规模的心理危机，其心理危机类型包括急性应激障碍（ASD）、创伤后应激障碍（PTSD）以及焦虑、抑郁等。心理危机干预是对处于心理危机状态的人或群体进行干预，使之通过发挥自身的潜能，恢复到危机前的心理平衡状态。公共卫生事件突发后开展及时有效的心理危机干预是国家救援体系的重要组成部分。

目前危机干预的模式大部分源于对火灾、地震等危机事件，针对生物传染性危机等突发公共卫生事件的心理干预模式尚有待开发。

一、心理危机干预的目标人群

2008年卫生部颁布了《紧急心理危机干预指导原则》，将干预的目标人群分为四级：第一级为亲历灾难的幸存者，第二级人群是灾难现场的目击者（包括救援者），第三级是幸存者和目击者的亲人等，第四级是后方救援人员。

二、心理危机干预的组织管理

1. 心理危机干预需依法开展　目前我国突发公共卫生事件心理危机干预的法律依据包括《国家突发公共事件总体应急预案》《突发事件应对法》《精神卫生法》等。相关法律体系待完善。

2. 心理危机干预需有序管理　突发公共卫生事件心理危机干预的管理制度应涵盖预警制度、应急响应制度、人事任用和调配制度、财政管理制度和信息管理制度五方面。

（1）建立突发公共卫生事件心理危机干预的预警制度，注重日常心理危机教育的普及，各机构、单位和社区应加强心理健康知识的宣传和教育，提高公众心理健康的意识。

（2）完善危机的应急预案，对预案的具体内容作出详尽地解释，提高应急响应能力。在应急响应阶段，要保证心理危机干预队伍的组建速度，合理分配心理干预的任务并结合危机干预对象的特点实施不同的心理危机干预方案。

（3）完善人事管理制度，明确心理危机干预人员的任用标准，对准入资质、考核标准和培训经历等作出详细说明；建立心理危机干预人员的调配制度，实现资源的最优整合，保证人力资源得到充分、合理地利用。

（4）在财政方面，做好心理援助的财政预算，确立心理援助专项基金，保证心理重建得到足够的物资保障，同时加强对应急物资的监管。

（5）建立信息发布、信息平台的管理制度。在信息发布方面，确定主流媒体对危机事件信息进行及时、透明的公开，防止谣言扩散和恐慌情绪的散播；确定和规范多样化的心理危机干预平台，如公众号、微博等，加强舆论监督和网络巡查制度，控制不良信息的传播对公众的误导。

3. 心理危机干预需组织协调　突发公共卫生事件心理危机干预的组织建设要建立"政府主导、专业援助、社会参与"的运行模式，各部门、机构应积极配合、协调运作。突发公共卫生事件心理危机干预的组织体系主要包括政府行政机关、事业单位、社区、民间组织、国际组织和心理援助热线。政府行政机关是突发公共卫生事件心理危机干预主体。

三、心理危机干预的理论模型

近年来，随着心理危机理论的不断完善，心理危机干预模型及干预措施也变得纷繁复杂，其中，危机事件应激管理体系（CISM）、任务模型（task model）和评定-危机干预-创伤治疗（ACT）危机干预模型受到广泛关注。

1. 危机事件应激管理体系（CISM）　是针对群体的、综合的心理危机干预体系，包括从危机发生前的预防到危机发生后干预的所有阶段，也综合考虑了应用于个人、小团体、大团体、家庭、组织甚至整个社会的各种干预方式。CISM 主要包括以下 8 个部分：

（1）危机发生前的准备，主要是平时对灾难及灾难应对的教育。

（2）在灾难发生时能及时、有效地动员大规模的人员，能将大量的危机管理指令及时传达给受灾人员及心理危机干预小组。

（3）个体心理危机干预，危机发生后最短时间内开展个体心理危机干预与指导，是 CISM 的核心内容。

（4）紧急突发事件晤谈（CISD）技术，主要是公开讨论个体的内心感受，提供支持和安慰，动员资源，帮助个体在认知和情感上消化创伤体验。

（5）全体受灾个体支持团体，让受灾人员集体进行简短的团体讨论、有效合作、共同减少急性应激症状。

（6）家庭危机干预。

（7）组织机构的发展干预。

（8）在必要时提供专业的心理治疗。

2. 任务模型　任务模型是一种针对个体的心理危机干预模型。Myer 等将心理危机干预的主要成分归纳为 3 个连续任务和 4 个焦点任务：

（1）连续任务：评估、保障安全和提供支持，是心理危机干预过程中需要反复多次甚至持续不断进行的基础性任务。条件允许的情况下应尽可能地对危机当事人的认知、情感和行为反应进行全面评估；提供必要的安全保障，如提供或告知必要的安全措施、物品来脱离危险情境、保障生活必需品等，还可能涉及与危机事件有关的儿童、救援人员以及干预人员的身心安全；救援初期，提供社会支持是首要目标，干预人员不仅要在危机发生时支持危机当事人，还要帮他们找到危机结束后仍能提供持续性支持的资源。

（2）焦点任务：需要在某个阶段集中进行，包括建立联系、重建控制、问题解决和后续追踪。建立联系为必选任务，通常在危机干预的最初阶段进行，但是如果当事人有生命危险时，保护生命安全是首要任务，建立关系当延后进行；重建控制指干预人员帮助危机当事人调节他们对危机的反应，帮助他们对危机导致的内心混乱进行秩序重建；问题解决指干预人员从危机当事人的角度对危机进行定义或解释，判断寻求心理帮助的原因，帮助制定有助于危机解决的明智的、可操作的计划，使当事人在执行计划、解决问题的同时重获自主性和掌控感；后续追踪的形式多样，可以为正式或非正式，也可以为面谈或电话访谈，能够动态评估当事人的情况及干预效果。一般情况下，这些任务可以按序进行，但也有可能需要同时进行或阶段性地重复。

3. ACT危机干预模型　是一种针对个体的心理危机干预模型，是美国学者Roberts整合多种危机干预策略后提出的一种综合性危机干预模式。ACT危机干预模型专门针对突发性危机和创伤性危机进行心理干预，包括评估、危机干预和创伤治疗3个部分，分为7个阶段的干预，包括危机评估、建立融洽关系、确定专业问题、处理感情、产生和探索替代方案、制定计划并提供后续行动。该模式要求干预者在最短的时间内对当事人进行干预，促使当事人接受系统的心理治疗，彻底摆脱自身的心理困扰。

四、针对个体进行心理危机干预原则

针对个体进行心理危机干预的5个原则如下：

（1）增进安全感（safety）：可减轻压力反应的生理反应，且能改善妨碍复原的认知、信念，如世界是全然危险的，对未来风险的悲惨化/灾难化态度等。

（2）促进平静稳定（calming）：可减轻创伤焦虑、强烈的麻木或情绪波动。这些反应会干扰睡眠、饮食、决策及生活事务表现，若反应持续，会进一步导致恐慌、解离、PTSD、抑郁、焦虑与躯体问题。

（3）提升自我与集体效能感（personal-collective efficacy）：改善个人管理困扰事件能力的信念，主要通过对想法、情绪与行为的自我管理来实现。

（4）加强联系（connectedness）：有助于个体获取危机事件的应变信息，理解、接纳情绪、解决实际问题、分享创伤经验、将反应与经验正常化、互相教导等。社会支持能有效预防PTSD的发生风险。

（5）灌输希望（instilling hope）：是危机后介入的关键要素，保持乐观、积极期待、对生活和自我有信心及有其他信念，益于心理复原。

五、针对不同人群的心理危机干预要点

1. 确诊患者

（1）隔离治疗初期

1）心态：麻木、否认、愤怒、恐惧、焦虑、抑郁、失望、抱怨、失眠或攻击等。

2）干预措施：①理解病人出现的情绪反应属于正常的应激反应，做到事先有所准备，不被病人的攻击和悲伤行为所激怒而失去医生的立场，如与病人争吵或过度卷入等。②在理解病人的前提下，除药物治疗外应当给予心理危机干预，如及时评估自杀、自伤、攻击风险、正面心理支持、不与病人正面冲突等。必要时请精神科会诊。解释隔

离治疗的重要性和必要性，鼓励病人树立积极恢复的信心。③强调隔离手段不仅是为了更好地观察治疗病人，同时是保护亲人和社会安全的方式。解释目前治疗的要点和干预的有效性。

3）原则：支持、安慰为主。宽容对待病人，稳定情绪，及早评估自杀、自伤、攻击风险。

（2）隔离治疗期

1）心态：除上述可能出现的心态以外，还可能出现孤独，或因对疾病的恐惧而不配合、放弃治疗，或对治疗的过度乐观和期望值过高等。

2）干预措施：①根据病人能接受的程度，客观如实交代病情和外界疫情，使病人做到心中有数。②协助与外界亲人沟通，传达信息。③积极鼓励病人配合治疗的所有行为。④尽量使环境适宜病人的治疗。⑤必要时请精神科会诊。

3）原则：积极沟通信息、必要时精神科会诊。

（3）发生呼吸窘迫、极度不安、表达困难的病人。

1）心态：濒死感、恐慌、绝望等。

2）干预措施：镇定、安抚的同时，加强原发病的治疗，减轻症状。

3）原则：安抚、镇静，注意情感交流，增强治疗信心。

（4）居家隔离的轻症病人，到医院就诊的发热病人。

1）心态：恐慌、不安、孤独、无助、压抑、抑郁、悲观、愤怒、紧张，被他人疏远躲避的压力、委屈、羞耻感或不重视疾病等。

2）干预措施：①协助服务对象了解真实可靠的信息与知识，取信科学和医学权威资料。②鼓励积极配合治疗和隔离措施，健康饮食和作息，多进行读书、听音乐、利用现代通信手段沟通及其他日常活动。③接纳隔离处境，了解自己的反应，寻找逆境中的积极意义。④寻求应对压力的社会支持：利用现代通信手段联络亲朋好友、同事等，倾诉感受，保持与社会的沟通，获得支持鼓励。⑤鼓励使用心理援助热线或在线心理干预等。

3）原则：健康宣教，鼓励配合、顺应变化。

2. 疑似病人

（1）心态：侥幸心理、躲避治疗、怕被歧视，或焦躁、过度求治、频繁转院等。

（2）干预措施：①政策宣教、密切观察、及早求治。②为人为己采用必要的保护措施。③服从大局安排，按照规定报告个人情况。④使用减压行为、减少应激。

（3）原则：及时宣教、正确防护、服从大局、减少压力。

3.医护及相关人员

（1）心态：过度疲劳和紧张，甚至耗竭，焦虑不安、失眠、抑郁、悲伤、委屈、无助、压抑、面对病人死亡挫败或自责。担心被感染、担心家人、害怕家人担心自己。过度亢奋，拒绝合理的休息，不能很好地保证自己的健康等。

（2）干预措施：①参与救援前进行心理危机干预培训，了解应激反应，学习应对应激、调控情绪的方法。进行预防性晤谈，公开讨论内心感受；支持和安慰；资源动员；帮助当事人在心理上对应激有所准备。②消除一线医务工作者的后顾之忧，安排专人进行后勤保障，隔离区工作人员尽量每月轮换一次。③合理排班，安排适宜的放松和休息，保证充分的睡眠和饮食。尽量安排定点医院一线人员在医院附近住宿。④在可能的情况下尽量保持与家人和外界联络、交流。⑤如出现失眠、情绪低落、焦虑时，可寻求专业的心理危机干预或心理健康服务，可拨打心理援助热线或进行线上心理服务，有条件的地区可进行面对面心理危机干预。持续2周不缓解且影响工作者，需由精神科进行评估诊治。⑥如已发生应激症状，应当及时调整工作岗位，寻求专业人员帮助。

（3）原则：定时轮岗，自我调节，有问题寻求帮助。

4. 与病人密切接触者（家属、同事、朋友等）

（1）心态：躲避、不安、等待期的焦虑；或盲目勇敢、拒绝防护和居家观察等。

（2）干预措施：①政策宣教、鼓励面对现实、配合居家观察。②正确的信息传播和交流，释放紧张情绪。

（3）原则：宣教、安慰、鼓励借助网络交流。

5. 不愿公开就医的人群

（1）心态：怕被误诊和隔离、缺乏认识、回避、忽视、焦躁等。

（2）干预措施：①知识宣教，消除恐惧。②及早就诊，利于他人。③抛除耻感，科学防护。

（3）原则：解释劝导，不批评，支持就医行为。

6. 易感人群及大众

（1）心态：恐慌、不敢出门、盲目消毒、失望、恐惧、易怒、攻击行为和过于乐观、放弃等。

（2）干预措施：①正确提供信息及有关进一步服务的信息。②交流、适应性行为的指导。③不歧视患病、疑病人群。④提醒注意不健康的应对方式（如饮酒、吸烟等）。⑤自我识别症状。

（3）原则：健康宣教，指导积极应对，消除恐惧，科学防范。

六、心理危机干预的实施

构建多学科（精神医学、心理学、社会工作等）、多系统（医疗、政府、媒体）、多区域的，采用多种干预手段（药物治疗、谈话治疗、音乐治疗等）、针对不同群体、不同疾病进程的干预体系，建设全民动员的"线上＋线下"的危机干预模式，能够有效预防及治疗突发公共卫生事件导致的精神心理问题。

1. 面向普通群体，建立心理健康自我调适网络平台，提高公众心理健康素养。针对群体性恐慌、焦虑、强迫、失眠等表现，利用"健康中国"、省级全民健康信息平台、"12320"等网络平台和心理服务热线与心理社会服务系统等向受疫情影响的群体进行心理卫生宣教，有针对性地提供心理援助服务，加强社会支持系统，进行以预防为主的心理干预，可及时缓解负性情绪，防止进一步发展成为精神行为障碍。

2. 面向受疫情影响严重的群体，建立完整、全面的心理危机评估、转介、干预及随访体系。全面评估个体面对危机事件时的情感、认知、行为反应、个体所处的应激反应阶段、个体应激反应的影响因素及应对机制、支持系统和其他资源等，筛查出高危重点人群。随着疫情的发展，评估重点将由疫情前期的心理应激转向精神行为障碍，需精神心理专业人员仔细甄别。

对于无精神行为障碍的个体，转介给心理健康及社会工作者等进行心理急救、创伤为主的咨询、创伤聚焦的认知行为治疗等，充分激活个体、家庭及群体的自身资源；对于有精神行为障碍的个体，转介给精神医学人员，进行药物干预及心理治疗。应建立心理救助档案，进行短期及长期随访，评估相关人员的心理复原情况，及时发现问题并进行干预。随访还可以评估危机干预措施的效果，有助于改进干预技术、完善危机干预体系。

3. 面向病人，建立"线上+线下"的心理救助服务体系。当精神心理专业人员不宜进入隔离病房，不宜进行心理"面谈"，一线医护人员成为识别病人心理危机的"守门人"，需要对一线医护人员进行心理危机识别及保健的网络培训。对高危的、需进行专业心理干预的被感染病人，精神心理专业人员可通过"线上"的方式，如视频、电话连线等方式对其进行个人心理危机干预；对确诊或疑似感染的精神障碍病人应给予专业的精神科治疗及恰当的精神卫生服务。

4. 面向其他高危人群，如被隔离人员（密切接触人员、康复出院人员）、一线工作人员、儿童、老年等特殊群体、因公殉职者家属、病亡者家属等，优先选择"线上"的一对一或者群体心理救援及干预。不宜进行面对面的群体干预；必须进行线下心理救援及干预时，严格遵循防控要求并尽量在较短时间内完成，降低传染病暴露风险。

此外，中医学对心理危机干预也提出了相应的病机和治疗策略。有学者提出重大公共卫生事件下的心理危机在中医学中属"情志病"范畴，疫情对居民所造成的情志变化主要为恐和忧。中医对于情志病的治疗包括内服药物疗法、外用非药物疗法。疫情下的心理创伤具有致病外因一致的特点，针对居家隔离人群，中药汤剂的应用存在一定局限性，而外用非药物疗法则具有较好的接受性，如五音疗法、"八段锦"功法、移空技术等。在"天人合一""形神一体"等传统医学观指导下，中医情志疗法、中医五行音乐疗法、穴位刺激调控法，以及耳穴、推拿、针灸（电针）、中药等多种方法，有助于改善不良情绪及其所致的各类症状，均可根据临床实际灵活应用。

值得注意的是，心理危机的科学评估和干预时机至关重要。过早进行心理危机干预，不仅会浪费医疗资源，还会干扰危机当事人的自然康复机制。构建高效、良好的突发重大公共卫生事件心理危机应对体系，建立适合我国国情的针对传染性疾病引发的心理危机的预防、评估、干预、随访体系与机制，是我国现阶段心理危机干预的工作重点之一。

【案例分析】

谭某，女性，20岁，境外返京人员。入住隔离点1小时后，其父母向隔离点的医护人员求助：孩子情绪低落，诉隔离房间小、卫生环境不好、饮食不合口味，提出要自费住到更好的高档酒店进行隔离。

隔离点驻点社区医生迅速与其取得了电话联系：首先表明自己的身份是隔离点唯一驻点医生，负责大家的医疗保障工作。然后从了解她的情况入手，得知她是大学2年级学生，于是医生初步表达了共情："我女儿19岁，大一，你们是同龄人，作为这么大孩子的母亲，我能理解你。"听到这里她很开心，能够比较放松地聊天。

接下来医生了解了其学习情况，再聊到目前的心情，一起分析现状：一下子进入隔离状态，环境突然改变，而隔离条件与心中的期待值又有差距，心情紧张、情绪不好是很正常的（首先接纳她的情绪而不是批评或指责她反应过激）。采用"正常化"的方式共情之后，医生指出"我觉得你这个时候选择回国，一定是因为国内让你感到安全，而这种安全感，是因为国内疫情得到了控制，这是我们所有人共同努力的结果。因此，现在按照隔离政策要求，坚守14日的隔离，配合疫情防控，是我们每个人的职责"。

谭某认同上述观点，医生接下来与她一起做心理建设，帮助树立正向思维。

她明显受到了鼓舞，接下来医生与她一起做时间规划，规定作业并提供保障：每日做呼吸放松训练，调整自己的心情，上午10分钟，下午10分钟，坚持下去；采用愉快作业法，告知她"隔离点有个微信号，每日都可以和我联系，按照下面的内容打卡给我"。

时间	活动任务	难度	愉快程度
上午			
下午			

然后，医生再次询问她"还有哪些担心吗"，她问"在隔离点会不会被感染"。于是医生告诉她："咱们都是单独隔离，隔离人员途经路线全部做及时消杀，提供服务的工作人员也都采用了最高级的防护措施。"进一步消除了她的顾虑。

经过1个小时的电话沟通，她慢慢地接受了现状，心情平复下来。后来又多次与医生联系，表示感谢。

（沙 悦）

第六节 突发公共卫生事件基层管理案例分析

一、突发公共卫生事件发现及报告

【案例分析一】

2009年5月27日，某市发热门诊发现一例输入性甲型H1N1流感疑似病例。病人为女性，中国籍，26岁，在美国某大学就读。于5月23日下午乘坐航班从美国芝加哥抵达某市国际机场，乘坐朋友的汽车回家。之后一直未外出，并谢绝亲友的探望。病人于5月25日早晨开始咳嗽，有少量的痰，自测体温37.1℃，自服药后，未见好转。5月26日2时自测体温38℃，有寒战、膝盖酸痛的症状。5月26日8时，病人在母亲的陪同下，乘坐出租车至某三甲医院就诊。病人在医院预检分诊处即被送往医院发热门诊进行隔离诊治，诊断为不能排除甲型H1N1流感的可能。医院立即报告区疾病预防控制中心。区疾病预防控制中心接报后立即开展流行病学调查，并采集鼻咽拭子等样本送往市疾病预防控制中心和区疾病预防控制中心检测。5月27日8时30分，市疾病预防控制中心报告检测结果为甲型H1N1流感病毒核酸弱阳性。市卫生局立即组织市级专家组会诊，结果为甲型H1N1流感疑似病例。同时立即组织市疾病预防控制中心进行流行病学调查，对密切接触者进行隔离医学观察，并将病人用负压救护车送至市定点医院市公共卫生临床中心。经流行病学调查，病人发病前一天至今接触人员为父母、出租车司机和发热门诊医务人员。根据原卫生部密切接触者判断标准，除医务人员已采取防护措施不列入密切接触者外，病人密切接触者为其父母和出租车司机，接受为期1周集中隔离医学观察。密切接触者健康状况良好，未出现流感样症状。首例输入性甲型H1N1流感病人，经市公共卫生临床中心治疗后，体温为36.7℃，生命体征平稳，神志清晰，病情稳定。

案例提示：

1. 本案例发生的背景是2009年3月底由墨西哥和美国加利福尼亚州、得克萨斯州暴发的"人感染猪流感"疫情，并迅速蔓延至中国乃至全球。世界卫生组织（WHO）将此型流感更名为"甲型H1N1流感"。2009年4月25日WHO声明，发生于北美的甲型H1N1流感疫情已构成"具有国际影响的公共卫生紧急事态"。案例发生的背景提示，在重大传染病流行期间，基层医疗卫生机构首先要高度重视疫情动态，组织开展基层医务人员培训，使其掌握甲型H1N1流感的临床特征、诊断标准、治疗原则及预防措施等知识。医务人员在日常门诊、社区随访过程中要具有发现和筛查疫情相关疾病症状的基本意识，及时发现苗头，发现与疫情相关疾病的可疑症状（如本案例中病人有咳嗽、少量的痰、自测体温异常、寒战、膝盖酸痛等）后，还要进一步询问其旅行史或可疑的暴露史，并做好相关信息的登记。

2. 本案例提示基层医疗卫生机构应高度重视传染病疫情防控的重点环节，发挥基层筛查网底作用。一是重视预检分诊环节，预检分诊点必须对每一个病人进行体温测量，详细询问病史、就诊过程、旅行或流行病学史后，发现体温异常或可疑症状者就地隔离，要及时转运到发热门诊或有诊治传染性疾病能力的医疗机构。同时做好同就诊病患的疏散工作，防止交叉感染。病例运转过程中，运转人员、随车医务人员要做好个人防护，运转车辆要做好消杀工作。二是发现可疑病例及时向上级主管部门、疾病预防控制机构报告，并积极配合疾病预防控制机构开展病例溯源、流行病学调查工作。2009年4月30日卫生部将甲型H1N1流感（原称人感染猪流感）纳入《传染病防治法》规定的乙类传染病，并采取甲类传染病的预防、控制措施。因此，本案例发现的H1N1病例应按照乙类传染病的甲类防控要求，在发现后2小时内完成网络直报，并认真填写《传染病报告卡》。

3. 基层医疗卫生机构应积极配合疾病预防控制机构开展疫情监测、密接人群的管理工作，甲型H1N1流感的潜伏期为1～7日，因此密接人员的观察期不少于7日，并且在隔离观察期后，需要对病人进行咽拭子标本检测，结果为甲型H1N1流感病毒核酸阴性，方可解除其隔离医学观察。隔离观察期间基层医务人员要每日对观察对象进行体温测量，询问咳嗽、咽痛等相关症状，关心关注其身心健康。

4. 本案例是一起由境外输入病例，提示在重大传染病全球暴发流行期间，要时刻提高预检分诊、院感控制的防范意识，防患于未然。

【案例分析二】

　　2005年10月16日某市妇幼保健院接诊1例"重症肺炎"病人。贺某，女，12岁，其发病过程为10月8日无明显诱因出现发热、咽痛；10月12日到镇中心卫生院就诊，第2日入院治疗；10月16日病情加重转诊至市妇幼保健院，当天病情恶化即转往该省儿童医院救治；10月17日8时病人死亡。贺某之弟，男，9岁，10月10日出现发热至镇中心卫生院就诊；10月17日症状不见好转，因其姐已病故，直接送市妇幼保健院进行救治；10月18日，市妇幼保健院向所属区疾病预防控制中心报告：16日、17日先后收治2例分别为"重症肺炎"和"支气管肺炎"的贺家姐弟病人；通过流行病学现场调查，病人家中所养的鸡、鸭在2名病人发病前出现死亡。据此线索进一步调查和实验室诊断确诊为首例禽流感病例。

案例提示：

1. 突发公共卫生事件的发现始于抓住一些异常情况苗头。全科医生应具有发现异常疾病的基本意识。在基层接诊、社区随访，社区学校、托幼机构、单位等集体场所短期内发生2例及以上的相似病例或发病异常，应引起高度重视。

2. 全科医生应学会在临床思维中运用流行病学基本方法。将"三间分布"的基本理论应用于临床实践。考虑病人在发病时间上是否集中在较短时间内，是否与症状提示的某种传染病的潜伏期相吻合；发病地点上是否有相对集中的关联，如同病房（区、院）、同家庭、同一班（校、园）、同村等。在发病人群中是否存在有关联的人患相同症状的疾病，如姐弟、母女、同学、同事、医患、陪护等。结合不同传染病"三间分布"的特点，在基层一线工作中善于发现传染病发病的预警及苗头。

二、突发公共卫生事件的处置原则

【案例分析三】

2009年6月7日20:30，某省卫生厅接到省内某市报告，发现1例发热病例，按照《甲型（H1N1）流感诊疗方案（2009年试行版第一版）》，根据病例临床表现和实验室检验结果，初步诊断为输入性甲型H1N1流感确诊病例。患儿，男，6岁，加拿大国籍，在加拿大多伦多市托幼机构上学。6月5日3:00（北京时间）患儿随母亲从加拿大多伦多市乘坐航班，于6月5日16:00达到北京，22:00乘坐火车，于6月6日9:43到达某市，由患儿亲属开私家车直接接到其姥姥家暂住。患儿6月7日14:00出现发热，自测体温37.4℃，1小时后体温38.2℃，伴有咳嗽、咽痛等症状，无流涕、鼻塞，无肌肉酸痛，曾咨询市人民医院发热门诊，但未到医院就诊治疗。6月7日20:30，患儿所在市疾病预防控制中心接到病例报告后，立即向有关部门报告。市卫生局组织专家组会诊结果显示，患儿一般状况良好，体温为37.2℃，咽部充血，双肺呼吸音粗，无啰音。当地疾病预防控制中心立即开展流行病学调查，隔离治疗病例，追踪登记密切接触者，连夜采集病例标本进行送检。6月8日13:30，省疾病预防控制中心对患儿标本进行甲型H1N1流感病毒核酸检测，结果为疑似阳性。6月8日22:00，再次采集患儿咽拭子标本并立即送省疾病预防控制中心检测，6月9日上午7:30，甲型H1N1流感病毒核酸检测结果为阳性。对此，省卫生厅高度重视，立即组织省级专家组前往患儿所在市进行会诊，指导临床救治、流行病学调查和疾病防控工作。截至6月9日8:00，患儿发病前24小时内的10名密切接触者全部追踪到，并实施集中隔离医学观察，上述接受医学观察的密切接触者均未出现发热等异常症状，身体状况良好。

案例提示：

1. 突发公共卫生事件发生后，各级医疗卫生机构要严格按照《国家突发公共卫生事件应急条例》的规定启动应急处理流程（图8-6-1）。①首诊医院负责病例的首诊、预检分诊、流行病学史问询、传染病报告、隔离留观、协助病例运转等工作；②定点治疗医院负责做好病例救治、相关情况报告、确诊疑似、临床和确认病例网络直报、院内病例采样、院感控制、医务人员防护等工作；③疾病预防控制中心负责有关病例的流行病学调查、密切接触者追踪调查并提出相关处置措施、疫点处置、病例样本检测、指导医疗机构院感控制及病例监测、向上级汇报疫情等；④卫生行政部门组织医疗卫生机构做好疫情处置工作、组织专家会诊研判、向本级政府提出有关预防控制措施、向本级或上级部门汇报有关情况、必要时向联防联控部门发布通报、组织开展监督执法检查等；⑤基层医疗卫生机构负责实施对有关病例密切接触者的居家或集中医学观察、协助疾病预防控制中心做好疫点处置工作、负责服务范围内相关居民的健康教育工作等。

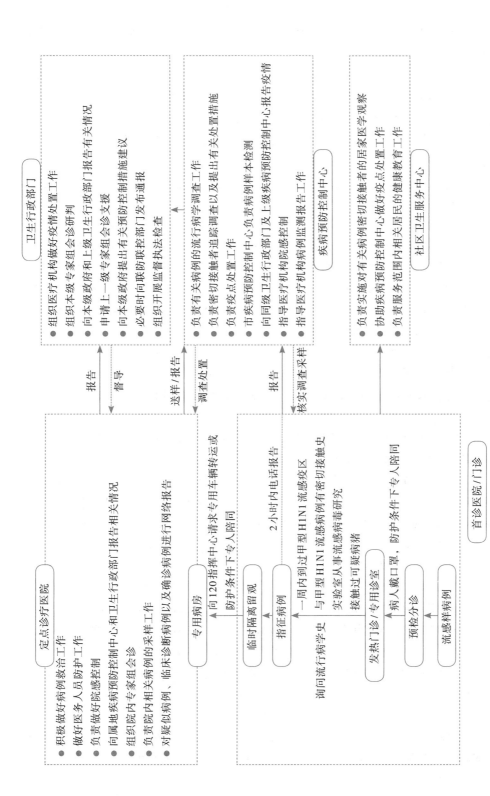

图 8-6-1 甲型 H1N1 流感报告处置流程图

2. 突发公共卫生事件的应急处置需要政府协调、多部门配合，各级医疗卫生机构要各司其职，在疫情应急处置中不缺位。基层医疗卫生机构是疫情防控和应急处置的网底，首先要落实首诊负责制，做好病例的首诊、预检分诊、流行病学史问询、传染病报告、隔离留观、协助病例运转工作；配合疾病预防控制中心做好病例流行病学调查、密切接触者追踪调查、病例标本采样、疫点消毒处置等协助性工作；利用讲座、专题板报、宣传单等多种形式，面向管辖范围内居民广泛开展疫情相关疾病防治知识的宣传教育，防止疫情传入和扩散。

【案例分析四】

截至2020年6月10日24点某市已连续56日无本地报告新增新型冠状病毒感染确诊病例。6月11日某市某区出现一例新型冠状病毒感染确诊病例，男，52岁，于6月10日下午就诊于某辖区医院发热门诊；6月12日另一区发现第2例新型冠状病毒感染确诊病例，男，25岁，于6月9日就诊某辖区医院，12日核酸检测阳性。经流行病学调查，追溯病人发病前14日的行动轨迹，发现2例病例均有去过该市某郊区县大型农贸市场的经历。6月12日市区疾病预防控制中心紧急开展此次疫情的溯源工作，对该市某郊区县大型农贸市场进行环境采样，对病例1家里冰箱、环境、食品取样40件，公共区域外环境取样16件，进行核酸检测，结果为阴性；对病人儿子所在学校外环境取样20件核酸检测均为阴性；对病人亲属朋友8人、病人所在小区330名居民、病人儿子所在学校师生48人、19名密切接触者、52名非密切接触者进行咽拭核酸检测，结果均为阴性。对该大型农贸市场外环境标本核酸检测，发现水产摊位案板及地漏核酸检测阳性。之后对该大型农贸市场环境及人员进行核酸检测，环境检测有40件阳性标本、45人咽拭子阳性，初步锁定本次疫情源头在该大型农贸市场。

6月12日至13日对全市所有农贸市场从业人员及外环境进行抽检采样，共采集从业人员咽拭子标本800件、外环境标本2 131件，其中1人咽拭子标本为新型冠状病毒核酸阳性。来自周边区县商品交易市场，该人定期从此大型农贸市场进货。6月13日确认病例36例，关闭大型农贸批发市场，周边11个小区封闭管理，周边3所小学6所幼儿园立即停课、暂缓复课；对5月30日以来与该区县大型农贸市场密切接触的人员进行核酸检测，全市增加具备核酸检测能力的机构。6月14日疫情发布会宣布大型农贸市场周边居民全部进行核酸检测。6月15日该市将社区防控级别由三级调整为二级，5月30日以来去过该大型农贸市场的人员以社区为单位就近进行核酸检测；全市社区（村）二级防控；周边区县商品交易市场暂时关闭，邻近10个社区封闭管理，周边中小学全部进行核酸检测；全市医务人员支援定点传染病医院开展救治工作。6月16日该市应急响应级别调整为二级，对农贸市场、餐饮等场所全部进行环境消杀、核酸检测等，限制公共交通、公共场所满载率和人流量。

7月5日疫情得到有限控制，7月20日疫情应急响应级别由二级调整为三级，8月6日大型农贸市场聚集性疫情病例全部清零。本次疫情该市累计报告386例感染者，其中确诊病例335例，272例直接暴露于大型农贸市场，96例病例间接暴露于该大型农贸市场。

案例提示：

1. 大型农贸市场疫情是在该市连续56日没有新型冠状病毒感染本地病例、疫情防控趋于常态化防控情况下的一次疫情反弹，提示重大传染病疫情的防控是一个复杂长期的过程，在本地疫情平稳情况下不要松劲、防漏洞、防反弹，要严格执行常态化阶段疫情防控的策略，外防输入、内防反弹，人物同防。一旦出现疫情反弹，要"及时发现、快速处置、精准防控、有效救治"，在尽可能短时期内控制疫情蔓延。

2. 经流行病学调查，大型农贸市场疫情病例绝大多数均有大型农贸市场农产品批发活动史，通过采集确诊病例相关的外环境标本，有核酸检测阳性报告，可初步判断这些病例可能接触了大型农贸市场中污染的环境或接触到了被感染的人员而传染发病。因大型农贸市场人员流调量极大，为防止疫情扩散，有效将疫情控制在可控范围内，快速有效的处置机制很重要。为此，当时疫情防控采取了以下措施：

（1）迅速锁定疫情来源，果断采取封控措施，针对该大型农贸市场人流量大、人员结构复杂、疫情扩散风险大的特点，紧急于6月13日3时起暂时关停市场，对周边小区采取封控措施，调查市场相关人员及外部环境污染现状，评估感染风险，全面有序进行卫生整治和环境消杀。

（2）扩大流调范围，市区两级疾病预防控制中心围绕确诊病例的活动轨迹，扩大调查范围，开展病例搜索，确定可能涉及的场所和人员，做好病例的追踪溯源，对已确诊病例的密切接触者全部实施集中隔离。

（3）紧急落实核酸检测排查，做到应检尽检，对市场从业人员采集咽拭子样本，同时加强市场环境检测，对各类物体表面、肉类及肉制品、加工台、清洗池、门把手、垃圾桶等进行样本取样。

（4）分级分类精准防控，对该大型农贸市场内封控人员全部采取集中隔离医学观察措施，以街道（乡镇）一个最长潜伏期内（14日）街道（乡镇）内发生病例数以及不明原因聚集性疫情数作为风险登记判定指标，划分疫情低风险、中风险、高风险街道，实行以社区、街道为单位的精准防控。

（5）重点场所重点行业严格管理，对全市农贸市场、菜市场、餐饮等重点场所开展环境消杀并加强监测，对这些场所从业人员进行健康排查和核酸检测、要求做好个人防护。对该大型农贸市场等封锁场所、养老机构、学校等特殊场所，实行严格闭环管理，防止疫情蔓延。这也提示我们基层医疗卫生机构，在日常就诊病人的过程中，要严格执行人人测温、专人值守预检分诊窗口、正确佩戴口罩、做好预约就诊工作，有序限流就诊、1m线候诊，减少交叉感染。

3. 该大型农贸市场新型冠状病毒感染疫情处理过程中，政府主导，制定和启动防疫策略和机制，各级医疗卫生机构各司其职、密切配合，快速开展病例溯源、流行病学调查、密切接触者医学观察、核酸检测服务、救治病人等医学活动，社会各机构积极采取防疫措施，关停市场、限制人流等，居民响应防疫要求参与核酸检测。通过全社会齐心协力的防控，历时2个月，快速有序地将疫情控制在有限范围内，社会经济活动快速恢复常态。再次验证了，疫情防控必须是多部门协作才能有效快速控制疫情蔓延。

4. 通过这个案例，学习并了解重大疫情防控的策略，严格执行落实上级部门制定的防疫措施。新型冠状病毒感染疫情发生以来，各国采取的防疫策略各有不同，我国采取的是"外防输入、内防反弹"总策略、总方针，主要以阻断病毒传播和扩散、防止社区传播为目的，核心措施是积极发现并管理病例，对密切接触者进行严格追踪和隔离医学观察，采取特定措施阻止人际传播及向其他地区扩散，必要时限制局部地区的人员流动。

【案例分析五】

2011年11月10日某市疾病预防控制中心接到该市人民医院网络直报手足口病例3例，病人均为某幼儿园儿童。首发病例：患儿1，男，4岁，托幼儿童。2011年11月8日出现散在疱疹，手、足背出现疱疹，无发热、咳嗽等症状，于11月8日到市人民医院就诊，诊断为手足口病。患儿在发病前1周内未接触过类似病例，无外出史。次发病例：患儿2，女，4岁，与首发病例同一托幼机构儿童；患儿3，男，4岁，与首发病例同一托幼机构儿童，2011年11月9日患儿2、患儿3，出现散在疱疹，手、足背出现疱疹，无发热、咳嗽等症状，当日在市人民医院就诊，诊断为手足口病。市疾病预防控制中心组织进行了现场流行病学调查，确认为一起手足口病聚集性疫情。现场调查发现，该幼儿园发病集中的房间是住宅楼改建的，房间内通风不畅；幼儿园未能每日对幼儿教室、活动室的空气及物体表面进行消毒，有晨检记录，未见疫情报告制度。

案例提示：

1. 要加强托幼、学校传染病聚集性疫情的监测、报告和防控工作。托幼、学校作为特殊人群聚集的场所，很容易发生传染病的聚集发病或流行。如果对疫情处理不及时、防控措施不到位，不仅严重影响儿童、青少年的身体健康，还会造成严重的社会负面影响。因此，要高度重视学校、托幼机构传染病疫情防控。基层医疗卫生机构在门诊、健康随访、健康体检、协助托幼机构、学校开展传染病防控工作中要善于发现常见传染病如麻疹、风疹、腮腺炎、手足口病、水痘等传染病的苗头。

2. 掌握学校、托幼机构传染病聚集性疫情防控的要点

（1）学校或托幼机构发生疫情多数为自限性疾病，如诺如病毒性胃肠炎、手足口病、感染性腹泻等，一旦1周内发现这类疾病在同一班级、同一年级小范围发生超过2例或以上确诊病例，病例间存在因密切接触导致人与人之间传播可能性，就构成聚集性疫情，需要进行传染病报告，采取措施预防疫情扩散。

（2）托幼机构、学校发生的疫情会因为人群聚集，通过病患呼吸道分泌物、粪便，以及其污染的手、毛巾、手绢、牙杯、玩具、食具、奶具、床上用品、内衣以及医疗器具造成传播。因此，如果出现传染病聚集性疫情，采取让托幼园所、学校停课，对病人停留过场所或全部环境进行彻底终末消毒处理措施。尽量让病人单独居住，减少人员接触，注意个人防护，居室通风，勤洗手，定期消毒，以减少聚集性疫情的扩散。

3.做好托幼、学校日常传染病防控措施。婴幼儿和儿童对传染病普遍易感，儿童、家庭和托幼机构的卫生是预防传染病感染的关键。托幼机构及学校教室和宿舍场所要保持良好通风，每日对玩具、个人卫生用具、餐具等物品进行清洗消毒，对门把手、楼梯扶手、桌面等物体表面进行擦拭消毒；每日进行晨检，发现可疑患儿时，要对患儿采取及时送诊、居家休息的措施、对患儿所用的物品要立即进行消毒处理。基层医疗卫生机构应做好预检分诊，接诊疑似病人后，应引导疑似患儿到专门诊室（台）就诊，候诊及就诊等区域增加清洁消毒频次，疑似和患儿应单独隔离治疗，对患儿使用过的病床、桌椅等设施和物品进行消毒再使用，患儿呼吸道分泌物、呕吐物、粪便及污染物品进行消毒处理，做好院感防控工作。

三、突发公共卫生事件基层处置原则

【案例分析六】

2008年3月，某市儿童医院发现了10例泌尿系结石患儿，患儿均曾食用同一品牌的婴幼儿奶粉。此后，全国陆续曝出因食用该品牌乳制品而发生副反应的病例，三聚氰胺奶粉事件全面暴发。2008年9月，党中央、国务院启动国家重大食品安全事故一级响应，并成立应急处置领导小组。卫生部发出通知，要求各医疗机构对婴幼儿三聚氰胺相关泌尿系结石问题实行免费筛查和治疗。

案例提示：

针对突发公共卫生事件特点，基层医疗卫生机构应关注以下几方面问题：

1. 服从统一指挥 "婴幼儿三聚氰胺相关泌尿系结石"事件发生时，国家、各省市都成立应急处置领导小组指挥事件的处置。突发公共卫生事件具有群体性特点，根据突发公共卫生事件范围、性质和危害程度，对突发公共卫生事件实行分级管理。各级人民政府负责突发公共卫生事件应急处理的统一领导和指挥。全科医生要明确突发公共卫生事件应对不仅是医疗卫生的专业服务，而是关系到公众健康的政府统一行动。

2. 积极寻求和采取应对措施 "婴幼儿三聚氰胺相关泌尿系结石"事件发生时，三聚氰胺对于医务人员来讲是个陌生的名词，它对机体的影响及预后，无任何经验及临床资料可以借鉴。这就需要广泛地收集信息，关注动态，在认识上、方法上尽可能地减少偏差。有些突发公共卫生事件已经建立了相关预案，依据有关规范和要求，强调将流行病学调查、健康教育、消毒隔离等各项防控措施能落到实处。

3. 强调快速反应 在三聚氰胺奶粉事件中，基层医疗卫生机构利用妇幼儿童保健管理资料，对辖区婴幼儿食用奶粉的情况在48小时内完成回顾性调查，就奶粉事件的发生和处置进展与家长进行及时沟通，避免了恐慌；对食用过问题奶粉的婴幼儿，指导家长到指定医疗机构进行泌尿系筛查。突发公共卫生事件的两大特点，即突发性和对人群健康的损害性，都要求在处置上要争取时间，快速反应是突发公共卫生事件应急处置的关键。全科医生要树立坚定、敏锐的保护人群健康意识，在突发公共卫生事件的处置中争分夺秒。

4. 增强法律意识，重视客观记录　突发公共卫生事件处置通过立法的形式保障其执行力，全科医生要增强法律意识。在"婴幼儿三聚氰胺相关泌尿系结石"事件处理过程中，婴幼儿及其家长有哪些权利，比如知情权；有哪些义务，比如配合政府相关部门做好筛查工作等，全科医生应履行保障权益。对重大传染病疫情、疑似病人、传染病病人、密切接触者要承担相应的义务，就是接受隔离，接受治疗，接受检疫、检查、查询、调查等义务，局部利益应服从整体利益；同时对传染病病人或者疑似病人进行隔离和医学观察，隔离期间的工资待遇不变等也是公民受到法律保护的基本权利。应对突发公共卫生事件中，在切实采取措施的同时，全科医生要重视告知、知情同意、病史记录、调查记录等相关资料的整理，尽可能完整客观地记录清楚，便于分清职责，明确责任。

5. 宣传有"度"，防患于未然　突发公共卫生事件在外地或本地发生初期，就应在政府和上级医疗卫生部门的领导和指导下，抓紧时机，有针对性地广泛开展健康教育，提供有关生理和心理卫生知识的宣教与咨询，指导社区人群合理饮食、健身锻炼、合理就医、理性消费等，必要时在上级卫生部门的指导下开展应急免疫接种和预防用药等工作。全科医生在社区有着特殊的身份，是老百姓的健康维护者，尤其要注意从客观、科学、理性的角度，向着有利于事件控制和维护公众健康安全的角度动员社区全体人群积极行动保护自己、家庭和社区，正确应对突发事件，密切关注事件动态信息和舆情。全科医生要具备发现突发公共卫生事件隐患的敏感性，也要具有防患于未然的前瞻性。

（王　芳）

第九章　基层医疗卫生机构管理

基层医疗卫生
机构管理

第一节　基层医疗卫生机构管理

一、概述

（一）基层医疗卫生机构定义

基层医疗卫生机构指城市社区卫生服务中心和社区卫生服务站、农村乡镇卫生院和村卫生室，是面向辖区居民提供基本公共卫生和基本医疗卫生服务。

（二）管理定义

管理是指一个组织或机构为实现特定的目标，运用管理职能和手段，有效利用组织资源进行的协调活动。基层医疗卫生机构的管理是指运用现代化管理学的原理和方法，依据法律法规及有关部门的规定，通过城市社区卫生服务中心（站）或农村乡镇卫生院（村卫生室）落实计划、组织、领导、控制等行为活动，对各项卫生资源实施有效整合，以实现向居民提供优质、高效、全周期的健康管理服务，不断满足人民群众日益增长的健康需求。

（三）管理目的

管理的目的是有效实现组织目标，包括两层含义。

1. 提高服务效率　效率即投入与产出之比，是单位成本产生的服务数量。投入越少而产出越多则效率越高。基层医疗卫生机构追求的目标应是以较少的投入，为更多居民提供更多更高质量的服务。这些投入包括资金、人力、时间等资源。基层医疗卫生机构的资源相对有限而需要完成的工作任务却面广事多，必须要通过提高工作效率来完成工作任务。所以，管理就是优选有效的方法。

2. 提高服务效果　效果即有效的结果，有时，大量工作的结果不一定都是有效的。例如，在建立居民健康档案时，如果获取的个人信息不真实、不准确、不完整，即使建档人数很多，也不符合使用要求。所以，需要按照要求选择有效的方法。这样，任务完成得越多，才越有价值。

（四）管理者与管理对象

1. 管理者　在我国医疗卫生服务体系中，基层医疗卫生机构处于网底的位置。其组织结构较为简单，管理层一般包括三层：乡镇卫生院院长或社区卫生服务中心主任、职能科室负责人、科室或站点（村卫生室）负责人。随着分级诊疗制度的推进，许多地区建立了医联体或医共体，使基层医疗卫生机构与等级医院融合在一个组织中。乡镇卫生院院长或社区卫生服务中心主任可能会以医联体或医共体中一个基层管理者的角色出现。

2. 管理对象　主要包括人、财、物、时间和信息等。

人：是最主要的管理对象。高效能的管理应该使人尽其才、才尽其用、发挥所长。基层医疗卫生机构的人员包括卫生专业技术人员、行政人员、后勤人员、其他专业技术人员等。

财：包括经济和财务，是一个组织在一定时期内所掌握和支配的物质资料的价值表现，如基层医疗卫生机构要保证规范、高效地管理和使用各项政府资金，有助于目标实现。

物：是指基层医疗卫生服务机构对药品、医疗器械、各种耗材以及其他资产的管理，要做到物尽其用，提高利用率。

时间：是物质存在的一种客观形式。高效能的管理应该考虑如何在尽可能短的时间内，做更多的事情，充分利用时间。

信息：是指具有新内容、新知识的消息。管理过程中信息是不可缺少的要素，信息管理是提高管理效能的重要组成部分。

（五）管理职能

管理包括计划、组织、领导和控制四个基本职能。在基层医疗卫生机构的管理实践中，可细化为以下八项职能：

1. 计划　计划是对未来工作的具体安排。计划工作表现为确立目标和明确实现目标的必要步骤的过程。它是管理的首要职能。

2. 决策　是组织管理中最重要的工作，是组织运行成败的关键。每个组织都要对内外环境变化作出灵敏反应，运用科学的方法，预测未来环境变化的趋势，作出正确的决策。

3. 组织　组织工作是为了有效地达成计划所确定的目标而进行的分工协作、合理配置各种资源的过程。它是计划工作的自然延伸。

4. 领导　领导是管理者利用职权和威信施展影响，指挥和激励组织中各类人员努力去达成组织目标的行为。

5. 激励　是领导工作中非常重要的内容。领导者需要了解被领导者愿望，并根据组织活动的需要和个人素质与能力差异帮助他们实现各自的愿望，以此提高下属工作积极性。

6. 沟通　沟通是领导功能发挥的重要内容。管理工作中，要求管理者了解沟通障碍的原因，选择恰当的沟通方式，掌握有效的沟通技巧，及时化解组织中存在的各种冲突。

7. 评价　是指通过对照某些标准判断实际工作结果，并赋予结果一定意义和价值的过程。在卫生管理中，需要通过对各项工作展开评价，才能评估效果、发现问题、及时改进。

8. 控制　控制是指在动态环境中为保证既定目标的实现而进行检查和纠偏的过程。由于环境的不确定性、组织活动的复杂性和管理失误的不可避免性，必须对环境、组织成员和组织活动等加以控制。

二、基层医疗卫生机构管理内容

（一）党建管理

党支部是党的基础组织，在基层医疗卫生机构担负着直接教育党员、管理党员、监督党员、组织群众、宣传群众、凝聚群众、服务群众的职责。加强党支部的制度化、规范化和科学化建设，按期换届和严格落实"三会一课"制度，按要求召开民主生活会、组织生活会和党建述职，认真开展党的各类主题学习教育实践活动；严格落实党务公开，按时足额交纳党费；定期组织开展党建主题日活动。落实党风廉政建设主体责任，严格执行"三重一大"集体决策制度，定期开展党风党纪教育、廉政警示教育活动。

（二）业务管理

1. 医疗服务管理

（1）依法管理：严格执行医疗卫生管理法律、法规和规章，采取综合措施，建立健全各项工作制度，加强医疗质量管理。基层医疗卫生机构必须取得《医疗机构执业许可证》，按照县级卫生行政部门核准的诊疗科目执业，贯彻落实分级诊疗制度，严禁超诊疗科目和执业范围从事诊疗活动。

（2）医疗质量与安全管理：建立医疗质量管理小组，制定和督促实施医疗质量管理方案，建立医疗质量管理责任和责任追究制。乡镇卫生院院长和社区卫生服务中心主任为第一责任人。建立和落实医疗质量与安全制度，开展全员质量与安全教育，重点落实首诊负责制、医师查房制度、交接班制度、护理查对制度、处方病历书写制度、会诊及疑难病例讨论制度、急危重症患者抢救制度、转诊制度、手术分级制度、术前讨论制度、死亡病例讨论制度、消毒隔离制度、临床用血审核制度和差错事故登记报告制度等医院质量管理制度，消除安全隐患，防范医疗风险。

（3）护理管理：建立护理组织管理体系，完善护理工作制度、护士岗位职责和工作标准。科学设置护士管理岗位，依法执行护理准入管理；制定护理管理工作长期规划和年度计划；建立和完善常见病护理常规、技术操作规范及临床护理服务规范，实施护理质量追踪管理，及时落实改进措施。加强护理安全管理，制定并落实护理技术操作常见并发症的预防与处理规范。

（4）药事管理：建立药事管理组织机构、职责制度、质量管理和设施设备等方面的管理体系，对临床诊断、预防和治疗疾病用药过程实行全方位管理，并保证药品使用安全、有效、经济、合理。

（5）中医药管理：坚持中西医并重原则，合理配置中医药技术人员、设施设备和中药饮片，科学规划中医药发展路径，积极开展老年人、0～36月龄儿童、常见慢性病患者中医药健康管理，充分发挥中医药优势，做好传染病预防工作。

（6）医院感染管理：建立医院感染管理体系，制定和完善医院感染管理规章制度，落实院科两级医院感染管理工作和制度落实情况的监督检查，落实重点人群、重点环节、高危因素管理与监测，定期开展风险评估。切实做好手卫生管理和消毒灭菌工作，加强医疗废物和污水处理管理、督查和处置。

2. 公共卫生管理

（1）基本公共卫生服务项目管理：实施国家基本公共卫生服务项目是促进基本公共卫生服务逐步均等化的重要内容，是我国公共卫生制度建设的重要组成部分。根据《国家基本公共卫生服务规范（第三版）》的规定，基层医疗卫生机构应为辖区居民提供免费、自愿的基本公共卫生服务项目。项目包括居民健康档案管理、健康教育、预防接种、0～6岁儿童健康管理、孕产妇健康管理、老年人健康管理、慢性病患者健康管理（包括高血压患者和2型糖尿病患者健康管理）、严重精神障碍患者管理、肺结核患者健康管理、中医药健康管理、传染病及突发公共卫生事件报告和处理、卫生监督协管等。

（2）重大公共卫生服务项目管理：属于社会公益性项目，是党和政府惠民工程，是落实"预防为主，防治结合"卫生方针的大事，也是我国公共卫生制度建设的重要组成部分。基层医疗卫生机构应加强在艾滋病防治等项目上的管理，落实管理组织和管理制度，加强专项资金的监控，切实做好重大公共卫生服务项目的服务。

3. 家庭医生签约服务管理　实行家庭医生签约服务是强化基层医疗卫生服务网底功能，也是新形势下更好维护人民群众健康的重要途径。基层医疗卫生机构应合理组建家庭医生签约服务团队，明确家庭医生服务责任区域和服务内容。以需求为导向，针对不同人群提供相应的个性化服务。签约覆盖率、重点人群签约率、续签率均应达到国家规定的相应要求。

（三）综合管理

1. 新型农村合作医疗管理（城乡居民医疗保险）　严格执行新型农村合作医疗（城乡居民医疗保险）政策规定，履行定点医疗机构职责，为参加医疗保险的农民提供优质的卫生服务，配备专（兼）职工作人员负责医疗保险的日常管理工作。规范医疗服务行为，控制医药费用不合理增长。按照国家和地方颁布的新型农村合作医疗（城乡居民医疗保险）基本药物目录、基本诊疗项目等规定，实施合理检查、合理用药、合理收费。在醒目位置公示新型农村合作医疗（城乡居民医疗保险）有关政策、补助程序、报销范围以及每月住院补助情况，接受社会监督。

2. 人力资源管理　按照乡镇卫生院和社区卫生服务中心（站）机构编制标准，结合当地服务人口及自然、经济和社会条件等情况，合理核定机构所需的人员编制。积极开展内部人事制度改革。乡镇卫生院和社区卫生服务中心（站）按照其功能任务设岗，因事设岗、按岗聘用；实行全员聘用、合同管理的用人机制。合理设置乡镇卫生院和社区卫生服务中心（站）工作岗位，强化其公共卫生、基本医疗、签约服务等服务职能。

3. 财务后勤管理　基层医疗卫生机构要严格按照国家有关规定，做好财务管理工作，维护财产安全。①应建立健全资产管理制度，任何单位和个人不得占用、挪用、截留或私分基层医疗卫生机构资产。②规范财务管理，配备专（兼）职会计人员和出纳人员，做到钱、账、物分管，财务人员应取得相应的资格证书。③实行县区集中财务管理的乡镇卫生院和社区卫生服务中心要按照当地集中管理有关规定执行财务管理。④加强收支管理。乡镇卫生院所有收支实行统一管理、统一核算，严格执行会计制度，对专项资金实行专款专用，做到账证、账表、账实相符；保证票据真实、完善、合法、有效。各项支出均应取得合法原始凭证；建立严格的支出审批制度和财务审批制度；严禁瞒报收入、虚列支出行为。基层医疗卫生机构财务收支将会随着医疗改革的深入发生变革，基层医疗卫生机构要积极主动服从医改大局，探索新的管理模式。⑤加强经济管理。准确、及时编制财务预决算，定期报送财务报表，每季度进行收支情况分析，增收节支。严格控制基层医疗卫生机构产生新的债务。⑥基层医疗卫生机构的财务管理必须接受主管机关的领导和监督，同时接受财政、审计、物价等部门的指导和监督。执行医疗服务价格政策，严格执行国家收费标准。乡镇卫生院和社区卫生服务中心（站）要在醒目位置公开主要诊疗项目收费标准和主要药品价格，增强收费透明度。医疗服务收费项目要让患者能及时了解和查询。有条件单位推行住院费用清单制度。严格执行药品零差价制度，认真执行基层医疗卫生机构一般性诊疗费的规定。⑦建立物资采购、验收、入库、发放、报（废）损等制度，每年年底全面清点盘存，做到账物相符。基本建设坚持先论证、后报批、再建设的原则，并按规定招投标和做好项目管理，保证项目建设质量。建设工程竣工经有关部门验收鉴定合格后，凭决算单及时转入固定资产。所有基建项目的资料要归入财务档案，妥善保管。乡镇卫生院和社区卫生服务中心建设规模、床位设置要符合国家规定的建设标准，严格控制超标准建设。⑧健全安全保卫工作制度，加强对手术室、分娩室、放射室、配电室、危险品仓库、财务室等重点区域的管理，落实防火防盗措施。⑨美化院内环境，搞好室内卫生，创造整洁、优美、安静、舒适的医疗卫生服务环境。

4. 医德医风建设　尊重服务对象，遵守职业规范，切实加强职业道德、职业纪律和职业责任教育。弘扬白求恩精神，牢固树立全心全意为人民服务的思想。要提供全生命周期的连续性服务，照顾到服务对象的文化差异、民族特点、职业特点、性别和年龄情况、经济状况等，提供适宜的个性化服务。

5. 信息管理　基层医疗卫生机构应建立信息化管理组织，合理配置系统运行管理人员，制定组织管理制度和保密制度，切实做好信息系统日常运行和维护，逐步推进卫生服务办公自动化，探索通过移动互联网应用技术将基层医疗卫生服务延伸到居民群众家中。

（蔡华波　周斌锋）

第二节　基层医疗卫生机构绩效考核

一、目标与原则

（一）目标

基层医疗卫生机构绩效考核的目标是通过建立健全基层医疗卫生机构绩效考核机制，推动基层医疗卫生机构持续提升服务能力和改进服务质量，努力为人民群众提供安全、有效、方便、经济的医疗卫生服务。同时，进一步发挥绩效考核导向作用，引导医疗卫生资源下沉基层，推进分级诊疗制度建设。

（二）原则

1. 坚持顶层设计，加强属地化管理　按照属地化管理原则，坚持中西医并重，结合经济社会发展、基层卫生发展现状科学合理设置指标的权重和标准，提升绩效考核的精准性。

2. 坚持公益性导向，强化激励约束　坚持基层医疗卫生机构的公益性质，发挥绩效考核的激励和约束作用。通过建立健全基层医疗卫生机构和医务人员考核机制，加强基层医疗卫生机构法治建设，做实健康促进和健康教育，助力基层医疗卫生服务能力提升和质量持续改进。

3. 坚持信息化支撑，确保结果真实客观　充分发挥信息化技术在绩效考核中的支撑作用。关键数据从卫生健康统计年报、卫生财务年报、中医医疗管理统计年报、全民健康保障信息化工程等数据库中提取，保证数据信息自动生成，非法定情形且未经依法授权不可更改。鼓励各地利用信息化手段进行考核，确保考核结果真实客观。

二、内容

（一）功能定位

具体考核内容按照《国家基本公共卫生服务规范（第三版）》和省（区、市）卫生健康行政部门规定的相关要求。

1. 诊疗人次数　重点考核门急诊诊疗人次数及与上年相比变化情况。

2. 出院人数　没有病床的机构不考核此项。重点考核出院人数及与上年相比变化情况。

3. 中医药服务

中医诊疗人次占比=中医诊疗人次/总诊疗人次×100%

提供中医医疗技术方法种类：指本年度基层医疗卫生机构能够开展的中医医疗技术方法种类数。

门诊中医非药物疗法诊疗人次占比=本年度门诊中医非药物疗法诊疗人次/总诊疗人次×100%

中医馆设置：指社区卫生服务中心、乡镇卫生院中医科室集中设置，多种中医药技术方法综合使用并相对独立的综合服务区（中医馆）情况，按照《国家基本公共卫生服务规范（第三版）》提供中医药健康管理服务。

4. 健康档案管理

电子健康档案建档率=建立电子健康档案人数/辖区内常住居民数×100%

5. 健康教育　计算发放健康教育印刷资料的数量和种类、播放健康教育音像资料的次数和种类、举办健康教育讲座和健康教育咨询活动参加人数、播放健康教育音像资料的时间和健康教育宣传栏设置个数。

6. 预防接种

乙肝疫苗第三针次接种率=年度辖区内乙肝疫苗第三针次实际接种人数/年度辖区内乙肝疫苗第三针次应接种人数×100%

8月龄麻疹疫苗接种率=年度辖区内8月龄麻疹疫苗实际接种人数/年度辖区内8月龄麻疹疫苗应接种人数×100%

7. 儿童健康管理

新生儿访视率=年度辖区内按照规范要求接受1次及以上访视的新生儿人数/年度辖区内活产数×100%

儿童健康管理率=年度辖区内接受1次及以上随访的0～6岁儿童数/年度辖区内0～6岁儿童数×100%

8. 孕产妇健康管理

早孕建册率=辖区内孕13周之前建册并进行第一次产前检查的产妇人数/该地该时间内活产数×100%

产后访视率=辖区内产妇出院后28日内接受过产后访视的产妇人数/该地该时间内活产数×100%

9. 老年人健康管理

老年人健康管理率=年内接受健康管理65岁及以上老年人数/年内辖区内65岁及以上常住居民数×100%

10. 高血压患者健康管理

高血压患者规范管理率=按照规范要求进行高血压患者管理的人数/年内已管理高血压患者人数×100%

管理人群血压控制率=最近一次随访血压达标人数/年内已管理的高血压患者人数×100%

11. 糖尿病患者健康管理

2型糖尿病患者规范管理率=按照规范要求进行2型糖尿病患者健康管理的人数/年内已管理的2型糖尿病患者人数×100%

管理人群血糖控制率=年内最近一次随访空腹血糖达标人数/年内已管理的2型糖尿病患者人数×100%

12. 严重精神障碍患者管理

严重精神障碍患者规范管理率＝年内辖区内按照规范要求进行管理的严重精神障碍患者人数/年内辖区内登记在册的确诊严重精神障碍患者人数×100%

13. 结核病患者健康管理

肺结核患者管理率＝已管理的肺结核患者人数/辖区同期内经上级定点医疗机构确诊并通知基层医疗卫生机构管理的肺结核患者人数×100%

肺结核患者规律服药率＝按照要求规律服药的肺结核患者人数/辖区内同期已完成治疗的肺结核患者人数×100%

14. 传染病及突发公共卫生事件报告和处理

传染病疫情报告率＝网络报告的传染病病例数/登记传染病病例数×100%

传染病疫情报告及时率＝报告及时的病例数/报告传染病病例数×100%

突发公共卫生事件相关信息报告率＝及时报告的突发公共卫生事件相关信息数/报告突发公共卫生事件相关信息数×100%

15. 卫生监督协管

卫生监督协管信息报告率＝报告的事件或线索次数/发现的事件或线索次数×100%

16. 签约服务

签约服务覆盖率＝签约居民人数/当地常住人口数×100%

重点人群签约服务覆盖率＝签约家庭医生服务的重点人群数/重点人群数×100%

签约居民续约率＝一个签约服务周期结束后续签居民数/上一周期签约居民总人数×100%

（二）服务效率

具体考核内容按照省（区、市）规定的相关要求。

1. 医师日均担负诊疗人次

医师日均担负诊疗人次＝（诊疗人次数/平均医师人数）/251。

2. 医师日均担负住院床日　没有病床的机构不考核此项。

医师日均担负住院床日＝（实际占用总床日数/平均医师人数）/365

3. 病床使用率　没有病床的机构不考核此项。

病床使用率＝实际占用总床日数/实际开放总床日数×100%。数据来源于卫生健康统计年报。

4. 平均住院日　没有病床的机构不考核此项。

平均住院日＝同期出院者占用总床日/年度出院人数。数据来源于卫生健康统计年报。

（三）医疗质量与安全

1. 基本药物使用情况　考核是否达到本省（区、市）规定的相关要求。

基本药物采购品种比例＝医疗卫生机构采购基本药物品种数/医疗卫生机构同期采购药物品种总数×100%

基本药物采购金额比例＝医疗卫生机构采购基本药物金额数／医疗卫生机构同期采购药物金额总数×100%

2. 抗菌药物处方比例

抗菌药物处方比例＝含有抗菌药物处方数／抽查处方总数×100%

3. 静脉注射剂使用比例

静脉注射剂使用比例＝含有静脉注射剂处方数／抽查处方总数×100%

4. 院内感染管理 考核一次性医疗物品管理落实情况、医疗废弃物处理合规情况、消毒隔离措施落实情况、无菌技术操作执行情况。

5. 医疗纠纷处理 考核是否按有关法律、法规要求，预防、处理医疗纠纷。

（四）经济管理

1. 门诊次均费用

门诊次均费用＝门诊业务总收入／年门诊总人次数

门诊次均费用变化情况＝（本年度门诊次均医疗费用－上年度门诊次均医疗费用）／上年度门诊次均医疗费用×100%

2. 住院次均费用 考核是否达到本省（区、市）规定的相关要求。

住院次均费用＝住院业务总收入／年住院总人次数

住院次均费用变化情况＝（本年度住院次均医疗费用－上年度住院次均医疗费用）／上年度住院次均医疗费用×100%

3. 医疗收入变化

医疗收入变化＝（本年度医疗收入－上年度医疗收入）／上年度医疗收入×100%

4. 医疗服务收入占比（不含药品、耗材、检查检验收入）

医疗服务收入占比＝医疗服务收入／医疗收入×100%。包括挂号收入、床位收入、诊查收入、治疗收入、手术收入、药事服务收入、护理收入。

5. 收支结余

收支结余＝业务收支结余＋财政项目补助收支结转（余）＋科教项目补助收支结转（余）

业务收支结余＝医疗收支结余＋其他收入－其他支出。其中：医疗收支结余＝医疗收入＋财政基本支出补助收入－医疗支出－管理费

财政项目补助收支结转（余）＝财政项目支出补助收入－财政项目补助支出

科教项目补助收支结转（余）＝科教项目支出补助收入－科教项目补助支出

6. 人员支出占业务支出比例

人员支出占业务支出比例＝人员支出／业务支出×100%。

7. 财务制度 考核是否根据相关法律法规的要求，制定财务管理制度，加强预算管理；全面落实价格公示制度，收费价格透明；健全固定资产管理制度，有固定资产明细目录，台账完整，账物相符；财务人员配置到位，财务集中核算管理的机构配备报账员。

（五）信息管理

信息管理系统应用。建立并运用信息管理综合系统，并能实现以下功能：健康档案服务与管理、基本公共卫生服务项目管理、基本医疗服务管理、中医药服务管理、药品管理、卫生统计信息服务和管理、医疗保险服务管理和综合管理。

（六）协同服务

1. 双向转诊　上转患者人次数（门急诊、住院）指的是本年度基层医疗卫生机构向二、三级医院上转的患者人次数。上级医院下转患者人次数（门急诊、住院）指本年度二、三级医院向基层医疗卫生机构下转的患者人次数。

2. 一体化管理　考核基层医疗卫生机构实行一体化管理和乡镇卫生院对乡村医生进行技术培训和业务指导。

（七）人力配置

1. 每万人口全科医生数

每万人口全科医生数=基层医疗卫生机构全科医生数×10 000/服务人口数

全科医生数：指注册为全科医学专业或取得全科医生培训合格证执业（助理）医师数之和。

2. 医护比

医护比=注册执业（助理）医师数/同期注册护士数

（八）人员结构

1. 卫生技术人员学历结构

具有本科及以上学历的卫生技术人员数/同期卫生技术人员总数×100%

2. 卫生技术人员职称结构

具有高级职称的卫生技术人员数/同期卫生技术人员总数×100%

3. 中医类别医师占比

中医类别医师占比=中医类别执业（助理）医师数/同期基层医疗卫生机构执业（助理）医师总数

（九）患者满意度

患者满意度指标按同类机构得分排名依次减少。

门诊患者满意度=评价满意的被调查门诊患者人数/接受调查的门诊患者总数×100%

门诊患者满意度问卷维度包括挂号体验、医患沟通、医务人员回应性、隐私保护、环境与标识等。

住院患者满意度=评价满意的被调查住院患者人数/接受调查的住院患者总数×100%

住院患者满意度问卷维度包括医患沟通、医务人员回应性、出入院手续和信息、用药沟通、环境与标识、饭菜质量、对亲友态度等。

（十）医务人员满意度

该指标按同类机构得分排名依次减少。具体考核内容按省（区、市）规定的相关要求。

医务人员满意度=评价满意的被调查医务人员人数/接受调查的医务人员总数×100%

医务人员满意度问卷维度包括工作环境、机构管理、工资待遇、培训机会、职称晋升、发展前景等。

（蔡华波　周斌锋）

第三节　基层医疗卫生服务团队工作模式

一、基层医疗卫生机构定位与功能

（一）乡镇卫生院定位与功能

1. 乡镇卫生院定位与功能　乡镇卫生院以维护当地居民健康为中心，提供公共卫生和基本医疗卫生服务，并承担县级政府卫生行政部门委托的卫生管理职能。中心卫生院是辐射一定区域的基层医疗卫生机构，并承担对周边区域卫生院及村卫生室的技术指导工作。

乡镇卫生院承担以下工作任务：

（1）开展与其定位功能相适应的基本医疗卫生服务，应用适宜技术、适宜设备和基本药物。推广适宜的包括民族医药在内的传统医药服务。

（2）承担居民健康档案、健康教育、计划免疫、传染病防治、儿童保健、妇女保健、老年人保健、慢性病管理、严重精神障碍和肺结核患者管理等国家基本公共卫生服务项目。协助实施疾病防控等重大公共卫生服务项目、卫生应急等任务。

（3）承担常见病门诊和住院治疗，开展急救、康复治疗及转诊服务。

（4）受县政府委托，承担公共卫生管理职能及村卫生室管理和技术指导。

2. 乡镇卫生院的科室设置与管理　乡镇卫生院设置相应的临床和公共卫生等部门。临床设全科、内科、外科、中医科、急诊（抢救）室、医技科。中心卫生院还应设置妇（产）科、儿科、口腔科、康复医学科、眼科或五官科。公共卫生部门可设预防、保健等科室。乡镇卫生院要组建全科服务团队。乡镇卫生院受当地县级人民政府卫生行政部门管理。乡镇卫生院实行院长任期目标责任制管理。每个乡镇要办好一所乡镇卫生院。

（二）社区卫生服务机构定位与功能

1. 社区卫生服务机构定位与功能　社区卫生服务机构以社区、家庭和居民为服务对象，以妇女、儿童、老年人、慢性病患者、残疾人、贫困居民等为服务重点，开展健康教育、预防、保健、康复、慢性病健康管理和一般常见病、多发病的诊疗服务。

社区卫生服务机构的工作任务如下：

（1）承担卫生信息管理任务：根据国家规定，收集、报告辖区有关卫生信息，开展社区卫生诊断，建立和管理居民健康档案，向辖区街道办事处及有关单位和部门提出改进社区卫生状况的建议。

（2）承担健康教育任务：普及卫生保健常识，实施重点人群及重点场所健康教育，帮助居民逐步形成利于维护和增进健康的行为方式。

（3）承担传染病、地方病、寄生虫病预防控制任务：负责疫情报告和监测，协助开展结核病、性病、艾滋病、其他常见传染病以及地方病、寄生虫病的预防控制，实施预防接种，配合开展爱国卫生工作。

（4）承担慢性病预防控制任务：开展高危人群和重点慢性病筛查，实施高危人群和重点慢性病患者管理。

（5）承担妇女、儿童保健任务：提供婚前保健、孕前保健、孕期保健、更年期保健，开展妇女常见病预防和筛查。开展新生儿保健、婴幼儿及学龄前儿童保健，协助对辖区内托幼机构进行卫生保健指导。

（6）承担老年人保健、残疾人康复指导和康复训练任务。

（7）承担生育适宜技术咨询指导、协助处理辖区内突发公共卫生事件任务。

（8）承担对居民提供一般常见病、多发病诊疗、护理和诊断明确的慢性病治疗任务；承担社区现场应急救护、家庭出诊、家庭护理、家庭病床等家庭医疗服务任务。进行转诊服务及康复医疗服务等。

2. 社区卫生服务机构的科室设置与管理　社区卫生服务中心原则上按街道办事处范围设置，以政府举办为主。人口较多、服务半径较大、社区卫生服务中心难以覆盖的社区可设置社区卫生服务站。社区卫生服务中心可设置预防保健科、全科、中医科（含民族医学）、康复医学科、医学检验科、医学影像科或口腔医学科、临终关怀科。社区卫生服务机构受区（市、县）级政府卫生行政部门监督管理。社区卫生服务中心为独立法人机构。社区卫生服务中心对其下设的社区卫生服务站实行一体化管理。

二、家庭医生服务团队工作模式

（一）家庭医生服务团队特点

基于以上基层医疗卫生服务的特点，家庭医生签约服务与个体医疗服务显著不同。其面向所有签约居民、社区居民及其家庭成员进行综合性、连续性、协调性照顾。家庭医生服务团队具有以下特点：

1. 高度共同认知的团队　团队成员对全科医疗理念的认识、理解和实践有高度共同认知，能够自觉地将居民不得病、少得病、晚得病、患病后可获得及时合理处置，尽最大可能地维护居民健康，作为共同追求的目标，将竭尽全力照顾一切需要照顾的人作为共同信念，将医疗、预防、保健、康复、健康教育、健康管理作为工作任务。每个成员的岗位任务最终都是为了所服务人群健康水平的提高。

2. 具有良好沟通效果的团队　家庭医生团队服务特点决定了其所有团队成员都要与群众有着广泛的接触和联系，向居民传播健康知识，解决居民提出的相关问题，取得居民的支持和配合，更要经常听取群众意见和建议。良好有效的沟通可以使团队意图和工作任务被群众所理解，从而调动起广泛的社会资源为解决群众的健康问题发挥作用。

3. 具有专业互补的团队　基层医疗卫生机构规模小，人员少，专业岗位有限。但它所提供的服务则是全面的、多领域和多学科的。解决这一矛盾的方法除了使工作人员更加一岗多能以外，工作人员之间的专业互补也非常重要。团队成员的优势最终形成组织优势，从而最大限度地使有限的人力发挥出更全面、更具优势的作用。

4. 具有互动协作的团队　提供家庭医生签约服务团队要具有良好的互动性和协作优势。全科医疗服务的许多任务很难由一个人独自完成，需要集体协作。同时，要求家庭医生服务方式和方法不断创新，使组织焕发生机和活力。如果缺乏良好的互动，创新就难以实现。互动包括相互间的沟通、宽容和鼓励。团队内允许任何一项新创意的提出和争论，支持任何一个有益的创新和建议。在实际工作中，成员互相欣赏和鼓励，每个成员的劳动都被认可，使组织生机不断、激情高涨。

5. 是一个荣誉共同体　家庭医生服务团队中，每个人的绩效和贡献最终都能反映在居民的评价和社会的认可中。基层医疗卫生机构的荣誉由每个成员的共同努力来实现。每个成员的失误或消极都会对组织造成伤害。同时，团队受到的影响又会通过居民的评价反馈回来。在团队中，全体成员责任共担、荣誉共享、利益共同。因此团队成员必须有集体观念、组织观念和强烈的责任感和协作精神。

（二）家庭医生服务团队建设

全科医生与居民签约后称为家庭医生。现阶段家庭医生主要包括基层医疗卫生机构注册的全科医生（含助理全科医生和中医类别全科医生），以及具备能力的乡镇卫生院医师和乡村医生等。家庭医生团队主要由家庭医生、社区护士、公共卫生医师（含助理公共卫生医师）等组成，二级以上医院应选派医师（含中医类别医师）提供技术支持和业务指导。逐步实现每个家庭医生团队都有能够提供中医药服务的医师或乡村医生，有条件的地区可吸收药师、健康管理师、心理咨询师、社（义）工等加入团队。家庭医生负责团队成员的任务分配和管理。

基层医疗卫生机构要明确家庭医生团队的工作任务、工作流程、制度规范及成员职责分工，并定期开展绩效考核。积极引导符合条件的公立医院医师和中级以上职称的退休医师，特别是内科、妇科、儿科、中医医师等，作为家庭医生团队成员在基层提供医疗服务。

1. 团队的概念及构成要素　团队是由员工和管理层组成的一个共同体，它合理利用每一个成员的知识和技能协同工作，解决问题，达到共同的目标。或者说，团队就是为实现某项共同目标而组成的工作小组，其基本特点是有一个明确的目标，团队每个人都有清晰角色和技能，成员之间互相信任，并能良好沟通。

团队的构成要素有以下5方面：

（1）工作目标：因为要实现某一特定目标，团队才会组建，所以确定目标是组建团队的前提。例如，处理一起灾难（交通事故、爆炸、塌方）事件、抢救一个危重患者、实施一个传染病防控项目、开展一次健康教育活动、建立居民健康档案、开展一项妇女两癌检查活动等。团队工作的目标一定要明确清晰。目标要具有可测量和可实现性，从而给团队工作确定出明确的起止点。如利用专项资金在3个月内为全乡常住人口建立健康档案，两周内为社区老年人开展一次慢性病防治健康教育活动等。

（2）团队成员：团队的首要任务是选拔合适的人。人是构成团队的核心力量。2个及2个以上人员就可以构成团队。团队成员的选择是组成团队非常重要和首要的任务。完成一项任务需要有不同专业、不同经验、不同年龄或性别的人员参加。特别要引起重视的是不应只从专业或能力上选取团队成员。成员之间的互助协作、互相沟通、互相配合、互相信任是团队工作的重要基础。当团队成员对团队工作目标和任务有了明确的共识后，接下来的就是每个成员在团队内充分发挥作用。所以，如果人员选择不当，团队目标实现起来就会极为困难，甚至无法开展工作。

（3）团队定位：团队定位是指团队在机构中所处的位置，指明团队工作对谁负责，其次还需确定每个团队成员的角色和责任。

如果乡镇卫生院为完成建立居民健康档案任务需要组成一个工作团队，其成员可能从乡镇卫生院的公共卫生工作人员中抽调2人，指定一名副院长负责，再从下属的乡村医生中抽调3人，从计算机室抽调1人，组成7人工作团队。那么，该团队就是乡镇卫生院水平的，副院长负责指挥，公卫医生是业务指导，其他人员按照分工作为团队成员参加团队工作。

如果社区卫生服务中心公共卫生科要开展针对女性居民乳腺癌早发现、早检查的健康教育活动，抽调全科医生1名和妇科医生1名组成工作团队。那么，该团队就是社区卫生服务中心科级水平的，其中公共卫生人员负责组织、准备工作，家庭医生负责主讲，妇科医生负责演示和教会妇女如何自查。

团队的定位对明确团队管理的关系和团队激励与绩效评估很有意义，对个人在团队中的角色、分工、行为也十分必要，从而避免职责不清、任务不明、行为不当事件的发生。

（4）团队权限：团队工作的顺利完成与其拥有相应权力有关，开展什么样的工作就需要什么样的授权。如果一个团队只有具体操作的权力，那么它的工作效力和活动范围就会受限。然而，授权超越了团队工作需要也会影响团队任务的完成。例如，一个赶赴事故现场执行抢救危重伤员的团队就应当有确定伤势轻重的权力；有决定现场施救，还是立刻转运的权力；有现场采取哪种抢救方式和决定用药的权力。如果不授予以上权力，就会耽误病情。再如，建立居民健康档案工作团队有收集居民相关信息的权力，有决定先收集哪些居民健康信息与后收集哪些居民健康信息的权力，但没有改变信息项目的权力，也没有随意改变收集范围的权力，更没有对外散布居民个人信息的权力。一个项目工作团队有无支配资金的权力、有无制定项目计划的权力都决定团队的工作方式和力度，因此，对团队与其完成工作相适宜的授权是实现团队目标的基本保障。

（5）工作计划：任何团队都须有一个明确详细而且能被每一个团队成员正确理解的工作计划。该计划的实现被认为是团队目标实现的必然结果。工作计划的要素包括"做什么""在哪里做""由谁来做""什么时间做""做好的指标是什么"以及"做该事需要的资源（人、财、物、条件和环境）"。有了计划，就可以分工，团队成员才可以知道自己干什么、与谁协作，才会研究怎么去干好。计划是指导团队活动的行动指南。

2. 团队建设的步骤

（1）明确工作目的和任务：团队工作目的要具体、清楚、明确，工作任务要围绕目的而分配。

（2）确定团队成员：根据工作任务选择团队成员，基本原则是既要有个人自愿，又要有组织推荐。团队成员的技能、业务专长要能够覆盖所有任务。依据对工作量的判断确定团队成员数量。要选好一名能被团队成员认可的指挥人员，即团队队长。

（3）团队内达成共识：通过召开团队会议，将工作目的和任务呈现给大家，并作明确解释。鼓励团队成员展开讨论，畅所欲言，任何人不可阻止嘲笑别人的发言，哪怕发言有偏差。团队成员在发表个人意见时都有平等机会，没有人可凌驾于他人之上指手画脚。经过热烈而无限制的讨论后，团队形成一致看法，从而凝聚共识，集思广益。

（4）制定工作规则和计划：在团队内要制定一个大家共同认可并遵守的工作规则，如出现问题向谁报告、改变细节经谁批准、出现分歧如何解决等。同时，要按照时间顺序制定出一份工作计划。

（5）分工与协作：将工作任务分配给每一位成员，并得到其踊跃的接纳。明确哪项活动一个人去做，哪些活动需要他人协助做，每人需协助他人做哪些工作。每个成员都要有一份详细并标明谁来干、在哪干、何时干的具体列表。

（6）执行任务：每个成员按计划要求开展工作、执行任务。

（7）监督：团队内要指定负责工作过程监督的成员，该成员要按照工作任务和指标逐项对工作计划进行审查、检验，以判断其是否按照团队规则和计划执行，有无偏离目标。有时，监督是相互的，即执行A任务的成员对执行B任务成员的工作情况进行监督，下一工序的成员对上一工序的成员进行监督，指挥人员对全部工作计划执行情况进行监督。这种监督只是为保障工作按标准完成，从中发现问题，及时纠正偏差和解决问题。

（8）评估：对团队总体工作和每个成员的工作进行评估，可分两个层面进行。首先是团队自评，全面考核所有任务的完成结果，团队工作目标是否实现，每个成员完成任务的结果如何；其次是外部评估，即由团队以外人员对团队工作进行评估。

（三）全科医疗服务团队工作设计与运行

1. 描述团队工作总目标　团队目标是团队工作要取得的结果。目标描述要具有可实现、可测量性。如6个月内使全乡80%以上的居民接受一次肠道传染病预防知识健康教育，2012年底完成全乡常住人口健康档案建立。

2. 制定工作计划　工作计划是对未来一段时间工作活动的具体安排。工作计划包括由团队工作总目标分解出的若干具体目标和实现各个具体目标的若干具体活动。每个具体活动要描述其活动名称、工作步骤、活动时间、活动地点、任务分工、工作指标、活动所需资源（人、财、物等）。

3. 团队成员分工及岗位任务描述　根据团队目标开展各项工作所需的专业和角色组成工作团队。确定团队领导和各岗位成员。对每个岗位的工作任务作出具体描述，并对胜任岗位人员的能力和条件进行说明。

4. 制定团队工作监督指标　根据团队工作目标制定出标志性阶段性工作任务完成的若干指标（包括完成任务的数量和质量）。针对这些措施，由第三方对指标的实现情况进行监督检查，同时，也要对团队工作计划的落实情况进行检查。通过检查，发现存在问题，提出解决问题的措施，以保障项目工作继续前进。

5. 采取激励措施　根据监督检查和评估结果，对团队成员进行激励或惩罚。

6. 修订工作计划　一个跨度时间较长的团队工作计划要在执行一段时间后对前期工作进行评估，以发现团队工作是否偏离目标及团队工作遇到哪些困难和问题，从而，对工作计划作出更加有效和有利于实现目标的调整，保障项目按预定目标发展。

7. 评估总结　为了说明团队绩效和团队工作任务完成与目标实现程度，要对团队工作进行评估。评估可分别在工作中期和任务完成后进行，最好由第三方按照团队工作目标进行全面检测，最后对团队全部工作作出总结。评估和总结要回答六方面的问题：一是团队工作目标实现的程度；二是团队任务指标完成的程度；三是团队工作的产出和效果；四是完成全部工作的投入（人、财、物）；五是工作中有哪些经验和教训；六是对改进今后工作的建议。

（蔡华波　周斌锋）

第四节　家庭医生签约服务管理

随着家庭医生签约服务工作在我国城乡基层医疗卫生机构中积极地发展，居民对签约服务的认知度明显提高，家庭医生签约服务规范管理的各方面要求也进一步明确。

一、谁来做——家庭医生签约资质管理

（一）提供家庭医生签约服务的机构

家庭医生签约服务主要由各类乡镇卫生院、村卫生室和社区卫生服务中心（站）（以

下简称"基层医疗卫生机构")提供，鼓励社会办医的基层医疗机构结合实际开展适宜的家庭医生签约服务。承担签约服务的医疗机构应当依法取得《医疗机构执业许可证》，并配置与签约服务相适应的人员及设施设备。

承担家庭医生签约服务医疗机构以政府办基层医疗卫生机构为主，其他多种形式补充，鼓励医师个人、退休执业医师、医生合伙人等执业者设置家庭医生（全科）诊所，鼓励社会资本举办基层医疗卫生机构和家庭医生（全科）诊所，支持具有分级诊疗体系的医疗集团开展家庭医生签约服务，充实家庭医生队伍力量。

（二）家庭医生的资质管理

医师执业注册管理规定，家庭医生主要包括基层医疗卫生机构执业注册的临床类别全科医生和中医类别全科医生，并且在家庭医生岗位上承担为居民提供签约服务的职能。包括：现阶段经全科医生相关培训合格并选择在基层医疗卫生机构开展多点执业的在岗临床医师，经全科医生相关培训合格的中级以上职称退休临床医师，在乡镇卫生院或村卫生室执业的乡村全科执业助理医师。

每名家庭医生签约人数原则上不超过 2 000 人。

（三）家庭医生团队管理

基层医疗机构原则上以团队服务形式开展家庭医生签约服务。家庭医生是签约服务的第一责任人，家庭医生团队是签约服务的有效支撑。每个团队至少配备1名家庭医生、1名护理人员，原则上由家庭医好生担任团队负责人。

家庭医生团队可根据居民健康需求和签约服务内容选配成员，包括但不限于：公共卫生医师（含助理公共卫生医师）、专科医生、药师、健康管理师、中医保健调理师、心理治疗师或心理咨询师、康复治疗师、团队助理、计生专干、社工、义工等。

开展家庭医生签约服务的机构要建立健全的家庭医生团队管理制度，明确团队工作流程、岗位职责、考核办法、绩效分配办法等。团队负责人负责本团队成员的任务分配、管理和考核。

二、给谁做——家庭医生签约对象管理

（一）服务对象范围

家庭医生签约服务对象主要为家庭医生团队所在基层医疗卫生机构服务区域内的常住人口，鼓励跨区域签约，建立有序竞争机制。家庭医生的签约对象要兼顾辖区签约的覆盖和双向选择，确保辖区内重点人群优先签约，通过有效服务和个人品牌吸引签约居民主动签约。

（二）重点人群管理

家庭医生签约服务重点人群包括：老年人、孕产妇、儿童、残疾人、贫困人口、计划生育特殊家庭成员、高血压、糖尿病、结核病和严重精神障碍患者等。各地根据情况对重点人群的对象范围和签约服务包的内容进行个性化的要求。不同的社区人群结构和需求不同，其重点人群也不同。在签约对象中，重点人群需要占一定比例，一般大于

60%。他们是主要利用社区卫生服务的人群。

（三）签约对象的责任与义务

签约对象可自愿选择家庭医生团队签约，并对协议签订时提供的证件、资料的合法性和真实性负责。签约对象须履行签约服务协议中约定的各项义务，并按照约定支付相应的签约服务费。

（四）协议书的管理

在一个签约周期内，每位居民原则上自愿选择1个家庭医生团队签约。家庭医生应当充分告知签约居民约定的服务内容、方式、标准、期限和权利义务等信息。协议有效期原则上为一年。签约团队需在签约期满前向签约居民告知续约事宜。服务期满后需续约、解约或更换家庭医生团队的服务对象应当重新办理相应手续。在充分告知的基础上，基层医疗卫生机构对持有《母子健康手册》的孕产妇及儿童视同已经与其签订家庭医生服务协议。

三、做什么——家庭医生签约内容管理

在医疗机构执业登记和工作职责范围内，家庭医生团队应当根据签约居民的健康需求依法依约为其提供基础性和个性化签约服务。基础性签约服务包括基本医疗服务和基本公共卫生服务。个性化签约服务是在基础性签约服务的内容之外，根据居民差异化的健康需求制定的针对性的服务内容。

（一）基础性签约服务内容

基础性签约服务包括基本医疗服务和基本公共卫生服务。基本医疗卫生服务涵盖常见病和多发病的中西医诊治、合理用药、就医路径指导和转诊预约等。基本公共卫生服务涵盖国家基本公共卫生服务项目和规定的其他公共卫生服务。

（二）个性化签约服务内容

健康管理服务是以现代健康概念（生理、心理和社会适应能力）和新的医学模式（生物-心理-社会模式）以及中医"治未病"理论为指导，从维护健康的角度出发，针对签约居民的健康状况和需求进行全面监测、分析和评估，提供健康咨询和指导，对健康危险因素进行前瞻性干预，制定不同类型的个性化签约服务内容。实施健康管理是变被动的疾病治疗为主动的管理健康，是符合现代医学模式要求的有效手段，是保证全民健康的有效途径，也是推进家庭医生签约服务工作开展的重要方法。

四、家庭医生签约服务的政策

（一）政策引导和综合激励

家庭医生签约服务实施的关键主要取决于签约对象是否接受这种服务模式以及家庭医生是否有能力及动力提供有效的签约服务。因此，针对签约对象和家庭医生分别制定的相关引导激励政策起到关键的作用。

针对居民的签约优惠政策主要在就医、转诊、用药、医保等方面对签约实行差异化

政策，增强签约服务的吸引力和对签约服务的有效利用。如北京市提出的"健康状况早了解"、健康"点对点"管理服务、"分类服务我主动""贴心服务我上门"和"慢性病用药可优惠"五项以健康管理为主要内容、主动服务为形式的个性化服务和优惠措施。

针对家庭医生的签约激励、提升政策主要是采取多方面的激励措施调动全科医生团队服务积极性。一方面，对家庭医生工作的数量与质量进行科学的测量与考核，合理确定基层医疗卫生机构绩效工资总量，采取家庭医生津贴等政策向提供签约服务的一线家庭医生和团队倾斜，鼓励家庭医生通过多点执业、参加相关需求评估工作和参与科研、讲学、撰写论文、著书等学术工作获得合法报酬。另一方面，强化家庭医生对自身职业价值的认同感。在编制、人员聘用、职称晋升、在职培训、评奖推优等方面重点向家庭医生倾斜，加快家庭医生队伍建设，提升签约服务水平。

（二）政府、机构间支撑保障政策

首先，家庭医生签约服务是社会公益事业，积极推进实施是各级政府的重要责任。很多地区的街道办事处、镇政府等都将积极推进家庭医生签约服务列入政府工作目标，纳入了当地经济与社会发展总体规划和城市社区两个文明建设规划，并作为社区建设和社区发展的一项重要内容予以统筹规划、组织实施。各级政府将支持和帮助社区卫生服务机构解决必需的业务用房和工作中遇到的困难，切实支持发展家庭医生签约服务。家庭医生要主动争取街镇、居委会、村委会等的支持，参加居委会工作会议和社区活动，在沟通交流中增进居委会对全科医生认识和理解，提高居委会对家庭医生支持和协作力度，为家庭医生工作开展提供助力。

其次，家庭医生签约服务的顺利推进、签约双方的良性互动离不开资源的协同共享和技术的有力支持。很多地区积极促进医疗卫生资源共享，利用区域内二级以上医院现有资源或设置独立的区域医学检验机构、病理诊断机构、医学影像检查机构、消毒供应中心等向基层医疗卫生机构开放，完善家庭医生签约服务必需设施设备的配备和同质化的检查检验等资源共享支持。

再者，利用"互联网＋"、远程医疗等新技术，提高家庭医生、二级以上医院医生和签约对象之间服务、互动的效率，节约成本，改善体验，提升绩效。如上海市各社区卫生服务机构实行电子健康档案应用水平等级评审，完善电子健康档案的应用体系的各项功能，夯实社区卫生服务生产性信息系统基础，提升社区卫生服务信息化支撑水平。签约居民健康档案、电子病历、检验报告等通过构建完善的区域医疗卫生信息平台实现信息共享和业务协同。二级以上医院医师与家庭医生通过远程医疗、即时通信等方式加强技术交流与业务指导。通过智能客户端等多种方式搭建家庭医生与签约居民的交流平台为信息咨询、互动交流、患者反馈、健康管理等提供便利。积极利用移动互联网、可穿戴设备等为签约居民提供在线预约诊疗、候诊提醒、划价缴费、诊疗报告查询、药品配送和健康信息收集等服务，增强居民对于签约服务的获得感。

（三）健全医保控费政策

家庭医生团队通过签约服务维护好签约对象的健康，是从源头控制医疗费用的重要措施。签约医生或签约医生团队向签约居民提供约定的基本医疗卫生服务，除按规定收取签约服务费外，不得另行收取其他费用。家庭医生签约服务实行医保总额付费，将发挥家庭医生在医保付费控制中的作用，合理引导双向转诊。

家庭医生通过签约服务提供签约对象长期、连续的健康照护，在"管费用"方面发挥独特的作用。家庭医生签约服务模式催生医保支付方式的改革，从按服务次数和服务项目支付到通过一次性支付签约服务费购买家庭医生延续性照护服务，探索签约居民的门诊基金按人头支付。基层医疗卫生机构或家庭医生团队对签约居民的就诊流向和医疗费用进行追踪。基层或家庭医生团队必须严格掌握患者的转诊指征，避免将能够在基础医疗单位进行诊疗的患者转诊到上级医疗单位，而且基层或家庭医生团队将为由基层向上级医院转诊患者支付一定转诊费用。也将通过减少不必要的转诊进一步增强家庭医生团队控制医疗费用的动力。

五、家庭医生签约服务的运行模式

家庭医生签约服务的运行模式主要包含了几项基本机制的建设和完善。这些机制的建立和关联保障家庭医生签约服务的公益性，搭建起平台支撑、技术支撑、社会环境支撑、激励支撑等运行框架，同时鼓励家庭医生签约服务模式创新。

（一）组建分工合作的服务团队

家庭医生为提供签约服务的第一责任人，组建以家庭医生为核心的家庭签约服务队伍。签约服务原则上应采取团队服务形式，主要由家庭医生、社区护士、公共卫生医师等组成，并由二级以上医院医师提供协同服务。有条件的地区还吸收了药师、健康管理师、心理咨询师、社工加入团队。其中，家庭医生负责团队成员任务分配和管理，其他成员与团队紧密配合，共同为签约居民提供优质服务。

（二）推行防治结合的契约服务

在知情同意的前提下，家庭医生与签约对象共同约定服务内容、方式、期限和双方权利、义务等事项。每位居民或家庭同期只能选择1名签约全科医生（即为家庭医生）。签约周期原则上不少于一年，期满后可续约或另选其他全科医生团队签约。除了面对面签署的方式，家庭医生签约服务协议的签订也可通过开放信息化的门诊签约系统或手机签约的方式来实现。家庭医生完善签约信息的同时建立签约居民个人电子健康档案，便于签约居民健康管理。

（三）建立服务导向的分配机制

家庭医生的收入主要包括基础性绩效工资、奖励性绩效工资与签约服务费三部分。家庭医生收入与所提供的签约价值挂钩可以显著激发家庭医生的工作效率和积极性。同时，家庭医生之间签约服务收入的差距也能够引入良性竞争，促进服务质量的提高。

（四）形成自由选择的竞争机制

家庭医生签约服务鼓励和引导居民就近签约，也鼓励在本县（市、区）范围内跨区域签约，建立有序竞争机制。这样一来，医疗技术更好、沟通能力更强、服务质量更高、在周边社区口碑更好的家庭医生就更可能获得较多的居民签约，从而获得更高的收入。这样的竞争机制会增加家庭医生职业学习的压力，提高家庭医生的工作和进步积极性，提高家庭医生与签约居民建立更紧密的伙伴关系的意愿，更进一步地提高了家庭医生的服务质量。

（五）构建分级诊疗协作模式

鼓励开展组合签约，加强医联体建设，推动医院与基层医疗卫生机构对接。在签订家庭医生签约服务协定的同时，家庭医生团队引导居民或家庭自愿选择一所二级医院、一所三级医院，建立"1+1+1"或"1+2+3"的组合签约服务模式。家庭医生对签约居民开展组合内医疗机构的双向转诊。家庭医生应用专业知识合理判断患者的疾病，选择三级医疗体系中最适合的级别和科室引导患者就诊，以起到既能方便患者又能更合理地配置医疗卫生资源的作用。

（六）鼓励各地区签约服务模式创新

各地区结合自身实际，灵活开展适宜各个发展阶段和人群特征的改革措施。如在家庭医生工作室个人品牌的创建、家庭医生签约服务专家库的建立、家庭医生费用管理的大数据系统的构建等方面进行自主的探索创新。家庭医生签约服务模式创新有利于促进基层医疗卫生机构运行新机制的巩固和完善，有利于进一步促进分级诊疗制度的建立和全民医保制度的持续发展，有利于进一步促进医疗卫生服务模式的转变和人民健康保障的改善，对于进一步做好"保基本、强基层、建机制"十分重要。

六、家庭医生签约服务的质量控制

（一）规范全科医生培养和继续教育模式

规范全科医生培养模式，统一全科医生执业准入机制，将提高基层全科医生综合素质作为签约服务质量控制的起点。现阶段全科医生培养模式为"5+3"模式。全科医生规范化培训的目的以提高临床和公共卫生实践能力为主。参加培训的全科医生在培训基地的各临床科室及公共卫生、社区实践平台逐科（平台）轮转学习，并通过按照国家标准组织的考核，可取得全科医生规范化培训合格证书。全科医生必须经过3年住院医师规范化培训取得合格证书，并通过国家医师资格考试取得医师资格，才能注册。加强针对全科医生经常性、实用性强的继续医学教育，并将参加继续医学教育情况作为全科医生岗位聘用、技术职务晋升和执业资格再注册的重要因素。

（二）建立科学的考核评价体系

建立科学的考核、评价体系是促进全科医生提供优质服务的关键。签约服务评价考核结果与医保支付、公共卫生服务经费拨付与团队和个人绩效分配挂钩。

卫生、中医药管理、人力资源社会保障、财政等部门联合制定签约服务标准和管理规范，建立以签约对象数量与构成、服务质量、健康管理效果、居民满意度、医药费用控制、签约居民基层就诊比例等为核心的签约服务评价考核指标体系。开展定期考核，通过季度考核、年中考核、年终考核及年度综合考评等形式实现过程考核及目标考核的有机结合，鼓励全科医生代表、签约居民代表以及社会代表参与考核，并及时向社会公开全科医生团队具体考核情况及评价结果。

（三）鼓励和促进家庭医生自治管理

家庭医生签约服务有考核评价指标来考核其对应的政策目标实现的程度，但服务是没有统一标准的，在我国还处于起步阶段的家庭医生签约服务尤其没有统一的标准。鼓励和促进家庭医生通过自治管理、互学互促来提高签约服务质量和服务能力，使得家庭医生在自我管理、自我约束、自我服务、自我发展和自我实现中不断成长。例如：2019年，上海市长宁区成立了家庭医生联盟。联盟由区域内社区卫生服务机构推选的优秀家庭医生轮值担任，并组建区域家庭医生横向联合体。通过建立、健全跨中心、跨区域的合作机制，长宁区实现了社区卫生服务中心家庭医生签约服务资源的共建共享，进一步释放了家庭医生服务功能，进一步对接签约服务需求，创新发展家庭医生制工作。

（四）加强签约服务的社会监督

建立以签约居民为主体向社会公开的反馈评价体系，畅通公众监督渠道，使居民对家庭医生团队的服务质量和水平及时地进行反馈和评价。评价结果也作为家庭医生团队绩效考核的重要依据和居民选择家庭医生团队的重要参考。

（缪栋蕾）

第五节　基层医疗质量管理

一、基层医疗卫生机构医疗文书质量管理

（一）医疗文书的重要性

1. 基层医疗卫生机构医疗文书（简称基层医疗文书）是基层医疗活动信息的主要载体，是基层医疗卫生机构和医务人员对服务对象健康状况和健康问题的发生、发展、转归、诊断治疗、预防保健措施等医疗服务活动过程的客观记录和文字见证，是医务人员诊治疾病水平评估的依据，是患者再次患病时诊断与治疗的重要参考资料。

2. 基层医疗文书是进行临床诊疗、教学、科研、医疗技术鉴定以及居民健康状况评估重要档案资料，是医患双方建立医疗保健契约的重要证据。基层医疗文书不仅是医疗过程真实记录也是医疗质量的体现，更是司法证据之一。随着人们自我保护意识的增强，作为医疗纠纷判定依据之一的医疗文书就显得尤为重要。

3. 基层医疗文书是判定基层医疗卫生机构医疗质量管理和医师工作能力的客观依据。完整规范的医疗文书的书写是培养基层医疗卫生机构医务人员逻辑思维能力、观察分析解决问题能力、科学严谨的工作作风和提高自身业务水平的基本方法，也是提高基层医

务人员业务能力的重要途径。

4. 基层医疗文书书写面临新的问题。随着医疗工作发展和辅助手段不断变化，医疗文书的格式、内容等方面也都相应发生了改变。随着计算机和网络的出现，过去手工书写医疗文书质量的评定标准已经不再适应新的医疗文书质量管理工作的需要。因此，需要针对新情况和新问题制定新的医疗文书质量管理措施。

（二）基层医疗文书书写时需要注意的法律问题

1. 医疗文书书写者应具备法律资格　必须由具备相应资格并参加该诊疗过程的医务人员依职务行为做好记录。尚未取得合法执业资格人员必须在有执业资格的带教老师指导和严格监督下进行医疗文书的书写。必须由有执业资格的、经治的带教医生进行修改、补充、确认并签名后，其书写的医疗文书才具法律效力。

2. 必须在《病历书写规范》及《居民健康档案管理服务规范》规定的时限内完成　注意医疗文书完成的时限，尤其是住院病历，必须按时完成各项记录。急诊记录书写就诊时间要具体到年、月、日、时、分。

3. 注意医疗文书的内涵质量　医疗文书书写记录的内容、格式、医学术语的应用、用药剂量的单位及各种符号应符合卫生法规及各种技术规范的要求，内容条理清晰、重点突出、结构严谨。

4. 重视医疗文件书写内容的真实性　《医疗事故处理条例》规定：严禁涂改、伪造、隐匿、销毁病历资料。但修改是法律允许的，修改应符合《病历书写基本规范》要求。健康档案必须真实填写，不得随意编造。

5. 严格执行各种签字手续　对患者的各种操作、手术、输血、中途自动出院、拒绝治疗等谈话的知情同意书均应签字为证。签字不得冒名顶替，必须是患者或患者委托的直系亲属本人签署。

6. 各种配套医疗文书一致　医生记录、护士记录、辅助科室记录在时间上、具体病情描述上要相一致，避免出现矛盾，造成医疗纠纷。

（三）基层医疗文书的质量控制

1. 基层医疗文书书写要求

（1）住院病历、手术记录、各种申请单、知情同意书等书写要求应符合国家卫生健康委员会颁布的《医疗机构病历管理规定（2013年版）》《病历书写基本规范》《中医病历书写基本规范》及《居民健康档案管理服务规范》的相关规定。处方书写应符合国家卫生健康委员会颁布的《处方管理办法》及其实施细则具体要求。电子病历应该符合国家卫生健康委员会颁布的《电子病历应用管理规范（试行）》有关规定。

（2）特有的家庭病床病历、居民健康档案中的接诊记录表在格式上与医院住院病历、门诊病历有所不同，但基本书写要求应符合国家卫生健康委员会颁布的《病历书写基本规范》。家庭病床相关内容详见第四章第二节，健康档案接诊记录表书写格式及内容详见第四章第一节。已建档居民到基层医疗卫生机构就诊时，接诊医生根据就诊情况及时更新、补充相应记录内容。

（3）居民健康档案是基层医疗卫生机构提供基本公共卫生服务、基本医疗服务的记录载体，是公共卫生人员、全科医生提供连续性、综合性服务和记录居民全生命周期健康状况的详细资料。因此居民健康档案书写质量不容忽视。

2. 检查形式　基层医疗卫生机构应根据自身的实际情况成立医疗文书质量检查小组，负责对门诊、住院等基本医疗服务及基本公共卫生服务的各种文书书写质量进行检查，可采取科室自查、质控小组抽查、机构领导、专家督查和全院组织评比检查等多种形式。每年对医疗文书质量进行专项抽查、讲评和展评活动。基层卫生机构医疗文书指控标准可以参考《病案管理质量控制指标（2021年版）》的相关要求。

3. 质控要求

（1）各种医疗文书书写完整，各个项目不得缺填、缺项。详细检查病历描述的系统性、科学性、规范性、诊断治疗的合理性，医学术语使用的正确性。

（2）住院病历、健康档案接诊记录书写应字体工整，字迹清楚。错字修改时，在错字上画双线，严禁以涂、刮、粘贴方法掩盖或去除原来字迹。整份文书不能出现5处以上涂改。

（3）住院病历、家庭病床病历、首次病程记录、手术记录和术后第一次病程记录、健康档案接诊记录：应由有资质的医生书写。

（4）实习医务人员、试用期医务人员书写的病历应当经过本医疗机构注册的医务人员审阅、修改并签名。进修医务人员由医疗机构根据其胜任本专业工作实际情况认定其资质后才能书写病历。

（5）各种医疗文书的书写记录按规定时间完成。急诊记录书写就诊时间要具体到年、月、日、时、分。

（6）各种申请单、报告单及其他医疗文书必须按相关规定如实填写，不得漏项。急诊申请和报告单均需注明申请和报告时间（到分）。

（7）手术及非手术科室的特殊检查按规定需要取得患者知情同意。各种知情同意书的内容必须完整，签名必须患者或家属本人签署，不得代签或欠签名。

（8）处方格式、内容符合《处方管理办法》。医师和药师签字与药剂科备案一致。

医疗文书质量控制小组将质量检查情况提交有关领导及职能科室，将缺陷情况及时反馈有关科室或个人，限时修改。典型案例可作为阶段性总结和培训时实例教材，组织人员共同学习、评论以便达到互相借鉴，杜绝今后可能出现医疗缺陷，避免不必要的医疗纠纷，最终达到提高医疗文书质量，保证医疗安全的目的。

二、合理用药

合理用药是指根据疾病种类、患者状况和药理学理论选择最佳的药物及其制剂、剂量，制定或调整给药方案，以期有效、安全、经济地预防和治疗疾病。合理用药内容包括本单位所有具有处方权医师开具的门诊处方、所有管床医师所下达的医嘱和抗菌药物、中草药及其他药物的临床应用都应该是合理的。

（一）合理用药的相关法规和指南

基层医疗卫生机构医务人员需要首先了解合理用药的相关法规和规范，具体包括《药品管理法》《医疗机构药事管理暂行规定》《抗菌药物临床应用指导原则》《卫生部办公厅关于抗菌药物临床应用管理有关问题的通知》《医院处方点评管理规范（试行）》等法律、规章和指南。

（二）合理用药的要素

1. 安全性　安全性不是指药物的毒副作用最小，而是要强调让用药者承受最小的用药风险获得最大的治疗效果。

2. 有效性　有效性通常表现为：根除致病源，治愈疾病；延缓疾病进程；缓解临床症状；预防疾病发生；避免某种不良反应的发生和调节人的生理功能等。

3. 经济性　以尽可能低的投入获得有效用药的结果，减轻患者及社会的经济负担，合理使用有限的卫生资源。

（三）合理用药质量控制

1. 成立药事管理组　按照《医疗机构药事管理规定》要求"二级以上医院应当设立药事管理与药物治疗学委员会，其他医疗机构应当成立药事管理与药物治疗学组"。基层医疗卫生机构应当成立药事管理组。药事管理组由药学、医务、护理、医院感染、临床科室等部门负责人和具有药师、医师以上专业技术职务任职资格人员组成。

2. 药事管理组的职责　审核制定本机构药事管理和药学工作规章制度，并监督实施；制定本机构药品处方集和基本用药供应目录；实施、监测、评估本机构药物使用情况，提出干预和改进措施，指导临床合理用药；建立药品遴选制度，审核本机构临床科室申请的新购入药品、调整药品品种或者供应企业和申报医院制剂等事宜；对本单位医师进行有关药事管理法律法规、规章制度和合理用药知识教育培训；向公众宣传安全用药知识以提升居民合理用药的健康素养。

3. 管理方式

（1）管理方式可采取总量控制（全院及各科室药品使用比例）、分级管理、动态监控、定期通报等相结合，落实各科室用药、医师用药、医师合理用药评价等综合管理措施。

（2）动态监控可采取定期抽查处方方式。除检查处方书写是否符合国家卫生健康委员会《处方管理办法》要求外，重点检查合理用药情况：处方诊断与用药适应证是否相符，药物搭配是否合理。

（3）对抗生素使用进行动态监测分析，对药物临床使用安全性、有效性和经济性进行监测、分析、评估，实施处方和用药医嘱点评与干预制度。

（4）组织本机构医师进行处方点评，对不合理用药提出持续改进意见。

（5）应成立各机构药事委员会或药事管理领导小组；根据各机构考核指标对各科室（或团队）用药情况进行考核，把基本药物使用、抗菌药物处方比例、静脉注射剂使用比例等均被纳入科室绩效考核指标中，并实时定期通报药品使用情况，也可根据检查结果提出对科室或个人的奖惩办法。

4. 合理用药考核常用指标

（1）人均药品种数：人均药品种数＝就诊用药总品种数÷同期就诊人次

（2）人均药费：人均药费＝就诊药物总费用÷同期就诊人次

（3）抗菌药物处方比例：抗菌药物处方比例＝含有抗菌药物处方数/抽查处方总数×100%

（4）静脉注射剂使用比例：静脉注射剂使用比例＝含有静脉注射剂处方数/抽查处方总数×100%

（5）基本药物采购品种比例：基本药物采购品种比例＝医疗卫生机构采购基本药物品种数/医疗卫生机构同期采购药物品种总数×100%

（6）基本药物采购金额比例：基本药物采购金额比例＝医疗卫生机构采购基本药物金额数/医疗卫生机构同期采购药物金额总数×100%

注：考核指标（3）、（4）来自基层医疗卫生机构绩效考核指标体系（试行）；（5）（6）来自《关于加强基层医疗卫生机构绩效考核的指导意见（试行)》。

三、合理检查

临床辅助检查是诊断疾病的重要方法和依据，与疾病发展过程相适应必要的辅助检查即合理检查。

（一）具体要求

1. 某些疾病，检查项目可以不做，如常见的普通上呼吸道感染，临床症状典型，胸部X线片检查并非必需。

2. 减少不合理检查，医疗资源共享。医疗机构辅助检查报告应互认。

3. 避免不必要重复检查，低费用检查能明确诊断，不得进行同一性质其他检查项目。

（二）质量控制

医疗质量控制小组要定期抽查健康档案随诊记录、各种检查申请单与检查结果，要求医师掌握辅助检查的适应证。对不合理检查提出持续改进意见。

四、医院感染管理

医院感染管理是针对诊疗活动中存在的医院感染、医源性感染及相关的危险因素进行的预防、诊断和控制活动。加强医院感染管理不仅要有效预防和控制医院感染，提高医疗质量，保证医疗安全，同时要防止医源性感染，保障人民大众的健康。

基层医疗卫生机构从事基本医疗服务同样存在医院感染、医源性感染问题，应严格按照原卫生部《医院感染管理办法》以及《新型冠状病毒肺炎疫情社区防控与服务工作精准化精细化指导方案》《关于发挥医疗机构哨点作用做好常态化疫情防控工作的通知》《关于疫情常态化防控下规范医疗机构诊疗流程的通知》文件要求实施，做好基层医疗卫生机构内感染的预防与控制。

（一）组织管理及职责

《医院感染管理办法》规定：住院床位总数在100张以下的医院应指定分管医院感染管理工作的部门，其他医疗机构应当有医院感染管理专（兼）职人员。

医院感染管理人员职责：对有关预防和控制医院感染管理规章制度的落实进行检查和指导；对消毒药械和一次性使用医疗器械、器具的相关证明进行审核；对基层医疗卫生机构的清洁、消毒灭菌与隔离、无菌操作技术、医疗废物管理等工作提供指导，监督；对医务人员有关预防医院感染的职业卫生安全防护工作提供指导，进行预防和控制医院感染的培训工作；参与抗菌药物临床应用的管理工作；对医源性感染及其相关危险因素进行监测、分析和反馈，针对问题提出控制措施并指导实施；对医院感染事件、感染暴发事件发生状况进行调查、统计分析，向机构负责人报告，提出控制措施并协调、组织有关部门进行处理。

（二）质量控制

基层医疗卫生机构医院感染管理部门或专（兼）职人员应定期对各科室进行医院感染管理工作检查，并详细记录检查结果，对存在的问题提出持续改进意见。发现存在重大隐患立即向机构负责人汇报，协调相关科室、人员及时解决。

医院感染重点质控的内容分四个部分：

1. 医疗器械管理

（1）无菌医疗用品的灭菌效果监测、存放。

（2）手术、口腔保健、输液等科室的诊疗环境条件应达到要求，器械清洗、消毒、灭菌、储存应符合标准。

（3）一次性医疗器械、器具进货、使用、使用后流向情况清楚。

（4）个人标准预防必须达到防护用品存储符合要求。

2. 医疗废物管理

（1）利器盒的使用。

（2）医疗废物包装物应标志清楚、分类收集，暂存符合要求，密闭运送、运输流程合理，交接登记完整，医疗废物遗撒泄漏处理预案可操作性强。

3. 医务人员

（1）抽查无菌操作技术、换药、各种穿刺等是否符合操作常规。

（2）考核手卫生的观念、个人防护意识等。

4. 设置发热诊室的基层医疗卫生机构

（1）要认真贯彻落实《医疗废物管理条例》《医院感染管理办法》《医疗机构感染预防与控制基本制度》《医疗机构消毒技术规范》和《医院隔离技术规范》相关要求，健全感染的防控制度，做好发热诊室的消毒、隔离。

（2）医务人员落实标准预防措施，加强医疗废物管理，严防机构内的感染传播扩散。

（李星明）

第六节　医疗风险与纠纷防范

一、医疗卫生法律、法规

在基层医疗卫生机构的医务人员需要遵守相关的法律、法规。本节所阐述的法律、法规主要是从事基层医疗卫生服务过程中需要遵守和实施部分。

（一）相关法律

法律是指由全国人民代表大会及其常委会制定的法律文件。涉及卫生方面尤其是与基层医疗卫生机构紧密相关的法律有《中华人民共和国基本医疗卫生与健康促进法》《中华人民共和国药品管理法》《中华人民共和国传染病防治法》《中华人民共和国母婴保健法》《中华人民共和国献血法》《中华人民共和国医师法》《中华人民共和国职业病防治法》《中华人民共和国人口与计划生育法》等。

（二）行政法规

行政法规是指由国务院所制定的规范性法律文件。卫生行政法规中涉及基层医疗卫生机构的有《医疗用毒性药品管理办法》《中华人民共和国传染病防治法实施办法》《中药品种保护条例》《放射性药品管理办法》《医疗机构管理条例》《血液制品管理条例》《医疗器械监督管理条例》《中华人民共和国母婴保健法实施办法》《医疗事故处理条例》《中华人民共和国药品管理法实施条例》《中华人民共和国中医药法》《突发公共卫生事件应急预案》《医疗废物管理条例》《疫苗流通和预防接种管理条例》《麻醉药品和精神药品管理条例》《放射性同位素与射线装置安全和防护条例》《艾滋病防治条例》《血吸虫病防治条例》《护士条例》等。

（三）地方性法规、自治条例与单行条例

地方性法规是指省、自治区、直辖市及省会所在地城市和经国务院批准的较大的市、镇人民代表大会及其常委会依法制定和批准的法律文件。自治条例与单行条例是指民族自治地方人民代表大会依法在其职权范围内根据当地民族的政治、经济、文化特点制定、发布的有关本地区行政管理方面的法律文件。

（四）行政规章

行政规章是指由国务院行政主管部门依法在其职权范围内制定的行政管理规章，在全国范围内具有法律效力。在基层医疗卫生机构实施的是卫生行政规章，如《城市基层医疗卫生机构管理办法》《医疗机构校验管理办法》《医疗机构管理条例实施细则》《护士管理办法》《医师资格考试暂行办法》《医师执业注册暂行办法》《医院感染管理办法》《医疗事故分级标准（试行）》《医疗卫生机构医疗废物管理办法》《药品不良反应报告和监测管理办法》《医疗机构病历管理规定》《处方管理办法》《关于发挥医疗机构哨点作用做好常态化疫情防控工作的通知》《关于疫情常态化防控下规范医疗机构诊疗流程的通知》等。

（五）卫生标准、卫生技术规范和操作规程

由于医疗行为具有技术控制和法律控制的双重性，卫生技术规范和操作规程就成为基层医疗卫生机构管理中的重要依据。这些标准、规范和规程可分为国家和地方两级。前者由国家医药卫生行政部门制定颁布，如《临床输血技术规范》《医疗机构诊断和治疗仪器应用规范》《新生儿疾病筛查技术规范》《国家基本公共卫生服务规范》《社区医院基本标准（试行）》《社区医院医疗质量安全核心制度要点（试行）》等。后者由地方政府医药卫生行政部门制定和颁布。

（六）卫生地方规章

卫生地方规章是指经国务院批准的较大城市和经济特区所在市人民政府依法在其职权范围内制定和颁布的有关地区卫生管理方面的规章。

二、医疗风险

医疗卫生行业是高风险行业。任何医疗行为都包含着一定的医疗风险。医疗过程中发生的医疗纠纷有医疗事故和医疗损害。避开医疗风险一定要做好医疗差错事故和医疗纠纷的防范。基层卫生服务作为整个医疗体制和医疗机构的一部分，具有与其他医疗机构相同的共性医疗风险：在竞争日益激烈的医疗市场，各级医院都在加快技术创新，发展优势学科，形成特色优势项目，扩大就医人群。科学技术的不断发展和医疗技术、产品、材料的不断更新提高了诊疗水平，也提高了医疗行业的风险水平。其次，医学是为了对抗疾病而发展存在，这就导致医学发展将永远滞后于疾病的发展并带来不可预知的风险。《医疗事故处理条例》颁布和实施后，人们对医疗服务的期望值增高，法治意识增强，医疗服务风险明显加大。医疗服务风险贯穿于医生对患者的诊断、治疗与康复的全过程，导致其产生的原因有诸多方面，如基层医疗技术水平落后、疾病本身较严重、医疗引起的并发症、医疗设备故障、基层医务人员服务能力以及违反诊疗常规等。由于基层医疗卫生服务承担着繁杂的基本公共卫生和基本医疗两大任务，其服务对象的复杂性也决定其面临着与其他医疗机构不同的风险。因此，防范和控制医疗风险对于维护基层医疗安全和就医环境尤为重要。

（一）医疗损害和医疗事故

1. 医疗损害和医疗事故的定义

（1）医疗损害：患者在诊疗过程中受到损害。其中，医疗机构及其医务人员的过错导致患者的医疗损害由医疗机构承担赔偿责任。

（2）医疗事故：医疗机构及其医务人员在医疗活动中违反医疗卫生管理法律、行政法规、部门规章或诊疗护理规范、常规，过失造成患者人身损害的事故。

2. 医疗事故等级

（1）一级医疗事故：造成患者死亡、重度残疾。

（2）二级医疗事故：造成患者中度残疾、器官组织损伤导致严重障碍。

（3）三级医疗事故：造成患者轻度残疾、器官组织损伤导致一般功能障碍。

（4）四级医疗事故：造成患者明显人身损害其他后果的。

3. 医疗事故赔偿　包括医疗费、误工费、住院伙食补助费、陪护费、残疾生活补助费、残疾用具费、丧葬费、被抚养人生活费、交通费、住宿费、精神损害抚慰等十一项。

4. 医疗事故防范

（1）提高防范意识，做好相关防范措施，如检查核对工作。

（2）重视手术前及治疗的谈话，履行告知、知情、同意义务，充分做好术前及治疗时与患者及家属的谈话和沟通，让他们充分知情同意。

（3）完善基层医疗卫生机构各项规章制度及诊治常规。对各项规章制度及诊治常规要定期检查，并有相对应的奖惩措施。

（4）强调全科医生责任制。基层医疗卫生机构要严格根据各项规范开展医疗工作，上级医师应对下级医师做好指导和审核工作。

（5）规范医疗文书书写。按照健康档案、处方、检查单规范书写医疗文书。

（6）了解医疗相关法律知识。对全科医务人员进行相关法律、法规培训和考核，增强法律意识。

（7）提高医务人员技术水平和职业道德水平。加强医学教育标准化以及医学人才规范化培养，改善基层医务人员待遇，吸引和培养优秀的基层医务人员从事医疗卫生服务工作。

（二）基层医疗风险防范

1. 医疗风险的高危环节

（1）基层医疗和公共卫生风险：基层医疗卫生机构担负着预防、保健、医疗、康复、健康教育和健康促进职责，其服务对象多为社会弱势群体，如妇女、儿童、老年人、慢性患者、残疾人、贫困居民等。不同人群有不同的医疗需求。基层医务人员以诊治常见病、多发病与慢性病为主。承担社区公共卫生服务的医务人员需要同时满足不同人群的需求。如一名责任辖区的社区预防保健医师需要同时完成诸多项目的公共卫生任务，既要做好儿童保健、孕产妇保健服务，又要进行辖区内传染病患者的流行病学调查、访视和消毒，控制管理好辖区内的精神病患者，还要负责居民、儿童、学校及幼儿园的预防接种工作，其承担的医疗工作繁杂工作量大。以上基层医疗特殊原因导致其基本医疗和公共卫生风险增加。

（2）特殊的社区家庭服务和上门服务的风险：随着家庭病床的开展，其相关医疗活动产生的纠纷日益增加。如因接诊电话询问不全面或者对方叙述不清延误出诊产生纠纷；因个别医护人员无菌观念不强，导致感染引起医疗纠纷；家庭治疗时，护士没有全程观察，难以保证医疗安全导致的医疗纠纷；由于国家对家庭病床的收费尚无统一标准，因患者对家庭病床收费有疑问甚至不满导致医疗纠纷；不能满足危重患者家属要求建家庭病床而导致医患纠纷等。而且其在服务方式、服务要求等方面没有可以参照的法律规范。

（3）现场急诊急救的风险：社区卫生服务是以社区为基础，担负着社区院前急诊救护任务，但目前基层医疗卫生机构急救水平参差不齐，当居民突发身体疾患时，第一时间被送往基层医疗卫生机构救治。在120急救系统未到达现场时，第一现场救治是由基层医护人员完成。但目前基层医疗卫生机构投入严重不足，抢救设备匮乏，科室配置不全，医护人员缺乏系统的急救培训，往往不能在"急救白金10分钟"内迅速组建急救小组对患者实施及时、有效的现场急救。由于高精尖医疗设备少，在转诊转院的环节上，可能出现不规范现象，某些突发病例可能得不到有效抢救而发生意外，从而引发医疗纠纷。另一方面，随着社会的进步和人民生活水平提高，群众对医疗急救的期望值超过其实际水平，导致医患关系不和谐。这两者所产生的矛盾，必然导致基层医疗卫生机构在目前的医疗和社会环境中面临极大的急救医疗风险。

2. 医疗风险的高危操作项目或环境因素

（1）输血反应：预防输血治疗出现意外的关键环节是定血型、交叉配血试验的确认、输血申请、配血、发血、审核制度的执行，输血反应发生后的及时处理，输血反应原因分析与报告制度的执行等。

（2）严重的用药错误：如诊断不明情况下用药、用药前未做药敏试验、超量用药、用药途径错误、发错药等，在查对制度执行方面的过失或错误。

（3）严重的手术后诊断与手术前诊断不符：如术前检查的遗漏或缺项，未经认真术前讨论，术后诊断与术前诊断出现病变部位或系统错误、误诊等。

（4）严重的麻醉意外与事故：如麻醉用药未经核对导致不可逆的患者损伤和死亡，麻醉操作的严重失误，麻醉用药剂量过大等。

（5）严重的药物不良反应：如采集病史不详，未了解患者过敏史或过敏体质导致严重过敏、休克、脏器衰竭，全身反应严重或引起全身过敏性剥脱性皮炎、视力减退，或诱发某些脏器严重受损和毒性损害，未按规定或医嘱输液速度控制不当导致肺水肿或增加心脏负担等严重反应。

（6）严重的医疗卫生机构感染事件：发生传染病医源性感染和致病菌在医疗用品间污染导致基层医疗卫生机构发生院内感染，发生医源性食品中毒，无菌手术切口铜绿假单胞菌或产气杆菌感染者。

（7）医疗事故：各类医疗事故。

（8）医疗卫生机构内突发事件：火灾、房屋倒塌、突发冲突事件，造成医疗卫生机构无法正常工作等。

（9）过度医疗产生的不良后果：滥用抗生素药物引起抗菌耐药菌群失调导致多重感染，各种有创操作失误等。

3. 医技科室的高危项目

（1）因电路设施故障或调控部件失灵，突发伤人事件。

（2）违反技术操作规程，使患者过度接受放射量而导致损害。

（3）危重患者在接受检查时，因准备工作失误，导致患者停留等待时间延长，使患者病情加重发生意外。

（4）提取患者的检查标本、体液、血样等，因保管不善、操作不当遗失、作废，又对患者提出重复提取或无法报告结果而造成的损害。

4. 后勤保障服务的高风险项目

（1）患者进入基层医疗卫生机构后所经道路、楼梯、门窗等，可因标志不清、地面不平、扶手不牢、照明不良、就医流程不畅造成患者行走障碍、跌倒、碰撞、擦刮造成损害等后果。

（2）机构内水沟、井盖等标识不清，树枝倒塌、污水、污物处理不当，布局不符合环保标准等造成患者损伤或影响健康和治疗。

（3）消防通道不畅、消防用具失灵、防火器材不足等，发生火灾时影响应急措施实行，使患者受到伤害。

（4）保安安全制度执行不良，患者财产和人身安全受到损害。

（5）病床、门窗不牢、玻璃装饰坠落等伤及患者。

（6）机构内与患者相关的电器、电路、使用的电动医疗仪器设备等性能不良，导致患者被电击造成后果。

（7）中心供氧、负压吸引故障影响患者治疗造成后果。

5. 医疗风险的防范　基层医疗卫生机构根据发生医疗纠纷的特点，结合相关法律规定，制定防范、处理医疗事故的预案，预防医疗事故发生。

（1）尊重患者权益，切实履行义务是防范医疗纠纷的前提。根据《中华人民共和国民法典》和《中华人民共和国消费者权益保护法》的有关条款，患者共有16种权益，包括生命权、人身权、健康权、姓名权、肖像权、公平医疗权、疾病认知权、自主选择权、知情同意权、名誉权、隐私保护权、监督权、客观病历资料查阅复印权、求偿权、免责权，请求回避权。

目前基层医疗卫生机构大量纠纷涉及知情同意问题，知情同意权体现医生对患者和患者自主权的尊重。为保障患者知情同意权，医生要充分履行告知义务，以确保患者或家属对医疗后果足够认识并作出明智的决定。

在基层医疗卫生服务机构管理中，无论在医疗手术、特殊检查、一般检查、转诊、疫苗接种，还是体格检查以及家庭病床等服务中，都应与服务者签订有效的知情同意书，特别是在家庭病床服务中。应注意以下几个方面：①除法律、法规规定外，未经患者同意或患者亲属同意，患者的病历资料不得交予其他人或组织阅读，不得随意公开居民健康档案内容；②全科医生诊疗应采取"一对一"方式进行，给患者提供一种安全、宽松、值得信赖、得到尊重的心理环境；③在婚前医学检查中，不涉及与检查项目无关内容；④不应在公开场合随意评论服务居民家中琐事及家庭纠纷，注意居民隐私权的保护。

同时加强对患者义务的宣传。患者义务包括自觉遵守医方规章制度，尊重医务人员，支付医疗费用，接受治疗等义务。对自带药品到机构输液的患者，应要求患者提供病历，检查药品是否合格，要求对方医院出具处方或与患者签订协议。

基层医疗卫生机构和医务人员义务对应于患者的权利，主要包括诊疗义务、制作、保存病历的义务、为取得患者有效承诺的说明义务、转诊义务等。

（2）加强法治教育，增强法律意识，建立科学严谨的基层医疗卫生机构管理制度：机构管理者应依法管理，并通过对职工的法治教育，增强自我保护意识。在法律规定允许的范围内开展各项服务。尤其要建立、健全随诊上门服务管理制度。针对家庭病床治疗特点和存在的法律风险，加强防范措施。

（3）加强医务人员的培训，提高业务素质和水平：全科医生作为居民健康的守门人负有重要责任，只有提高业务素质，改善服务质量，才能为城乡居民提供可持续、可及的基本医疗卫生服务。

（4）机构和医务人员要树立证据意识：①了解举证责任倒置。法律规定在医疗损害赔偿案件中，适用举证责任倒置原则，即由医疗机构就医法律行为与损害结果之间不存在因果关系及不存在医疗过错承担举证责任；如果机构不能举证，采用过错推定原则，机构承担败诉的法律后果。②按照法律规定形成、收集和保存证据。在医疗事故争议中，最重要的证据就是健康档案或病历，因此应根据证据的真实性、关联性和合法性的基本要求进行健康档案和病历资料的书写、保管、查阅、复制和封存。基层医疗卫生机构尤其应规范健康档案和病历，健全门诊档案病历。注意健康档案和病历的修改与涂改的区别，注意病历资料之间的逻辑性，严格按照《医疗机构病历管理规定》《病历书写基本规范（试行）》建立一系列的考评考核制度。

（5）加强沟通技巧和职业道德教育：加强人文、心理等素质教育，加强沟通技巧的训练。医务人员要及时将患者的诊疗计划、计划的必要性及疾病发生、发展和可能的转归，以患者能够接受的方式，与患者及其家属交谈，同时注意倾听他们的意见，并及时将上述内容准确地记录下来，避免和化解医疗纠纷。管理者应从体制上和机制上激发医务人员为居民服务的主动性和创造性。

三、医疗纠纷的处理

（一）医疗纠纷的应急处理

医疗纠纷的应急处理包括一般医疗纠纷和医疗事故争议纠纷的处理，对于一般的医疗纠纷案件，按照一般民事纠纷来处理，处理程序类似医疗事故争议纠纷，在处理方式上，大多通过协商的方式来解决，当然患者也可能直接诉至法院。

发生医疗事故争议的应急处理：医疗事故争议发生后，基层医疗卫生机构和医务人员应立即采取处置措施，以防止对患者损害后果的扩大，减少给患者造成的损失，同时也有利于医疗事故的及时、妥善处理。

1. 报告　医务人员在医疗活动中发生或者发现医疗事故，可能引起医疗事故的医疗过失行为或者发生医疗事故争议的，应当履行报告责任。

2. 及时采取措施防止损害扩大　及时有效的措施包括：为确认过失行为造成的损害程度而进行必要的辅助检查；为减轻损害后果而采取必要的药物、手术等治疗；为避免医疗事故争议而采取的其他措施。这些措施应具有很强的针对性和有效性，力争把对患者造成的损害程度降到最低。

3. 封存健康档案和病历资料、现场实物　发生医疗事故争议时，死亡病历讨论记录、疑难病历讨论记录、上级医师查房记录、会诊记录、病程记录应当在医患双方在场的情况下封存和启封。封存的病历资料可以是复印件，由基层医疗卫生机构保管。

通常封存的病历应为原件，但是如果发生医疗事故时患者的治疗过程尚未终结，也可以封存复印件，封存复印件时医患双方可以共同加盖印记证明。为了充分实现医患双方权利的对等，封存病历启封时也要医患双方共同在场。

实物是造成患者不良后果前曾用过的一切可疑的物证，如药物、输液和输液残留于容器以及其他器械等。在封存实物时，不应由医疗机构单方进行，而应由各方当事人在场。

（二）医疗纠纷的处理

1. 调查　基层医疗卫生机构对发生的医疗事故或事件，应立即进行调查、处理并报告上级卫生行政部门。一般由所在医疗机构医务管理部门组织调查，调查的过程一般涉及以下几方面：①证据的检验。②活体检查和尸体解剖。活体检查是指对患者进行体格检查以确定患者是否残疾，是否有组织器官损害导致的功能障碍，确定残疾的程度及功能障碍的程度，为医疗事故的处理提供客观、科学的依据。如果患者死亡，医方应主动提出尸检建议，确定死亡的原因。③对机构负责人、责任医务人员、病员及其亲属、在场病友等的调查访问，针对医学疑难问题咨询学术权威等。

2. 作结论　医疗事故处理部门应在调查、研究的基础上，作出对事故的处理意见。对不构成医疗事故的案件，应以书面形式向患者及其家属说明情况和理由。对构成医疗事故的案件，则要根据《医疗事故处理条例》及其他法律法规的规定，责令医疗责任人员承担民事责任或行政责任，对构成医疗事故罪的，依法追究其刑事责任。

3. 调解　医疗事故争议处理一般方法：发生医疗事故争议有三种解决途径，即医患双方协商解决、卫生部门调查解决、当事人通过诉讼解决。基层医疗卫生机构采用较多是医患双方协商解决。目前一些地方正在推行第三方调解机制、医疗责任保险制度及医疗意外保险制度，既解决医疗事故赔偿资金来源，也提高了医疗事故赔偿标准，同时加强了社会医疗风险防范意识。在医患双方不能自行调解情况下，可以请政府医患纠纷调解部门进行调解。

四、医疗纠纷沟通技巧

医疗纠纷复杂处理政策性强，基层医疗卫生机构在接待和处理上应注意以下几个环节：

1. 接待　接待来访者使其建立起信赖感。无论有无医疗过失都要向患者或家属表示慰问，态度诚恳热情，即使对方发怒或出言不逊，也要疏导、说服，切勿动怒。对初访者要耐心听，认真记，多搜集与纠纷有关的材料，为开展调查提供依据。言谈举止要审慎，对问题不要轻易做肯定或否定回答。来访者陈述意见时不要打断、插话或解释。特别是双方意见相持不下或有分歧时，管理者要从"我是患者将会怎样"的角度考虑、分析问题。当来访者确信医生是同情、关心他们，是真心实意解决问题时，就能取得信赖和合作。

2. 细致调查，做好准备　患者在向基层医疗卫生机构反映情况前，经常是做过医学及法律咨询和谈话前的准备。所以要想解决问题，首先必须深入细致地调查，找有关人员核实情况；仔细研究并妥善保管医疗文书，掌握第一手资料，以防谈话时措手不及处于被动局面。

3. 了解对方，摸清情况　与对方谈话前应将对方情况摸清，对其生活环境、工作单位等情况要有所了解，根据对方特点，制定谈话计划。应先厘清"为什么谈、可谈什么、能谈什么、什么时候谈，怎么谈"，否则容易陷入被动。并且应采取分别说服的办法，以达到全面解决问题的目的。

4. 把握时机，掌握主动　谈话时要掌握主动。当患方提出过分要求时可以采取临时避开的方法。遇到双方僵持不下可以暂时放下，通过其他途径或待时机成熟后再进行处理。即使是双方谈话难以达成满意效果时，也无须逞一时口舌之能，伤了双方和气。通过谈话解决不了的问题，还需要事后大量工作协助完成。

5. 以事实为依据，以法律为准则　医疗纠纷发生后遵照《医疗事故处理条例》，对照事件进行处理。也可主动提出医疗事故鉴定办公室组织鉴定。不属于医疗事故但存在不足时应主动向患方承认，以取得谅解。对于无理取闹、有恶劣行为者，有权请公安部门、卫生行政部门协助处理，必要时以扰乱机构正常工作秩序罪提请公安部门处理。

6. 掌握分寸，严格补偿　需根据双方协商的结果而定，赔偿只能达到相对满意，并争取在本单位范围内合理解决。

7. 善后处理　善后处理一定要不徇私情，坚持原则，力求定性准确，处理恰当，结案迅速，不留后遗症。这就要争取患者或亲属的谅解、配合和支持，依靠当地政府和社会各有关部门。在达成协议的基础上履行公证手续，签订公证协议书，以免反复，使协议具有法律效力。

8. 制定、完善相应的整改措施　基层医疗卫生机构发生医疗事故争议、医疗事故时，除对责任科室和责任人进行必要的处分外，重要的是针对存在的问题和管理上的缺陷，制定、完善相应的整改措施，防微杜渐、查缺补漏，杜绝事故的再次发生。

[案例分析]

2018年7月，某市基层医疗卫生机构来了一名女性患者，46岁，接诊医生询问其基本情况，该患者为企业下岗人员，经济困难，家里人患病时，能忍就忍，很少上医院。因"头晕，头胀，脖子后颈僵硬2日"就诊。医生为其测血压160/100mmHg，考虑其经济情况没有再做其他检查，开具降压药。患者说没有医保，不能报销，要求医生以其丈夫李某的名字开处方取药。2日后，患者感觉病情未见好转，同时干活后腰痛，再次来到该机构中医科进行针灸治疗。

次日下午患者继续来扎针灸。提及因家庭琐事生气，感觉颈部僵硬、沉重，医生嘱其卧位局部针灸。针灸结束后，患者刚从床上坐起，就出现喷射性呕吐，呕吐物中有红色内容物。针灸医生当即为其测量血压160/110mmHg，询问患者是否需要与家属联系，患者说不用。医生嘱其卧床休息，10分钟后，病情未好转，医生电话告知患者家属，并给患者即刻吸氧。此时患者已昏迷，双侧瞳孔不等大，压眶反射消失。医生立刻组织抢救，并拨打"120"急救电话，急救车赶到时，患者呼吸、心跳已停止，经抢救无效死亡。

患者家属来后，情绪非常激动，当场封存了抢救药品。当封存门诊病历时，发现针灸医生并未为患者建立病历，门诊日志上记载其丈夫李某的名字，性别为男。2小时后医护人员完成抢救记录，但经核对，医生与护士的抢救记录时间与药物剂量不一致，而其记录又与针灸医生描述不同。患者家属邀来一些社会闲散人员，既不拉走尸体，也拒绝尸检。终日在院内吵闹，围观人越聚越多。结果：死者尸体在机构内停放，死者家属在院内搭设灵堂2日2夜。经多方调解，医院赔付死者家属11万元结案。

通过该案例分析，您认为该事件发生的主要原因有哪些？应该如何在事前、事中和事后过程处理类似的医疗纠纷？如何在基层医务人员中增强医疗卫生法律法规意识？

（李星明）

中英文名词对照索引

推荐阅读文献

［1］葛均波，徐永健，王辰.内科学.9版.北京：人民卫生出版社，2018.

［2］万学红，卢雪峰.诊断学.9版.北京：人民卫生出版社，2018.

［3］祝墡珠.全科医生临床实践.2版.北京：人民卫生出版社，2017.

［4］杜雪平，席彪.全科医生基层实践.2版.北京：人民卫生出版社，2017.

［5］于晓松，路孝琴.全科医学概论.5版.北京：人民卫生出版社，2018.

［6］王麟鹏，黄毅，刘明军.社区中医适宜技术.北京：人民卫生出版社，2018.

［7］席彪，杜雪平.乡村医生实用手册.北京：人民卫生出版社，2020.

［8］李长明，董燕敏.国家基本公共卫生服务规范（第三版）操作手册.北京：金盾出版社，2018.

［9］任菁菁.全科常见未分化疾病诊疗手册.2版.北京：人民卫生出版社，2020.

［10］祝墡珠.全科医生临床能力培养.北京：人民卫生出版社，2012.

［11］郝伟，陆林.精神病学.8版.北京：人民卫生出版社，2018.

［12］杨培增，范先群.眼科学.9版.北京：人民卫生出版社，2018.

［13］于德华，郑加麟.全科医师临床诊断思路.上海：同济大学出版社，2016.

［14］全国干部培训教材编审指导委员会办公室.应急管理体系和能力建设干部读本.北京：党建读物出版社，2021.

［15］中华医学会骨科学分会关节外科学组.中国骨关节炎疼痛管理临床实践指南（2020年版）.中华骨科杂志，2020，40（8）：469-476.

［16］中华医学会，中华医学会杂志社，中华医学会全科医学分会，等.心搏骤停基层诊疗指南（2019年）.中华全科医师杂志，2019，18（11）：1034-1041.

［17］吴浩，吴永浩，屠志涛.全科临床诊疗常规.北京：中国医药科技出版社，2018.

［18］中华医学会神经病学分会，中华医学会神经病学分会脑血管病学组.中国急性缺血性卒中诊治指南2018.中华神经科杂志，2018，51（9）：666-682.

［19］中华医学会，中华医学会杂志社，中华医学会全科医学分会，等.稳定性冠心病基层诊疗指南（2020年）.中华全科医师杂志，2021，20（3）：265-273.

［20］中华医学会，中华医学会杂志社，中华医学会全科医学分会，等.冠心病心脏康复基层指南（2020年）.中华全科医师杂志，2021，20（2）：150-165.

［21］中华医学会，中华医学会杂志社，中华医学会全科医学分会，等．血脂异常基层诊疗指南（2019年）．中华全科医师杂志，2019，18（5）：406-416.

［22］中华医学会，中华医学会杂志社，中华医学会消化病学分会，等．胃食管反流病基层诊疗指南（2019年）．中华全科医师杂志，2019，18（7）：635-641.

［23］中华医学会，中华医学会杂志社，中华医学会全科医学分会，等．原发性骨质疏松症基层诊疗指南（2019年）．中华全科医师杂志，2020，19（4）：304-315.